QUANGUO MINGZHONGYI YI'AN JICUI
XIONGBI

全国名中医医案集粹

胸 痹

主编： 张竞之　柯宗贵

编委： 张竞之　柯宗贵　谢俊娣　陈国祥

何韵仪　赖镁第　张双伟　李华锋

刘　彬　区鸿斌　陈瑞雪

中山大学出版社
SUN YAT-SEN UNIVERSITY PRESS
·广州·

图书在版编目（CIP）数据

全国名中医医案集粹·胸痹/张竞之，柯宗贵主编．—广州：中山大学出版社，2019.4

ISBN 978 - 7 - 306 - 06569 - 8

Ⅰ.①全… Ⅱ.①张…②柯… Ⅲ.①医案—汇编—中国—现代②肿瘤—中医治疗法—医案—汇编 Ⅳ.①R249.7②R265.32

中国版本图书馆 CIP 数据核字（2019）第 012972 号

出 版 人：王天琪
策划编辑：熊锡源
责任编辑：熊锡源
封面设计：曾　斌
责任校对：姜星宇
封面题字：陈国祥
责任技编：何雅涛
出版发行：中山大学出版社
电　　话：编辑部 020 - 84110283，84111997，84110779，84113349
　　　　　发行部 020 - 84111998，84111981，84111160
地　　址：广州市新港西路 135 号
邮　　编：510275　　　　传　真：020 - 84036565
网　　址：http://www.zsup.com.cn　　E-mail：zdcbs@mail.sysu.edu.cn
印 刷 者：佛山市浩文彩色印刷有限公司
规　　格：787mm×1092mm　1/16　35.5 印张　834 千字
版次印次：2019 年 4 月第 1 版　　2019 年 4 月第 1 次印刷
定　　价：98.00 元

国医大师张学文序

　　医案是总结和传承中医临床经验的一种重要形式，在中国有着悠久的历史。自《史记·扁鹊仓公列传》记载了西汉名医淳于意的 25 个诊籍，开中医医案之先河后，晋代葛洪《肘后备急方》、隋代巢元方《诸病源候论》、唐代孙思邈《千金要方》《千金翼方》等名著，均可见散在的病案记录。而宋代许叔微所撰《伤寒九十论》可谓我国第一部医案专著。明清时期，收集和研究医案的工作受到重视，还出现了大量个人医案专著，有不少医案名著至今仍为人们借鉴。近代各种医案更是层出不穷，出现了如秦伯未的《清代名医验案精华》、何廉臣的《全国名医验案类编》等著名医案集。

　　国学大师章太炎曾说："中医之成绩，医案最著。欲求前人之经验心得，医案最有线索可寻。循此钻研，事半功倍。"然 1949 年以来，中医学习逐渐学院化，一般都从学习经典著作如《内经》《伤寒论》《金匮》《温病》等开始，其次学习本草、方剂，再次按内、外、妇、儿等学科学习，这些都是基础。毋须赘言，重视基础学习十分必要，但目前或因条件所限，对中医学习的传统方式如抄方、医案学习等，多未予以重视。孟子云："能与人规矩，不能使人巧。"如果中医的基础理论为规矩，那么临床应用之圆机活法则为巧。因中医临床应用的灵活性、个体化，学习医案与抄方实为学习中医不可或缺的内容，但是，现实中又不一定能保证每个人都有条件、有时间、有精力来拜师抄方学习。医案是临床医师技术水平的展示，也是医家中医理论和技术的高度集中体现，其理论之纯熟、辨证之精准、用药之巧妙，终将通过医案展示出来。学习中医医案在一定意义上是另一种形式的抄方，也是学好中医的最必要和最有成效的手段之一。因此，凡古今名家验案或杏林新秀力作，如用心搜集，分门别类，置诸案头，细细玩味，推敲琢磨，无论思路与作者或合或悖，均有良多获益。

　　柯宗贵先生本商界翘楚，然自幼受家传中医熏陶，醉心岐黄之术，胸怀济世之心，遂联合张竞之教授等中医同道，编撰《全国名中医医案集粹》系列丛书，撷取当代名医临床诊案之精粹，嘱余作序。余观此书，特点有四：其一，内容广泛，覆盖面宽，涉及内、妇、男、儿、五官等，科科齐备。其二，选材精当，真实可信，所选医案均为公开发表的国医大师、全国名老中医之力作，堪称"集粹"。其三，编排匠心独具，突破医案集常规，以病种分篇，集中医理论、西医诊疗常规、名家经验、经典医案于一书，结构完整，自成体系。其四，点评忠实于医家本意，不妄揣测，读者能从中获得各个医家的独特治疗经验和学术造诣。展卷读来，编者选材之精当，存心之良苦，用意之深远，治学之严谨，深慰我心，必能成为学习中医及指导临床应用之佳作，故欣然命笔，以为激励他人，鞭策自己。

张学文

丁酉·季月於古都咸阳

国医大师韦贵康序

为医者，怀大慈恻隐之心，必终生学习以增益其技能，方能普救含灵之苦。基础理论学习之后，西医学习多靠指南，中医学习多靠医案，此为中医与西医一大不同之处。

中医医案之起源，上可追溯到周代，而医案的发展，至明代渐趋成熟，至清代则达鼎盛，贯穿中医发展之始终。现今所见最早医案，则为《史记·扁鹊仓公列传》中所载扁鹊治赵简子、虢太子、齐桓侯三案及淳于意的 25 则诊籍。尤其仓公之诊籍，注重事实，不尚空谈，既有成功之经验，又有失败之教训，是以启人心智，垂范后学，被视为后世医案之滥觞。

中医的生命在于临床疗效。要提高临床疗效，必须要总结前人经验，研究其学术思想，而认真研究名家医案就是重要途径之一。所以清代医家周学海说："宋以后医书，唯医案最好看，不似注释古书之多穿凿也。每部医案中，必有一生最得力处，潜心研究，最能汲取众家之所长。"张山雷也在《古今医案评议》中说："惟医案则恒随见症为迁移，活泼无方，具有万变无穷之妙，俨如病人在侧，謦咳亲闻。所以多读医案，绝胜于随侍名医，直不啻聚古今之良医，而相与晤对一堂，从上下其议论，何快如之？"此皆经验之谈，发自肺腑，颇为真切。

柯宗贵先生，因源于家学，幼承庭训，醉心岐黄之术，广涉医籍，多年来专注于医疗领域，为丰富繁荣当代中医药学术之发展，与张竞之教授等中医同道，编撰《全国名中医医案集粹》系列丛书，嘱余作序。余观此书，撷取当代名医临床诊案之精粹，原汁原味，真实生动地体现了各中医名家鞭辟入里的理法方药和圆机活法的临证实践过程，不失为启喻性灵、体悟中医智慧、提高临床技能的优秀读本，如能认真琢磨，体会中医名家的学术思想、思辨特点、临床经验、治病路径、用药风格，师其法，窥其奥，则必能在临床上博其用、章其道、显其效，入中医精妙之境界。故于本书付梓之际，欣然命笔作序，与之共勉。

韦贵康
2017.11.27.

广东省名中医陈利国序

中医对胸痹的认识，从殷墟甲骨文中"贞王心若"的记载，到《灵枢·厥病》中"真心痛，手足青至节，心痛甚，旦发夕死，夕发旦死"的症状描述，以至《金匮要略》对胸痹"阳微阴弦"的病机认识和王清任对活血化瘀法的应用，理论、方法不断完善。

传统中医所称"胸痹"，即相当于现代医学所说的冠心病。本病有着复杂的临床表现及病理变化，中医药治疗从整体出发，具有综合作用的优势。但在临床实践中，辨证准确与否与医者的经验密切相关，难以保障一致的疗效。所以，通过整理名家治疗经验、医案，向医学名家学习，采众家之长，融会贯通，甚为重要。正缘于此，柯宗贵先生、张竞之教授组织多名医学工作人员编撰本册医案集，以供业内同道参考学习。

医者，仁术也。古人称"不为良相，即为良医"，是以医者多有济世之心。柯宗贵先生是商界翘楚，自幼受中医熏陶，致力于弘兴中医事业，实是中医药界之幸事。张竞之教授为人沉静内敛，勤勉进取，成绩斐然。浏览其所选医案，是以当代名医临床经验为主要素材，从内容上看，既有规范的中西医认识、诊断、治疗冠心病的科学阐述，又有著名中医专家对胸痹的临床证治经验，资料翔实，内容表达形式完善，实用性强。书中精选名家独到的对病因病机的认识和辨识证候的见解，收录他们宝贵的遣方用药配伍心得，理论联系实际，博览广引，注重实用。本书编写兼顾临床医生的需求与医家医案的原意，体现医家临床经验，保持原案风貌，保留医家按语，并列参考书目，以便读者查检。本书是提高临床技能的优秀读本，如能认真琢磨，前后推究，考其得失，体会中医名家的学术思想、思辨特点、用药风格，则助益大矣。

故于本书付梓之际，欣然命笔作序，与诸君共勉。

陈利国

2018.9.18

目 录

第一章 中医对胸痹的认识

第一节 中医对胸痹的认识过程

胸痹的诊治是医疗界所面临的一个严峻问题，而且其发病率和死亡率在我国呈上升趋势。中医治疗胸痹源远流长，积累了十分丰富的经验。在我国自先秦至明清时期的古代文献中，历代医家在胸痹的中医病因病机、治法方药等方面均积累了大量的理论认识与临床经验，其可见于对胸痹、心痛、厥心痛、真心痛、卒心痛等病的论述记载中。本书对胸痹的论述大约相当于西医学所指的冠心病的范围。

一、先秦时期对胸痹的记载

大约公元前 16 世纪，殷墟出土的甲骨文中已有关于胸痹多种病名的记载，其中有"贞王心若"的记载，就是卜问大王心脏不适，是否邪在作祟？公元前 11 世纪左右成书的《山海经·西山经》曰："其草有䓴荔，状如乌韭，而生于石上，亦缘木而生，食之已心痛。"《山海经·中山经》曰："又东南五十里，曰高前之山，其上有水焉，甚寒而清，帝台之浆也，饮之者不心痛。"这大概是"心痛"一词现存最早的文献记载。

二、秦汉时期对胸痹的记载

心痛作为病名，在医学文献中始见记载于长沙马王堆古汉墓出土的帛书《足臂十一脉灸经》："足少阴温（脉）……其病：病足热，……心痛，烦心。""臂泰（太）阴温（脉）……其病：心痛，心烦而噫（噫）。"描述了经络发生病变时的症状。约成书于秦汉时期的《黄帝内经》有多篇论及"心痛"，如《素问·标本病传论》有"心病先心痛"的论述，《灵枢·五邪》有"邪在心，则病心痛喜悲，时眩仆"的记载。《灵枢·经脉》等篇也多有论及。

《黄帝内经》提到了另外两个概念："真心痛"和"厥心痛"。《黄帝内经·厥病》曰："真心痛，手足青至节，心痛甚，旦发夕死，夕发旦死。""厥心痛，与背相控，善瘛，如从后触其心……痛如以锥针刺其心……卧若徒居，心痛间，动作痛益甚。"从其临床表现来看，其症状类似于现代的心绞痛、心肌梗死。此外，《素问·痹论》提到了

"心痹"的概念，"心痹者，脉不通，烦则心下鼓，暴上气而喘，嗌干善噫，厥气上则恐"，这里的心痹，结合同篇"脉痹不已，复感于邪，内舍于心""风寒湿三气杂至，合而为痹"的记载，可以认为是因风寒湿邪侵袭人体，阻痹经气，久而复感于邪，内舍于心所致的一种疾病，类似于现代医学所说的风湿性心脏病。

"胸痹"一词，最早出现在《灵枢·本脏》中："肺大则多饮，善病胸痹、喉痹、逆气。"这里的胸痹，《黄帝内经》认为因肺脏形态较大水饮易停于胸为胸痹之病因，此胸痹似肺系疾患，似乎与冠心病关联不大。由此可见，《黄帝内经》提出了各种后世用作冠心病心绞痛对应概念的病名，但仅限于症状描述，而且有些概念的内涵与后世所习用的也不尽相同。

汉代张仲景在《金匮要略·胸痹心痛短气病脉证治》中专篇论述"胸痹""心痛"，对"胸痹""心痛"的病因病机、病位病性、症状治疗均作了详细阐述，丰富了这一病名的内涵，如"阳微阴弦，即胸痹而痛，所以然者，责其极虚也。今阳虚知在上焦，所以胸痹心痛者，以其阴弦故也"。还有"胸痹之病，喘息咳唾，胸背痛，短气，寸口脉沉而迟，关上小紧数""胸痹不得卧，心痛彻背""心痛彻背，背痛彻心"等论述。这里的"胸痹"，作为一个疾病名称，从其临床表现"心痛彻背，背痛彻心"来看，已与冠心病心绞痛很相似。

三、魏晋隋唐时期对胸痹的认识

晋代葛洪的《肘后备急方》有对胸痹"胸满短气，咳嗽引痛，烦闷自汗出，或彻引背膂"的论述，并对胸前剧烈疼痛的症状描述为"心中坚痞忽痛，肌中苦痹。绞急如刺，不得俯仰，其胸前皮皆痛，不得手犯"，还认识到本病的预后为"不即治之，数日害人"，此为以胸痹病名描述本病预后不良最早的文献。

隋代巢元方的《诸病源候论》认为，"心痛者，风冷邪气乘于心也"，对于预后认为"其痛发，有死者，有不死者，有久成疹者"，其机理为"真心痛，朝发夕死，夕发朝死"者，伤于"正经"，"不死者，久成疹者"伤于"支别之络脉"。其次，《诸病源候论》认为，本病的发病与肾不能运化水液，"停饮乘心之络""积冷在内，客于脾而乘心络""支别络脉为风邪所乘，郁而化热"有关。唐代孙思邈的《千金要方》提出胸痹与气滞、痰浊、瘀血、劳热相关的观点。

四、宋代以后对胸痹的认识

宋金元时期医家继承了先贤对胸痹心痛病的认识，并将理论知识与临床实践相结合，对本病的认识在前代的基础上日趋细化。对于"心痛"一病，朱丹溪、虞抟、张介宾等多数医家认为除了真心痛外，都是胃脘痛，如《景岳全书》云："凡病心腹痛者，有上中下三焦之别。上焦者，痛在膈上，此即胃脘痛也，《黄帝内经》曰'胃脘当心而痛者'即此，时人以此为心痛，不知心不可痛也，若病真心痛者，必手足冷至节，爪甲青，且发夕死，夕发旦死，不可治也。"但与此同时，另一些医家认为心痛、胃痛应有明确区分，如王肯堂在《证治准绳》中云："心与胃各一脏，其病形不同，因胃脘痛处在心下，故有当心而痛之名，岂胃脘痛即心痛者哉？"李中梓在《医宗必读》中曰："心痛在岐骨陷处；……胃脘在心之下，胸痛在心之上也。"

明清时期，随着中医药学发展的进步与成熟，对胸痹心痛的研究与应用进入前所未有的兴盛时期。此期关于胸痹病的理论与临床实践都取得了全面发展和进步。医家们不仅对前代医家的经验、观点加以总结综合，而且在理论上也有一定的创新，使胸痹病形成一个较为完善的理论体系，从而为本病提供新的诊疗思路，如王清任、唐容川等，其所著的《医林改错》和《血证论》对后世治疗胸痹心痛颇有启发，并创制了众多行之有效的活血名方。王清任所著的《医林改错》以"血瘀"立论，提出"补气活血""逐瘀活血"两大法则，创建了血府逐瘀汤治疗"胸中血府血瘀"证，现其已成为治疗胸痹的基础常用方。唐容川在《血证论》中强调"化瘀为本，止血为标"，指出"瘀血攻心，……乃为危候"，法当"急降其血，而保其心"。

近代西学东渐，一些医家开始将胸痹与冠心病联系起来。北京名医赵锡武认为，胸痹属现代医学冠心病范围疾患，从中医角度看，本病在心，是密切关联脾、胃、肾、肝、肺等脏腑的全身性疾病。20 世纪中期，多位医家根据文献考证并结合目前临床实际认为，胸痹主要表现为冠心病心绞痛，所以将"胸痹心痛"这样广义的中医病名规定一个规范化的内涵，也就是说把"胸痹心痛"的内涵定在冠心病心绞痛的范围内。这样不仅不会由于西医病名的内涵而失去中医特色，并且使病名上的中西医"对号入座"，恰恰给中医研究胸痹心痛建立了明确的目标，便于深化而更富有中医特色。

第二节　胸痹的病因、病机

一、病因

从先秦两汉到宋元明清，历朝历代的医学家对导致"胸痹心痛"的病因在认识上由浅入深，并逐渐完善，形成了一套完整的中医发病学理论。

1. 外邪侵袭，寒邪为首

《黄帝内经》提出的以风寒之邪为主的外邪致心痛说，认为风、寒、湿、燥、热诸邪，皆能导致心痛，其中以寒邪为主要原因。这种认识自隋唐直至宋代，各种著作中多有论及，如巢元方在《诸病源候论》中指出："心痛者，风冷邪气乘于心也。""心有支别之络脉，其为风冷所乘，不伤于正经者，亦令心痛。""寒气客于五脏六腑，因虚而发，上冲胸间，则胸痹。"风寒外邪侵袭，客于心之正经或别络，均致心痛。后世各大医家著作中，有关病因论述也多遵循了这一观点。

2. 思虑过度，七情内伤

心藏神，为君主之官，主宰人的精神意识思维活动，故喜、怒、忧、思、悲、恐、惊七情过极，均能影响于心，而致心之病变。《素问·五藏生成篇》指出："心痹，得之外疾，思虑而心虚，故邪从之。"张介宾也认为："心主脉，深思过虑则脉病矣。"他指出思虑过度则耗伤心气，气滞血瘀，病生于心脉，脉痹不通，发为心痛。后世医家也多重视心痛的情志内伤病因，如清代沈金鳌认为情志内伤致心痛的关键在于其使心气郁结。

3. 饮食不节，痰瘀互结

脾胃虚弱者，水湿不运，聚湿成痰，痰郁化热，或者痰阻血瘀、痹阻心脉而导致心痛。更有恣食肥甘厚味或者生冷者，日久损伤脾胃，运化失司，聚湿生痰，进而湿痰化热，或者痰阻血瘀；饱餐伤气，推动无力，气血运行不畅，均可引发胸痹心痛。痰饮作为一种病理产物，是胸痹心痛的主要病因之一，自秦汉以来受到医家的重视。明清以来，血瘀在胸痹发病中的作用日益受到重视。

4. 劳倦内伤，脏腑虚弱

劳倦伤脾，脾虚转输失能，气血生化无源，不能充以濡养心脉，拘急疼痛。积劳伤阳，心肾阳微，血液鼓动无力，胸阳失振，阴寒内侵，血行瘀滞，发为胸痹。如《景岳全书》云："气血虚寒，不能营养心脾者，最多心腹痛证，然必以积劳积损及忧思不遂者，乃有此病；或心脾肝肾气血本虚，而偶犯劳伤，或偶犯寒气及饮食不调者，亦有此证。"指出心痛可因为积劳积损及忧思引起心脾肝肾之气血亏虚所致，不仅明确了脏腑，而且定位于气血。

5. 年迈体虚，他病及心

《素问》曰："邪之所凑，其气必虚。"《灵枢》曰："风雨寒热，不得虚，邪不能独伤人。"这反映了内因在发病中占主导地位的中医理论。《金匮要略》认为胸痹心痛的原因系"阳微阴弦"，即上焦阳虚是发病的主因和始因。本病多见于中老年之人，年过半百，肾气自半，精血渐衰。肾阳虚则不能鼓舞他脏之阳气，导致心气不足或心阳不振，血脉失于温运，痹阻不畅，发为胸痹；肾阴不足则不能濡养五脏之阴，心阴内耗，心阳不振，气血运行失畅而痹阻；心阴不足，心火燔炽，下及肾水，进一步损伤肾阴；心肾阳虚，阴寒痰饮乘于阳位，阻滞心脉，亦可发为胸痹。

二、病机

中医对于胸痹心痛的病机论述，包括疾病产生机理和心痛发作机理两部分。

（一）疾病产生机理

胸痹病位在心，涉及肝、脾、肾等脏，气血阴阳亏虚是胸痹的基本病机。《金匮要略·胸痹心痛短气病脉证治》云："夫脉当取太过不及，阳微阴弦，即胸痹而痛，所以然者，责其极虚也，今阳虚知在上焦，所以胸痹心痛者，以其阴弦故也。""阳微阴弦"是对胸痹心痛病因病机的高度概括：关前为阳，阳微为不及，主胸阳不振；关后为阴，阴弦为太过，主阴邪反盛，阴邪指寒邪、水饮、痰浊及血瘀之邪。由于上焦阳虚，阴寒之邪上扰，痹阻胸阳，胸阳失展，即胸痹而痛。"阳微阴弦"者，"阳微"即正虚为本，"阴弦"即阴邪上犯是标，所以其病机特点是本虚标实。

本虚者，历代医家多认为指上焦心肺阳气虚。心肺位居胸中，心主血，为阳中之太阳，肺主气，为阳中之太阴，故胸痹心痛一病，其本虚多责之于心肺二脏。

标实者，《仁斋直指方论》中云："心之正经，果为风冷邪气所干，果为气、血、痰、水所犯，则其痛掣背……"明确提出风冷邪气、气、血、痰、水为导致心痛的原因，是对于所谓"标实"较为完整的概括。综览历代医家所论，导致"胸痹心痛"的病邪包括气滞、寒凝、痰饮、瘀血、热结诸种。寒凝气滞致心痛，如《素问·举痛论》："寒气入经而稽迟，泣而不行，客于脉外则血少，客于脉中则气不通，故卒然而痛。"痰饮致心痛，如《诸病源候论》："心痛而多唾者，停饮乘心之络故也。""夫心痛，多是风邪痰饮，乘心之经络。"血瘀致心痛，如《针灸甲乙经·卷之十一》曰："胸中瘀血，胸胁榰满，鬲痛。"热邪致心痛，如《素问·刺热篇》曰："心热病者，先不乐，数日乃热，热争则卒心痛。"《诸病源候论》曰："壅瘀生热，故心如悬而急，烦懊痛也。"

（二）心痛发作机理

1. 不通则痛

《素问·举痛论》曰："经脉流行不止，环周不休，寒气入经而稽迟，泣而不行，客于脉外则血少，客于脉中则气不通，故卒然而痛。"《素问·调经论》曰："寒气积于胸中而不泻，不泻则温气去，寒独留，则血凝泣，凝则脉不通。"这两段经文说明了心痛发作的机理：寒邪入侵，凝于脉中，气血循行不畅，经脉痹阻，所以心痛发作。此即后世广为人知的"不通则痛"一说的理论滥觞。

2. 牵引作痛

《素问·举痛论》还论述了另外一种寒邪致痛的病机："寒气客于脉外则脉寒，脉寒则缩踡，缩踡则脉绌急，绌急则外引小络，故卒然而痛。"寒邪客于脉外，经脉受寒收缩，牵引经外细小络脉，内外相引，拘急而痛。这一说法与西医学关于冠状动脉痉挛导致心绞痛的描述很相似。

3. 不荣则痛

此外，《黄帝内经》认为，寒邪能致血虚，血虚则心脉失养而发心痛，"寒气客于背俞之脉，则脉泣，脉泣则血虚，血虚则痛。其俞注于心，故相引而痛。"（《素问·举痛论》）此即后世所云"不荣则痛"。

第三节　胸痹的临床表现

一、疼痛特点

膻中及左胸膺部突发憋闷而痛，疼痛性质有闷痛、灼痛、绞痛、刺痛、隐痛等不同。疼痛常可窜及肩背、前臂、咽喉、胃脘部等，甚至可沿手少阴、手厥阴经循行部位窜至中指或小指，呈发作性或持续不解。常伴有心悸气短，自汗，甚则喘息不得卧。

二、发作规律

突然发病，时作时止，反复发作。严重者可疼痛剧烈，汗出肢冷，面色苍白，唇甲青紫，芳香温通药物不能缓解，可发生心脱、心衰、猝死等危候。一般轻者几秒至数十分钟，经休息或服用芳香温通药物后可迅速缓解。

三、诱发原因

多见于中年以上，常由情绪波动、寒冷刺激、饱餐之后、劳累过度等诱发。

四、辅助检查

心电图被列为必备的常规检查，必要时可作动态心电图、标测心电图和心功能测定、运动试验心电图。休息时，心电图明显心肌缺血，心电图运动试验阳性，有助于诊断。若疼痛剧烈，持续时间长，达 30 分钟以上，含化硝酸甘油片后难以缓解，可见汗出肢冷，面色苍白，唇甲青紫，手足青冷至肘膝关节处，甚至旦发夕死、夕发旦死，相当于急性心肌梗死，常合并心律失常、心功能不全及休克，多为真心痛表现，应配合心电图动态观察及血清酶学、白细胞总数、血沉等检查，以进一步明确诊断。目前，冠状动脉造影是诊断急性心肌梗死的金标准。

第四节　胸痹的中医一般治疗

一、辨证要点

1. 辨疼痛的性质和程度

胸痛可有闷痛、刺痛、绞痛、灼痛、隐痛等分。闷痛以胸闷为主，而疼痛程度较轻，多属于气滞或痰浊，亦可心阳不振表现；刺痛以疼痛如针刺样为特点，发作持续时间较短，固定不移，夜间加重，多属于血瘀；绞痛以疼痛如刀绞，遇寒遇冷则可加重，甚则痛彻引背，多属于寒凝或阳虚，但绞痛亦可因劳累过度、饮食、情志等因素诱发；灼痛以心中烧灼痛为特点；隐痛以疼痛程度轻微，时发时止，隐隐作痛，多属于气血亏虚。

疼痛程度较轻，持续时间较为短暂，常常从数秒至十多分钟，可经休息或服用药物（速效救心丸等）迅速缓解，病情属轻；疼痛程度较重，持续时间较长，如绞榨样痛，数十分钟甚至数小时，不能经休息或服用药物有所缓解，病情较重，预后不良。一般情况下，疼痛的发作次数与病情的轻重程度具有相关性，但不是绝对的，亦有不对等的情况发生，即发作次数多而病情较轻的病案，所以需结合临床症候，具体情况具体分析，因时因地因人制宜。

2. 辨疼痛部位

典型的疼痛部位多位于胸骨后，并可沿左内臂放射。非典型的疼痛部位可出现在胃脘部、牙齿、咽喉等处。

3. 辨气血阴阳

气虚表现为疲倦、气短、心悸、心慌，舌质淡、胖嫩，或边有齿痕，脉濡，或沉细或结代；阳虚是在气虚的基础上出现畏寒肢冷，精神倦怠，面色白，精神倦怠，舌质淡或胖，脉沉细或沉迟；血虚表现心悸怔忡，失眠多梦，面色淡无血色，脉细或涩；阴虚在血虚的基础上出现心烦、口干、盗汗，舌质红少苔，脉细数或促；阳脱表现为四肢厥冷，大汗淋漓，精神萎靡，表情淡漠，面色苍白，舌质暗淡，脉微欲绝。

4. 辨气滞、血瘀、痰阻、寒凝

气滞表现为心胸闷痛、憋闷，胁肋胀痛，苔薄白，脉弦细弱。血瘀表现为胸部刺痛，面色晦暗，口唇指甲青紫，舌紫暗或可见瘀斑，脉细、弦或涩、促、结、代。寒凝表现为胸部绞痛，遇寒加重，四肢冷逆，面色青白，舌质淡，苔薄白，脉伏、沉细等。痰阻表现为胸部闷痛，肢体沉重，恶心头晕，面色黄白虚浮，舌体大有齿痕，苔白腻或黄腻，脉濡或滑或促。

5. 辨脏腑病位

胸闷，短气，此病征在心；病由暴怒、愁思而起，兼两胁支满，胁下痛，喜太息，此病征在心肝；病由饮食无度而起，且伴随痰多，或头晕乏力，苔腻、脉滑，舌淡脉细，此病征在心脾；病甚者，胸痛彻背，如绞般，喘不得卧，此病征在心肾；危急重汗出肢冷，脉微欲绝，乃心肾元阳欲脱。

二、治疗原则

胸痹属于本虚标实之证，治疗原则应当以急则治标，缓则治本，必要时根据虚实标本的主次，兼顾同治。无论是寒、痰、瘀，还是气血阴阳亏虚而形成的胸痹，均可造成心脉痹阻，不通则痛。所以，治标以通利心脉为主，并度其阴寒凝滞、痰浊内阻、气滞血瘀的不同分别治以辛温通阳、泄浊豁痰、活血顺气。治本常用温补阳气、益气养阴、补益肝肾等法。由于本病多为虚实夹杂，故要做到补虚勿忘邪实，祛实勿忘本虚，权衡标本虚实之多少，确定补泻法度之适宜。补虚与祛邪的目的都在于使心脉气血流通，通则不痛，故活血通络法在不同的证型中可视病情，随证配合。

同时，在胸痹心痛的治疗中，尤其在对真心痛的治疗时，在发病的前三四天内，警惕并预防脱证的发生，对减少死亡率，提高治愈率尤为重要。必须辨清证候之顺逆，一旦发现脱证之先兆，如疼痛剧烈，持续不解，四肢厥冷，自汗淋漓，神萎或烦躁，气短喘促，脉或速或迟或结或代或脉微欲绝等必须尽早使用益气固脱之品，并中西医结合救治。

三、分型证治

1. 寒凝心脉

症状：猝然心痛如绞，或心痛彻背，背痛彻心，或感寒痛甚，心悸气短，形寒肢冷，冷汗自出，苔薄白，脉沉紧或促。多因气候骤冷或感寒而发病或加重。

治法：温经散寒，活血通痹。

方药：当归四逆汤。

可加瓜蒌、薤白，通阳开痹。疼痛较著者，可加延胡索、郁金活血理气定痛。

若疼痛剧烈，心痛彻背，背痛彻心，痛无休止，伴有身寒肢冷，气短喘息，脉沉紧或沉微者，为阴寒极盛，胸痹心痛重证，治以温阳祛寒止痛，方用乌头赤石脂丸。苏合香丸或冠心苏合香丸，芳香化浊，理气温通开窍，发作时含化可即速止痛。

阳虚之人，虚寒内生，同气相求而易感寒邪，而寒邪又可进一步耗伤阳气，故寒凝心脉时临床常伴阳虚之象，宜配合温补阳气之剂，以温阳散寒，不可一味用辛散寒邪之法，以免耗伤阳气。

2. 气滞心胸

症状：心胸满闷不适，隐痛阵发，痛无定处，时欲太息，遇情志不遂时容易诱发或加重，或兼有脘腹胀闷，得嗳气或矢气则舒，苔薄或薄腻，脉细弦。

治法：疏调气机，和血舒脉。

方药：柴胡疏肝散。

若兼有脘胀、嗳气、纳少等脾虚气滞的表现，可用逍遥散疏肝行气，理脾和血。若气郁日久化热，心烦易怒，口干，便秘，舌红苔黄，脉数者，用丹栀逍遥散疏肝清热。如胸闷心痛明显，为气滞血瘀之象，可合用失笑散，以增强活血行瘀、散结止痛之作用。

气滞心胸之胸痹心痛，可根据病情需要，选用木香、沉香、降香、檀香、延胡索、厚朴、枳实等芳香理气及破气之品，但不宜久用，以免耗散正气。如气滞兼见阴虚者可选用佛手、香橼等理气而不伤阴之品。

3. 痰浊闭阻

症状：胸闷重而心痛轻，形体肥胖，痰多气短，遇阴雨天而易发作或加重，伴有倦怠乏力，纳呆便溏，口黏，恶心，咯吐痰涎，苔白腻或白滑，脉滑。

治法：通阳泄浊，豁痰开结。

方药：瓜蒌薤白半夏汤加味。

若患者痰黏稠，色黄，大便干，苔黄腻，脉滑数，为痰浊郁而化热之象，用黄连温胆汤清热化痰，因痰阻气机，可引起气滞血瘀，另外，痰热与瘀血往往互结为患，故要考虑到血脉滞涩的可能，可配伍郁金、川芎理气活血、化瘀通脉。

若痰浊闭塞心脉，猝然剧痛，可用苏合香丸芳香温通止痛；因于痰热闭塞心脉者用猴枣散，清热化痰，开窍镇惊止痛。

胸痹心痛，痰浊闭阻可酌情选用天竺黄、天南星、半夏、瓜蒌、竹茹、苍术、桔梗、莱菔子、浙贝母等化痰散结之品，但由于脾为生痰之源，临床应适当配合健脾化湿之品。

4. 瘀血痹阻

症状：心胸疼痛剧烈，如刺如绞，痛有定处，甚则心痛彻背，背痛彻心，或痛引肩背，伴有胸闷，日久不愈，可因暴怒而加重，舌质暗红，或紫暗，有瘀斑，舌下瘀筋，苔薄，脉涩或结、代、促。

治法：活血化瘀，通脉止痛。

方药：血府逐瘀汤。

寒（外感寒邪或阳虚生内寒）则收引、气滞血瘀、气虚血行滞涩等都可引起血瘀，故本型在临床最常见，并在以血瘀为主证的同时出现相应的兼证。兼寒者，可加细辛、桂枝等温通散寒之品；兼气滞者，可加沉香、檀香辛香理气止痛之品；兼气虚者，加黄芪、党参、白术等补中益气之品。若瘀血痹阻重证，表现胸痛剧烈，可加乳香、没药、郁金、延胡索、降香、丹参等加强活血理气止痛的作用。

活血化瘀法是胸痹心痛常用的治法，可选用三七、川芎、丹参、当归、红花、苏木、赤芍、泽兰、牛膝、桃仁、鸡血藤、益母草、水蛭、王不留行、丹皮、山楂等活血化瘀药物，但必须在辨证的基础上配伍使用，才能获得良效。另外，使用活血化瘀法时要注意种类、剂量，并注意有无出血倾向或征象，一旦发现，立即停用，并予相应处理。

5. 心气不足

症状：心胸阵阵隐痛，胸闷气短，动则益甚，心中动悸，倦怠乏力，神疲懒言，面色㿠白，或易出汗，舌质淡红，舌体胖且边有齿痕，苔薄白，脉细缓或结代。

治法：补养心气，鼓动心脉。

方药：保元汤。

若兼见心悸气短，头昏乏力，胸闷隐痛，口干咽干，心烦失眠，舌红或有齿痕者，为气阴两虚，可用养心汤，养心宁神，方中当归、生地、熟地、麦冬滋阴补血；人参、五味子、炙甘草补益心气；酸枣仁、柏子仁、茯神养心安神。

补心气药常用人参、党参、黄芪、大枣、太子参等，如气虚显著可少佐肉桂，补少火而生气。亦可加用麦冬、玉竹、黄精等益气养阴之品。

6. 心阴亏损

症状：心胸疼痛时作，或灼痛，或隐痛，心悸怔忡，五心烦热，口燥咽干，潮热盗汗，舌红少泽，苔薄或剥，脉细数或结代。

治法：滋阴清热，养心安神。

方药：天王补心丹。

若阴不敛阳、虚火内扰心神、心烦不寐、舌尖红少津者，可用酸枣仁汤清热除烦安神；如不效者，再予黄连阿胶汤，滋阴清火、宁心安神。若阴虚导致阴阳气血失和，心悸怔忡症状明显，脉结代者，用炙甘草汤，方中重用生地，配以阿胶、麦冬、麻仁滋阴补血，以养心阴；人参、大枣补气益胃，资脉之本源；桂枝、生姜以行心阳。诸药同用，使阴血得充，阴阳调和，心脉通畅。

若心肾阴虚，兼见头晕，耳鸣，口干，烦热，心悸不宁，腰膝酸软，用左归饮补益肾阴，或河车大造丸滋肾养阴清热。若阴虚阳亢，风阳上扰，加珍珠母、磁石、石决明等重镇潜阳之品，或用羚角钩藤汤加减。如心肾真阴欲竭，当用大剂量西洋参、鲜生地、石斛、麦冬、山萸肉等急救真阴，并佐用生牡蛎、乌梅肉、五味子、甘草等酸甘化阴以敛其阴。

7. 心阳不振

症状：胸闷或心痛较著，气短，心悸怔忡，自汗，动则更甚，神倦怯寒，面色㿠白，四肢欠温或肿胀，舌质淡胖，苔白腻，脉沉细迟。

治法：补益阳气，温振心阳。

方药：参附汤合桂枝甘草汤。

若心肾阳虚，可合肾气丸治疗，方以附子、桂枝（或肉桂）补水中之火，用六味地黄丸壮水之主，从阴引阳，合为温补心肾而消阴翳。心肾阳虚兼见水饮凌心射肺，而出现水肿、喘促、心悸，用真武汤温阳化气行水，以附子补肾阳而祛寒邪，与芍药合用，能入阴破结，敛阴和阳，茯苓、白术健脾利水，生姜温散水气。若心肾阳虚，虚阳欲脱厥逆者，用四逆加人参汤，温阳益气、回阳救逆。若见大汗淋漓、脉微欲绝等亡阳证，应用参附龙牡汤，并加用大剂量山萸肉，以温阳益气、回阳固脱。

胸痹心痛属内科急症，其发病急、变化快，易恶化为真心痛，在急性发作期应以消除疼痛为首要任务。病情严重者，应积极配合西医救治。

第五节　胸痹的保健

胸痹是中老年人的常见病，胸痹的保健措施非常重要，不仅可影响治疗效果，而且对患者的机体康复和预后都有重大影响。因此，要重视保健方法是否得当，不断地改进和提升对胸痹者的生活质量。

精神保健：情志异常可导致俺腑失调，气血紊乱，尤其与心病关系较为密切。《灵枢·口问》云："悲哀愁忧则心动。"后世进而认为"七情之由作心痛"，故防治本病必须高度重视精神调摄，避免过于激动或喜怒忧思无度，保持心情平静、愉快和乐观、松弛的精神状态，避免紧张、焦虑，情绪激动或发怒。

饮食保健：饮食不当是引发胸痹的主要原因之一，所以健康的饮食可显著地降低胸痹的发病率。健康的饮食习惯包括不宜过食肥甘，应戒烟，少饮酒，宜低盐饮食，多吃水果及富含纤维的食物，保持大便通畅，饮食宜清淡，食勿过饱。

运动保健：胸痹患者在急性期应绝对卧床休息。恢复期进行适当运动。应根据患者的不同情况，对其运动的方法和运动量加以调整，基本原则是运动量要根据患者的体质、病情而定，以不感过度疲劳为宜。

药物保健：药物治疗是促使胸痹康复的重要手段，但是在用药过程中有许多因素会影响到药物的疗效。因此，应努力观察和避免其他因素对用药过程的干扰。

日常生活保健：生活保健的内容主要有生活环境、睡眠等方面。良好的环境使患者精神愉快，促进病体恢复。患者要注意睡眠保健，不要夜间工作，养成规律性睡眠。

另外，胸痹的保健也要因时而异，气候的寒暑晴雨变化对本病的发病亦有明显影响，《诸病源候论·心痛病诸候》记载："心痛者，风凉邪气乘于心也。"故本病慎起居，适寒温，要根据不同季节特点进行调整，如春天百病生长，室内应注意定期消毒，开窗通风；夏天应注意保持室内空气凉爽；秋天应保持室内湿润；冬天应注意保暖等。居处必须保持安静、通风。

第二章 西医对冠心病的认识

第一节 冠心病的分型与发病原因

一、冠心病的分型

冠状动脉粥样硬化性心脏病是冠状动脉血管发生动脉粥样硬化病变而引起血管腔狭窄或阻塞，造成心肌缺血、缺氧或坏死而导致的心脏病，常常被称为"冠心病"。但是，冠心病的范围可能更广泛，还包括炎症、栓塞等导致管腔狭窄或闭塞。

冠心病的分型：世界卫生组织将冠心病分为5大类：无症状心肌缺血（隐匿性冠心病）、心绞痛、心肌梗死、缺血性心力衰竭（缺血性心脏病）和猝死5种临床类型。临床中常常分为稳定型冠心病和急性冠状动脉综合征。

1. 无症状心肌缺血型

很多患者有广泛的冠状动脉阻塞却没有感到过心绞痛，甚至有些患者在心肌梗塞时也没感到心绞痛。部分患者在发生了心脏性猝死，常规体检时发现心肌梗塞后才被发现。部分患者由于心电图有缺血表现，发生了心律失常，或因为运动试验阳性而做冠脉造影才发现。这类患者发生心脏性猝死和心肌梗塞的机会和有心绞痛的患者一样，所以应注意平时的心脏保健。

2. 心绞痛型

表现为胸骨后的压榨感，闷胀感，伴随明显的焦虑，持续3～5分钟，常发散到左侧臂部、肩部、下颌、咽喉部、背部，也可放射到右臂。有时可累及这些部位而不影响胸骨后区。用力、情绪激动、受寒、饱餐等增加心肌耗氧情况下发作的称为劳力性心绞痛，休息和含化硝酸甘油缓解。有时心绞痛不典型，可表现为气紧、晕厥、虚弱、嗳气，尤其是老年人。根据发作的频率和严重程度分为稳定型和不稳定型心绞痛。稳定型心绞痛指的是发作1个月以上的劳力性心绞痛，其发作部位、频率、严重程度、持续时间、诱使发作的劳力大小、能缓解疼痛的硝酸甘油用量基本稳定。不稳定型心绞痛指的是原来的稳定型心绞痛发作频率、持续时间、严重程度增加，或者新发作的劳力性心绞痛（发生在1个月以内），或静息时发作的心绞痛。不稳定型心绞痛是急性心肌梗塞的前兆，所以一旦发现应立即到医院就诊。

3. 心肌梗塞型

梗塞发生前1周左右常有前驱症状，如静息和轻微体力活动时发作的心绞痛，伴有明显的不适和疲惫。梗塞时表现为持续性剧烈压迫感、闷塞感，甚至刀割样疼痛，位于胸骨后，常波及整个前胸，以左侧为重。部分患者可延左臂尺侧向下放射，引起左侧腕部、手掌和手指麻刺感，部分患者可放射至上肢、肩部、颈部、下颌，以左侧为主。疼痛部位与以前心绞痛部位一致，但持续更久，疼痛更重，休息和含化硝酸甘油不能缓解。有时表现为上腹部疼痛，容易与腹部疾病混淆。伴有低热，烦躁不安，多汗和冷汗，恶心，呕吐，心悸，头晕，极度乏力，呼吸困难，濒死感，持续30分钟以上，常达数小时。发现这种情况应立即就诊。

4. 缺血性心力衰竭型

部分患者原有心绞痛发作，以后由于病变广泛，心肌广泛纤维化，心绞痛逐渐减少到消失，却出现心力衰竭的表现，如气紧、水肿、乏力等，还有各种心律失常，表现为心悸，还有部分患者从来没有心绞痛，而直接表现为心力衰竭和心律失常。

5. 猝死型

猝死型指由于冠心病引起的不可预测的突然死亡，在急性症状出现以后6小时内发生心脏骤停所致。主要是由于缺血造成心肌细胞电生理活动异常，而发生严重心律失常导致。

二、冠心病的病因

最常见的病因为冠状动脉粥样硬化，约占冠心病的90%。其他病因有高热量、高脂肪、高糖饮食、吸烟、高血脂、高血压、糖尿病、肥胖、体力活动过少、紧张脑力劳动、情绪易激动、精神紧张、中老年以上男性、高密度脂蛋白（HDL－C）过低、凝血功能异常等，少数是由于遗传的。

（1）高脂血症：除年龄外，脂质代谢紊乱是冠心病最重要的预测因素。总胆固醇（TC）和低密度脂蛋白胆固醇（LDL－C）水平与冠心病事件的危险性之间存在着密切的关系。LDL－C水平每升高1%，则患冠心病的危险性增加2%～3%。甘油三酯（TG）是冠心病的独立预测因子，往往伴有低HDL－C和糖耐量异常，后两者也是冠心病的危险因素。

（2）高血压：高血压与冠状动脉粥样硬化的形成和发展关系密切。收缩期血压比舒张期血压更能预测冠心病。140mmHg～149mmHg的收缩期血压比90mmHg～94mmHg的舒张期血压更能增加冠心病死亡的危险。

（3）年龄与性别：人在40岁以后冠心病发病率会升高，女性绝经期前的发病率低于男性，绝经期后与男性相等。

（4）吸烟：吸烟是冠心病的重要危险因素，是唯一最可避免的死亡原因。冠心病与吸烟之间存在着明显的用量－反应关系。

（5）糖尿病：冠心病是未成年糖尿病患者首要的死因，冠心病占糖尿病患者所有死亡原因和住院率的近80%。

（6）肥胖症：肥胖症已明确为冠心病的首要危险因素，可增加冠心病死亡率。定义肥胖的体重指数〔BMI = 体重（kg）/身高平方（m²）〕为男性 = 27.8，女性 = 27.3。BMI 与 TC、TG 增高，HDL – C 下降呈正相关。

第二节　冠心病的诊断

冠心病临床分为五个类型，其中最常见的是心绞痛型，最严重的是心肌梗死和猝死两种类型，冠心病诊断主要靠临床表现（患者症状）、检查。

一、临床症状

1. 典型胸痛

当一个具有冠心病发病基础（年龄较大，多重危险因素）的患者出现具有下列典型胸痛时，要高度怀疑为冠心病。因体力活动、情绪激动等诱发，突感心前区疼痛，多为发作性绞痛或压榨痛，也可为憋闷感。疼痛从胸骨后或心前区开始，向上放射至左肩、臂，甚至小指和无名指，休息或含服硝酸甘油可缓解。胸痛放散的部位也可涉及颈部、下颌、牙齿、腹部等。胸痛也可出现在安静状态下或夜间，由冠脉痉挛所致，也称变异型心绞痛。若胸痛性质发生变化，如新近出现的进行性胸痛，痛阈逐步下降，以至稍事体力活动或情绪激动甚至休息或熟睡时亦可发作。疼痛逐渐加剧、变频，持续时间延长，祛除诱因或含服硝酸甘油不能缓解，此时往往怀疑不稳定型心绞痛。

心绞痛的分级：国际上一般采用 CCSC 加拿大心血管协会分级法。

Ⅰ级：日常活动，如步行、爬梯，无心绞痛发作。

Ⅱ级：日常活动因心绞痛而轻度受限。

Ⅲ级：日常活动因心绞痛发作而明显受限。

Ⅳ级：任何体力活动均可导致心绞痛发作。

2. 持续胸痛

发生心肌梗死时胸痛剧烈，持续时间长（常常超过半小时），硝酸甘油不能缓解，并可有恶心、呕吐、出汗、发热，甚至发绀、血压下降、休克、心衰。

3. 不典型胸痛

一部分患者的症状并不典型，仅仅表现为心前区不适、心悸或乏力，或以胃肠道症状为主。某些患者可能没有疼痛，如老年人和糖尿病患者。

4. 猝死

部分患者首次发作冠心病的表现为猝死。

5. 其他

可伴有全身症状，如发热、出汗、惊恐、恶心、呕吐等。合并心力衰竭的患者可出现倦怠、乏力、头昏、失眠、嗜睡、烦躁等症状。典型的左心衰可出现劳力性呼吸困难、阵发性夜间呼吸困难，或伴有咳嗽、咳痰、咯血，甚则咳大量粉红色泡沫痰。以右心衰为主者出现食欲缺乏、恶心呕吐、水肿、腹胀、少尿、肝区胀痛等。

二、冠心病的检查

1. 心电图

心电图是诊断冠心病最简便、最常用的方法。尤其是患者症状发作时是最重要的检查手段，还能够发现心律失常。

2. 心电图负荷试验

心电图负荷试验包括运动负荷试验和药物负荷试验（如潘生丁、异丙肾上腺素试验等）。对于安静状态下无症状或症状很短而难以捕捉的患者，可以通过运动或用药物增加心脏的负荷而诱发心肌缺血，通过心电图记录到 ST－T 的变化而证实心肌缺血的存在。运动负荷试验最常用，结果阳性则为异常。但是怀疑心肌梗死的患者禁忌这个试验。

3. 动态心电图

一种可以长时间连续记录并分析在活动和安静状态下心电图变化的方法。

4. 核素心肌显像

根据病史、心电图检查都不能排除心绞痛，以及某些患者不能进行运动负荷试验时可做此项检查。核素心肌显像可以显示缺血区，明确缺血的部位和范围大小。结合运动负荷试验，则可提高检出率。

5. 超声心动图

超声心动图可以对心脏形态、结构、室壁运动以及左心室功能进行检查，是目前最常用的检查手段之一。

6. 血液学检查

通常需要采血测定血脂、血糖等指标，评估是否存在冠心病的危险因素。心肌损伤标志物是急性心肌梗死诊断和鉴别诊断的重要手段之一。目前，临床中以心肌肌钙蛋白为主。

7. 冠状动脉 CT

多层螺旋 CT 心脏和冠状动脉成像是一项无创、低危、快速的检查方法，已逐渐成为一种重要的冠心病早期筛查和随访手段。适用于以下情况：①不典型胸痛症状的患者，心电图、运动负荷试验或核素心肌灌注等辅助检查不能确诊；②冠心病低风险患者的诊断；③可疑冠心病，但不能进行冠状动脉造影；④无症状的高危冠心病患者的筛查；⑤已知冠心病或介入及手术治疗后的随访。

8. 冠状动脉造影及血管内成像技术

这是目前冠心病诊断的"金标准"，可以明确冠状动脉有无狭窄，狭窄的部位、程度、范围等，并可据此指导进一步治疗。

第三节　冠心病的治疗

冠心病的治疗包括一般治疗、药物治疗、介入治疗、手术治疗等。其中，一般治疗和药物治疗是所有治疗的基础，介入和外科手术治疗后也要坚持长期的标准药物治疗。对不同的患者来说，处于疾病的某一个阶段时可用药物理想地控制，而在另一阶段时单用药物治疗效果往往不佳，需要将药物与介入治疗或外科手术合用。

一、一般治疗

一般治疗主要是改变生活习惯，包括戒烟限酒、低脂低盐饮食、适当体育锻炼、控制体重等。

二、药物治疗

目的是缓解症状，减少心绞痛的发作及心肌梗死；延缓冠状动脉粥样硬化病变的发展，并减少冠心病死亡。规范药物治疗可以有效地降低冠心病患者的死亡率和再缺血事件的发生，并改善患者的临床症状。而对于部分血管病变严重甚至完全阻塞的患者，在药物治疗的基础上，血管再建治疗可进一步降低患者的死亡率。

1. 硝酸酯类药物

本类药物主要有：硝酸甘油、硝酸异山梨酯（消心痛）、5 - 单硝酸异山梨酯、长效硝酸甘油制剂（硝酸甘油油膏或橡皮膏贴片）等。硝酸酯类药物是稳定型心绞痛患者的常规用药。心绞痛发作时可以舌下含服硝酸甘油或使用硝酸甘油气雾剂。对于急性心肌梗死及不稳定型心绞痛患者，先静脉给药，病情稳定、症状改善后改为口服或皮肤贴剂，疼痛症状完全消失后可以停药。硝酸酯类药物持续使用可发生耐药性、有效性下降，可间隔 8 ~ 12 小时服药，以减少耐药性。

2. 抗血栓药物

抗血栓药物包括抗血小板和抗凝药物。抗血小板药物主要有阿司匹林、氯吡格雷（波立维）、替罗非班等，可以抑制血小板聚集，避免血栓形成而堵塞血管。阿司匹林为首选药物，维持量为每天 75mg ~ 100mg，所有冠心病患者若没有禁忌证可以长期服用。阿司匹林的副作用是对胃肠道有刺激作用，胃肠道溃疡患者要慎用。冠脉介入治疗术后应坚持每日口服氯吡格雷，通常时间为 6 ~ 12 个月。

抗凝药物包括普通肝素、低分子肝素、磺达肝癸钠、比伐卢定等，通常用于不稳定型心绞痛和心肌梗死的急性期，以及介入治疗术中。

3. 纤溶药物

溶血栓药主要有链激酶、尿激酶、组织型纤溶酶原激活剂等，可溶解冠脉闭塞处已形成的血栓，开通血管，恢复血流，用于急性心肌梗死发作时。

4. β - 阻滞剂

β 受体阻滞剂既有抗心绞痛作用，又能预防心律失常。在无明显禁忌时，β 受体阻滞剂是冠心病的一线用药。常用药物有美托洛尔、阿替洛尔、比索洛尔和兼有 α 受体阻滞作用的卡维地洛、阿罗洛尔（阿尔马尔）等，剂量应该以将心率降低到目标范围内。β 受体阻滞剂禁忌和慎用的情况有哮喘、慢性气管炎及外周血管疾病等。

5. 钙通道阻断剂

钙通道阻断剂可用于稳定型心绞痛的治疗和冠脉痉挛引起的心绞痛。常用药物有维拉帕米、硝苯地平控释剂、氨氯地平、地尔硫䓬等。不主张使用短效钙通道阻断剂，如硝苯地平普通片。

6. 肾素血管紧张素系统抑制剂

肾素血管紧张素系统抑制剂包括血管紧张素转换酶抑制剂（ACEI）、血管紧张素 II 受体拮抗剂（ARB）以及醛固酮拮抗剂。对于急性心肌梗死或近期发生心肌梗死合并心功能不全的患者，尤其应当使用此类药物。常用 ACEI 类药物有依那普利、贝那普利、雷米普利、福辛普利等。如出现明显的干咳副作用，可改用血管紧张素 II 受体拮抗剂。ARB 包括缬沙坦、替米沙坦、厄贝沙坦、氯沙坦等。用药过程中要注意防止血压偏低。

7. 调脂治疗

调脂治疗适用于所有冠心病患者。冠心病在改变生活习惯基础上给予他汀类药物，他汀类药物主要降低低密度脂蛋白胆固醇，治疗目标为下降到 80mg/dL。常用药物有洛伐他汀、普伐他汀、辛伐他汀、氟伐他汀、阿托伐他汀等。最近研究表明，他汀类药物可以降低冠心病患者的死亡率及发病率。

三、经皮冠状动脉介入治疗（PCI）

经皮冠状动脉腔内成形术（PTCA）应用特制的带气囊导管，经外周动脉（股动脉或桡动脉）送到冠脉狭窄处，充盈气囊可扩张狭窄的管腔，改善血流，并在已扩开的狭窄处放置支架，预防再狭窄，还可结合使用血栓抽吸术、旋磨术。这一疗法适用于药物控制不良的稳定型心绞痛、不稳定型心绞痛和心肌梗死患者。心肌梗死急性期首选急诊介入治疗，时间非常重要，越早越好。

四、冠状动脉旁路移植术

冠状动脉旁路移植术（简称"冠脉搭桥术"，CABG）通过恢复心肌血流的灌注，可以缓解胸痛和局部缺血，改善患者的生活质量，并延长患者的生命。这一疗法适用于严重冠状动脉病变的患者，不能接受介入治疗或治疗后复发的患者，以及心肌梗死后心绞痛，或出现室壁瘤、二尖瓣关闭不全、室间隔穿孔等并发症的患者，在治疗并发症的同时，应该行冠状动脉搭桥术。手术的选择应该由心内科、心外科医生与患者共同决策。

第四节　冠心病的预防

冠心病的发生发展规律可能是在一定的遗传背景下，不健康的生活方式起着主导作用，导致出现危险因素和代谢异常。引起冠心病的因素，按其权重的排序是：血脂异常、吸烟、糖尿病、高血压、腹型肥胖、缺乏运动、饮食缺少蔬菜水果、精神紧张等。

预防分为三级：一级预防是指没有发病时进行预防，二级预防是指发病后预防，三级预防是指发病后防止发生并发症，其中二级预防意义最重大。

预防冠心病的措施

1. 戒烟少酒

吸烟是心脏猝死及外周血管疾病最主要的危险因素，烟草的烟雾中含有一氧化碳，能够促使动脉粥样硬化发生。大量饮酒也是造成许多心脏疾病的一个重要原因。

2. 控制血压

因为高血压是冠心病发病的独立危险因素，高血压和冠心病是因果关系，所以在青少年时期就应注意预防高血压，尤其是有高血压家族史者。

3. 控制体重

大量流行病学研究表明，超重和肥胖是冠心病的危险因素，腹型肥胖者具有较大的发病危险。

4. 增加体力活动

缺少运动的人得冠心病的机会比健康者高出两倍。每天进行一定量的体力活动、体格锻炼和体育运动不仅可以增加能量消耗，调整身体的能量平衡，防止肥胖，而且可以促进心血管功能，增强心肌收缩力，降低血管紧张度，使冠状动脉扩张，高血压下降，也可使甘油三酯及血液黏稠度下降。这些对预防冠心病及高血压病都十分有利。但运动要劳逸结合，避免过重体力劳动或突然用力，饱餐后不宜运动。

5. 控制饮食

控制饮食对防治冠心病有重要意义，是一级预防的主要内容。饮食宜清淡、易消化，少食油腻或富含脂肪、糖类的食物。要多食蔬菜和水果，晚餐量少，不宜喝浓茶、咖啡。

6. 控制血脂

血脂异常是冠心病的主要危险因素，血脂异常是指总胆固醇、低密度脂蛋白胆固醇及甘油三酯升高以及高密度脂蛋白胆固醇降低，无论哪项异常都会增加冠心病的发病率和死亡率。

7. 控制糖尿病

糖尿病患者患冠心病的危险性会增加，而且与冠心病的严重程度有关。

8. 控制情绪

不良情绪如抑郁、易怒、紧张等，是冠心病发作的重要因素。

9. 起居有常

早睡早起，避免熬夜工作。

第三章　中医治疗冠心病的不足与优势

第一节　中医治疗冠心病的不足与优势

现代医学防治冠心病取得了长足进步，药物、介入及外科手术等方法日趋成熟，这对急性心肌梗死、心律失常方面疗效显著，这也正是中医的不足之处。但目前西医仍存在一些难点与盲区，如冠状动脉介入（PCI）术后无复流及再狭窄、药物治疗的耐受性及副作用等，而中医药治疗冠心病已显示出疗效优势。

一、干预 PCI 术后再狭窄

PCI 术后血管内皮过度增殖可能导致支架内再狭窄，目前现代医学多采用抗血小板药物、药物洗脱支架等手段防治 PCI 术后再狭窄。陈可冀院士认为，血瘀证与 PCI 术后再狭窄密切相关。目前研究显示，中医药可作用于再狭窄的多个病理环节，对 PCI 术后再狭窄的防治具有一定疗效优势。临床采用血府逐瘀汤制剂及多种活血化瘀中成药进行干预研究，结果证实，该药可减少冠心病患者 PCI 术后心绞痛复发，对预防 PCI 术后再狭窄有一定作用。

二、调节心律失常

抗心律失常西药存在致心律失常及安全性等诸多问题，近年来多项临床研究证实，中药可通过多靶点、多途径、多离子通道阻滞和非离子通道调节的整合机制，发挥调节心律失常作用。此外，西医对窦性心动过缓、病态窦房结综合征、传导阻滞、慢快综合征等缓慢型心律失常缺乏安全、有效的药物，而目前常用的治疗方法安装起搏器存在费用高、需定期调试、患者生活质量受限等问题，临床难以普及。现代有研究显示，多种中成药能够抑制迷走神经张力、相对提高交感神经张力、增强起搏电流、改善心脏传导系统功能，对缓慢型心律失常的心室率，具有良好的临床疗效。

三、较少的副作用

心绞痛是由于冠状动脉粥样硬化狭窄导致冠状动脉供血不足，心肌暂时性缺血与缺氧所引起，属于冠心病最常见的临床表现。硝酸酯类是治疗心绞痛的常用药物，但其有血管扩张性头痛、面部潮红、眩晕、体位性低血压、反射性心动过速等不良反应，患者耐受性差。但中成药无以上副作用，治疗疗效相近。

冠心病二级预防药物如肠溶阿司匹林、波立维有较大的副作用，发挥中医药作用平和、综合调理、适合长期干预的优势，运用中医药开展心肌梗死二级预防意义重大。与西药相比，中药一般作用平和、安全性较好、综合效益突出，中药或西医常规治疗基础上加载中药治疗，不但可改善冠心病患者心肌缺血及心功能状况，还能够调整机体整体状态，有效缓解气短、乏力、头晕、纳呆、多汗、失眠、便秘等伴随或继发症状，从而提高患者的生活质量。

第二节　中西医结合治疗冠心病

一、中西医结合在方法学上形成优势互补

建立在整体观和辨证基础之上的中医药治疗，注重对人体的整体调节，患者主观感受、自觉症状、功能活动、行为能力、主观满意度、心理状态、生存质量等软指标的改善是充分体现中医治疗优势和特色的重要方面，得到了广泛认可。但中医治疗又有自己严重的不足之处，特别是在急危重病症方面，所以应以中西医结合为主要思路，引进现代方法学手段，既要重视对西医"病"的评价，更不能丢失对中医"证"的观察，既要重视西医"病"在局部解剖部位的改善，也要重视中医"证"对人体整体状况的调节，遵循病证相结合、整体与局部相结合、静态描述与动态观察相结合、传统四诊信息与现代医学指标相结合、近期效应与中远期疗效相结合，充分体现中西医结合治疗的优势和特色。

二、急则西医治疗为主，缓则中医调理为先

中医治疗历来强调标本缓急，急则治其标，缓则治其本。虽然中医药在治疗冠心病危重症方面积累了丰富的经验，而且也有如速效救心丸之类用于急症的成药，显示出中医治疗冠心病急症的特色，但是综合来看，西医治疗冠心病急症更具快速急效、针对性强的特点。中医的长处在于平衡阴阳、调畅气血，实现调理的功效，与缓解期的病机相对应，所以对于冠心病以反复发作、缓解为特点的疾病，应该急则西医治疗为主，缓则中医调理为先。

三、中西医结合在疗效上扬长避短

一般来说，西医治疗往往对单一靶点有显著的干预作用，而中医则是通过多环节、多途径的协调而发挥综合的治疗作用。所以，两种医学各有优势，有机结合，取长补短，能更好地提高临床疗效，减少治疗的副作用。如中医药诊疗方法化瘀解毒、祛腐生

肌法改善急性心梗患者心脏功能，活血化瘀法干预冠脉介入治疗后再狭窄，益气温阳利水法治疗充血性心衰等。在急危重症抢救过程中注意中西医治疗手段的互补性、增效性、解毒性等特点，可显著减少西药用量，减少毒副作用及并发症等。高层次的中西医结合可以显著提高临床疗效，提高患者的生活质量。

第四章 名家学术思想、治疗经验

第一节 冠心病的名家学术思想、治疗经验

一、曹玉山教授辨治冠心病的临床经验研究[①]

曹玉山教授从医任教 50 余年，悉心于中西医临床、教学、科研工作，坚持教学、临床、科研相结合，中医与西医并重，博古晓今，学术造诣深厚，治学严谨，勇于创新，逐步形成了自己独特的学术思想和临床诊疗模式。现将曹玉山教授的学术思想及临床经验总结如下。

（一）曹玉山教授诊治冠心病的临床经验总结

1. 曹玉山教授对冠心病在中医学中病名的认识

曹玉山教授认为，根据冠心病的临床表现在中医学中属于"胸痹心痛"范畴，但"胸痹"还涵盖了以"胸闷、胸痛"为主要临床表现的其他呼吸、消化等系统疾病，如晋代葛洪《肘后备急方》曰："胸痹之病，令人心中坚痞忽痛，肌中苦痹，绞急如刺。不得俯仰，其胸前皮皆痛，不得手犯，胸满短气，咳嗽引痛，烦闷自汗出，或彻引背膂，不即治之，数日害人。"描述的即是类似慢性阻塞性肺疾病的呼吸系统疾病。隋代巢元方的《诸病源候论》中对胸痹的描述有"噎塞不利，习习如痒，喉里涩，唾燥"，即指咽喉病变。

冠心病称为"胸痹心痛"者，病变脏腑责之于心。"胸痹心痛"虽同指冠心病，但同中有异。胸痹，常为当胸闷痛，胸闷、胸痛并见，而以胸闷为主，相当于冠心病稳定型心绞痛。心痛常以胸中痛为主症，其疼痛位置固定，常在胸膺两乳之间，即膻中周围，也可牵涉至肩背与两臂内侧等处。

2. 曹玉山教授对冠心病中医病因、病机的认识

（1）分述病因，重视痰饮瘀血。

曹玉山教授认为，情志内伤、饮食失宜、劳逸失度、年迈体弱、外邪侵袭是冠心病常见的发病原因，以上病因皆可导致病理产物瘀浊、瘀血内停，交织为患，痰瘀又成为

---

① 余臣祖：《曹玉山教授学术思想与辨治冠心病的临床经验研究》（学位论文），中国中医科学院 2016 年。

新的致病因素，正如《脉因证治》曰"胸痹之因……痰凝血滞"。冠心病诸多发病因素相互影响，互为因果，临证时应结合以上因素，综合分析。现将其病因总结如下。

①情志失调伤心，气滞血瘀。

当今社会人们工作生活压力大，竞争激烈，负担重，生活节奏快，人们长期精神紧张，情志不畅，肝气郁结，肝疏泄功能失常，气机郁滞而致气血失和，气滞血瘀，心脉痹阻，不通则痛而发冠心病。肝气郁结，瘀久化热，热灼津炼液为痰，痰热内壅，气机阻滞，血脉不通亦发冠心病。

心主神明，长久思虑伤神，神伤则心虚，虚则邪易干之，致气血瘀滞而发。在临床上，确有不少人因过思、过喜、过忧、过悲而发心脏病，还有的心脏病患者，因过喜、过忧、过悲、过怒而猝死。

②饮食失宜伤脾，痰瘀互结。

现今社会人们的生活方式发生了很大变化，熬夜晚睡，饮食不定时定量，过食肥甘厚味，嗜烟酗酒，损伤脾胃，脾虚失运，水湿内停，湿聚成痰，痰浊上犯，阴乘阳位，痰阻胸阳，胸阳失展，心阳痹阻而发冠心病。痰浊阻滞日久，气血运行不畅，血脉痹阻不通也发冠心病。还需注意的是胃属阳明，其性炙热，厚味入胃，内生痰浊，易从阳化热，而形成痰热，痰热壅盛，阻滞气血，血脉不通引发冠心病。

③劳逸失度伤气，气虚血瘀。

当今社会工作、生活压力大，人们多劳逸失度，或长期思虑、劳神过度，或经常熬夜加班、劳累过度，或伏案久坐少动，或常乘车代替步行，活动减少，不管劳倦过度还是安逸少动皆可耗气伤血致气血亏虚，血不荣心，心脉失养，不荣而痛；气血亏虚，血行不利，瘀血内停，气虚津液运行输布失常，水液内停，聚而为痰，痰瘀痹阻心脉，不通则痛而发冠心病。当今社会有不少年轻人因长期加班熬夜、劳累过度而猝死的例子，也有很多以车代步，活动减少，体形肥胖而易发冠心病等心血管疾病的例子。

④年迈体弱肾虚，阴阳不足。

冠心病多发于中老年人，年过半百之人，肾气日渐虚衰，久则肾阳亦亏，肾阳为诸阳之本，肾阳虚衰不能温煦、振奋五脏之阳，可致心阳不振。胸属阳位，为清旷之域，宜畅达不宜壅滞，心为阳中之阳，位居胸中，阳气敷化，犹如离照当空，阴霾自散，气血宣通，则体健无病；心阳不振，心气不足，则如云雾阴霾，心失温养，脉失温运，气血不得宣畅，痹阻不通，则发冠心病，如《黄帝内经》曰"脉者血之府……涩则心痛"。肾阴为诸阴之本，肾气不足，日久肾阴亦虚，肾阴亏虚，不能濡养五脏之阴，可致心阴不足，心脉失养，不荣则痛而发冠心病。

⑤阳虚风寒入侵，心脉痹阻。

外感之邪是冠心病的常见病因，如《灵枢·五邪》载"邪在心，则病心痛"，此处"邪"就是指心痛的病因。曹玉山教授认为，外邪主要包括风寒之邪、热邪，其中寒邪是主要的致病因素。机体阳虚，寒邪乘虚入侵，寒性凝滞，阻遏胸阳，胸阳失展，气机阻滞，不通则痛；寒邪痹阻脉道，血行迟缓，脉道不利，心脉失养，不荣则痛；寒主收引，脉络拘急，牵引则痛，如《素问·举痛论》曰，"寒气客于脉外则脉寒，脉寒则缩踡，缩踡则脉绌急，绌急则外引小络，故卒然而痛"。

⑥热邪内舍于心,心脉郁闭。

曹玉山教授认为,热邪也是现今冠心病不可忽视的病因,现代人们常因饮食不节,脾胃受损,运化失司,痰湿内蕴,郁而化热,痰热阻滞气机,气滞血瘀,心脉痹阻不通;情志不畅,肝气郁结,气机郁滞,郁而化热,热邪炼液灼津为痰,痰阻血瘀,内舍于心,心脉痹阻皆可致胸痹心痛的发生,如《素问·至真要大论篇》曰:"火热受邪,心病生焉。"

(2)谈病之本,强调宗气不足。

①宗气的概念。

宗气是由饮食水谷之气和吸入的自然界清气相结合而积聚于胸中的气,又名"大气",如《灵枢·五味》云:"其大气之抟而不行者,积于胸中,命曰气海,出于肺,循喉咽,故呼则出,吸则入。"张景岳亦曰:"大气者,宗气也。"喻嘉言在《医门法律·大气论》中云:"大气,即宗气之别名。宗者,尊也,主也,十二经脉,奉之为尊主也。"

宗气的生成、分布与心肺、脾胃、肾有密切的关系,张锡纯在《医学衷中参西录》中说:"是大气者,原以元气为根本,以水谷之气为养料,以胸中之地为宅窟者也。夫均是气也,至胸中之气,独名为大气者,诚以其能撑持全身,为诸气之纲领,包举肺外,司呼吸之枢机,故郑而重之曰大气。"脾胃运化腐熟水谷精气,肺吸入自然界的清气,二者相合即为宗气;肾主纳气,为诸气之本,宗气根于肾,生成后,积聚于胸中,通过上走息道,借助肺气宣发肃降之功,贯注心脉及沿三焦下行的方式布散全身而发挥作用。

②宗气的生理功能。

一为走息道以司呼吸。《灵枢·刺节真邪》曰"宗气……其上者走于息道",息道即指呼吸道,走指分布之义,是指宗气具有分布于呼吸道而推动机体呼吸运动的功能。周学海在《读医随笔·气血精神论》中载:"宗气者,动气也。凡呼吸、言语、声音,以及肢体运动、筋力强弱者,宗气之功用也。"张锡纯曰:"肺司呼吸,人之所共知也,而谓肺之所以能呼吸者,实赖胸中大气。"肺居胸中,主呼吸,为宗气所包,宗气是推动与维持肺脏呼吸的原动力,呼吸的频率、节律依靠宗气的调节,如《医门法律·明辨息之法》亦云:"膻中宗气,主上焦息道,恒与肺胃关通。"宗气旺盛,呼吸调匀,宗气不足,呼吸微弱。

二为贯心脉以行气血。《灵枢·邪客》曰"宗气积于胸中,出于喉咙,以贯心脉而行呼吸焉",贯是贯通之义,心脉包括心脏及其连属的一身之血脉,是人体气血运行的通道,宗气具有贯通心脉而温煦、推动气血运行的作用,为全身气血之纲领,是推动气血运行的根本动力,如张山雷言:"心以血为主,赖有大气流行以运用之,乃能鼓荡周旋,无微不至,而心家之全体大用乃备。"《医门法律》亦曰:"五脏六腑,大经小络,昼夜循环不息,必赖胸中大气斡旋其间。"

心主血脉,肺主治节,辅心行血,心肺同居胸中,其宣通气血之功实则依赖宗气,宗气调节心搏的频率、节律,维持心脏搏动,宗气旺盛,血脉通利,脉搏徐缓、节律一致有力。《素问·平人气象论》云:"胃之大络,名曰虚里,贯膈络肺,出于左乳下,其动应衣，脉宗气也……绝不至曰死；乳之下其动应衣，宗气泄也。"指出了宗气的具体位置和测知方法，虚里穴发于左乳下，相当于现代医学所指的心尖搏动处，临床常以"虚里"的搏动和脉象状况推测宗气的盛衰，搏动正常，宗气充盛，搏动增强，引衣而动，宗气大虚，搏动消失，宗气亡绝。清代医家喻嘉言在《医门法律》中也指出，虚里搏动应衣是由宗气不足造成的，如"上气之虚，由胸中宗气之虚，故其动应手者无常耳，乃知无常之脉，指左乳下之动脉为言，有常则宗气不虚，无常则宗气大虚"。

三为统三焦以布津液。孙一奎引《撄宁生厄言》说："天地非大气鼓鞲，则寒暑不能以时，潮汐不能以讯，霜露冰雪不能以其候；人身非此气鼓鞲，则津液不得行，呼吸不得息，血脉不得流通，糟粕不得传送也。"肺居胸中，为宗气所包举，肺主通调水道，其输布津液之功实则依赖宗气。宗气沿三焦下行，不但推动全身气血运行，而且同时推动津液的运行输布。三焦是全身水液和诸气运行的通道，三焦通利保证了诸多脏腑输布津液运行的道路通畅，津液在体内能正常地流注布散。张锡纯曰宗气可"斡旋全身统摄三焦"，概括说明了宗气推动人体气血津液运行、输布，维持机体正常生命活动的重要作用，宗气旺盛，津液运行则畅通无阻。

（3）宗气不足与冠心病发病的关系。

冠心病的病机为正气亏虚，心脉失养，不荣则痛；阴寒内盛、痰瘀阻络，气机阻滞，心脉痹阻，不通则痛。其实质是虚，其表现是实，本虚标实，虚中夹实，正虚为本，邪实为标。气血阴阳亏虚为本，痰阻、血瘀、寒凝、气滞为标。

曹玉山教授注重宗气亏虚在冠心病发病中的作用。患者因饮食不节、情志郁结等原因损伤脾胃，脾胃腐熟运化水谷精微功能失常，宗气生成不足，心气、心血皆虚，心脉失养，不荣则痛；宗气不足，无力推动血行，血行瘀滞，凝而留止，痹阻不通，不通则痛，引发胸痹心痛，如《灵枢·刺节真邪篇》谓"宗气不下，脉中之血凝而留止"，《仁斋直指方论》亦云"气有一息之不运，则血有一息之不行"。宗气不足，津液运行不畅，津液内停，聚而为痰，痰阻气滞，气滞血瘀，痰瘀互结，痹阻心脉，不通则痛，使冠心病发作或加重。由此可见，宗气不足可以导致冠心病的各种病理变化，是其主要的病机所在。

3. 论病之标，三焦气化失司

三焦之名，始自《黄帝内经》，《素问·灵兰秘典论》云："三焦者，决渎之官，水道出焉。"《难经》曰："三焦者，水谷之道路，气之所终始也。"《难经·六十六难》云："三焦者，原气之别使也。"《难经本义》云："所谓三焦者，于膈膜脂膏之内，五脏五腑之隙，水谷流化之关，其气融会于其间，熏蒸膈膜，发达皮肤、分肉，运行四旁。"《圣济总录·三焦门·三焦统论》言："三焦有名无形，主持诸气，以象三才之用。"由此可见，三焦有通行诸气和运行津液的功能，是一身之气上下运行和全身津液上下输布的通道。

三焦气化指三焦具有协调平衡水谷之气、精血津液的化生、运行、输布、调节及排泄等整个代谢过程的功能，如《类经·藏象类》曰："上焦不治则水泛高原，中焦不治则水留中脘，下焦不治则水乱二便。三焦气治，则脉络通而水道利。"

基于以上经典医籍对三焦生理机能及三焦气化的论述，曹玉山教授认为，三焦是气血津液化生之地、通行之道、气化之枢。三焦是气化之枢，具有斡旋之功，协调肺、肝、脾、肾等脏腑共同完成气血津液的代谢，如《灵枢·五癃津液别》曰："水谷皆入于口，其味有五，各注其海，津液各走其道。故三焦出气，以温肌肉，充皮肤为其津；其流而不行者，为液……"意指水谷精微及其所化生的营卫气血等均由三焦转输而布散于全身。又如《素问·经脉别论》云："饮入于胃，游溢精气，上输于脾，脾气散精，上归于肺，通调水道，下输膀胱，水精四布，五经并行……"胃为水谷之海，脾主运化水液，通过脾的布散，津液"上归于肺"，肺主宣发肃降，推动津液运行，通过三焦水道滋润周身，即"通调水道"；津液也可通过肺气的宣发化为汗液排出体外，或经过肺气的肃降作用"下输膀胱"，在肾与膀胱的气化作用下或进一步蒸化而布散全身，或变为尿液排出体外，可见津液的运行输布与代谢也是在肺脾肾等脏腑的协调下由三焦转输。《中藏经》亦言："三焦者……总领五脏六腑、营卫经络、内外左右上下之气也。"又言："三焦之气，和则内外和，逆则内外逆。"可见三焦为气化之总枢，总领五脏六腑共同完成气血津液的输布代谢，只有三焦气化功能正常，气血津液的转输运行枢纽才畅通无阻，机体康健。

三焦是通行之道，气机的升降出入，津液的上下输布，皆以三焦为通道，三焦通利则气血津液运行畅通无阻，机体表里、上下、内外皆通达。如《难经·三十一难》曰："三焦者，水谷之道路，气之所终始也。"《难经·六十六难》曰："三焦者，原气之别使也，主通行三气，经历于五脏六腑。"

三焦是化生之地，气血津液的生成、转化皆以三焦为场所，如《灵枢·决气》曰"上焦开发，宣五谷味，熏肤充身泽毛，若雾露之溉，是谓气""中焦受气取汁，变化而赤，是谓血"，《灵枢·营卫生会》云"血之与气，异名同类"，说明上焦主气的宣发与升散，营卫气血通过上焦心肺的宣发布散全身，营养机体；中焦是运化腐熟水谷精微、化生气血营卫之地。《灵枢·五癃津液别》云："故三焦出气，以温肌肉，充皮肤为其津；其流而不行者为液""下焦者，别回肠，注入膀胱而渗入焉。"以上均说明了三焦是气血津液生化之所。

三焦气化失司，气血津液化生不足，气机通行不畅，水湿津液运行受阻，津液内停，聚而为痰，是痰产生的另一主要来源，如《圣济总录》中载："三焦气涩，脉道闭塞，则水饮停滞，不得宣行，聚成痰饮，为病多端。"痰阻气滞，气滞血瘀，痰瘀是冠心病主要的致病因素，痰瘀又成为新的病理产物，加剧气血津液化生和运输的不通畅。痰阻血瘀是冠心病病变之标，与三焦气化失司关系密切。

（二）曹玉山教授诊治冠心病的经验辨析

1. 四诊合参，尤重舌脉

曹玉山教授临床上诊断冠心病时注重中西医结合，中医四诊合参，尤其重视舌诊、脉诊，再结合现代医学心电图等各项检查结果，综合分析判断。

（1）临床主症。

冠心病的临床表现主要为胸闷、气短、心悸、胸痛，也可牵涉至左侧膺背肩胛间痛，甚则放射至左臂内侧，或伴恶心、呕吐、头晕、乏力等。

（2）舌象变化。

《备急千金要方》曰"舌者，心之官，故心气通于舌"，《望诊遵经》谓"舌者心之外候""心者……窍开于舌"，故曹玉山教授非常注重舌诊在冠心病中的诊断作用。由于瘀血阻滞，心脉不通，故冠心病患者一般舌质较暗，有的患者舌有瘀斑、瘀点，舌底脉络迂曲。阴虚或热盛者，则舌质暗红或绛紫，舌苔多为薄白苔；湿邪中阻者可见白腻苔，苔厚胶着难化；痰浊内壅者，可见白腻、厚滑之苔；痰热壅盛者，则见黄腻、厚滑苔；饮食积滞者可见白厚苔；有寒象者，可见灰黑苔；有热象者，可见黄且少津之苔。

（3）常见脉象。

脉弦者，多属气滞；脉弦滑或弦数者，多属痰浊；脉细者，多为寒凝心脉；脉结代或弦涩者，多为瘀血阻滞；脉沉细者，多为心气不足或心阳不振；脉沉细数者，为气阴两虚。以上为冠心病临床常见脉象，可结合主症、舌象等，四诊合参，全面分析诊断。

2. 谨守病机，通补兼施

临证治疗时曹玉山教授谨守冠心病本虚标实的病机，遵从"实则泻之、虚则补之""扶正祛邪""标本兼治"的治疗原则，以补为通，寓通于补，通补结合。也正如李东垣在《医学发明》中曰："通则不痛，痛则不通，痛随利减，当通其经络，则疼痛去矣""究其痛在何经络之闭，以行本经，行其气血，气血通利则愈矣。"对痰瘀胶结、寒凝气滞等标实之证，"通"法主要指化痰、祛瘀、散寒、理气、通阳、散结等。对气血阴阳亏虚之本虚证，曹玉山教授则强调"寓通于补，通补兼施"，心肾阳衰者，温补阳气，振奋心阳为通；气血两虚者，益气养血，活血通脉为通；心肾阴虚者，滋阴清热、养心活络亦为通。总之，凡能使气血调达、阴阳平和的均可称为"通"法，诸多通法，不离行气活血、通利经脉，调气以和血，活血以和气，如《医林改错》云："周身之气通而不滞，血活而不瘀，气通血活，何患疾病不除。"

临床具体应用时，要掌握发作期以邪实为主，邪气颇盛，急则治标，祛邪为主，兼以扶正，缓解期以正虚为主，邪气衰败，缓则治本，培补正气，扶正固本，兼以祛邪，如《张氏医通·诸血门》言："但证有虚中挟实，治有补中寓泻，从少从多之活法，贵乎临病处裁。"根据标本同治、通补兼施的原则，曹玉山教授立益气养血、理气化痰、活血化瘀之大法，自拟通冠汤为基础方加减治疗冠心病，该方通而不损其正气，补而不使其壅塞，通痹补虚，通补兼施调虚实。处方如下：黄芪30g～60g，当归10g，太子参15g，丹参10g，茜草12g，薤白10g～20g，紫苏梗10g，鲜竹沥水15mL～30mL。

合并心律失常者可加甘松、仙灵脾、龙骨、牡蛎、苦参等，合并心衰者可加葶苈子、五加皮、胡芦巴、泽兰、益母草等，合并糖尿病者可加玉竹、山药、生地、天花粉等，合并高血压病者可加夏枯草、豨莶草、杜仲、葛根等，合并高脂血症者酌加决明子、泽泻、山楂、槐米、何首乌、虎杖等，失眠多梦者加酸枣仁、柏子仁等养心安神。

3. 治病求本，调补宗气

清代医家张锡纯在《医学衷中参西录》中言宗气"不但为诸气之纲领，并可为周身血脉之纲领"。曹玉山教授重视宗气不足在冠心病发病中的基础作用，治病必求于本，在治疗冠心病时尤重调补宗气，具体体现在以下两个方面。

（1）补宗气，生心血，安心神。

《素问·灵兰秘典论》云："心者，君主之官也，神明出焉。"心藏神，主宰意识、思维等精神活动，统帅人体生命活动，为五脏六腑之大主。血是神志活动的物质基础之一，《灵枢·营卫生会》说："血者，神气也。"年迈体虚、劳倦过度、情志内伤等耗伤心气心血可致气血两虚。

曹玉山教授在临床中经常遇到气血两虚的冠心病患者，主要表现为胸闷气短、心悸、乏力、汗出、面色无华，舌质暗淡，苔薄白，脉沉细，曹玉山教授常用当归补血汤为主加减治疗，曹玉山教授用甘温之黄芪，大补宗气，补气生血，配伍党参、当归等补气养血之品，因黄芪、党参皆为温燥之品，为防止伤阴，曹玉山教授多用太子参代替党参。黄芪、太子参补益脾气，以壮后天之本，使气血生化有源，从而达到补宗气、生心血、安心神之目的。黄芪用量常在30g～60g之间，为防止大剂量黄芪壅滞气机，曹玉山教授常加苏梗、薤白等宽胸理气之品，使其补而不滞，针对伴有失眠者，则加酸枣仁、合欢皮、夜交藤等。诸药合用则宗气足，心血荣，气血和，心神安。

（2）调宗气，行心脉，止痹痛。

冠心病为慢性病，因病程较久而常出现气虚血瘀之证，曹玉山教授临床中也经常碰到此类患者。其主要症状为胸闷痛以痛为主，部位固定，常在胸骨后，疼痛性质为闷痛伴紧缩感或压迫感，伴乏力、纳差、汗出，口唇青紫，舌质暗红，舌有瘀点、瘀斑，舌底脉络迂曲，脉弦涩。曹玉山教授仍用大剂量黄芪（30g～60g）调补宗气，气旺则血行；用茜草、丹参、当归活血化瘀，用苏梗、薤白宽胸理气。"血不利则为水"瘀血阻滞，水饮、津液运行受阻，停而为痰，痰瘀互结，痹阻心脉，加重胸痛，因病程较久，痰郁久化热，曹玉山教授常用竹沥水清热化痰。瘀血严重者，可加地龙、桃仁、红花、川芎活血通络；脾虚者，可加党参、白术、茯苓健脾益气。诸药合用共奏补气活血、化瘀止痛、行气化痰之功，如此则宗气调，血脉通，心脉畅，瘀血祛，痰饮化，胸痛除。

4. 治病之标，通利三焦

三焦气化失司，化生、运行气血津液功能失常，从而产生痰浊、瘀血等病理产物，成为冠心病主要的致病因素。三焦通利，气血津液化生、运行正常，则五脏安和，机体康健，如《中藏经》云："三焦通，则内外、左右、上下皆通也。其于周身灌体，和内调外，荣左养右，导上宣下，莫大于此者也。"因而治疗冠心病时，曹玉山教授非常注重通利三焦，如《圣济总录》曰："辨病治病当从三焦着手，通调气机，则诸病可愈。"

曹玉山教授常用黄芪通利三焦，黄芪气温、味甘、纯阳之品，甘能益气，温则补虚。王好古的《汤液本草》载黄芪"入手少阳经、足太阴经，足少阴、命门之剂"，亦称黄芪为"上中下内外三焦之药"，谓黄芪能"治气虚盗汗并自汗，即皮表之药，又治肤痛，则表药可知。又治咯血，柔脾胃，是为中州药也。又治伤寒、尺脉不至，又补肾脏元气，为里药"。可见黄芪能补益三焦之气。

李杲言："黄芪既补三焦，实卫气，……脾胃一虚，肺气先绝，必用黄芪温分肉，益皮毛，实腠理，不令汗出。"汪昂的《本草备要》亦曰："黄芪……生用固表，无汗能发，有汗能止，温分肉，实腠理，泻阴火，解肌热，炙用补中，益元气，温三焦，壮脾胃，生血生肌，排脓内托，疮痈圣药。"亦见，黄芪不仅补益三焦之气，而且兼能温阳，使气走而不守，故擅长温补三焦阳气之不足。

结合历代经典医籍对黄芪的论述，曹玉山教授认为，黄芪直入中州，内补中气，气旺则血行，故黄芪能行营气、逐瘀血；黄芪温三焦，益元气，机体阳气充足，则能温煦周身，气血津液运行通畅，故曰黄芪可以通利三焦。正如《本经疏证》云："黄芪一源三派，浚三焦之根，利营卫之气，故凡营卫间阻滞，无不尽通，所谓源清流自洁者也。"浚，《说文解字》注释为"抒也"。段玉裁注："抒者，挹也，取诸水中也。"浚即疏通、深挖之义，足见黄芪有疏通三焦之功，三焦通利，津液、气血运行畅通无阻，痰饮、瘀血则自化。

5. 审因论治，痰瘀同化

《诸病源候论》曰："诸痰者，此由血脉壅塞，饮水积聚而不消散，故成痰也。"《明医杂著》言："津液者，血之余，行乎脉外，流通一身，如天之清露，若血浊气滞，则凝聚而为痰。"《景岳全书》云："痰即人之津液，无非水谷之所化，……化得其正，则形体强，营卫充……若化失其正，则脏腑病，津液败，而血气即成痰涎。"以上均说明除了津液停聚可以产生痰之外，还可因气滞血瘀而产生痰浊。基于以上理论，曹玉山教授认为，痰瘀互为影响，相互化生，痰瘀与冠心病关系最为密切，不论何种病因，最后皆能导致痰瘀的产生而痹阻心脉。痰瘀既是病理产物，又是冠心病重要的致病因素，是冠心病最常见的病因。曹玉山教授认为，中医学的特色不仅是辨证论治，还有审因论治，即探求病因为治疗用药提供依据。在治疗冠心病时，曹玉山教授不仅谨候病机，还审因论治，非常重视活血化痰同治，如关幼波所言："治痰要活血，活血则痰化。"临证时视痰浊瘀血之间孰重孰轻，权衡轻重，灵活变通，化痰祛瘀并举，若痰浊偏重，当以化痰为主，兼以祛瘀；若瘀血偏重，当以活血祛瘀为主，兼以化痰；若痰浊与瘀血并重，则当化痰祛瘀并施，使痰瘀同化分消。

曹玉山教授认为，情志内伤和饮食失调是现代冠心病很重要的发病原因，二者皆可导致痰浊内生，郁而化热，痰热壅盛，曹玉山教授治痰时更注重清热，常用竹沥水清热化痰。"治痰先治气，气顺痰自消""气为血之帅"，曹玉山教授也深谙古人治痰、治血之验，在祛痰化瘀同时常加理气行气之品。"三焦气治，则脉络通而水道利"，曹玉山教授治痰化瘀亦非常注重温补三焦之气、疏通三焦以化解痰瘀。

6. 冠心病的预防调摄

曹玉山教授在诊治冠心病患者过程中，认为饮食起居对冠心病患者非常重要，曹玉山教授常对患者强调以下几点：注意调畅情志，保持平和心态，避免情绪激动或大怒；注意生活起居，寒温适宜，保持大便通畅；注意劳逸结合，发作期应该卧床休息；注意饮食节制，不过食膏粱厚味刺激之品，戒烟戒酒。

二、查玉明教授五脏一体——论治冠心病学术思想探要①

查玉明教授，辽宁省中医研究院主任医师，从事中医理论和临床研究60余年，对糖尿病、肾脏病、心脏病等内科疑难杂证的治疗颇有建树，发表学术论文40多篇。提出了"消渴勿忘化湿"和"五脏一体——论治冠心病"的理论，具有独创性的学术见

---

① 姜春梅、查杰、尹远平：《查玉明教授五脏一体——论治冠心病学术思想探要》，载《中医药学刊》2005年第4期，第597-598页。

解。现将查玉明教授治疗冠心病的学术思想介绍如下。

（一）病因、病机

冠心病根据临床表现，属中医学胸痹、厥心痛、怔忡之列。查玉明教授通过长期医疗实践认为，虽然病变在心，但与肾、肝、脾、肺四脏功能密切相关。

1. 根源在肾（阴阳失调）

"心之合脉也，其荣色也，其主肾也"，说明心的功能受肾约束。肾为先天之本，肾气之盛衰关系到人体脏腑的功能。心气根于肾气的资助，心阳有赖肾阳的温煦，方能推动有力。肾阳虚衰则心阳不振，导致血脉失于温煦，鼓动无力而痹阻不通，引起胸痹。肾之精气不足则四脏供养减少，经络空虚，心脉失润。肾气一衰四脏皆摇，显示根源在肾之理。唐代孙思邈云："人年五十以上，阳气日衰，损与日至，心力渐退，忘前失后，兴居怠惰"，说明人到中老年，肾精阳气开始渐虚、五脏渐衰、阳气式微。冠心病患者以中老年居多，青少年极为罕见，显示根源在肾之理。

2. 代谢在脾（浊脂内积）

饮食不调，嗜酒厚味，损伤脾胃，"饮食自倍，肠胃乃伤"。脾之运化功能失调，精微不化，反生痰湿，浊脂内积，上犯心胸则痹痛，即"食气入胃、浊气归心"。浊系指饮食物之稠厚者，相当于现代医学之血脂。痰由阳虚而生，浊脂由痰所化。凡是积留于体内的各类脂质，在血脉中均可形成痰浊和血瘀，痰浊具有黏稠、涩滞、沉着的特点，并随着气之升降循行血脉中，周流不息，痹阻心脉。

3. 变动在肝（气机阻滞）

精神紧张主要影响内脏的气机，使疏泄失常，变动在肝，气机阻滞，气滞则血瘀，可导致心胸痹痛；或五志过极，化火伤阴，阳亢化风（高血压），阴营耗损，心脉失养，可致心胸痹痛。

4. 气本在肺（气血关系）

肺为诸气之本，上司呼吸，下注心脉，肺主气朝百脉、助心行血，为心主持血液之循行提供保障。若肺气虚则心气不足，鼓动无力，气虚则血滞，血行不畅，痹阻心肺则闷痛，显示出气本在肺之理。

5. 归宿在心（病位在心、病变在血脉）

心以阴血为本、以阳气为用。心主血脉，血液的循行靠心气的鼓动。血液的正常循行依赖心气的充沛、血液的充盈和脉道的完整通畅。肺主气朝百脉；肝主疏泄，调畅气机而藏血；脾主运化而统血；肾藏精生髓化血，血液的生成和循行实际上是在五脏协同作用下完成的，而心是人体各个器官功能活动的原动力，为君主之官。故冠心病的归宿在心。

以上论点显示出五脏功能与胸痹的内在关联，查玉明教授提出五脏一体论治冠心病的理论，充分体现了中医学整体观思想，为指导本病的诊治提供了科学依据。

（二）辨证治疗

冠心病临床表现既有阴阳气血本虚证，又有痰浊、瘀血标实证，查玉明教授在论证方面以辨证与辨病相结合，将冠心病临床证治分为虚实两大类。

1．虚证

（1）心脉亏虚。

①阳气虚衰。

除心胸闷痛外，出现心悸怔忡，气短自汗，神疲，形寒怕冷，面色㿠白，舌质淡胖，苔白滑，脉见迟涩或结代，本证系由久病阳虚气耗、鼓动无力、心肌失养、胸阳不展所致。治当温阳益气、养心复脉，常以生脉散、保元汤加减，适于心阳虚衰引起的心电图 ST－T 改变，偶发室早或房早，心动过缓。药用：红参 10g，麦门冬 25g，五味子 10g，黄芪 50g，桂枝 7.5g，仙灵脾 15g，甘草 10g，茯苓 15g，大枣 10 枚。方义：生脉散增强五脏机能，黄芪大补元气，桂枝、仙灵脾温心脉，甘草、茯苓、大枣养心气。全方意在温阳益气。

②气阴两虚。

除心胸闷痛外，出现心动悸，气短乏力，活动后加重，虚烦失眠，大便干燥，舌绛红少津，脉结代，本证多由病久日深、真气内虚、气虚血少、心失所养导致。治当益气复脉，养血宁心，常以炙甘草汤加减，适于心气阴两虚的患者，心电图多提示：频发室早或房早，心律不齐。药用：炙甘草 10g，西洋参 7.5g，黄芪 40g，桂枝 7.5g，阿胶 15g，生地 25g，麦门冬 15g，炒枣仁 25g，生姜 15 片，大枣 9 枚。方义：阿胶、生地、麦门冬滋阴补血；参芪益气养心；炒枣仁安神；甘草缓中；姜枣和营卫，使神安悸宁而脉复。

③阴血两虚。

除心胸闷痛外，出现心慌气短，五心烦热，口干盗汗，大便多秘结，舌红少津，脉细数兼促代，本证多由心脉病久耗阴伤血、阴亏血少所致。治当益阴养血、宁心复脉，常以补心汤加减，适于心阴血两虚所致的心电图 ST－T 改变，心动过速。药用：西洋参 7.5g，生地 15g，玄参、丹参各 25g，当归 15g，炒枣仁 25g，柏子仁 10g，五味子 7.5g，麦冬 25g，天冬、茯苓、远志各 15g，桔梗 20g，葛根 30g。方义：生地、玄参补水制火；丹参、当归滋阴补血；血生于气，故以西洋参、茯苓养心气；二冬滋水润燥；枣仁、柏子仁、远志养心神；五味子酸收以敛耗散之心气；桔梗载药上浮归心；葛根改善心肌耗氧，减慢心率功专。全方配伍得当，功能确切，对改善心律失常有较好的作用。

（2）肝肾阴虚。

除心胸闷痛外，出现头痛眩晕、肢体麻木、筋脉掣动、肌颤、舌绛少津、脉弦细或弦滑（中风先兆者），本证始由肾阴不足、水不涵木、肝风内动、心营被耗、络脉失养所致。治当养阴、潜阳、息风，常以天麻钩藤饮加减，适于肝肾阴虚所致的冠心病伴有高血压。药用：天麻 10g，钩藤 50g，全蝎 7.5g，石决明、杜仲、怀牛膝各 25g，寄生 25g，益母草 30g，山栀、黄芩各 10g，夏枯草、夜交藤各 25g，茯苓 15g。方义：天麻、钩藤、全蝎、石决明潜阳息风以去眩晕；杜仲、怀牛膝、寄生、益母草补肝肾、强筋骨，意在降压；山栀、黄芩、夏枯草清肝火、散郁结，有降压作用；夜交藤、茯苓安神治不寐。

（3）阴阳两虚。

除心胸闷痛外，常见头重耳鸣、少神嗜睡（脑动脉硬化）、腰膝无力、足跟痛、夜尿频多（肾动脉硬化）、脉沉细或结代。心脉病久则阴精耗损，髓海不足，摄纳无力。治当补肾阴、益精气，常以首乌延寿丹化裁。适于阴阳两虚所致的冠心病伴有脑肾动脉硬化症。药用：何首乌15g，熟地25g，枸杞25g，山萸肉15g，补骨脂10g，菟丝子15g，狗脊15g，怀牛膝25g，覆盆子10g，巴戟天15g，五味子7.5g，菖蒲15g，莲心10g。全方补肾阴，填精气、益肝肾、强腰膝、养心气、提精神，可使精充气足、神旺脑健、耳聪目明矣。

（4）心肾阳衰。

除心胸闷痛外，出现心慌，呼吸困难，冷汗出，形寒肢凉，血压下降，脉微欲绝。此乃心阳衰于上，肾阳衰于下，心肾阳虚水饮上凌心肺，阳气欲脱之征。治当中西医结合，急救回阳，扶正防脱。常以参附汤加减，适于心肾阳衰所致的急性心力衰竭。药用：红参10g～25g，附子、桂枝、甘草各10g，黄芪50g，五味子10g，白芍15g，生姜10片，大枣10枚。方义：寒淫于内，治以甘热。参、附、桂温阳益气，升发阳气，以逐寒邪；甘草甘温以缓参附之热；黄芪补气为长，善补胸中大气，使正气复、阳气回；五味子、白芍酸以收敛心气营阴；生姜、大枣调和营卫。使肾阳振，心阳复，寒邪去，阳气外达，手足温而脉复。

2. 实证

（1）痰浊痹阻心阳。

症见胸闷窒塞感，阵发心胸隐痛，形体肥胖，倦怠乏力，纳呆便溏，舌淡苔白腻有齿痕，脉弦滑或结代。病始于脾肾阳虚，浊脂内生，上犯心胸，心阳痹阻。治当温阳、行气、开痹，常以瓜蒌薤白半夏汤加减。适于痰浊痹阻心阳所致的冠心病伴有高脂血症。药用：瓜蒌50g，薤白20g，半夏15g，桂枝10g，菖蒲、陈皮各15g，香附25g，葛根30g。方义：瓜蒌涤痰散结；薤白行气通阳，开胸膈闭塞之气；半夏祛痰开痹；桂枝温通心阳；菖蒲辛温开心气；陈皮、香附祛痰湿、理气滞而止痛；加葛根意在降低心肌耗氧量，扩张冠脉。

（2）血瘀痹阻心脉。

症见心胸刺痛，痛掣肩臂，心悸憋气，舌质暗绛，边有瘀斑，脉迟涩或结代。此系气滞血瘀，痹阻络脉，心气不通，常以血府逐瘀汤加减而取效。适于血瘀痹阻心脉所致的冠心病心绞痛。药用：当归、生地各15g，桃仁、红花各10g，赤芍15g，川芎20g，枳壳20g，柴胡、桔梗各15g，牛膝20g，丹参15g，三七粉5g。方义：四物养血、桃红化瘀通络；枳壳、柴胡理气滞；桔梗、牛膝一升一降，使气机和畅；加丹参有助活血化痰、利心脉、行瘀滞，意在扩冠、降低血黏度；伍用三七粉（汤药调服）通络止痛，以助化瘀之力。

综上所述，查玉明教授治疗冠心病从五脏论治，注重调整五脏之间的关系，并结合常规治疗方法，取得了明显的临床疗效。查玉明教授将几十年临床经验进行了简要明了的归纳总结，对于冠心病之发病机理及辨证论治具有重要的指导意义。

三、陈镜合教授论治冠心病学术思想简析①

陈镜合教授是广州中医药大学首席教授，曾任国家中医药管理局全国中医急症中心主任，是国家级具有被学术继承资格的名中医。陈镜合教授从医40余年，临床经验丰富，擅长治疗心血管疾病及各种疑难杂病，对冠心病的研究有较深的造诣，临证疗效显著。现将陈镜合教授论治冠心病的学术思想简析如下。

（一）从郁论治，注重肝脾

冠心病以冠脉供血不足、心肌缺血缺氧为特征，属中医学胸痹、厥心痛、真心痛等范畴。陈镜合教授根据《灵枢·邪客篇》"宗气积于胸中……贯心脉而行呼吸"之谓，特别重视宗气在冠心病发病中的意义。宗气生成与脾运化的水谷清气密切相关，脾气旺则宗气盛，心脉运行流畅。如脾虚气陷则宗气衰，鼓动无力；脾气主运化，有利于津液的正常输布，如脾虚不运则聚湿生痰，升降失调，浊邪上犯；又脾生血，脾气旺则心血有生化之源。心病与脾密切相关，因而强调脾虚是冠心病发病之根本。脾虚之因，多由饮食不节，损伤脾胃；情志内伤，木郁克土。陈镜合教授观察到冠心病患者多有情志抑郁，临床常见有胸中闷痛、胁肋胀满、气息短促、善太息、脉弦等表现，病情经常随情绪波动而变化，因而提出冠心病属本虚标实之证。本虚以气阴两虚为主，标实以气滞、血瘀、痰阻为主。患者多因年老体衰，肝脏的疏泄功能日渐下降，引起血液和津液的输布代谢异常，产生瘀血、痰浊等病理产物停滞脉中，气郁、血瘀、痰浊互为因果，交互为患，每因情志不舒、肝气郁结而引发触动宿有的瘀血、痰浊，并促进其进一步蕴积，痹阻心脉而发病。陈镜合教授认为，心病与脾密切相关，强调脾虚是冠心病之本，而冠心病的邪实因素，虽有气、血、痰、食、湿、火六郁，而以气郁为先，"郁"是冠心病发病的关键。由本病属正虚邪实之证，脾虚肝郁是病证的本质，临床要细致分析病情的虚实变化，把握病机关键，注重调理肝脾，权衡虚实补泻，灵活随证加减，方能取得满意疗效。

（二）研制"开心"，独树一帜

在脾虚肝郁理论的指导下，陈镜合教授发前人之所未发，提出"心病治肝"理论，以疏肝解郁为法，并结合现代中药药理学研究成果遣方用药，以越鞠丸合失笑散加西洋参、红花等组成治疗冠心病的有效方剂——开心方。方中香附行气开郁，疏肝理气，为君药；川芎活血行气，祛风止痛；香附配川芎，气血同治，活血行气之功益彰；苍术既燥湿醒脾以除痰湿之郁，又能行气解郁以开气郁；栀子清火郁；神曲消食积；失笑散活血化瘀，散结止痛，为治心气痛之名方。加红花以助活血化瘀之力；加西洋参以气阴双补，既可补虚固本，又可防辛香走窜之品耗伤正气。开心方具有行气活血、祛湿化痰、开郁降脂的作用。既往研究表明，开心胶囊（开心方制剂）可通过抑制 Ang Ⅱ 和 ET 释放的作用，改善血管内皮功能障碍和神经内分泌失调，具有一定的抗心室重构作用。而

---

① 余锋、陈镜合：《陈镜合教授论治冠心病学术思想简析》，载《新中医》2009年第41卷，第2期，第9-11页。

其抗心肌缺血的机理与降低血液黏滞性和血小板聚集率，纠正 TXA2/PGI2 失衡，消除自由基，减轻脂质过氧化反应有关，并可能与提高血清一氧化氮浓度、阻断内皮素释放有关。

（三）善用经方，灵活化裁

陈镜合教授临证治疗冠心病以脾虚肝郁立论，以疏肝解郁为大法，是基于现代医学模式的转变以及临床中本病以脾虚肝郁证型为多见而确立的，且临床医生常常忽视"郁"在冠心病中的致病作用。但陈镜合教授临证治疗冠心病并不拘泥于疏肝理脾一法，因从中医发病学的内因与外因的关系来看，内因是决定因素，外因是发病条件，正气内虚是本病发病的关键一环，心气心阴内虚是本病的内因，为本；痰瘀、气滞构成本病的进展与加重，为标。而患者发病的病因千差万别，体质各异，根据中医辨证论治、治病求本及三因制宜的理论，临证遣方用药必须要因证遣方，随证施治，灵活变通。陈镜合教授根据自己多年临床经验，将本病分为以下七种进行辨证论治：①气滞心胸型：治以疏肝解郁、理气宽胸，方用开心方；②寒凝心脉型：治以辛温通阳、开痹散结，方用理中汤加味；③痰浊瘀阻型：治以通阳泻浊、豁痰散结，方用瓜蒌薤白半夏汤；④心血瘀阻型：治以活血化瘀、通络止痛，方用血府逐瘀汤加减；⑤气阴两虚型：治以益气养阴通络，方用生脉散加味；⑥心肾阴虚型：治以滋阴降火、交通心肾，方用六味地黄汤加减；⑦心肾阳虚型：治以益气温阳通络，方用金匮肾气丸及四逆汤加减。陈镜合教授特别强调温阳益气法在冠心病临床治疗中的应用。因许多临床医生受现代医学冠心病病理生理理论影响，临床治疗本病不仔细辨明患者体质以及详查舌脉、大小便、口渴、是否喜饮等，过分注重活血化瘀及益气养阴，一味以活血化瘀之"通"法施治，对温法常常忽视，这完全背离中医辨证论治宗旨，殊不知温阳法亦是通法，温法治疗胸痹心痛在张仲景的《金匮要略》里早已有明确记载。在临床中冠心病心肾阳虚证型并不少见，陈镜合教授常常以温阳益气为法，治以理中汤及金匮肾气丸等加减，效果明显。

（四）临证勿忘"四结合"

1. 先中后西，能中不西，中西结合

作为"现代中医""现代急症中医"与"现代心脏急症中医"的"现代"概念的提出者，陈镜合教授力倡临床实践中必须遵循"现代中医"这一原则进行，陈镜合教授指出："现代中医是指中医学西医或西医学中医而以中医为主的中西结合医。其既不同以西医为主的中西结合医，更不同于不懂西医的传统中医，是具有传统又超出传统，源于中医又超出中医，与现时代的科学潮流同步或基本同步，具有两者的优势。对某些难治甚至不治的病蕴藏着可望突破的无限潜能与广阔前景，是世界医学的重要组成部分，又是现代中国独有的新型中国医学。"这一论述为现代中医指出了今后发展的方向，即现代中医也就是以中医理论为指导的中西医结合、掌握现代科学技术的中西医结合，是洋为中用、古为今用的中西医结合，是先中后西、能中不西的中西医结合。用中西医两法诊断，中西医结合，以中医治疗为主（注意"为主"并不代表不用西药、现代方法），力争真正在治疗上中西医结合，而不是中西医混合。以急性心肌梗死为例，患者主诉胸痛→通过中医望、闻、问、切与西医视、触、叩、听以及现代医学各种检查（心肌梗死标志物、心电图等）→确定中医诊断为真心痛，西医诊断为急性下壁心肌梗死（注意梗死定位、有无合并症、有无溶栓或介入治疗的指征）→中医辨证证型归属（痰浊瘀阻或气滞血瘀），为进一步治疗选用先用中医疗法还是西医疗法或中西医结合打下基础。

2. 病证结合，详查顺逆

陈镜合教授极力主张以"古为今用"与"洋为中用"的原则进行临床及科研。陈镜合教授认为，现代科学技术是现代人所共有的，现代中医要攀登高峰，必须敢于正视现实，敢于不断挖掘自身之不足。只有这样，才能不断引进和补充新的诊治手段，才能使自身不断发展壮大，在竞争中永远立于不败之地。陈镜合教授强调中医学理论的特点在于整体观念与辨证论治，这也是中医个体化治疗的优势所在，而现代医学在运用先进仪器诊断、化学药物治疗、介入治疗及外科手术治疗（如 PTCA、CABG 等）等方面有着十分显著的优势。只有正确的诊断才能有效地指导治疗。因此，临证诊疗冠心病时应中西互补，辨病与辨证相结合。根据辨病与辨证论治相结合的原则，治疗分清标本缓急，或扶正，或祛邪，或二者兼顾。但陈镜合教授强调，辨西医之"病"并非只为明确病名，而是要从全局的角度认识疾病发生发展的全过程，辨明该病的病理组织变化以及生理功能紊乱和相应的细胞分子水平的改变基础，在明确诊断后要按照中医学四诊对疾病进行辨证分型，详查顺逆。

3. 明辨标本缓急，通补结合

冠心病总属本虚标实，脾虚是发病之本，诸多邪实因素中，郁是发病的关键。病位在心，涉及肝、脾、肾诸脏，可存在五脏虚损及兼夹痰浊、气滞、寒凝、血瘀等病变，产生"不通则痛"与"不荣则痛"，本虚标实夹杂以及亡阴亡阳等危症。本病临床上常见虚实夹杂，这就要求明辨本病之"标"与"本"，病情急先治标，缓解期治本。邪实者以通为补，虚者补亦是通，寓通于补，以补为通，补尤着重于阳气，通当从郁、从痰、从瘀着手。陈镜合教授临证祛邪常用芳香温通、豁痰泻浊通络、宣痹通阳、活血化瘀四法；扶正常用养心阴、温心阳、补心气、回阳固厥脱四法，临床灵活运用此"四通""四补"之法，通补结合，痰瘀同治，标本兼顾，取效明显。对于急性冠脉综合征，因该病病情凶险，易于传变，更应详察虚实，辨明顺逆，掌握标本缓急。一般而言，痛轻而神志清醒者，病多轻浅；痛剧兼肢冷神迷者，病多危急；脉象突然变虚数或结、代脉频及及精神萎靡或烦躁不安，或大汗淋漓、手足青紫渐甚者，均说明病情危重，应高度警惕发生厥脱等坏症。

4. 身心俱治，药膳食疗相结合

目前，医学模式已从单纯的生物医学模式向着社会—心理—生物现代医学模式转变。这种医学模式的转变提醒医者，患者是社会的人，在预防、诊断和治疗疾病的时候，不仅要考虑到患者的身体情况，还要考虑到社会、心理、精神、情绪等因素对人体健康的影响。陈镜合教授强调，临证治病不应简单地单纯关注患者躯体上的疾患，关注患者心理健康也是医者治病不可缺少的一环。对于心肌梗死患者以及接受过支架、搭桥、除颤器治疗的患者，除了躯体创伤外，精神心理的创伤亦很巨大。研究发现，在大型手术后的第一个月，约1/3 的患者会有疲劳、乏力的感觉，有的甚至可以延续到术后第二个月。因术后疲劳，不仅致患者住院时间延长、生存质量降低、不能尽早恢复工作，而且对患者预后有重要意义。术后疲劳的程度直接影响恢复期长短，这就要求医者治病必须身心俱治。对于疾病的治疗，医患双方都应充分发挥各自的主观能动性，这样才能战胜共同的敌人——疾病。对医者而言，要重视对患者进行心理疏导，让患者树立本病完全可以治愈的信心，使患者保持愉快的心情。《灵枢·师传》曰："人之情，莫不恶死而乐生，告之以其败，语之以其善，导之以其所便，开之以其所苦。""告""语""开""导"四字，即为开导劝慰的主要内容及形式。切忌专事药石以祛病，用药不宜峻猛，做到理气而不耗气，祛痰而不伤正。对于患者，要培养乐观豁达的性格，消除不良情绪刺激。要合理安排生活，保证充足的睡眠，以求分散对疾病的过分关注。

陈镜合教授治疗冠心病除了药物治疗外，尚开出食疗方以配合治疗。因"医食同源""药食同宗"，《黄帝内经》中就有关于食疗的记载："凡欲诊病者，必问饮食居处""治病必求于本""药以祛之，食以随之"。并提出了膳食配伍治疗原则为："毒药攻邪，五谷为养，五果为助，五畜为益，五菜为埤，气味合而服之，以养精益气""肝色青，宜食甘，粳米、牛肉、枣、葵皆甘。心色赤，宜食酸，小豆、犬肉、李、韭皆酸。"药物治疗及药膳食疗相结合，常能达到加快患者康复的目的。陈镜合教授强调要辨证施膳，根据不同季节及患者的素质禀赋、体质强弱配以相应的药膳。陈镜合教授临证常用的冠心病食疗方有百合地黄鸡子黄汤、参芪鸡汤、健脾益气汤等。

四、陈可冀院士治疗冠心病心绞痛学术思想与经验[①]

陈可冀教授在其 50 年的中西医结合临床实践中，一向注重血瘀证及活血化瘀理论的研究，不仅从中医辨证论治的角度研究运用活血化瘀法治疗内科疾病特别是心血管疾病，而且致力于从现代科学的角度阐明了血瘀证的机制，为使用活血化瘀法治疗疾病提供科学依据。使用最为频繁的活血化瘀医方即血府逐瘀汤，此方是清代名医王清任创制的效验卓著、流传甚广的活血化瘀名方。陈可冀教授对此方进行多项基础及临床试验，研发制成多种中成药制剂，在精研活血化瘀的基础上，根据患者体质及兼夹证之不同加减变通，派生出理气活血、化痰活血、祛浊活血、养阴活血、益气活血、温阳活血、息风活血、解毒活血等诸多不同治法，其加减变化之灵活，确为陈可冀教授临诊患者时的一大特色。

（一）补肾活血治疗中老年冠心病应受重视

"胸痹"心痛多属本虚标实，传统本虚多以心脾气血、气阴不足为主，而陈可冀教授认为又当兼顾到肾虚。古人或有"痛无补法"的立论，陈可冀教授认为这种观点并不全面，仲景及东垣两大家治痛用参芪者有之。以"心本乎肾"立论，益肾法的应用当属切合实际。尤其是在活血化瘀方药基础上加用补益药物，以补肾活血为治则，可取得满意的疗效。本类患者多年事较高，常伴见腰酸、足跟痛等肾虚征象。中医学认为人到中年，肾气日衰，脏腑精气渐减，可导致气血不畅，血瘀心脉，从而可现胸痹之证。《素问·阴阳应象大论》云："年四十，而阴气自半也，起居衰矣。"20 世纪 80 年代，陈可

① 张京春：《陈可冀院士治疗冠心病心绞痛学术思想与经验》，载《中西医结合心脑血管病杂志》2005 年第 7 期，第 634 – 636 页。

冀教授在其一项研究中注意到，老年血瘀证患者的血清中β-血小板球蛋白含量明显高于年轻人，活性亦明显增加。陈可冀教授认为近年所提出的早发冠心病的概念，其发病也与不慎养生、过食肥甘、劳逸过度、不注意保肾精有关。此类患者更应注意运用补肾活血治法，以切中病机。

（二）化痰活血为冠心病最为普遍的治标之法

陈可冀教授认为冠心病多并发高脂血症、痛风、糖尿病及肥胖等病史，多属中医学之湿浊偏盛型体质，通过临床观察发现本类患者冠状动脉病变特点多表现为多支病变，接受冠脉介入术后亦容易出现再狭窄。湿浊久之变生痰浊，留滞经络，血流受阻，而致痰瘀互结。从中医角度讲，冠心病多为肥胖痰湿偏重之人，痰湿阻于脉络，致气血运行失畅，血液瘀滞，痰瘀互阻致心脉不畅，发为"胸痹"。现代研究认为，活血化瘀药物具有改善血液循环、微循环及血液流变性的作用，而化痰降浊的药物亦具有降低血液黏稠度及改善血液流变性的功效。从另外一个侧面说明了"痰瘀同源"。故而化痰与活血可起到异曲同工之妙。陈可冀教授常用的痰瘀并治的药物为大黄、胆南星、石菖蒲、郁金、香附、川芎、蒲黄、水蛭、益母草、泽兰、薤白、旋覆花、海风藤、王不留行子等。本类患者形体肥胖，阵作胸闷疼、舌暗、苔腻、脉弦，正为一派痰瘀互阻之象，常用方剂为血府逐瘀汤与瓜蒌薤白汤系列，瓜蒌薤白汤系列主要包括瓜蒌薤白半夏汤、枳实薤白桂枝汤、瓜蒌薤白白酒汤三方。瓜蒌薤白白酒汤通阳散结，祛痰宽胸，为治疗胸阳不振、痰阻气滞之胸痹痰浊较轻者。瓜蒌薤白半夏汤则在上方的基础上加用半夏以图加强祛痰散结之功，用于治疗胸痹痰浊较重者。枳实薤白桂枝汤为瓜蒌薤白白酒汤减白酒，加枳实、厚朴、桂枝等以通阳散结、化痰降逆，用于治疗胸痹痰气交滞、气结较甚者。现代药理学研究证实，该三方具有扩张冠状动脉及外周血管及平滑肌的作用，从而改善冠状动脉供血，降低外周血管阻力以改善血液循环；明显提高机体耐缺氧能力；对急性心肌梗死可保护缺血心肌，缩小梗死范围；抑制血小板聚集，降低血液黏稠度。从而有效地用于治疗冠心病心绞痛及心肌梗死及心肌炎等症。瓜蒌薤白半夏汤另具有降低肺动脉高压镇咳化痰作用，从而对心力衰竭、慢性阻塞性肺疾患也有效果。枳实薤白桂枝汤则相应心血管作用更强，并具有镇痛、镇静及抗惊厥作用，用于改善冠脉供血、缓解心绞痛的作用更强。陈可冀教授临诊时常喜加用藿香、佩兰化浊祛湿。藿香辛而微温，芳化湿浊、醒脾开胃，正如《本草正义》所言："藿香，清芬微温，善理中州湿浊痰涎，为醒脾快胃，振动清阳妙品。"现代药理学显示本品尚具有一定的钙拮抗作用。佩兰辛平，芳化湿浊、醒脾开胃与藿香类似，另具有散郁化浊、疏理气机以达到止痛目的。藿香配佩兰均可醒脾开胃、理气祛浊，用于治疗冠心病，亦寓有心胃同治之功。

（三）温通活血对难治性冠心病心绞痛的增效

温通活血也是陈可冀教授常用的一种活血方法。使用温通活血方药治疗心绞痛古代医籍早有记载，张仲景在《金匮要略》曾有乌头赤石脂丸温阳散寒治疗心痛的记述，葛洪《肘后方》之桂心丸及《千金方》之细辛散亦是选用温阳通窍的方法治疗心痛。陈可冀教授亦认为心主血脉，血脉因"寒则凝，温则通""气寒则血凝，气温则血行"，故也常选用温通活血的方法治疗"心痛"。20世纪70年代，陈可冀教授与科室的其他同事就已从事温通药物对心绞痛的防治研究，并研究出包括荜茇、良姜、檀香、冰片、细辛在内的中成药制剂宽胸丸及宽胸气雾剂，临床疗效显著，并对心电图的改善有一定的影响。方中荜茇、良姜温中散寒，檀香、元胡行气止痛，细辛、冰片辛温芳香开窍，有温经通络之效。故对阳虚心脉痹阻之心绞痛效果显著。

（四）息风活血为冠状动脉痉挛性心绞痛的有效治法

本类患者常发作心绞痛，但冠状动脉造影结果狭窄仅30%，西医医院考虑由冠状动脉痉挛引起症状，因其发作部位在血管与中医学的"脉管""筋膜"相似，而发作特点是发无定时、突发突止，故与中医学"内风"的特点又相类似。中医学历来又有"肝主筋膜"的理论。故可认为西医之不稳定型心绞痛之因血管痉挛引起者与中医之肝风内动似很相关。在常规活血化瘀治疗的基础上加用息风类药物效果较好。

五、程志清"疏肝气通胸阳"辨治冠心病经验探析[①]

程志清教授，国家级名老中医，从医40余年，精于医理，勤于辨证，匠心独具，对于冠心病的中医诊治有独到见解。现将程志清教授临证经验介绍如下。

（一）治心必调肝，肝气通则心气和

按照中医五行相生理论，肝木为母，心火为子，母子相生为安，但母病日久亦常累及其子，形成母子同病，故早在《灵枢·厥病》便提出了肝心痛的名称，曰"厥心痛，色苍苍如死状，终日不得太息，肝心痛也"。程志清教授常依医理而论道，强调"心病病虽在心，但与肝相关"，认为肝脏功能失调是导致"胸痹心痛"的重要病因之一。

究其机理，心肝在血液和神志方面紧密关联。《黄帝内经》云：心主血，肝藏血。心气旺，心血充，脉道利，则血液运行正常。肝脏体阴而用阳，心血充足则肝体得养，相火得制，其疏泄功能方可正常。肝主疏泄，调一身之气，气为血之帅，肝气疏泄功能正常，则有利于血液的正常运行，亦使得心有所养。《血证论》有言："以肝属木，木气冲和条达，不致遏郁，则血脉得畅。"《薛氏医案》述："肝气通心气和，肝气滞则心气乏。"

此外，肝主疏泄，调畅情志。情志调达则利于"心主血脉"和"心主神志"，反之则如《临证指南医案·郁证》所云，"情怀失畅，肝脾气血多郁"。程志清教授认为，肝为心之母，二脏以经脉相连，故肝病可及心。如果肝气长期郁而不疏，则会导致多种病理产物，比如湿浊、痰饮、瘀血等，后者进而痹阻心脉，导致胸痹心痛之病。《证治汇补》言："肺郁痰火，忧恚则发，心膈大痛，攻走胸背。"随着现代生活节奏的加快，长期焦虑或抑郁是冠心病发生或加重的重要病因。2004年，在北京、上海、广州和成都7家综合医院心内科进行的一项流行病学调查结果显示，冠心病患者的抑郁症状、焦虑症状、抑郁合并焦虑症状以及合计的抑郁或焦虑症状患病率分别为19.8%、16.7%、13.6%和22.8%。多项研究已经证实，焦虑症状或焦虑症显著增加冠心病发生的风险。

① 石占利：《程志清"疏肝气通胸阳"辨治冠心病经验探析》，载《浙江中医药大学学报》2017年第41卷，第1期，第38-41页。

另有一项研究结论认为，D 型人格是消极情感与社会压抑的整合，作为冠心病的新危险因素，不仅增加冠心病患者心血管疾病的风险，还可以作为冠心病预后的独立预测因素。在临证中，同样发现许多胸痹患者伴有不同程度的担忧、恐惧及焦虑的精神状况，尤其进行冠脉介入支架术后的人群，久之则会影响肝之疏泄，气滞血瘀痰浊油然而生，进而促进冠脉病变和支架后再狭窄的发生、发展。现代研究亦证实，焦虑抑郁情绪可能加重冠心病患者体内的炎症反应及血管内皮功能损害，这可能是冠脉支架后再狭窄的重要因素。

"治心必调肝"，自古便有先辈强调此法。明代《薛氏医案》云："凡心脏得病，必先调其肝。肝气通则心气和，肝气滞则心气乏。"程志清教授在临证时非常重视疏肝解郁之法，认为胸痹病虽在心，然母子相连，肝气往往不得疏泄，肝郁气滞则会进一步阻碍"心主血脉"，最终形成恶性循环。在接诊患者时，程志清教授多先进行心理疏导，然后才遣方用药，且处方用药之时，多加用疏肝理气之品，如柴胡、赤芍、炒枳壳，取"四逆散"之意，并将枳实换作枳壳，因枳壳性缓而治高，高者主气，治在胸膈，而枳实性速而治下，下者主血，治在心腹。若肝阳上亢者，则加用天麻、钩藤、石决明及珍珠母之类镇潜肝阳；若肝阳化火者，则多配以黄芩、夏枯草清泻肝火，川牛膝、茺蔚子引火下行。

（二）祛瘀化痰之时，不忘疏通胸阳之本

《金匮要略》云："阳微阴弦，即胸痹而痛，所以然者，责其极虚也。今阳虚知在上焦，所以胸痹心痛者，以其阴弦故也。"程志清教授谨守古训，认为本病起因上焦阳虚，阴邪上乘，临床多呈"虚实夹杂"之证。"寒凝、气滞、血瘀、痰浊"等浊阴之邪皆可痹阻胸阳，然以"痰瘀"之邪致病为主。胸阳虽包括心肺之阳，然以心阳为本。心阳不足，无力推动血行可致血瘀阻碍心脉；心阳亏虚，肺失温煦，不能宣发肃降及通调水道，则湿聚成痰，致使痰浊停聚心脉，进一步加重血瘀，形成痰瘀互结，故临床以"痰瘀互结"为主要证型。2008 年 1 月至 2010 年 12 月，一项针对全国 17 家三级医院的医院信息系统中冠心病住院患者的中医证候特征的汇总研究发现，25～74 岁冠心病患者入/出院证型中前 3 位均为气阴两虚、痰瘀互结和气虚血瘀，75～89 岁年龄段患者前 3 位入院证候均为气阴两虚、气虚血瘀、阳气虚衰，而出院证候则均为气阴两虚、痰瘀互结和气虚血瘀。张敏州教授通过对比 375 例胸痹心痛患者的冠状动脉造影结果，证实血瘀证和痰浊证是胸痹心痛危险证型，且随着胸痹心痛病情的加重，痰浊和血瘀的致病作用增强。

通阳宣痹是中医治疗冠心病的常用之法。程志清教授认为，"胸痹心痛"之病根在于胸阳亏虚或内郁，强调"通阳是前提，宣痹是目的""阳气一舒，则浊阴自散"，故疏通胸阳是治疗胸痹心痛之大法，而疏肝、祛湿、化痰、散瘀之法皆为疏通胸阳而立。治疗主张"虚则补之，郁则发之"，祛湿、化痰及散瘀皆为解"郁"之法。遣方用药时，程志清教授善用瓜蒌、薤白之类以通胸阳散郁结，取"瓜蒌薤白汤"及"瓜蒌薤白半夏汤"之意。痰湿重者，常加用法半夏、陈皮、天竺黄及胆南星等以祛湿化痰；瘀血者，加丹参、降香以行气化瘀，瘀血重且胸痛不适者，加用三七、延胡索、毛冬青及鬼箭羽等活血化瘀。治疗时，也常同时配以红景天健脾宣肺以舒展胸阳。

有医者近年来提出将胸痹心痛分而论治，理论上虽然有所差异，然因胸痹心痛多有交错之症，临证中实难区分。胸阳包括心肺之阳，"心主血脉"与"肺朝百脉"紧密相连，心肺症情同现是"胸痹心痛"的特点之一。如《金匮要略》论其主证时所言："喘息咳唾，胸背痛，短气，寸口脉沉而迟，关上小紧数。"程志清教授认为，《金匮要略》将胸痹心痛合二为一，从整体进行论治更符合冠心病临床实际症情。

（三）遣方用药，思辨缜密

1. 天人相应

因地因时制宜是程志清教授的用药特点。江浙一带属温热之地，温热易伤阴液，且其人体质相对北方瘦弱，"瘦人多火"，容易出现阴虚火旺之证，且冠心病多合并高血压及（或）糖尿病，故阴虚火旺者临证多见，此不同于北方寒冷之地，脾肾阳气亏虚者多，故程志清教授方中多用太子参、麦冬、五味子等滋补气阴之品，而少用桂附温阳之药，认为后者易助火伤阴，如需应用三五克即可。黄酒虽为仲景治疗胸痹心痛的常用之品，江南又以绍兴黄酒名扬天下，然程志清教授常弃之不用，认为黄酒虽可上行药性，助他药通经活络，但其性辛温助热，易伤阴液，尤其在合并高血压或糖尿病之时不宜应用，但在痰湿壅盛之时可适量加用以增强祛湿化痰之效。江南梅雨季节来临之际，阴雨绵绵，患者常胸闷难当，程志清教授喜加用藿香、佩兰以芳香化湿；夏令酷暑，则用夏枯草、银花、西洋参等以清解暑热，益气养阴。

2. 善用对药

程志清教授在临证遣方时，注重药物之间的搭配，除一些经典或经验方剂外，对药的应用也有其独到之处。如柴胡配白芍是疏肝理气的经典配对，柴胡辛散疏肝用，白芍酸甘养肝体，二者相得益彰。然程志清教授常将其中白芍换作赤芍，认为后者既可养血敛阴，又能活血化瘀，与柴胡配伍更合胸痹心痛之血瘀证。丹参与降香相伍，丹参入心经而破瘀，降香入血分而下降，二者合用，辛香芳窜，可达活血化瘀和通经活络之功，为现代药品复方丹参注射液的主要成分。葛根与（怀）牛膝相配，葛根解肌之时可助清阳上升，怀牛膝补肝肾之时又防葛根升阳太过，一升一降，对于高血压伴发头晕的患者可以避免血压增高。此外，郁金与香附配伍，行气解郁之力增强，气行则血行，二者亦为程志清教授治疗冠心病的常用对药。

3. 兼顾药理

在辨证用药的基础上，兼顾现代药理研究，也是程志清教授的用药特点。如鬼箭羽与血竭被证实均具有扩张冠状动脉及降低血糖的作用，故在冠心病合并糖尿病的患者出现血瘀证时多采用。对于肥胖患者，多用绞股蓝加强化痰降脂之力，其意借鉴西医降脂稳定冠状动脉斑块之理。现代研究报道，绞股蓝总苷具有抗血小板聚集、抗脂质过氧化，保护缺血再灌注性心肌损伤，降低血脂和血糖等作用。尽管如此，程志清教授强调中医精髓在于辨证论治，现代药理应用可以锦上添花，切忌以现代药理指导遣方用药，以至于喧宾夺主，误入歧途。

（四）结语

冠心病是临床常见心系疾病，近年来随着介入治疗（血管内球囊扩张成形术和支架植入术）和外科冠状动脉旁路移植术的普遍开展，该类患者急性期的死亡风险下降明显。但这并非治本之策，术后冠状动脉再狭窄的问题仍然是目前医学界面临的难题，且尚有许多患者虽然进行了药物干预甚至多次介入治疗，但其临床症状无法完全消失，生活质量因此下降，进而使身心受到严重伤害。中医对该类人群的症情改善有着独特优势。程志清教授临证时发现该类人群常伴随抑郁或（和）焦虑，强调将疏肝解郁作为中医治疗冠心病的重要方法，同时谨守"阳微阴弦"病机，立足"通阳宣痹"根本法则，形成自身学术观点，认为"通阳是前提，宣痹是目的"，而疏肝、祛湿、化痰、散瘀之法皆为疏通胸阳而立，强调"疏肝气通胸阳"在冠心病治疗中具有重要作用。程志清教授遣方用药，配伍精当；辨证论治，思维缜密；现代药理，锦上添花，临床每每取得良好效果。

六、程志清教授诊治冠心病心绞痛临证经验述要[①]

程志清教授是浙江省名中医，中医内科博士生导师，国家第五批老中医专家学术经验继承指导老师。程志清教授从医 40 余年，精于内科诸病，尤擅长心胆疾病的诊治，疗效显著。现将程志清教授诊治冠心病心绞痛的学术心得和临床经验介绍如下。

（一）发作期

1. 重视诊断，辨病情轻重

冠心病心绞痛属于中医学"胸痹""心痛"范畴，其发病有发作期和缓解期，发作时有起病急、发展快、变化多的特点，是中医临床主要的急症之一。国家中医药管理局早在 20 多年前即成立全国胸痹急症协作组，并制定了部分疾病诊疗规范。程志清教授秉多年临证经验，衷中参西，非常注重患者诊断是否明确，常常指出：胸痹一病，表现为"胸背痛，短气"，脏器多有重叠，需常规排除脾胃、肝胆、肺病等相关疾病，即便明确是心病，也需进一步排除其他非冠脉病变所致的胸痛。因此，每逢首诊或病情有明显变化的患者，在详细四诊的基础上，习惯选择性使用心电图、心肌损伤标记物、心脏血管 CT 造影以及心超等辅助检查手段，以获得较多的客观诊断依据。程志清教授临证非常细致，注重患者病情轻重的判断，指出《内经》中即有"真心痛"的症状和预后的详细描述，如"胸痛彻背，背痛彻心""真心痛，手足青至节，痛甚，旦发夕死，夕发旦死"，因此对于胸闷、胸痛较为严重且持续的患者，应详查其面色、神情、二便、血压等情况，严防贻误病情。强调现代中医对于心病的诊治，以中为主，中西结合，为我所用的原则，务求患者能获得最大化的疗效，体现出程志清教授学术上在继承深挖中医药精粹的同时，开放、包容、不断学习的治学态度。

2. 详审病机，重在痰瘀标实

冠心病心绞痛的病机总体为本虚标实，发作期以标实为主，程志清教授指出其病机在医学界经历了从寒痰→瘀血→痰瘀并重的认识过程。目前，痰瘀互阻是较为主流的认识，治疗多以豁痰开结、活血舒痹立法。程志清教授临床上也较为赞同这一观点，指

① 刘强：《程志清教授诊治冠心病心绞痛临证经验述要》，载《浙江中医药大学学报》2014 年第 38 卷，第 12 期，第 1407－1409＋1413 页。

出：仲景《金匮要略》中本病乃因"阳微阴弦"的胸阳不振，寒痰上攻，痹阻心脉，这是中医学对胸痹一病的关键认识，由此创立的瓜蒌薤白系列方剂是至今疗效卓著的名方；而心主血脉，本病归根到底是心脏的血管出现阻塞所致不通则痛，因此从病证结合来讲，血脉不和，血液瘀滞或瘀血内停，痹阻心脉的情况都不同程度地存在。而今现代社会发展，人群生活节奏加快、工作生活压力加大，常有焦虑、抑郁等情志因素，而饮食结构以高蛋白、高脂肪等食物为主，或烟酒等摄入较多，导致脾胃受损，肝气不舒，气机升降失司，津聚成痰，血滞成瘀，痰瘀互结，痹阻心脉而发病。

程志清教授强调本病发作期虽以痰瘀为主，但还涉及气滞、寒凝、络脉绌急等病理因素，且常互相夹杂，变化多端，故临证时应因人而异，不厌其烦，详查四诊，审视病机，随证处之，乃可获良效。如遇胸闷如窒、短气、痰多、苔白浊腻、脉弦滑，程志清教授常以瓜蒌薤白半夏汤加桂枝、郁金、丹参、川芎等豁痰开结，通阳宽胸，活血舒痹。程志清教授喜用法半夏，取其燥湿化痰之力强；桂枝剂量3g～5g即可，认为其通胸阳之用不必量大，量大则易助火；煎煮时仿古法嘱患者放入少量白酒或黄酒，增加其通阳活血之力，并有利于药物有效成分的煎出。如伴心烦、舌红苔黄腻，应考虑痰热为患，则用竹沥半夏、胆星等清热化痰，黄连、焦山栀清心火。如胸痛不移，入夜尤甚，舌质暗，舌下脉络迂曲紫暗，脉涩，程志清教授常以丹参饮合四逆散加减，方中用降香、制元胡行气止痛，如条件允许，檀香1g～2g分吞，因其含有大量有效的挥发油成分，宽胸行气，效果更佳；如瘀血较重，疼痛明显，则加用失笑散、参三七3g加强其活血祛瘀止痛之功效。

3. 重视舌脉，强调情志因素

程志清教授在本病临证时非常重视舌脉的作用。他认为：心主血脉、主神明，开窍于舌；手少阴心经上系舌本，舌体灵动，多为心神支配；舌体血络极为丰富，又与心主血脉关联，所以从舌象上可以测知心脏功能活动情况；而脉象则是血管更为直接的征象。本病胸闷、胸痛、短气等均为自觉症状，唯有舌脉为临证时的主要客观体征，为医生直接获取，如舌脉证相符，对辨证参考价值极大。一般气虚者舌淡嫩、脉细弱或结代；阴虚有热者舌红绛而苔少、脉细数；血瘀者舌暗紫、舌下脉络迂曲增粗，有瘀点，脉涩；痰浊者苔厚腻、脉滑。进一步细分如下：舌质淡胖嫩，舌边或舌下络脉瘀紫，脉细涩，此为心气虚血瘀之证；舌苔白腻、脉来滑大，乃夹有痰浊内蕴；舌质红或鲜红或绛，质嫩且有瘀紫，脉细数或促，多为心阴虚夹瘀；若兼见黄苔者火旺，黄白腻苔为夹痰之征；舌质纹理粗糙，形色坚敛苍老，色暗红苔白腻，脉细滑或细涩，为气滞血瘀痰凝之征。

此外，程志清教授非常强调本病中情志致病的因素，认为心主神志，主宰人的精神活动；肝主疏泄，调节人的情志活动；疏泄功能正常，则肝气条达，血气和顺，心情舒畅；若情志抑郁不遂，则肝失疏泄，气滞而血瘀，气滞而生痰，致使胸闷心痛，心神不宁。故《杂病源流犀烛·心病源流》有曰："总之七情之由作心痛，七情失调可致气血耗逆，心脉失畅，痹阻不通而发心痛。"而一旦患病，尤其是进行冠脉介入支架术后，部分患者有不同程度的恐惧、焦虑的精神变化，久则影响肝之疏泄功能，正所谓因病致郁，气滞血瘀生痰，促进冠脉病变和支架后再狭窄的发生、发展。《薛氏医案》有云：

"凡心脏得病，必先调其肝。"因此，临证时程志清教授常常态度诚恳、耐心细致地进行心理疏导，帮助患者消除疑虑，树立信心，收事半功倍之效。治疗上喜用经方四逆散，认为其乃理气行气之祖方。程志清教授讲道：原方中柴胡既可疏解肝郁，又可升清阳以使郁热外透，用为君药；芍药养血敛阴，与柴胡相配，一升一敛，使郁热透解而不伤阴，为臣药；佐以枳实行气散结，以增强疏畅气机之效；炙甘草缓急和中，又能调和诸药为使。程志清教授结合临床，认为枳实力重，多用于气郁重者，气郁较轻者常换作炒枳壳；芍药多用赤芍，既取其养血敛阴，又能活血化瘀，用于本病这类多有血瘀证候者更加贴合。本病病机虽复杂多变，但调治气血是一条极为重要的治疗主线，气虚者益之，气滞者行之，气逆者降之，气陷者举之，随证选法处方治之，但无论哪种治气之法，适当调气行气均不可缺少，气机一畅，则血行易通，气血流通可期。

（二）缓解期

1. 调治本虚，重在补益心气

冠心病心绞痛病本多虚，涉及气血阴阳不足。《金匮要略》指出："脉取太过不及，……阳微阴弦，即胸痹而痛，所以然者，责其极虚也。"叶天士云："夫痛则不通，通字须究气血阴阳，便是看诊要旨矣""络虚则痛"。程志清教授指出：在缓解期患者胸痛症状少发或不明显，而机体虚损证候常常显现，责之心之气血阴阳不足，其中气虚尤为关键，体现出气生血、行血、统血的气血一体理论。"气虚而血滞""气弱而血不行"，故血脉瘀阻之先导为气虚。正如王清任所云："元气既虚，必不能达于血管，血管无气。"血液在血管中运行势必迟缓乃至瘀阻。同时，"气主煦之"，气不足则寒，而血遇寒则凝，脉道滞涩不通，不通而痛。如症见胸闷隐痛，时作时止，遇劳则甚，短气心悸，乏力倦怠，舌淡或有齿痕，脉弱或结代，当属心气虚损，无力行血，血脉瘀滞。程志清教授常以舒心经验方治之，方中以黄芪生脉饮为基本方，加用丹参、郁金、降香、葛根、红景天、柴胡、赤芍等共奏补益心气、活血舒痹之功效。其中，多取生黄芪30g～50g、太子参入药，慎用炙黄芪，以防升提助火之患。如气虚明显，加用生晒参6g～9g。如伴有口干、舌偏红苔少，脉细，则加用生地、玉竹等滋润养阴之品，程志清教授喜用生地，剂量从12g～30g不等，指出生地性味甘寒，入心肝肾经，功善滋阴养血，凉血活血，现代药理实验证实其具有明显的抗心肌缺血作用，对于心绞痛患者心率的控制亦大有裨益，但脾虚易溏泄者慎用。

2. 详辨心肾，善用膏方补虚

近年来随着社会发展，本病发病年轻化趋势虽较明显，但临床上仍以中老年患者为主。程志清教授指出：年过半百，精气自半，或因肾气虚衰，肾阳不足，心阳失于温煦，运血无力，可致心血瘀阻；或命门火衰，火不生土，脾失升清，湿聚成痰，痹阻心阳，出现胸闷痞塞，甚则痰瘀互结、寒凝气滞，使胸痛加剧；或肾阴不足，不能上济心火，以致心火独亢，煎熬津液成痰，痰浊阻滞，血脉涩滞，瘀阻不通。故对于心绞痛缓解期调本虚、补气阴时，应注重患者心肾病机的侧重辨别。如见患者胸闷气短，心悸畏寒，但兼见腰酸肢冷，小便清长，舌淡嫩，脉沉弱，乃属心病及肾，阳气不足，不能上温心阳，离照不力，温化失司所致。程志清教授常以金匮肾气丸加味温补肾气为主，制附子、干姜、生黄芪、桂枝必用，加用当归、川芎、灯盏花、刺五加、生龙骨、生牡蛎等活血通络，宁心舒痹；如伴气急明显，少尿浮肿者，加用葶苈子、车前子、冬瓜子皮等逐水渗湿消肿；如见胸闷隐痛，心悸心烦，但兼见不寐耳鸣，腰膝酸软，潮热口干，舌红少苔，脉细数，乃属肾阴不足，水火失济，血脉艰涩，不荣则痛，常以六味地黄丸加味滋养肾阴为主，重用生地，加用地骨皮、丹参、赤芍、鸡血藤、菊花、炒枣仁等清心活血，安神舒痹。

对于补虚扶正，治疗常需坚持，而中医膏方对于补虚有其独到之处。经曰，"春夏养阳，秋冬养阴""冬三月，此谓封藏"，而"膏方者，盖煎熬药汁成脂液而所以营养五脏六腑之枯燥虚弱者也"。冠心病多与高血压、高血脂、高血糖、肥胖有关，且发病多涉及高凝、血栓，故常给人感觉不宜服用滋腻补养的膏方。对此程志清教授认为：上述忧虑虽有一定道理，但关键在于临证时应详细辨证，灵活运用，提倡平补、调补为主，效果良好，不必拘泥。在注重气血阴阳调补的同时，要顾及瘀血、痰湿、食滞等标实之邪的祛除，配伍中强调有斯证便用斯药，祛邪之品随证加之，以求固本清源，气血流畅，阴阳平衡。膏方内多含补益气血阴阳的药物，其性黏腻难化，若纯补峻补，会妨气碍血，留邪内闭，故配方用药必须动静结合，配以辛香走窜或理气之"动药"，才能补而不滞。程志清教授具体应用时，在针对性补益气血阴阳、活血化痰的同时，加用枳壳、木香、佛手、郁金等疏通三焦气机；用山楂、炒谷麦芽、鸡内金、焦神曲消导积滞，调胃和脾，又可防止膏剂黏滞难以消化；尽量少用阿胶收膏，因该品性温黏滞，养血止血，对阳证及血瘀证不太合适，常以鳖甲胶代之，后者滋肝阴、补肝血、消瘀散结，较为适宜。

七、邓铁涛治疗冠心病临证经验[①]

邓铁涛教授擅长诊治心血管系统疾病，早在 20 世纪 70 年代，就提出了冠心病本虚标实、痰瘀相关的病机，本虚主要为气虚，标实主要为痰与瘀，指出"冠心病的病因可归纳为劳逸不当，恣食膏粱厚味，或七情内伤"，上述致病因素造成脾气虚，使气滞于中，血行不畅，气行则血行，气滞则血瘀。同时，气虚亦可引起血瘀，血瘀可加重气滞，气虚生痰，痰湿也可引起血瘀，导致痰湿内阻或瘀血内闭，痹阻心脉而引起一系列冠心病的症状。现将邓铁涛教授临床经验介绍如下。

（一）本虚标实，气虚为本，痰瘀为标

虚与实，是相对的病机概念，亦即是不足和有余的一对病理矛盾反映。"精气夺则虚，邪气盛则实"，虚主要是指正气不足，是以正气虚损为矛盾主要方面的一种病理反应，主要表现为机体的精、气、血、津液亏少和功能衰弱，脏腑经络的生理功能减退；实主要是指邪气亢盛，是以邪气盛为矛盾主要方面的一种病理反映。"邪之所凑，其气必虚"，这是中医发病学中的一个基本特点。其认为邪气之所以能够侵袭人体，引起人体生病，就是由于人体内正气先虚。正气不足是人体发病的前提和根据。同时，"正气存内，邪不可干"，说明正气对邪气有防御作用。邓铁涛教授结合冠心病以中老年人多

---

① 吴广平、吴晓新：《邓铁涛治疗冠心病临证经验》，载《中国中医急症》2009 年第 18 卷，第 7 期，第 1112 – 1113 页。

发之特点，明示冠心病的发病以内因为主，本虚是其关键，而血瘀、痰浊不过是趁虚而发病。故在治疗时，应抓住本虚这一特点，时时不忘顾护正气，扶正以祛邪。气虚是冠心病的主要病理基础，是冠心病发病的重要内因，由于心气不足造成心阳不振，鼓动血脉无力变生瘀血，气虚津液不得输布聚湿成痰，痰浊瘀血痹阻心阳，出现心悸，胸痛痞满，疲乏气短，畏寒肢冷，舌质紫暗或暗红有瘀斑。伴舌体胖有齿痕，苔薄白或薄黄或白或黄腻，脉沉细或弦滑或结代等症状。因此，在治疗冠心病的过程中，针对其本虚标实的病因病机，以补气为主，活血化瘀除痰为次，活血化瘀除痰而不忘补气。治疗上用四君子汤（党参、白术、茯苓、甘草）和五爪龙益气健脾，再加上温胆汤（法半夏、橘红、茯苓、枳壳、甘草、竹茹）化痰。此外，心气不足，失于温煦，胸阳不振，寒自内生，阴寒凝滞则胸痹而痛，血受寒则瘀，津受寒则成痰。而进一步加重痰瘀互结，症见胸闷如窒而痛，甚则痛引肩背，气短喘促，肢体沉重，体胖多痰，或有咳嗽，呕恶痰涎，或口淡不渴，或面色萎黄，或气短神疲，或倦怠懒言，或四肢无力，舌暗淡或边有齿印或舌底脉络曲张，苔浊腻脉弦滑。故在补气化痰的基础上加活血化瘀的药物丹参、三七末。

（二）五脏相通，心脾相关，调脾护心

冠心病的发病原因是复杂的。气虚痰瘀内阻，这是从主要病机而言。人是一个有机的整体，脏腑之间在生理上相互依赖，病理上相互影响，故心脏病可以影响到其他脏腑，反之其他脏病也可犯心，进而形成多脏同病的局面。邓铁涛教授指出，冠心病的论治，决不能仅局限于心，而应立足于整体，着眼于五脏相关。《黄帝内经》谓"五脏相通，移皆有次"即为此义。邓铁涛教授一再强调，这种"五脏相关"的诊疗思想，正是目前我们临床中有所忽视的，需要加以强调。邓铁涛教授结合具体临床实际和岭南地域特色，提出五脏相关之中，"心脾相关"在冠心病的病机演变中具有重要作用，以此作为辨治本病的指导思想。邓铁涛教授认为，心主血脉，脾主统血，同时脾又为气血生化之源，故心与脾的关系至为密切。脾的运化功能正常，则化生血液的功能旺盛。血液充盈，则心有所主。脾气健旺，脾的统血功能正常，则血行脉中，而不逸出于脉外。若脾气虚弱，运化失职，则气血生化无源，则可导致血虚而心无所主，心阳不用、心体失荣，因虚致瘀；若脾气虚，脾不统血，则血液妄行而成瘀。同时，脾为生痰之本，如脾气虚，则运化失职，痰浊内生，浊邪客清，脉道不利，痰瘀互结阻于心脉故而致本病。故本病之虚，虽关心之气、血、阴、阳之足，究其本源，实不能离乎脾。就临床用药来看，补气之药如参、五爪龙、白术、甘草等，皆属健脾益气之品。邓铁涛教授认为，论病需要注意地区差异，广东地处岭南，土卑地薄，气候炎热，暑湿为盛。暑伤气、湿伤脾，人处此气交之中，脾胃素禀不足。"所虚之处，即为受邪处"。临证所见，本地之冠心病患者，多兼有脾胃不足、痰湿内阻之象：面色多黄或白而无华，青黄色，体丰而气短，舌多胖大而有齿印，苔常腻浊。综合岭南之地理、气候、患者体质，在治疗过程中，强调调脾护心的力度，以益气健脾、除痰祛瘀为治疗之大法，脾气健则心气旺，痰浊去则心阳振，不治心而心君自安。

（三）痰瘀相关，化痰为主，祛瘀为次

痰是津液不化的病理产物，一般以稠者为痰，稀者为饮。脾为生痰之源，如果脾失健运，则水湿停聚而成痰。故水湿痰饮，同出一源，名异而实同。《血证论》谓："气结则血凝，气虚则血脱，气迫则血走。"说明瘀是人体血运不畅，或离经之血着而不去的病理产物。痰与瘀的病理变化，似乎各有其源，然而追溯其本，痰来自津，瘀本乎血，津血同源，阴精阳气失其常度，则津熬为痰，血滞为瘀，说明痰瘀实为同源。邓铁涛教授根据临床实践，最早提出了"痰瘀相关"治疗冠心病的理论，并认为痰为先导，由痰致瘀，以痰为主。痰瘀从二者成分来看，是相关的；同时津、血为阴类，不能自行，须赖阳气推动而布散周身，得其正则为人体"正气"组成部分，失其常则为内生之邪，故痰、瘀之生成，均生于气，从二者成因来看，也是相关的。故在治疗上，亦强调以除痰为先，而祛瘀随后，根据这一思想研制而成的成药参橘冠心胶囊，在冠心病的治疗方面，取得了良好的临床疗效。

（四）冠心病介入或 CABG 术后的证型及治疗变化

邓铁涛教授提出，通过 PTCA 和支架植入术或搭桥手术，可以迅速开通狭窄或闭塞的血管，缓和心脉瘀阻之标。虽然通过手术清除了部分的标，但形成标的病理机制仍然存在，如果不积极地干预，改善人体的内部形境，其标就会再度形成，在西医上表现为术后的抗凝降脂及减少危险因素的治疗，而中医则体现在辨证治疗上。对于气虚痰瘀型的冠心病患者来说，其气虚之本仍存在。气有推动血脉运行的作用，推动不利则血行涩滞，脉道易于再次瘀阻，发生胸闷、胸痛，甚至介入后再狭窄。在治则上，急性期及介入治疗前以治标为先，兼顾其本；介入治疗后以扶正为主，兼顾其标，以防其标再度形成。在这一理论的指导下，气虚痰瘀型冠心病在 PTCA 和支架植入术或 CABG 术后的中医药治疗取得了较好的初步疗效，但仍属较新的探索，临床开展时期较短，有待进一步的病例观察和积累。

邓铁涛教授认为，虽然冠心病的病因病机有外饮食劳倦、七情内伤、寒凝热郁、年老体虚而导致心脏血脉的气血阴阳失调，是由多种因素综合造成的一种病理状态，但其最为基本的原因是"气虚痰瘀"，气虚是冠心病发生的基础，在气虚的基础上进一步导致心血虚、心阴虚、心阳虚；痰瘀是在气虚的基础上形成的病理产物。因此，在制定治疗大法时以"益气活血除痰"为主，强调益气健脾的重要性。化痰和祛瘀二者的主次前后，邓铁涛教授认为化痰应当为主、在前，在健脾化痰方中佐以活血化瘀，这是符合痰瘀的因果、主次关系的。对于冠心病介入或 CABG 术后治疗的区别，邓铁涛教授认为证型没有明显变化，只是标本上稍有些调整，在治疗上大致可以认为和稳定型心绞痛缓解期治法相当。

八、郭维琴教授益气活血法治疗冠心病临证经验[①]

郭维琴为北京中医药大学东直门医院教授、主任医师，博士生导师，第四批全国老中医药专家学术经验继承工作指导老师，我国著名中医药学家郭士魁先生之女。郭维琴教授临床擅长治疗冠状动脉粥样硬化性心脏病（冠心病）、心力衰竭、高血压、心律失

---

① 梁晋普、王亚红、秦建国：《郭维琴教授益气活血法治疗冠心病临证经验》，载《北京中医药大学学报（中医临床版）》2013 年第 20 卷，第 5 期，第 44 - 46 页。

常等心血管疾病及其他内科杂症。现将郭维琴教授治疗冠心病的临床经验介绍如下。

（一）心气虚是冠心病的发病之本

郭维琴教授认为，冠心病属中医学"胸痹""心痛"范畴，是多种原因引起血行瘀滞、痹阻心脉、心脉不通而导致的以膻中部位或左胸膺部疼痛为主症的一类病证，并认为引起心脉痹阻的根本是心气亏虚。《素问·五藏生成篇》言："诸血者，皆属于心。"心推动全身血液在脉管中正常循行、鼓动心脏搏动之力，即心气。心气虚，无力推动血行，血行迟缓；阳虚失煦、血寒涩滞、流动不利，均可造成瘀阻心脉，不通则痛。这与中医泰斗任应秋教授的"以冠心病而论，心阳虚损或心气不足，是导致发病的主要方面"的卓识相契。冠心病心绞痛发作主要表现为胸闷、胸痛，或稍劳则发，或动则加重，多伴有倦怠乏力、气短、汗出，舌淡胖有齿痕，脉沉无力等一派心气亏虚之象。而胸痛、胸闷，舌暗有瘀斑正是气虚血瘀、血行不畅的外在的血瘀证表现。故郭维琴教授强调心气虚是冠心病心绞痛的发病之本。

（二）益气活血法为治疗冠心病的基本法则

郭维琴教授在继承父亲郭士魁先生治疗冠心病用活血化瘀法的基础上，进一步强调心气虚在冠心病发病中的重要性。根据"虚者补之""损者益之"（《素问·至真要大论篇》）的治则，郭维琴教授提出益气活血为冠心病的基本治则。临床冠心病患者多伴有高血压、糖尿病、高脂血症等慢性疾病，或长期服用西药，伴有慢性胃病，或处于更年期，病情复杂多变，但究其根本原因，仍以气虚血瘀为主，气虚血瘀为基本病机，郭维琴教授在临床中注重辨证与辨病相结合，灵活运用益气活血法，取得了显著疗效，并形成了自己的诊疗特点。

（三）益气活血方及方解

郭维琴教授经过多年临床观察与实践，总结出"益气活血方"作为益气活血法治疗冠心病的基础方，其基本组成为：党参15g、生黄芪30g、丹参20g、红花10g、鬼箭羽12g、郁金10g、枳壳10g、片姜黄10g、酸枣仁15g、远志6g。方中党参、生黄芪共为君药，相须相使，以达补气培元之功，通过补脾益肺，增强卫外之气，元气足，五脏得以给养，心气得以充足，气血运行通常，通则不痛，而达到事半功倍的作用。心气旺盛，还要血气的濡润，才能气血调和、百病不生。丹参、红花、鬼箭羽共为臣药。丹参不仅养血活血，且其性凉有清心安神之用，配合红花养血活血、清心安神。鬼箭羽有"散恶血"（《本经逢原》）"破陈血"（《药性论》）之功。对于胸痛发作严重、频繁，舌暗淡有瘀斑，或伴有肿块等血瘀证严重者，鬼箭羽进一步加强了丹参、红花活血通络的作用。郁金、片姜黄、枳壳相配共为佐药，郁金与片姜黄一苦寒、一辛温，一长理气、一善行血，相互补充，相须为用，以理气活血、止痛化瘀。加理气宽胸的枳壳，更增强其化瘀行血、通络止痛的作用。酸枣仁、远志为使药，养血宁心安神以助"血行"。

（四）辨证与辨病相结合

1. 益气活血、宣痹通阳法

辨证要点：平素久坐少动，或遇寒受凉、劳累发作，胸痛胸闷时作，痛及后背，后背怕凉，伴倦怠乏力、气短、手足不温，舌淡暗，脉沉无力。

郭维琴教授认为该证为《金匮要略》之"阳微阴弦"证。治以益气活血、宣痹通阳为法，以益气活血方合瓜蒌薤白半夏汤加减。在益气活血方的基础上，加瓜蒌以宽胸散结，加薤白辛散苦降，上行心胸以通胸中阳气、散阴寒之凝结。苔腻、脉弦滑者，加半夏化痰降逆以助通阳，加辛散善行、血中之气药川芎，携阳气以达病所，有助于气血的循行。背凉、手足不温者，加桂枝、炙甘草、荜茇以益心气、温通心阳。

2. 益气养阴、活血通脉法

辨证要点：冠心病合并糖尿病，表现为神倦乏力、气短，汗出时作，动则加重，胸闷、隐隐作痛，舌淡红，少苔，脉沉细。

以益气活血方为基础，以黄精、太子参易党参、生黄芪，益气养阴为君，以防党参、生黄芪之辛热。汗多、乏力，动则加重者，加麦门冬、五味子、山茱萸、煅牡蛎，以益气养心、滋阴敛汗。汗出不止者，加浮小麦、麻黄根，以固涩敛汗。虚火扰神、心烦失眠者，加合欢皮、首乌藤，以滋阴养血、宁心安神。

3. 益气活血、温中健脾法

辨证要点：冠心病，尤其是支架术后长期服用阿司匹林等抗血小板凝聚类药患者，多伴脾胃虚寒证，表现为乏力气短，胃脘胀满不适，时有泛酸，进冷食则加重，或诱发胸闷胸痛发作，大便次数多、不成形，舌淡，苔薄白或白微腻，脉沉弱。

脾胃亏虚不能化生气血以养心，心气虚，气血运行无力，心脉失养，脉道不利；心气虚，气虚血瘀，血行无力均会导致瘀阻心脉，心绞痛发作。以益气活血、温中健脾为法。以补中益气汤合益气活血方为基础加减，加荜澄茄、干姜以温中健脾散寒，脾气旺，中气足，则心气充，气行畅。腹胀者，加炒莱菔子、炒麦芽以理气消食。食欲不振者，加砂仁、焦三仙以醒脾和中。泛酸者，加瓦楞子、刺猬皮以制酸止痛。

4. 益气活血、平肝育阴法

辨证要点：冠心病伴有高血压患者，既有气虚血瘀引起的胸痛，又伴有高血压肝肾阴虚、肝阳上亢，表现为头痛眩晕、耳鸣如蝉、心烦、胸闷心痛、神倦乏力、腰酸足跟痛、舌质暗红、脉沉细弦等。

郭维琴教授常治以平肝育阴、益气活血法，在党参、生黄芪、丹参、红花益气活血通脉的同时，加山茱萸、枸杞子、菟丝子，配合生地黄、白芍补肾益精、平肝育阴。潮热汗出、手足心热者，加女贞子、墨旱莲以滋阴潜阳，加知母、黄柏以滋阴清热。心烦懊恼者，加炒栀子、淡豆豉以清热除烦。头晕、头胀，烦躁易怒者，加钩藤、菊花、夏枯草以平肝潜阳。头痛重者，加蔓荆子、白僵蚕以祛风止痛。颈项强硬者，加葛根、羌活以舒筋通络。腰膝酸软、头晕、乏力者，加补骨脂、菟丝子、桑寄生、怀牛膝以补肾益精、壮腰膝。

5. 益气活血、理气解郁法

辨证要点：冠心病同时伴有"更年期综合征"患者，该类患者常以情志因素为诱因而发病，表现为平素心烦易怒，失眠健忘，头晕，心慌心悸，胸闷胸痛时作，胸胁胀满、善太息，舌暗红，脉弦细。

肝藏血，体阴而用阳。肝脏失于柔润，则肝气易滞易郁，血随气滞，易致"胸痹""心痛"发作，临床多兼有胸闷胁痛、善太息等肝郁之证。郭维琴教授以丹栀逍遥散合益气活血方加减化裁，通常以川楝子易柴胡，川楝子性寒，味苦，入肝经，有疏泄肝热、增强行气破血止痛之功，对胸胁、肩部窜痛效果极佳。同时以赤芍、白芍、当归养血活血柔肝，山茱萸、枸杞子滋补肝肾、滋水涵木，以丹参、红花、桃仁活血通络。加茯神、远志、石菖蒲、龙齿以化痰宁心安神。胸刺痛，固定不移，入夜加重，舌紫暗或瘀斑，每因情绪波动而诱发胸痛加重者，以血府逐瘀汤理气活血、通络止痛，佐以养血安神药。在肝郁气滞较重阶段，可减少党参、生黄芪用量，一旦气机通畅、实证减轻，可逐渐增加益气的药物及药量，仍以益气活血为基本之法。

6. 清热化痰、宣痹化瘀法

辨证要点：冠心病合并高脂血症，平素嗜食肥甘厚味、形体壮实者，表现为颜面红、呼吸粗重、胸痛甚不易缓解、腹胀满，舌红，苔黄厚腻，脉弦滑等痰热实证。

临床以小陷胸汤合温胆汤加减。用黄连、全瓜蒌、清半夏、竹茹、茯苓以清热化湿宣痹，加枳实、郁金、片姜黄以理气止痛，加丹参、红花、鬼箭羽以活血化瘀。郭维琴教授通过大量临床观察发现，在冠心病患者中，虽然气虚血瘀为基本发病病机，但在急性心肌梗死急性期，由于气虚血行不利，腹气不通，郁热内盛，气虚津聚为痰，痰热内盛，为一派痰热之象。表现为胸痛甚、声高气粗、面红目赤，舌红，苔厚腻，脉弦滑，这类患者多伴有高脂血症、高血压等多种疾病，早期不宜补益，应以清热化痰、宣痹化瘀为要，待度过了急性期，痰热已去，患者多表现为脾虚湿盛、痰瘀互结，再予以益气健脾、化湿消痰、活血通脉为法。对于胸痛严重、反复发作、难以缓解者，加白蒺藜、皂角刺以散结消癥、理气止痛。冠心病支架术后再狭窄而心绞痛发作者，在益气活血方基础上，加连翘、山慈菇以清热解毒、化瘀散结，加三棱、莪术以破瘀通络、消积止痛。

（五）小结

冠心病目前已经成为我国临床常见病、多发病。随着心外科手术、心血管药物，尤其冠脉介入治疗的广泛应用，使西医学心血管临床医学领域取得了令人瞩目的成绩，而中医药在冠状动脉性疾病，尤其是冠心病心绞痛、支架术后再狭窄心绞痛发作等临床治疗上，有着良好的临床疗效和不可替代的位置。大量动物实验、临床观察表明，无论益气活血方剂，还是单味益气中药，对于受损冠状动脉内皮细胞、以及支架术后再狭窄冠状动脉内皮细胞，均有良好的保护、抗炎作用，而且能有效地改善冠脉供血，尤其对于减轻心绞痛的发作，改善生活质量和提高运动耐力，中医药具有独特的优势。郭维琴教授认为冠心病患者临床多合并多种心脑血管疾病，在治疗过程中，不仅应看到气滞、血瘀、痰浊、寒凝等标实的外在表现，更要注重心气虚为发病之本，治疗以益气活血为基本治法，临床应辨证与辨病相结合，才能抓住重点，取得良好的临床疗效。

九、李敬林教授从心、肺、胃论治冠心病的经验探析[①]

李敬林，辽宁中医药大学附属医院教授，从医 40 余载，为国家级名中医、国家名

---

① 张泽、依秋霞、王东、李敬林、陈海铭：《李敬林教授从心、肺、胃论治冠心病的经验探析》，载《中华中医药学刊》2017 年第 35 卷，第 6 期，第 1385－1387 页。

老中医药专家学术经验传承工作指导老师。李敬林教授熟读经典，博采众长，结合数十年临床经验，在冠心病的治疗上既重视整体观念，又突出二脏一腑，从心、肺、胃多脏腑协同论治，总结出"治心肺，调宗气，和脾胃"的治疗大法，方用百合乌药丹参饮加减，临证疗效卓著。

（一）发病责之于二脏一腑——心、肺、胃

李敬林教授认为，冠心病发生、发展的内在因素与心、肺、胃的功能失调密切相关。

冠心病的发病与阳气不足、寒邪内侵、情志失调、年老体虚等因素有关。以虚实而论，实者不外寒凝、气滞、血瘀、痰浊，痹阻胸阳，阻滞心脉，不通而痛；本虚则包括气、血、阴、阳之虚，多因心、肺、胃（脾）功能减退，气血生化、推动、润养等基本功能减弱，不荣则痛。临床上既可先实后虚，又有先虚后实，以虚实夹杂多见，进而出现胸骨后或心前区憋闷疼痛、气短、心慌等不适症状。

1. 心与肺关系密切

冠心病多与气滞、血瘀密切联系，提示其与气血息息相关，而气血关系实际就是心与肺的关系。心肺相关揭示了同属于上焦的心与肺在生理病理上相互联系。

首先，心与肺在解剖上位置相邻，通过经络相连。《灵枢·邪客篇》提及"宗气积于胸中，出于喉咙，以贯心脉而行呼吸焉"，清代陈念祖曾论述"肺之下为心，为五脏六腑之君主，心有丝络，上系于肺"。

其次，心血肺气互为体用，共同完成呼吸运动，如清代怀远提出"呼出心与肺，在上为阳"以及"吸入肝与肾，在下为阴"。因此，气与血的关系很大程度上取决于心肺关系，经络是心肺相联系的信息通路。

心与肺还存在着更深层次的关系。心者五脏六腑之大主，主血脉而推动血液聚会于肺。生理上心之阳气调节肺气宣发和肃降；肺朝百脉以助心行血，从而保持二者的生理平衡状态。而病理上"肺大则多饮，善病胸痹"，肺病日久，导致气虚，气虚无以行血，津液代谢失常，导致痰浊、瘀血内生，则发胸痹心痛。若心火旺盛则会灼伤肺阴；心火衰微则导致肺气虚冷，肺金失于温煦，发生喘息、咳唾等。

2. 心与胃同样关系密切

首先，心胃在经络上密切联系。《灵枢·经别》指出"足阳明之正……入于腹里，属胃"，同时也指出"散之脾，上通于心"。从脏腑和经络方面佐证了胃与心有着密切联系。《素问·平人气象论》也论述了相关的经络循行："胃之大络，名曰虚里，贯膈络肺，出于左乳下""其动应衣，脉宗气也"。

心与胃之间也存在着更深层次的关系，心胃关系即火与土的关系，相互资生，相辅相成。心主血脉的功能与胃主受纳腐熟、运化水谷精微等功能之间相互影响。生理上人类的各种情志活动与心相关，五脏六腑的生理功能都是心神活动的重要组成部分，因而胃的受纳腐熟功能受到心神的控制，脾胃功能对情志的变化也很敏感。这可以从另一方面解释许多冠心病的患者都有不同程度消化道症状的原因，即胃心综合征、胆心综合征等疾病。同时，"脾胃为后天之本，化生气血"，心主血脉，必须要借中焦所化生的水谷精微而化赤为血，亦得益于脾胃的运化功能正常。脾胃运化功能正常，则心亦得养。

病理上当心主血脉功能失常，则会出现气滞血瘀，从而影响了脾胃的运化、受纳腐熟等功能，产生纳呆、脘腹胀满等临床表现。另外，若脾胃运化失常，其一导致水液代谢失常，痰浊扰心，影响心脏功能。其二导致气血无以化生，心无所养，进而影响心主血脉与心主神志的功能。总之，当脾胃功能失调时，其运化失常，腐熟水谷、通降、升清等功能失司，导致气滞、痰浊、瘀血等病理产物，心脉痹阻，进而导致冠心病的发生。

冠心病的发病与胸中宗气功能失常存在着密不可分的联系。人体宗气功能正常，则可贯心脉、行气血，其生理功能的发挥亦由心神主导，宗气的正常生成就是肺吸入的自然界之清气与中焦脾胃之气所化生的水谷精微相结合的过程。由此可见，心、肺、胃在宗气的生成与功能发挥的过程中具有重要作用，即说明了冠心病发病与"心肺胃"的内在相关性。故冠心病治疗重在调气，而调气重在调理心肺胃。

（二）治疗上突出"治心肺，调宗气，和脾胃"

心肺活动主要依靠宗气，心肺同居上焦，经络相通，生理互用，病变互累。故李敬林教授在本病治疗上往往突破"通阳宣痹""活血化瘀"的范围，另辟蹊径。在多年的临床实践中总结出"治心肺，调宗气，和脾胃"之法则，并应用于临床，疗效显著。

（三）方药辨析

李敬林教授在中医整体观念和辨证论治指导下，着眼于调气，或气血并举，调脾胃之宗气，活心脉之瘀阻，临床上经常应用百合乌药丹参饮加减治疗。

该方由丹参饮合百合汤加减组成。百合汤由百合、乌药组成，该方载于陈修园采录的验方《时方妙用》以及《时方歌括》二书。《时方歌括》记载："此方余从海坛得来，用之多验""治心口痛，服诸热药不效者，亦属气痛。"同时，《时方妙用》中则载："气痛，脉沉而涩，乃七情之气郁滞所致，宜百合汤。"由此可见，百合汤切中李敬林教授着眼于调气论治冠心病。丹参饮由丹参、砂仁、檀香组成，为行气化瘀止痛之良方，出自《时方歌括》，功用为活血祛瘀，行气止痛。

1. 百合

甘、微苦，平。归心、肺、大肠、小肠经。功能为润肺止咳，清心安神。《本经》曰："主治邪气腹胀、心痛。"《日华子本草》曰："安心，定胆，益志，养五脏。"《本草述》曰："百合之功在益气而兼之利气，在养正而更能去邪。"该药既能补中益气，又能润肺补虚。清代陈修园指出了百合的收敛之性——"百合合众瓣而成，有百脉一宗之象"，又提出百合与肺的关系为"其色白而入肺……肺气降则诸气俱调"。

2. 乌药

辛，温。归脾、肺、肾、膀胱经。功能为顺气、开郁、散寒、止痛，治气逆、胸腹胀痛。《本草通玄》曰："理七情郁结，气血凝停。"《纲目》曰："乌药辛温香窜，能散诸气。"《日华子本草》曰："治一切气，除一切冷。"《本草求真》曰："乌药，功与木香、香附同一类，但木香苦温，入脾爽滞，每于食积则宜；香附辛苦，入肝胆二经，开郁散结，每于忧郁则妙；此则逆邪横胸，无处不达，故用以为胸腹逆邪要药耳。"该药上走脾肺，下达肾与膀胱，善于疏通气机，散寒止痛。

3. 丹参

苦，微寒。入心、肝经。功能为活血祛瘀，安神宁心。主治心绞痛、瘀血腹痛。《本经》曰："主心腹邪气，肠鸣幽幽如走水，寒热积聚；破癥除瘕止烦满，益气。"《别录》曰："养血，去心腹痼疾结气……久服利人。"《纲目》曰："活血，通心包络。"《滇南本草》曰："安神宁心。"活血祛瘀止痛而不伤气血，兼凉血养血、除烦安神，为血中之气药。

4. 砂仁

辛，温。入心、脾、胃经。功能为行气调中，和胃醒脾。《纲目》曰："补肺醒脾，养胃益肾，理元气，通滞气。"《药品化义》曰："砂仁，辛散苦降，气味俱厚。主散结，导滞，行气下气，取其香气能和五脏，随行引药通行诸经。"《本草汇言》曰："砂仁，温中和气之药也。……若上焦之气梗逆而不下，下焦之气抑遏而不上，中焦之气凝聚而不舒，用砂仁治之奏效最捷。"

5. 檀香

辛，温。入脾、肾、肺经。功能为理气和胃，治心腹疼痛，噎膈呕吐，胸膈不舒。《本草备要》曰："调脾肺，利胸膈，……为理气要药。"檀香能"调气而清香，引芳香之物上行，至极高之分"。

全方以丹参为君，入心与包络，化瘀生新，以运宗气，该药补血活血，功同四物，切中冠心病患者应攻补兼施之治法。"世人只知丹参活血，不知丹参降胃气"，故尤其适用食欲不振或中焦不畅者。百合益气调中而利心肺，"合众瓣而成，有百脉一宗之象"，取类比象，百合有收敛之性，故能敛气养心；檀香调脾肺，利胸膈，去邪恶，引胃气上升，止心腹痛，为理气之要药，以上共为臣药。砂仁补肺和胃醒脾，理气调中，通行结滞；乌药辛温调脾肺，行胸腹部邪逆之气，行宗气而止痛，以为佐使，切中冠心病患者平日应注重调理脾胃之机。百合配伍乌药，寒热并用，敛散相煎，乃治气病平剂。诸药相合，切合"治心肺，调宗气，和脾胃"之旨。

（四）临证备要

1. 偏虚者

冠心病患者偏虚者，可加黄芪、升麻、桂枝、茯苓、柴胡、炙甘草等，以振奋宗气，加强心肺开合而通心脉。

茯苓可益气宁心；桂枝温经通脉，合丹参化瘀生新以运宗气；黄芪、升麻、柴胡补气升阳，以益宗气；炙甘草和中健脾，补气养心。

2. 偏实者

患者胸闷憋气，属肺气不降者，可加用苏子降气汤加减，肺气宣降，则气血通畅，气息可平；如气滞较为明显，则可加香附、郁金等；如血瘀较为明显，则加桃仁、红花、三七等；脉实者加龙骨、牡蛎、珍珠母等药。

食后发作或加重者，或平时饮食较差，胃部时常满闷不舒，此时理宗气调心脉，首先顾及脾胃，脾胃的强弱直接影响宗气盛衰，加用香砂六君子汤，增强理气醒脾之功效。

3. 缓解期

缓解期以调理脾胃为治本之法，如用之得当，可控制症状发作频率。

十、唐蜀华教授滋阴清热活血法治疗冠心病的经验[①]

唐蜀华教授，主任医师，博士生导师，享受国务院政府特殊津贴，是全国名老中医，曾担任江苏省中医院院长，精心研习岐黄之术50余年，医术精湛。唐蜀华教授对于冠心病的治疗有独到见解，临床上充分运用中医药治疗的优势。现将唐蜀华教授运用滋阴清热活血法治疗冠心病的经验总结如下。

（一）病因病机

1. 唐蜀华教授的认识

唐蜀华教授以中医基础理论为指导，结合多年临床经验，持续探讨冠心病的发病机制，认为冠心病的发生、发展与"虚、瘀、热"关系密切，并指出"阴虚瘀热"是冠心病的重要病机。

（1）虚以阴虚为主。

《黄帝内经·阴阳应象大论》曰："年至四十，而阴气自半也，起居衰矣。"冠心病好发于中老年人，人身阳常有余，阴常不足，随着人体的衰老，肝肾阴虚日久，不能滋养五脏，气血化源不足，致使心之阴血亏虚，血脉不充，脉道失濡，气血运行不畅，瘀血内生。病久入络，阻滞气机，壅塞血脉，脏腑蓄热，郁热致瘀。络瘀生热，热蕴成毒，终致瘀热痹阻于心脉，发为胸痹。唐蜀华教授指出，在临证中对老年冠心病患者，如单纯以活血化瘀之法可能收效甚微，究其原因大多是忽略了冠心病"阴虚"之本。临床研究亦证实，随着病程的增加，冠心病虚证病例的比例呈增加的趋势。现代医学研究也表明，糖尿病、高血压、A型性格、高脂血症等是冠心病的主要易患因素。中医对这些疾病进行研究，认为其均是以阴虚为主要病因。因此，唐蜀华教授认为阴虚是贯穿冠心病全过程的重要病因。

（2）实以瘀热多见。

冠心病主要与年老体衰、饮食失节、情志失调、劳逸失度、脏腑病变等因素有关。人至中年，肾元渐亏，阴精虚衰，虚火内炽，灼津炼液，痰滞为瘀；饮食不节，恣食肥甘，嗜烟酗酒，损伤脾胃，运化失司，聚湿生痰，壅阻血脉，凝滞成瘀；七情刺激，使脏腑功能紊乱，心肝气火郁热伤阴，则生痰成瘀；过逸少劳，气机不畅，气血涩滞而成瘀。《灵枢》云："营卫稽留于经脉之中，则血泣而不行，不行则卫气从之而不通，壅遏而不得行，故热。"可见，痰瘀日久，多兼火毒，火毒而易生变，导致动脉粥样斑块等有形之邪处于不稳定状态，容易发生急性冠状动脉不良事件。唐蜀华教授特别指出，动脉硬化过程中的"痰"乃是无形之痰，其本质与一般咳出的有形之痰不同。临床研究也证实了高脂血症与"浊脂"或"痰浊"的关系。因此在病机分析中，主要侧重于瘀热毒，而并不特别强调痰。现代研究表明，血栓形成和炎症反应是冠心病心绞痛的重要病

---

① 吴文松、王振兴：《唐蜀华教授滋阴清热活血法治疗冠心病的经验》，载《浙江中医药大学学报》2018年第42卷第1期，第60－63页。

理基础。研究证实，中医的血瘀证与血液高黏状态、血小板活化和黏附聚集、血栓形成等多种病理生理改变有关，炎症反应与传统中医所描述的火、热之邪侵入机体，正邪相争所产生的病理反应过程相似。

因此，唐蜀华教授认为阴虚是冠心病发生发展的重要病机，而脉络瘀阻后壅瘀生热化毒为害是冠心病发展的关键环节。阴虚、血瘀、热毒夹杂为患，进而形成动脉硬化斑块，最终导致急性心血管事件的发生。患者通常表现为胸闷、胸痛，心悸气短，疲倦乏力，腰膝酸软，少寐多梦，口干咽涩，头晕目眩，耳鸣、健忘，四肢麻木，舌质紫暗或舌红少苔，脉沉细数涩或弦结代等。

（二）治法方药

唐蜀华教授认为，阴虚瘀热是冠心病的重要发病因素，因此治疗本病时当注重滋阴、活血、清热、解毒。滋养肝肾之阴以扶正，清热解毒可减轻热毒对人体的直接损害，起到"邪祛正安"与"正胜邪退"的作用。唐蜀华教授根据大量文献资料及自身临床经验，在冠心病治疗中探索总结出经验方芦黄颗粒，包含制首乌、制黄精、姜黄、红花、虎杖、漏芦，可以免煎颗粒开水冲服或中药煮沸服用。方以制首乌、制黄精为君药。何首乌温而不燥，补而不腻，黄精药性温和，不燥不烈，二者合用，既能滋补肝肾之阴，又能清热，可以杜瘀之源。臣以姜黄、红花通利血脉，既能化瘀，又能行气。以漏芦、虎杖为佐，既能清热解毒，又能入血行瘀，可助首乌、黄精滋养肝肾之功，增姜黄、红花通利血脉之效。虽未选用一般宣肺化痰或健脾化湿药，但在滋阴、清解、活血之品中却选择了具有"降脂"效果的药物，即寓化"无形之痰"之意。现代研究也证明何首乌、黄精、姜黄、虎杖、漏芦具有明显的降血脂、抗动脉硬化的效果。全方配伍精妙，针对性强，共达滋养肝肾、清热解毒、活血通脉之效。大量临床和实验研究也证明芦黄颗粒可以降低 TC、TG、LDL－C 水平，升高 HDL－C；可以增加冠脉血流量，改善心肌缺氧；可以减轻血清的炎症反应，使血清 Hs－CRP 水平表达下降，减少内膜面隆突斑块形成。

同时，临证中如伴随有相兼症状，应当辨证选药。对于伴随有气滞症状者，联用柴胡舒肝散，常选舒调气机的柴胡、香附、川芎、陈皮、枳壳、芍药等；对于伴随有痰浊证者，联用瓜蒌薤白半夏汤豁痰开结，常选用瓜蒌、薤白、半夏、枳实、陈皮、石菖蒲等。由于脾为生痰之源，临床可适当配合健脾化湿之品。对于伴随血瘀重证者，常加用乳香、没药、郁金、延胡索、降香、丹参等加强活血理气止痛的作用。对于伴随寒凝心脉证者，联用当归四逆汤，常选用具有温散寒邪、通阳止痛的桂枝、细辛等。由于寒邪可进一步耗伤阳气，故寒凝心脉时临床常伴阳虚之象，宜配合温补阳气之剂，以温阳散寒，不可一味用辛散寒邪之法，以免耗伤阳气。对于伴随有气虚症状者，常加用人参、党参、黄芪、大枣、太子参等补养心气，鼓动心脉。气虚显著者可少佐肉桂，补少火而生气。对于伴有真阴欲竭者，当用大剂量西洋参、鲜生地、石斛、麦冬、山萸肉等急救真阴，并佐用生牡蛎、乌梅肉、五味子、甘草等酸甘化阴之品敛其阴。对于伴随有心阳不振者，常选用人参、附子、桂枝、甘草等补益阳气，温振心阳。唐蜀华教授特别强调，临证中对于冠心病急性冠脉综合征，尤其是斑块破裂，血小板活化聚集导致的急性心肌梗死，考虑到有形之瘀塞不能速化，建议先行冠脉造影，必要时行介入治疗，急则治其标，待瘀塞的脉络开通后，再行中医药从本辨证治疗。

（三）总结

随着人们生活质量的提高以及生活方式的改变，冠心病的发病率呈逐年上升趋势，发病年龄逐渐年轻化。根据国家卫生计生委发布的2015年死亡统计数据，心血管疾病死亡占主要疾病死因首位，预计未来20年内还会继续增加。中医药治疗冠心病的目的在于改善患者的症状，提高患者的生活质量，减少西药的用量和毒副作用，改善患者的预后效果。唐蜀华教授从事临床数十载，结合现代医学检查结果进行辨证论治，提出"阴虚瘀热"是冠心病的重要病机，注重滋阴清热活血疗法，其自拟芦黄颗粒也验证了具有较好的临床效果。临证中可根据患者相兼症状酌情配伍益气、温阳、理气、化痰、行气、止痛、散寒的中药，以求标本兼治之效。唐蜀华教授以滋阴清热活血为主，辅以辨证选药，极大地改善了冠心病患者的生活质量，明显缓解了患者的临床症状，丰富了中医药治疗冠心病的理论基础，为冠心病的中医中药治疗提供了宝贵的经验。

十一、王国三治疗心病学术思想初探[①]

王国三老中医为第一批全国老中医药专家学术经验继承人指导老师，享受国务院特殊津贴，从事临床工作近60载，学验俱丰，每起沉疴，尤其对心病的治疗颇有见地。现将王国三教授治疗心病的学术思想介绍如下。

（一）心气不虚不为痹

从20世纪70年代开始，王国三教授在研究古人及近代医家理论的前提下，针对冠心病心绞痛发病率逐年增高的趋势，开展了对冠心病心绞痛中医病机及辨治规律的研究。王国三教授不仅系统学习了古今相关文献，还详细研究了上万例临床资料。对于本病多发于中老年人的现象，王国三教授认为中老年人据其正常的自然规律，体质已由盛转衰，加之社会因素、环境因素、家庭生活负担过重，若复加外邪、内伤七情，更加损伤心气。心是人体生命活动的主宰，心气的推动是血液循环的基本动力，心气盛衰直接影响血液运行。心气足则血脉通畅，精力旺盛，营养丰富，面色红润有泽；若心气亏虚，血脉不利或运血逆乱，心脉痹阻，不通则痛而形成胸痹。《寿世保元》明确指出："盖心气者，血之帅也，气行则血行，气止则血止……气有一息之不运，则血有一息之不行。"《金匮要略》指出："阳微阴弦，即胸痹而痛，所以然者，责其极虚也。"由此可见，心气在人体处于主导地位，具有决定作用。《素问·阴阳应象大论》云："年四十，而阴气自半也，起居衰矣。年五十，体重，耳目不聪明矣。年六十，阴痿，气大衰，九窍不利，下虚上实，涕泣俱出矣。"大量临床病例分析也证明了这一理论依据。据此，王国三教授大胆创新，师古而不泥古，提出了"心气不虚不为痹"的学术思想，认为心气虚损是冠心病心绞痛发生的主要病机，这一病机贯穿于整个病理过程之中。气滞、痰浊、血瘀、寒凝是在心气虚损的基础上产生的继发性病理改变。据此提出益气养

———————————

① 刘玉洁、赵刃、李桂林、蔡春江、张国江：《王国三治疗心病学术思想初探》，载《江苏中医药》2008年第3期，第34－35页。

心大法，并兼以理气、活血、化痰、散寒法，其自制之补心合剂临床治疗上万例患者，收效卓著。

（二）心病必参郁治

在心病的治疗过程中，王国三教授每每参入一些舒肝解郁之品，常收事半功倍之效。何以用舒肝之品？王国三教授尝谓：心为君火，木为相火，木火相生，称为母子，故肝气通则心气通，肝气郁则心气结，肝火亢则心火旺，肝气衰则心气虚。正如明代徐用诚所说："肝气通则心气和，肝气滞则心气乏，此心病先求于肝，清其源也。"王国三教授认为，心病的发病原因，本身就与肝气不调有关，加之得病以后，心情郁闷焦虑，情志失调，致使肝气不舒而加重心病之症状。正如朱丹溪所云："气血冲和，百病不生，一有怫郁，诸病生焉。"临证之时，王国三教授关注两点，一是根据舌苔和舌质的变化用药，如舌苔薄白、肝胆区加重者，为肝气郁结，加柴胡、白芍舒肝柔肝；舌边尖红，为肝郁化热，加赤芍、栀子以清肝热；舌面有裂纹、质偏红，为肝郁化热伤阴，加白芍、生地滋阴养肝。二是根据临床表现用药，气结于上伴有胃气上逆、嗳气不除者，加旋覆花、代赭石降气镇肝；咽喉滞气不除、郁而不畅者，加桔梗、枳壳解郁调肝；肝气结于胃脘者，加大腹皮、枳壳宽胸理气；两胁胀痛者，加柴胡、郁金、橘叶平肝理气止痛；大腹胀满者，加大腹皮、厚朴以破气；大腹滞气、局部鼓胀肠鸣气难除者，加木香以顺气；下腹沉胀者，加沉香以降气。在辨证施治的基础上，王国三教授还根据药物的归经走向和所到部位选择用药，俾病药相合，使肝气调达，肝血充足，木火相生，则百病除焉。

（三）注意顾护胃气

王国三教授尝谓：心属火，脾属土，心和脾胃是相生关系，所谓"火生土"。火虽能生土，但心主血，血之来源在于脾胃，如脾胃运化失常，不能益气生血，则心失血养，而使心病加重。李东垣云："心之神，真气之别名也，得血则生，血生则脉旺。"因此，治疗心病时，当助脾以养心，时时注意顾护脾胃。常选用三仙、鸡内金，配枳壳、陈皮、砂仁。其理有二：一是用其劳则补子，助气血之化源充足。王国三教授认为，脾胃运化精微，为后天之本、气血生化之源，若脾虚化源不足，不能生血以养心，就会加重病情。王国三教授这一思想，无不受《黄帝内经》及孙思邈、李东垣的影响。孙思邈在《备急千金要方》中，对于虚损病的治疗，提出了"劳则补子"的治疗原则，即"心劳补脾"。《素问·五脏别论》云："胃者，水谷之海，六腑之大源也。"《灵枢·营卫生会》云："人受气于谷，谷入于胃，以传于肺，五脏六腑皆以受气。"李东垣在《脾胃论》中明确指出："脾胃为血气阴阳之根蒂也。"又说："脾胃之气既伤，而元气亦不能充，而诸病由生也。"二是用其运化脾胃，以助药力发挥。治疗心病，补益药居多，易滋腻脾胃，影响脾胃的纳化功能，纳化失常，药力难以发挥其正常的作用，从而影响药效。正如《景岳全书》所云："故善治脾者，能调五脏，即所以治脾胃也；能治脾胃，而使食进胃强，即所以安五脏也。"由此可见，王国三教授在治疗心病时顾护脾胃的用意是极其深远的，值得我们临床借鉴。

十二、尉中民教授运用运转大气治疗胸痹三法临床经验[①]

北京中医药大学尉中民教授行医近 50 载，是国家级名老中医、北京市名老中医、北京中医药大学"四大经典"国家级教学团队《金匮要略》课程首席教授。尉中民教授学验俱丰，辨证精细，组方严谨，用药灵活，尤其擅长应用《金匮要略》的思想治疗疾病，临床多运用"大气一转，其气乃散"的思想治疗胸痹。

尉中民教授谨守胸阳不振、阴邪上乘的病机，认为运用"大气一转，其气乃散"思想在胸痹之病的治疗中有重要意义。胸中阳气，又名宗气。宗气聚集于胸中，灌注于心肺之脉，其功能主要体现在对心肺功能的调节上。宗气以肺从自然界吸入的清气和脾胃从食物中运化而生成的水谷精气为主要组成部分，在胸中结合而成。宗气功能正常是气血运行通畅的必要条件。尉中民教授把这种思想贯穿在胸痹之病的临床治疗中，通过大气运转而宣阳通痹、扶正通痹和温阳通痹，从而缓解病情，改善临床症状，减少疾病发作次数。

（一）病因病机强调"大气之搏而不行"

胸痹以病位、病机命名，胸为病位，痹言病机。《灵枢·本脏》云："肺大则多饮，善病胸痹，喉痹，逆气。"说明胸痹与肺脏形态增大和饮邪停聚有关。《金匮要略》第九篇曰："胸痹而痛，所以然者，责其极虚也。今阳虚知在上焦，所以胸痹心痛者，以其阴弦故也。"说明胸痹心痛是由于胸中阳气不足，下焦阴邪偏盛，痰浊寒饮上乘阳位，搏结于心胸，阻塞气机所致。该篇还指出胸痹的主症为"喘息咳唾，胸背痛，短气"，并可见不得卧、心痛彻背、心中痞、胸满、胁下逆抢心、胸中气塞等症。中医认为，心肺居膈上胸中，肺主气司呼吸，肺气壅滞、宣降失常可见胸满或胸背痛、喘息咳唾、短气，甚者不得卧；心主血脉，心血瘀阻可见胸闷、胸背痛、口唇紫绀、心悸等症状。脾胃、肝胆居于膈下，与心胸相邻，脾胃气滞可见胃脘痞塞等，肝胆病变可见胁下气逆等症状。

《灵枢·五味》曰："其大气之搏而不行者，积于胸中。"张景岳注："大气，宗气也。"《金匮要略》中关于胸痹病机的解释是"阳微阴弦"，即上焦阳虚，胸阳不振，阴寒内盛，阴乘阳位，闭塞阳气升降出入的道路，形成胸中闭塞而痛的胸痹。治疗原则主要是通阳散结、豁痰下气。而上焦心肺正是宗气所聚之处，正是因为阳虚而宗气运转失常以致阴寒得以凝聚，药物治疗当给予或温或散之品，当以宗气运转正常为目的才能止痹痛。

（二）临床应用运转大气治疗胸痹

1. 大气运转、宣阳通痹

胸痹的病机在于"阳微阴弦"，即胸阳不振、阴邪上乘。尉中民教授善用大气运转、宣阳通痹之法治疗胸痹之病，临床常常运用《金匮要略》中治疗胸痹的名方瓜蒌薤白半

---

① 王彤、李亚天、高雅、李自艳、周刚、刘慧兰：《尉中民教授运用运转大气治疗胸痹三法临床经验》，载《现代中医临床》2015 年第 22 卷，第 2 期，第 56－58 页。

夏汤加减治疗。其中瓜蒌开胸豁痰，薤白辛温通阳、豁痰下气，半夏燥湿化痰降逆，诸药合用，共奏宣阳通痹、豁痰开结之效。现代药理研究，瓜蒌对豚鼠离体心脏具有扩张冠状动脉、增加冠状动脉血流量的作用，并有耐缺氧、抗血小板聚集作用；薤白能增加冠状动脉血流量，扩张周围血管，抗血小板聚集，防治动脉粥样硬化；半夏具有降血脂作用。上述药理研究证实瓜蒌薤白半夏汤对不稳定型心绞痛有很好的疗效。尉中民教授多在使用瓜蒌薤白半夏汤的同时，配伍应用白术、党参、炙甘草等补中益气之物，目的在于一使宗气充足以利大气运转；二使脾气健运，减少阴邪上乘。尉中民教授应用大气运转、宣阳通痹是治疗胸痹之病的常规方法。

2. 大气运转、扶正通痹

《金匮要略·胸痹心痛短气病脉证并治第九》篇第五条曰："胸痹心中痞，留气结在胸，胸满，胁下逆抢心，枳实薤白桂枝汤主之，人参汤亦主之。"该条论述了胸痹之病的虚实异治之法。胸痹本为阳气虚、阴寒盛的虚实夹杂之证，但在临床上应具体区分偏虚和偏实的不同而进行治疗。尉中民教授对于偏于虚者的认识在于中焦之阳亦虚，大气不运，其症可见四肢不温、倦怠少气、语言低微、脉象细弱等，故宜补中助阳以培其本，使阳气振奋，则阴寒自散。方用人参汤加减治疗，方中人参、白术、甘草补气，干姜温中助阳，此法亦含有塞因塞用之用意。诸药共奏大气运转、扶正通痹之功，使心阳运于胸中而上乘之阴邪自消，虚痞虚痹自除。

3. 大气运转、温阳通痹

《金匮要略·胸痹心痛短气病脉证并治第九》篇第八条曰："心中痞，诸逆心悬痛，桂枝生姜枳实汤主之。"该条说明寒气客胸，阳气不展，则心痛如悬，宜大气运转、温阳通痹。尉中民教授认为此证病机为寒饮内停于心下，故以桂枝生姜枳实汤主之。方中桂枝配生姜通阳散寒、温化水饮以平冲逆；重者心痛彻背、背痛彻心，此为阴寒痼结、寒气攻冲所致，宜使用乌头、附子等大辛大热之品以加强逐寒止痛之力。上述药物应用的同时，尉中民教授善配伍炙甘草、白术、茯苓等药物健脾补益宗气，使其能够在胸中正常运转，利气机而通痹。

（三）临床用药分析

通过总结尉中民教授临床治疗胸痹用药频次，发现使用在前10位的药物分别是白术，占总体治疗胸痹用药的65%，当归占60%，茯苓占58%，法半夏占51%，全瓜蒌占50%，炙甘草占48%，柴胡占44%，薤白占42%，旋覆花占41%，葛根占40%。治疗胸痹的常见药对包括瓜蒌、薤白、半夏，旋覆花、茜草，党参、麦冬、五味子等。胸痹主要由于胸阳不振、痰饮上乘或胸中气滞、阴寒内盛，故药中多补虚、理气、化痰、利水渗湿之品。尉中民教授认为，瓜蒌薤白半夏汤是临床治疗胸痹的主方，其功效是宣痹通阳、豁痰下气。使用此方的依据是舌苔白腻属痰湿痹阻型者。其中瓜蒌在《金匮要略》原文中的用量是1枚，尉中民教授临床通常用量要大一些，认为在30g～60g方能起效。尉中民教授在临证胸痹中如看到患者舌苔白、厚腻者，建议患者适当加一些白酒（如二锅头白酒或黄酒），酒与水的比例可以在1:3或2:3，与水同煎，以增加宣痹通阳、运转大气之功效。

十三、张铁忠教授临床经验总结——治疗胸痹重视"痰瘀"和"双心"①

张铁忠，主任医师，教授，博士生导师，第四、第五批全国老中医药专家学术经验继承工作指导老师。张铁忠教授从事中医临床工作47年，始终在中医内科临床、教学、科研第一线，主张中西医结合，擅长治疗高血压、冠心病、心功能不全、心律失常，脑血管疾病如脑出血、脑梗死及其后遗症，以及糖尿病、高脂血症和慢性肾脏病，尤其是对于老年杂病，擅长中医辨证施治，具有丰富的临床经验。现将其治疗胸痹经验介绍如下。

（一）痰瘀同治

中医一般认为"胸痹"是由于寒邪内侵、饮食不当、情志失调、年迈体虚等病因，导致心气不足，心阳不振，以致寒凝、气滞、瘀血和痰浊阻碍心脉，影响气血运行所致。以上病因病机中张铁忠教授更重视瘀血和痰浊，认为痰瘀交阻是目前胸痹最常见的病因病机。现代人饮食不节，嗜食肥甘厚味，缺乏运动，体形肥胖，痰湿、湿热体质者较多。痰为阴邪，易阻气机，其性黏稠，滞涩难去，痰凝气滞，气滞血瘀，瘀血和凝痰相聚则生痰瘀，痰瘀周行全身，无处不到，阻于心脉则发胸痹。

胸痹痰瘀证常见临床表现，主症为胸闷痛，次症为头重肢倦，口黏纳呆，形体肥胖，痰多。舌象是痰瘀证辨证的重要依据，典型的舌象是舌质暗紫或有瘀点、瘀斑，苔浊腻，兼阳气不足者，舌体胖大边有齿痕。脉象多滑、弦或涩。

痰瘀证较单纯痰湿证或瘀血证更难处理，因痰湿之邪性黏腻而胶固，瘀血亦胶着而凝滞，二者互结则更为顽固。若单祛痰则瘀血不化，单化瘀则痰湿不祛，《医宗金鉴》云："痰积流注于血、与血相搏""当以散结顺气、化痰和血。"

故治疗上需要痰瘀同治：根据痰湿、瘀血之轻重而并用化痰祛湿、活血化瘀之法，慎重选用化痰祛瘀药物才能获得较满意效果。正如丹溪所云："久得涩脉，痰饮胶固，脉道阻滞也，卒难得开，必费调理。"

张铁忠教授总结痰瘀同治需要注意如下要点。

1. 以治气为先

朱丹溪云："善治痰者，不治痰而治气，气顺则一身津液亦随气而顺矣。"唐容川亦说："治血者必调气，使气不为血之病，而为血之用，斯得之矣。"气行血行，气滞血瘀，气畅痰消，气结痰生。气机失常既是产生痰、瘀的病理基础，又是痰瘀同病的继发病变。脾为气血生化之源，痰湿内阻，困于脾土，脾气亏虚，痰瘀为阴邪，易伤脾阳，则气血生化乏源，气血不足，运行迟缓而成痰瘀；气血相依，瘀血不祛，新血不生，气亦难复，可致气虚，进而痰瘀复生；痰瘀留滞体内，气机遏滞，则胶着更盛，久留不祛。"脏腑气机失调，痰瘀交阻"互为因果。因此痰瘀同治，需要调理气机，具体包括行气、补气两方面。行气：一可促进脏腑功能，减少痰瘀产生；二可促使已胶结之痰瘀化解。补气：补益脾气可助运化水湿，杜绝生痰之源；补益肺气可通调水道，清化储痰

---

① 孔繁飞：《张铁忠教授防治老年病学术思想及从"六郁"论治忧郁伤神型不寐临床研究》（学位论文），中国中医科学院2017年。

之器，且可助心行血，调畅血行；补益肾气，助水液的气化。

2. 要重视温阳

《金匮要略·胸痹心痛短气病脉证治》以"阳微阴弦"来概括胸痹病机，心阳不振是胸痹重要原因，另外，"痰瘀同为阴邪，得阳则化"。因此，痰瘀交阻型胸痹，在化痰祛瘀同时，需酌情加用温阳药。

3. 治痰治瘀分清主次

应根据病情侧重、病之成因，分清主次缓急，明确治痰治瘀以谁为主。一般痰浊停滞而致血瘀，形成痰瘀同病者，当化痰为主，活血为辅；因瘀血日久滋生痰浊，而成痰瘀同病者，当活血化瘀为主，化痰为辅。

4. 祛邪不忘扶正

"阳微阴弦"为胸痹的基本病机，阳微指心气不足、心阳不振，阴弦指寒凝、气滞、瘀血和痰浊阻碍心脉，本病病性为本虚标实，因此治疗时需扶正；此外，祛痰化瘀均属消法，易伤正气。

（二）双心同调

张铁忠教授治疗胸痹时，尤其重视"郁"在本病的发病、治疗中的作用，强调"双心疾病"要"双心同调"。

心血管疾病与心理疾病共病有其中医理论基础。中医认为"心"的生理功能为"心主血脉"和"心主神明"，所以胸痹患者不仅表现为气血运行的病理变化，又有神志方面的异常表现，如抑郁、焦虑、失眠等。在临床上只有"心主血脉"和"心主神明"的生理功能正常，才能神志清晰，思维敏捷。心若出现病变，"君主之心"和"神明之心"相互影响而出现"双心"异常。具体来说包括"因郁致病"和"因病致郁"。老年人性情孤僻，易生邪怒，肝郁气滞；或忧思伤脾，脾虚气结，气结则津液不得输布，聚而为痰。无论气机阻滞或痰浊内阻，均可使气血运行不畅，出现气滞、痰浊、瘀血等病理因素，痹阻心脉，发为胸痹。此为"因郁致病""神明之心"影响"君主之心"。血液是神志活动的物质基础，故《素问·八正神明论》曰"血气者，人之神"，《灵枢·营卫生会》曰"血者，神气也"。因此，心主血脉的功能异常，亦必然出现神志的改变。研究发现，冠状动脉旁路移植术、急性冠状动脉综合征、慢性充血性心力衰竭、心肌梗死、不稳定型心绞痛等心血管疾病患者，同时患有焦虑抑郁。即"君主之心"影响"神明之心"，此为"因病致郁"。可见，此二者互为因果，互相影响，导致病情恶化。

因此，在胸痹的治疗中，张铁忠教授十分重视神明之心的调治，即"双心同调"。明代王纶《明医杂著·医论》云："肝为心之母，肝气通则心气和。"神明之心出现异常，可通过调肝的方法进行治疗，调肝的具体方法包括疏肝解郁、清肝泻火、养血柔肝。再辅以健康教育，使其情绪稳定。常用方剂包括柴胡疏肝散、越鞠丸及逍遥散等，常用药物有柴胡、香附、枳壳、白蒺藜、夏枯草、枸杞子、当归、白芍、石菖蒲、远志、夜交藤、合欢皮等。

十四、张晓星教授治疗冠心病心绞痛临床经验介绍[①]

张晓星教授是湖北省中医院主任医师、名老中医专家，享受国务院津贴。行医 50余年，在心脑血管疾病的治疗方面积累了丰富的临床经验。现将张晓星教授治疗冠心病心绞痛的经验归纳介绍如下。

（一）师古不拘泥于古，重在活血化瘀

冠心病心绞痛是心血管疾病中较常见的一种疾病，它是由于冠状动脉粥样斑块形成，引起管腔狭窄而导致心肌供血不足，尤其劳累时相对供血不足加重，患者以胸痛、胸闷、紧压感为主要症状。中医虽然无"冠心病"这一病名，但是很早之前就有关于冠心病一些主要症状的描述。《素问·脏气法时论》说："心病者，胸中痛，胁支满，胁下痛，膺背肩胛间痛，两臂内痛。"《灵枢·厥病篇》说："厥心痛……心间痛，动作痛益甚""真心痛，手足青至节，心痛甚，旦发夕死，夕发旦死。"一般认为冠心病心绞痛当归属于厥心痛、真心痛、胸痹等证范畴。对于心绞痛的病因病机方面也作了一些阐述，《素问·痹论篇》说"心痹者，脉不通""痹在于脉则血凝而不流"，明确提出了冠心病是因为"血凝而不流"，血瘀痹阻心脉、不通则痛。因此，在冠心病的治疗方面往往以活血化瘀为主。张晓星教授极为推崇清代王清任的血瘀观点，其治疗冠心病主要采用王清任的血府逐瘀汤随证加减。心主一身血脉，肝为藏血之脏，本方以治诸证均属血运障碍、瘀血内阻、血液流行不畅故产生胸痛、心前区憋闷、心悸失眠等证候。方用桃仁、红花、川芎、赤芍、牛膝活血化瘀；枳壳、柴胡调气疏肝；当归、生地补血滋阴使活血而无耗血之虞，理气而无伤阴之弊。但张晓星教授不拘泥于古方，对冠心病患者用血府逐瘀汤经常不用柴胡及生地，并且把当归改为丹参，柴胡以疏肝为主并为肝经用药；生地滋肝肾之阴，而冠心病患者肝肾阴虚较少见；对于丹参，《妇人明理论》记载着："以丹参一物，而有四物之功：补血生血，功过归、地；调血敛血，力堪芍药；逐瘀生新，性倍川芎。"现代医学对丹参的研究表明，丹参有改善微循环障碍、改变血液流变状况、调节血栓素 A2（TXA2）及前列环素（PGI2）的平衡，保护内皮细胞，抗凝、抗炎、提高机体耐缺氧的能力、提高免疫功能等作用，此为当归改用丹参的依据。

张晓星教授认为，活血化瘀是治疗冠心病心绞痛的基本法则，但是冠心病在临床上确实存在本虚标实、虚实夹杂等证。本虚以气虚、气阴两虚多见，累及脏腑主要在心，心主血脉，心气不足，血脉不通而发为心痛；标实主要为血瘀、气滞，其次为痰浊，寒凝仅为诱因并非主要病因。不论是血瘀、气滞还是痰浊，主要病机在于心脉痹阻、脉络不通而发为心痛。《黄帝内经》云，"心痹者脉不通""百病皆生于气，……气行则血行，气止则血止"，瘀血贯穿本病发生发展的各个阶段。因此，活血化瘀法为治疗冠心病心绞痛的基本法则，在此基础上随证加减。

（二）强调活血化瘀与补中益气同用

张晓星教授通过多年临床实践体会到冠心病患者以中老年人多见，病程较长，因而

---

① 王丹茜、徐伟建：《张晓星教授治疗冠心病心绞痛临床经验介绍》，载《现代中西医结合杂志》2007 年第 34 期，第 5096－5097 页。

往往伴有心气虚症状。中医认为气属阳，主动，主煦之；血属阴，主静，主濡之。这是气与血在属性和生理功能上的区别。但两者都源于脾胃化生的水谷精微和肾中精气，在生成、输布（运行）等方面关系密切，故《难经本义》曰："气中有血，血中有气，气与血不可须臾之相离，乃阴阳互根，自然之理也。"《医学真传·气血》曰"人之一身，皆气血之所循行，气非血不和，血非气不运，故曰：气主煦之，血主濡之。"这种关系可概括为"气为血之帅""血为气之母"，气行则血行，血行不畅与气虚有密切的关系。张晓星教授早在 20 世纪 70 年代初就提出冠心病中大部分患者存在气虚血瘀的症状，所以采用活血化瘀的同时应加用补中益气的药物，如重用黄芪或者黄芪、党参同用。80 年代张晓星教授自创益气化瘀方——舒心口服液治疗冠心病，方中以黄芪、党参补益心气，以川芎、当归、红花、生蒲黄等活血化瘀。该药方经过长期临床实践及药理研究后，于 90 年代初被批准为国家级治疗冠心病心绞痛的中成药，取得了良好的效益。当时此类中成药极少，此后益气化瘀的中成药不断涌现，可以说明益气化瘀治疗法则在治疗冠心病心绞痛中的地位。

（三）主张活血化瘀与攻瘀软坚同用

本法适用于瘀血较重之证。病久则心之脉络瘀阻较甚，临床往往常见病史较长，其表现为胸痛如刺或呈绞痛、发作频繁，痛引肩背、胸闷气短或心慌、唇紫、舌质暗有瘀点、脉细涩或结代。对于此证，一般的活血化瘀药力所不能及，张晓星教授往往加大化瘀的力度，在活血化瘀的基础上加用攻瘀软坚的药，如加用三棱、蒲黄破血祛瘀；鳖甲、枳实软坚散结、行气消痞，同时加用延胡、三七末活血定痛。《雷公炮炙论》有"心痛欲死，速觅延胡"之论，并且延胡索和血府逐瘀方中的川芎并用可增强理气定痛、化瘀通脉之功。以上诸药相合能使瘀血祛、新血生、血脉充、胸痹得以痊愈。而且现代研究表明以上诸药能抑制动物结缔组织增生，抑制血小板的聚集，防止血栓形成；保护内皮细胞，对防治附壁血栓的形成和动脉粥样硬化病变的发展有良好作用。

（四）重视活血化瘀与行气通脉并行

本法用于气滞血瘀证。气为血之帅，气行则血行，气滞则血瘀，瘀血内停导致脉络不通而发为胸痛。临床表现为胸前胀痛、憋闷不舒、心悸或伴有胁肋胀满、面色晦暗、心烦不安、失眠多梦、舌质暗脉弦细或细涩。对于此证，张晓星教授往往在活血化瘀的基础上加用行气通脉的药，选用枳壳、郁金、香附、青皮等行气解郁、活血定痛以"疏其血气、令其调达"，使行气而不破气；选用桑枝、鸡血藤、地龙等活血通络，使血脉通，通则不痛。现代药理学研究表明上述行气药及鸡血藤能解痉，缓解冠状动脉痉挛。地龙有明显抑制血小板的聚集、抗凝、降低血液黏度、抑制血栓形成又溶解血栓的作用。以上药物相互配伍能使气血通畅、胸痹自除，共奏行气活血之功。

（五）注意活血化瘀与除湿祛痰同用

本法用于痰浊与瘀血互结之证。患者体形偏胖或嗜食肥甘厚腻，易助湿生痰或因肝气郁结、气郁化火炼液成痰、气滞痰阻、痰瘀互结瘀阻络脉而使心脉失运、胸阳痹阻、不通则痛。临床表现为胸闷痞满或痛引胁背、气短喘促、咳嗽痰多、质稠色白或肢体沉重、舌苔白腻脉滑或濡细。对于此证的辨证用药，张晓星教授往往是在活血化瘀的基础上加用利水化湿的药，如加用胆南星、泽兰、苍术、泽泻、半夏等利水渗湿、化痰散结。诸药合用能开豁胸中痰浊，宣达胸中阳气，胸阳舒展，阴霾尽去，病自得以痊愈。而且现代药理作用证实以上药物能抑制血中胆固醇含量，降低 β - 脂蛋白及三酰甘油，减轻动脉粥样硬化的程度，对预防冠心病的发展起到良好的作用。

冠心病是危害中老年人健康的主要疾病之一，中医对冠心病的认识悠久，而且积累了丰富的经验，治疗的方药也比较多，疗效确切。中医辨证既注意到胸痛局部症状，又注意到调整全身气血。从某种程度上说，它可以弥补西医现有药物及介入治疗只注重局部心肌缺血缺氧的治疗这一不足之处。冠心病是一种慢性病，活血化瘀法是治疗的基本法则。但是冠心病在临床上确实存在本虚标实、虚实夹杂，在病的过程可以发生转化，而且可因人而异，所以辨证施治仍十分重要。同时要分清虚实与标本，在"心痛"过后，对缓解期患者的调治，应注重补气养心、振奋心阳。另外，除了药物治疗之外，患者适当饮食、适度运动及有规律的生活习惯，对预防冠心病的发作也起到了一定的作用。

十五、赵淳从中医络病理论论治急性冠脉综合征的临床经验和学术思想浅探①

急性冠脉综合征（acute coronary syndromes，ACS）相当于祖国医学胸痹、心痛、真心痛范畴，包括不稳定型心绞痛、非 ST 段抬高心肌梗死以及 ST 段抬高心肌梗死、缺血性心源性猝死，是当今社会危害人体健康的主要原因之一。赵淳教授在急诊临床多年，近年来随着对该病的进一步认识和研究，积累了一定的临床经验和学术思想观点，浅介如下。

（一）冠脉痉挛与心络绌急

急性冠脉综合征冠状动脉痉挛不仅是变异型心绞痛的主要原因，同时也是劳力性心绞痛及心肌梗死、猝死的主要原因。粥样硬化的冠状动脉更易发生痉挛而导致心血管事件的发生。胸痹、心痛、真心痛不仅可由心脉瘀阻所致，还可由心之络脉绌急而发，这与近年来现代医学倡导的"冠状动脉痉挛学说"相符。中医学早在《素问·邪气脏腑病形篇》曰："心脉……微急为心痛引背"，心络细窄易滞，其挛急、拘急可致心痛。《素问·举痛论》亦曰："寒气客于脉外则脉寒，脉寒则缩踡，缩踡则脉绌急，绌急则外引小络，故卒然而痛。"明确论述了络脉绌急是胸痹心痛的病理机制之一。《诸病源候论》曰："夫心痛，多是风邪痰饮，乘心之经络，邪气搏于正气，交结而痛也。……若伤心支而痛者，则乍间乍盛，休作有时。"从临床表现来看，ACS、心绞痛符合中医络病的特点，如病程长、突发突止、历时短暂、部位固定且常放射至左肩臂。因此，赵淳教授认为，中医心络绌急与现代医学冠脉痉挛是相一致的，这为我们研究和治疗急性冠脉综合征提供了基础依据。

---

① 谢健、黄明霞、赵淳：《赵淳从中医络病理论论治急性冠脉综合征的临床经验和学术思想浅探》，载《云南中医中药杂志》2003 年，第 5 期，第 4 - 6 页。

（二）久病入络与新病入络

温病学大师叶天士首创了"久病入络""久痛入络"的络病学观点，指出"初病气结在经，久病血伤入络""痛久入血络，胸痹引痛"。揭示了络病由浅入深、由气及血的发展规律，多年来对临床实践治疗络病有重大的指导作用。《诸病源候论·久心痛候》曰："其久心痛者，是心之支别络脉，为风邪冷热所乘痛也，故成疹，不死，发作有时，经久不瘥也。"阐明了心绞痛属心络病变和久病入络的观点。当然，在临床上有部分患者新近突然发病即是急性冠脉综合征表现，如心绞痛、心肌梗死、猝死，已经是一个很严重的冠脉痉挛、心肌坏死等客观存在，又是新近发病，这同样是心络绌急、心络瘀阻的临床表现。同时，根据络脉的循行分布有表有里、有浅有深、无处不到的特点及发病可由浅入深、由气入血的特点，赵淳教授认为不仅久病、久痛才可入络，新病亦可入络，新痛也未必不入络。只是有络病轻重不同之分而已。所以在临床上，对新近发生的有络病表现的疾病也要强调从络论治，这对络病的诊断和治疗又是一个全新的观点。

（三）通络解痉善用虫、藤、风、辛香药

赵淳教授认为，急性冠脉综合征冠脉痉挛——心络绌急中医治疗当以通络为治疗大法，虫类药以走窜见长，擅疏通经络壅滞，不仅能行气散结或活血化瘀，且能祛风止痉而入络搜风，缓解冠状动脉痉挛而达止痛之功，如水蛭、地鳖虫、蜈蚣、全蝎、穿山甲、地龙、僵蚕、蜂房、蝉蜕等。藤类药能行经通络，《本草便读》云："凡藤蔓之属，皆可通经入络。"此类药有鸡血藤、青风藤、雷公藤、络石藤、海风藤、忍冬藤等。风药多其性轻扬，或含芳香之气，善于开发郁结，宣畅气机，有利于血脉通调，即所谓"善治血者，不求之有形之血，而求之无形之气"。善行气升阳解郁，能疏通气机，调畅气血而缓解心痛，风药可直接进入血分治血，如川芎活血化瘀，蜈蚣、地龙、钩藤、乌梢蛇等有活血抗凝作用；天麻"条达血脉"（《本草正义》）能通络止痛，荆芥"下瘀血"（《本经》），刺蒺藜"主恶血"（《本经》），桂枝"温中行血"（《本草再新》）。这些风药治疗心痛是协同作用，现代药理研究认为麻黄、桂枝、细辛、白芷、前胡、桑叶、菊花、葛根等，能扩张冠状动脉，改善心肌供血，辛香之品可以入络通血，叶天士谓"络以辛为泄""攻坚垒，佐以辛香，是络病大旨"。辛则通，能行气血通络，辛香走窜，能使络中结者开，瘀者行，并能引诸药入络并透邪外达之功，此类药有麝香、细辛、苏合香、檀香、香附、降香等。赵淳教授在临床治疗 ACS 冠脉痉挛（心络绌急）时，在辨证治疗基础上，十分重视"从络论治"，即解痉通络以解除心络绌急，从而缓解冠脉痉挛。

（四）重视现代医学进展并与从络论治互参

以往大多数人认为，冠脉缺血事件是由于冠状动脉粥样硬化斑块的缓慢进行性增大，以至堵塞管腔所致。但是最近的系列研究表明冠脉病变的严重程度主要是由斑块的稳定性而非大小决定，不稳定斑块的破裂是 ACS 发病的病理基础，冠脉痉挛可存在于 ACS 发病过程中，斑块破裂与机体的高凝状态是血栓形成的重要因素，血栓形成后突入管腔，血流冲击斑块，导致损伤部位的冠脉痉挛，如血栓表面的血小板不断脱落，阻塞远端的小血管，造成小灶性梗塞（即非 ST 段抬高的心肌梗死，NSTEMI），主要通过心

肌坏死标志物的出现，如肌钙蛋白复合物的 I 和 T 亚单位（TnI，TnT），或肌酸激酶的同功酶 MB（CK－MB），能够明确诊断。或斑块迅速增大，导致明显的冠脉痉挛，或完全阻塞管腔，而发生透壁性心肌梗死。

由此看来，稳定斑块、防止斑块破裂在治疗 ACS 中十分重要，它既可以解除冠脉痉挛，又可防止心肌梗死的发生。目前研究表明，他汀类药物能稳定斑块，有益于改善生存，并减少远期的冠状动脉事件。炎症现在被认为是斑块破裂的中心环节，因此抗炎治疗作为一个新的治疗靶点，大环内酯类抗生素治疗在某些人群中已经取得不错的疗效。斑块破裂联合的抗凝和抗血小板治疗方案是 ACS 内科治疗的一个合理的抗血栓途径，如最近用口服阿司匹林，静脉给低分子量肝素（依诺肝素）治疗所有的 NSTEACS 患者疗效理想。糖蛋白 Ⅱb/Ⅲa 受体拮抗剂用于阻滞血小板聚集、优化血管开放、再灌注，适用于 TnI、TnT、CK－MB 阳性的 AMI 患者。阿昔单抗除了抑制血小板聚集血栓形成外，理论上还可以减少炎症和平滑肌细胞的迁移和增生。最新的药物治疗及 AMI 的 rt－PA 动、静脉溶栓疗法和以导管介入作 PTCA、支架术、冠脉搭桥术等为基础的血运重建为 ACS 患者提供了最好的临床转归。

吴氏首先提出了中医络脉绌急与现代医学冠脉痉挛、血管内皮功能紊乱之间的密切关系，指出了一氧化氮（NO）降低、血管内皮素升高是络脉绌急的病理基础之一，中医的活血化瘀、解痉通络在稳定斑块、防治血栓、缓解心络绌急等方面有突出特点。如赵淳教授临床善用通心络胶囊治疗 ACS，取得显著疗效。通心络胶囊由人参、全蝎、蜈蚣、水蛭、土鳖虫、蝉蜕、赤芍、冰片组成，用于心气虚乏，络脉瘀阻，绌急而痛之证，临床与药理研究证实该药有缓解冠脉痉挛、增加冠脉血流量，改善心肌供氧，改善左室功能，促进一氧化氮升高，血管内皮素（ET）降低，降钙基因相关肽（CGRP）升高，调节 TXA2/PGI 至正常，抑制血小板聚集，抑制血栓形成，减少再梗塞和死亡率，减少重大心血管事件的发生等。同时一些有活血化瘀、通络止痛作用的中药制剂如络泰注射液、葛根素注射液、复方丹参滴丸等。赵淳教授善于中西医互参，有机结合，综合诊治 ACS。

（五）体会

急性冠脉综合征（ACS）冠脉痉挛相当于中医学胸痹心痛、真心痛之心络绌急，现代医学临床诊治上进展突飞猛进，赵淳教授十分重视这些研究进展，掌握这些进展对更好地运用中医药治疗 ACS 有较大意义。相比西医学首次揭示冠脉痉挛是心绞痛真正的原因，中医学早在数千年前就明确阐述了络脉绌急是胸痹心痛的病理机制之一。如《素问·痹论篇》曰"心痹者，脉不通"；《诸病源候论》曰"心脉微急，为心痛引背"，指出本病可由心之脉络绌急而诱发。赵淳教授既重视"久病入络、久痛入络"的观点，又谨慎地提出了"新病亦可入络，新痛也可入络"的观点，对从中医络病理论论治临床一些心脑血管急症开创了新的思路。在临床治疗心络绌急善用虫、藤、风、辛香药，强调辨证论治，灵活加减。重视中西医互参，相互为用，重视辨证使用中成药，尤其善用通心络胶囊治疗 ACS 诸症，则会取得满意疗效。

十六、周宜轩辨治冠心病的学术思想和临床经验总结[①]

周宜轩教授，国家级名老中医，国家中医药管理局批准的第三、第四、第五批全国中医师承指导老师，致力于中医药事业 40 余载，学验俱丰，尤其在心血管疾病防治领域颇有建树。现将周宜轩教授的学术思想渊源及各家论胸痹心痛学说综述如下。

（一）学术思想

1. 注重气血辨证

周宜轩教授经过多年的潜心研究认为，人之气血，贵在升降出入有常，运行不息。气血是维持人体正常生理活动的物质基础。如《素问·调经论》云："人之所有者，血与气耳。"《素问遗篇·刺法论》曰："正气存内，邪不可干。"《素问·评热病论》云："邪之所凑，其气必虚""血气不和，百病乃变化而生。"气为血之帅，血为气之母。气血周流全身，人体发生疾病与气血关系密切。如《医林改错》指出："治病之要诀，在明白气血""气通血活，何患疾病不除。"周宜轩教授认为，疾病的发生，内因是根本，外因是条件。内因即人体的正气，正气的物质基础是人体气血的冲和条达，疾病发生及发展转归都以气血为枢机，因此在辨证论治中应重视气血的地位和作用。

《黄帝内经》云："心主身之血脉""诸血者，皆属于心。"心脏的正常搏动主要依赖于心气的推动，心气充沛，血液才能在脉内正常地运行，周流不息，濡养全身。如果心气不足，无力推动血行，则发生气血瘀滞，血脉受阻。如《素问·痹论》云"心痹者，脉不通""痹……在于脉则血凝而不流"，明确指出冠心病（胸痹心痛）的病机关键是心脉痹阻，不通则痛，而心脉痹阻则由心气亏虚所导致。

冠心病的病因虽与寒邪内侵、饮食不节、情志失调、劳倦内伤、年老体虚等有关，最终都因气行不畅或推动无力，导致血脉瘀阻，气血失和，发为本病。因此，周宜轩教授总结出，气血病变是冠心病临床辨证的基础，气为百病之长，血为百病之根，气血不和是痰浊、瘀血之源、经络阻滞之毒。

2. 痰瘀阻络学说

痰瘀学说最早见于《黄帝内经》，两者在生理、病理上密切相关，表现为津血同源及痰瘀互结互化的相关性。如《灵枢·痈疽》云："津液和调，变化而赤为血。"《灵枢·百病始生》曰："凝血蕴里而不散，津液涩渗，著而不去而积皆成矣。"痰浊和瘀血既是人体津血代谢失常的病理产物，又是致病因素，在某种条件下，二者可相互转化。痰浊阻络，可导致血行不畅，而瘀血日久阻滞气机，气滞血瘀，气不行水，水津不布，酿而为痰。痰瘀互结，胶固不化，造成人体脏腑功能进一步失调，使病情更加错综复杂。

痰瘀与冠心病密切相关。如《证因脉治》《古今医鉴·心痛》中均提到，胸痹心痛的病因与痰浊和瘀血有关。云："胸痹之因……痰凝血滞""心脾痛者……素有顽痰死血。"周宜轩教授认为，气血不和是痰浊、瘀血之源，痰瘀的形成是气血病理变化的必然结果。病之既成，必由气及津、由气及血，气不行则津不畅，气滞则津聚而痰生，气

---

① 董梅：《周宜轩辨治冠心病的学术思想及临床和实验研究》（学位论文），南京中医药大学 2016 年。

不行则血也不畅，气滞则血停而瘀。因此，气血失和，痰瘀互结，心络痹阻，不通则痛，是冠心病发病的关键因素，也是疾病难以痊愈的根本所在。

对于痰瘀的治疗，周宜轩教授提出不能见痰治痰、见瘀治瘀，须治病求本，从健脾、理气、活血、通络方面去论治，健脾以化痰，理气以活血，血活则络通，络通则瘀散。

3. 心肾相关学说

中医认为肾为先天之本，内藏元阴元阳，主藏先天之精及五脏六腑之精华。如《素问·上古天真论》云："肾者主水，受五脏六腑之精而藏之。"心与肾同属少阴，心在五行属火，属阳，心主血；肾在五行属水，属阴，肾藏精。由于精血同源，心血可化生为肾所藏之精，肾精亦可转化为心所主之血。在人体生长壮老已的过程中，心肾相互为用，相互影响。张景岳认为："水火具焉，消长系焉，故为受生之初，为生命之本。"

随着年龄的增长，肾气日益衰弱，则不能鼓舞五脏之阳，致心气不足或心阳不振；肾脏之精耗损，则不能濡养五脏之阴，致心阴不足，肾水又不能上济于心，致心火上炎，水火失济。如《景岳全书》中指出："心本乎肾，所以上不宁者，未有不由乎下，心气虚者，未有不因乎肾。"

《灵枢·五邪》指出："邪在心，则病心痛。"周宜轩教授认为胸痹病位虽在心，但根源在肾。胸痹多见于40岁以上的中老年人，中老年人正值肾气渐衰之时。如《素问·阴阳应象大论》云："年过四十，而阴气自半也，……年六十，阴痿，气大衰。"即随着年龄的增长，肾精渐亏、肾气渐衰，肾阴亏虚，则不能滋养五脏之阴，心阴亏耗，心脉失于濡养，均可导致血行瘀滞，心脉痹阻而发为胸痹。《金匮要略·胸痹心痛短气病脉证治》提出"阳微阴弦"是胸痹之病因病机。周宜轩教授认为，"阳微"指上焦阳虚，胸阳不振或理解为若干脏器的阳虚；"阴弦"指阴盛于下，或指瘀血、痰浊、寒凝、气滞等有形的物质。其病机特点为本虚标实证，本虚主要是心气不足，肾气亏乏，标实主要是指瘀血、痰浊、寒凝、气滞交互为患。就其病变的脏腑来讲，心虚为表现，肾虚为根源。因此，周宜轩教授提出冠心病的病机特点是"表现于心，根源于肾"。

4. 心络受损学说

《黄帝内经》首次明确提出"经络"的概念，详细记载了络脉的循行、分布规律、生理功能、病理变化，并提出了诊断和治疗方法，为络病理论的形成奠定了基础。汉代张仲景对部分络脉病证进行了理法方药的研究，为络病理论的发展起到了推动作用。到了清代，随着叶天士、王清任、林珮琴、唐容川等著名医家的涌现，络病理论得到了进一步充实和完善。叶天士首先提出了"久病入络""久痛入络"的络病学理论，指出"初病气结在经，久病血伤入络""痛久入血络，胸痹引痛"，揭示了络病由浅入深、由气及血的发展规律，阐述了络脉病证的病因病机，并创立了辛味通络诸法，有理气、化痰、活血等通络法。王清任创补阳还五汤，将益气活血通络法用于治疗中风后遗之半身不遂、口角歪斜等病证，多获良效。

周宜轩教授在总结前人经验的基础上，结合现代医学的发展，深入探讨络病学说，提出了"心络受损，络脉绌急"为胸痹的重要病机。近年来，经皮冠状动脉介入治疗（percutaneous coronary intervention，PCI）成为冠心病血运重建的重要手段，挽救了无数患者的生命。但是 PCI 术后仍存在许多问题，如心肌损伤、再狭窄、慢血流、无复流等，导致患者远期预后不良。周宜轩教授认为 PCI 术后仍属于"胸痹"范畴。PCI 具有"破瘀通络"之功效，但同时损伤心之脉络，伤及气血，导致络脉绌急。络脉绌急多在络脉瘀阻的基础上发生，络脉绌急又进一步加重络脉瘀阻，二者有时可互为因果。中医学早在《素问·邪气脏腑病形篇》曰"心脉……微急为心痛引背"，心络细窄易滞，其挛急、拘急可致心痛。《素问·举痛论》曰："寒气客于脉外则脉寒，脉寒则缩蜷，缩蜷则脉绌急，绌急则外引小络，故卒然而痛。"明确阐述了心络受损、络脉绌急是冠心病的病理机制之一。

（二）临床经验

对于冠心病的辨治，周宜轩教授提出了"调气血，化痰瘀，重通络，补心肾，顾脾胃，畅气机"的治疗方法，临床疗效显著。

1. 调和气血，痰瘀同治，注重通络

冠心病为本虚标实证，气血失和，痰瘀阻络是其基本病机。治疗上须通补兼施，标本兼顾，调畅气血，痰瘀同治，注重通络。针对气虚之病机根本，重视益气扶正，使"气旺血行"，气血调和，络脉畅通。益气药多用人参、黄芪、黄精、太子参、功劳叶。其中应用最多的为黄芪，黄芪益气又固表，临床上常配党参、白术、白豆蔻加强益气健脾之力。对于活血通络，周宜轩教授提出"序贯六步法"的第一步：气虚运血无力，则以益气活血法，选用人参、黄芪、黄精、太子参、白术、大枣等以补气运血；第二步：气血同源，则加用养血活血之品，如当归、首乌、山萸肉、麦冬、鸡血藤、山楂、丹参；第三步：气行则血行，活血每兼行气，选用川芎、白芍、厚朴、香附、枳壳、延胡索、郁金、姜黄、乳香，其均有行气止痛之效；第四步：血运不畅，瘀阻经络，应以活血祛瘀通络为主，选用泽兰、牛膝、三七、血竭、桃仁、红花；第五步：行经通络，可选用鸡血藤、络石藤、海风藤、忍冬藤等，藤类药能行经通络，如《本草便读》云"凡藤蔓之属，皆可通经入络"；第六步：破血通络，可选用水蛭、蜈蚣、全蝎、三棱、莪术等，虫类药为主，能破血逐瘀而通络，所谓虫药"飞者升，走者降，灵动迅速"，功专"追拔沉混气血之邪""搜剔络中混处之邪"。对于久病久痛久瘀入络者可选用，但同时易耗血动血，临床应择症而用。对于痰浊痹阻，临床应重视舌诊，根据舌苔分辨寒热。白腻寒化可选用半夏、厚朴、砂仁、豆蔻等通阳化痰；黄腻热化可选用竹茹、南星、瓜蒌皮、黄连、天竺黄等清热化痰；治痰同时注重健脾、理气，以使脾健痰自消，气顺则痰去。

2. 补益心肾，顾护脾胃，调畅气机

中医认为人体是一个内外联系，自我调节和自我适应的有机整体。《黄帝内经》早有论述："脾胃为后天之本，气血生化之源。"李东垣在《脾胃论》中说："百病皆由脾胃衰而生也。"饮食药饵全赖脾胃以受气取汁，化生精血，传导运化。故日常生活中不仅要注意饮食营养，而且要善于保护脾胃。《素问·举痛论》云"百病生于气也"，这里的气是指气机，即气的升降出入四种运动形式，气机的病变关系到全身的病变。胸痹病位在心，但与肝、脾、肾密切相关。肝失疏泄，气机不畅，血脉瘀阻；脾失健运，聚湿生痰，气血乏源；肾阴亏损，心血失荣，肾阳虚衰，君火失用，均可导致心脉痹阻。因此，临床诊疗应立足整体观念、补益心肾，兼顾脾胃，调畅气机。补益心气药多用人参、黄芪、黄精、太子参、功劳叶；滋养心阴药可选用北沙参、麦冬、五味子等；温通心阳药可选用细辛、桂枝、薤白等；肾阴亏虚者，治宜滋补肾阴，可选用生地、山萸肉、枸杞子、女贞子等；肾阳虚衰者，治宜温补肾阳，可选用附子、肉桂、菟丝子、淫羊藿、补骨脂等，即所谓"欲养心阴，必滋肾阴，欲温心阳，必助肾阳"；脾虚痰湿者，治宜健脾化湿，可选用白术、茯苓、薏苡仁、白豆蔻等；气机阻滞者，治宜行气解郁，可选用柴胡、香附、郁金、川楝子等。

3. 生活调摄，移情易性，心理平衡

冠心病的发生与患者的生活方式、饮食、情志等因素密切相关。如过食肥甘厚味，或嗜食烟酒，以致损伤脾胃，运化失健，聚湿生痰，阻遏心阳。痰浊留恋日久，痰阻血瘀，心脉痹阻。忧思伤脾，脾运失健，聚湿生痰。郁怒伤肝，肝失疏泄，肝郁气滞，甚至气郁化火，灼津成痰。无论气滞或痰阻，均可使血行失畅，心脉痹阻，不通则痛，发为胸痹。《灵枢·口问》云："心者，五脏六腑之主也……故悲哀愁忧则心动。"《杂病源流犀烛·心病源流》曰："总之，七情之由作心痛。"说明情志变化直接影响心，导致心脏受损。因此，生活调摄，怡情易性、心理平衡可达到未病先防和既病防变，符合中医"治未病"的思想。除了规范药物治疗外，周宜轩教授在临床中还十分注重指导患者改变生活方式，合理饮食，适当运动，戒烟限酒，平衡心理。

十七、周仲瑛教授辨治冠心病临床经验及学术思想研究①

（一）周仲瑛教授治疗冠心病病因病机探析

1. 冠心病病因分析

周仲瑛教授则在多年的实践经验中，认为冠心病多与年迈多病、饮食失调、情志失节、劳倦内伤等因素有关。

（1）年迈多病。

冠心病常发于中老年人，年过半百，肾气衰弱。一方面，肾阳渐衰，肾气不能正常推动和调节脏腑功能，导致心气不足或心阳不振，心之血脉失于阳之温煦、气之鼓动，则气血运行滞涩不畅，则为心痛；另一方面，肾中精气也逐渐亏少，不能正常供给濡养五脏六腑，肾阴不足，阴虚则火旺，灼津为痰，痰热扰心，以致痹阻心脉，发为心痛。

（2）饮食失调。

一方面，因饮食不当，过食肥甘厚味、恣食生冷或有暴饮暴食等不良饮食习惯，日久皆可损伤脾胃，以致水谷精微的运化、升清失常，化源不足，不能濡养心脉；另一方面，脾虚可酿湿生痰，痰浊蒙心，清阳不展，气机不畅，以致心脉痹阻，心营不畅，遂成本病；或湿聚为痰，痰郁化火，火热又可炼液为痰，灼血为瘀，痰瘀交阻，痹阻心脉而成心痛。

（3）情志失节。

---

① 李瑞敏：《周仲瑛教授辨治冠心病临床经验及学术思想研究》（学位论文），南京中医药大学 2017 年。

情志原因可引起肝气不舒，肝气通于心气，肝气不畅则心气涩，发为胸痹心痛；或肝气郁而化火，灼津成痰，气郁痰浊阻滞心脉，以致胸痹。情志不畅忧思伤脾，脾虚运化失常，不能正常输布津液，津液聚而为痰，阻滞气机，导致心脉痹阻，心营不畅，引发胸痹。

（4）寒邪内侵。

当机体免疫力下降，因起居不慎、天气变化、骤遇寒凉等原因，外感寒邪趁机而入，寒凝气滞，阻滞脉络，胸阳不振，心营不畅，发为胸痹。寒邪侵入人体，若久而不驱，常导致气血凝滞，兼夹风、湿、痰、瘀等其他病理因素，合而为病。

2. 冠心病病机分析

（1）冠心病多呈现多病杂陈状态。

周仲瑛教授所治冠心病，多兼夹如高血压、慢支、肺心病、糖尿病、反流性食管炎等其他多种疾病，呈现出多病杂陈状态，不同的疾病都有其不同的病机演变规律，冠心病的病机演变和其他病机演变交织互为因果互相影响。

（2）"气阴两虚、心营不畅""痰瘀痹阻、胸阳失旷"为基本病机。

周仲瑛教授通过大量的临床实践认识到，冠心病的基本病机是"气阴两虚、心营不畅""痰瘀痹阻、胸阳失旷"。通过分析周仲瑛教授诊治冠心病病案，发现在周仲瑛教授辨治冠心病病案常用病机术语中，常涉及心营不畅、胸阳失旷、气血失调、心神失养、肾虚肝旺、阴阳失调等正虚病机，以及瘀、痰、热、湿、郁、风、火、毒、寒、燥等病性病机，但这些病机病因之间常常相互转化，呈现出动态复杂的转换，多数病机会演变为气阴两虚、痰瘀痹阻，最终导致心营不畅、胸阳失旷的基本病机。

（3）"瘀、痰、热、湿、郁、风"为主要病理因素，常兼夹复合为患。

病理因素是疾病发生的中间环节，冠心病患者因各种病因导致脏腑功能失调，产生病理因素，病理因素作为致病因子直接或间接导致冠心病的发生发展。冠心病的病理因素主要有瘀、痰、热、湿、郁、风、寒，常兼夹复合为患，亦可涉及痰瘀、瘀热、痰热、痰湿、风痰、寒痰、湿热、风湿、寒湿等。

（4）病位以心为主，但与肝、肾、肺、胆、脾胃等脏腑皆有密切关系。

从病位而言，冠心病的病位固然以心为主，但与肝、肾、肺、胆、脾胃等脏腑皆有密切关系。人体是一个有机的整体，一脏有病必然影响到其他脏亦病，临床常见有心肝、心肺、心脾、心肾、心胃或胆心同病等情况。因此，中医辨治冠心病不应拘泥于"心"，应通过分析五脏之间的关系，进行整体调治。

（5）病理性质多属本虚标实，虚实夹杂。

从病性而言，本虚标实，虚实相因，或痰瘀痹阻心脉，心营不畅，或气阴两伤，心营失养。进而言之，在本病的发病过程中，或心经郁热、湿热、痰热、痰饮、瘀浊诸邪痹阻心脉，耗伤气营；或阴寒凝结，气失温煦，耗气伤阳，终致心气不足或阴阳并损，为因实致虚。又有心气不足，鼓动不力，易致气滞血瘀，或心肾阴虚，水亏火炎，灼伤津血，为痰为瘀，或心阳虚衰，阳虚外寒，寒痰凝络，为因虚致实。临证应详辨虚实因果主次，随证治之。

（6）病机演变循序渐进

周仲瑛教授则在多年的实践经验中，认识为由于冠心病每多与外感寒邪、饮食不节、情志失调、劳倦内伤、年迈多病等因素有关，随着年高体虚，气虚则痰湿瘀浊内生，阴虚则内热，耗津伤血，血行不畅，多种因素终致人体气机郁滞、痰湿、浊毒、瘀血、寒凝等病理因素杂至，痹阻心脉，表现为膻中或左胸部发作性憋闷、疼痛等症。随着病情迁延日久，加之年高体虚，人体五脏功能逐渐走衰，气虚则运血乏力，血虚则气化无源，血脉失充，心阳不振，心脉痹阻不畅。因此，胸痹阳微阴弦病机的形成有个渐进的过程，疾病发展的过程就是机体邪正交争的过程，在这个过程中，就诊时的患者可能处在病机演变的任意节点，病化转化传变复杂多样，不能僵化思维，应活化辨证，机圆法活。

（二）周仲瑛教授治疗冠心病治则治法分析

周仲瑛教授既紧紧围绕气阴两虚、痰瘀痹阻、心营不畅基本病机为主要治疗目标，又兼顾病机演变过程中的复杂性，立足于本病复合病机特点，注重随病机的兼夹复合，采用复法制方思路，灵活变通，反对拘泥固定方药。对于冠心病与其他疾病并存而呈多病杂陈者，周仲瑛教授提出，"注意辨别主要矛盾，当先治他病，抑或先治疗冠心病，抑或二者同时兼顾，当权衡利弊，灵活变通"。辨治冠心病不应泛用宣痹通阳之法，应从中医整体观出发，详辨病机证素，确立标本主次，重视益气复脉、养阴生津为主，兼顾虚实两端。

1. 权衡标本主次

周仲瑛教授认为，冠心病常属本虚标实，本虚和标实常互为因果，治疗应当以扶正祛邪为治疗大法。患者常以中老年人为主，年老体虚，阴气自半，此时机体脏器功能退化，人体的气和阴开始走衰，此为本虚，胸中之血液循环依靠心气推动，心气虚则无力推动血液，形成瘀血，此为标实，最终导致心脉瘀阻、心营不畅而发为胸痹。此种情况属本虚而致标实，此时应以治疗扶正为主，若患者当下为冠心病标实症状所苦，应先祛邪缓解患者的痛苦，但整个治疗过程还应以扶正贯穿始终。

若在其他多病杂陈情况下，患者如患有糖尿病、高血压、慢支等病，体内存在较多的病理因素，如心经郁热、湿热、痰热、痰饮、瘀浊诸邪，此为标实，这些病理因素痹阻心脉，耗伤气阴，发为胸痹。此种情况属标实而致本虚，治疗应以祛邪为主，兼顾扶正。

在实际病情发展变化过程中，往往难以简单分辨病情本虚标实的因果先后，应在实际临证时灵活变通，随证治之。如气阴两虚、痰瘀痹阻、心营不畅的患者，扶正与祛邪的主次应根据不同患者因时因人制宜。

对于冠心病的发展过程，应根据患者的身体正气和邪气交争情况，权衡祛邪和扶正的主次。在冠心病发展初期，特别是患者较为年轻、体壮，素体健康，初发本病，此时正气较强，邪气较弱，用药应以祛邪为主，用药重在攻邪，邪祛则正安；针对中期冠心病，此时患者正气与邪气相争，正气受损，邪气亦折损，此时正虚邪实夹杂，当兼顾扶正祛邪，宜攻补兼施；当患者正气与邪气交争过程中正气亏损严重，或年老正虚本虚，此时患者的机体无力抵抗邪气，应以扶正为主，佐以攻邪。在整个疾病治疗过程中，应注意治疗病理因素贯穿始终，因冠心病发展过程中病理因素是导致其发生、发展及转归的关键，此为还应注意祛邪而不伤正。

2. 多病位同治

通过研究周仲瑛教授病案发现，周仲瑛教授辨治冠心病常有多病位同病患者，冠心病的病位固然以心为主，但与五脏也有关系。人体是一个有机的整体，一脏有病必然影响到他脏亦病，临床常见有心肝、心肺、心脾、心肾、心胃或胆心同病等情况，常见心肝、心肺、心脾、心肾、心胃或胆心同治。临证可见"滋养心肾，养心复脉""温补脾肾，养心和营""心脾同治，和胃理气"等治法。可见周仲瑛教授辨治冠心病注重兼夹脏腑疾病，重视多脏腑多病位同治。

3. 辨病与辨证相结合

辨病是对某个疾病的病因病机、发展转归的全面认识，辨病包括中医和西医的病名，我们所说冠心病即为西医的病名，西医之冠心病又涉及中医胸痹心痛、真心痛、胃痛等范畴，对于西医之冠心病患者，有其特定的病因病机辨治过程，但疾病现状处于哪一阶段亦或是哪种病机类型又需要把握具体疾病病机证素，故周仲瑛教授强调，只有以证带病，结合具体疾病审证求机，才能把握疾病的病机演变规律。

（三）周仲瑛教授治疗冠心病病证结合辨治方案

1. 基本方

（1）气阴两虚，心营不畅基本方。

太子参、大麦冬、潞党参、丹参、川芎、红花、娑罗子、知母、炙甘草。

（2）痰瘀痹阻，胸阳失旷基本方。

全瓜蒌、薤白、半夏、川芎、丹参、砂仁、甘松、白檀香。

2. 常见病机证素加减法

通过本研究中关联分析结果，结合周仲瑛教授临床辨治经验及典型病案阅读分析，得出依据病机证素加减法6种。

（1）肝肾亏虚者，加石斛、炙僵蚕、桑寄生、生地黄。

（2）心经郁热者，加黄连、娑罗子、麦冬、太子参、丹参、瓜蒌。

（3）心胃同病者，加黄连、砂仁、半夏、丹参、莪术。

（4）肾虚肝旺者，加白蒺藜、川芎、丹参、天麻、生地黄、泽兰。

（5）痰热内蕴者，加海藻、炙僵蚕。

（6）湿热中阻者，加白术、茯苓、半夏、黄连、厚朴。

3. 常见复合病机及治法总结

在涉及的病机证素中，心的病机以心营失畅为主，涉及心经郁热、胸阳失旷、心脉瘀阻、心神失养，整体病机以气阴两虚和肝肾不足为主，涉及肾虚肝旺、心胃同病、心肾不交、肺心同病、胆心同病、肺肾两虚等，病理因素主要是痰瘀痹阻，涉及湿热中阻、风痰瘀阻等，其间的常见病机兼夹复合类型如下。

（1）"气阴两虚，心营不畅，心经郁热"病机复合。

研究发现，周仲瑛教授辨治冠心病常见气阴两虚、心营不畅、心经郁热复合病机，患者常见胸闷，胸痛隐隐，时发时止，口干，乏力，气短，易汗出等症，舌红少苔，脉细数或弦细。针对气阴两虚、心营不畅、心经郁热的复合病机，周仲瑛教授喜用生脉饮为君加减，但不用人参而选太子参，以取其益气养阴之功，更加生地、玉竹助君药之力，针对心营不畅病机喜用川芎、丹参、蒲黄和三七粉畅通心营，针对心经郁热病机常选娑罗子、黄连、甘草清宣郁热。

（2）"气阴两伤，心脉瘀阻，气血失调"病机复合。

出现"气阴两虚，心脉瘀阻，气血失调"复合病机即是前一复合病机的发展演变，与之前复合病机相比，本复合病机也有气阴两虚，但前一复合病机为心营不畅，本病机为心脉瘀阻，在心脉瘀阻的程度上重于前，心营不畅，病久入络即出现瘀阻心脉，根据血瘀的轻重虚实配伍不同的活血通络药，周仲瑛教授在用药时较前病机方案常加用九香虫、炮山甲、片姜黄、鸡血藤、路路通等通络药物。

（3）"痰瘀痹阻，心经郁热，气阴两虚"病机复合。

本案病机仍有气阴两虚，但患者常在冠心病气阴两虚症见的基础上，出现胸闷、便秘、苔黄腻舌质暗红、脉弦滑等表现，此时痰瘀痹阻、心经郁热为标，气阴两虚为本，当先着重治其标，兼顾其本。治疗上以化痰消瘀、清热滋阴为主，在用药上，因痰瘀较重，去生脉饮中之五味子，常选用瓜蒌半夏薤白、香附旋覆花汤、丹参饮之意以化痰宽胸，和血通脉，又加丹参、黄连、石菖蒲、知母、功劳叶对心经郁热。

（4）"肝肾阴伤，痰瘀互结，络热血瘀"病机复合。

对于年高体弱、多病杂陈、病机复杂的患者，患者年高，肝肾本虚，除胸痹心痛之表现，其临床表现复杂多样，病位不仅在心，更及肝肾。病性不仅有痰瘀阻络，更有络热血瘀，痰、瘀、热等病理因素相互交织。在治疗用药上心脑同治，因此，除了选用瓜蒌、丹参、地黄、太子参、石斛、川芎、泽兰、鸡血藤化痰活血、益气养阴通脉外，更用抵挡汤意合地龙、僵蚕，增强凉血散瘀通络之功，泽泻、猪苓、茯苓等淡渗化湿，桑寄生补益肝肾。病症虽多，从整体上把握病机证素进行随证选药施治，不难收获良效。

（5）"湿热中阻，心胃同病，痰浊瘀阻，胸阳不足"病机复合。

对于临床见"湿热中阻，心胃同病，痰浊痹阻，胸阳不足"复合病机，因湿化热，因湿生痰，因痰生瘀，因痰化热，因瘀化热等病邪之际相互转化，周仲瑛教授称之为病邪从化。此类复合病机属正邪相当，邪正交争，虚实夹杂，故此类常见于中年以下患者，正气尚存，但邪亦重，且病程较短，病情突发，常见胸闷心痛主症兼夹脘痞嗳气等心胃同病证候，对此周仲瑛教授常采用心胃同治思路，方用六君子汤、瓜蒌薤白半夏汤合丹参饮化裁，加白檀香、娑罗子、甘松等辛香理气通络，若取效之后，邪实得损，当兼顾扶正，此时更加黄芪、桑寄生补益肝肾，进而取得良效。

（6）"痰瘀痹阻，胸阳失旷，气阴两虚，心营不畅"病机复合。

本复合病机以痰瘀痹阻、胸阳失旷为标，气阴两虚、心营不畅为本，是周仲瑛教授辨治冠心病两类最常见的病机。痰瘀痹阻和气阴两虚同时存在，本虚与标实共见，当分清本虚与标实的先后主次，临证灵活辨治，痰瘀痹阻、胸阳失旷常见胸膈闷塞或冷痛伴有泛恶等为主症，气阴两虚、心营不畅则以胸闷胸痛隐隐或口干舌红少苔为主症，当临床以痰瘀证候居多时，治疗以瓜蒌薤白半夏汤加桂枝、丹参、川芎、九香虫、砂仁化痰活血温通心营为主，临床以气阴两虚证候居多时，以黄芪、党参、太子参合麦冬、百合、酸枣仁、知母补益气阴，养心安神为主，临床应用应兼顾祛邪与扶正，分清主次。

第二节　冠心病术后的名家学术思想、治疗经验

一、邓铁涛教授论治冠心病介入术后病证的学术思想探析[①]

邓铁涛教授是当代著名中医学家，在长期的医疗活动中对冠心病介入术后的中医辨证论治积累了丰富的经验，邓铁涛教授认为经皮冠状动脉介入治疗属于中医"祛邪"治法，术后患者的病机特点以本虚为主，兼有邪实；术后中医治疗以扶正为主，祛邪为辅；研制通冠胶囊用于介入术后患者的治疗，取得良好疗效。

（一）冠心病病机特点"正虚为本，邪实为标"

邓铁涛教授认为中医发病学的特点之一是重内因，内因是疾病发生的主要原因，《黄帝内经》云"正气存内，邪不可干""虚邪贼风，不得虚，不能独伤人"，而冠心病的根本病机就是"本虚标实"。本虚为气、血、阴、阳不足，标实则为痰浊、寒凝、瘀血、气滞等病邪郁阻心脉，本虚中以气虚为基础，标实则以血瘀、痰浊多见。气是构成人体和维持人体生命活动的最基本物质，"气为血之帅"，气虚则无力推动血液运行，血行迟缓而留滞为瘀，气虚血瘀是冠心病发病的重要病机。邓铁涛教授结合岭南"土卑地薄，气候潮湿"的特点，又指出痰阻也是本病的重要病机，缘岭南多气候潮湿，加之患者喜摄膏粱厚味，而消耗不充分，日久伤及脾胃，浊气归于胃之大络，化生痰浊，痹阻血脉，血脉不通而生本病，痰瘀之邪多相兼为病。"矛盾是不断发展变化的"，邓铁涛教授进一步指出，标本虚实在冠心病的发展过程中也是不断变化的，胸痛、真心痛发作时以邪实为主，缓解时以本虚为主，必须时刻把握患者的虚实变化，方能正确地补虚泻实，而不使补泻太过，耗伤正气。

（二）冠心病介入术后病机特点以"本虚为主，兼有邪实"

邓铁涛教授认为，中医也是不断发展的，必须善于掌握当代医学的先进成果以促进中医的发展。近 20 年发展起来的经皮冠状动脉介入治疗对冠心病的治疗提高起了一定的作用，中医人员应该懂得和熟悉介入技术，并以此为契机以促进中医药的发展。邓铁涛教授通过大量临证发现，患者 PCI 术前多有胸痛、痛有定处，舌暗，或舌边瘀点，或舌底脉络曲张，脉弦或涩的血瘀证候，PCI 术后患者胸痛症状明显缓解，甚至消失，而此时临证多表现为精神不振、纳差、乏力、呕吐、恶心、舌淡暗、脉虚等本虚症状，结合 PCI 术可以直达病变，开通闭塞之经络，因而提出冠心病介入治疗技术可归属于中医"祛邪"治法，具有"活血破瘀"之功效，冠心病 PCI 术后则以本虚为主，加之 PCI 术的"破血"作用，易耗伤正气，故本虚症状较前还可能加重。正气不足，邪必所凑，气

---

① 张敏州、王磊：《邓铁涛教授论治冠心病介入术后病证的学术思想探析》，载《中医药管理杂志》2006 年第 1 期，第 32 – 33 页。

血不能调和，瘀血、痰浊内生，再次郁阻脉络，发为胸痛。因而，PCI术后的病机特点是本虚为主，兼有实邪。

（三）冠心病介入术后的治疗以扶正为主，祛邪为辅

邓铁涛教授又进一步指出，PCI术通过球囊扩张和放置支架的方法扩张闭塞或狭窄的血管，只能是一种暂时的姑息的局部治疗方法，而动脉粥样硬化是一个全身的病理疾病，PCI术后冠状动脉粥样硬化还将进展，术后发生再狭窄是必然的，因而PCI术后必须加强药物治疗以抑制动脉粥样硬化的进展。从中医理论讲，PCI术只是一种治标的局部疗法，不能从根本上改变冠心病的本虚标实的病机特点，而"整体治疗""五脏相关"是中医的基本特点之一，术后应用中医药从整体上调整阴阳和气血，使"阴平阳秘""气血调和"，正好可以弥补介入治疗的不足，针对PCI术后"正虚为主，夹有邪实"的病机特点，术后的治疗也应以扶正为主，祛邪为辅。扶正即补心、脾、肾三脏之正气，临证时需观察以何脏虚损为主，补心气以吉林参、红参为主，心气虚重者可用高丽参；补脾气以党参、白术为主，补脾不忘加用茯苓、猪苓等健脾利湿之品；补肾气则以巴戟天、仙灵脾为主；大补元气则应重用黄芪；若患者兼有畏寒、乏力、四肢不温等阳气不足的征象则可加用附子、干姜以温补肾阳；祛邪即少佐活血、化痰、行气之品，如丹参、赤芍、当归、橘红、枳壳等温和祛邪之药。扶正为主，祛邪为辅，俾使正气渐胜，而邪气渐祛。对于气虚痰瘀型的患者，则可用冠心方加减，该方在温胆汤基础上加用党参、五爪龙益气，丹参以活血散瘀，易枳实为枳壳，以减行气之力，易陈皮为橘红以化脾胃之痰湿。

在急性心肌梗死（acute myocardial infarction，AMI）的介入治疗前后，邓铁涛教授更强调要掌握"通"和"补"的时机和度，在PCI术前患者胸痛剧烈，应以"通"法为主，诸如活血、涤痰、温阳、行气等法，同时患者多伴有冷汗出、乏力、肢冷等阳气虚脱之证，故需兼顾益气、温阳之"补"法；术后患者胸痛症状多已消失，但由于心肌顿抑和缺血再灌注损伤的存在，患者心功能低下，表现为气促、不能平卧、冷汗淋漓、四肢不温、纳差等证候，此时应以"补"法为主，重用益气、温阳之治法，达到"益火之源，以消阴翳"的目的，迅速改善患者的心功能不全和休克状态。临床研究证实，中西医结合治疗较单纯西医治疗可有效提高AMI患者的心功能，缩短住院时间，降低医疗费用，同时明显改善患者预后。

（四）研制通冠胶囊以防治介入术后再狭窄

邓铁涛教授注意到，PCI术后有20%～40%的再狭窄发生率，使得许多患者接受再次靶血管血运重建术，加重了患者的经济负担，他因而提出研制价廉效高的中药以防治再狭窄。邓铁涛教授指出，再狭窄仍属中医"胸痹"范畴，"标实"是其重要的病机，但要重视正气不足的内在因素，介入治疗可以显著改善患者的瘀证，然胸痹终究是本虚标实之证，术后正气仍不足，"气不足者，邪必凑之"，导致瘀血和痰浊有形之邪的形成，再次闭塞脉络，其中又以血瘀为主，因而，气虚血瘀为PCI术后再狭窄的主要病机。在这一理论指导下，他们研制出通冠胶囊，药有黄芪、水蛭等药物组成，方中重用黄芪峻补元气，益气以助血行，取"气为血帅，气行则血行"之义，《珍珠囊》谓：

"黄芪甘温纯阳，其用有五，补诸虚不足，一也；益元气，二也；壮脾胃……"水蛭味咸苦入血分，功擅破血逐瘀通络，其力峻效宏，诸药共收益气活血、破瘀通络之功效。实验研究发现，通冠胶囊能有效抑制兔血管成形术后早期内膜增殖、抑制血管内膜 PDGF – βmRNA、TGF – β 的表达及抑制血管平滑肌细胞增殖和细胞外基合成和促进细胞凋亡的作用。临床研究证实，通冠胶囊可降低 PCI 术后血脂含量，抑制冠心病介入术后引起的血小板激活，改善 PCI 术后高凝状态，调节体内凝血——纤溶系统平衡，将 PCI 术后 6 个月的再狭窄发生率降低至 13% 左右。邓铁涛教授指出，通冠胶囊药简而力宏，君臣佐使配伍严谨，其对冠心病的治疗是多靶点、多层次的，不仅可以防治 PCI 术后再狭窄的发生，还可用于冠心病心绞痛的治疗，抑制动脉粥样硬化的进展，值得在临床进一步研发和推广应用。由于气虚痰瘀型也是 PCI 术后再狭窄患者的重要证型，邓铁涛教授提出，在通冠胶囊基础上加用陈皮、法夏，即为具有益气活血化痰之功的通冠胶囊 II 号，实验研究初步证实该药对平滑肌细胞增殖也具有较好的抑制作用。

二、郭维琴治疗冠心病支架术后学术思想初探[①]

目前，冠状动脉粥样硬化性心脏病的发病率逐年增长，尤其是老年人及患有高血压、糖尿病、高脂血症的人群，严重危害着人类的健康。随着科学技术的发展，经皮冠状动脉造影及支架、搭桥术为人们带来了许多的益处。现如今，行造影及支架者人数增多，经随访发现支架术后并发症者也为数不少，医学总是在不断地发现问题，进而在解决问题之中不断前进。我们知道动脉粥样硬化是一个进行性的线性发展过程，因此，支架术后的中西医治疗日益受到重视，现将郭维琴教授治疗冠心病支架术后的学术思想初步加以探讨，总结如下。

（一）整体观念，五脏相关

中医学认为人体是一个内外联系、自我调节和自我适应的有机整体。各个脏腑形体官窍，实际上是人体结构的一部分，各个脏腑形体官窍的功能，实际上是整体功能的一部分。中医学在分析病证的病理机制时，着眼于整体，局部病变常是整体病理变化在局部的反映。诊疗时，从整体出发，在探求局部病变与整体病变的内在联系的基础上确立适当的治疗原则和方法。

冠状动脉粥样硬化性心脏病，属中医胸痹心痛的范畴，主要病理为心系脉络瘀阻、心脉不通。但人是一个整体，胸痹虽病位在心，实为人体气血不调、血行不畅在心系局部的反应，与肝、脾、肾等其他脏器功能失调密切相关，治疗时，我们不仅仅治心系之脉络瘀阻，还要着眼于整体，调整机体的阴阳失调。冠状动脉支架植入只是暂时解决了局部病变，不能阻止冠状动脉粥样硬化的进展，且患者本身的体质和整体病机并未改善，根本问题未解决，所以在这样的机体状态下，还会出现再狭窄，即所谓中医的治标而未治本。郭维琴教授强调支架术后患者继用中药调治是必要的，同时，在治疗疾病时，我们也要着眼于整体病机，调整阴阳，改善机体的大环境，则局部病变才能从根本

---

① 李靖靖、刘玉霞、王倩、许丞莹、王文哲、朱文秀、陈旸、王亚红、郭维琴：《郭维琴治疗冠心病支架术后学术思想初探》，载《辽宁中医杂志》2013 年第 40 卷，第 7 期，第 1316 – 1318 页。

上解决。即理气活血，不仅仅是心系局部的血脉通畅，而是理全身之气血，进而解决局部之瘀滞。中医有"大气一转，其气乃散"的说法。中医不仅仅治病，还要治疗整个人，让人阴阳平秘，脏腑调和则无恙。

（二）谨察阴阳，辨证施治

辨证施治是运用中医学理论辨析有关疾病的资料以确立证候，论证其治则治法方药并付诸实施的思维和实践过程。采用辨病和辨证相结合的方法，既要把握疾病发生发展的整体规律，也要运用中医的四诊合参辨别证候，针对每个患者的特殊个体，随证治之，即"谨察阴阳所在而求之，以平为期"。

冠心病支架植入术后的患者，均有其共同的基本病理基础，但矛盾是不断发展变化的。中医认为"久病多虚，久病多瘀，年老体虚"，冠心病多见于中老年人，且多有长期的高血压、高血脂及糖尿病等多种慢性病，故多为"正气亏虚，痰瘀互阻"，行PTCA术者，大多是在此基础上，出现严重的痰瘀痹阻心脉，心脉不通时所采取的积极救治措施，虽然，疏通脉道，及时使血脉通畅，危证得以解救。但已有心气、心阳损伤在先，再加PTCA术外源性、机械性的损伤，耗气伤血，进一步损伤正气，所谓虚上加虚，所以，在PTCA术后再狭窄的发病病机中，已有正气亏虚，心气、心阳不足的体质因素。另外，PTCA术的机械性扩展血管、拓开管壁的同时伤及络脉，正如陈无择《三因方》所述的"金所伤"，势必造成血行不畅，瘀阻血络，在原病变基础上，进一步形成新的瘀血，血瘀证客观存在。故从临床治疗体会，认为虚、瘀、热、毒是PTCA术后再狭窄治疗的关键，早期应针对血瘀及炎症以活血化瘀、清热解毒为主，抑制血瘀及炎症的发展，以减少血小板及相关一系列细胞因子、生长因子的生成及释放，从而达到抑制平滑肌细胞的迁移、增生，而中、后期则应辨证分型，针对正虚之本，以补正气为主，辅以益气通脉、益气养阴通脉、益气温阳通脉等治法，通过扶正以化瘀通络防止再狭窄的发生、发展和进行。

（三）安不忘危，防治未病

中医的治未病思想，是指采取一定的措施防止疾病的发生与发展，包括未病先防和既病防变两个方面。然而，介入治疗并不能解决所有问题。临床发现，斑块在冠脉血管树上的分布具有弥漫性，任何一例动脉粥样硬化患者，可能冠脉造影上只显示某处冠脉狭窄，但从整体看，一旦冠状动脉造影发现有斑块形成，整个冠状动脉就可能有多处动脉粥样硬化病变存在。PTCA术后再狭窄的发病率高达30%～50%，PTCA术后再狭窄一般在手术后1年内，特别是术后6个月多见，术后1年后几乎不发生。此外，还有血栓、动脉瘤及支架移位。PTCA术后再狭窄的发生机制主要属于医源性疾病，因此，积极的预防更重要于再狭窄后的治疗。因为再狭窄发生从术后即刻开始，随着其病理进程的发展，呈类似瀑布式连锁反应，最终导致再狭窄的发生，所以相应的预防治疗从术后即刻开始。PTCA术后动脉管腔扩开后，由于患者心肌缺血症状可能会有明显改善，临床无不适感觉，但再狭窄机制已经启动，这时尤其在PTCA术完成后，马上就应开始运用中医中药，辨证施治，从而抑制再狭窄的发生、发展进程。

（四）法贵乎活，药贵乎精

早期，以清热凉血、活血解毒为法，以控制早期血栓形成，抑制炎性介质的释放、炎症的发展，考虑本虚标实的病机因素，在方药中酌加太子参以清补正气的不足。急性炎症期过后，临床也证实正气不足的症状体征开始显现，而慢性炎症仍持续状态，此时则应以益气活血、清热凉血为法，同时应用黄芪加强补益正气，通过益气以化瘀，扶正以祛邪。从而进一步抑制再狭窄的发生、发展进程。对于PTCA术后仍有心绞痛发作，则应辨证分型治疗。早期：治宜清热凉血、活血解毒。药用连翘、金银花、赤芍、丹参、三棱、山慈菇、郁金、太子参、莪术，随证加减。中、后期：治宜益气活血、清热凉血。药用生黄芪、丹参、红花、鬼箭羽、金银花、虎杖、山慈菇、赤芍，随证加减。早期后伴有症状者，需辨证分型论治。如气虚血瘀、阴寒凝滞、气滞血瘀、阴虚血阻、湿热阻遏。

（五）生活调摄，怡情易性

现代医学研究发现影响PTCA术后再狭窄的临床相关危险因素，除病变因素、操作型因素等客观因素外，主要与患者高血压水平、高脂血症、糖尿病、高胰岛素血症、不稳定型心绞痛、血浆高同型半胱氨酸血症等因素相关，而高血压、高脂血症及糖尿病等疾病的发生、发展与患者的生活方式、饮食、性格等密切相关。因此，生活调摄、怡情易性，既是治疗病因，也是祛除诱因。

唐代孙思邈曾说："安身之本必须于食，救疾之首惟在于药，不知食宜者，不足以全生。"郭维琴教授在临床中注重指导患者合理饮食，劳逸结合，适当体育运动，增强体质，预防疾病的发生。尤其对于吸烟饮酒者，每次患者复诊，郭维琴教授都会仔细询问患者是否限烟，起初患者不是那么在意，日久在郭维琴教授的督促下，就会戒掉。酒也一样。还有心衰患者的体重变化，当医者特别关注的时候，患者也会非常关注。同时，还注重高血压患者的自我监测，心血管门诊常常要量血压，而有些患者经过长途跋涉，有些未食降压药，情况不一，往往此时测得的血压，并不能良好反映患者平时的血压，嘱患者在家定时测量血压、心率等，日久成为一种习惯，这样临床便可把握规律，准确用药。把小事落实到实处，是对患者负责任，同时也使疗效显著。

我们都知道不良的心理刺激是冠心病的一个不可忽视的危险因子，研究也发现冠心病的患病率与社会地位、经济状况、社会稳定性甚至文化教育、A型性格等有较明显的关系。临床中确有不少患者情绪比较急躁，郭维琴教授就非常重视指导患者调畅情志，提倡双心门诊。首先"告知以其败"指出疾病的危害，引起患者对疾病的重视，同时"语之以其善"告诉患者正确地认识疾病，应如何诊治疾病，除其忧虑，并嘱其克服不良情志，通过种花、养鱼、练功等平衡心态，从而恬淡虚无，精神内守，长处寂静，心君泰定。

（六）医贵精诚，效贵乎捷

支架术后患者应用中医中药治疗，可以明显改善胸闷、胸痛、乏力、心悸等相关症状，临床中患者舌象的变化也非常明显，舌诊是中医望诊的主要内容，况"舌为心之苗，手少阴之别……循经入于心，系舌本"。心经的别络上行于舌，因而心的气血上通于舌。舌象的各种细微变化最能反映心脏的各种生理活动和病理变化。古人说，"脉有真假，舌不欺人"，跟诊中确能观察到治疗前后的舌象变化。检查方面，虽然不可能使狭窄血管恢复正常，但可能会通过增加心脏侧支循环，提高心脏耐受缺血缺氧的能力而发挥作用，明显提高患者的生活质量。对于 PTCA 术后者，可以使血管不再狭窄，或者使再狭窄的时间延长，提高患者的生活质量，延长生存时间。

临床实践中，郭维琴教授为人谦诚，精益求精，每每跟诊，感触颇深，指导讲解，沁人心脾，开慧迪智，得益匪浅。

三、何立人辨治冠心病支架术后的临床经验[①]

沪上名医何立人教授耕耘杏林近五十春秋，学验俱丰，尤擅诊治冠心病、高血压、心肌炎以及各种心律失常、失眠等属于中医心系疾病范畴之病症，临证注重整体把握病机，擅用通补兼施以扶正祛邪，遣方用药独具匠心。兹就何立人教授辨治冠心病精辟冠状动脉介入术（PCI）后临床经验总结如下。

冠状动脉粥样硬化性心脏病（CAD）简称冠心病，是冠状动脉粥样硬化或动脉痉挛使血管腔狭窄、阻塞，进而导致心肌缺血、缺氧而引起的心脏病，类属于历代中医文献中"胸痹""心痛""真心痛""厥心痛""久心痛""膈心痛""包络之痛"等范畴。其发病率逐年增长，尤其是老年人及患有高血压、糖尿病、高脂血症的人群，严重危害着人类的健康。近年来，随着现代医学介入技术和设备的不断提高，经皮冠状动脉造影及支架、搭桥术为人们带来了许多的益处，经皮冠状动脉内介入治疗（percutaneous coronary intervention，PCI）作为冠心病血运重建治疗的重要方法之一，已在临床上广泛运用。如今，行造影及支架者人数增多，但随访发现支架术后并发症者也为数不少，胸闷、胸痛现象仍有存在，PCI 术后再狭窄影响了冠心病介入治疗的疗效；此外，部分重症冠心病患者在一次 PCI 术中，由于血管条件、经济限制等原因可能只能对一支血管进行血运重建，患者仍有心肌处于缺血状态，心功能恢复受到限制。何立人教授认为，在冠心病 PCI 术前、术后介入中医药治疗，可以发挥中医药综合性调治、已病防变的优势，降低再狭窄的发生率，改善心功能，提高患者的生活质量。

（一）冠心病 PCI 术后的证候与病因病机

1. 关于胸痹的症状、病因、病机

历代医家多有著述，如《黄帝内经素问·痹论》"心痹者，脉不通"、《灵枢·五邪篇》"邪在心，则病心痛"等描述了病位、病因；《金匮要略方论》卷上《胸痹心痛短气病脉证治》"师曰：夫脉当取太过不及，阳微阴弦，即胸痹而痛，所以然者，责其极虚也。今阳虚知在上焦，所以胸痹心痛者，以其阴弦故也"，《玉机微义》卷三十三《心痛》"然亦有病久气血虚损及素作劳羸弱之人患心痛者，皆虚痛也"，强调了本虚是导致发病的关键因素；《诸病源候论》卷十六《心痛病诸源候论·久心痛候》"心为诸脏主，其正经不可伤，伤之而痛者，则朝发夕死，夕发朝死，不暇展治。其久心痛者，是心之支别络脉，为风邪冷热所乘痛也，故成疹不死，发作有时，经久不瘥也"，对真心痛的骤然发病和预后作了阐述。

① 何欣、舒勤、何立人：《何立人辨治冠心病支架术后的临床经验》，载《四川中医》2016 年第 34 卷，第 5 期，第 18－21 页。

2. 冠心病 PCI 术后证候

冠心病、冠心病 PCI 术后再狭窄都是以"心"的证候为主，以气血变化为核心，临床上多见"气虚血瘀"或"气虚痰瘀"之象。气血是构成人体的两大物质，人体赖气血之温热、濡润、滋养以维持生机，《难经·八难》中有言"气者，人之根本也"，盖精血阴阳皆可由气所化，气足则无顽疾，气虚则百病丛生，"百病生于气"。慢性病的发生必以伤气为先，从无形之疾至有形之病，气病贯穿始终。胸痹日久，必然会发生气血偏盛衰的病理变化。《寿世保元》云"盖气者血之帅也，气行则血行，气止则血止，气温则血滑，气寒则血凝，气有一息之不运，则血有一息之不行"，PCI 术后"标实"虽然暂时得以缓解，但本虚实难以迅速恢复，加之 PCI 手术本身也容易损伤正气，因此如果不及时护本，易导致气虚更甚，气虚不运，则"痰""瘀"之邪复而来之。

3. 冠心病 PCI 术后再狭窄的病机为"阳微阴弦，痰阻血瘀"

中医认为"年老体虚，久病多虚，久病多瘀"，因此冠心病 PCI 术后已有正气亏虚的体质因素。心主血脉以血络为用，心又藏神以气络为功，五脏六腑皆赖气血以养以护，君主之官则易过用，过用则虚，虚则成为容邪之所，而心不受邪，心之包络代之，故心络易被邪侵，心之阳气虚衰，鼓动无力则血流瘀滞而凝；气虚可致脾不运化，肺失肃降，肾失气化，则水湿停聚而痰浊水饮，心脉受累。因此，冠心病 PCI 术后多有"本虚标实，虚实错杂，痰瘀互结，心脉痹阻"。本虚责之于气、血、阴、阳，其中以气虚、阳虚最为突出；标实主要涉及气滞、血瘀、痰饮、寒凝、火热，尤以血瘀、痰浊为常见。

（二）冠心病 PCI 术后的治则、治法

1. 整体把握病机，注重脏腑相关

冠心病病机为心系脉络瘀阻、心脉不通，心包为心之藩篱，既可替君行令，亦可代君受邪。病位虽在心，实为人体气血不调、血行不畅在心系局部的反应，与肝、脾、肺、肾等其他脏器功能失调密切相关，治疗时，不仅仅治心系之脉络瘀阻，而要着眼于整体，调整机体阴阳失调。尽管心脏支架介入治疗对于冠心病有了"立竿见影"的急救效应，但并未从根本上遏制疾病的发展。何立人教授认为，由于患者体质和整体病机未改善，故还会出现再狭窄，即所谓中医的治标而未治本。何立人教授强调支架术后患者继用中药调治是必要的，即理气活血，不仅是心系局部的血脉畅通，而是理全身之气血，进而解决局部之瘀阻，中医有"大气一转，其结乃散"的说法。

2. 法于阴阳、和于术数，扶正祛邪、以平为期

冠心病 PCI 术后多有"阴平阳秘"的失衡，故应"谨察阴阳所在而求之，以平为期"。采用辨病和辨证相结合的方法，针对每个患者的特殊个体，随证治之，力求恢复人体内外平衡、脏腑平衡、气血阴阳平衡。《黄帝内经》云："必先五胜，疏其血气，令其调达，而致和平。"冠心病多见于中老年人，且多有长期的高血压、高血脂及糖尿病等多种慢性病，故多为"正气亏虚，痰瘀互阻"，行 PCI 术者，大多是在此基础上，出现严重的痰瘀痹阻心脉，心脉不通时所采取的积极救治措施，虽然，疏通脉道，使血脉通畅，危症得以解救，但已有脉中血浊，心气心阳损伤在先，再加 PCI 术的机械性扩张血管，拓开管壁的同时伤及络脉，进一步损伤正气，所谓虚上加虚，正如陈无择《三因

论》所述的"金刃所伤",势必造成血行不畅,瘀阻血络,在原病变基础上,进一步形成新的瘀血,故从临床治疗体会,多虚、多浊、多郁、多痰、多瘀毒,是PCI术后再狭窄治疗的关键,如果治疗从根本上采取补虚活血、行气开郁、逐痰祛湿化浊、解毒透邪之法,常能打通全身血脉,改善冠心病诸多症状的同时,真正让心肌局部供血得到较为根本的改善。

3. 治心勿忘心,治心非唯心

心者,君主之官,五脏六腑之大主,病位在心,但与肺、肝、脾、肾诸脏均有关联。所以,治疗"心"病不能唯"心",即所谓心病从五脏论治。《素问·痿论篇》曰"心主身之血脉",其"赤化"作用化生血液,血液运行于脉中依赖心气推动,流注全身,从而气血冲和,升降有序。可见,心、血、脉三者共同组成一个循环于全身的系统。

若由于外因或内因引起心之气血阴阳失调,则心失滋养,轻则可出现胸闷、心悸;重者可导致各脏腑功能失调,气不行血,血瘀于脉,瘀久生热,灼津为痰,随即瘀血、痰饮等病理产物出现,即为血浊。浊血行于脉中,脉道失养,形成脉痹,又会影响于心,盘踞胸中,发为胸痹。肺主气,司呼吸,朝百脉,主宣发肃降,通调水道,若肺气升降失司,胸中气血运行必然受到影响。肺气不足,则寒邪易侵袭肌表,阴乘阳位,造成寒凝气滞,痹阻于心脉,胸阳不展,犹如土地失于太阳之温煦,生命失于运行之动力,表现在人体可出现心悸不安、胸闷气短、心痛彻背等症状。《诸病源候论·久咳逆上气候》中有记载"肺气虚极,邪则停心,时动时作,故发则气奔逆乘心,烦闷欲绝",即肺气虚可引起胸痹心痛。现代临床研究认为,慢性支气管炎、肺气肿、慢性阻塞性肺疾病等肺系疾病,因咳喘日久,脾肺虚弱,外邪更易从皮毛而入,肺气愈加失展,形成气虚邪恋、胸阳痹阻的病机特点。何立人教授认为,肺气失调有以下两方面因素:一方面,由于肺气虚则宗气弱,难以贯心脉而助血运,气滞于胸,不通则痛;另一方面,内外相合酿生痰浊、瘀血、寒凝之邪壅阻于肺,血运失调而心脉痹阻。在血液运行方面,肝为心之母,两脏相合,共同完成血液在脉管中的运行。在情志方面,心藏神,肝藏魂,心主神明,肝主谋虑,二者休戚相关,若忧思恼怒,情志内伤,则肝郁气滞,气乱血必乱,影响心行血供血的正常生理活动。何立人教授认为,胸痹与肝之疏泄密切相关,随着现代生活节奏的加快,社会压力、生活压力日益增加,郁怒过激的负性社会、生活事件日益增多。在临床中,部分胸痹患者素体过于刚悍之性,心阴易亏;部分患者素体多偏柔滞之性,心气易滞。"肝为起病之源,心为传病之所"。七情过极,疏泄不及,肝气郁结,都可造成心血为之郁阻,心脉不畅而成胸痹。现代医学研究发现,高龄人群,尤其是40岁以上的男性、绝经期后的女性是发生冠心病、心绞痛的主要人群。《素问·上古真天论》中记载:"五八,肾气衰,发堕齿槁;六八,阳气衰竭于上,面焦,发鬓斑白;七八,肝气衰,筋不能动,天癸竭,精少,肾脏衰,形体皆竭;八八则齿发去。"由此可见,肾藏精,乃人体的根本,心得肾之水则滋润,肾得心之火则温暖,水火既济。何立人教授认为,肾发生病变影响及心脉功能,随着年龄增长,肾精渐亏,肾气渐衰,肾阴亏虚,不能滋养五脏之阴,无以养心而致心阴虚,心肾阴虚心脉失养而发胸痹,或进而脉道干涩,血行失畅,瘀血内阻发为胸痹;肾阴虚火旺,灼津成痰,痰瘀交结，痹阻心脉，而为胸痹；肾阴亏虚，水火失济，心火独亢，营阴暗耗，心脉不通，胸阳失展，发为胸痹。肾气亏虚，一可致心之运血无力，气虚血瘀发为胸痹；又可致脾失健运，痰浊内阻或气血乏源，心脉失养发为胸痹。肾阳虚，一则心失温煦，心阳不足，阴寒内盛，心脉挛急发为胸痹；二则致水液运化失常，水饮上犯于心，亦发为胸痹。冠心病的诱因很多，胸痹病因也很多，但何立人教授认为，由于现代人饮食及生活习惯等诸多因素影响，导致痰浊凝结气血瘀滞之胸痹者日益增多。正如张从正在《儒门事亲》中言："夫膏粱之人，起居闲逸，奉养过度，酒食所伤，以致中脘留饮胀闷，痞膈醋心。"脾胃为人体气机升降之枢纽，后天之本，气血生化之源。李东垣所说："脾胃伤则元气衰，元气衰则疾病所由生。"若脾胃运化失司则痰浊生，气血生化乏源，全身脏器都将失于濡养，心脉不畅，痰凝血瘀则发胸痹。

4. 三因治宜人为本，心神调摄尤为重

《黄帝内经》云"心者，生之本，神之变也""五脏六腑之主也，……故悲哀愁忧则心动，心动则五脏六腑皆摇。"中医关注的是"病的人""治病先治神"，因此更重视人的"神"，即人的精神、意识、思维等心理活动在疾病产生、发展及愈合中的作用。研究发现，影响 PCI 术后再狭窄的临床相关危险因素，除病变因素、操作因素等客观因素外，与患者的生活方式、饮食、性格等密切相关。因此，生活调摄、移情易性，既是治疗病因，也是祛除诱因。唐代孙思邈说："安身之体必须于食，救疾之首惟在于药，不知食宜者，不足以全生。"何立人教授在临床中注重指导患者合理饮食，劳逸结合，调畅情志，首先"告知以其败"，同时"语之以其善"，除其忧虑，平衡心态。良好的医患沟通及心理干预，可增强患者战胜疾病的信心，提高依从性，减少并发症的发生及住院时间。这也是治心勿忘心的又一体现。

（三）圆机活法、通权达变，药杂有序、综合图治

冠心病 PCI 术后应树立"术前预防为先，术后尽早介入中医药治疗"的法则，辨证应遵循"八纲辨证与脏腑辨证相结合"，围绕"扶正祛邪，分期治疗"原则，以益气化瘀、扶正祛邪通络，防止再狭窄的发生、发展和进行。PCI 术后再狭窄的发病率可高达50%，临床发现在冠脉血管树上斑块的分布具有弥漫性，任何一例动脉粥样硬化患者，在冠脉造影上可能只显示某处冠脉狭窄，但从整体看，一旦有斑块形成，整个冠状动脉就有可能有多处动脉粥样硬化病变的存在。因此，积极的预防更重于再狭窄后的治疗。

冠心病 PCI 术前：预防性辨证用药，可改善患者正气亏虚的体质状态，增强患者御邪能力，方药以健脾益气、养血补肾之品为主，如党参、黄芪、白术、山茱萸、巴戟天、灵芝、生熟地、仙灵脾、黄精等。

冠心病 PCI 术后早期：以控制血栓形成，抑制炎性介质的释放、炎症的发展，考虑本虚标实的病机因素，针对血瘀、炎症，治宜清热解毒、凉血活血化瘀为主，以苦参、连翘、金银花、赤芍、丹参、牡丹皮、郁金、仙鹤草、太子参、景天三七为基本方，并随证加减。

冠心病 PCI 术后中、后期：针对"虚""瘀""浊"之证候以补正气为主，如益气通脉、温阳通脉，而辅以活血化瘀、健脾泄浊。活血化瘀是治疗冠心病的重要方法，临床应用常行之有效。何立人教授反复告诫，"气为血之帅""气能行血""气能摄血"，生理上气旺则血行顺畅，病理上气虚推动无力则瘀血形成；加之冠心病多发于中老年或久病体衰者，若不加辨证，一味破血下瘀，则必然愈通而气愈耗，血愈亏；但一味补气，则愈补而气愈滞，血愈壅。因此，治疗应活血与益气并用，通补相寓，才能气行血乃行，瘀去脉通气旺。可选用黄芪、党参、丹参、红花、水蛭、薤白、鸡血藤、金银花、虎杖、山慈菇、赤芍、枳壳、茯苓、景天三七、灵芝等益气、宽胸、通络之品为基本方，随证加减。

四、翁维良治疗冠心病支架术后临床经验[①]

翁维良教授乃中国中医科学院首席研究员，全国中医传承博士后导师，从事血瘀证及活血化瘀法的临床与科研工作 50 余年，擅长应用活血化瘀法治疗心脑血管疾病，对于经皮冠状动脉介入术（PCI）后的中医诊治具有独到见解，临床疗效显著。现将翁维良教授治疗 PCI 术后临床经验介绍如下。

（一）辨证依据气血理论

翁维良教授认为，心主血脉，冠心病为血脉之病，冠状动脉粥样硬化形成斑块，斑块本身或者破裂出血形成血栓阻塞血管，导致血脉瘀阻，不通则痛，所以冠心病的基本病机是血脉瘀阻。冠心病 PCI 术后只是局部病变改善，但患者的体质及病机并未改变，故血脉瘀阻仍是主要病机。血的运行靠气机推动，气息则血凝，诚如《医林改错》所言："元气既虚，必不能达于血管，血管无气，必停留而瘀。"故翁维良教授认为，本病乃本虚标实，本虚以元气亏虚为主，标实以心脉瘀阻为主。年老久病者，气虚血瘀，损及心阴，而见气阴两虚、心脉瘀阻之证。起病急骤者，多为中年患者，或因情绪紧张、劳累过度、起居失调，而致肝郁气滞、心脉瘀阻之证；或因形体肥胖、嗜食肥甘、吸烟酗酒，而见痰瘀闭阻之证。

（二）重视舌诊以溯病源

"舌为心之苗"，乃心之外候，察舌可以测知心脏的生理状况和病理变化。翁维良教授临证尤其注重舌诊在辨证中的作用。对于部分冠心病患者 PCI 术后胸闷、心痛等症状不显，此时，舌诊就极为重要。翁维良教授认为，舌质暗红、青紫或紫暗，舌体或舌边瘀点、瘀斑，舌下脉络紫暗或迂曲等皆是血瘀证的表现，且病情越重，舌质紫或/和暗、出现瘀点（斑）程度越重，即使此时临床未见血瘀证的表现，仍要积极应用活血化瘀之法。而在临床中我们发现，经活血化瘀治疗，随着心脏侧支循环的增加，患者的舌色及瘀斑程度会有改善。

（三）治疗突出活血化瘀

冠心病 PCI 术后支架内血栓形成和支架内再狭窄是术后面临最主要的问题之一。故对于冠心病 PCI 术后患者，翁维良教授尤重活血通瘀，常以黄芪 10g～15g，红花 10g～15g，赤芍 10g～12g，郁金 10g～12g，川芎 10g～12g，丹参 10g～15g，三棱 10g，莪

---

① 刘桑亿、于大君：《翁维良治疗冠心病支架术后临床经验》，载《辽宁中医杂志》2015 年第 42 卷，第 11 期，第 2098－2099 页。

术 10g，三七粉（冲服）3g～6g，为基础方。元气亏虚者，加生晒参 10g，炒白术 10g～12g；气阴两虚者，加生地 10g～15g，玉竹 10g～15g，北沙参 10g～15g，麦冬 10g，五味子 10g；痰瘀闭阻者，加瓜蒌 10g，薤白 10g，薏苡仁 10g～15g。对于时有胸闷胸痛发作者，辨证用药基础上酌加藤类药物，取其"形如络脉，通经入络，无所不至"之特性，常用的藤类药有鸡血藤、络石藤等。

（四）深谙药理病证结合

冠心病的病理基础是动脉粥样硬化。高脂血症与动脉粥样硬化的形成密切相关。冠状动脉支架植入只是暂时解决了局部病变，不能阻止冠状动脉粥样硬化的进展，也不能解决其他冠脉的粥样硬化状况，如果不积极控制血脂，阻止动脉斑块增长及易损斑块损伤，还会出现再狭窄。翁维良教授深谙中药药理，辨病与辨证相结合，临证用药常常选用决明子 10g～15g、荷叶 10g、葛根 10g～15g 等以降脂。

PCI 术后，由于球囊扩张对血管内膜的损伤和金属支架的刺激，从而引起炎症反应，血管内皮损伤，血小板活化、聚集、黏附，导致 PCI 术后急性血管闭塞、冠状动脉微栓塞形成，这些可能是导致血管再狭窄的主要原因。翁维良教授每于方中加用地肤子 10g～15g，现代药理表明，其有效成分可显著抑制脂多糖诱导的肿瘤坏死因子 α（TNF-α）、前列腺素 E2（PGE2）、一氧化氮（NO）等炎性递质的释放有关，从而抑制血管炎症。翁维良教授还常于方中加用生蒲黄 10g，不仅取其活血消瘀之力，还因为此药具有促进血液循环、降低血脂、防止动脉硬化、抗血管内皮损伤等多种药理作用，且使用安全，无明显不良反应。翁维良教授并不选择与生蒲黄相须之五灵脂，乃因近年生态环境破坏，鼯鼠的生息之处减少，五灵脂的货源趋紧，价格上扬。从中我们可见其仁厚之宅心，值得我辈学习。

（五）提倡推广"双心模式"

冠心病 PCI 术后患者因缺乏相关医学知识，且长期服用多种西药，心理、经济负担较重，多有紧张、焦虑情绪，常常出现寐差、多梦、食欲减退、心烦易怒等症状。翁维良教授重视心理精神因素对于心脏疾患的影响作用，临诊不忘询问患者的情绪变化，嘱其调畅情绪，怡情宜性。治疗用药伍以疏肝理气、解郁安神之品。常选用的疏肝理气药物有柴胡、郁金、香附、佛手等；炒枣仁、合欢皮配合应用以养血宁心、解郁安神。翁维良教授对待患者，耐心细心，宁愿延长应诊时间，也不会打断每位患者的询问，以使每位患者都能心情愉快地配合治疗，尽显大医之仁心。

第五章　医　案

第一节　冠心病医案

一、蔡友敬医案：冠心病（心肌供血不足）[①]

许某，男，56岁。

初诊日期：1992年3月28日。

现病史：自诉心前区闷痛已20多年，经中西医屡治效果不显。近2年来病情日渐加重，常感胸闷不舒，自心前区直达脘腹疼痛阵作，伴气短，纳食不香，食后腹胀，大便干结，数日1行。舌暗红苔白腻，脉沉细。

心电图示：ST段下降，T波低平，心肌供血不足。

辨证分析：中焦寒湿内滞，阳气不振，致使气滞血瘀。

治法：温中助阳，行气化湿。

【处方】

木香6g	砂仁6g	党参15g	茯苓12g
炒白术10g	陈皮10g	厚朴10g	枳实10g
炙甘草3g			

5剂药后，腹胀大减，食欲增进，心前区闷痛略改善，舌暗红苔白腻，脉弦细。蔡友敬教授认为本病中焦寒湿已化，但胸阳未振，痰瘀阻滞，宜通阳化痰、活血化瘀。

【处方】

瓜蒌15g	薤白10g	半夏10g	桂枝6g
三七6g	川芎10g	丹参15g	郁金10g
炙甘草3g			

续进6剂诸症消失，半年后随访，未见复发。

【按语】

胸痹之证，临床见证不一，其特点以本虚标实者为多，审证时当分清标本虚实的主次缓急。蔡友敬教授认为本病例虽病在心，但究其本与脾有关，系久病中焦阳虚，寒湿

---

① 卓秀琴：《蔡友敬治疗心血管疾病经验举隅》，载《辽宁中医杂志》2000年第4期，第151页。

内盛，气机不利。故先以香砂六君子汤补中助阳以培其本，使阳气振奋，寒湿自散。并加入厚朴、枳实等行气之品以疏气机。继而针对胸痹是由于胸阳不展，瘀血内阻，改用瓜蒌薤白半夏汤加三七、川芎、丹参、桂枝等活血温阳之药，达到通阳散结、行气祛瘀之功。尤其是三七一物，既可活血行瘀，又有良好止痛作用，凡瘀血内阻疼痛较甚者，蔡友敬教授喜用此药，每每奏效。由于方证合拍，获效甚佳，多年痼疾竟得痊愈。

二、曹林医案：冠心病（心绞痛）[①]

刘某，女，78 岁。

初诊日期：2009 年 11 月 25 日。

主诉：心前区疼痛时作 5 年，加重 7 天。

现病史：患者 5 年前无明显诱因出现胸部闷痛，伴头晕、气短，诊断为"冠心病"；平素口服消心痛等药物治疗，7 天前症状加重。心电图检查：ST - T 改变；化验：CHO 6.8mmol/L。

刻诊：胸部闷痛，伴头晕乏力、心悸气短，活动后加重；舌暗有瘀斑、苔白，脉沉涩。

中医诊断：胸痹。

证候诊断：心气虚兼血瘀。

治法：益气活血，养心安神。

【处方】

红参 10g	麦冬 15g	五味子 15g	黄芪 30g
丹参 20g	红花 15g	赤芍药 15g	当归 15g
龙骨 40g	牡蛎 40g	炙水蛭 8g	炙甘草 10g

每日 1 剂，水煎服。

二诊：（12 月 2 日）心悸缓解，时有胸部闷痛，略觉气短。原方加土鳖虫 10g、红景天 15g。

三诊：（12 月 10 日）胸痛、心悸消失，胸闷减轻。原方继服。

患者坚持服药 3 个月，病情稳定。

【按语】

老年人胸痹多以气阴两虚兼血瘀较为多见，本案患者临床以胸部闷痛为主症，伴心悸气短、神疲乏力，用药以生脉散为主方，酌加黄芪益气，红花、丹参活血养血，当归、赤芍药养血和营，炙水蛭活血通络，龙骨、牡蛎重镇安神，炙甘草温通心阳。

二诊症状缓解，加用土鳖虫活血祛瘀，红景天养心安神。

---

① 薛丽辉：《曹林治疗痹证经验辑要》，载《上海中医药杂志》2010 年第 44 卷，第 12 期，第 3 - 4 页。

三、曹玉山医案：冠心病（心绞痛）①

李某，男，56岁。

主诉：反复胸痛6年，加重1周。

现病史：因反复胸痛6年，加重1周来诊。症见心前区疼痛时作时止，多由劳累诱发，伴气短痰多，倦怠乏力，纳呆，舌体胖大边有齿痕，苔白腻，脉滑。平素喜食肥甘厚味，嗜酒。

中医诊断：胸痹。

证候诊断：痰浊闭阻。

治法：通阳泄浊，豁痰宣痹。

【处方】瓜蒌薤白苏梗汤加减。

佛手20g	薤白20g	苏梗12g	红花12g
丹参12g	瓜蒌10g	郁金12g	延胡索12g
川楝子12g	生牡蛎20g	川芎12g	桃仁12g
生黄芪30g	夜交藤15g	酸枣仁12g	柏子仁12g
陈皮12g	甘草9g		

6剂。

二诊：患者服药后心前区疼痛、气短痰多、倦怠乏力、纳呆等症明显减轻，舌体胖大边有齿痕，苔白腻，脉滑。病机重点在痰浊内阻，但其根源在脾胃健运失司，治疗应从健脾胃入手。原方去延胡索、川楝子，加茯苓、白术。

服6剂后，诸症悉平。

【按语】

瓜蒌薤白苏梗汤主要用于治疗冠心病心绞痛。该病发病突然，症见心前区或胸骨后疼痛。每在劳动、兴奋、受寒、饱餐后发生，可放散至左肩臂或前臂。疼痛性质多为闷胀、窒息性、压榨性，甚至有濒死的恐惧感。疼痛一般持续数秒至数分钟，疼痛发作时经休息或含服硝酸酯类药物可缓解。伴有短气、心悸、眩晕、倦怠，舌质瘀暗，舌苔浊腻或黄腻，边有瘀点或瘀斑，脉弦滑或细涩或结代。心电图有或无ST段及T波变化，或运动试验阳性。

中医辨证属本虚标实，痰瘀互结。胸痛胸闷发作期以邪实为主，治疗时当以祛邪为主兼以扶正；缓解期以正虚为主，治疗时以扶正为主兼以祛邪。在祛邪方面当视痰结瘀血之间孰重孰轻，分别权衡轻重。若痰结较重，当以祛痰为主；若血瘀较重，当以活血祛瘀为主；若痰结和血瘀并重，则当以化瘀祛瘀并施，使痰瘀分消。随证加减：胸痛者加延胡索、郁金理气止痛，行气而不破气；失眠多梦者加酸枣仁、柏子仁养心安神；心悸脉数者加磁石、龙牡镇心安神，如大便溏稀，则去瓜蒌；血脂高者酌加决明子、泽泻、山楂、槐米、何首乌、虎杖等；合并高血压者加夏枯草、豨莶草、杜仲、葛根等；

---

① 刘凯、丁海霞：《曹玉山主任医师治疗心血管疾病经验举隅》，载《西部中医药》2012年第25卷，第1期，第48－50页。

合并糖尿病者加山药、生地黄、天花粉等；合并心衰者加葶苈子、玉竹、胡芦巴、泽兰、益母草等；合并心律失常者可加甘松、淫羊藿、苦参等。

四、陈宝贵医案三则

案1：冠心病（心绞痛）[①]

张某，男，61岁。

初诊日期：2004年12月6日。

现病史：患者间断胸痛胸闷5年余，曾在某医院诊断为冠心病心绞痛。此次患者3天前胸痛再次发作，自服丹参滴丸，症状未见缓解，兼有胸闷，气短汗出，四肢发凉，舌暗淡，苔白，脉沉弦。

证候诊断：阴寒凝滞，心脉痹阻。

治法：温阳通脉，理气止痛。

【处方】

| 瓜蒌15g | 薤白10g | 桂枝10g | 元胡10g |
| 檀香[(后下)]10g | 丹参20g | 砂仁[(后下)]10g | 细辛3g |

7剂，水煎450mL，分早中晚3次饭后温服，每日1剂。

二诊：（12月13日）3剂后症大减，7剂服完后胸痛胸闷消失。原方又取7剂。

三诊：（12月20日）药后诸症失，脉弦减。又取14剂。

药后半年回访未复发。

【按语】

《诸病源候论·胸痹候》巢氏曰："寒气客于五脏六腑，因虚而发，上冲胸间则胸痹。"《类证治裁·胸痹》林氏曰："喻嘉言曰：胸中阳气，如离照当空，旷然无外。设地气一上，则窒塞有加。故知胸痹者，阳气不用，阴气上逆之候也。"以上两说阐明胸痹成因乃胸阳先衰，而后寒邪乘之。所以，温阳通脉法为治疗胸痹心痛重要治法之一。

此案患者胸闷胸痛，气短汗出，四肢发凉，加之舌暗淡，苔白，脉沉弦，可诊断为阴寒凝滞、心脉痹阻证，故治疗以温阳通脉为主。方中薤白、桂枝、细辛温通心阳；瓜蒌涤痰散结；元胡、砂仁、檀香理气止痛，另外，元胡还有活血之功；丹参补心养血。纵观全方有温阳通脉、理气止痛之功效。辨证准确，用药恰当，患者共服近30剂而病愈。

案2：冠心病（心绞痛）[②]

李某，女，61岁。

初诊日期：2010年5月5日。

主诉：胸闷心悸1年。

现病史：1年前曾于某院诊断冠心病心绞痛。平素偶有胸闷，活动后有心悸表现。近1周来因操劳出现胸闷心悸加重，汗出，气短，畏寒，纳食欠佳。舌淡暗，苔白，脉

---

① 寇子祥：《陈宝贵教授治胸痹心痛》，载《中国中医药报》2014年08月27日第5版。
② 寇子祥：《陈宝贵教授治胸痹心痛》，载《中国中医药报》2014年08月27日第5版。

87

细。观其面色淡暗，口唇亦暗。

证候诊断：胸阳不振，心脾两虚，痰浊中阻。

治法：宣痹通阳，养心健脾，化痰祛浊。

【处方】

瓜蒌 15g	半夏 10g	薤白 10g	党参 20g
麦冬 15g	五味子 5g	桂枝 10g	丹参 20g
砂仁 10g	茯苓 15g	石菖蒲 20g	炙甘草 15g

7 剂，水煎 450mL，分早中晚 3 次饭后温服，每日 1 剂。

二诊：（5 月 13 日）胸闷心悸减轻，汗已止。原方又取 7 剂。

三诊：（5 月 20 日）无胸闷气短，偶有便溏。上方加炒白术 15g，又取 7 剂。

四诊：（5 月 27 日）诸症皆失，轻度活动后无明显症状。上方不变又取 7 剂。

五诊：（6 月 5 日）无胸闷心悸症状，轻度活动亦可。又取 7 剂巩固疗效。

后随访 1 年未复发。

【按语】

胸阳不振，温通无力故见胸闷；气虚心脉推动无力故见心悸、气短、汗出；畏寒为阳虚；纳食欠佳为脾虚。舌淡暗，苔白，脉细亦为胸阳不足、心脾两虚之征象。故治疗以温阳通痹，养心健脾为主。上方中以瓜蒌、薤白、桂枝、半夏通阳宣痹散浊；以党参、麦冬、五味子、炙甘草益心气，养心阴；以丹参养血活血；以砂仁、茯苓健脾；以菖蒲化痰祛浊。全方有宣痹通阳，养心健脾，化痰祛浊之功效。方药对证，故二诊时症状减轻。三诊时便溏为脾虚所致，故加炒白术以增加健脾之力。患者共服 30 余剂而病得以控制。

案 3：冠心病（心绞痛）[①]

张某，男，65 岁。

初诊日期：2006 年 5 月 15 日。

现病史：主因间断胸痛 10 余年来诊。早期因胸痛症状不重，未予重视，近 1 年胸痛较前加重，在心前区部位，有时胸前如压重物，夜梦多。近 10 余日症状更为明显，胸痛胸闷，烦躁不安，气短。舌暗，苔薄黄，脉弦细。查心电图：窦性心律，Ⅱ、Ⅲ、aVF 导联 T 波倒置。

西医诊断：冠心病心绞痛。

证候诊断：气滞血瘀，心脉痹阻。

治法：活血化瘀，理气止痛。

【处方】

当归 10g	川芎 10g	赤芍 10g	桃仁 10g
红花 10g	柴胡 10g	枳壳 10g	牛膝 10g
瓜蒌 15g	薤白 10g	元胡 10g	党参 15g
桂枝 10g			

---

① 寇子祥：《陈宝贵教授治胸痹心痛》，载《中国中医药报》2014 年 08 月 27 日第 5 版。

7 剂，水煎 450mL，分早中晚 3 次饭后温服，每日 1 剂。

二诊：（5 月 22 日）胸闷胸痛症状减轻，已不烦躁。效不更方，又取 14 剂。

三诊：（6 月 8 日）偶有胸痛，无胸闷，舌苔转黄。上方去桂枝，余不变。取 30 剂。

四诊：（7 月 10 日）无明显症状，舌暗渐减。上方加丹参 15g，又取 30 剂。

之后随访 2 年，患者未再复发。

【按语】

间断胸痛多年，加之胸闷，胸前如压重物为瘀阻心脉所致。瘀血阻络，心脉失养，故可见夜梦多；瘀阻则气滞，故见烦躁不安；气短，脉细为心气不足所致；舌暗，脉弦为血瘀证之表现。综合分析可用王清任的血府逐瘀汤加减治疗。

上方中当归、川芎、赤芍、桃仁、红花活血化瘀，柴胡、枳壳疏肝理气，调畅气机，元胡理气止痛，党参、桂枝、薤白益心气、温心阳，瓜蒌可消心脉之痰瘀，配伍牛膝取"血化下行不作劳"之意。全方紧扣本案病机而设，故可取效。三诊时，考虑桂枝易动阳动风助火，故去之。四诊时，加丹参以补血养血。患者共服 80 余剂，取得了较好的疗效。

一般而言，胸痹有血瘀重证者，非三五剂可建功，具体取效时间与患者血瘀程度有关。临证治疗时，需耐心观察疗效，细究病因病机，不要一见无效就易方，这样的话，有时反倒治不好病，耽误病情和治疗时间。

五、陈伯咸医案：冠心病[①]

张某，女，56 岁。

现病史：胸闷，胸痛，心慌多汗 1 个多月，既往有冠心病史，多次心电图示 ST 段及 T 波均有病理变化，近 3 日胸闷憋气感加重，频发胸痛，并向左肩、颈部放射，纳呆，乏力，胃脘胀满，夜眠多梦，便干，苔白微腻，脉细数。

证候诊断：心肺气虚，血瘀阻络，中焦运迟。

治法：益气、养心、宣痹、宽中。

【处方】

沙参 15g	当归 12g	杭白芍 15g	丹参 15g
瓜蒌 15g	薤白 10g	郁金 10g	元胡 10g
桃仁 10g	陈皮 10g	半夏 10g	茯苓 10g
枳壳 10g	桂圆肉 10g	焦远志 10g	炒枣仁 15g

服药 6 剂，胸闷胸痛明显减轻，胃脘气舒，大便正常，上方去桃仁，加炒金铃子 10g 与元胡配伍，以加强化瘀止痛之力，加桔梗 10g 以利升降。

服药 20 余剂，胸闷胸痛消失，乏力减，纳食正常，苔已化，脉和缓，心电图 ST 段及 T 波变化均趋于正常。

【按语】

陈伯咸教授认为，胸痹病机在于虚中夹瘀，必须消补兼施。尤重以补肺气来养心

---

① 李汉文、周继友：《陈伯咸临床经验拾萃》，载《山东中医杂志》1993 年第 5 期，第 44－45 页。

气、益心血，同时注意宣痹化滞。对于世人长期滥用芳香开窍化瘀药物治心，认为只能取效于一时，长期应用，必致散心气、肺气，耗心血，加重病情。

六、陈鸿文医案：胸痹①

新居毗邻，其母患病，叩门相求。

告知："已确诊冠心病，现气短胸闷，心烦心悸，夜不安眠，心前区憋闷，隐隐作痛。"

问："曾服药否？"

答："已用过复方丹参片。"

遂往诊之。患者形体肥胖，面色黄，舌质红苔黄厚而腻浊，脉滑数。

诊后言其病："当有胸中烦热，身体沉重，疲乏无力，渴不欲饮。此痰热内蕴，上犯胸膈，气机失畅，胸阳闭阻而致胸痹证。"复方丹参片虽治胸痹，但非此证相宜。

即投清热化痰，行气开郁，清心除烦之黄连温胆汤。

【处方】

黄连 15g	陈皮 20g	半夏 15g	茯苓 30g
枳实 15g	竹茹 15g	甘草 10g	

嘱其先服 3 剂以观其效。

3 日后其子高兴而至，言病已去其大半。再诊，前方加瓜蒌 20g、丹参 20g 以润肺开胸中痰结兼以活血化瘀。6 剂诸症消失。

【按语】

胸痹是胸中闭塞不通的一种疾患，临证多采用宣阳通痹、活血化瘀、芳香开窍、扶正治本等方法。但因痰浊内蕴，郁而化热，痰热壅塞，胸阳被阻而致胸痹者亦不鲜见。故清热化痰、行气开郁法亦应引起重视，为胸痹证的治疗开辟新的途径。陈鸿文教授遵此法，验治灵妙。

七、陈景河医案三则

案 1：冠心病（梗塞后心绞痛）②

侯某，男，60 岁，干部。

初诊日期：1998 年 5 月 6 日。

现病史：自感胸闷、气短、心前区疼痛，后背及肩胛骨痛，早搏频发，2 个多月。近半个月症状明显加重，发作时需含服大量速效救心丸、硝酸甘油等来缓解症状，经某院诊为冠心病、梗塞后心绞痛。不能停用西药，此次静点扩冠药物（具体不详）症状缓解后来请陈景河教授诊治。

刻诊：食欲尚可，但不能多食，时有心脏跳停的感觉，身乏力，腿酸软，二便正常，苔薄白，脉沉缓无力。

---

① 陈鸿文：《医话四则》，载《辽宁中医杂志》1985 年第 12 期，第 41－42 页。

② 刘彬：《陈景河活血化瘀法临床应用研究》（学位论文），黑龙江中医药大学 2015 年。

【处方】 益气活心方加减。

瓜蒌 30g	薤白 10g	半夏 20g	元胡 20g
川芎 40g	白芍 50g	郁金 20g	降香 15g
黄芪 60g	黄精 50g	首乌 30g	葛根 30g
地龙 20g	水蛭 10g	石斛 20g	

7 剂，水煎服。

服 7 剂后，疼痛减轻，只感隐痛，可不服消心痛；但仍有早搏、乏力、头晕，苔薄白，脉沉缓无力。

【处方】

首乌 30g	石斛 30g	黄精 30g	黄芪 60g
瓜蒌 30g	水蛭 7g	地龙 30g	葛根 30g
仙灵脾 30g	菟丝子 30g	人参 20g	莲子 15g

7 剂后，上述症状明显改善，心前区疼痛已缓解，时有胸闷、乏力，食欲及二便正常，可以走动，自行到医院看病，连续服药半个月，疼痛完全消失，唯时有憋闷感、早搏、自汗，双腿乏力，给予瓜蒌 30g、薤白 10g、半夏 20g、元胡 20g、川芎 40g、白芍 50g、郁金 20g、降香 15g、首乌 30g、石斛 30g、黄精 30g、黄芪 60g、水蛭 5g、赤芍 15g、珍珠母 40g、紫石英 15g、神曲 15g 等，加减再服用 1 月余调补，以善其后。后经随访得知，每在心脏不适时，便服此方，即得缓解。

益气活心方的组成如下：

北芪 60g、黄精 50g、何首乌 30g、葛根 30g、瓜蒌 30g、薤白 10g、法夏 20g、郁金 10g、降香 10g、川芎 20g、没药 10g、地龙 20g、元胡 20g、草决明 30g、石斛 20g、水蛭 6g。

胸闷可加丹参、石菖蒲；疼痛不止为死血不化可重用水蛭，疼痛不重可用土虫。

煎法：以上诸药水洗后，加水适量，浸泡 1 小时左右，大火煎开后改小火继续煎约 1 小时，剩出药液 100mL；再加水少许煎煮第 2 次半 0.5 小时左右，再剩出药液 100mL，2 次药液合并，分 2 次服完。

功效：益气养阴、活血化瘀，行气化痰，宣痹止痛。

主治：冠心病心绞痛或梗塞后心绞痛等。症见胸闷、心悸或心前区刺痛、压榨痛，甚或牙痛、肩背痛、出冷汗、有恐惧感等。

【按语】

方中北芪、黄精、何首乌、石斛益气养阴、扶正固本；郁金、降香、元胡与川芎、没药、地龙、水蛭、葛根行气散郁、活血通络、理气止痛；瓜蒌、薤白、法夏、草决明宽胸化痰，宣痹通阳治标；诸药合用，标本兼治，治疗冠心病气滞血瘀或痰瘀互结或寒凝气滞证所引起的心胸憋闷、心悸气短、心绞痛等。

案 2：冠心病^①

史某，女，65 岁。

---

① 刘彬：《陈景河活血化瘀法临床应用研究》（学位论文），黑龙江中医药大学 2015 年。

现病史：因胸闷，气短，心前区不适，于本市某院以冠心病、心衰住院治疗半月余，自述住院期间静点单硝酸异山梨酯等药物及口服药物治疗，诸症悉除。于出院回家途中突然发病，胸闷，气短再现，心前区不适，左侧胸背部轻度疼痛，周身无力，遂来我院求中医治疗。

刻诊：面色晦暗无华，少气懒言，唇色紫暗，脉沉细无力，舌质淡红，苔薄白，舌下静脉微弩。饮食欠佳，二便及睡眠正常。

【处方】

丹参 30g	瓜蒌 30g	薤白 15g	半夏 20g
水蛭 5g	地龙 20g	葛根 30g	党参 30g
首乌 30g	石斛 30g	黄精 30g	黄芪 60g
川芎 30g	当归 15g	桃仁 15g	红花 15g
乳香 5g	没药 5g		

每日 1 剂，水煎服，连服 7 剂。

嘱其停用其他药物，卧床休息，调情志，忌食生冷、辛辣之品。

1 周后来诊，左侧胸背部疼痛消失，心前区不适及胸闷，气短减轻，周身乏力。唇色暗，脉沉细而弱，舌质淡红苔薄白，舌下静脉微弩。饮食、二便及睡眠正常。守原方水蛭加至 10g，加太子参 40g，去乳香、没药，嘱其继服 15 剂。

半月后来诊，诸症皆除，活动后亦无变化，面色如常，唇色略暗，脉沉缓略弱，舌质淡红，苔薄白，舌下静脉未见瘀弩。饮食、二便及睡眠正常。嘱其守原方继服 15 剂。

半月后来诊，无明显不适，日常活动后亦无不适，唇色如常，脉沉缓，舌质淡红，苔薄白，舌下静脉未见瘀弩。饮食、二便及睡眠正常。1 年余，偶遇患者，言生活如常，未见病情反复。

【按语】

此病例即较为典型之胸痹证，故投之以胸痹汤加减治以活血破瘀、通阳散结、益气滋阴，而随手奏效，西医治疗其病亦速，然不外乎扩张血管为主，是故其用药治标（血瘀）症愈也急，其停药后复发也速（本虚仍在），因其虽有活血化瘀之效，而实无益气养阴，培本固元之功也。

案 3：冠心病①

韩某，男，50 岁，干部。

初诊日期：1972 年 8 月 12 日。

现病史：胸前闷胀，疼痛，心慌（已三四年），患者未加注意，近 3 个月来，胸前闷痛有所增加并心慌、心悸、气短，并有突突跳动的感觉，最近又出现一阵阵的头痛，精神苦闷，其他医院诊为冠心病，欲求中医治疗来我院就诊。

检查：体温正常，血压 150/100mmHg，体格中等，营养佳良，头眼耳鼻口咽均正常，颈部，皮肤亦无异常。心音纯律正左界稍有扩大，心率 130 次/min，腹部平软，肝脾扪不到，四肢及关节正常，神经系统正常。脉象弦数，舌苔白腻厚浊。

---

① 刘彬：《陈景河活血化瘀法临床应用研究》（学位论文），黑龙江中医药大学 2015 年。

西医诊断：冠心病。

中医诊断：胸痹，心悸症。

本患系外院确诊后来我院的，我们没有再做辅助检查，患者脉象弦数，证属肝阳偏亢，肝火乘胜犯心故发心悸，舌苔白腻厚浊为脾湿化热，并壅于上，故胸中闷而气短。

治法：清肝，潜阳，化湿浊，通络。

【处方】

草决明四钱	珍珠母五钱	地龙五钱	赤芍三钱
黄芩五钱	夏枯草四钱	菖蒲四钱	桃仁二钱

水煎服。

二诊：（8月15日）症状如前，继服前药，其中加元柏三钱。

三诊：（8月18日）症状减轻，心悸已感不到了，只是头痛不已。脉象弦缓，舌苔白腻厚浊。

【处方】

草决明五钱	珍珠母七钱	地龙五钱	赤芍三钱
黄芩五钱	夏枯草五钱	菖蒲四钱	桃仁二钱
川芎一两			

水煎服。

四诊：（8月29日）近1周又觉心跳发作，但较前为轻。脉象弦而有力，舌苔薄白而浊。

【处方】

草决明五钱	黄芩七钱	珍珠母五钱	地龙七钱
羌活二钱	白芷二钱	菖蒲五钱	赭石四钱
牛膝二钱	黄柏四钱	夏枯草七钱	

水煎服。

五诊：（9月5日）心悸又减，右半侧头痛较重，头皮麻木。

【处方】

草决明五钱	黄芩五钱	天麻三钱	半夏三钱
菖蒲五钱	石决明四钱	地龙五钱	赭石四钱
川芎五钱			

水煎服。

六诊：（9月19日）一切症状均好转，脉象弦而有力，舌苔白浊厚腻。

【处方】

草决明五钱	黄芩五钱	珍珠母一两	牛膝三钱
赭石四钱	地龙五钱	夏枯草七钱	川芎五钱
天麻三钱	桃仁二钱		

水煎服。

七诊：（10月5日）心悸没有发作，头痛减轻，上方加菖蒲四钱3剂。

八诊：（10月19日）患者说已好6成以上，心悸大为减轻，还稍有跳动之感，在心情不顺时仍有头痛，气闷感。脉象弦缓、舌苔白浊。

【处方】

草决明五钱	黄芩五钱	珍珠母一两	赤芍四钱
白芍五钱	桃仁三钱	天麻二钱	夏枯草七钱
地龙五钱	菟丝子四钱	巴戟天四钱	山茱萸四钱

水煎服。

九诊：（10月27日）又有进步。

【处方】

草决明五钱	黄芩五钱	珍珠母一两	赤芍四钱
桃仁三钱	天麻三钱	菖蒲五钱	地龙五钱
夏枯草五钱	巴戟天四钱	山茱萸四钱	

水煎服。

十诊：（11月9日）仅有少许头痛多梦，余症消失。再拟平肝、养阴、镇逆法治其头痛。

【处方】

柴胡四钱	白芍七钱	黄芩五钱	知母七钱
牡蛎四钱	牛膝二钱	生地四钱	代赭石四钱
草决明三钱			

水煎服。

【按语】

韩某是胸痹、心悸兼头痛的患者，某医院诊为冠心病，我们根据患者没有明显的心绞痛，应属轻型，血压稍高还不足以诊为高血压性心脏病，我们只做冠心病的印象诊断，似乎较为合理。

陈景河教授治疗3个月，共10诊，患者的病情得到显著的改善，已能上班工作。陈景河教授说："当前冠心病，还是轻型的多见，如发展为典型的绞痛和心肌梗死的用活血、化瘀、芳香、通窍、宣脾通阳治疗，是适宜的，然而像本案患者的病情较轻，适于清肝、潜阳、化浊、通络法不必按重症治疗。"

八、陈镜合医案：冠状动脉硬化性心脏病，心律失常[①]

李某，男，67岁。

初诊日期：2006年12月11日。

主诉：发作性心悸胸闷4年，加重1周，伴胸、肩背、胃脘疼痛。

现病史：患者4年前出现阵发性心悸胸闷，有濒死感，当时到医院急诊，心电图示：快速型心房纤颤，心肌缺血；诊断为冠状动脉硬化性心脏病，心律失常。予心律平静脉推注后房颤立即缓解，症状消失。以后每遇劳累、情绪激动易诱发，发作轻时自服心律平可缓解。1周前因天冷受凉后觉胸闷，清晨4时出现胸及肩背、胃脘疼痛，含服

---

① 李俐：《陈镜合辨治心病验案3则》，载《上海中医药杂志》2008年第42卷，第12期，第12—13页。

全国名中医医案集粹 胸痹

硝酸甘油后疼痛缓解，即到某医院急诊，查心电图示：窦性心律，心肌劳损。予鲁南欣康20mg 口服，每日2次；复方丹参滴丸10粒，口服，每日3次。服药后症状稍减。

刻诊：每天凌晨胸痛胸闷，肩背痛，脘胀、嗳气，得暖则舒；伴心悸、乏力、气短，四肢欠温，夜寐不安，纳可，二便正常；舌质淡红，苔薄白，脉沉细。

中医诊断：胸痹，脾心痛、胃心痛。

证候诊断：气机不畅，邪阻心脉。

治法：行气解郁，通痹止痛。

【处方】越鞠丸加减。

川芎 12g	神曲 15g	田七 10g	苍术 10g
香附 10g	党参 30g	栀子 10g	薤白 15g
桂枝 12g	枳壳 10g		

7剂，水煎服，每日1剂。

另予开心片3片，3次/日，口服。

二诊：（12月25日）服药后症状消失，近1周未再就诊。今日症状复发，凌晨胸闷心悸，背疼。自服速效救心丸、硝酸甘油、心律平后好转。来诊述胸已不痛，但憋闷难忍，畏寒明显，得暖则舒；舌质淡红，苔薄黄，脉沉细无力。治拟温通心阳、化痰通络。

【处方】黄芪桂枝五物汤加减。

桂枝 10g	北黄芪 30g	白芍药 10g	炙甘草 5g
党参 30g	川芎 12g	枳壳 10g	瓜蒌仁 15g
薤白 15g	白蔻仁(后下)10g		

7剂。

另予开心片3片，口服，3次/日。

三诊：（2007年1月18日）无胸痛，胸闷好转，心悸时作；胃脘不适伴泛酸嗳气，嗳气则舒；舌质暗淡，苔白中厚腻，脉细滑。电子胃镜检查未见异常。病机未变，仍宗原法，加温中和胃、理气制酸之品。

【处方】陈夏六君汤合乌贝散加减。

党参 15g	陈皮 5g	桂枝 12g	白术 10g
法半夏 10g	茯苓 10g	薤白 15g	厚朴 10g
炙甘草 6g	白蔻仁(后下)10g	浙贝母 10g	乌贼骨 20g

14剂。

另予开心片3片，口服，3次/日。

四诊：（2月2日）无胸痛，诉又出现双肩疼痛，但程度较前明显减轻；昨吃开心果后觉胃脘不适，腹胀，嗳气甚；舌质暗淡，苔薄白，脉滑细。治以健脾和胃、宣痹止痛，上方加瓜蒌薤白半夏汤加减。

【处方】

党参 15g	白术 10g	茯苓 10g	甘草 6g
陈皮 5g	法半夏 10g	薤白 15g	瓜蒌仁 10g

| 丹参 30g | 川芎 15g | 浙贝母 10g | 乌贼骨 20g |

7 剂。

另予开心片 3 片，口服，3 次/日。

【按语】

胸痹多以气滞、瘀血、痰浊、寒凝为主因。20 世纪 80 年代初陈镜合教授就提出从"郁"论治冠状动脉硬化性心脏病，以越鞠丸加减治疗，取得较好临床疗效，并由此方意研制出"开心片"，现已广泛应用于临床。

本例患者临床表现为胸痛或疼引肩背，并有脾胃失调兼证的特征，当属"胸痹"中特殊类型——"脾心痛""胃心痛"。胸为清旷之地，肩背乃高胸之范围，无论气、血、痰、食、寒等均可使胸中气机不畅。中医学认为，人是有机整体，五脏相关，经络相连，任何一脏功能失调，均可影响及心，心脉痹阻不通而见心痛。正如《灵枢·经别》曰："足阳明之正，属胃，散之脾，上通于心。"《外台秘要·心痛方八首》曰："诸脏虚受病，气乘于心者，亦令心痛……足太阴为脾之经，与胃合，足阳明为胃之经，气虚逆乘心而痛。其状腹胀归于心而痛甚，谓之胃心痛也。"这都揭示了脾（胃）病传心的病理机制。患者的胸痛特点符合以上病机，故采用越鞠丸、黄芪桂枝五物汤、陈夏六君汤、瓜蒌薤白半夏汤合方加减，通畅气机、温经活血、理气化痰、健脾和胃，即得其效。

九、陈可望医案：胸痹[①]

朱某，女，61 岁。

初诊日期：1976 年 7 月 4 日。

现病史：心悸、气短、胸痛、腹胀反复发作 2 年余，延请多家中医诊治，方药多予瓜蒌薤白半夏汤、枳实薤白桂枝汤、八珍汤等全方，疗效不著，近 1 个月症状加重。本次借回国探亲之机，特请陈可望教授诊治。

刻诊：心悸气短，浮肿腹胀，平素自汗，时而口干，寐少而烦，大便干燥。脉沉细微，兼见歇止。舌质淡，苔薄黄。

证候诊断：营阴虚损，心气不宁，胸痹水停。

治法：养阴益气、活血安神。

【处方】

太子参 15g	白茯苓 15g	全瓜蒌 15g	紫丹参 15g
寸麦冬 12g	柏子仁 12g	建泽泻 12g	干地黄 12g
广郁金 12g	五味子 4g		

7 剂。

二诊：（7 月 15 日）心悸胸闷、腹胀稍减，浮肿渐退。仍自汗，大便干燥。上方加白芍 15g。15 剂。

三诊：（8 月 2 日）诸症均减，上方去瓜蒌、泽泻，加当归 12g。20 剂，带回家

---

① 任何：《陈可望老中医医案二则》，载《安徽医学》1984 年第 2 期，第 35－36 页。

服用。

四诊：（1981 年 12 月 22 日）1981 年 4 月旧病复发，复延请中医诊治，未获疗效，再请陈可望教授复诊。诊时恙情基本如初，劳作后症状明显加重，如行走数步即需停立片刻，深呼吸换气。属心阴不足，气虚水停之胸痹证。治用养阴益气、和营活血法。

【处方】

| 生黄芪 18g | 寸麦冬 15g | 太子参 15g | 全当归 15g |
| 杭白芍 12g | 白茯苓 12g | 五味子 5g | |

7 剂。

守方继服至元月底，诸症减轻，舌质转正常，已无歇止脉象。嘱隔日 1 服，调治至 3 月 20 日，诸症基本消失。3 月 23 日回家，7 月 2 日来信说其病情尚稳定，能正常上班。

【按语】

综观患者以往医治，有疏通，亦有益养。唯嫌疏通有余，益养不足。陈可望教授对此案辨证，认为是心之气阴两虚，血行不畅，心失所养，诸症遂生。"脉不通"是为本病的机要。然通脉必先补心养血，此乃从东垣生脉散悟得，又仿仲景治手足厥寒、脉细欲绝用当归苦温以助心血之意，合为益气养阴、和营活血法。本法补以通心阳，而不专以温通心络为定法，可谓深思而法备。

十、陈可冀医案二则

案 1：冠心病（不稳定型心绞痛）[①]

刘某，男，48 岁。

初诊日期：2003 年 10 月 26 日。

主诉：阵作心前区疼痛 2 年。

现病史：患者 2 年前劳累时出现胸闷，心前区疼痛，在某医院做冠状动脉造影，确诊为冠心病。但因为程度较轻，未进行介入干预治疗。平时口服合心爽 30mg，每日 3 次，阿司匹林 0.1g，每日 1 次，辛伐他汀（舒降之）20mg，每日 1 次，仍有阵作心前区疼痛，另伴有乏力、夜眠差、口干。

既往史：有高脂血症病史 3 年。

查体：舌红、苔薄白、脉沉细弦。血压 120/85mmHg，心率 72 次/min。

西医诊断：冠状动脉粥样硬化性心脏病，不稳定型心绞痛。

中医诊断：胸痹。

证候诊断：气阴不足血脉瘀滞。

治法：益气养阴活血通络。

【处方】生脉散与瓜蒌薤白半夏汤加减。

| 太子参 12g | 麦门冬 10g | 北五味子 10g | 玄参 12g |

① 张京春：《陈可冀院士治疗冠心病心绞痛学术思想与经验（续完）》，载《中西医结合心脑血管病杂志》2005 年第 8 期，第 712－713 页。

| 瓜蒌30g | 薤白20g | 半夏10g | 川芎10g |
| 红花10g | 甘草10g | 首乌藤30g | |

二诊：（11月2日）患者仍有乏力，不欲睁眼，口干喜饮，冠状动脉造影正常，认为上次胸闷发作，某医院疑为冠状动脉痉挛引起。查体：舌红、苔微黄、脉沉细。前方去太子参，加党参20g、黄芪20g、全蝎10g、白芍12g以加强补气解痉之功。

三诊：（11月21日）服前方仍有乏力、胸闷、眼干、夜眠梦多、鼻干。查体：舌红、苔微黄腻、脉沉细。方去黄芪20g，加用杞菊地黄丸及四逆散加减以滋补肝肾之阴、清舒肝热。

【处方】

党参20g	麦门冬10g	北五味子10g	瓜蒌30g
薤白20g	半夏10g	甘草10g	首乌藤30g
全蝎15g	赤白芍各15g	枸杞30g	菊花20g
生地15g	淮山药10g	柴胡12g	枳壳10g

并加用杭菊花10g、麦冬6g、玄参15g、胖大海10g、板蓝根20g代茶饮，以治疗慢性咽炎。

四诊：（12月9日）患者左肩背隐痛阵作，夜眠好转，查舌偏暗、边有齿痕、脉沉弦。上方党参加至30g、薤白30g、红花15g加强益气活血宽胸之功。

五诊：（2004年1月6日）患者自诉经常口腔溃疡余症均明显好转，查舌红、苔薄、脉弦滑，方以滋阴清热活血解痉为主。

【处方】

玄参30g	生地20g	柏子仁20g	山栀子12g
丹皮20g	玄胡12g	马尾连15g	莲子心12g
全蝎15g	广地龙15g		

六诊：（2月24日）自觉胸闷发作明显，鼻干，小便不黄，大便不干，查舌尖红、尖有溃疡、少苔、脉沉弦。治以导赤散加减清热利湿、解痉通络。

【处方】

淡竹叶10g	甘草梢10g	灯心草6g	辛夷12g
苍耳子12g	山栀子12g	丹皮12g	太子参20g
全蝎12g	乌梢蛇20g		

七诊：（3月10日）胸闷好转，时多梦，困倦，偶头痛，鼻塞而干，无出血，咽干发紧，大便佳，查舌暗，有齿痕，苔根部黄腻，左脉大。治以清热化痰。

【处方】

| 莲子心12g | 马尾连12g | 全瓜蒌20g | 法半夏12g |
| 首乌藤30g | 木笔花12g | | |

八诊：（3月31日）患者夜眠欠佳，鼻干，疲倦，无口腔溃疡，眼圈发黑。查舌红、苔薄、脉弦、舌根部黄腻。治以滋阴清热。

【处方】

| 苦百合30g | 生地30g | 绿豆衣15g | 莲子心12g |

| 淡竹叶 10g | 灯心草 6g | 肥知母 10g | 盐黄柏 12g |
| 杭白芍 10g | | | |

九诊：（4 月 7 日）患者近日偶有乏力，口干眼胀，轻微鼻塞。既往有慢性鼻炎史。查舌红、少苔、脉细弦。治以养阴清肺固肾。

【处方】

桑白皮 10g	桑叶 10g	桑椹子 20g	条黄芩 10g
知母 10g	白芍 10g	柴胡 10g	枳壳 10g
全蝎 10g	甘草 10g		

十诊：（4 月 21 日）鼻炎减轻，夜眠少，眼微酸胀，二便可。治以桑椹子加至 30g、蜈蚣 10g、天花粉 30g，以加强补肾养阴安神之功。

十一诊：（6 月 16 日）偶有胸闷，鼻炎不明显，咽干。查舌红，苔少，脉细弦。仍以滋阴清热为主。

【处方】

桑叶 20g	桑椹子 30g	菊花 15g	知母 12g
石斛 20g	生地 20g	首乌 20g	牛膝 15g
夜交藤 30g			

十二诊：（9 月 1 日）阴天时自觉胸闷，乏力，口鼻干燥，夜眠欠佳。查舌红，苔薄，脉缓。治以滋阴清热。

【处方】

桑叶 15g	桑椹子 20g	知母 12g	石斛 20g
首乌 20g	银花 20g	枸杞 20g	酸枣仁 30g
全瓜蒌 30g			

【按语】

本例患者开始应用常规辨证治疗益气养阴、活血通络法。方选生脉散与瓜蒌薤白半夏汤加用活血安神之品，但效果不明显，后加用党参、黄芪以加强扶正益气，并加以养肝阴荣筋膜之白芍及平肝息风的全蝎；再诊加用杞菊地黄丸及四逆散加减以滋补肝肾之阴、清舒肝热以加强从肝论治之功。

以后再诊多次每每去掉平肝息风药物，胸疼即有加重，前后换用全蝎、广地龙、乌梢蛇、蜈蚣等多种虫类药物平肝息风通络获得佳效。虫类通络药性善走窜，剔邪搜络，具有息风止痉的作用，用于治疗肝风内动，痉挛抽搐病症甚为合适，属于调理肝脏功能的一类重要药物。

案 2：急性前间壁心肌梗死恢复期[①]

张某，男，65 岁，职员。

初诊日期：1997 年 11 月 16 日。

现病史：因自觉心悸胸闷，活动后更为明显，偶有心前区疼痛而就诊。患者 7 个月

---

① 马晓昌：《祛浊利湿与活血化瘀并重——陈可冀教授治疗冠心病临床经验举要》，载中国中西医结合学会主编《第四次全国中西医结合中青年学术研讨会论文集》，中国中西医结合学会 2002 年版。

突发前间壁心肌梗死。目前服用舒降之、肠溶阿司匹林、德脉宁、氨酰心安等药。刻下心电图示：ST 段在 II、III、V_5 导联压低，R 波在 V_1 导联大于 V_2、V_3 导联，T 波在 $V_1 \sim V_5$ 导联倒置，T 波在 V_6 导联低平。患者口干、口苦，自觉口中燥热，腹胀，大便偏干，舌质紫暗，舌苔黑燥厚腻，脉弦滑。

查体：心律齐，双肺清，腹软，肝脾不大，双下肢不肿。

西医诊断：急性前间壁心肌梗死恢复期。

中医诊断：胸痹。

证候诊断：淡浊血瘀。

治法：宽胸理气活血，清热利湿化痰。

【处方】

广藿香 12g	佩兰叶 10g	石菖蒲 10g	炒薏仁 15g
草豆蔻 10g	川军 6g	全瓜蒌 20g	薤白 20g
半夏 10g	川连 10g	枳壳 10g	大腹皮 10g
甘草 10g	元胡索 10g	川芎 10g	紫丹参 15g

水煎服，每日 1 剂，共服 6 剂。

二诊：（1997 年 11 月 25 日）服上方 6 剂后，大便每日 2 次，溏薄，有时有肠鸣，腹胀较前减轻，未有心绞痛发作。心悸，胸闷症状亦自觉减轻。舌质暗，苔黄略腻，舌中心仍有黑燥厚苔（较前减少 3/5），脉沉滑。心率 74 次/min，律齐，双肺清。心电图：ST 段在 II、III、V_5 导联压低较前改善，R 波在 V_2、V_3 导联振幅稍增。

【处方】

广藿香 20g	佩兰叶 15g	石菖蒲 10g	炒薏仁 20g
草豆蔻 10g	川军 6g	全瓜蒌 30g	薤白 20g
半夏 10g	黄芩 10g	枳壳 10g	大腹皮 10g
甘草 10g	生黄芪 10g	川芎 10g	紫丹参 15g

水煎服，每日 1 剂，共服 6 剂。

三诊：（1997 年 12 月 3 日）服上方后症减，无心绞痛发作。腹胀明显减轻，大便通畅，偶有便溏，舌质暗，苔近正常，脉沉滑。心率 74 次/min，律齐。双肺清，心电图检查同二诊时。

【处方】

全瓜蒌 15g	薤白 15g	半夏 10g	枳壳 10g
黄芩 10g	藿香 15g	佩兰 10g	石菖蒲 10g
厚朴 10g	川军 6g	玫瑰花 10g	桃仁泥 10g
草红花 10g	丹参 15g	川芎 10g	生黄芪 15g

水煎服，每日 1 剂，共服 6 ~ 12 剂。

【按语】

中医认为，湿为阴邪，易阻遏气机，损伤阳气，且湿性重浊、黏滞。祛浊利湿要一鼓作气，既要祛内湿，亦要除表湿，以使无留存之地，以利恢复气机，助复阳气。从这个病例可看出，陈可冀教授治疗心肌梗死病例遣方用药均是在愈梗通瘀汤基础上据证变通。本病例以祛浊以利湿活血化瘀为治疗大法，痰湿祛则阳郁得解，胸阳自振，故临床疗效甚佳。

十一、陈乔林医案：冠心病（心绞痛）[①]

王某，男，45 岁。

主诉：心前区发作性绞痛 3 日。

现病史：患者 1995 年开始心前区短暂作痛，双倍二级梯运动试验阳性，诊断为冠心病，服硝酸甘油片可终止疼痛，未作系统治疗。症情日渐加重，每遇劳累辄发胸闷、心绞痛。此次因 7 天前感冒后诱发，近 3 日来每日发作 3～4 次，经吸入亚硝酸异戊酯，含服硝酸甘油片等仍时有发作，遂收住院治疗。入院后曾静滴丹参、低分子右旋糖酐、硝酸甘油等治疗，并服用温胆汤合丹参饮加减等汤剂，但心绞痛依然每日发作 3～4 次，而请陈乔林教授会诊。

详问症状，患者诉心前区发作性绞痛，并向左胸及左前臂放射，伴心烦、口干苦，大便 3 日未行，查体：神清，血压 148/90mmHg，体态肥硕，双肺（－），心率 62 次/min，律齐，$A_2 > P_2$，腹部（－）。舌苔黄厚糙腻，脉弦。

心电图示：窦性心律，Ⅱ、Ⅲ、aVF、V_5 导联 ST 段下降 >0.5mV；T 波在 Ⅱ、Ⅲ、aVF 导联倒置，V_5 导联低平。

西医诊断：冠心病心绞痛。

中医诊断：胸痹。

证候诊断：痰热互结胆胃胸膈，心脉瘀阻。

治法：清热利胆通腑，豁痰散结行瘀。

【处方】大柴胡汤合小陷胸汤加味。

柴胡 15g	黄连 12g	赤芍 12g	全瓜蒌 10g
黄连 10g	法夏 10g	厚朴 10g	丹参 20g

大黄[(后下)]10g

1 剂。

二诊：服药后畅下大便 2 次，心绞痛明显减轻，仅发作 1 次，口仍干苦，舌质仍红，黄厚糙腻苔略有松动，脉弦，又转用温胆汤加黄连、赤芍、丹参、檀香、砂仁，服药 1 剂。

三诊：患者昨日服药后未解大便，心绞痛又发作 4 次，舌脉同前，复查后心电图无改善，再投以大柴胡汤合小陷胸汤中味 1 剂。

四诊：药后大便 1 次，心绞痛减为 2 次，疼痛程度较轻，舌质仍偏红，黄厚苔稍退，脉仍弦，守方再服 1 剂。

五诊：药后大便 1 次，心绞痛未发作，口稍干，舌上仅存薄黄苔，脉稍弦。复查心电图示：ST 段恢复正常；T 波在 Ⅱ、aVF 导联转为直立，Ⅲ 导联倒置，V_5、V_6 导联恢复

---

① 李云委：《陈乔林应用辨证与辨病结合治疗经验举隅》，载《云南中医中药杂志》2000 年第 4 期，第 6－7 页。

正常。转以清泄胆胃余邪、养阴活血为法。

【处方】

柴胡 12g	黄芩 10g	麦门冬 15g	五味子 6g
知母 10g	枳实 10g	竹茹 10g	橘络 6g
丹参 20g	甘草 6g		

1 剂。

六诊：心绞痛未发作，口不苦稍干，舌苔薄黄、脉细弦。以生脉饮合丹参饮加赤芍、橘络益气养阴、活血利气善后。

【按语】

治疗冠心病心绞痛采用芳香开窍、宣痹通阳、活血化瘀、温阳通瘀等法较多，本案门诊亦服用过温胆汤合丹参饮无效，诚然，湿痰瘀血阻滞胸阳、痹塞心脉导致心绞痛是常见的标急证候，但若不对具体病例分析则有悖于辨证施治的原则，难以取效。本案除有痰热结胸、心脉痹阻外，突出表现为胆热腑实、木郁土壅，胆失条畅、胃失冲和则全身气机升降遏阻，血气流行障碍。《黄帝内经》云"木郁达之""土郁夺之"，大柴胡汤正合此旨，本案以大柴胡汤会小陷胸汤加味投药中的，心绞痛随大便畅行而缓解。

十二、陈瑞春医案二则

案 1：冠心病[①]

周某，女，52 岁，银行职员。

初诊日期：1998 年 8 月 5 日。

现病史：患者经某医院确诊为冠心病，自觉胸憋闷，气短，偶有心前区刺痛，时喜按胸，外观面色晦暗，口唇发紫，自述精神疲乏，纳差，夜寐差，已绝经，舌淡暗、苔薄白润，脉缓时有间歇，寸浮弦。

【处方】

桂枝 10g	炙甘草 10g	瓜蒌皮 20g	枳壳 10g
薤白 10g	生黄芪 20g	党参 15g	橘络 10g
郁金 10g	丹参 15g		

7 剂，水煎服，每日 1 剂。

二诊：（8 月 12 日）胸闷大减，心前区刺痛缓解，食纳微增，脉缓仍偶有间歇，守原方加生黄芪至 30g 再进。

三诊：服前方 20 余剂，自述胸憋闷已愈，心前区刺痛极少，呼吸均匀，但活动甚则气喘，食纳，睡眠较好，二便正常。继守原方加生黄芪 40g。

前后共服 50 余剂，诸症悉除。2002 年来诊，诉冠心病未复发，近期、远期疗效均较好。

【按语】

桂枝甘草汤为《伤寒论》温养心阳之主方，治汗多亡阳，叉手自冒心，心下悸，欲

---

① 陈瑞春、刘英锋、胡正刚、周建虹：《胸痹论治 6 法》，载《中医杂志》2004 年第 4 期，第 304－306 页。

得按之心阳虚证。方中加参、芪益气，合瓜蒌薤白枳实汤兼加丹参、橘络等活血通络之品，多平淡中见奇功。本病例本虚标实，胸闷气短，实为气虚之咎，益气温阳是治疗本病的基本原则。兼胸部刺痛多属由虚至实，可辅佐以理气化痰、活血化瘀之法，使主次分明，标本兼顾。

案2：胸痹①

凌某，女，63岁，退休人员。

初诊日期：2002年11月10日。

现病史：患者面色淡黄，精神疲倦，心悸气短，心胸隐隐作痛，绵绵不休，食少，腹胀，口淡无味，有时口臭，怕冷，动则胸闷微减，但更易疲劳，舌淡、苔薄白、舌体偏瘦，脉缓而弱。

【处方】

生黄芪15g	太子参15g	白术10g	陈皮10g
茯苓15g	法半夏10g	炙甘草5g	胡黄连5g

7剂，水煎服，每日1剂，分2次服。

二诊：（11月18日）服上药7剂，纳食增，口味改善，精神较前好转，胸痛也减轻。嘱守上方去胡黄连5g，7剂。

三诊：（11月25日）患者面色较前好转，精神较佳，纳食可，偶微感胸闷及眼发黑，嘱守上方加当归10g，川芎6g，打成粉剂，每次15g，早晚各1次冲服。

1年后随访，患者身体状况良好，近远期疗效可。

【按语】

本例为老年气血亏虚，脾胃失健致心无血所养，胸阳之气无所倚而见诸虚证。尤以心脾气虚为主。除受李东垣《脾胃论》的影响外，陈瑞春教授还遵从刘炳凡老中医的话："治病治人，也就是七分治人，三分治病，小病调气血，大病燮阴阳，总以脾胃为旨归。"

十三、陈学忠医案二则

案1：冠状动脉粥样硬化性心脏病（劳累性不稳定型心绞痛）②

患者，女，71岁。

主诉：反复胸闷、心前区压榨样不适15年，加重2天。

现病史：劳累后胸闷、心前区不适明显，每次发作持续10～30分钟，每天发作1～2次，含服"救心丸"缓解不明显，伴耳鸣、夜尿频多。舌脉：舌质偏暗红，苔薄白，脉弱。

曾于某医院做冠脉造影显示冠状动脉狭窄75%，建议安置冠脉支架，但患者未采纳。

---

① 陈瑞春、刘英锋、胡正刚、周建虹：《胸痹论治6法》，载《中医杂志》2004年第4期，第304－306页。

② 杨霞、陈学忠：《陈学忠教授以补肾活血法治疗冠心病心绞痛经验》，载《广西中医药》2012年第35卷，第5期，第47－48页。

西医诊断：冠状动脉粥样硬化性心脏病—劳累性不稳定型心绞痛。

中医诊断：胸痹心痛。

证候诊断：心肾亏虚、血络瘀阻。

治法：补益心肾、活血化瘀。

【处方】

太子参 40g	黄芪 30g	麦冬 20g	五味子 12g
丹参 30g	红花 10g	川芎 15g	淫羊藿 30g
桂枝 12g	远志 6g		

每日 1 剂。

经治疗，3 周后患者胸闷、心前区不适明显减轻，耳鸣、夜尿频多等肾虚症状明显改善。

【按语】

目前，中医对心绞痛的防治多从气虚血瘀理论出发，然而陈学忠教授在临床中观察到，老年心脑血管病患者按中医辨证肾虚证候相当突出，且多兼有血瘀证。本例属心肾亏虚、血络瘀阻证候，故方用淫羊藿、桂枝、黄芪以补肾、通阳、益气，《本草纲目》记载：淫羊藿强心力，补腰膝。有关试验初步表明，淫羊藿可较明显地改善冠脉血流量，提高动物对缺氧的耐受性，并能显著提高肾虚患者的细胞和体液免疫功能，并调节核酸代谢，促进 DNA 合成。同时用太子参、麦冬、五味子益心气，养心阴，能增强心脏功能，丹参、川芎、红花活血化瘀、通脉络。诸药合用疗效良好。

案 2：冠状动脉粥样硬化性心脏病（劳累性不稳定型心绞痛）①

患者，女，67 岁。

主诉：反复胸闷、心悸 5 年余，加重 3 天。

现病史：胸闷、心悸，活动后易发作，近 3 天发作次数增加，每天发作 2～3 次，每次发作持续约 5～10 分钟，含服硝酸甘油可缓解；伴腰膝酸软，食纳可，夜眠差，夜尿 4～5 次。舌脉：舌质偏瘀暗，苔白，脉弱。

门诊心电图显示窦性心律，心率 71 次/min，律齐，电轴左偏，无钟转，ST-T 改变（Ⅱ、aVF、V_4～V_6 导联 ST 段下移 ≥0.05mV）。

西医诊断：冠状动脉粥样硬化性心脏病—劳累性不稳定型心绞痛。

中医诊断：胸痹心痛。

证候诊断：心肾亏虚、血络瘀阻。

【处方】补肾活血之剂。

太子参 30g	晒参须 25g	麦冬 20g	五味子 12g
川芎 15g	丹参 30g	红花 10g	桂枝 15g
淫羊藿 30g	赤芍 12g	酸枣仁 20g	

服用 7 剂后胸闷、心悸症状减轻，发作次数明显减少；腰膝酸软、夜尿频多明显等

---

① 杨霞、陈学忠：《陈学忠教授以补肾活血法治疗冠心病心绞痛经验》，载《广西中医药》2012 年第 35 卷，第 5 期，第 47-48 页。

肾虚症状明显好转。复查心电图提示：窦性心律，心率 55 次/min，律齐，电轴左偏，逆钟转，T 波低平（V₅、V₆ 导联），较服中药前有所改善。

【按语】

本例患者为老年女性，兼有肾虚与血瘀之证，方中以淫羊藿补肾壮阳，鼓舞肾气；丹参、川芎、红花、赤芍活血化瘀，通调血脉；同时加以太子参、晒参须、麦冬、五味子益气、养心阴；桂枝温通心阳；酸枣仁养心安神。诸药合用，使肾气充沛，瘀血得除，血脉通畅，胸痛自止。

十四、陈阳春医案二则

案 1：冠心病（前中膈壁陈旧性心肌梗塞）①

林某，男，46 岁，干部。

初诊日期：1976 年 12 月 25 日。

现病史：以往有高血压病史。1976 年 3 月突然出现胸前区疼痛。自汗出，1 小时左右送往某医院，怀疑心肌梗塞，住院观察，服用扩冠药，经各项检查未能确诊而让其出院。1 个月以后又出现以上症状，在另一医院检查，心电图诊断为前中膈壁陈旧性心肌梗塞。住院至就诊前数日，曾一直服用西药降压和扩冠药，以及中药活血化瘀之品。自觉心绞痛发作频繁，以饭后为重，伴有心慌，失眠，全身瘀胀，双下肢酸困无力，血压不降。

检查：血压 160/100mmHg，面部不华，伴有郁肿。心界叩诊无明显扩大，心率 104 次/min，偶发期前收缩，第一音减弱，双下肢轻度指压性凹陷。肝脾（－），脉细微数，舌质淡，舌边有齿印，苔薄白。

X 线胸透：左心室肥大，主动脉圆椎突出。心电图：QRS 波群在 V₁、V₂ 导联呈 QS 型，V₃ 导联呈"W"型；T 波在 V₁、V₂、V₃ 导联倒置。尿化验（－），肝功能正常。

辨证分析：初认为久病及长期服用活血化瘀之品，伤气耗血，造成气虚血滞，致面部郁肿，心绞痛频频发作，故以益气活血立法。

【处方】

党参 15g	寸冬 15g	五味子 9g	当归 12g
川芎 12g	丹参 15g	全瓜蒌 15g	薤白 9g
黄精 30g	桑寄生 30g	炒杜仲 15g	

服药 30 余剂，血压降至 120mmHg ～ 140mmHg/92mmHg ～ 94mmHg，心绞痛发作次数减少，但下肢沉困无力，肿不消，并诉阳痿已半年余。根据以上情况，系久病肾气亏虚，命门火衰、阳气不升，故有面色不华，下肢沉困无力而浮肿，阳事不举等。其本在肾，故在治法上改用补肾固本，兼以活血化瘀立法。

【处方】

桑寄生 30g	炒杜仲 15g	淫羊藿 21g	黄精 30g
党参 15g	寸冬 15g	五味子 12g	远志 12g

---

① 陈阳春：《补肾法在冠心病治疗中的应用》，载《河南中医学院学报》1979 年第 2 期，第 25 – 27 页。

| 丹参20g | 川芎12g | 云苓15g | 降香12g |

复诊：（3月24日）服上方18剂，血压126/90mmHg，心慌、心绞痛明显缓解；心电图复查：QRS波群在V₁导联呈"W"型，V₂导联呈"QRS"型，V₃导联呈"RQS"型；T波在V₁导联倒置，V₂、V₃导联直立。又拟上方去桑寄生、远志、川芎，再加重壮肾药菟丝子15g、女贞子15g、杞果30g、生地12g。

服药半年，血压一直稳定，有时低压在90mmHg以下，心绞痛发作停止，阳痿已愈，浮肿消失，心率94次/min，但每在饭后出现心跳加快。又在原方基础上调用徐长卿30g，北五加皮15g；服用10余剂后，自觉症状基本消失，心电图图形同前，但V₁、V₂、V₃各导联R波振幅加高，已能坚持全日工作。

【按语】

在冠心病的治疗中，目前各地广泛采用活血化瘀、芳香温通、宣痹通阳等疗法，同时也开始注意到扶正固本的治法。根据在冠心病治疗中的临床体会发现，补肾固本对于一些久病、重症冠心病患者起到很重要的作用，值得重视。在应用中应注意采用"善补阳者，必于阴中求阳；……善补阴者，必于阳中求阴"的原则，决不可一见阳虚就只顾补阳，一见阴虚只顾补阴，而且对于以肾虚为主证的病例，在不同阶段夹有气滞、血瘀、脾虚、肝郁、心虚等证，应注意标本兼治。本案强调了补肾法在冠心病治疗中的应用，但绝对不是以补肾法代替活血化瘀、芳香温通、宣痹通阳、益气通脉等冠心病的常用治疗方法。而从以上病案也同样说明，一般扶正固本亦不能代替补肾固本。主要应看疾病的转归，从人体的整体观念出发，全面分析疾病发展趋势和机体状况，进行辨证施治。

案2：冠心病①

患者，女，72岁。

初诊日期：2013年2月26日。

现病史：以胸前区疼痛，阵发性发作频繁不能活动，动则疼痛加剧，伴心慌、气喘、全身乏力、失眠，依赖安眠药入睡，记忆力减退，汗出，大便偏稀已近1个月就诊。患者于2012年9月3日做卵巢囊肿手术后导致不完全性肠梗阻，住院3个月，此间出现上述症状，经服抗心绞痛药不能缓解，后来我院门诊就诊。

检查：重病面部表情，血压114/60mmHg（1mmHg＝0.133kPa）。胃部压痛（2＋）。心电图示：广泛ST段压低＞0.5mV/mm。彩超显示：左室射血分数59％，左室松弛功能下降，三尖瓣中度反流。脉沉细无力，舌质淡红、暗，苔薄白。

证候诊断：气虚血瘀，兼肝郁脾虚。

治法：益气活血，疏肝健脾。

给予中药汤剂口服。

【处方】

| 黄芪30g | 丹参30g | 赤芍15g | 黄精15g |
| 郁金15g | 柴胡10g | 葶苈子15g | 白芍15g |

---

① 陈阳春：《冠心病中医药治疗临床心得》，载《中医研究》2014年第27卷，第4期，第41－42页。

| 桂枝 5g | 白术 10g | 茯苓 15g | 延胡索 15g |
| 砂仁 5g | 青皮 10g | 陈皮 10g | |

每日 1 剂，水煎，分 2 次口服。

二诊：（3 月 6 日）服药后，心绞痛次数减少，活动量稍增，但不能过多，饮食量少，大便稀，1 日 3 次，给予中药汤剂继服。

【处方】

黄芪 30g	柴胡 10g	丹参 30g	赤芍 15g
黄精 15g	郁金 15g	山药 30g	砂仁 5g
桂枝 5g	延胡索 15g	红景天 15g	薏苡仁 30g
法半夏 15g			

三诊：（3 月 25 日）胸前区疼痛在劳累时出现，休息后即缓解，记忆力好转、心烦、心悸缓解，但睡眠仍欠佳，上方加茯神 15g。

四诊：（4 月 24 日）共服药 46 剂，胸痛消失，活动量增加，胸痛亦未发作，睡眠、心慌、出汗、大便均恢复正常，自行停药已 10 天。心电图复查：Ⅱ、Ⅲ、aVF 导联 T 波改变为"±"双相，外侧壁 V₃、V₄、V₅、V₆ 导联 T 波平坦。给予麝香保心丸，2 粒/次，3 次/日。西洋参 5g、三七 5g，20 剂。每日 1 剂，当茶频服，病情稳定。

【按语】

患者年老体虚，加之手术后并发肠梗阻，元气大伤，气虚不能帅血，肝气郁结，心情抑郁，肝木克脾土，故有失眠、心烦、心慌、食欲不振、大便溏泻等心脾两虚证，故在益气活血的基础上，按照中医辨证加用疏肝理气、健脾和胃的中药，起到全面调理作用。对久病反复发作的冠心病（胸痹），应加以疏肝理气之品，治疗中照顾到脏与脏、腑与腑的关系，进行全面调理，对稳定病情、改善临床症状能起到较好的疗效。

十五、陈一鸣医案：冠心病、十二指肠球部溃疡①

赵某，男，65 岁，干部。

初诊日期：1977 年 9 月 7 日。

现病史：自诉于 1968 年始觉心前区时有窒息感，伴有头晕、心悸。1973 年经地区医院诊为冠心病。以后并患急性肾炎、十二指肠球部溃疡等病。后经中西医治疗，肾炎已愈，而冠心病及十二指肠球部溃疡病则反复发作。因近来常出差，疲劳过度而发病。症见心前区阵发性疼痛加剧如针刺样，可放射至左上腹，伴头晕重，心悸气短，烦闷不寐，腹部隐痛，饥时更甚，呕吐清涎，纳差便溏，左肾区有轻度叩击痛，舌质淡嫩稍暗，边有齿印、苔白厚腻，脉弦稍滑。

西医诊断：冠心病，十二指肠球部溃疡。

中医诊断：胸痹、胃痛。

辨证分析：本例病情复杂，但陈一鸣教授辨证求因，认为患者罹患多病，缠绵不愈，日久伤脾、气血两亏，遂致脾阳不振，气血失其生化之源，气虚血滞，久而成瘀，

---

① 郭金隆、王玉球、黄安邦：《名老中医陈一鸣学术经验介绍》，载《新中医》1988 年第 3 期，第 10－13 页。

阻滞经脉，脉络不利，水湿凝聚，升降失调所致。

治法：活血化瘀，健脾祛湿。

【处方】五味异功散加味。

潞党参 15g	丹参 15g	白术 15g	炙甘草 3g
桃仁 3g	陈皮 4.5g	桂枝 6g	

30 剂，水煎服。

药后病情好转，食纳增加，诸症如前。至 11 月 9 日转用平胃散加味。

【处方】

苍术 9g	枸杞子 9g	丹参 9g	陈皮 4.5g
白术 15g	潞党参 15g	广木香^(后下)3g	

服 20 剂，左胸部仍有隐痛不适，咳嗽白痰。11 月 30 日去党参、枸杞子，加波豆蔻 4.5g、桃仁 6g、法半夏 6g。服 7 剂后，寝食二便如常，左胸仅夜间微有不适。

十六、程丑夫医案三则

案 1：冠状动脉左前降支近中段严重狭窄病变①

患者，男，58 岁。

初诊日期：2011 年 10 月 13 日。

现病史：间发性胸闷不适 4 年余。现间发性胸闷不适，脚不肿，口苦，唇暗，纳寐可，二便常，舌红，苔黄腻、有裂纹，脉涩。血压 90/55mmHg。2011 年 8 月 25 日于外院行冠状动脉造影示：冠状动脉左前降支近中段严重狭窄病变。有先天性左肾、脾脏缺如。

既往史：冠心病、2 型糖尿病、颈椎病、高脂血症等病史。

证候诊断：气滞血瘀。

治法：调气活血通络。

【处方】柴胡丹参饮加减。

柴胡 10g	黄芩 10g	法半夏 10g	党参 12g
甘草 6g	丹参 15g	降香 10g	砂仁^(后下)6g
黄连 5g	薤白 10g	川芎 10g	全蝎 6g

每日 1 剂，水煎服。

另予冠心消斑胶囊（有化痰祛瘀、降脂消斑的功能，用于冠心病动脉粥样硬化斑块）4 瓶，口服，4 粒/次，3 次/日。

二诊：（2011 年 11 月 16 日）服上方 20 剂，胸闷明显改善，脸部瘙痒、稍疼痛，余无明显不适。查血压 110/60mmHg。舌红，苔薄黄，脉沉（尺部明显）。守方去全蝎，加葛根 15g。继服 10 剂。冠心消斑胶囊 4 瓶，用法同前。

三诊：（2011 年 12 月 3 日）诸症改善，胸背部发冷，稍感胸闷，舌红，苔薄黄，脉

---

① 黎鹏程、卢丽丽：《程丑夫从虚、痰、郁、瘀论治疑难病经验》，载《中国中医药信息杂志》2014 年第 21 卷，第 7 期，第 94－96 页。

弦。血压 130/85mmHg。证属气郁痰热。

【处方】柴陷汤加减。

柴胡 10g	黄芩 10g	法半夏 10g	党参 12g
黄连 5g	瓜蒌壳 15g	木香 6g	全蝎 6g
丹参 15g	甘草 6g	茯苓 10g	苦杏仁 10g

继服 14 剂。

四诊：（2011 年 12 月 17 日）诸症缓解，无特殊不适，舌红，苔白，脉弦。血压 110/85mmHg。

【处方】守方合丹参饮加减。

柴胡 10g	黄芩 10g	法半夏 10g	党参 12g
黄连 5g	瓜蒌壳 15g	木香 6g	全蝎 6g
丹参 15g	甘草 6g	茯苓 10g	苦杏仁 10g
檀香 6g	砂仁^(后下)6g		

砂仁(后下)6g

继服 14 剂巩固疗效。

【按语】

冠心病属于中医"胸痹""心痛"范畴。《素问·痹论篇》说："心痹者，脉不通。"明代虞抟认为胸痹与"污血冲心"（即瘀血）有关。本案患者初诊见间发性胸闷不适、口苦、舌红、苔黄腻、有裂纹、唇暗、脉涩，乃气滞血瘀之象。故用小柴胡汤疏调气机，丹参饮活血祛瘀、行气止痛，并配合冠心消斑胶囊化痰祛瘀、降脂消斑。三诊见胸背部发冷，稍感胸闷，舌红，苔薄黄，脉弦。辨证当属气郁痰热瘀阻，方用柴陷汤加减以清热化痰、化瘀通络止痛。四诊无特殊不适，欲求中药巩固疗效，复以柴陷汤合丹参饮调气活血通络，兼清痰热。因证选方，故获良效。

案 2：高血压，糖尿病，脑梗死后遗症，冠心病[①]

肖某，男，76 岁，门诊病例。

初诊日期：2011 年 7 月 6 日。

现病史："高血压、糖尿病、脑梗死后遗症、冠心病"患者，劳力性气促、胸闷 10 年，头晕半年。现感头晕，劳力性气促、胸闷，口干渴，纳差，寐安，二便一般，口气重，咯黏痰。

既往史：前列腺炎，动脉斑块形成。现服培哚普利降压，自行停药 3 天，舌红，苔黄厚腻，脉弦滑，下肢不肿，血压 120/65mmHg（今未服药）。

证候诊断：痰热内阻，肝风上扰。

治法：清热化痰，平肝息风。

【处方】黄连温胆汤加减。

陈皮 10g	法半夏 12g	茯苓 12g	枳实 10g
胆南星 6g	黄连 5g	甘草 6g	苍术 10g

---

① 黎鹏程、卢丽丽：《程丑夫教授从痰论治疑难病验案三则》，载《湖南中医药大学学报》2014 年第 34 卷，第 9 期，第 43－45 页。

| 砂仁 6g | 白豆蔻^(后下)6g | 滑石 15g | 天麻 10g |
| 全蝎 6g | 头晕草 15g | | |

14 剂, 水煎服, 每日 1 剂。

天丹通络胶囊 (成分为: 川芎、豨莶草、丹参、水蛭、天麻、槐花、石菖蒲、人工牛黄、黄芪、牛膝)。活血通络,息风化痰。用于中风中经络,风痰瘀血痹阻脉络证,症见半身不遂、偏身麻木、口眼歪斜、语言謇塞; 脑梗死急性期、恢复早期见上述证候者。0.4g×45 粒×4 瓶,用法: 口服, 5 粒/次, 3 次/日。降压药、降糖药自备。

二诊: (2011 年 7 月 28 日) 药后症状有所改善, 现诉胸闷, 劳力性气促, 吸气费力, 口气重, 纳寐一般, 小便气味重, 大便可。舌暗红苔黄腻浊脉弦。血压 120/60mmHg (未服药), 上方有效, 守方去滑石, 加芦根 15g。14 剂, 水煎服。

天丹通络胶囊, 0.4g×45 粒×4 瓶, 用法: 口服, 5 粒/次, 3 次/日。降压药、降糖药自备。

三诊: (2011 年 8 月 18 日) 药后症状明显好转, 现四肢乏力、胸闷, 劳力性气促为主。舌暗红, 苔黄腻脉弦, 血压 100/60mmHg (药后)。以证而论, 仍属痰热为主兼有气机郁滞。故改用柴陷汤加减以疏调气机、清化痰热、活血通络。

【处方】

柴胡 10g	黄芩 10g	法半夏 10g	白参 10g
甘草 6g	黄连 5g	瓜蒌壳 15g	桑寄生 15g
木瓜 15g	薏苡仁 15g	全蝎 6g	头晕草 15g
杜仲 15g	芦根 15g		

14 剂, 水煎服。

天丹通络胶囊 0.4g×45 粒×4 瓶, 用法: 口服, 5 粒/次, 3 次/日。降压药、降糖药自备。

四诊: (2011 年 9 月 16 日) 症状较前明显好转, 现下双肢乏力, 双手指间关节胀痛, 胸闷气促较前好转, 口不干苦, 纳差, 二便调。舌暗红, 苔黄腻, 脉弦。血压 110/64mmHg (药后)。拟原方加减, 击鼓再进, 防其复发。

【处方】 柴陷汤加减。

柴胡 10g	黄芩 10g	法半夏 10g	白参 10g
甘草 6g	黄连 6g	瓜蒌壳 15g	砂仁 6g
贯叶金丝桃 6g	三七 5g	桑寄生 15g	全蝎 6g

14 剂, 水煎服, 每日 1 剂。

天丹通络胶囊 0.4g×45 粒×4 瓶, 用法: 口服, 5 粒/次, 3 次/日。降压药、降糖药自备。

【按语】

《素问·刺热篇》云:"心热病者, 先不乐, 数日乃热, 热争则卒心痛。"本案患者初诊见劳力性气促、胸闷, 头晕, 口干渴, 纳差, 寐安, 口气重, 咯黏痰, 舌红, 苔黄厚腻, 脉弦滑, 为痰热痹阻心脉、肝风上扰之象, 故以黄连温胆汤清化痰热, 天麻、全蝎、头晕草平肝息风。三诊见四肢乏力、胸闷、劳力性气促为主, 舌暗红, 苔黄腻, 脉弦。辨证为气滞痰热兼有瘀血。故治以疏调气机，清化痰热，活血通络。小柴胡汤疏调气机，小陷胸汤化胸中之痰热，三七、全蝎活血通络。痰热除，气血通，则诸症自消。

案 3：冠心病，高脂血症[①]

患者，女，65 岁。

现病史：胸闷，心悸不宁，间断阵发 12 年，近 1 年诸症频发并心下痞满，咳嗽，痰多黄稠。伴头晕，寐不安，纳差。作心电图、生化等检查，诊断为冠心病、高脂血症。舌质暗、苔黄腻，脉弦。

证候分析：以证而论，当为痰热互结于心，致心下痞满，心悸不宁。

治法：清热化痰，理气宽胸。

【处方】柴胡陷胸汤加减

柴胡 10g	胆南星 10g	黄芩 10g	法半夏 10g
瓜蒌 10g	全虫 3g	白参 6g	黄连 6g
桔梗 10g	枳实 10g		

7 剂，药后咳嗽减轻，痰转稀薄，易咯出，头晕，胸闷，心悸诸症明显缓解，守方加白术 10g，前后加减共服药 21 剂，诸症消失。

【按语】

此痰热结于心下，扰于心则心不宁，滞于肺则咳嗽。守"气行则痰行，气滞则痰滞"之法则。用柴胡、枳实、桔梗诸药理气宽胸散结，用瓜蒌、法半夏、胆南星、黄芩、黄连诸药清热化痰，方中又用白术、白参以补气健脾，绝生痰之源。组方严密，用药精当。

十七、程志清医案三则

案 1：冠状动脉狭窄[②]

罗某，68 岁。

初诊日期：2011 年 6 月 18 日。

现病史：2010 年 8 月冠脉 CT：左前降支近段混合性斑块形成，相应管腔重度狭窄，右冠近段混合性斑块形成，相应管腔中度狭窄。主诉胸闷、胸痛，伴夜寐早醒，有焦虑症，服用赛乐特，纳差，便安，舌暗，舌底络脉瘀紫，脉弦。

证候诊断：心脉痹阻。

治法：活血化瘀。

【处方】血府逐瘀汤加减。

生地黄 15g	当归 12g	川芎 10g	赤芍 12g
柴胡 9g	枳壳 12g	郁金 12g	丹参 30g
制元胡 15g	广木香 9g	瓜蒌皮 12g	薤白 9g

① 辜大为、龙云：《程丑夫教授从痰治疑难病举隅》，载《中医研究》2005 年第 8 期，第 51－52 页。

② 章赛月：《程志清教授心系疾病合并失眠治验拾萃》，载《中医药学报》2012 年第 40 卷，第 6 期，第 62－64 页。

法半夏 12g　　　　　　怀牛膝 15g　　　　夜交藤 30g　　　　炒枣仁 30g

生牡蛎^(先煎)30g　　　桃仁 9g

水煎服，每日 1 剂，服药 7 剂。

二诊：（2011 年 6 月 25 日）胸闷略有减轻，胸痛仍有，夜寐稍安，舌脉同前。上方加全蝎 5g，降香 9g。再进 7 剂。

三诊：（2011 年 7 月 2 日）胸闷、胸痛显减，夜寐好转。继续调理半年，胸闷、胸痛基本不发，睡眠尚安，白天精神充足。

【按语】

程志清教授治疗心系疾病合并失眠，总以调整脏腑功能、平和阴阳为目标，形成了平肝息风、清心化痰、活血化瘀、交通心肾、益气滋阴为主的辨证论治失眠之特色。在辨证用药的同时，还当重视生活调摄和精神心理治疗，营造良好的睡眠氛围，从而达到"阳气自动而之静，则寐；阴气自静而之动，则寤"。

案 2：冠心病（心绞痛）^①

林某，男，62 岁。

初诊日期：2011 年 12 月。

现病史：反复胸闷胸痛 7 年余，加重 1 个月。刻诊：平时胸闷胸痛，活动及天气变化时易发，多数 10 分钟内可缓解，有时需含服庆余救心丸 5～10 粒才可缓解，全身痰核明显，疼痛，时有乏力倦怠，舌淡偏暗苔薄白腻，脉弦。患者有冠心病、房颤、多发性脂肪瘤、胆结石病史，平时服用立普妥 10mg，1 次/日，拜阿司匹林 0.1g，1 次/日。患者半月前曾服用益气活血为主汤药效果不显，今来就诊。

予以心电图检查：房颤，胸导联 ST 段斜下型压低约 0.05mV，查心肌酶、肌钙蛋白正常范围。

证候诊断：胸痹心痛，痰瘀互阻。

治疗：续服立普妥，拜阿司匹林，同时处以化痰涤痰、软坚散结、活血通脉为主的中药。

【处方】

瓜蒌皮 12g　　　　薤白 9g　　　　　法半夏 9g　　　　白芥子 5g

胆南星 12g　　　　生牡蛎 30g　　　海藻 15g　　　　昆布 15g

茯苓 15g　　　　　生米仁 30g　　　陈皮 7g　　　　　白术 12g

丹参 15g　　　　　郁金 12g　　　　制乳香 6g　　　　红景天 12g

水煎服，每日 1 剂。

患者服药 1 周后胸闷胸痛发作显减，且身上痰核疼痛亦明显减轻。因在外地，故原方再进 7 剂。

半月后复诊胸痛、身痛已基本缓解，全身痰核也有部分缩小。仍时有乏力，舌淡苔薄白，脉弦细，仍以上方出入，去法半夏、胆星、制乳香，加生黄芪 20g、麦冬 15g、五

_____

① 刘强：《程志清教授诊治冠心病心绞痛临证经验述要》，载《浙江中医药大学学报》2014 年第 38 卷，第 12 期，第 1407－1409＋1413 页。

味子 6g、地龙 12g、鸡血藤 15g，水煎服，每日 1 剂。

前后治疗 1 个月后，患者病情稳定，鲜有发作，后以舒心经验方合涤痰汤调治收功，门诊随诊。

【按语】

本例患者就诊时胸闷胸痛症状较前加重，程志清教授认为，患者胸痹心痛，近日加重，属发作期，处以常规心电图及心肌损伤标志物检查，排除急性血管闭塞可能；当先治其标，缓解疼痛，减少发作，同时防止疾病进一步发展；患者属痰湿之体，机体多发痰核，痰浊阻滞，血脉不和，瘀血停滞，痹阻心脉，不通则痛，病机当责之于痰瘀互阻，治当紧扣病机，发作期以化痰涤痰、软坚开结、活血通脉为主。

故之前处以益气活血中药效果不显，处方以瓜蒌皮、薤白、法半夏、白芥子等化痰涤痰，宽胸理气；生牡蛎、海藻、昆布等软坚散结；茯苓、生米仁、陈皮、白术等健脾化湿，以杜生痰之源；丹参、郁金、制乳香、鸡血藤等活血通脉舒痹。

治疗得效，患者胸痛症状缓解后，程志清教授强调应调整部分祛邪之品，以防损伤正气，同时注重补益心气，以固病本，加用生黄芪、麦冬等药，宗舒心方之意合用涤痰汤标本兼顾，扶正祛邪，恢复机体平衡，乃得良效。

案 3：冠心病①

谢某，男，64 岁。

初诊日期：2009 年 6 月 11 日。

现病史：胸闷、心悸、乏力反复不愈半年而来程志清教授处就诊。既往有冠心病、2 型糖尿病史。冠状动脉 CT 三维成像显示：右侧冠状动脉近段、中段小软斑块，伴管腔轻度狭窄；左前降支近段、中段长软斑块，伴管腔重度狭窄；中段心肌桥；第一对角支近段混合斑块，伴管腔中度狭窄；回旋支局部小软斑块，伴管腔轻度狭窄。之前一直常规服用西药降脂、降糖、扩张冠脉的药物，症状虽有好转，但根据 CT 报告冠脉狭窄情况，要求患者做冠脉造影与支架手术，患者拒绝，要求中医诊治。

刻诊：胸闷、心悸、乏力。舌体瘦薄、色红、苔薄黄，脉细弦。

证候诊断：气阴两虚、痰瘀痹阻。

治法：益气养阴、涤痰活血。

【处方】

太子参 15g	麦冬 15g	生地 15g	怀牛膝 15g
粉葛根 15g	制首乌 15g	五味子 5g	瓜蒌皮 12g
郁金 12g	铁皮石斛（先煎）12g	赤芍 12g	薤白 9g
丹参 30g	炒决明子 30g	天花粉 30g	怀山药 30g
川芎 10g	黄连 3g		

7 剂，水煎服。

上方加减服用 1 年余，症情一直稳定。

2010 年 7 月 29 日复查冠状动脉 CT 三维成像显示：右侧冠状动脉中段软斑块，伴管

---

① 陈爱萍、余昱：《程志清治疗冠心病验案一则》，载《浙江中医杂志》2013 年第 48 卷，第 1 期，第 70 页。

腔轻度狭窄；左主干小钙化灶；左前降支近段软斑块，伴管腔中度狭窄；中段心肌桥；第一对角支近段混合斑块，伴管腔轻度狭窄。现症：自觉无明显不适，欲中医继续调治，舌红、苔薄黄，脉细弦。治拟涤痰活血、益气养阴。

【处方】

瓜蒌皮 12g	郁金 12g	竹沥半夏 12g	红景天 12g
赤芍 12g	炒枳壳 12g	铁皮石斛（另煎）12g	薤白 9g
生晒参（另煎）9g	降香 9g	丹参 30g	太子参 30g
天花粉 30g	黄连 5g	五味子 5g	粉葛根 15g
麦冬 15g	绞股蓝 15g	黄芪 20g	

【按语】

本例患者是典型的冠脉狭窄患者，根据本病痰瘀痹阻、气阴两虚之病机，药用瓜蒌皮、薤白、半夏涤痰舒痹，丹参、郁金、赤芍等活血化瘀，枳壳、降香等疏肝理气，黄芪、生晒参、太子参、红景天、铁皮石斛、麦冬、绞股蓝、五味子等益气养阴，葛根有升阳解肌、透疹止泻、除烦止渴作用，黄连清热解毒。现代药理证实葛根水煎剂、醇浸膏、总黄酮和葛根素均有明显地扩张冠状血管的作用，能使冠脉血流量增加，血管阻力降低，葛根素能对抗肾上腺素的升血糖作用，具有一定的降血糖作用。程志清教授认为葛根性虽升发，只要配伍得当，常能收取奇效。本例患者治疗1年后，复查冠脉CT三维成像显示：右侧冠状动脉近段软斑块已消失；左前降支中段长软斑块已消失，管腔已由重度狭窄变成中度狭窄；回旋支局部小软斑块已消失，未见管腔狭窄。

十八、崔金涛医案：冠心病并糖尿病心肌病（心绞痛）①

患者，男，68岁。

初诊日期：2012年11月9日。

现病史：患者反复发作胸闷、胸痛2年余，再发加重1个月，行冠脉造影诊断为"冠心病"，口服西药欣康、阿司匹林肠溶片效果不佳，发作时服用复方丹参滴丸可缓解。

既往史：糖尿病史8年。

刻诊：患者心胸隐痛，时作时止，心悸气短，动则益甚，伴倦怠乏力，面色㿠白，易汗出，口干，咽干。舌苔薄黄舌夹有瘀斑，舌质红，脉虚细缓。

西医诊断：冠心病并糖尿病心肌病（心绞痛）。

中医诊断：胸痹。

证候诊断：气阴两虚。

治法：益气养阴，佐以活血化瘀。

【处方】五参口服液基本方加减。

西洋参 10g	黄芪 20g	北沙参 10g	南沙参 10g

---

① 肖凤英、崔金涛：《崔金涛教授治疗胸痹经验》，载《中医药通报》2013年第12卷，第5期，第25＋27页。

| 三七 6g | 丹参 10g | 降香 10g | 苦参 10g |
| 麦冬 10g | 五味子 10g | 浮小麦 20g | |

每日 1 剂，水煎服，煎汁 400mL，分 2 次服。

二诊：（2012 年 11 月 16 日）服用上方后，症状明显缓解，仍心悸气短，睡眠不宁。上方加用党参 10g、柏子仁 10g、酸枣仁 10g。继服 2 周。

三诊：（2012 年 12 月 1 日）胸闷胸痛基本消失，心悸气短明显减轻。上方加何首乌 10g、女贞子 10g、旱莲草 10g，水制为丸。

继续服用半年。随访至今，症状消失，病情稳定。

【按语】

本案患者属气阴两虚证型。心气不足，不能推动血液运行，则心胸隐痛；气虚心阳不振，则心悸气短，倦怠乏力；气虚不固则汗出；心阴虚故口干咽干；心血瘀阻则舌有瘀斑。崔金涛教授治疗此病以益气养阴为其大法，佐以活血化瘀，自拟五参口服液方加减。该患者首诊 7 剂后症状明显改善，但患者高龄病久，气虚肾虚较甚，故之后在守方基础上加用补气、益肾药物。

十九、戴永生医案：胸痹[①]

徐某，男，50 岁。

初诊日期：2007 年 9 月 22 日。

现病史：患者自诉左胸憋闷，呈含糊不适感或闷胀感已 5 年余，多次心电图检查均正常前来就诊。伴有气从胁肋上冲心胸，心烦心悸，咳嗽吐痰，痰多色白质稀，咳则气短，动则气促，面白少华，汗出，口干微渴，纳果便溏，舌体胖大齿痕质淡苔白厚，脉象弦滑。

中医诊断：胸痹。

证候诊断：痰浊阻滞脉络，胸阳不振。

治法：通阳降浊，涤痰蠲痹。

【处方】瓜蒌薤白半夏汤、二陈汤、二母丸加味。

瓜蒌壳 9g	薤白 9g	茯苓 15g	法夏 12g
白术 12g	枳实 9g	丹参 18g	炙远志 12g
浙贝 12g	香附 9g	丝瓜络 6g	甘草 4g

5 剂，每日 1 剂，水煎饭后温服。

二诊：（2007 年 10 月 20 日）服药后左胸含糊感消失，闷胀痛减轻，其余症同前，续用前方加通草 6g 通窍蠲痹。5 剂。

三诊：（2007 年 10 月 20 日）服药后患者气逆冲心胸感消除，咳减促平；胸部时有闷胀痛，仍有咳嗽痰少，余症同前。方用瓜蒌薤白枳实汤加味，以通阳涤痰除痹。

---

① 李迎红、戴永生：《临证医案三则》，载《辽宁中医药大学学报》2009 年第 11 卷，第 9 期，第 151 - 152 页。

【处方】

瓜蒌壳 9g	薤白 6g	枳实 9g	夏枯草 12g
通草 6g	白术 12g	浙贝 12g	茯苓 15g
桔梗 9g	炙远志 10g	槟榔片 9g	

5 剂。

四诊：（2007 年 10 月 27 日）服方后症状继续改善，病情稳定，守三诊方去槟榔片以防通利耗气，加法夏燥湿化痰，合入桂枝甘草汤振奋心阳以降痰浊，10 剂。

五诊：（2007 年 11 月 17 日）服药后面色转佳，胸闷胀痛，心烦心悸，咳嗽气短汗出等症消除，纳呆便溏改善，舌平脉缓，改用《金匮要略》人参汤以培土资心肺，服 10 余剂而愈。

【按语】

本例与《金匮要略·胸痹痛短气病脉证并治》所载，"胸痹之病，喘息咳唾，胸背痛，短气"和"心中痞气，气结在胸，胸满胁下逆抢心"等证相似，实属心胸功能性病症；主用仲景瓜蒌薤白类方加减。

方中薤白乃通阳涤痰除胸痹的主药，瓜蒌壳宽胸散结；法夏辛温化痰，和胃降逆，调和阴阳；茯苓，生姜暖胃健脾；通草味淡善能通窍蠲痹，并随证加减药味，投方 30 余剂，自能振胸阳降痰浊，通脉，蠲胸痹，数年隐患得以化解。

二十、邓铁涛医案三则

案 1：冠心病（陈旧性下壁心肌梗死）[①]

邵某，男，54 岁，干部。

初诊日期：1976 年 1 月 21 日。

主诉：心前区间歇发作闷痛及压迫感 4 年余。

现病史：1971 年 7 月因陈旧性心肌梗塞在某医院住院治疗，出院月余后开始经常在活动时感到心前区间歇发作针刺样疼痛及压迫感，含服硝酸甘油后能迅速缓解，近 1 年来发作较频而入院。入院时见神清，疲倦乏力，心中烦闷，稍感腹胀，餐后明显，纳眠差，二便可。

检查：血压为 120/90mmHg，心率 56 次/min，舌暗红，苔黄浊腻，脉缓。

胸透：主动脉屈曲，左心室向下延伸，左心室扩大。

心电图：窦性心动过缓并不齐，陈旧性下壁心肌梗塞。

西医诊断：冠心病、陈旧性下壁心肌梗死。

中医诊断：胸痹。

证候诊断：痰瘀闭阻。

治法：益气化痰，通瘀化浊。

【处方】温胆汤加味。

| 党参 15g | 云苓 12g | 法夏 9g | 橘红 4.5g |

---

① 刘嘉芬：《邓铁涛诊治冠心病学术思想及临床经验整理研究》（学位论文），广州中医药大学 2012 年。

| 郁金 9g | 竹茹 9g | 枳实 6g | 布渣叶 15g |
| 藿香 4.5g | 甘草 4.5g | | |

水煎服，每日 1 剂。

住院期间出现头痛，左手麻痹不适，用四君子汤加味治疗。

【处方】

| 党参 15g | 白术 12g | 云苓 15g | 甘草 4.5g |
| 丹参 12g | 葛根 30g | 山楂 30g | |

水煎服，每日 1 剂。

后期继续用温胆汤加味。住院期间心绞痛发作减轻，无需含服硝酸甘油，复查心电图显示：窦性心律不齐，陈旧性下壁心肌梗塞。精神、食欲均正常，于 4 月 26 日出院。出院后继续服用温胆汤加味制成丸，治疗追踪 3 个月，无心绞痛发作。

【按语】

邓铁涛教授认为，冠心病是本虚标实证，虚为心阴心阳亏虚，痰与瘀是本病的继发因素，也是本病加重的致病因素，痰是瘀的初期阶段，瘀是痰的进一步发展。心主血脉，心阴心阳亏虚则血脉不利，易滞而化瘀，不通则痛，故可见活动后胸闷痛；"气为血之帅，血为气之母"，气与血互为根本，心气不足，中气不足，胸中气机不畅亦可见胸闷不适，郁而化火可见心中烦闷。岭南土卑地薄，气候潮湿，湿困脾，脾气功能受损，脾不健运，聚湿生痰，痰阻血脉化瘀，心血不畅，亦可见胸闷痛。脾主四肢肌肉，湿浊阻滞，营血运行不畅，故见肢体麻痹不适，倦怠乏力。另外，脾为后天之本，气血化生之源，脾湿不运，水谷精微转纳失常，痰食交阻，故见腹胀纳差。舌暗红，苔黄浊腻，脉缓均为痰瘀闭阻之佐证。因此，本病为本虚标实之证，病位在心、脾，痰与瘀为病理因素，病机不离心脾两虚、痰瘀闭阻。

治疗上，抓住主要病机，重点在心脾两脏。脾为气血化生之源，健脾益气则补心气，气行则血行，血行则瘀祛，脾气得运，则痰湿难留。上方中党参益气；茯苓、橘红健脾祛湿；法夏燥湿化痰，少佐郁金、竹茹，取其清热除烦、降逆消痞之效；枳实消痰除痞，"除三焦之痰壅"；布渣叶、藿香清热化湿。方中茯苓渗湿、法夏燥湿、藿香化湿，生甘草为使药，味甘性平，调和诸药以防伤阴。全方紧凑，用药灵活而不失章法，通补兼施，共奏益气化痰、通瘀化浊之功。

治疗期间，患者出现头痛、左手麻痹等不适，考虑为湿邪阻滞，清阳不升，气血不利所致，以四君子汤健脾益气为基础，加上丹参活血化瘀，葛根升阳止痛，山楂加强健运脾胃。

从上述分析可见，邓铁涛教授十分重视脾胃功能，"心生血，血生脾，"心脾关系密切，在治疗冠心病的过程中，辨病与辨证相结合，抓住主要矛盾。脾胃位居中焦，是全身气机之枢纽，调脾胃则气机得畅，邪有去路，气血得以运行通畅，故有"治脾胃可以安四脏，调四脏可以治一脏"之说。

邓铁涛教授在治疗冠心病的过程中，并没有使用大队温中温阳之药物。尽管五脏中心主火，是阳中之阳，但李东垣曾说过"相火为元气之贼""壮火食气"，因此桂枝、附子等不宜久服，同时邓铁涛教授认为冠心病为本虚标实之证，应标本同治，因此选用温胆汤治标，党参益气以固本，必要时加入麦冬，这样可以长期多服，优于仲景之方。

案2：冠心病（心绞痛），高血压病Ⅱ期[①]

黄某，女，58岁。

现病史：因胸前区闷痛反复发作5年余，加重1周入院，伴纳差，气短，胸闷，耳鸣，喉中痰多，疲乏无力，二便调，舌淡红苔浊，脉沉弱。经检查诊断为冠心病，心绞痛，高血压病Ⅱ期。曾服参苓白术散治疗，服药后腹泻，服右归丸则感胃脘不适。

中医诊断：胸痹。

证候诊断：脾胃虚弱、痰湿阻滞。

【处方】加味温胆汤。

竹茹10g	法半夏10g	胆星10g	枳壳6g
橘红6g	云苓15g	白术15g	丹参15g
党参30g	苡米20g	甘草5g	

服上方7剂后，胸闷胸痛已不明显，纳食增加，精神好转，痰少。继续以上方调治月余，明显好转出院。

【按语】

胸痹是临床上常见的疑难病，西医冠心病与之类似。胸痹的病机为本虚标实，心阴阳不足，痰瘀阻滞。张仲景认为胸痹是由于胸阳不振，下焦阴寒邪气上乘阳位所致，即"阳微阴弦"，故多以辛温通阳之剂治之。而近代研究冠心病多从"瘀"字着手，强调活血化瘀。

邓铁涛教授认为胸痹确为本虚标实，本虚有心阳（气）虚，心阴（血）虚，标实主要为痰瘀。我国南方地区以痰浊为多，强调在仲景辛温通阳的基础上，加甘温健脾法，既益气，温通，又化浊，仲景治胸痹方多温燥，不能久服。邓铁涛教授主张以温胆汤加味为主方治疗，加党参，或加白术，健脾和胃，以绝痰源，甘温与辛温并用，临床疗效更好，当然，心阴血不足者以生脉散化裁。

案3：冠心病（不稳定型心绞痛）[②]

潘某，男，79岁。

初诊日期：2001年3月17日。

主诉：反复胸闷10年余，加重1周。

现病史：患者10年前出现反复胸闷，每于劳累后发作，休息后数分钟可缓解。经诊断为冠心病，心绞痛。服消心痛、鲁南欣康等药物，症状反复。1周前症状加重，每于晨起胸闷伴胸痛，持续时间数分钟。3月17日因再次发作胸闷痛，伴冷汗出而入院。高血压病史30余年，服用洛汀新、圣通平、开博通、心痛定等药，血压控制于22.6kPa～24.6kPa/11.3kPa～12.6kPa。

刻诊：体温37℃，脉搏86次/min，呼吸18次/min，血压22.6/11.6kPa。疲乏，胸

---

② 郭力恒、张敏州、陈伯钧：《邓铁涛教授治疗冠心病验案1则》，载《新中医》2002年第9期，第17-18页。

闷痛隐隐，动辄气促，食纳、睡眠欠佳，小便略频，大便溏。唇紫绀，双下肺散在细湿啰音。心界向左下扩大，心尖抬举性搏动，心率86次/min，律齐，心尖部Ⅱ级收缩期吹风样杂音，主动脉瓣区第二心音亢进。双下肢轻度浮肿。舌淡、苔白厚，脉弦。

心电图示：完全性右束支传导阻滞，左前分支传导阻滞，u波改变。心肌酶、肌红蛋白、肌钙蛋白均正常。

西医诊断：①冠心病，不稳定型心绞痛；②高血压病Ⅲ期，极高危。

中医诊断：胸痹。

证候诊断：气虚痰瘀。

治法：益气活血化痰。

【处方】

橘红6g	枳壳6g	法半夏10g	豨莶草10g
竹茹10g	茯苓12g	丹参12g	甘草5g
党参24g	黄芪30g	五爪龙20g	三七末^(冲)3g

5剂，每日1剂，水煎服。

药后患者症状显著改善，胸闷痛发作次数减少，程度减轻，精神、食纳、睡眠均改善。3月21日行冠脉造影示：冠脉三支弥漫严重病变。未行介入治疗，家属拒绝冠脉搭桥术。患者得知病情严重，思想焦虑，胸闷痛反复发作，口干苦，纳差，便结，舌红、苔黄白厚，脉细。乃上证夹痰热，原方酌加清热化痰之品，但病情未见好转，心绞痛反复发作。4月2日凌晨突发胸闷痛而醒，气促，冷汗出，呼吸24次/min，心率94次/min，双肺干湿性啰音。考虑急性左心衰，紧急处理后症状控制，仍胸闷隐隐。

4月12日邓铁涛教授会诊：患者轻度胸闷、心悸，短气，精神、食纳、睡眠欠佳，口干，干咳，小便调，大便干。面色潮红，唇暗，舌嫩红而干、苔少、微黄浊，右脉滑重按无力，左寸脉弱，中取脉弦。证属气虚痰瘀，兼有阴伤。治法：益气生津，化痰通络。

【处方】

太子参30g	山药12g	红参须^(另炖)12g	竹茹10g
胆南星10g	天花粉10g	橘络10g	千层纸10g
枳壳6g	橘红6g	茯苓15g	石斛15g
五爪龙50g			

3剂。

药后劳力时稍气促，胸闷、口干减，精神、食纳、睡眠均可，面色稍红，舌暗红、苔白浊，脉细弱。主管医师治以益气养阴、活血化瘀，守方红参须易为西洋参（另炖）10g，8剂。

4月23日邓铁涛教授二诊：患者便溏，每天数次，胸闷痛减，口淡，纳差，面黄白无华，舌暗红、苔少而白，脉弱。心电图示：心动过缓。证属脾虚湿盛，治以健脾渗湿。

【处方】参苓白术散加减。

党参15g	茯苓12g	白扁豆12g	薏苡仁12g

| 山药 20g | 白术 10g | 桔梗 10g | 法半夏 10g |
| 竹茹 10g | 甘草 5g | 砂仁（后下）6g | 陈皮 6g |

4 剂。

28 日腹泻止，活动后心悸，气促，舌暗红、右侧舌苔浮浊，左侧苔少薄白，脉迟。主管医师疑法半夏、陈皮偏燥，改橘红 8g、石斛 12g、西洋参（另炖）10g。

5 月 1 日邓铁涛教授三诊：大便溏，每天 4～5 次，疲乏，咳嗽，痰难咯，劳力后少许胸闷，无气促，舌嫩红、苔中浊，脉尺弦滑，寸细弱。证属心肺气阴两虚，痰瘀内阻。

【处方】

五爪龙 50g	太子参 30g	山药 15g	枳壳 3g
橘红 3g	茯苓 12g	石斛 12g	竹茹 10g
橘络 10g	桔梗 10g	胆南星 10g	沙参 10g
甘草 5g	红参（另炖）12g		

7 剂。

5 月 8 日精神可，偶胸闷可缓解，胃脘隐痛，大便调，舌嫩红、苔中浊，脉弦滑，守上方，4 剂。5 天后诸症消除，以邓铁涛教授冠心方加减门诊随诊。

【按语】

邓铁涛教授在长期临证中观察到，冠心病患者多有心悸、气短、胸闷、善太息、精神差、舌胖嫩、舌边见齿印、脉弱或虚大等气虚证候；或同时兼有舌苔浊腻、脉滑或弦，肢体困倦、胸翳痛或有压迫感等痰浊的外候。由于岭南气候潮湿，当地人体质较北方人不同，加之饮食、劳逸、忧思，或年老体衰，脏气亏虚，脾胃运化失司，聚湿成痰，致冠心病患者以气虚痰浊型多见，在此基础上，病情进一步发展，则出现胸痛、唇暗、舌紫瘀斑等血瘀之象。

由此，邓铁涛教授提出"痰瘀相关"理论。其认为在冠心病而言，痰是瘀的初级阶段，瘀是痰的进一步发展。冠心病以心气虚为主，与脾关系密切。因脾为后天之本，气血生化之源，从根本上起到益气养心之效。脾胃健运，则痰湿难成，亦为除痰打下基础。故邓铁涛教授治疗冠心病多采用益气化痰、健脾养心之法，注重培补中阳。邓铁涛教授认为，心脾均为阳脏，治疗中需处处注意顾护阳气，对年老体弱者，尤为注重。

本例患者入院时诊为冠心病，不稳定型心绞痛，病情危重，因辨证得当，用药后症状迅速缓解。后因患者得知病情变化忧思伤脾，痰浊重生，且化为痰热，致痰瘀互阻加重，故病情恶化。后虽积极治疗，避免心肌梗死，但仍时有胸闷痛。邓铁涛教授考虑患者证属气虚痰瘀，兼有津伤，病情复杂，治以益气生津，化痰通络。因患者以气虚为本，故以大量补气药为主，生津仅用少量平补气阴之品，又加用红参以制约部分养阴生津药的寒凉之性，药证相符，症状得以逐步减轻。后主管医师疑方中部分药物偏燥，改用西洋参等药物，再次出现便溏痰多等脾虚症状。邓铁涛教授会诊后仍按 4 月 23 日处方用药取效。

二十一、丁书文医案二则

案1：不稳定型心绞痛[①]

王某，男，59岁。

现病史：因阵发性胸闷、胸痛6年，加重10日来诊。症见胸闷阵作，叹气方舒，伴胸痛，无明显诱因，自觉眠差，纳呆、乏力、口干，时腰痛。舌红苔少，脉细弦。

既往史：高血压病、高脂血症病史6年。心电图示 $V_1 \sim V_6$ 导联ST段下移。

西医诊断：不稳定型心绞痛。

证候诊断：气阴两虚，热邪内蕴。

治法：益气养阴，清热除烦。

【处方】

黄芪30g	麦冬15g	五味子9g	延胡索30g
川芎15g	野葛根30g	水蛭6g	生甘草9g
三七粉(冲服)3g	冰片(冲服)0.3g	桂枝12g	白芍15g
黄连9g	连翘15g		

6剂，水煎服。

二诊：患者胸闷胸痛减轻，舌红，苔少，脉细。上方加茯苓15g、白术20g，继服6剂。

三诊：患者症状明显好转，稍感心慌、眠差，舌红，苔薄，脉沉。上方加酸枣仁30g，继服10剂以巩固疗效。

【按语】

患者辨证属胸痹之气阴两虚，邪热内蕴。方以生脉散加减以益气养阴，加桂枝、白芍调和营卫，养血和脉。加黄连、连翘，其意有三：一者清热解毒，凉血和络；二者清心除烦；三者苦寒直折其火，泻热存阴，祛邪扶正。

二诊症状明显减轻，再加茯苓、白术健脾益气，增强补气之功效。

三诊症状进一步好转，稍心慌、眠差，故加酸枣仁养心安神，以收余功。

全方标本兼顾，消补兼施，故收良效。

案2：冠心病[②]

王某，女，50岁。

初诊日期：2009年4月20日。

现病史：半年前因情志不舒感胸闷胸痛气短，背部、胁部有气窜痛感，畏寒肢冷，全身乏力，心烦易怒，善惊易恐，月经不调，眠差多梦。舌红、舌体有红刺、苔少，脉沉细。

既往史：患者妊娠时曾有早搏，分娩后恢复正常，2000年因情志不遂再次发生早

---

① 卢笑晖：《丁书文从热毒论治冠心病经验介绍》，载《中国中医急症》2011年第20卷，第10期，第1597 + 1607页。

② 李珂辉、卢笑晖：《丁书文治疗冠心病验案1例》，载《山西中医》2012年第28卷，第7期，第58页。

搏，半年前因情志因素加重。辅助检查：心电图示窦性心律不齐，二度Ⅱ型窦房传导阻滞，一度房室传导阻滞，偶发房早。

西医诊断：冠心病。

中医诊断：胸痹。

证候诊断：肝郁气滞，瘀血阻络。

治法：疏肝理气，活血通络。

【处方】 柴胡疏肝散加减。

黄芪 30g	延胡索 30g	麦冬 30g	柴胡 15g
香附 15g	川芎 15g	当归 15g	丹参 15g
生地 15g	甘草 9g	水蛭 6g	冰片 0.3g

每日 1 剂，水煎服。

二诊：（4 月 27 日）服药 6 剂后，仍感胸闷背痛，晨起频发，情志不遂时加重，早晨双睑浮肿，睡眠一般，大便 2～3 次/日。舌红、苔少，脉弦细。证属肝气郁滞，肝郁化火，心神被扰。治宜理气活血，益气养阴之法。在上方基础上加用青风藤、丹皮各 15g，半夏 9g，三七粉 3g。再服用 6 剂。

三诊：（5 月 8 日）胸闷胸痛较前减轻，但呼吸加深时为甚，嗳气、矢气则舒，心悸也减轻，自感精力不足，全身疼痛，眠差多梦易醒，晨起眼睑浮肿。舌红、苔薄白，脉弦细。肝郁化火，"壮火食气"，日久损伤元气，致心气不足。气虚及阳，失于温通，脉络不通故全身疼痛。眼睑浮肿亦为气虚水停所致。故治以益气温阳，理气活血。

【处方】

黄芪 45g	野葛根 30g	麦冬 12g	薤白 12g
附子 9g	白芍 15g	羌活 15g	独活 15g
当归 15g	川芎 15g	大腹皮 15g	青风藤 15g
豨莶草 15g	木香 9g	甘草 9g	三七粉 3g

服法同前。服药 3 个月后，患者症状明显减轻，嘱其避风寒，适劳逸，节饮食，畅情志。

【按语】

本病主症为胸闷胸痛，以情志不遂为诱发因素，与活动无明显关系，故辨证属肝气郁滞，脉络不通。肝气郁滞，气机不畅，瘀血内阻，心脉不通故胸闷胸痛；肝经布于胁下，肝气郁滞故见胁部窜痛；肝气郁闭，气血不畅，故畏寒肢冷；肝主筋，为罢极之本，故肝气失和而全身乏力；肝主情志，肝郁化火，上扰心神，则心烦易怒，善惊易恐，眠差多梦。本病例的主要病机是肝郁气滞，瘀血阻络。因此治以疏肝理气，活血通络。

方用柴胡疏肝散加减。气郁若得舒展，则血液流畅，盖无瘀阻之患。方中用柴胡、香附、川芎疏肝理气；当归、丹参、元胡、水蛭、三七活血通络；生地、丹皮清解郁热。三诊时患者出现胸背部及全身的疼痛，加用羌独活祛风通络，胸痹症见肢体疼痛、背项强急者，用之可收良效。胸闷乏力虽解，而肢体疼痛不减，概因久病入络，药效难及病所。故遵"络以辛为泄"的治疗原则，加用豨莶草、青风藤以搜风通络，活血止痛。

方中加祛风药青风藤为丁书文教授临床经验。心绞痛时发时止，发病迅速，与风邪致病特点类似。祛风药多能通络止痉，而冠心病（胸痹）也为心络绌急痹阻之证。本病例中配伍青风藤不但能通络活血，还能发散郁火。三诊方中继用黄芪、麦冬益气养阴，白芍养阴柔肝，附子、薤白温阳泄浊，当归、川芎、野葛根、三七活血化瘀，木香、大腹皮理气利水，全方配伍合理，共奏益气温阳，理气活血之功。

二十二、董秀芝医案：胸痹[①]

患者，男，59 岁。

初诊日期：1986 年 12 月 6 日。

现病史：患者以心悸、胸闷痛为主症，伴息促而浅，四肢不温，冷汗淋漓而出，量多，身倦乏力，咳逆吐涎沫，双下肢浮肿，小便不利，舌质暗，苔薄黄，脉沉细微。

证候分析：此乃寒凝于心，经脉闭阻，阴盛阳微，阳气欲脱之心痹重症。

治法：先投四逆汤回阳救逆，通阳宣痹，复其阳气。

【处方】

制附子 9g	干姜 6g	炙甘草 9g	党参 20g
麦冬 12g	五味子 9g	柏子仁 9g	远志 9g
桂枝 6g	茯苓 12g		

药后心悸、胸痹、气短、乏力均好转，四肢已温，大汗已止。仍端坐呼吸，咳嗽吐泡沫痰，双下肢浮肿，大便稀，小便调，舌质嫩，苔薄白，脉沉细。此属心肾阳衰，不能温煦脾阳，运化水湿失职，湿聚成饮，上凌心肺，故拟茯苓杏仁甘草汤宣肺化饮，苓桂术甘汤健脾祛湿。

【处方】

茯苓 12g	杏仁 6g	桂枝 6g	白术 10g
桔梗 9g	陈皮 12g	炒苏子 12g	炙甘草 9g
炙百部 12g	白芥子 6g		

药后诸症减轻，但水肿未消，舌苔薄白滑润，脉沉细。再拟鸡鸣散开肺散肝，温寒祛湿。

【处方】

苏叶 9g	桔梗 6g	橘皮 9g	吴茱萸 6g
槟榔 9g	木瓜 6g	附子 6g	茯苓 12g
桂枝 6g	白术 10g	补骨脂 10g	

服药 6 剂，诸症俱除，于 1987 年 3 月 14 日出院。

【按语】

本病例属胸痹重证。其病位在心，肺气亦虚，脾肾阳衰。故采用心肾同治法，投四逆汤回阳救逆，通阳宣痹；心病日久，渐致脾虚，运化失职，湿聚成饮，上凌心肺，故

---

① 张玉洁、范广岩：《董秀芝治疗胸痹经验》，载《山东中医杂志》1998 年第 4 期，第 31－32 页。

复采用心肺同治、心脾同治法，拟茯苓杏仁甘草汤合苓桂术甘汤，宣肺化饮，健脾利水。心衰水肿甚为难治，故采用鸡鸣散开肺散肝、温寒祛湿而获效。

二十三、杜家经医案：冠心病、高血压[①]

患者，女，58岁，干部。

初诊日期：2003年3月5日。

现病史：有高血压病5年，形体肥胖，自述胸闷阵作，稍劳即甚，伴短气，易汗，难寐。苔白舌肥大质红，脉沉细，面潮红。

心电图示窦性心律，T波低平双向，肢导低电压。血脂检查均高于正常值。

治法：化痰通络宽胸理气。

【处方】

瓜蒌仁20g	薤白10g	枳实10g	陈皮10g
茯苓30g	法夏10g	苏木10g	檀香6g
太子参15g	麦冬15g	五味子6g	丹参15g
川芎10g	焦楂10g	车前子15g	甘草10g

5剂，每日1剂，水煎服，每日2次。

二诊述胸闷气短有所减轻，苔白舌肥大色红，脉沉。杜家经教授拟养心和中法。

【处方】

太子参10g	麦冬15g	五味子10g	生地15g
陈皮10g	法夏10g	枳实10g	茯苓30g
草果12g	佩兰10g	川楝子12g	焦楂10g
炒内金6g	川芎6g	谷芽15g	甘草6g

7剂，水煎服。患者服药后胸痛未作。

2003年4月13日，患者感冒后胸闷再作，气短乏力，苔薄白舌肥大色红，脉沉细，杜家经教授拟宣肺化痰。

【处方】

百合15g	玉竹12g	白薇10g	桔梗10g
荆芥6g	黄芩12g	瓜蒌仁15g	车前子15g
谷芽15g	大枣15g	甘草6g	

3剂，水煎服，每日1剂，分2次口服，再诊胸闷未作。

后杜家经教授拟养心理肺和中法治疗年余，患者胸痛未作，体重有所下降。

【按语】

杜家经教授治疗冠心病，从心—肝—脾、心—肾—脾、心—脾—肺三轴论治，以血、精、宗气虚为主线，以痰、瘀、寒为标实，调五脏以心为主，兼顾他脏，补虚祛实邪，祛实邪扶脏虚，灵活运用中医法则。杜家经教授常言："五脏六腑皆令人心痹。"实乃《黄帝内经》思想的发挥，运用五脏生克关系，结合患者体质、生活环境，因人施

---

① 荣辉：《杜家经治疗冠心病的经验》，载《时珍国医国药》2006年第1期，第127页。

治，辨证施治，整体施治为后之学者树立了很好的榜样。

二十四、杜雨茂医案二则

案1：冠心病[①]

贾某，男，50岁。

现病史：患者发现心跳偶有间歇已数年，因无明显症状未予重视。近2年来时感心悸、胸闷及左胸部轻度刺痛，经多次查心电图均提示有室上性期前收缩。结合其他检查，诊断为冠心病。用中西药治疗数月，症状有所改善，但心电图无明显变化，室上性期前收缩终未控制，故来求治。查其脉沉弱而代，舌淡红苔白薄，边紫暗，形体稍胖。

中医诊断：胸痹及心悸。

证候分析：心气亏虚，心血暗耗，血运迟滞引起心脉血瘀。

治法：益气养心，化瘀通脉。

【处方】炙甘草汤化裁。

炙甘草6g	当归12g	丽参须6g	生地12g
麦冬9g	柏子仁12g	炒枣仁12g	天冬9g
菖蒲9g	丹参24g	玄参12g	赤芍9g
红花12g	三七[(冲服)]3g		

二诊：（7月20日）服上方28剂，各症均有减轻，精神好转，心跳间歇明显减少，有时1至2、3天不出现一次间歇。脉较前稍有力，偶见代象，舌同前。继守初诊之方，将生地改熟地12g。

三诊：（11月4日）上药服30余剂，期前收缩在数日中偶尔出现，睡眠好转。在气候寒冷时偶感胸闷及左胸部轻度刺痛，遇情绪兴奋激动时感到心悸。超声心动图检查，提示主动脉径增宽，室间隔略厚。脉转沉弦较前有力，舌尖红苔少，尖边淡紫。守原方，将丽参须改为丽参6g，加川芎9g、薤白12g，以增益气通阳行血之力，去柏子仁。

连服20剂，另在此汤剂的基础上加香附9g、柏子仁12g，增3倍量，制成蜜丸，早晚各服9g。

1年后随访，自服上药后，除偶有胸闷外余症消除，舌不紫暗，苔白薄，脉弦缓不代，多次作心电图复查，未见有室上性期前收缩。

【按语】

此证脉沉弱而代、又见心悸，与炙甘草汤证之脉证、病机相符，唯尚有心脉血瘀之胸痹，故宗炙甘草汤，去桂、姜之温散，加红花、赤芍、川芎、三七、薤白，化瘀通阳宣痹，去阿胶、麻仁之补腻，加丹参、玄参、柏子仁、枣仁、菖蒲等养血活血、宁神定悸。加之久服，故收效尚较满意。

---

① 杜雨茂：《〈伤寒论〉理法方药在临床上的应用（续完）》，载《辽宁中医杂志》1980年第12期，第11－12页。

案 2：心肌劳损①

谢某，女，43 岁。

初诊日期：1984 年 7 月 5 日。

现病史：胸闷痛 3 个月余，心慌气短，自汗，睡眠差，精神倦怠，腰部有冷感，小腹冷痛，左手掌麻木，舌淡胖有齿痕，苔薄白，脉弦细。

西医诊断：心肌劳损。

证候诊断：胸阳不振，心之气血两虚。

治法：温通胸阳，散寒养心。

【处方】《千金要方》细辛散加减。

瓜蒌壳 13g	党参 13g	丹参 16g	茯苓 15g
柏子仁 15g	枣仁 15g	当归 10g	枳实 10g
白术 10g	天冬 9g	麦冬 9g	五味子 9g
桂枝 7g	细辛 3g	炙甘草 3g	

6 剂。

二诊：药后胸闷，心慌气短均减轻，精神好转，效不更方，守方再进数剂。

三诊：上方服 30 余剂，诸症消失，上方去细辛再进 10 余剂以巩固疗效。

【按语】

胸痹是指以胸部窒塞疼痛为主的病证，多由痰浊、瘀血等邪气凝结、胸阳不宣、气机闭阻、脉络不通所致。杜雨茂教授强调温通，宜慎寒凉。本例为虚实互见，寒邪凝结较甚，以细辛散加减治之。师古不泥古，依证立法选方用药，获得较满意的疗效。

二十五、段富津医案二则

案 1：冠心病（心绞痛）②

毕某，男，53 岁。

现病史：冠心病多年，近 10 天心前区刺痛，胸闷气短，劳累后尤甚，伴心悸、乏力、少寐，舌质略暗淡，脉沉细。

心电图：ST－T 下降，T 波在 $V_4 \sim V_6$ 导联低平。

西医诊断：冠心病、心绞痛。

证候诊断：心经气血不足，瘀血内阻。

【处方】

白参 15g	黄芪 35g	当归 15g	川芎 15g
五味子 15g	丹参 20g	三七面 8g	郁金 15g
酸枣仁 20g	柏子仁 20g	炙甘草 15g	

服上方 21 剂，好转，但心区仍痛，上方加延胡索 15g、姜黄 15g。

---

① 李培旭、杜治宏：《杜雨茂老师运用〈千金方〉验案选介》，载《陕西中医》1987 年第 3 期，第 137－138 页。

② 宋歌、段富津：《段富津教授运用养心汤经验举例》，载《中医药信息》2007 年第 4 期，第 27－28 页。

又服 21 剂，心痛明显减轻，睡眠欠佳，上方加茯苓 20g、蜜远志 10g。

又服 14 剂，各症基本消失，脉缓，心电图 T 波略低平，心率 60 次/min 左右。

继续服用上方 7 剂，以巩固疗效。

【按语】

本案属本虚标实之证，本虚因气血不足，标实为瘀血内阻。《太平圣惠方》在"治心痹诸方"中指出："夫思虑烦多则损心，心虚故邪乘之，邪积不去，则时害饮食，心中愊愊如满，蕴蕴而痛。"气虚无力推动血液，血行不畅，气血瘀滞，痹阻心脉，不通则痛，故见心区刺痛。心气不足，则胸闷气短，劳累后加重。心血亏虚，心脉失养，则心悸；血不养心，神不守舍，则少寐。气血俱虚，周身失养则乏力，舌质暗淡，脉沉细。治当益气养血为主，活血通络为辅，故可以养心汤为主方，因有明显的血瘀表现，加丹参、三七、郁金则可活血理气。

服用 21 剂后，仍心痛，需加大活血力度，故加延胡索、姜黄。心痛减轻后出现睡眠欠佳，用茯苓、远志养心安神，更体现了此患心痛由心之气血不足导致，适于用养心汤治疗。

案 2：胸痹①

金某，女，47 岁。

初诊日期：2004 年 12 月 2 日。

现病史：2 年前自觉胸闷，偶有微痛。1 周前胸痛加重，连及肩背，痛有定处，如锥刺感，伴有心悸，舌质紫暗，脉弦。

心电图示：$V_1 \sim V_4$ 导联 T 波倒置，$V_4 \sim V_6$ 导联 ST 段轻度下移。

证候诊断：胸中血瘀。

治法：活血祛瘀，行气止痛。

【处方】

丹参 25g	川芎 15g	红花 15g	郁金 15g
木香 10g	当归 15g	枳壳 15g	赤芍 15g
姜黄 15g	三七面(冲服)10g	延胡索 15g	炙甘草 15g

6 剂，每日 1 剂，水煎服。

二诊：（12 月 8 日）胸闷、心悸明显减轻，舌质略暗，脉略细。方中行气活血之品久服可耗伤正气，尤以木香辛香走窜为最，故上方去木香。脉细为阳气不足，故加黄芪 25g、桂枝 15g，以扶正气，增强益气活血、温通心脉之效。

三诊：（12 月 14 日）服上方 6 剂，胸脘微觉痞闷，下颌已不痛，舌质基本正常，脉已不细，于前方加陈皮 15g，以行气和胃。

四诊：（12 月 20 日）服上方 6 剂，诸症皆消，惟脉略数。心电图示：T 波大致正常，于上方去桂枝，续服 5 剂以巩固疗效。

【按语】

胸痹病名首见于《黄帝内经·灵枢》，是指胸部闷痛，甚则胸痛彻背，短气，喘息

---

① 郝贤、马艳春：《段富津教授应用血府逐瘀汤治验》，载《中医药信息》2010 年第 27 卷，第 2 期，第 78 - 80 页。

不得平卧为主症的一种疾病。轻者仅感胸闷如窒，呼吸欠畅，重者则见胸闷心痛，痛势剧烈，胸痛彻背，背痛彻心，持续不解，伴汗出、肢冷、面白、唇紫、手足青至节，甚至旦发夕死，夕发旦死。

血瘀是胸痹心痛临床上最为常见的证候，但有轻有重，有缓有急。本例患者血瘀见证较为明显，而虚证不彰，故处方以活血化瘀、行气止痛为主，方用血府逐瘀汤加减。《医林改错》云："胸疼在前面，用木金散可愈；……在伤寒，用栝蒌、陷胸、柴胡等，皆可愈。有忽然胸疼，前方皆不应，用此方一副，疼立止。"这里的"此方"即指血府逐瘀汤。

临床用活血行气之剂治疗血瘀型胸痹，一般取效较快，但过服必伤气血，故须谨慎。本方以丹参为君药，化瘀血，生新血，祛瘀不伤正，《本草汇言》云："丹参，善治血分，去滞生新，调经顺脉之药也。"三七善能化瘀定痛，《医学衷中参西录·药物篇》云："三七……化瘀血而不伤新血……使瘀血之聚者速化而止疼。"红花能通利经脉，破瘀行血，《本草经疏》云："红蓝花，乃行血之要药……入心入肝，使恶血下行。"二者助君药化瘀止痛，共为臣药。赤芍能除血痹，散恶血。川芎行气活血止痛，能上行头目，下行血海。延胡索、郁金、姜黄行气活血止痛，当归养血和血，使活血而不伤血。血随气行，气行则血行，故方中又佐枳壳、木香行气以助活血之力。枳壳且能理气宽胸，行胸膈滞气。以甘草为使，调和药性，并能益气和中、固护正气，使活血行气而不伤正。

二十六、范振域医案：冠心病①

张某，男，67岁，干部。

现病史：有高血压、冠心病史10余年，间断服用扩冠、降压药物治疗，病情尚不稳定，胸痛阵作，时有胸中冲击感，伴头晕肢倦，脘痞纳呆，口中黏腻，恶心欲吐，舌质胖大，苔白厚腻，舌下青紫，寸关脉弦滑尺弱或代。

心电图示：下壁、前壁心肌缺血改变，偶发房早。

证候诊断：脾湿内蕴，气化失司，心脉不畅。

治法：运脾通络蠲痹。

【处方】

苍术10g	升麻6g	白术15g	茯苓15g
蚕砂30g	黄连6g	薏苡仁30g	草蔻6g
丹参15g	当归10g	生牡蛎40g	

服药5剂，胸痛大减，余症消失。

二诊随证加减，治疗1个月，病情稳定，又予三七片、越鞠保和丸口服，随访1年，心电图缺血性改变明显好转，房早消失。

【按语】

本证病程日久，胸痛频作，素有脘痞纳呆，口中黏腻，时有呕恶，脾胃居于人体中

① 郑兰江：《范振域治疗心血管病经验》，载《河北中医》1997年第3期，第24－25页。

焦，位于五脏中心，是气机升降之枢纽，气血生化之源泉，沈金鳌有云："盖脾统四脏，脾有病必波及之。"心与脾存在母子相生关系，经络上相互交往，生理上相互联系，病理上相互影响，故范振域教授以运脾和中，调畅气机为主，重用苍术、白术、升麻、茯苓、蚕砂、草蔻等，以运脾化浊升清，并配以丹参、当归等活血通络，不仅脾胃症状很快消失，心绞痛也明显得到控制。

二十七、冯志荣医案：胸痹[①]

张某，男，67岁，干部。

现病史：有冠心病史5年。嗜食肥甘，形体肥胖，血脂升高，此次因：反复胸闷5年，伴心前区疼痛半月于2001年10月住院，经静脉滴注能量合剂、丹参注射液，含化硝酸甘油等治疗，心电图检查提示ST段下移好转。患者心前区疼痛虽有所缓解，但仍感胸闷、倦乏、纳差、晨起咯痰，舌苔白腻，边有瘀点，脉沉弦。

中医诊断：胸痹。

证候诊断：痰浊内盛，心脉痹阻。

【处方】瓜蒌薤白半夏汤加减。

瓜蒌20g	薤白15g	枳实10g	厚朴10g
法夏15g	川芎30g	桔梗15g	红花15g
蜈蚣2条	甘草10g		

连服4剂。诸症缓解。

【按语】

冠状动脉粥样硬化性心脏病是当今社会对人类健康威胁极大的一种常见疾病。本病多见于中老年人。归因于肾气渐衰，肾阳虚衰，不能鼓舞五脏之阳，导致心气不足或心阳不振；肾阴亏虚，不能滋养五脏之阴，引起心阴内耗，阴损及阳，心阳不振，最终使气血运行不畅而心脉瘀阻。或素体阳虚，胸阳不足，阴寒之邪乘虚侵袭，寒凝气滞血瘀，痹阻胸阳。或因饮食不节，损伤脾胃，失于健运，聚湿生痰，痰阻脉络，气血瘀滞而胸阳失展。或因七情内伤，气滞痰阻，气血瘀滞而心脉痹阻。可以归结为中医的"痰""瘀"范畴。本病为本虚标实证，以心、脾、肾虚为本，以血瘀、痰阻、气滞为标。临床上根据患者不同体质、不同病机灵活处方化裁。

本例患者嗜食肥甘，形体肥胖，血脂升高，伴胸闷、倦乏、纳差、晨起咯痰，舌苔白腻，边有瘀点，脉沉弦，系痰浊内盛、心脉痹阻之候。投以瓜蒌薤白半夏汤加减以祛痰利气，活血通痹。方中枳实破结下气，消痞除满；薤白辛温通阳，宽胸理气；半夏祛痰散结，再配以瓜蒌涤痰化结；厚朴下气除满则全方祛痰下气，散结除满之力益彰。诸药合用，使胸阳振，痰浊除，阴寒祛，气机宣，胸痹诸症可除。痰祛瘀除，心脉畅通，通则不痛，气机条畅则胸闷、心痛之症可除。

---

① 谢席胜：《冯志荣治疗疑难杂症治验案析》，载《中西医结合心脑血管病杂志》2005年第7期，第656－657页。

二十八、高社光医案：心绞痛[①]

患者，男，57 岁。

初诊日期：2008 年 3 月 11 日。

现病史：患者 3 个月前因劳累出现心前区闷痛，憋气，放射至左肩背，持续 5 分钟左右自行缓解。后每因劳累、情绪激动而诱发，休息及含服硝酸甘油后缓解。曾在某医院查心电图示"心肌供血不足"。近 1 周来因工作紧张，心前区闷痛，憋气频发，故慕名前来就诊。

刻诊：心前区闷痛，憋气，每天发作 2～3 次，每次持续 5～10 分钟，伴头昏沉，脘痞纳呆，身重乏力，心悸少寐，痰多，手足不温，大便溏薄，2 次／日，小便尚调，舌体胖，质淡暗，苔白腻，脉沉滑。

心电图：Ⅱ，Ⅲ，aVF 导联 ST 段略下降，T 波倒置。

证候诊断：胸阳不展，痰瘀痹阻。

治法：化痰祛瘀，宽通胸阳。

【处方】瓜蒌薤白半夏汤加减。

瓜蒌 15g	薤白 10g	半夏 9g	桂枝 10g
菖蒲 8g	远志 6g	丹参 15g	茯苓 12g
白术 10g	赤芍 10g	陈皮 6g	炒枣仁 15g
太子参 12g			

嘱其劳逸结合，饮食低脂、低胆固醇食物。

药进 7 剂，诸症明显好转，心前区憋气闷痛每日发作 1～2 次，持续时间 1～5 分钟，程度较前亦轻，纳增，大便仍偏稀，舌胖淡偏暗，苔白腻，脉沉滑。药合病机，病势渐衰，治宜前法。原方去赤芍、陈皮，加川芎 10g、炒苍术 10g、厚朴 15g、焦三仙各 12g。14 剂。

药后心胸疼痛未作，体力有增，痰量减少，纳食尚可，精神见好，大便日 1 行，基本成形，舌偏暗，苔薄白腻，脉沉小滑。药证合拍，病势已退，宗前法略有进退，再进 14 剂，1 剂 2 日。

继用越鞠保和丸、参苓白术散以善其后。1 年后随访，至今心绞痛未复发。

【按语】

患者以心前区闷痛，憋气，甚则痛引肩背为主症。常因劳累，情绪激动，紧张而诱发，历时短暂，休息或用药得以缓解，属中医胸痹心痛范畴。胸痹的病因与寒邪内侵、饮食不当、情志失调、年迈体虚等有关。病机总属本虚标实，本虚为阴阳气血亏虚，标实为寒凝、痰浊、血瘀交互为患。

患者形体肥胖，胖人形有余而多气不足，加之年过半百，阳气已衰，脾失健运，聚湿成痰；气虚推动无力则血滞，痰瘀交阻，胸阳失展而致胸闷痛、憋气；痰浊上蒙清窍，故见头昏沉；痰浊中阻故见脘痞纳呆；脾主四肢，痰浊困脾故见身重乏力；阳虚痰

---

① 康日新：《高社光运用经方治验举隅》，载《中医临床研究》2014 年第 6 卷，第 36 期，第 9－10 页。

阻，血行不畅，心神失养则心悸少寐；舌体胖质淡暗，苔白腻，脉沉滑及痰多、手足不温，便溏均为阳虚湿盛、络脉瘀阻之征。综合舌脉症，病位在心，及与脾、肾，证属胸阳不振、痰瘀痹阻。

《金医要略·胸痹心痛短气病脉证并治第九》曰："阳微阴弦，即胸痹而痛""胸痹，不得卧，心痛彻背者，栝蒌薤白半夏汤主之。"故高社光教授用瓜蒌薤白半夏汤加减获效。高社光教授认为，太子参补力甚微，然有通达之性，故本案用太子参易人参。

根据胸痹心痛的病因、病机特性，高社光教授治疗该病善用瓜蒌薤白半夏汤随证加减。兼血瘀者，加丹参饮；兼胸闷气喘者，加茯苓杏仁甘草汤；兼气虚者，加生脉饮；兼阳虚水泛者，加真武汤。其中，瓜蒌与真武汤中的附子相配，经长期临床应用未发现不良反应。或两方相加，或数方和用，随证为变，每获良效。

二十九、高辉远医案六则

案1：冠心病（心绞痛）[①]

武某，女，64 岁。

现病史：既往有冠心病史，时有心绞痛发作。1985 年 1 月心绞痛发作较剧，持续不解。心电图示：急性下壁、前壁心肌梗塞。经某医院救治得安。1986 年 4 月再次发作心绞痛，胸骨后呈压榨性疼痛，伴有大汗淋漓，立即进行抢救，稍见缓解。心电图示：急性前壁、高侧壁心肌梗塞。转入我院住院。患者心率较慢，血压偏低，情绪波动则心悸，甚则心绞痛，室性早搏，自觉全身乏力，食欲极差，腹部胀满，双下肢浮肿，西医采用扩张血管和调节心律药物。舌淡，苔薄白，脉沉细而迟，时有结代。

证候分析：高辉远教授脉症合参，辨证为心气不足，心营痹阻，兼脾胃不和之候。

治法：益气养心，和血健脾。

【处方】

太子参 10g	茯苓 10g	菖蒲 8g	远志 8g
丹参 10g	川芎 10g	延胡索 8g	桂枝 6g
小麦 10g	厚朴 10g	枳实 10g	焦楂 10g
檀香 5g	炙甘草 3g	大枣 5 枚	

煎服 12 剂，全身乏力好转，腹胀减轻，心绞痛已止。坚持原法不变，病情日趋稳定，心功亦渐恢复，半年后出院颐养，随访未再发作。

【按语】

此案脉症合参，乃心气不足，心营痹阻，兼以脾胃不和之证。高辉远教授投以太子参补心气；菖蒲通心窍；茯苓、远志交通心肾，并可清心中虚热；丹参、川芎活血化瘀；桂枝、甘草调和营卫；延胡索、檀香理气止痛；兼以厚朴、枳实、焦楂理气健脾和胃；甘麦、大枣以缓肝急宁心志。

综观全方，诸药配伍精当，共奏益气养心、理气活血之功效。其通中有补，补中有收，标本兼顾，故其效方著，而心痛自止矣。

---

① 王发渭、于有山：《高辉远论治冠心病经验撷菁》，载《河南中医》1994 年第 4 期，第 227－228 页。

案2：心绞痛①

沈某，男，69岁。

现病史：冠心病心绞痛11年而住院。入院时心绞痛频发，每遇寒冷加重，时值隆冬季节屡发为甚，每次持续1～8分钟，痛时自左臂内放散，伴胸闷气短，心悸心慌，倦怠乏力，畏寒肢冷，面部及下肢轻度浮肿，大便偏溏，舌胖淡紫，边齿痕，苔白润，脉缓偶见结代。

心电图提示：窦性心动过缓，心肌供血不足，ST段下移>0.1mm。

证候诊断：心脾阳虚，血脉瘀阻。

治法：温阳益气，养心健脾。

【处方】

党参15g	黄芪15g	白术10g	连皮茯苓15g
桂枝10g	干姜6g	菖蒲10g	远志10g
丹参10g	陈皮8g	炙甘草5g	

服上方12剂后，胸闷心痛，心悸气短诸症略减轻，以原方增损再进，调治月余，诸症若失，终以人参归脾丸巩固疗效。

【按语】

本例患者得病多年，人届七旬，脾阳不振，则邪浊滋生；心阳不足则鼓动无力而血流不畅，心失所养，发为绞痛。方中党参、黄芪是补气之良药；白术、连皮茯苓健脾渗湿利水；炙甘草益气补中；干姜辛热，能走能守，与参、术、草合用，名理中汤，可温中祛寒、补气健脾；桂枝辛温，走而不守，能温通血脉、通化阳气，合甘草又名桂枝甘草汤，能益心气、强心通阳；菖蒲、远志通心窍、安心神；丹参入血化瘀，古有"一味丹参饮，功同四物汤"之说，佐陈皮理气行滞，使之补而不壅。如此施治，恰合病机，乃使其症咸安。

案3：急性前壁心梗伴肺部感染②

患者，男，88岁。

初诊日期：1983年11月20日。

现病史：素罹多种老年疾病，突发心痹，心痛彻背，2日后出现高热，咳嗽，痰黄而稠，体温39℃，心电图示急性广泛前壁心肌梗死。西医诊断：急性前壁心梗伴肺部感染，采用抗生素及扩冠药物治疗。某中医会诊辨为肺热不宣，投大剂清热解毒苦寒中药，冀图速效，但病情未见转机，大便由正常变溏。

高辉远教授会诊后认为，患者年高不应予大剂苦寒之品，一旦中阳溃败，恐将导致正愈伤而邪愈炽，阳愈脱，救治不及矣。彼仍未采纳，以为邪祛正自安。

3周后，终导致五脏俱损：一致大脑神明失司，神志不清；二致心阳虚微，心力衰竭；三致肺源上绝，满肺炎变，呼吸衰竭，被迫气管切开，使用呼吸机辅助呼吸；四致肝脏受损，出现黄疸、腹水；五致肾竭于下，尿少浮肿，尿蛋白（4＋），尿素氮升高；

---

① 王发渭、于有山：《高辉远论治冠心病经验撷菁》，载《河南中医》1994年第4期，第227－228页。

② 王发渭：《高辉远巧用附子救治急危重症案》，载《中医杂志》2010年第51卷，第S1期，第94页。

六致脾胃中阳大伤，上不受纳，下泻不止，日大便 10 余次。

西医诊断为菌群失调、伪膜性肠炎。大便培养为难辨梭状芽孢杆菌，被迫停用全部抗生素。中西医束手无策，患者危在旦夕。

遂请高辉远教授会诊，认为患者已处于正衰邪炽阳欲脱之危候，需急扶正气。

【处方】附子汤加味。

川附子 10g　　　　野山参^(另煎)15g　　　　白术 15g　　　　赤芍 15g

茯苓^(连皮)20g　　　绵茵陈 15g

水煎去渣浓缩成 100mL，每日 2 次鼻饲。

另选莲子、芡实、大米（炒黄），磨粉为糊，缓缓鼻饲。

服药 4 剂，病情即有转机，冷汗止，每日大便次数减少。此时某中医针对患者的体温、血象较前略增高，提出附子汤不宜再用。高辉远教授曰：此乃正衰有复，正邪斗争增强之象。坚持继续上方 1 周，病情日渐改善。

守上方继用 2 周后，患者泄泻止，黄疸、胸、腹水、浮肿消失，肺部感染控制，心肝肾功能渐趋恢复，体温、血象正常，大便培养难辨梭状芽孢杆菌转阴，胃已能纳，诸症悉平转安。

【按语】

此案高辉远教授立足整体，洞察全貌，详审病机，明识有五虚：高龄体弱是一虚，素有疾病为二虚，病情较长为三虚，应用多种大量抗生素，耗其正气乃四虚，大剂苦寒伤及中阳致五虚，终致患者正衰邪炽阳欲脱之势。

高辉远教授断然应用仲景附子汤加味，令正气胜而邪自退。反之若正气再败一分，则邪气将进一寸。高辉远教授去伪存真，药中病机，终始患者转危为安。

案 4：冠心病^①

丁某，男，66 岁，干部。

初诊日期：1989 年 2 月 15 日。

主诉：心前区憋闷疼痛 14 年。

现病史：患者 1973 年患"高血压"，1975 年 4 月因心前区疼痛，胸闷气短心悸，在某医院诊为"慢性冠状动脉供血不足"，1978 年因上述诸症加重住某院治疗 4 个月，出院后口服硝酸甘油、复方丹参片等，仍时有发作，至 1985 年 12 月服上药已不能缓解，乃服高辉远教授养心定志汤加味，1 周后发作停止，其后一直间断服用上方，病情基本稳定 3 年余。近日因情志不舒，心前区疼痛又作，胸闷气短，心悸汗出，舌淡暗，苔白，脉沉弦涩左寸弱。

治法：益气通阳，调营养心。

【处方】

党参 10g　　　　茯苓 10g　　　　菖蒲 8g　　　　远志 8g

桂枝 10g　　　　丹参 15g　　　　麦冬 10g　　　　五味子 10g

炙甘草 5g　　　　香附 10g　　　　佛手 10g　　　　赤芍 10g

① 张云安、郭其来：《高辉远医案选》，载《武警医学》1993 年第 6 期，第 364－365 页。

6 剂，水煎服。

药后胸痛止而仍感憋气，上方加川芎 10g，又服 6 剂而病情缓解。患者自述，若遇情志不畅心绞痛立即发作，服成药无效，服此汤可缓解而稳定一段时间。目前仍在观察治疗。

【按语】

高辉远教授认为，冠心病是一种老年性由"损"所致的虚证，或心气虚弱，或心阳不足，或心血失养，或营卫失调，是本证；至于痰浊、瘀血、气滞、寒凝等皆为标证，治疗上着重通心阳、益心气、养心血、调营卫，对标实之证则在扶正基础上祛邪。

养心定志汤即是根据冠心病本虚标实特点而制，由定志丸、桂枝甘草、生脉饮加丹参而成，方中人参（或党参）益心气，茯苓佐参调心脾，菖蒲远志化痰浊通心窍以定志，桂甘辛甘化阳，能助阳补虚复脉，生脉饮酸甘化阴以养心之阴，再加丹参活血化瘀，收治标之用。本方经多年临床验证，效果较为满意。

案 5：急性前壁心肌梗塞[①]

孙某，男，67 岁，干部。

初诊日期：1989 年 11 月 17 日。

现病史：患者于昨晚餐后，左胸前区突发剧痛，伴憋闷气短，大汗出，持续约 3 小时，曾含服硝酸甘油片、消心痛等药，因症状未缓解，遂来院急诊。患者 1984 年确诊为冠心病。测血压 13/8kPa，脉搏 98 次/min。心电图示："急性前壁心肌梗塞"，收住院治疗。经抢救，心绞痛已缓解，血压尚未稳定，特邀高辉远教授会诊。

刻诊：面色苍白，胸闷气短，偶有心前区隐痛，口干烦躁，汗出，皮肤湿冷，四肢欠温，舌淡暗，苔薄欠津，脉沉细。

证候诊断：阴阳两伤，病情危急，颇有厥脱之虑。

治法：急以阴阳双固厥，与西医共同抢救。

【处方】参附、四逆汤合生脉散加味。

西洋参(另煎兑服)10g	川附子(先煎)15g	麦冬 15g	五味子 8g
干姜 10g	玉竹 10g	煅龙牡各 15g	丹参 15g
延胡(打)10g	炙甘草 8g		

投 3 剂药后，血压渐趋稳定，四肢转温，汗出减少，但仍胸闷气短，心前区不适，头晕口干，舌质淡暗，苔薄少津，脉沉细。继守上方改西洋参 8g、川附子 10g、干姜 5g。

再进 4 剂后，精神转好，心前区疼痛已缓解，知饥欲食，时有心悸，神疲倦怠，动则易汗，舌脉同前。再用原方改西洋参 6g、川附子 8g，加黄芪 15g。

又服 6 剂，药后精神见好，体力明显恢复，汗止肢温，唯口干，时有胸闷，心悸寐差，大便偏干，用麻仁润肠丸而效不显。心电图示：前壁心肌梗塞恢复期。舌淡红暗，苔薄少津，脉细。改投益气养阴、安神定志法。

---

① 王发渭、于有山：《高辉远拯危急难病症经验鳞爪》，载《湖北中医杂志》1993 年第 6 期，第 2 - 4 页。

【处方】

太子参 15g	麦冬 15g	丹参 15g	珍珠母 15g
瓜蒌仁 15g	火麻仁 15g	小麦 10g	玉竹 10g
龙骨 10g	枣仁 10g	五味子 5g	炙甘草 5g
大枣 5 枚			

服 6 剂药后，心悸已宁，睡眠安稳，口干大减，大便转软，余症尚稳定，舌脉同前。再守原方去珍珠母、龙骨，加赤芍 15g、川芎 10g。每日 1 剂。

调治月余，症状基本消失，病情稳定出院。

【按语】

本例系急性前壁心肌梗塞，以左胸前区剧痛，汗出肢冷为主，属心阳衰竭，累及心阴，颇有阴阳欲脱之势，斯时非大剂人参固气，附子回阳，不足以挽回垂危之证。增黄芪甘温补气，更助人参之力；再配干姜温中散寒，使参附回阳救逆之力益大；麦冬、玉竹既可养阴生津，又可防姜、附燥烈之性；龙骨、牡蛎、五味子最善敛汗固脱；丹参、玄胡养血活血，理气止痛；炙草和中益气，有补正安中之功。全方共奏益气回阳，坚阴固脱之功效。待阳气渐复、阴津始生的急性心肌梗塞恢复期，改投益气养阴、安神定志之剂为治，使病情日趋稳固，终以养心活血调治而病向安。如此施治，终使危笃之证，化险为夷，可见高辉远教授辨证立法之妙。

<h3 style="text-align:center">案 6：冠心病（心绞痛）[①]</h3>

张某，女，75 岁。

初诊日期：1995 年 6 月 12 日。

现病史：自诉胸前区憋闷疼痛，经常发作，缠绵不愈 12 年。西医诊断：冠心病心绞痛。久医乏效，症状逐渐加重。平时常感心悸头昏，神疲乏力，纳谷不香，脘痞便溏，面色萎黄，舌质略显紫暗，苔薄白，脉细弱。

证候分析：脾胃虚弱，气化无力，致心脉不畅。

【处方】

黄芪 15g	党参 9g	炙甘草 10g	桂枝 9g
当归 10g	丹参 9g	白术 10g	茯苓 10g
酸枣仁 12g	玉竹 12g	陈皮 9g	生姜 3g
大枣 5 枚			

10 剂。

药后精神好转，胸闷心痛发作减少，守原方加减配成丸药，缓缓图治。半年后，诸症若失，面色转红润，随访 2 年未复发。

【按语】

患者古稀高龄，脾胃虚弱，中气困惫，生化失常，无以滋养心阳，胸中宗气不能"贯心脉"以"行呼吸"，血失流畅，发为胸痹心痛。其症状表现在心，究其根源在脾胃。方以黄芪建中汤益气健脾，温中补虚；以复脉汤养心益气复脉，培建中州，心胃同

---

① 胡雪桔：《高辉远治疗老年病的经验》，载《中医药临床杂志》2004 年第 6 期，第 519－520 页。

治，俟脾胃气旺，水谷精微得以输布，则心肺阳通而胸痹得除。全方平和无奇，而收效显著。

高辉远教授根据多年临床经验，对冠心病论治有独到见解，认为本病是一种老年性由"损"所致的"虚"证，治疗宜标本兼顾，以治本为要，不宜采用单纯"活血化瘀"法治疗。否则，如果患者心脏功能尚强（心阳尚足）还不见其害，如心脏功能弱，则徒伤心阳，病情发展，以至不救。

三十、高克俭医案三则

案1：胸痹①

患者，男，62岁。

初诊日期：2013年12月4日。

现病史：主诉行路10分钟后出现胸痛，休息后好转10余天。既往有高血压病史。舌淡暗苔白腻，脉弦滑。

心电图示：$V_4 \sim V_6$导联ST段轻度下移。

中医诊断：胸痹。

证候诊断：气虚血瘀，痰浊壅塞。

【处方】

薤白10g	瓜蒌10g	陈皮10g	清半夏10g
竹茹8g	茯苓10g	枳壳10g	胆南星10g
葛根15g	川芎10g	桂枝10g	三棱10g
莪术10g	红花10g	赤芍10g	丹参15g
炙黄芪30g	炙甘草3g		

7剂，每日1剂，水煎服，早晚分服。

二诊：上症好转，晨起活动后左胸前不适发作1次，无明显疼痛，休息后缓解。舌淡暗苔白腻，脉弦滑。继予原方加羌活10g。7剂，煎服法同前。

三诊：前症基本缓解，舌淡暗苔薄白腻（±），脉弦滑。继服2周，去方中赤芍、川芎、红花，加鸡血藤20g、郁金10g，煎服1个月巩固疗效。

【按语】

患者年过六旬，阳虚致气血运行无力，水液代谢失常，日久胆失疏泄，三焦通利不畅，痰浊内生，胸阳不展，而发胸痛等症。遇寒湿浊宣散不利，阳气郁遏，症状加重。

方中瓜蒌、薤白、桂枝通阳泄浊；温胆汤清利三焦，使气机条畅、湿浊宣散；且温胆汤能明显降低总胆固醇、甘油三酯、低密度脂蛋白，升高高密度脂蛋白；有效调节机体脂质代谢，预防和治疗高脂血症引起的疾病。丹参、川芎、红花、赤芍与黄芪相伍益气活血通络；三棱、莪术破血活血，以增强改善络脉循环障碍，达"通则不痛"之功。

现代药理研究诸药均有增加冠状动脉血流量作用；鸡血藤活血养血柔肝，有抗血小

---

① 邵淑娟、高克俭：《高克俭教授温胆汤加减临床应用经验》，载《天津中医药》2015年第32卷，第8期，第452－454页。

板聚集及增加冠状动脉血流量等作用。高克俭教授在治疗本病时善用羌活，认为羌活辛苦性温，味薄上升，有畅行气血，调理气机，引药归经，直达病所的作用。对气滞、血瘀、痰阻者，用之辅佐，借其辛行宣达之性，加强主药化痰湿，通经络之效。全方温阳与化湿并用，佐以疏风之品加强化湿功效，力强效彰。

案2：冠心病①

金某，女，79 岁，农民。

初诊日期：2010 年 6 月 20 日。

现病史：就诊 2 天前生气后出现胸闷、憋气、心慌加重，偶有后背疼痛，夜间阵发呼吸困难，喘息，舌暗，苔白，脉结代。

既往史：房颤病史 5 年。膀胱癌术后 5 年。

心电图示：房颤，心室率 117 次/min，广泛导联 ST 段下移 0.05～0.1mV，T 波低平、双向。

中医诊断：胸痹。

证候诊断：瘀血痹阻。

治法：化瘀宽胸，疏肝理气。

【处方】逍遥散为主方，配合活血化瘀及展胸阳、温通药物。

柴胡 10g	枳壳 10g	白芍 30g	川芎 15g
赤芍 15g	香附 10g	木香 8g	白术 10g
当归 10g	川楝子 10g	延胡索 10g	三棱 6g
莪术 6g	槟榔 10g	沉香 3g	党参 15g
乌药 10g	瓜蒌 12g	薤白 10g	制半夏 10g
炙甘草 3g			

水煎服，每日 1 剂。

复诊：（2010 年 6 月 29 日）患者自诉口干，口苦，后背沉紧，胸闷、憋气较前好转，考虑患者瘀象明显，将上方当归、三棱、莪术、沉香均加量使用，改为当归 15g、三棱 10g、莪术 10g，加强活血化瘀治疗，予沉香 5g、乌药 15g、天麻 10g，加强平肝潜阳、理气治疗，予葛根 30g 发表解肌。

复诊：（2010 年 7 月 4 日）患者无胸闷、憋气，无后背不适感，无口干、口苦，心电图已恢复窦性心律，心率 75 次/min。嘱患者平素注意情志调节。

遵此治法继续随证加减治疗，随访 2 个月，无胸闷、憋气及房颤发作。

【按语】

高克俭教授指出，临床应结合辨证进行脏腑燮理治疗，如辨证为气滞血瘀，应在活血化瘀治疗的基础上加用疏肝理气药物以解决脉络瘀阻的问题，称之为心肝同治。研究表明，对于气滞血瘀型心绞痛，心肝同治法疗效明显优于单纯活血化瘀法。《灵枢·邪客》说："心包络者，心之主脉也。"由于人体脉络主要由筋膜组成，《素问·痿论》云

---

① 李村、高克俭：《高克俭治疗冠心病验案 3 则》，载《光明中医》2013 年第 28 卷，第 6 期，第 1233 – 1234 页。

"肝主筋膜"，肝病常使筋膜发生病变，故疏肝可缓解筋膜挛缩，调和气血、活血化瘀而配合温通药物可促进大小血管、微循环障碍的恢复以及促进血管新生，以上机制可能达到全部冠脉血管都尽可能开通的目的。对此患者高克俭教授主要注重了治本为主、标本兼治的基调。

案 3：冠状动脉粥样硬化性心脏病[①]

患者，男，37 岁，自幼身体较弱。

现病史：主因 1 个月前反复发作胸前及后背疼痛，曾住院治疗，查冠状动脉造影时：前降支狭窄 60%，心电图：全导联 T 波倒置，呈冠状 T，完全右束支阻滞。经治疗无明显缓解而就诊。舌淡暗苔薄黄腻（＋），脉沉弦滑细。

西医诊断：冠状动脉粥样硬化性心脏病，心肌病

中医诊断：胸痹。

证候诊断：痰浊壅塞，瘀血阻滞。

治法：豁痰泄浊，活血通络。

【处方】

瓜蒌 12g	薤白 10g	清半夏 10g	枳实 10g
桂枝 10g	竹茹 6g	当归 10g	川芎 10g
红花 10g	丹参 15g	葛根 30g	羌活 10g
鸡血藤 30g	茯苓 10g	胆南星 10g	陈皮 10g
炙甘草 3g			

7 剂，每日 1 剂，水煎温服，每日 200mL，早晚分服。

复诊：诉治疗后未发作胸背疼痛，活动后无喘憋，舌淡暗苔薄淡黄，脉如前，继予原方加肉桂 10g，7 剂，水煎温服。

再诊无明显不适，舌淡暗苔薄白，脉沉弦细。予原方加益气疏肝通络之品。

【处方】

黄芪 50g	党参 10g	麦冬 10g	五味子 10g
白芍 30g	柴胡 10g	桂枝 10g	茯苓 10g
胆南星 10g	陈皮 10g	炙甘草 10g	清半夏 10g
当归 10g	川芎 10g	红花 10g	丹参 15g
葛根 30g	羌活 10g	鸡血藤 30g	枳实 10g

服药 14 剂，诸症缓解平稳，予中药养心氏（组成：黄芪、灵芝、党参、淫羊藿、当归、山楂）3 片，3 次/日，血府逐瘀胶囊（组成：桃仁、当归、枳壳、川芎、柴胡、红花、牛膝、赤芍、地黄、桔梗、甘草）4 粒，2 次/日善后。

【按语】

本患者为青年男性，主要症状为胸背疼痛，依据舌脉症诊断胸痹。患者平素体弱，气阴不足，阳虚湿盛，痰浊壅塞，胸阳不振，气滞血瘀，而致诸症。

---

① 邵淑娟：《高克俭治疗胸痹经验探析》，载《世界中西医结合杂志》2014 年第 9 卷，第 8 期，第 818－821 页。

高克俭教授认为急则治其标。方予瓜蒌薤白桂枝汤豁痰泄浊，温阳祛瘀通络，佐以竹茹、胆南星加强豁痰泄浊之力；当归、丹参、红花、川芎、葛根、鸡血藤养血活血通络，达"通则不痛"之功，现代药理研究诸药均有增加冠状动脉血流量之作用，鸡血藤养肝血、活血通络之力尤著；陈皮、半夏、茯苓、甘草健脾利湿化痰以治标本；祛痰通瘀起到治疗动脉壁斑块治本之效。在治疗本病时高克俭教授还善用羌活，认为羌活辛苦性温，味薄上升，有畅行气血、调理气机、引药归经、直达病所的作用。对气滞、血瘀、痰阻者，用之辅佐，借其辛行宣达之性，加强主药化痰湿通经络之效。

缓则治其本。患者自幼身体较弱，先天不足，且病程迁延，肝气不舒，肝主筋膜。故于原方加生脉饮（党参、麦冬、五味子）、黄芪益气滋阴，以气虚为主，重用黄芪。逍遥散（柴胡、茯苓、当归、白芍、炙甘草）疏肝健脾，舒利筋膜。高克俭教授每于方中善重用白芍，认为其养血敛阴，柔肝止痛，与炙甘草相伍酸甘化阴，缓急止痉挛之痛尤效，临证运用得心应手。方中益气滋阴，舒肝豁痰、活血通络调整阴阳气血平衡而收效。依此治则，予中成药巩固疗效。并嘱患者定期查心电图。

三十一、高体三医案：冠心病（劳力性心绞痛）[①]

牛某，男，48 岁。

初诊日期：2007 年 4 月 10 日。

主诉：心前区闷胀时痛 2 年，加重 2 月。

现病史：患者嗜烟酒。于 2 年前每在劳累或情绪激动出现胸闷而不适疼痛，历时数分。心电图提示心肌缺血，血脂偏高，曾在外院按冠心病给予阿司匹林、阿托伐他汀钙、环磷腺苷、单硝酸异山梨酯、红花注射液治疗，病情不能稳定。常备服速效救心丸。于 2 个月前无明显原因上述症状频繁。

刻诊：左胸憋闷时有疼痛，短气，乏力，头晕，大便干结，5 ～ 7 日 1 行，胃脘胀满，嗳气，心悸，舌淡红苔黄腻，脉弦细。

心电图示：心肌缺血；血压 150/95mmHg，胸片正常；血脂 CHO 5.82mmol/L，TG 1.73mmol/L，LDL－C 4.23mmol。

辨证分析：肝之络脉布于胸胁，肝气郁结，气滞血瘀，故胸闷刺痛，肝与胆经相表里，肝胆气郁化热，横逆乘土，升降纳化失常，腑气不通。

西医诊断：冠心病（劳力性心绞痛）。

中医诊断：胸痹。

证候诊断：肝胆郁滞，腑气不通。

治法：疏利肝胆，通腑活瘀。

【处方】大柴胡汤合茯苓杏仁甘草汤、橘枳姜汤加味。

柴胡 20g	白芍 20g	大黄 10g	枳实 10g
黄芩 15g	半夏 15g	茯苓 30g	杏仁 10g
陈皮 20g	桃仁 10g	炙甘草 10g	生姜 3 片

---

① 高天曙：《高体三治疗心系病证验案 2 则》，载《河南中医》2012 年第 32 卷，第 7 期，第 924－925 页。

大枣 3 枚为引。

患者服药 3 剂，胸闷减轻，大便通畅，日 1 次，不成形，嗳气及胃脘胀满也相应减轻，患者自述上下通利，精神好转。中药照上方减大黄至 5g，加川芎 10g 以增强活血之力。

患者复诊时自述，患者共服草药 10 剂，胸闷胸痛症状已基本消失，胃脘部症状明显好转，精力充沛，心悸消失，大便通畅，日行 1 次成形。方药对症，故能奏效，舌淡红，苔薄白，脉弦细，予中药守上方 7 剂，水煎服。

后复诊述症状全部消失，血压 135/80mmHg，复查心电图正常。患者为预防再发，要求中成药巩固疗效。小柴胡片 4 片/次，3 次/日；复方丹参片 3 片/次，3 次/日。

三十二、高灈风医案：心绞痛，心律失常[①]

汤某，男，47 岁。

初诊日期：1992 年 12 月 22 日。

现病史：发作性心前区疼痛 7 年，每遇精神紧张、气候寒冷诱发，曾在某医院诊为冠心病、心绞痛，常用心血康、速效救心丸，病情尚稳定。近 5 天来，由于气温下降，患者心前区疼痛发作频繁，且持续时间延长，伴有头晕，舌质暗，脉沉弦而结，12 月 21 日动态心电图示：①频繁室性期前收缩；②偶发房早；③ST - T 有动态改变。

证候诊断：气滞血瘀。

治法：活血祛瘀，宣痹止痛。

【处方】

丹参 30g	川芎 10g	当归 10g	赤芍 10g
瓜蒌 20g	薤白 10g	川牛膝 30g	桃仁 10g
红花 9g	罗布麻 30g	枳壳 10g	三七粉[(冲)]1.5g

水煎服，每日 1 剂，服药 2 周。

复诊：（1993 年 1 月 5 日）查心电图显示：①窦性心律；②可疑冠状动脉供血不足。脉沉缓，无结象，胸痛、眩晕消除，继服前方 7 剂。

1 月 19 日做动态心电图显示：①窦性心律；②偶发房早（2 个/23 小时）。胸痛未发作，但感乏力，改用益气活血法巩固治疗 2 周停药。随访 1 个月，心绞痛及心律失常无复发。

【按语】

胸为清阳之府，浊邪内干，阳气被遏，或情志郁结气机不畅，均可导致气滞血瘀而成本证，主要见于冠心病心绞痛伴心律失常者。患者多为中老年人，形强气实，症见胸痹心痛，脉来涩滞不畅，急当活血化瘀，疏通心脉，急则治标之意，故用血府逐瘀汤加减。然本方不可久服，待症状缓解后，当用扶正固本之法缓图。兼见风阳上扰者，去柴胡、桂枝，加罗布麻 30g。

---

① 刘秀芬、于春英：《高灈风治疗心律失常的经验》，载《中医杂志》1993 年第 8 期，第 473 - 475 页。

三十三、谷越涛医案：冠心病，心肌缺血[①]

王某，女，62岁。

初诊日期：2004年7月6日。

主诉：心悸反复发作3年，伴胸闷3月。

现病史：有高血压、冠心病史5年，多次心电图均示心肌缺血，常服阿司匹林、倍他乐克、消心痛、复方丹参片，疗效不佳。症见：形体肥胖，胸闷伴左胸隐痛，心悸、心烦，口苦，夜间口干但不欲饮水，纳差、胃脘痞满，乏力，大便溏薄，每日4次。舌质红苔黄厚腻，舌下络脉紫暗迂曲，右脉沉弦，左脉浮。

中医诊断：胸痹。

证候诊断：湿热瘀阻。

治法：清热化湿、宽胸活血。

【处方】清化宽胸汤加减。

瓜蒌15g	枳壳10g	半夏10g	陈皮10g
茯苓20g	苍术10g	黄连5g	丹参12g
栀子10g	川厚朴10g	党参10g	白术10g
甘草6g			

每日1剂，水煎2次，早、晚分服，共服10剂。

复诊：（7月16日）胸闷减轻，左胸未痛，活动后心悸，口不干，脘痞症状消失，大便溏，每日减为2～3次，舌苔转薄，右脉渐起，左脉不若前浮大。上方去栀子，改白术12g，继服10剂。

三诊：（7月26日）上述症状基本消失，继以上方加减善后。

【按语】

患者皆属典型的冠心病湿热证，谷越涛教授均予以清化宽胸汤为主方治疗，辨证准确，故而奏效。

因患者湿重于热，并有大便溏薄、乏力、纳差等湿盛脾虚表现，乃加党参、白术健脾化湿，改茯苓为20g，增加其健脾利湿之功，同时去黄芩，以免苦寒太过之弊；因其心烦明显，故加栀子清心除烦；药后症状逐渐减轻，且疗效巩固。

三十四、郭维琴医案二则

案1：心绞痛[②]

徐某，女，49岁，教师。

初诊日期：2013年3月12日。

① 张梅红、谷万里：《谷越涛从湿热论治冠心病临床经验》，载《辽宁中医杂志》2007年第2期，第139－140页。

② 闫文婷、刘玉霞、李靖靖、王倩、许丞莹、朱文秀、王亚红：《郭维琴治疗心绞痛临床经验》，载《辽宁中医杂志》2014年第41卷，第6期，第1119－1120页。

主诉：心前区疼痛反复发作 4 年余，加重 2 月。

现病史：自诉心前区疼痛呈阵发性，2 个月前劳累后加重。刻下症状为：心前区疼痛频繁发作，劳累后加重，乏力，气短，头晕，视物旋转，自汗，眠差，早醒不易复眠，食欲好，二便正常。

既往史：高血压病、高脂血症、颈椎病、甲状腺减低症。

查体：舌暗，苔薄白，胖大有齿痕，脉沉细无力。血压：165/100mmHg，心率 80 次/min，律齐。

心电图：窦性心律，Ⅱ、Ⅲ、aVF、V₅、V₆ 导联 ST 段下移，Ⅱ、Ⅲ、aVF 导联 T 波双向。

证候诊断：气虚血瘀，心神不宁。

治法：益气活血，养心安神。

【处方】

党参 15g	生黄芪 15g	丹参 20g	红花 10g
鬼箭羽 12g	郁金 10g	片姜黄 10g	赤芍 15g
白芍 15g	夜交藤 30g	远志 6g	炒枣仁 15g
五味子 10g	浮小麦 30g		

7 剂，水煎服，每日 1 剂。

二诊：药后心前区疼痛次数减少，眩晕未发作，睡眠、自汗好转，仍乏力，食欲好，二便正常。舌暗，苔薄白腻微黄，胖大有齿痕，脉沉细无力。血压 145/85mmHg，心率 88 次/min，律齐。心电图：窦性心律，V₄、V₅ 导联 ST 段下移，Ⅰ、aVL 导联 T 波低平，Ⅱ、Ⅲ、aVF、V₄、V₅、V₆ 导联 T 波双向。

【处方】

党参 15g	黄芪 15g	丹参 20g	红花 10g
鬼箭羽 12g	郁金 10g	片姜黄 10g	赤芍 15g
白芍 15g	夜交藤 30g	远志 6g	炒枣仁 15g
五味子 10g	钩藤 15g	葛根 15g	川芎 10g

14 剂，水煎服，每日 1 剂。

【按语】

结合现病史、刻下症以及既往病史，患者脾胃虚弱，水液运行不畅，聚湿生痰，遏阻心阳，血脉失于温运，血流不畅，致心系脉络瘀阻而发胸痹，故见心前区疼痛；加之患者工作劳累，经久伏案少动，气虚致乏力、气短；气行血行，气虚致血行不畅，心脉瘀阻故见劳累后加重；汗为心之液，心气虚，气随汗脱，故自汗；患者高血压病、高脂血症日久，导致肝肾阴虚，故头晕、目眩；阴虚致心血不足，不能养神，故眠差，早醒不易复眠；舌暗，苔薄白，胖大有齿痕，脉沉细无力为气虚血瘀之征。

郭维琴教授将本病辨证为气虚血瘀，心神不宁，治以益气活血，养心安神，方中用党参、黄芪益气，丹参、红花、鬼箭羽、片姜黄、郁金活血化瘀，赤芍、白芍养血活血，夜交藤、远志、炒枣仁养心安神，五味子、浮小麦养阴敛汗。

二诊，患者心前区疼痛次数减少，自汗、睡眠好转，故去浮小麦，加钩藤、葛根、川芎平肝潜阳，活血通络缓解头晕等不适症状。

案 2：冠心病（陈旧前壁侧壁心肌梗死），心功能Ⅲ级[①]

患者，男，60 岁。

初诊日期：2004 年 11 月 11 日。

主诉：胸闷 10 年。

现病史：2004 年 6 月 20 日诊断为"冠状动脉粥样硬化性心脏病急性前壁、侧壁心肌梗塞"，予以溶栓治疗。其后胸憋闷发作，2004 年 10 月于某医院查冠状动脉造影示：左主干开口 70% 狭窄，LAD 中段 95% 狭窄，RCA 近端 100% 闭塞。超声心动示左室射血分数 17.3%。诊断为"冠心病，陈旧性前壁、侧壁心肌梗死，心脏扩大，心功能Ⅱ级"。予洛汀新 5mg、消心痛、速尿、万爽力、地高辛。

刻诊：活动走路快则发作胸闷无胸痛，喘憋，乏力、气短，无夜间阵发性呼吸困难，纳食可，二便正常。苔白腻，脉沉细弦。

西医诊断：冠状动脉粥样硬化性心脏病，陈旧前壁侧壁心肌梗死，心功能Ⅲ级。

中医诊断：胸痹，心水。

证候诊断：气虚血瘀，水湿内停。

治法：益气活血，泻肺利水。

【处方】

党参 15g	生黄芪 20g	川芎 10g	丹参 20g
红花 10g	鬼箭羽 12g	郁金 12g	枳壳 10g
片姜黄 10g	三棱 15g	莪术 10g	山慈菇 10g
葶苈子 15g	桑白皮 12g	泽兰 15g	车前子 20g

7 剂，西药仍按原剂量服用。

1 周后再诊，上楼稍气短，胸不闷，心前区隐隐作痛，声音嘶哑，口干欲饮，夜间为甚，食欲好，二便正常，大便量少，但不干燥，苔薄白脉沉弦，心率 64 次/min，血压 110/70mmHg。在上方基础上减鬼箭羽、片姜黄，加麦冬 10g、蝉衣 3g。诸症悉平。

其后以西洋参代党参益气养阴调理善后。

患者 2004—2008 年期间在服用西药基础上服用中药期间，左室射血分数由 17% 上升至 52%；而 2008 年 9 月—2010 年 8 月间仅服用西药未服中药，左室射血分数由 52% 下降至 30%，2010 年 8 月—2011 年 6 月又在服用西药基础上规律用中药，左室射血分数由 30% 上升至 42%。

【按语】

本例患者心病日久，心气虚，活动则胸闷、心悸、气短；心主血脉，心气虚，则血脉运行不畅，易形成血瘀，可见发绀，舌质淡暗，舌下脉络青紫。证候诊断：气虚血瘀水停。党参、生黄芪益气；车前子、猪茯苓、桑白皮、葶苈子、泽兰，健脾、泻肺利水；川芎、丹参、红花、三棱、莪术活血祛瘀；郁金、片姜黄、鬼箭羽、枳壳活血理气

① 肖珉、刘玉庆、郝锦红、戴雁彦、王亚红、胡珍、郭维琴：《中医治疗心力衰竭认识及验案分析》，载《世界中医药》2011 年第 6 卷，第 6 期，第 495－496 页。

通脉止痛，服药后诸症得以缓解。

三十五、郭文勤医案二则

案1：冠心病（心绞痛），高血压病2级，糖尿病①

王某，女，63岁。

初诊日期：2011年11月4日。

主诉：阵发性胸闷痛10年加重半月。

现病史：10年前无明显诱因出现阵发性胸痛、胸闷，痛时持续3～4分钟，含服速效救心丸可缓解。半月来病情加重，伴心慌乏力，胸闷痛较前发作频繁，活动后明显，遂来本院。血压140/90mmHg，律齐，心率91次/min。寐差，纳可，大便干日1次，夜尿频。舌苔薄白，舌质红，脉沉弦细。

既往史：既往高血压病10年，最高达150/100mmHg，糖尿病3年。

辅助检查：查心脏彩超示：主动脉硬化，左心扩大，左室舒张功能减低。

心电图示：ST-T改变，心频示心肌缺血。

西医诊断：冠心病心绞痛，高血压病2级，糖尿病。

中医诊断：胸痹。

证候诊断：气血两虚，心脉失养。

治法：养气血，安心神，兼滋阴。

【处方】养心汤加味。

黄芪50g	西洋参10g	肉桂7g	当归25g
川芎25g	茯苓15g	茯神30g	酸枣仁35g
柏子仁30g	远志25g	五味子10g	半夏10g
桑椹35g	玉竹25g	石斛25g	麦冬25g
栀子15g	炙甘草15g		

每日1剂，水煎服，早晚分服，7剂。

二诊：服药1周后胸闷痛、心慌、乏力明显减轻，血压140/80mmHg，心律齐，心率80次/min，舌苔薄白，舌质红，脉沉弦细。患者要求复查心电图示：大致正常，再予14剂善后。

【按语】

患者久病体虚加之年老，属本虚标实，以本虚为主，观心慌、乏力活动后加重及舌脉可知。胸痛乃心之气血不足，心失所养不荣则痛。病属心之气血两虚，心脉失养发为本病。郭文勤教授用养心汤加味以黄芪、西洋参、炙甘草补心气，少量肉桂推动气血化生实取保元汤之意，当归、川芎养心血，茯苓、茯神、酸枣仁、柏子仁、远志、五味子安心神，半夏既能安神又能化痰和胃，因舌质红大便干有热故也，郭文勤教授用西洋参取代人参并加入桑椹、玉竹、石斛、麦冬、栀子，既养阴清热又能兼制肉桂半夏之温

---

① 谢文涛、郭茂松、高旭阳：《郭文勤教授运用养心汤临床治验》，载《黑龙江中医药》2012年第41卷，第6期，第22页。

燥，以随证治之。郭文勤教授精于辨证又善用古方灵活变通不胶柱鼓瑟，故患者服后疗效确切。

案 2：冠心病（心绞痛）①

王某，女，73 岁，干部。

现病史：胸闷、胸痛如针刺时作时止 4 年，未予系统治疗，近日来逐渐加剧，伴心悸、气短、头晕、少寐、乏力、腰酸倦怠。舌淡紫苔薄白脉沉细。

查体：血压 130/80mmHg，心率 80 次/min，节律齐音纯，双肺呼吸音清。

心电图示：窦性心律，左前分支传导阻滞，ST－T 改变。

西医诊断：冠心病，心绞痛。

中医诊断：胸痹。

证候诊断：心肾亏虚、心血瘀阻。

治法：益气补肾，活血化瘀。

【处方】 自拟参乌冠心丸加减。

红参15g	黄芪50g	寸冬20g	丹参15g
当归20g	白芍20g	炙甘草15g	丹皮30g
生龙牡各25g	郁金20g	巴戟20g	枸杞20g
山萸肉20g	川芎15g		

服药 14 剂，患者自觉心前区舒畅，其他症状减轻大半，继以上方加减服用。调治月余症状基本消失，心电图大致正常，病情稳定。

【按语】

肾系先天之本，元气之根，人体五脏阴阳之根本。该患年迈久病，肾气不足，肾精亏虚，心失所养脉道不利，而发心痛。郭文勤教授认为，本病属于本虚标实之证，以血瘀邪实为标，心肾不足为本。故治疗当益气补肾活血，然此类患者虽有血瘀之征，但年高久病正气不足，不可一味活血化瘀，以防耗气伤津，当标本兼治，攻补兼施。方中红参、黄芪、寸冬、白芍益气养阴，丹参、丹皮、郁金、川芎活血化瘀，巴戟、枸杞、山萸肉补肾以养心。诸药合用益气补肾活血，该法在长期的临床实践中取得了非常显著的效果。

三十六、郭振球医案三则

案 1：冠状动脉粥样硬化性心脏病（心绞痛）②

向某，男，64 岁，干部。

初诊日期：1999 年 12 月 17 日。

现病史：心痛彻背已 5 年。诊为冠状动脉粥样硬化性心脏病心绞痛。经复方丹参片治疗，速效救心丸口服，稍可缓痛，但稍因劳累，即复发作痛。近因天气寒冷，加之劳

① 徐惠梅：《郭文勤教授诊治心系疾病学术思想及验案举例》，载中华中医药学会心病分会主编《中华中医药学会心病分会第十一届学术年会论文精选》，中华中医药学会心病分会 2009 年版。

② 郭绶衡：《郭振球教授辨治心脑血管疾病医案举隅》，载《河南中医》2006 年第 1 期，第 30－32 页。

累，忽发心痛，服姜汤送救心丸，少安，继而复作，阵痛，连腰，按之痛缓，动则气短，心烦胸闷，少腹拘急，小便不利，膝软无力。

刻诊：重困病容，气息微弱，神疲，四肢清冷，心动悸，脉沉细而结代，舌质嫩淡。

证候诊断：心肾不交，阴阳气虚。

治法：补肾救心，益阴扶阳。

【处方】

熟地黄 15g	怀山药 15g	云茯苓 15g	山茱萸 13g
泽泻 13g	牡丹皮 10g	淡附片 12g	紫肉桂 6g
巴戟天 15g	延胡索 12g		

每日 1 剂。水煎 2 次，连服 5 日。

二诊：（1999 年 12 月 22 日）服上方 5 日后，阴火潜消，烦痛缓解。惟神疲乏力，舌红嫩，心动悸，脉结代。乃于原方去延胡索，加人参 10g、滇三七 6g 益气活血，交通心肾。

每日 1 剂，连服 10 日，肾气充，心之悸痛若失，嘱服丹参饮送下金匮肾气丸，追踪半年，未见复发。

【按语】

肾心痛，见《灵枢·厥病》，亦称肾厥心痛（《类证治裁·心痛》）。是一种心肾水火之气不交，肾阴阳俱虚，阴火上冲，逼及心宫所致的心痛。人年六十岁以上肾气偏虚，如有不慎，尤易导致肾气不交于心，阴火上犯。《张氏医通·诸痛门》："肾心痛者，多由阴火上冲之故。"此例心痛阵作，连及腰腹，小便不利，脉沉细而结代，用肾气丸加巴戟天，益阴扶阳，以调肾间动气，注心脉而温化阴火，"补阴之虚，可以生气；助阳之弱，可以化水"（《金匮要略心典》）。温补肾之阴阳，则阴得阳以相生，阳得阴以相养，肾中之阴阳既济，肾气自通于心，心气自降于肾，心肾上下水火相交，阴火自降。方加延胡索利气，后入人参、三七益气活血；则心主自然宁静而葆其动态的协调，脉络通顺，故心痛之症，亦自豁然。

案 2：冠心病（心绞痛）[①]

余某，女，52 岁，教师。

初诊日期：2000 年 2 月 4 日。

现病史：患心痛，反复发作已历 5 年。近 5 天来痛发连及胁肋。含丹参滴丸等止而复发，其痛如刀绞，不得太息，嗳气后，痛稍缓。伴头晕，心烦，口渴喜热饮，便结。

刻诊：神困怠，面色苍白，频作呻吟，舌质苍老，脉象弦涩。

证候诊断：肝气郁结，血络壅塞。

治法：疏肝解郁，活血荣心。

【处方】

川楝子 12g	延胡索 10g	丹参 15g	砂仁 10g

---

① 郭绶衡：《郭振球教授辨治心脑血管疾病医案举隅》，载《河南中医》2006 年第 1 期，第 30－32 页。

降香 6g	滇三七 10g	川芎 6g	柴胡 12g
枳壳 12g	赤芍 15g	香附 10g	

每日 1 剂，水煎 2 次，送服四磨汤（成药）。连服 7 剂。

二诊：（2000 年 2 月 11 日）服上方 2 日，心痛缓解，痛全止，唯心烦、口渴，乃用丹参饮合逍遥散，加酸枣仁、竹茹疏肝理气，活血荣心。每日 1 剂，连服 10 日，以固疗效，遂愈。

【按语】

此例冠心病心绞痛患者，辨证为肝心痛。肝气郁结，血络壅塞。病由气、血、痰、火郁结于肝，气逆上攻，血络壅塞，血不荣心，因而作痛。故用金铃子散合四逆散去甘草加香附，疏肝利气以散郁；配丹参饮合三七、川芎，活血化瘀以荣心，送四磨汤佐降香以降逆气，祛便结而缓痛，故 7 剂而效。

冠心病心绞痛属《灵枢·厥病》的心痛范畴。心为君主之官，义不受邪，所以一般真心痛少见，多属厥阴心包络病，称厥心痛。厥心痛有肝、脾、胃、肺、肾的不同。例如脾厥心痛，由中焦寒逆；肺厥心痛，由上焦气分不清；胃厥心痛，由胃中气滞等。致痛病机的辨别：由于诸痛皆肝、肾气上逆攻冲而致，其大要可分寒热气血辨证。即寒厥心痛，身凉厥冷，心痛，不渴，便利，脉沉迟，宜桂附温阳散寒；热厥心痛，身热足厥，心痛烦躁，脉洪数，宜金铃子散、解郁汤；气滞心痛，胸中气壅，攻冲作痛，脉弦或结，宜沉香降气散或四磨汤；血瘀心痛，其痛若刺，舌下络脉紫暗，宜手拈散、失笑散或愈痛散。总之，凡诸心痛，"暴痛非热，久痛非寒"，辨证宜审。

案 3：冠心病，高血压病[①]

邓某，女，61 岁。

初诊日期：2007 年 10 月 18 日。

现病史：患者自诉反复胸闷痛 3 年余，休息后或服复方丹参滴丸、速效救心丸等药疼痛可缓解。曾就诊于某西医院，多次测血压 165/100mmHg，心电图检查示：ST－T 改变，诊断为"冠心病、高血压病"，予氨氯地平等药降血压但一直未能得到有效控制。10 日前因劳累，再次出现左胸前区闷痛，持续约 10～20 分钟，伴头痛眩晕、恶心欲吐、身体困重，口干，体胖，大便干结，舌质红、苔黄腻，脉弦滑。查血压 166/98mmHg。

中医诊断：①胸痹心痛；②眩晕。

证候诊断：肝风内动、风痰阻络。

治法：潜阳息风、祛痰通络。

【处方】

天麻（超微饮片）2 袋	钩藤（超微饮片）2 袋	珍珠母 10g	紫桑椹 15g
菊花 12g	半夏 15g	胆南星 12g	石菖蒲 10g
白术 10g	川芎 10g	赤芍 15g	甘草 3g

7 剂，每日 1 剂。

---

① 张少泉、黄政德、谢雪姣：《郭振球论治冠心病经验》，载《湖南中医杂志》2015 年第 31 卷，第 4 期，第 20－21 页。

二诊：（2007 年 10 月 5 日）诉近 1 周来夜间未发作心前区疼痛，但仍感胸闷不适，头晕胀痛改善，心烦心悸、口干而喜饮，舌质红、苔少，脉弦细。查血压 150/90mmHg。继以降压息风化痰兼养阴清热。

【处方】

天麻^{（超微饮片）}2 袋	钩藤^{（超微饮片）}2 袋	桑椹 15g	法夏 10g
川芎 10g	赤芍 15g	生地 10g	竹茹 10g
枣仁 15g	茯苓 10g	甘草 5g	

10 剂，每日 1 剂。

三诊：（2007 年 11 月 5 日）诉近 10 日来心前区也未发作闷痛，头晕明显好转，舌质红、苔薄白，脉细稍弦。查血压 142/86mmHg。继以上方加白参 10g，每日 1 剂。

共服 14 剂后复查心电图基本正常，随访约半年未复发。

【按语】

该病案临证表现以胸闷痛、头晕不适、心烦心悸、身体困重、口干、体胖、舌质红苔黄腻、脉弦等为特点，辨证属肝风内动、风痰阻络。方中以钩藤、珍珠母平肝潜阳息风，菊花清肝息风，而以天麻理虚风而平肝，桑椹缓肝养肝肾之阴；并以半夏、胆南星以宽胸化痰，配伍白术健脾燥湿治生痰之本；佐以川芎、赤芍活血行气止痛，共奏平肝息风、化痰通络之功；复诊时心烦、心悸、口干、脉弦细为阴虚郁热，故佐以生地、竹茹、枣仁等养阴清热之品。三诊时佐白参以益气健脾、理气化痰，标本同治，取得满意疗效。

三十七、韩禅虚医案：冠心病^①

患者，男，55 岁。

初诊日期：2013 年 11 月。

主诉：间发胸闷憋气 2 年，近半月加重。

现病史：患者 2 年前因劳累后首次出现胸闷憋气，服用硝酸甘油后缓解。之后此症状间断发生。半月前因气候骤冷感寒，出现了胸闷憋气加重随来就诊。

刻诊：患者胸闷憋气、心悸气短、形寒肢冷、冷汗自出，苔薄白，脉沉紧。

中医诊断：胸痹。

证候诊断：寒客经脉。

治法：温肾散寒、通瘀救心。

【处方】

川附子 10g	茯苓 20g	白术 20g	党参 15g
白芍 20g	川芎 10g	丹参 10g	

7 剂。

服药后患者自觉胸闷憋气减，原方随证加减服药 2 个月。随访半年，患者未出现胸

---

① 李杰：《韩禅虚教授应用温肾之法治疗冠心病临床经验》，载《天津中医药》2016 年第 33 卷，第 2 期，第 68－70 页。

闷憋气。

【按语】

此患者为冠心病，感寒后胸闷憋气发作，看似是外寒为其主因，但患者就诊之时已距发病有半个月，且患者形寒肢冷、冷汗自出，实为患者素体肾阳不足，外寒引动内寒而发病，韩禅虚教授用附子汤温肾散寒以治其本，川芎、丹参通瘀以救其心，则效若桴鼓。

三十八、韩明向医案二则

案1：胸痹心痛①

患者，男，70岁。

初诊日期：2014年3月10日。

现病史：发作性胸闷、心悸3天，因家庭纠纷情志不遂而发作一过性心前区不适，每日10余次，伴心悸气短，神疲乏力，胸闷喜太息，心烦，口苦纳呆，夜不能寐，舌淡暗胖、苔黄腻，脉滑数时有结代。有高血压及糖尿病病史。

心电图示：频发室早，心肌缺血性改变。

中医诊断：胸痹心痛、心悸。

证候诊断：气虚血瘀，湿热扰心。

治法：益气化瘀、清化湿热。

【处方】 益气逐瘀汤合龙胆泻肝汤加减。

柴胡10g	枳壳10g	生地黄15g	赤芍10g
川芎10g	红花6g	丹参15g	生晒参5g
龙胆15g	茵陈20g	夏枯草20g	灵芝10g
珍珠母20g	黄芩10g	泽泻10g	

每日1剂，煎煮2次取汁，早晚饭后1小时服用。

服药7剂后，胸闷、心悸显著减轻，每日1～2次轻微胸闷，偶发心悸，但觉神疲乏力，纳食欠振，便溏每日2次，舌淡暗，苔薄白。

守方去龙胆、夏枯草、茵陈、黄芩，加建曲10g、麦芽20g、白术10g、陈皮10g、黄芪20g。

继服7剂后，已无胸闷心悸，余正常。以中成药参松养心胶囊巩固14天。

【按语】

本案为胸痹心痛伴有心悸，既有心悸气短、神疲乏力、舌淡胖的气虚表现，又有胸闷、心前区不适、脉结代、舌暗的血瘀表现，兼有心烦、口苦纳呆、苔黄腻的湿热表现，故治当益气化瘀、清热化湿。药后复诊，热去湿减，胸闷心悸显著减轻，仍有疲劳、纳少，故原方去清热化湿之品，加健脾消食药。三诊时病情已恢复正常，后以益气活血中成药巩固调摄。

---

① 刘丹丽、许李娜、纪娟、马啸、韩辉、张念志：《韩明向应用益气逐瘀汤加减治疗胸痹心痛经验》，载《中国中医药信息杂志》2016年第23卷，第6期，第105－106页。

案 2：胸痹心痛①

患者，女，65 岁。

初诊日期：2014 年 4 月 30 日。

现病史：发作性胸骨后胸闷胸痛 3 年余，加重 1 个月，每日发作 1～2 次，每次持续 2～3 分钟，多劳累或情志不遂时发病，伴有神疲乏力，畏寒自汗，纳呆，舌淡、苔薄，舌下静脉增粗扭曲，脉细涩。有甲状腺功能减退病史 6 年。心电图示：ST－T 心肌缺血性改变，心动过缓。

中医诊断：胸痹心痛。

证候诊断：气虚血瘀，心脉痹阻。

治法：益气养血、活血化瘀。

【处方】益气逐瘀汤加减。

柴胡 10g	枳壳 10g	赤芍 10g	桃仁 10g
红花 6g	生地黄 20g	川芎 10g	瓜蒌皮 10g
生晒参 5g	麦冬 15g	白术 10g	茯苓 10g
陈皮 15g	黄芪 20g	山楂 20g	麦芽 20g
炙甘草 8g			

每日 1 剂，煎煮 2 次取汁，分早晚 2 次，饭后 1 小时服用。

服药 7 剂后，胸闷胸痛明显减轻，1 周发作 2～3 次，每次持续 1 分钟，神疲乏力改善，时有心悸，舌淡，苔薄，脉沉涩。

守方去瓜蒌皮、麦芽、陈皮、茯苓，加桂枝 10g、甘松 10g。继服 1 周后，胸闷胸痛未发作，心悸偶发，守方出入 14 剂，以巩固疗效。

【按语】

气血在生理上相互依存，相互转化，病理上相互影响。气行则血行，气虚无力推动血液运行，血行无力、迟缓而留滞为瘀，瘀血停留脉中，阻碍气的运行，进一步加重血运障碍，从而加重血瘀。韩明向教授用益气逐瘀汤，一方面去病理产物之瘀血，以通血脉；另一方面以补气推动血行，使瘀血散而气血畅，通则不痛。

瘀血重者，疼痛剧烈，可加活血行气化瘀之三七粉、乳香、没药、延胡索、降香等；气虚自汗重者，合玉屏风散以益气固表；夹痰夹湿者，加藿香、佩兰等芳香化湿，苍术、厚朴等燥湿化痰；伴见阳虚证，畏寒肢冷者，可加细辛、桂枝、肉桂、高良姜等温通之品。

---

① 刘丹丽、许李娜、纪娟、马啸、韩辉、张念志：《韩明向应用益气逐瘀汤加减治疗胸痹心痛经验》，载《中国中医药信息杂志》2016 年第 23 卷，第 6 期，第 105－106 页。

三十九、何立人医案二则

案1：胸痹①

李某，女，81岁，退休教师。

初诊日期：2012年12月27日。

现病史：活动后多胸痞伴隐痛，午后头晕，口干，纳馨，夜尿多，大便干结，寐艰。高血压病史10余年，空腹血糖正常，糖化血红蛋白曾升高，年初冠脉CT见左前降支、左旋支及小钙化斑块，管腔轻度狭窄。血压130/80mmHg。苔薄，脉弦细滑。

中医诊断：胸痹。

证候诊断：气阴两虚。

治法：益气养阴，化痰活血通络。

【处方】

炒柴胡6g	枳壳9g	瓜蒌皮9g	白芥子9g
桂枝3g	陈皮6g	川朴花6g	灵芝草10g
景天三七15g	大狼把草15g	炒党参9g	炒当归9g
炒苍白术各9g	炒淮山9g	茯神9g	益智仁9g
乌药9g	脱力草9g	功劳叶9g	淮小麦30g
姜半夏6g	苏梗9g	木香6g	玉米须9g
玉竹9g			

7剂，每日1剂，水煎服，分早晚2次温服。

嘱饮食清淡，勿食辛辣刺激、肥甘厚腻之品；生活规律，养成良好的排便习惯；适当运动，如散步、做操。

二诊：（2013年1月3日）尿频，寐艰，余安好，口不渴，大便稍干结。血压130/80mmHg。苔薄，脉细弦滑。于初诊方加瓜蒌仁10g、芡实15g、土茯苓15g、莲心3g、莲肉10g。14剂，每日1剂，水煎服，分早晚2次温服。调护同前。

三诊：（2013年1月31日）活动后胸痞伴隐痛少见，尿频无痛，纳馨，寐安，但有服用安眠药物史。血压150/90mmHg。苔薄中微腻，脉小滑。于初诊方中去炒柴胡、半夏，加芡实15g、覆盆子9g、金樱子9g、北秫米（包）30g。14剂，每日1剂，水煎服，分早晚2次温服。调护同前。

后继续随证加减，巩固调理，诸症逐渐缓解。

【按语】

患者活动后多胸痞伴隐痛，诊断为胸痹病，症见午后头晕、口干、夜尿多、大便干结、寐艰等症状，故辨证属气阴两虚。患者花甲之年，肾气渐衰，肾阴亏虚则不能滋养五脏之阴，导致心阴亏虚，阴血不足，血液滞行或心脉失于濡养，血脉绌急发为胸痹。气阴不足，则见活动后多发胸痞伴见隐痛之气虚之象，又阴血不足，则寐艰、脉细、大

---

① 刘萍、杜文婷：《何立人辨治胸痹医案举隅》，载《中医文献杂志》2015年第33卷，第4期，第54－57页。

便干结。阴虚阳亢，风阳上扰则午后头晕。肾气不固则夜尿多。故方中以炒苍白术、陈皮、炒淮山健脾燥湿，灵芝草、景天三七、当归益气活血通络，大狼把草、炒党参益气补虚，脱力草、功劳叶补虚，淮小麦、玉竹滋阴，炒柴胡、枳壳、瓜蒌皮、苏梗、木香、川朴花、姜半夏等以理气宽胸、祛湿化痰散结，玉米须利水除湿降压，白芥子、桂枝温肺化痰，茯神宁心安神，益智仁、乌药温肾固摄。

全方益气养阴，健脾化痰，理气活血通络，既针对患者所属证型予相应治法方药，同时结合胸痹发病的特点，将活血通络贯穿始终。何立人教授言，其中"通"又不仅局限于"活血化瘀"一法，应灵活使用如益气、行气、化痰、通络、滋阴、温阳等，配合活血化瘀之法，以增强疗效。

7剂药后，症状改善，尿频仍有，寐艰，大便欠畅，予芡实补脾固肾摄精，土茯苓健脾胃利湿热解毒，莲心、莲肉清心养心安神助眠，瓜蒌仁理气润肠通便。14剂药后，胸痞、胸痛少作，尿频仍有，寐因服用安眠药尚安好，故于首方中去柴胡、半夏辛散之品，加以芡实、覆盆子、金樱子补脾固肾摄精，北秫米和胃安眠。

本病多与西医学中的冠状动脉粥样硬化性心脏病、心绞痛、高血压心脏病等疾病相关。对于胸痹冠心病患者，何立人教授在处方用药时，常常配合使用灵芝草与景天三七，以及功劳叶与脱力草。灵芝草出自《滇南本草》。《本经》："甘温，主耳聋，利关节，保神，益精气，坚筋骨，好颜色。"景天三七出自《江苏药材志》。《浙江民间常用草药》："性平，味甘微酸，安神补血，止血化瘀。"二者合用，益气活血，相辅相成。

现代研究表明，灵芝草可有效地扩张冠状动脉，增加冠脉血流量，改善心肌微循环，增强心肌氧和能量的供给，因此，对心肌缺血具有保护作用，可广泛用于冠心病、心绞痛等的治疗和预防。对高脂血症患者，灵芝草可明显降低血胆固醇、脂蛋白和甘油三酯，并能预防动脉粥样硬化斑块的形成。对于粥样硬化斑块已经形成者，则有降低动脉壁胆固醇含量、软化血管、防止进一步损伤的作用，并可改善局部微循环，阻止血小板聚集。

景天三七亦被证实能扩张冠脉，增加冠脉流量。

脱力草，又名龙牙草、仙鹤草，苦涩，性平，清热利湿，补虚活血，出自《伪药条辨》。《本草纲目拾遗》："下气活血，理百病，散痞满。"《现代实用中药》："为强壮性收敛止血剂，兼有强心作用。"功劳叶出自《本草纲目拾遗》。《本草汇言》："味苦，气凉，无毒，……入足厥阴、少阴经。"《本经逢原》："治劳伤失血痿软，能调养气血。"二者合用，可加强益气养阴、补益肝肾之效。现代研究表明，脱力草具有升高血压、强心和消除疲劳的作用。

功劳叶对豚鼠离体心脏有增加冠脉流量及心肌收缩力的作用，对心率影响不大。

故对于胸痹冠心病患者亦常以灵芝草、景天三七，脱力草、功劳叶这两组药对益气活血，疗效较好。

案2：胸痹①

李某，女，66岁。

---

① 王永霞：《何立人教授辨治疑难病症的经验》，载《四川中医》2003年第10期，第1-3页。

初诊日期：2001年4月9日。

现病史：罹患冠心病、房性早搏、阵发房速及间歇性三分支传导阻滞病史。近3日来再发胸闷、心悸，伴肢软、乏力、无汗，牙龈肿痛，中脘不适。查即刻心电图示：房早，莫氏二度Ⅱ型房室传导阻滞，完全性右束支传导阻滞。舌质淡，苔薄，脉结代。

证候诊断：气虚血瘀，兼感外邪。

予益气活血通脉兼以清解之方。

【处方】

桃仁10g	丹参10g	丹皮10g	灵芝草10g
苦参10g	红花5g	柴胡5g	黄连3g
生甘草3g	细辛3g	生麻黄3g	黄芩9g
生山栀9g	水蛭9g	川芎9g	当归9g
生升麻6g	生黄芪30g	生首乌30g	杞子15g

7剂。

再诊：(4月16日) 心悸、胸闷稍减，牙龈肿痛已无，脉细弦，苔薄，舌淡。心脏听诊心率72次/min，律齐。复查心电图示：房早，完全性右束支传导阻滞。二度Ⅱ型房室传导阻滞完全消失。效不更方，上方加茯苓、太子参各30g，泽泻、山萸肉各9g，续服7剂。

嗣后经调治，病情稳定，未再现房室传导阻滞之象。

2001年12月31日再发胸闷、心悸，伴乏力、神疲、纳差、手足不温、口疮。查心电图提示：房早，完全性右束支传导阻滞，二度Ⅱ型房室传导阻滞。舌净、苔薄，脉细弦结代。治以温阳通脉、活血化瘀，兼以滋补阴血。

【处方】

炒当归30g	生地15g	熟地15g	生黄芪15g
砂仁3g	蔻仁3g	炒川连3g	丹参12g
川芎10g	川断10g	柴胡10g	桃仁10g
水蛭10g	生山栀10g	灵芝草10g	景天三七10g
红花5g	细辛5g	桂枝5g	炙麻黄9g
熟附片9g			

7剂。

患者服上方后自感效佳，随又继服7剂，诸症大减。2002年1月14日心电图提示：房早，完全性右束支传导阻滞，未见房室传导阻滞。

【按语】

祖国医学并无房室传导阻滞病名，根据其症状多归属于中医的胸痹、心痛、心悸、眩晕等病症。何立人教授认为，本例患者年高病久素体已虚，或兼瘀血，或兼外邪，为本虚标实之证。

初一、二诊时，以气虚血瘀为主，兼有胃火，故治以益气活血兼以清解；但心为阳中之阳，主血脉，阳亏气衰，则无力鼓动血脉、气血运行迟滞，必兼以温通心阳；又气虚无以升举清阳之气，晦浊居之，必以升清降浊治之。故方以麻黄附子细辛汤温通心阳、鼓动血脉，因阳虚不甚且兼胃火，去附子之大温；以生黄芪、灵芝草、生升麻、柴胡、生首乌、杞子、苦参、生甘草、当归等益气升清兼以苦降；以桃仁、红花、丹参、丹皮、赤芍、水蛭、川芎等活血化瘀；兼以川连、黄芩、生山栀等清泄胃火，后又以补益脾肾善后，终使正复邪祛而收功。再诊时阳虚兼以气血虚亏，加重温阳、滋补阴血，同以扶正祛邪而愈疾。综合辨证，治以补益气血阴阳以扶正，活血化瘀兼以清解泄浊以治标，根据病机而侧重各不同，如此升清降浊、标本兼顾，疗效彰显。

四十、洪治平医案：胸痹心痛①

患者，女，69 岁。

初诊日期：2013 年 4 月 9 日。

主诉：胸闷痛反复发作 5 年余。

现病史：患者于 5 年前，于活动中，时常出现胸部闷痛，每次 3 ～ 5 分钟，休息可缓解。多次于多家医院以"冠心病，心绞痛"住院治疗。平素自服"消心痛片"等药物，胸痛多于情绪激动、劳累时发作。

刻诊：胸闷痛，倦怠乏力，身重，纳呆。查体见舌体胖大，边有齿痕，苔白腻，脉弦滑。

中医诊断：胸痹心痛。

证候诊断：痰瘀互阻。

【处方】

瓜蒌 25g	橘红 10g	香附 15g	丹参 20g
延胡索 15g	葛根 20g	陈皮 15g	茯苓 15g
白术 15g	党参 25g	炙甘草 15g	

每日 1 剂，水煎服，连服 10 日。

复诊：（2013 年 4 月 19 日）胸闷痛明显减轻，但仍倦怠乏力，身重，纳呆，舌体胖大，边有齿痕，苔白，脉弦细。原方加扁豆 15g、山药 15g、莲子肉 15g。

继服 14 日后，患者症状基本消失。以人参健脾丸 1 丸，2 次／日口服善其后。

【按语】

据患者症、舌、脉表现，辨证为痰瘀互阻。患者痰浊、瘀血并重，当化痰、活血并举，以瓜蒌、橘红化痰，丹参、延胡索活血，香附、陈皮理气，茯苓、白术、党参、炙甘草健脾，葛根引药上行。二诊时患者脾虚明显，故加扁豆、山药、莲子肉、山药补脾养胃。症状好转后，以健脾益气为主以治其本。

---

① 王东海、洪治平：《洪治平教授治疗胸痹心痛痰瘀互阻型经验》，载《中西医结合心脑血管病杂志》2015 年第 13 卷，第 10 期，第 1243 - 1244 页。

四十一、胡翘武医案四则

案1：冠心病①

程某，男，58岁。

初诊日期：1997年7月10日。

现病史：患有冠心病8年，屡治少效。近几个月来病情有加重，终日胸膺憋闷隐痛。如遇吹风受凉，嗳气呃逆频作，虽形体不衰，但神色困顿，少言寡语，声音低微。虽值盛夏，却甚畏风冷，在树荫下稍久，即感胸前寒冷，憋闷疼痛加重，舌淡润体胖，边有齿痕，苔白薄微滑，两脉沉濡略滑。

证候分析：此为胸阳式微，阴寒水饮不化，而致心络痹阻。

治法：通阳散寒、化饮宣痹。

【处方】

桂枝10g	附片（先煎半小时）10g	麻黄6g	细辛6g
薤白10g	瓜蒌皮20g	枳壳10g	甘松10g
旋覆花10g	威灵仙15g	炙甘草6g	

水煎服，每日2次，服5剂。诸症减轻。

二诊：（7月16日）服上药胸前凉感好转，胸闷隐痛亦减，呃逆嗳气少作，脉舌同前。上方去瓜蒌皮，加红枣5枚、党参10g。再服10剂，症减七八，后予上方出入1个月即安。

【按语】

患者在长达8年的诊治中，非活血化瘀通脉之中药，即扩冠，增加冠脉流量之西药。但症状依然。胡翘武教授治病重视局部与整体的结合，强调中医辨证。其尝谓：冠心病虽病位在心，主一瘀字，活血通脉也为其一法。然瘀虽为其一因，也或为其果，欲先求其所因，就未必仅为瘀之一端。仲景即有"阳微阴弦，即胸痹而痛，所以然者，责其极虚也"之明训。以一法而统治诸证，非其治也。

本案式微胸阳乃阴盛之前提，凝着寒水又为血瘀之基础，辨审清晰，因果分明，所现脉舌又甚切病机，非离照当空无以驱散阴霾。故以麻黄附子细辛汤合枳实薤白汤加味，温阳散寒，宣痹止痛标本兼治，8年病痛始见转机。胡翘武教授谓，盛夏不避麻桂辛附重剂，乃有斯证用斯药，无不效也。方中旋覆花非为降逆平呃而设，因其性温味咸，更具消痰导水散结利气之用。威灵仙辛温味咸，擅通经络痰涎，对由阴寒痰饮所致之胸痹甚效，寒水凝络之胸痹余恒择之。愈后追访，询及半年甚安，虽三九严寒也未发作。

案2：冠心病②

卢某，男，78岁。

初诊日期：1994年10月12日。

---

① 胡世云：《胡翘武教授辨治冠心病经验撷拾》，载《中医药学刊》2001年第1期，第11－14页。

② 胡世云：《胡翘武教授辨治冠心病经验撷拾》，载《中医药学刊》2001年第1期，第11－14页。

主诉：心前区闷痛时如针刺半月。

现病史：高血压病史 20 余年，冠心病亦 10 余年之久。近来常感胸痛如刺，稍劳、生气更甚，且心悸喘促兼作，服药少效。患者形丰体硕，但行动迟缓，胸闷如堵，时咳黄稠之痰，夜寐不安，口干喜饮，午后两足浮肿颇甚，按之没指，溲微黄量少，大便秘结，舌红苔黄腻，脉细滑有力，血压 22/14kPa。

证候诊断：痰热内蕴，营阴耗伤，胸膺壅遏，心脉痹阻。

治法：清化痰热以治其标，养阴益气以治其本。

【处方】

薏米 30g	冬瓜皮、仁各 30g	瓜蒌皮、仁各 20g	芦根 20g
川贝 10g	白茅根 30g	赤小豆 30g	葶苈子 15g
丹参 20g	益母草 20g	玄参 20g	太子参 10g
枇杷叶 10g	南沙参 30g		

水煎服，每日 1 剂，共服 7 剂。

二诊：（10 月 20 日）药后下肢浮肿消退，胸闷时作，但无痛感，二便通畅，口干亦减，舌淡红苔薄黏，脉濡细。此痰热消减，气阴待复之兆，上方去瓜蒌皮、仁，加五味子 6g，再服 7 剂。

后予此方出入间断服用半年，临床症状基本痊愈。

【按语】

胡翘武教授指出，冠心病虽以"阳微阴弦"机理多见，但气阴两虚，痰热内蕴者也复不少，缘由年高之躯，营阴伤耗，虚热易生，加之运化失常，治节无权，聚而不散之水湿痰浊，在阴虚内热之体，久必化热。热化之邪，又无不伤阴耗液，如斯因果反复，痰浊壅遏，累及心脉，本为清旷之所，遂为浊阴之乡，虚者益虚，实者更实。若治不得法，惟生脉散、炙甘草汤或活血化瘀等方频投岂可缓解？疗此之疾，清热化痰忌苦寒辛燥之品，因易耗气阴；养阴益气避滋腻温热之剂，因易增益痰热。只宜平补平泻，两顾其虚，才无顾此失彼之虑。

方拟千金苇茎汤加瓜蒌皮、仁，川贝，葶苈子，枇杷叶以清化上焦痰热；玄参、太子参、沙参、五味子补益气阴；白茅根、益母草、丹参、冬瓜皮、赤小豆活血通脉利水消肿。方似平淡，但配伍严谨，标本兼治相须而行，活血通脉无峻烈之嫌。

患者服此方近百余剂，症状日渐改善，血压渐趋正常，且无任何毒副作用。方中，葶苈子看似虎狼，功擅泻肺利水，与此病似不相及，然心、肺同属膈上，络膜相通。凡蕴遏胸膺之痰热在壅肺之同时无不痹阻心络，是故冠心病由痰热作祟时，此品不可缺少，借专疗肺痈之千金苇茎汤亦同此理。"久服令人虚"（《别录》）之说非此类患者之忌，应为气阴不足、寒痰水饮者戒，此乃善用古方药，师古不泥也。

案 3：冠心病^①

赵某，男，48 岁。

初诊日期：1995 年 7 月 15 日。

---

① 胡世云：《胡翘武教授辨治冠心病经验撷拾》，载《中医药学刊》2001 年第 1 期，第 11－14 页。

现病史：胸闷胸痛 1 年余，常于气怒饱食后发作，脘腹痞满，口干黏不甚饮，秽浊之气颇甚，嗳气频频，面色紫暗，形体肥胖，气短微喘，大便或结或溏臭甚，耽于烟酒、肥甘不绝，舌暗苔黄腻，脉滑结。查血清：TG 3.42mmol/L，HDL–C 0.78mmol/L，心电图呈心肌缺血改变。

证候诊断：痰浊内盛，肠腑积滞，气机失调，络脉瘀阻。

治法：化痰消积，调畅气机。

【处方】

陈皮 10g	山楂 20g	苍术 6g	姜半夏 10g
莱菔子 10g	川朴 15g	槟榔 10g	酒军 6g
石菖蒲 10g	郁金 10g	川贝 10g	川芎 6g
制香附 10g			

水煎服，每日 1 剂，共服 7 剂。

二诊：（7 月 23 日）药后腑气通，嗳气减，已无明显胸闷胸痛感。脉舌同前，效不更方，上方再进 5 剂而临床症状大减。后予上方出入为丸，间断服用半年，并嘱起居有常。

【按语】

胡翘武教授云：冠心病虽病位在心，但与肺、脾、胃、肝、胆、肾等脏腑密切相关，辨证上除应注意生克制化之规律外，还要密切注意与病情相结合。嗜于烟酒，偏嗜肥甘之人，伤及肝胆，再由其殃及冠脉而致冠心病复发者不少。故仲景在《金匮要略·胸痹心痛短气病脉证治》中，首开以人参汤从脾胃论治胸痹之先河。

案 4：胸痹①

王某，男，55 岁。

初诊日期：1984 年 4 月 11 日。

现病史：胸痹时缓时急 5 年余。近月来痛如针刺，以左侧为剧，甚则举步咫尺，卧床翻身亦痛疼，尚兼胸闷心悸等症。西医诊"冠心"，屡治乏效，因久苦胸痹之磨折，几有轻生之念。患者形体丰腴，语声洪亮，面色黧暗，唇色青紫。宿嗜肥甘酒醴，近虽饮食清淡，但纳谷颇佳，大便不畅，小便浑厚，舌淡暗苔黄腻且厚，脉右浮滑左弦劲。

证候分析：痰热闭结，络脉瘀阻，胸阳被遏之象昭然若揭。

治法：薏苡附子散合瓜蒌薤白半夏汤失笑散化裁。

7 剂后诸症依然。16 日夜心前区绞痛又发作 1 次。胡翘武教授窥其痰热瘀阻少阴经络深久，非攻逐痰瘀之峻剂不能奏效，宗原意重组方药，旨在攻逐痰热，剔络通阳，俾交结少阴脉络之痰水热瘀分化瓦解。

【处方】

甘遂 2g	炮甲 6g	水蛭 3g	苡米 30g
附子 6g	郁金 10g	瓜蒌皮 30g	大黄 3g

守方连服 50 余剂，胸痹缓解，心绞痛从未再发，行程 2 里，登楼 3 层，也无心痛心

---

① 胡国俊：《胡翘武老中医临床应用甘遂配伍的经验》，载《上海中医药杂志》1987 年第 4 期，第 26–28 页。

慌之感。后予原方加泽兰 20g、茜草 10g、苏木 10g。5 剂。为末，糊丸，每服 10g，日 2 次，以资巩固。

【按语】

胸痹之证治首见《金匮要略》，所列方药虽有通阳散寒，化痰利气，温中补虚诸法，施治临床并非皆验。实奈胸痹之因甚多，病机亦甚复杂，调治之法虽能随机运转，如所选方药不能恰到好处，也不能克敌制胜。本案在逐痰泻饮通络化瘀之常用方药乏效后，予甘遂与炮甲水蛭相伍，深入经隧曲道而奏泻水逐痰攻坚通络之效，苡米附子通阳缓急，郁金瓜蒌大黄实为清化痰热之小陷胸变法，全方旨在以通为补，补因通用，俾阴霾尽散，离照当空，痰饮浊瘀之邪不复再聚也。

四十二、华明珍医案二则

案 1：冠心病（陈旧性下壁心肌梗塞），心律失常[①]

患者，男，61 岁。

现病史：心慌胸闷 5 年，加重 3 天，入夜尤甚，伴身倦欲寐、畏寒怕冷。查：舌质暗淡，边有瘀斑，脉沉细结，心率 54 次/min，律不整，早搏 6 次/min，未闻及病理性杂音。

心电图示：陈旧性下壁心肌梗塞，窦性心动过缓，频发室性早搏。

治法：温壮肾元、活血通脉。

【处方】

炮附子 12g	淫羊藿 10g	黄芪 18g	党参 10g
川芎 10g	当归 10g	枸杞子 10g	炙甘草 10g

水煎分 2 次服，每日 1 剂，连服 6 剂。

复诊：诸症若失，体力渐增，心率上升至 61 次/min，律整。继用上方加减以资巩固。

【按语】

本例为冠心病伴发之缓慢型心律失常，以心慌胸闷、畏寒肢冷、舌质暗淡、脉沉细结等阳虚血瘀之症为突出。华明珍教授四诊合参，认为病属肾阳亏虚、心血瘀阻，予以附子、淫羊藿温阳补肾、散寒通脉；脾为后天之本，肾阳虚可以累及脾阳，加入黄芪、党参补脾益气、温运脾阳；佐以川芎活血化瘀，标本兼顾；华明珍教授选方用药注重阴阳互补，故投当归、枸杞子补血养阴。诸药合用，使肾阳得复，心阳旺盛，气血流畅，心有所养，则悸痛自止。

案 2：冠心病（冠状动脉供血不足），心律失常[②]

患者，女，60 岁。

---

① 戚宏：《华明珍用补肾活血法治疗冠心病心律失常的经验》，载《山东中医杂志》1997 年第 6 期，第 34 - 35 页。

② 戚宏：《华明珍用补肾活血法治疗冠心病心律失常的经验》，载《山东中医杂志》1997 年第 6 期，第 34 - 35 页。

现病史：冠心病史 13 年，心慌加重 1 天，胸痛时作时止，心烦躁扰，失眠多梦，大便干结。诊见：舌质暗红，苔少，脉促，血压 22/12kPa，心率 100 次/min，律不整，心音强弱不一。

心电图示：心房纤颤，冠状动脉供血不足。

治法：滋肾养阴、活血化瘀。

【处方】

何首乌 15g	黄精 10g	延胡索 12g	三七粉^(冲)3g

何首乌 15g　　　　黄精 10g　　　　延胡索 12g　　　　三七粉^(冲)3g

苦参 18g　　　　炒酸枣仁 18g　　　珍珠粉^(冲)3g　　　淫羊藿 6g

甘草 6g

3 剂，水煎服，每日 1 剂。

二诊：心慌消失，胸痛亦轻，心率 88 次/min，律整。心电图示：冠状动脉供血不足。自述仍感心烦失眠。

上方加五味子 10g、莲子心 3g，继服 6 剂，心烦消失，睡眠渐酣，嘱继续服药治疗以善后。

【按语】

本病案属冠心病快速型心律失常，因肾阴亏虚，瘀阻血脉而致心慌胸痛，心烦失眠，舌质暗红，苔少，脉促。华明珍教授投予何首乌、黄精滋阴补肾；延胡索、三七粉活血化瘀、通经止痛；苦参、珍珠母、炒酸枣仁清心安神；淫羊藿温肾壮阳、通行经络。

华明珍教授强调，临证用药应始终注意补不助邪，补之能受，方为允当。因此，以上诸药配伍，育阴而无滋腻之弊，通降而无燥烈之偏，通过滋肾济心、祛瘀通络、宁心安神，使肾阴得复，心血渐充，则心能自守，神能自安，悸忡能除。

四十三、黄春林医案：老年冠心病^①

患者，女，81 岁。

初诊日期：2013 年 11 月 3 日。

主诉：反复胸闷心悸 3 年。

现病史：患者曾于 2011 年始多次至某医院住院治疗，经诊为"冠心病""心律失常阵发房颤"，建议行冠脉 CT 检查，因心律失常发作快速房颤未能完成，患者拒绝行冠脉造影检查。外院查动态心电图可见发作性 ST－T 改变及阵发房颤。长期口服波立维、立普妥、万爽力及可达龙等治疗，后因"甲状腺功能受损"停用可达龙，余药规范使用，病情时有反复。遂到我院请黄春林教授就诊。

刻诊：形体肥胖，胸闷心悸，多于劳累后加重，伴纳眠欠佳，大便日 1 次，质软，排便无力，推行困难，舌淡暗，苔白厚，脉细结。

中医诊断：胸痹，心悸。

① 李新梅、张嘉煜：《黄春林教授治疗老年冠心病经验》，载《中西医结合心脑血管病杂志》2016 年第 14 卷，第 7 期，第 790－791 页。

证候诊断：气虚痰瘀。

治法：益气化痰活血通脉。

【处方】

黄芪 30g	党参 30g	茯苓 15g	法夏 10g
橘红 10g	当归 10g	赤芍 15g	丹参 15g
延胡索 30g	木香^(后下)10g	甘松 10g	甘草 5g

7剂，每日1剂，水煎服。

二诊：（2013年11月10日）患者精神好转，胸闷心悸明显减轻，纳眠转佳，大便通畅，觉动则汗出渍渍，口干欲饮。舌稍偏红，苔少，脉细。考虑兼有气阴不足，继给以上方加减：去党参，加麦冬10g，嘱患者自行炖服西洋参6g，每日1次。

上方服用1周后，患者觉症状大减，经近1年余中西医治疗，患者目前病情稳定，未再因病情加重而住院，胸闷心悸发作也大为减少。

【按语】

冠心病患者多见于中老年，老年冠心病患者年龄大，基础疾病多，存在病程长、恢复慢、易反复等特点，且多病兼杂，虚实夹杂。黄春林教授在临证治疗中着眼整体，顾护脾胃，辨病论治与辨证论治结合，并结合药理作用选药。

上述医案中，以益气化痰活血通脉为则，方中黄芪补心肺之气，党参、茯苓、法夏、橘红健脾祛湿化痰，当归、赤芍、丹参活血化瘀，木香、延胡索健脾理气、行气止痛，甘松理气止痛、醒脾健胃，本方标本兼治，故服之后患者胸痛主证渐退，兼证亦改善。

二诊时针对患者气虚之证仍在，且伴有阴虚之象，灵活变通，易党参为西洋参，并用麦冬以奏生脉散益气养阴之功。

黄春林教授的遣方用药如调遣三军，运筹帷幄，处处体现了中医的辨证观、整体观，并注意与现代医学知识紧密结合，取得了良好的临床疗效。

四十四、黄调钧医案：冠心病①

黄某，女，64岁。

初诊日期：2002年1月25日。

现病史：患者有冠心病史数年。多于晚上发作，噩梦醒后感胸部闷痛，并向左臂内侧放射，心慌，气短，含服复方丹参滴丸或速效救心丸后症状可减轻，近1周发作较频繁，经西医治疗未效，于今日求诊于黄调钧教授。

患者昨晚发作1次，今日仍感胸部隐隐闷痛，心慌，头晕，纳少，舌质偏紫暗、苔白腻，脉滑。

证候诊断：痰浊内阻，心脉血瘀。

治法：通阳泄浊、豁痰化瘀。

---

① 黄纤寰：《黄调钧治痰经验》，载《江西中医药》2002年第3期，第3页。

【处方】瓜蒌薤白半夏汤加味。

瓜蒌 12g	法半夏 10g	薤白 10g	丹参 20g
川芎 10g	制乳香 10g	赤芍 10g	三七^{（研末冲服）}4g
郁金 15g	琥珀 10g	降香^{（后下）}10g	延胡索 10g

前后二诊，守方共 10 剂，患者胸闷、胸痛已愈，余症亦失。

嘱服复方丹参滴丸巩固疗效，以防复发。

【按语】

冠心病属中医学胸痹范畴。胸痹总属本虚标实之证，治疗宜先治其标，后顾其本。黄调钧教授认为，临床上以痰浊内阻兼血瘀络痹证多见，因此治法以通阳豁痰、活血化瘀并施，方选瓜蒌薤白半夏汤加味，方中白酒今人多已不用。方中瓜蒌涤痰散结，宽胸利膈，为治胸痹之要药，正如《本草思辨录》云："栝蒌实之长，在导痰浊下行，故结胸胸痹，非此不治。"经治症状消失后，可改服有效的成药以巩固疗效。

四十五、黄政德医案二则

案1：冠心病（稳定型心绞痛）^①

金某，女，58 岁。

初诊日期：2012 年 11 月 16 日。

主诉：胸部隐痛 1 年。

现病史：患者近 1 年来常感胸部隐痛，伴头晕，活动后加重，10 月于当地医院查心电图示：窦性心动过缓；头部 CT 未见明显异常。诊断为冠心病（稳定型心绞痛）。既往有慢性浅表性胃炎病史。

刻诊：胸闷痛，劳累后加重，胃脘部胀闷不舒，纳少，寐欠安，大小便尚可。舌淡苔白腻，脉弦。

中医诊断：胸痹心痛。

证候诊断：痰浊内阻。

治法：祛痰宽胸，通脉止痛。

【处方】瓜蒌薤白半夏汤加味。

瓜蒌 15g	薤白 10g	法半夏 10g	桂枝 5g
丹参 15g	当归 10g	川芎 10g	厚朴 10g
甘草 3g			

每日 1 剂，水煎服，共 7 剂。

复诊：（2013 年 12 月 10 日）患者服药后症状明显缓解，现仅偶于活动后出现胸闷痛，胃脘部不适，食欲不振，夜寐尚可，舌淡胖，苔白，有齿痕，脉弱。中医诊断：胸痹心痛（脾胃气虚，痰浊内阻证）。治宜化痰益气，通脉止痛。

———————————

①　吴若霞、黄政德、谢雪姣、李鑫辉、谭琦、任婷：《黄政德教授治疗冠心病心绞痛临床经验》，载《湖南中医药大学学报》2015 年第 35 卷，第 4 期，第 33－35 页。

【处方】

瓜蒌仁 15g	薤白 19g	法半夏 10g	厚朴 15g
党参 20g	白术 10g	茯苓 10g	木香 10g
丹参 15g	川芎 10g	延胡索 10g	甘草 3g

14 剂。

服药后症状消失，随访半年未复发。

【按语】

患者有长期胃炎病史，脾胃功能失调，健运失司，精微不运，郁结中焦，凝结成痰，流于经隧，滞阻心脉发为本病。初诊时患者表现以标实为主，胸闷痛、苔白腻、脉弦为痰浊内盛的表现，故予瓜蒌薤白半夏汤以祛痰宽胸、通阳散结；加丹参、当归、川芎活血化瘀，祛瘀生新；桂枝、厚朴皆为辛温之品，既可燥湿清痰，又可行气通脉。全方宽胸祛痰、行气通脉，故效显。

"急则治标，缓则治本"，二诊时患者胃脘不适，食欲不振，舌淡胖有齿痕，皆为脾胃气虚之象，故予瓜蒌薤白半夏汤加参、苓、术、草益气健脾，丹参、川芎活血，木香、延胡索行气止痛，使补而不滞，"气行则血行"。

案 2：冠心病（不稳定型心绞痛）[①]

王某，男，70 岁。

初诊日期：2012 年 6 月 4 日。

主诉：活动后胸闷胸痛 10 余年。

现病史：患者活动后胸闷胸痛已 10 余年，经治疗效果一般。2012 年 5 月 14 日于当地医院诊断为：①冠心病（不稳定型心绞痛）；②高血压病 3 级　极高危。经扩冠、抗凝、抗血小板聚集、降脂降压等处理，临床症状改善不明显。

心电图示：①窦性心律；②$V_2 \sim V_4$ 导联 ST - T 改变。心肌酶谱正常。

刻诊：活动后胸闷胸痛，刺痛为主，伴胸胁胀满，纳可，二便正常。舌苔黄厚，脉弦。

中医诊断：胸痹心痛。

证候诊断：气滞血瘀，郁久化热。

治法：行气化瘀，通脉止痛，解郁除热。

【处方】 加味丹参饮。

丹参 15g	川芎 15g	红花 10g	生地黄 15g
当归 10g	柴胡 10g	薏苡仁 20g	牛膝 20g
黄芩 6g	甘草 3g		

7 剂，每日 1 剂，水煎服。

二诊：（2012 年 7 月 9 日）患者服药后症状明显缓解，但停药后复发，活动后出现胸部刺痛，气短乏力，头晕，口干，夜寐欠安，纳可，二便调。舌红苔少，脉弦细。中

---

① 吴若霞、黄政德、谢雪姣、李鑫辉、谭琦、任婷：《黄政德教授治疗冠心病心绞痛临床经验》，载《湖南中医药大学学报》2015 年第 35 卷，第 4 期，第 33 - 35 页。

医诊断：胸痹心痛（气阴两虚，瘀血阻络证）。治法：益气养阴、活血通络。

【处方】炙甘草汤合加味丹参饮加减。

炙甘草 25g	西洋参 15g	桂枝 10g	生地黄 15g
玄参 10g	丹参 15g	当归 10g	红花 5g
川芎 10g	五味子 5g	酸枣仁 10g	厚朴 10g

14 剂。

服药后症状明显缓解。

【按语】

患者以胸部刺痛为主，且胸胁胀满，为气滞血瘀之象。因患者病程日久，瘀滞化热，可见舌苔黄厚。血与气关系密切，不可须臾相离，气行则血行，气滞则血凝，故予加味丹参饮活血化瘀，加柴胡行气除胀，并助血行。因有郁热之象，加清热燥湿之黄连、胜湿清热之薏苡仁、引火下行之牛膝，从上中下三焦清热解郁。

二诊时仍有胸部刺痛之瘀血未尽之象，另见气短乏力、头晕口干、夜寐欠安，结合舌脉可辨证为气阴两虚证，多为胸痹心痛久病之后的表现；因痰瘀久滞，郁而化热，耗伤气血精液。治宜益气养阴、活血通络，处之炙甘草汤合加味丹参饮。方中重用炙甘草甘温益气，通经脉，利血气，缓急养心；以西洋参易人参，合生地黄气阴双补，生津止渴，并可防桂枝辛香走窜太过；五味子益气生津除烦，虚烦不寐加酸枣仁宁心安神，阴虚烦渴加玄参滋阴降火；加味丹参饮活血通络，祛瘀生新。全方既可甘温益气养阴，又可辛香活血通络，温而不燥，滋而不腻，故而取效。

四十六、吉中强医案：冠心病[①]

杨某，男，61 岁。

初诊日期：2010 年 11 月 25 日。

现病史：患者于 2008 年无明显诱因出现胸前区疼痛，伴胸闷憋气，以活动后明显，休息及含服速效救心丸可缓解，于当地医院就诊，查心电图示：胸导联 ST 段低平，T 波倒置，诊为：冠心病。服用消心痛、心痛定等药物治疗，效果欠佳。

既往史：高脂血症病史 1 年。

刻诊：胸痛时作，胸闷憋气，脘腹胀满，纳差，睡眠可，二便调。舌胖质暗，苔薄白，脉沉弦。

证候诊断：气滞血瘀，水湿停聚。

【处方】

当归 10g	川芎 20g	桃仁 10g	红花 10g
赤芍 20g	枳实 10g	山楂 10g	首乌 15g
茵陈 10g	泽泻 15g	川牛膝 10g	桂枝 10g

7 剂。

① 安佰海、吉中强、纪文岩、韩晶：《吉中强教授治疗冠心病经验》，载《中华中医药学刊》2013 年第 31 卷，第 2 期，第 383－384 页。

二诊：患者胸闷憋气较前减轻，活动后时有发作，口干，纳差，不欲进食，时有恶心，无泛酸烧心，眠可，二便正常。上方加半夏10g，继服7剂。

三诊：患者胸闷憋气明显减轻，活动及受凉后时有发作，畏寒，手脚发凉，进食较前改善，无恶心呕吐，睡眠可，二便正常。上方加制附子6g，7剂。

此后原方稍事加减服用近2个月，诸症消失，复查心电图示大致正常。

【按语】

患者证属气滞血瘀水停，治疗以理气活血、利湿通阳为主，选方以新血府逐瘀汤加减，经治疗后症状明显缓解。患者老年男性，气机郁滞，津液不得正常输布，血脉痹阻，发为胸痹。脘腹胀满为气郁表现，患者舌质暗，脉沉弦，为血瘀水湿征象。给予当归、川芎、桃仁、红花、赤芍、枳实、川牛膝以理气活血；茵陈舒肝利湿，桂枝通阳化瘀；山楂活血健胃，泽泻利水渗湿，首乌补肾养血，三者还有降低血脂之功效。二诊时患者仍有胃气上逆，加用半夏降逆化饮。三诊时患者阳气虚明显，加用制附子。

吉中强教授认为，只要辨证准确，虽半夏附子有不宜同用之说，但其实二者合用是安全的，初始剂量宜偏小，可根据情况逐渐加量。另外二者同用是有据可考的，《金匮要略》之附子粳米汤、《辨证录》之洗心汤等古今诸多方剂均有记载，历代医家亦多有应用。

四十七、江尔逊医案：冠心病[①]

徐某，男，53岁。

现病史：素有高血压、慢性胃肠炎，发现"冠状动脉供血不足，心肌缺血，心动过缓"已10余年。长期服用治疗冠心病之西药及附子理中丸等，均乏效。临证所见：胸闷隐痛，心累气短，脘腹胀满，晚餐进食则呕吐，上腹部畏寒喜暖，惧进冷饮凉食，肠鸣便溏，舌质淡红边有齿痕，苔白腻，脉沉弦迟，一息三至。若于劳累后，诸症加剧，血压上升，心跳减慢（每分钟50次以下），甚则昏厥。

证候分析：心脾阳虚，痰浊阻滞，气机不畅，升降失常，胸阳不振。乃为"子病及母"之证。

治法：补子以实母。

【处方】香砂六君子汤合厚朴生姜半夏甘草人参汤、瓜蒌薤白半夏汤、桂枝甘草汤化裁。

广木香10g	砂仁6g	党参15g	白术10g
陈皮10g	半夏10g	甘草3g	厚朴12g
生姜6g	桂枝10g	瓜蒌10g	薤白10g

服药2剂，胸闷、腹胀、心累、气短、呕吐均减，精神、睡眠转佳，食量稍增。此久病宜缓图之，嘱患者将原方加量，研末炼蜜为丸，坚持服用。冀其脾胃健运，气血生化源流不息，气机和畅，清升浊降，振奋胸阳。

---

① 江尔逊、赵典联：《冠心病验案二则》，载《四川中医》1987年第2期，第29页。

【按语】

此因其主要证候表现不在心而在脾胃，故能获不治心而心得治之效。前之用附子理中丸乏效者，乃未能调理气机之升降，化痰降浊也。心血瘀阻虽为冠心病之主要病机，但治疗时，不可一味地破血祛瘀，当辨其虚实而施治。仲景在《金匮要略·胸痹心痛》篇中，早为我们作了"同病异治"之示范，如胸阳不振、阴寒凝滞之实证，用枳实薤白桂枝汤，虚证之用人参汤；胸痹轻证，因于停饮之用茯苓杏仁甘草汤，因于气滞之用橘枳姜汤等。

四十八、姜春华医案二则

案1：冠心病（心绞痛）①

史某，女，44岁。

现病史：冠心病心绞痛发作频繁，胸痛彻背，痛自肩臂内侧循至指端，右胸有蚁走感，常感胸闷、心悸、痰多、气短、纳差、形寒、肢冷，畏寒重，苔白，舌胖湿润，脉弦滑。

【处方】 附片加枳实薤白桂枝汤与苓桂术甘汤加减。

附片9g	桂枝6g	枳实9g	厚朴9g
全瓜蒌15g	薤白9g	茯苓9g	白术6g
丹参30g	桑枝30g	甘草6g	

7剂。

药后，胸闷、心痛及痰饮均减少，但仍畏寒。上方加干姜5g，党参、黄芪各12g，续服2个月，心绞痛未发作，复查心电图未见异常。

【按语】

冠心病心绞痛，古称真心痛，证属胸痹。本案辨证为心肾阳衰，寒痰停滞，胸阳痹阻，经脉不通而致。本案姜春华教授用附、桂、参、芪，温阳益气，合枳实、瓜蒌、薤白通胸阳，合苓桂术甘汤温化痰饮，则离照当空，阴寒自散。加桑枝通痹活络，后加干姜与附子、甘草相配为四逆汤，回阳救逆，终于获得了比较满意的疗效。

案2：冠心病（心绞痛）②

贾某，男，53岁。

初诊日期：1976年2月25日。

现病史：患冠心病，心绞痛发作频繁，痛向背部放射，感寒痛甚，伴胸闷，喘息，短气。舌苔白腻，脉沉迟。

心电图检查示：冠心病，供血不足。

证候诊断：寒邪壅盛，胸阳不振。

【处方】 瓜蒌薤白白酒汤及四逆汤加减。

附片9g	薤白9g	当归9g	乳香9g

① 戴克敏：《姜春华教授治疗胸痹医案》，载《江苏中医杂志》1986年第10期，第35－36页。

② 戴克敏：《姜春华运用瓜蒌的经验》，载《山西中医》2004年第4期，第3－5页。

| 干姜6g | 炙甘草6g | 全瓜蒌24g | 丹参24g |
| 黄芪15g | 党参15g | 细辛3g | |

每日1剂，水煎服。

连服7剂后，心痛，胸闷大减，续方7剂图治。后续方调理2个月，心绞痛未发作，心电图也趋于正常。

【按语】

本例冠心病心绞痛由于寒邪壅盛，阳气不运，心血供应不足所致。又胸阳不布，肺气升降受阻，故见喘息短气。苔白腻，脉沉迟均属寒象。以四逆汤辛温通阳，加瓜蒌薤白白酒汤通阳祛结，加参、芪及丹参、当归温阳益气、舒心通脉，坚持用方服药，疗效理想。按"十八反"说附片和全瓜蒌属相反药物不能同用，但据我们的临床经验，全瓜蒌和附片同用无不良反应。

四十九、姜良铎医案：冠心病[①]

高某，女，67岁。

初诊日期：2004年12月21日。

现病史：患者有冠心病史多年，胸闷胸痛时作，动则心悸，胸膈烦热，口呼热气，渴喜凉饮，口淡而无味，纳差，大便量少不畅，小便色黄频少。舌体胖大质暗，苔黄腻，脉弦细数。

证候诊断：气阴虚而湿热蕴。

治法：扶正化湿清热。

【处方】

柴胡10g	黄芩10g	党参10g	麦冬10g
五味子6g	黄芪9g	当归6g	苍、白术各9g
青、陈皮各6g	生石膏30g	葛根9g	生石决明30g
炒栀子10g	豆豉9g	知、贝母各10g	藿香10g
佩兰10g	炒杏仁9g	黄连9g	吴萸6g
泽泻15g			

12剂。

复诊：（2005年1月3日）诸症程度均减轻，胸闷心悸明显好转，纳食有改善。守方再进，适当加减，共服30余剂，其病情渐趋于稳定。

【按语】

姜良铎教授认为：盛夏多暑邪，表现有中寒；隆冬多寒邪，表现有暑热。清暑益气汤的应用不拘于季节，非夏暑之日专用；亦不拘于暑湿一病，凡辨证为气虚湿热者均可加减应用。该患者胸痹多年，气阴已虚，心脉无力；病久郁热滋生，湿热内蕴。热蕴于中焦，弥漫于三焦，心脉痹阻，而生祸端。处方中攻补兼施，扶正以生脉散益肺气、补

---

① 李春颖、李光善：《姜良铎教授巧用东垣清暑益气汤举隅》，载《北京中医药大学学报（中医临床版）》2005年第4期，第42-43页。

血汤补心血，盖肺主气，肺气旺则周身之气皆旺；心主血，心血足则血脉充正气复。

祛邪以苍术、白术、青皮、陈皮辛香燥湿；藿香、佩兰芳香化湿；泽泻苦燥渗湿；以石膏、知母清气分热；柴胡、黄芩疏利三焦，并佐杏仁宣利上焦肺气，气化则湿亦化；栀子、豆豉清心除烦；黄连、吴萸辛开苦降，沟通上下。诸药配伍，补气血、祛湿热，谨守病机，环环相扣，效果立竿见影。

由上述病案可以看出，东垣清暑益气汤的应用范围广泛，不拘于夏月、冬日，亦不拘于阴暑一病，凡病机属气虚湿热者皆可用之，随证加减，变化无穷。

五十、姜松鹤医案：胸痹，水肿①

周某，女，65岁。

初诊日期：2009年10月13日。

现病史：患2型糖尿病多年，心动过缓已安置起搏器，周身肿胀，体重100 kg，饮食尚可，血糖药检尚可，目前胸闷痛短气明显，食后脘腹胀，大便日1行成形，眠差，舌淡嫩，苔薄，脉沉细。

辨证分析：肥胖之人体内多湿，心气虚鼓动无力，故胸闷短气，心血不足，神失所养，则眠差，脾运失职，故食后脘腹胀，舌脉亦属痰湿之象。

中医诊断：胸痹。

证候诊断：心肾两虚，痰湿内阻。

治法：温补心肾，化痰利湿。

【处方】

红参15g	石菖蒲15g	远志10g	茯苓30g
炙甘草10g	肉桂10g	降香15g	半夏15g
延胡索15g	枳实10g	薤白15g	

方含千金定志汤安神，枳实薤白桂枝汤温阳化气行水。

二诊：胸闷痛气短缓，睡眠好转，但下肢肿胀未缓，小便尚利，脉沉细。继以益心肾化痰瘀。上方加川牛膝15g、泽兰30g。

三诊：下肢肿胀按之凹陷不起，心动缓时结，舌淡胖，脉沉迟而结。余无所苦。诊以心阳不足夹湿，治以温阳利水法。

【处方】

麻黄15g	附子10g	细辛5g	炙甘草10g
茯苓30g	肉桂10g	干姜10g	石菖蒲15g
黄芪30g	泽兰20g		

四诊：脉缓，下肢肿，舌淡苔白腻。证属阳虚水肿，继以温阳利水。

【处方】

麻黄15g	附子10g	细辛5g	肉桂10g

① 张宝文、陈晓云、姜松鹤：《姜松鹤临床治验3则》，载《辽宁中医杂志》2012年第39卷，第2期，第345－346页。

| 茯苓 30g | 焦术 30g | 泽泻 15g | 干姜 10g |
| 黄芪 40g | 泽兰 30g | 生姜 3 片 | 大枣 3 枚 |

五诊：脉缓无结，下肢肿消，手肿已消，但汗出频（盗），夜尿频，腰酸痛，舌淡红，苔薄黄。诊以心气有复，玄府通畅，气化不利。继以益心气利水法，上方加五味子 15g。

前后服用 2 月余渐愈。

【按语】

年老过花甲素体肥胖，姜松鹤教授认为，心阳气虚夹湿为患，前后选方含有定志汤、枳实薤白桂枝汤、补中益气汤、苓桂术甘汤、五苓散、生脉散、理中四逆汤、麻黄附子细辛汤及真武汤，温心肾之阳，化气行水，化痰除湿为法，使心率复正，水肿不显。

本人对本病例印象颇深，患者往年每年冬天都要住院治疗 1～2 次，经过连续 2 月余的中药调理，患者病情逐渐减轻，生活能够自理，在治疗过程中，姜松鹤教授随病情变化，随证加减用方，疗效明显。

心肾两脏在本病中是根本，心（气）阳不足，无以鼓动血脉运行，肾阳不足无以化气行水，心脉痹阻是核心，不通则痛（闷）是根本，因为带起搏器，故不痛，以闷为主；肾阳不能蒸腾化气，产生水肿（痰浊）是标。肺肝脾也参与其中，肾阳不足，不能促进脾的运化，肝疏泄不利，不能助脾化湿，肺失宣发，卫外不固，易外感，不能通调水道，也可以产生水肿。总之，本病为本虚标实、虚实夹杂的复杂疾病，年老体虚易患本病，是临床上常见病多发病，中医对本病治疗有独特之处。

五十一、蒋海亭医案：冠心病（心绞痛）[①]

患者，男，65 岁。

初诊日期：2013 年 9 月 11 日。

主诉：活动后胸闷痛 3 年，加重 3 日。

现病史：因"活动后胸闷痛 3 年，加重 3 日"来蒋海亭教授门诊就诊。既往冠心病史 3 年，平素口服阿司匹林、辛伐他汀、倍他乐克、单硝酸异山梨酯等药物治疗，胸闷痛时有反复。3 日来活动后觉胸闷、胸痛较前加重，伴气短、乏力、汗出，胸痛呈针刺样，每日发作 1～2 次，持续 5 秒至 3 分钟不等，口服上述药物不缓解，纳少，寐可，二便可，舌质淡紫，舌苔薄白，脉弦。

心电图示：窦性心律，ST－T 改变。心肌酶无异常。

西医诊断：冠心病心绞痛。

中医诊断：胸痹心痛。

证候判断：气虚血瘀。

治法：益气活血。

---

① 辛凡永、谢文涛：《蒋海亭治疗胸痹心痛经验》，载《中医临床研究》2015 年第 7 卷，第 23 期，第 66－67 页。

【处方】 自拟基本方药化裁。

党参20g	黄芪30g	丹参15g	降香10g
枳壳15g	川芎10g	陈皮10g	

7剂，每日1剂，水煎300mL，早晚餐后半小时分服。并嘱其胸痛时舌下含服速效救心丸10粒。

二诊：（2013年9月17日）胸闷痛较前减轻，7日来共发作3次，疼痛时最长一次持续约1分钟，舌下含服速效救心丸10粒后迅速缓解，活动后仍觉乏力、气短、纳可、寐可、二便可，舌质淡紫，舌苔薄白，脉弦。病情较前好转，标实减少，本虚突出，调整处方，酌加补肾、强心药物：前方改枳壳为10g，加何首乌20g、麦冬10g、五味子5g，7剂。

三诊：（2013年9月23日）患者未再出现胸闷痛，气短、乏力、汗出较前减轻，纳可，舌质淡，苔薄白，脉弦。前方去降香、枳壳，继续服用10剂，后随访未再出现胸闷痛，气短、乏力、汗出亦明显改善。

【按语】

本例患者辨证属气虚血瘀证，运用自拟治疗冠心病心绞痛的基本方化裁。初诊见患者胸闷，舌苔薄白，蒋海亭教授认为，除了气虚血瘀的表现外尚夹有气滞，故加枳壳行胸中气滞，患者纳少，故基本方去麦冬之阴柔、五味子之酸涩碍口之品，加入陈皮和胃健脾，并嘱患者随身携带速效救心丸以备急用。二诊患者胸闷痛较前减轻，饮食较前改善，故加用何首乌补肾治其本，加入麦冬、五味子组成生脉散以生脉强心，减枳壳用量以防太过耗气。三诊患者未再出现胸痛，以本虚为主，故去降香、枳壳以防耗气，仍以补气、补肾、活血法治疗。在此病案中蒋海亭教授灵活应用自拟方，加减有则，取得了好的疗效。

五十二、蓝青强医案：冠心病，高血压病[①]

韦某，男，70岁。

初诊日期：2005年10月9日。

现病史：心前区憋闷、疼痛，伴心悸10余年，加重7天。患者自述于1993年初开始出现胸闷、心前区疼痛等症，经某医院检查，诊断为冠心病、高血压病。平时自服银杏叶片、复方丹参片等降压药，血压控制尚佳。7天前因劳累后自觉心前区憋闷疼痛，伴有心悸。心电图检查示：心率55次/min，心肌供血不足。服前药后症状不解，遂寻求中医治疗。

刻诊：胸闷，憋气作痛，呈阵发性；伴心悸气短，时汗自出；手足不温，下肢轻度浮肿；食欲、睡眠一般，大便干结；舌淡胖边有齿痕、苔水滑，脉沉缓无力。血压140/90mmHg。

西医诊断：冠心病，高血压病。

---

① 陈然、邓鑫：《蓝青强运用真武汤治验举隅》，载《上海中医药杂志》2014年第48卷，第12期，第11－13页。

中医诊断：胸痹。

证候诊断：阳虚水停，水气凌心，心阳受困，痹阻心脉。

治法：温阳利水，佐以行气解郁。

【处方】真武汤加味。

熟附子 15g	生姜 15g	白术 20g	茯苓 20g
白芍 20g	全瓜蒌 20g	薤白 20g	桂枝 10g
炙甘草 10g	丹参 15g		

每日 1 剂，水煎服。

二诊：（10 月 14 日）心前区憋闷疼痛大有缓解，下肢水肿减轻，但觉气短乏力。上方加党参 20g、黄芪 30g。

三诊：（10 月 21 日）诸症悉平。予金匮肾气丸以巩固疗效。

【按语】

本案属本虚标实证。本虚乃心肾阳虚，肾虚为主，标实为痰气交阻、痹阻心脉；治宜温补心肾、化痰利水、行气活血、缓急止痛。方中附子、桂枝温补心肾，白术、茯苓、生姜健脾利湿、通调三焦，瓜蒌、薤白宽胸理气、化痰散结，桂枝、丹参活血通脉，白芍、甘草缓急止痛。

五十三、雷忠义医案四则

案 1：冠心病（陈旧性下壁心梗、心绞痛）①

王某，男，65 岁，干部。

现病史：患者 3 年前患下壁心肌梗塞，此后偶觉胸部疼痛，含硝酸甘油可缓解。常服消心痛、地奥心血康等药治疗，近 2 个月来胸痛胸闷发作频繁，程度较以前加重，且胃脘痞满，少食纳呆，二便正常，肢体沉重，遂请雷忠义教授诊治。

查询有高血压病史，查体血压 18.67/12kPa，双肺（－），心界略向左下扩大，心率 86 次/分钟，律不齐，可闻及早搏 2～3 次/分钟，心尖部第一心音降低，心尖可闻及Ⅲ级收缩期杂音，肝脾未及，双下肢轻度压陷性水肿，唇舌紫暗，舌下脉络瘀曲紫暗、舌苔白厚腻，脉弦滑。

心电图示：陈旧性下壁心梗，左室肥厚兼劳损，心肌供血不良。

西医诊断：冠心病、陈旧性下壁心梗、心绞痛。

中医诊断：胸痹心痛。

证候诊断：痰瘀互结。

治法：宣痹化痰，活血化瘀。

【处方】舒心汤方。

瓜蒌 15g	薤白 15g	丹参 10g	川芎 10g
赤芍 10g	郁金 10g	葛根 10g	泽泻 10g

---

① 刘超峰：《雷忠义老师运用活血化瘀法治疗心血管疾病的经验》，载《陕西中医》2000 年第 9 期，第 407－408 页。

砂仁 10g　　　　　骨碎补 15g

加少许酒。

连进 3 剂，心绞痛发作次数减少，程度减轻，同时腹胀、纳少、肢沉均减轻；上方连进 6 剂，心绞痛未再发作，早搏也减少，舌苔变薄，后因生气，胸痛胸闷发作 1 次，持续时间短，上方去骨碎补，加香附、元胡再用 6 剂，心绞痛基本再未发作。

【按语】

雷忠义教授认为，胸痹的治疗宜宣痹通阳，化瘀祛痰。方中瓜蒌、薤白、白酒化痰散结、宽胸通阳为君，法宗仲景。丹参、川芎、赤芍、郁金入心通络，活血化瘀助君为臣，私承清任；黄芪补气以治其本，脾气健运则水湿运化，杜绝痰湿之源，心气足也有利于气帅血行而化瘀，葛根升清，即助黄芪之力，又引温肾之品上交于心，亦为臣药，君臣结合，集宣痹、化痰、理气、通滞、养血、化瘀、柔脉于一体，共奏通脉功效。骨碎补补肾活血，泽泻入肾与膀胱，泻湿降浊，与葛根一升一降，邪有去处，三药皆为佐药，且川芎辛温，可上行头目，下行血海，为血中气药。皆为引经报使药。本方攻补兼施，泻实补虚，标本兼治，故收良效。

案 2：冠心病（心绞痛），高血压病，颈椎病[①]

杜某，男，62 岁，教授。

主诉：阵发性胸闷疼痛 1 年，加重 1 周。

现病史：近 2 年来间断头痛时发时止。1 年来反复发作胸痛，1 周来因生气而病情加重，胸痛发作较频，并向背部放射、憋气、胀闷、心悸、失眠、心烦易怒，既往有高血压病、颈椎病史，前医用柴胡疏肝散效不著。

雷忠义教授查舌红苔薄白，脉弦，甲床色滞且有条形隆起，血压 20/12.67kPa。心电图提示 ST 段在 $V_3 \sim V_5$ 导联下降，T 波倒置或低平。

西医诊断：冠心病心绞痛、高血压病、颈椎病。

证候诊断：气滞血瘀。

治法：理气化瘀。

【处方】 变通血府逐瘀汤。

生地 15g	川芎 15g	赤芍 15g	红花 15g
当归 10g	桃仁 10g	柴胡 10g	枳壳 10g
牛膝 10g	丹参 30g	夜交藤 30g	沉香 3g
甘草 6g			

每日 1 剂，水煎服。

连服 6 剂，诸症大减，守方再进 5 剂，症状消失，心电图明显改善。

【按语】

气滞和血瘀可单独为患，也可同时并见。雷忠义教授认为患者血瘀较重，以活血化瘀为主，辅以疏肝理气，理气药的使用，一则可消除气滞的病理状态，二则有气行血行

① 刘超峰：《雷忠义老师运用活血化瘀法治疗心血管疾病的经验》，载《陕西中医》2000 年第 9 期，第 407 - 408 页。

之意，三则照顾到肝喜条达的特点。从全方分析，用桃仁、红花、川芎、赤芍活血化瘀，治血分之瘀滞，配生地、当归、夜交藤补血活血安神，使活血而不伤血。理气又不伤阴，用葛根、柴胡、桔梗主升，牛膝、枳壳、沉香主降，有调达气血升降之意，使气血调和。本方寓理气于活血之中，注意到气血关系、升降关系，以此提高活血化瘀的疗效。

案3：冠心病（急性心肌梗塞）①

王某，男，50岁。

主诉：持续性胸痛、胸闷8小时。

现病史：患者1998年曾发生"急性下壁，正后壁心梗"，1年后因劳累突发剧烈胸痛，胸闷，憋气伴有心悸、气短、头晕、汗出、尿少、全身乏力，舌暗苔厚腻乏津，脉虚数，持续约8小时，急诊收住。心电图示：急性广泛前壁，高侧壁心梗。遂诊为"冠心病—急性心肌梗塞""高血压病3级　极高危"。予吸氧、镇静、镇痛，改善供氧供血，降低心肌耗氧量，抗血小板聚集，降压等治疗。第2天晚患者出现神志模糊，肌肤湿冷，大汗淋漓，脉微欲绝，呼吸迫促，两肺满布湿啰音，心音不清，血压降至10.7kPa～9.3kPa/8kPa～6kPa，心率90～100次/分钟，心电监护提示：频发室早，短阵室速，病情危重。经静点参麦针、参附针、多巴胺、利多卡因、果糖等抢救治疗，血压维持在14kPa～12kPa/10.7kPa～8kPa，室早消失。

中医诊断：真心痛。

证候诊断：瘀血阻塞，气阴欲脱。

治法：益气固阴，活血防变。

【处方】养心活血汤加味。

吉林人参10g	五味子10g	陈皮10g	麦冬20g
丹参30g	瓜蒌30g	茯苓30g	三七粉3g
黄连3g			

服3剂后患者诉胸闷、胸痛、心悸、气短、头晕等症均明显缓解，血压、心率稳定，偶感胸闷，大便稍干。

原方加半夏、丹皮、川芎各10g，炙黄芪、麻子仁各30g，再服5剂胸闷，乏力消失，偶感心悸，二便通调。

连服30余剂，患者无明显不适，好转出院。

【按语】

雷忠义教授认为，胸痹多为寒凝、气滞、血瘀、痰阻，痹遏胸阳，阻滞心脉，日久因实致虚，致心脾肝肾亏虚，心肺失养。病情进一步发展，瘀血闭阻心脉，可心胸猝然大痛，而发为真心痛，并常伴见心阳欲脱之危候，其治疗当以活血化痰，辛温通阳，回阳救逆固脱为大法，雷忠义教授以养心活血汤加味治疗真心痛，每获奇效。

---

① 范虹、雷鹏：《雷忠义主任医师运用养心活血汤治疗多种心血管病经验》，载《陕西中医》2005年第10期，第1075－1076页。

案4：胸痹心痛①

李某，男，31岁。

主诉：心前区疼痛1月余。

现病史：1个月来无明显诱因出现心前区疼痛不适，多在静息状态下，持续时间约10min，每周7～8次，同时伴有气短、胸闷、肢体麻木，食纳可，夜休可，二便调。多次就诊于某大医院，检查心肌酶谱（－），病毒系列（－），心电图：ST段（Ⅱ、Ⅲ、aVF导联）轻度下移，给予硝酸酯类药物无效。

刻诊：心前区疼痛、气短、胸闷、肢体麻木。唇舌紫暗，舌淡暗苔白腻，脉弦。

查体：血压120/80mmHg，双肺（－），心率74次/min，律齐，心音低，双下肢不肿。心电图：ST段（Ⅱ、Ⅲ、aVF导联）轻度下移，偶发室早；心肌酶谱（－）。

中医诊断：胸痹心痛。

证候诊断：痰瘀互结。

治法：化痰活血通络。

【处方】养心活血汤加味。

人参10g	五味子10g	陈皮10g	麦冬15g～20g
丹参30g	三七粉3g	佛手15g	豨莶草15g
没药10g	黄连6g		

6剂，并加服丹参滴丸。

二诊：服药后症状减轻，疼痛时间缩短，每周3次左右，予夜间发作，发作时伴有左侧肢体麻木，纳可，眠可，大小便调，舌质淡，苔白，脉弦细。继续用上方加葛根20g，川芎、地龙各15g，僵蚕12g，水蛭3g。6剂，水煎服。

三诊：症状明显减轻，胸痛2周1次，余未见不适。纳可，眠可，大小便调。舌暗淡，苔厚腻，脉沉细。继用上方连服10剂以巩固疗效。

【按语】

雷忠义教授认为胸痹之证多见本虚标实，本虚以气阴两虚多见，标实则常见痰瘀互结，病位在肝脾肾心。肝脾肾心功能失调，血液与津液代谢紊乱，心脾肾脏气虚弱，运行无力，以及肝失条达，气血逆乱，出现痰浊湿邪阻碍血行而致瘀，形成痰瘀复合性病理产物，阻塞心脉而致胸痹心痛。

本病既有本虚，亦见标实，而以标实为主要矛盾，并且肝气横逆，有时时动风之象，故在一诊益气养阴、化痰活血通络取效后加入地龙、僵蚕、水蛭等虫类药，一来平肝息风，二来加强活血通络，故能迅速获效。

① 于小勇、武学萍、范虹、刘超峰、雷鹏：《名老中医雷忠义养心活血汤治疗急性冠脉综合征经验》，载《陕西中医》2011年第32卷，第4期，第463－464页。

五十四、李德新医案二则

案1：冠心病[①]

患者，女，62岁。

初诊日期：2009年9月23日。

主诉：心胸闷痛数月。

现病史：心胸憋闷疼痛，甚或胸痛彻背，背痛彻心，昼轻夜重，形体肥胖，舌淡苔薄白，脉沉滑。

既往史：骨质增生，双膝退行性病变。

西医诊断：冠心病。

中医诊断：胸痹。

证候诊断：痰浊闭阻。

治法：健脾化痰，升阳宣痹。

【处方】

瓜蒌20g	薤白20g	桂枝15g	焦白术15g
半夏10g	陈皮10g	茯苓15g	丹参20g
郁金15g	枳壳10g	柴胡10g	甘草10g

7剂，每日1剂，水煎分3次口服。

二诊：（2009年9月30日）症见偶有胸闷疼痛，善太息，脘痞，乏力，少寐，神疲，舌淡苔薄白，脉弦细。

【处方】

柴胡10g	郁金15g	香附15g	枳实10g
赤芍15g	当归20g	瓜蒌20g	薤白20g
丹参15g	鸡内金15g	夜交藤30g	甘草10g

7剂，每日1剂，水煎分3次口服。

三诊：（2009年10月7日）症见药后胃脘胀闷、胸闷减轻，偶有心悸怔忡，嗳气少寐，舌淡，苔薄白，脉沉细。

【处方】

党参20g	麦冬20g	五味子15g	菖蒲15g
远志10g	郁金15g	香附15g	枳壳10g
枳实10g	砂仁10g	鸡内金15g	甘草10g

7剂，每日1剂，水煎分3次口服。

随访半年，症状基本未再复发。

【按语】

冠心病心绞痛经常表现在胃脘部，这是因为心胃毗邻，经络相连。所谓胃之大络，

---

① 倪菲、李德新、于睿：《李德新教授从脾论治冠心病经验集萃》，载《世界中医药》2014年第9卷，第1期，第67－68页。

名曰"虚里"，为心尖搏动之处，可察宗气盛衰。李德新教授认为，此案例主要由于脾虚生痰，气机不畅，以致痰浊与瘀血互结，阻塞心脉，不通则痛，形成心脾同病，因此，在处方中用香砂六君子汤加瓜蒌、薤白、菖蒲、郁金、丹参健脾化痰、通阳活血，随着消化道症状的改善，心绞痛也会随之好转。

案2：冠心病①

兰某，男，64岁。

初诊日期：2013年5月24日。

主诉：心胸憋闷疼痛数月。

现病史：心胸憋闷疼痛拒按如绞，甚则连及肩背，头胀而晕，大便如常，舌淡苔黄白而薄，脉沉弦。

既往史：高血压病。

西医诊断：冠心病。

中医诊断：胸痹。

证候诊断：肝火炽盛，气滞血瘀。

治法：清泻肝火，益气活血。

【处方】

当归20g	赤芍15g	柴胡10g	焦术15g
丹皮15g	焦栀15g	瓜蒌30g	黄连10g
半夏10g	丹参20g	元胡10g	炙甘草10g

14剂，每日1剂，水煎分3次口服。

二诊：（2013年6月7日）症见心胸憋闷，疼痛，手足不温，冷汗自出，时作时休，舌质紫暗，苔薄白，脉沉弦。

【处方】

当归20g	赤芍15g	柴胡10g	郁金15g
瓜蒌30g	薤白10g	丹参20g	内金15g
川楝子15g	元胡10g	肉苁蓉20g	炙甘草10g

14剂，每日1剂，水煎分3次口服。

三诊：（2013年6月21日）症见心胸憋闷，时作时休，饮食二便如常，舌淡苔薄白，脉沉弦。

【处方】

当归20g	赤芍15g	柴胡10g	郁金15g
香附15g	乌药10g	丹参20g	元胡10g
瓜蒌30g	薤白20g	桂枝15g	炙甘草10g

14剂，每日1剂，水煎分3次口服。

四诊：（2013年7月24日）症见心胸憋闷，甚则胀痛，连及肩臂，舌淡苔薄白，脉

① 刘清心、郑一、张欢、于睿、倪菲、李德新：《李德新教授妙用瓜蒌治疗胸痹经验总结》，载《辽宁中医药大学学报》2016年第18卷，第9期，第162－164页。

沉弦有力。

【处方】

柴胡 10g	枳实 10g	川芎 10g	赤芍 15g
当归 20g	香附 15g	郁金 15g	瓜蒌 30g
薤白 20g	桂枝 10g	红花 15g	炙甘草 10g

14 剂，每日 1 剂，水煎分 3 次口服。

【按语】

胸痹的病位在心，与肝脾肺肾关系密切，且病因复杂，临床表现除胸痛、胸闷等主症外，兼症各异，证型错杂，常出现症、舌、脉的不符。故李德新教授认为，在临证过程中，要根据患者的个体不同，对其症状进行周密分析，凭舌脉观色，分清主次，并依此立法遣方、用药，方可取效。

李德新教授根据此患者心胸憋闷疼痛的主症，辨其病为胸痹，又因头晕而胀，舌苔黄白，辨其瘀而有热，正如《伤寒论》中所载："小结胸病，正在心下，按之则痛，脉浮滑者，小陷胸汤主之。"故用其为底方；因脉弦，且症见胸闷连及肩背，推出患者同时兼有肝郁之证，配以逍遥散；将逍遥散原方白芍改为赤芍，以增强活血化瘀之功；另加焦白术健脾益气，焦栀子泻三焦火热，以治疗热扰胸膈。李德新教授认为，药物炒焦后具有焦香气味，可增强药物消食健脾的功效并减少药物的刺激性。《中华本草》提到："炒焦用在脾湿有寒"。加丹皮、丹参、元胡以增强活血祛瘀、行气止痛之功。

二诊时患者仍有心胸憋闷症状，观其舌脉，为瘀血阻滞之征象，故改底方小陷胸汤为瓜蒌薤白白酒汤；加鸡内金，既能健脾胃又能化瘀，与丹参相伍，祛瘀之力更强；川楝子与元胡合用为金铃子散，乃李德新教授临床常用小方剂，配伍在方中用以治疗证属气血郁滞，或已化火，或未化火。

三诊李德新教授辨其证为胸阳不振证，故加桂枝以温通心阳，助阳化气；郁金、香附同用以增强疏肝解郁、行气止痛之功。

四诊时患者心胸胀满，以枳实薤白桂枝汤为底方加减，方中柴胡、枳实可增强疏肝行气之功，以缓解胀痛。红花以助活血通经、祛瘀止痛之功。

五十五、李果烈医案四则

案 1：冠心病（心绞痛）[①]

路某，男，58 岁，机关工作人员。

初诊日期：2010 年 4 月 17 日。

主诉：胸痛、胸闷、心悸气短反复发作 1 年余。

现病史：神疲乏力，自汗，胸闷气短，阵发性心前区闷痛，伴纳差腹胀。血压 110/80mmHg，双肺（－），心率 55 次/min，律齐，心音低钝。心电图示窦性心动过缓。舌紫暗，苔白腻，舌质淡边有齿痕，舌下有瘀点，脉沉缓。

---

① 黄燕、李果烈：《李果烈从痰瘀论治冠心病心绞痛的经验》，载《四川中医》2014 年第 32 卷，第 1 期，第 18－20 页。

中医诊断：胸痹。

证候诊断：气虚血瘀，痰湿阻滞心络。

治法：益气活血，涤痰通络。

【处方】

黄芪 15g	太子参 10g	淫羊藿 12g	丹参 15g
川芎 15g	水蛭 5g	薤白 12g	白芷 8g
青皮 15g	焦山楂 12g		

疗效：经治 1 个月后胸痛胸闷症状基本消失，后继以上方随证加减治疗，3 个月后次复查心电图示心率保持 65 次/min 左右。

【按语】

患者胸痹日久，气虚则无以行血，使血行不畅，气血瘀滞，故见胸闷隐痛，反复发作，心脉失养故见心悸。气虚故见气短、神疲乏力。舌淡边有齿痕，舌下密布瘀点瘀丝，苔白腻，脉沉缓滑均为气虚血瘀痰阻之征。李果烈教授在治疗本证过程中，注重痰瘀同治，痰化瘀去则血脉通畅，补气之品方能发挥功效，否则血脉不通，愈补愈滞，迁延而成重证。方中用黄芪、太子参、淫羊藿益气通阳，丹参、川芎、水蛭活血化瘀，薤白、青皮、焦山楂化痰理气，标本同治，诸症得安。

案2：冠心病（心绞痛）[①]

王某，女，65 岁，干部。

初诊日期：2011 年 5 月 29 日。

主诉：反复胸闷、胸痛、心慌气短、血压偏低 3 年余。

现病史：血压波动在 90mmHg ～ 100mmHg/60mmHg ～ 70mmHg 之间，久治欠效。诊见神疲自汗，形体偏瘦，气短懒言，纳差，胃脘痞满，血压 90/60mmHg，双肺（－），心率 56 次/min，律不齐，可闻及早搏 3 次/min，心音低钝，双下肢呈轻度凹陷性水肿。心电图示 V_4、V_5、V_6 导联 ST 段下移，T 波低平。舌紫暗，舌体胖大，苔薄白，边有齿痕，舌下散布瘀点，脉细弱而涩。

中医诊断：胸痹。

证候诊断：气虚血瘀痰湿阻滞心络。

治法：益气活血，涤痰通络。

【处方】

黄芪 15g	仙灵脾 10g	丹参 12g	川芎 12g
水蛭 4g	薤白 12g	桔梗 10g	枳壳 15g
佛手 12g	白芷 6g	焦三仙各 12g	白术 12g

疗效：经治 3 周后胸痛心慌症状明显缓解，血压稍有上升，其余症状基本消除。1 个月后复查心电图有所改善。此后以上方加减巩固 3 个月，随访无复发。

【按语】

患者系老年女性，气血不足，气虚无力推动血液运行，血亏无以濡养心脉，不通不

---

① 黄燕、李果烈：《李果烈从痰瘀论治冠心病心绞痛的经验》，载《四川中医》2014 年第 32 卷，第 1 期，第 18 － 20 页。

荣则心络滞塞发为胸痛，气虚则心慌气短自汗，血压偏低二唇舌紫暗。舌体胖大，苔薄白，边有齿痕，舌下散布瘀点，脉细弱而涩，为气血不足、痰瘀交结之征。李果烈教授认为，在胸痹的病机发展过程中，痰瘀交结贯穿病程始终，痰瘀不化则气血不生，气血亏虚则又酿致痰瘀，缠绵日久终成顽疾。必须与益气通阳、涤痰化瘀同治，让脉络得通，气血化源生生不息，胸痹自除。方中用黄芪、仙灵脾益气补肾，丹参、川芎、水蛭活血化瘀，薤白、桔梗、枳壳、佛手理气化痰，白术、焦三仙健脾化湿。全方补而不滞，辨证施治，疗效显著。

案 3：冠心病（心绞痛）[①]

王某，男，54 岁。

初诊日期：2012 年 4 月 19 日。

现病史：冠心病史 2 年，冠状动脉心肌桥，高尿酸血症。患者诉左胸疼痛，有压榨感，继之则乏力，常因受风后诱发。诊见：左胸隐痛、乏力不适，血压 120/86mmHg，心率 64 次/min，律齐。心电图示 ST 段在Ⅱ、Ⅲ、aVF 导联下移 0.05mV。脉弦滑，舌偏红，舌下青筋显露，苔根薄黄腻。

中医诊断：胸痹。

证候诊断：气阴两虚，痰瘀互阻。

治法：益气滋阴，活血化痰，通经活络。

【处方】

炙黄精 30g	当归 10g	瓜蒌皮 12g	甘松 9g
麦冬 10g	玉竹 12g	桂枝 6g	炒赤芍 15g
炒白芍 15g	丹参 15g	三七 3g	薤白 6g
红花 9g			

7 剂，常法煎服。

药后诸症有减，诉受风后左胸疼痛减轻。上方略有增减连服 28 剂，诸症悉除，复查心电图 ST – T 改善，随访至今，心痛未作。

【按语】

本例患者属于中医学"胸痹""心痛"的范畴，以胸部窒塞疼痛为主症。气虚则无以行血，阴虚则脉道空虚，心气虚运血无力加之阴血不足，脉道失养，血脉运行失畅则瘀血阻络；心气不足，胸阳失展，津液失布，凝而成痰；或阴虚日久，虚火内生，灼津为痰，痰瘀互结，痹阻于心脉则发为本病。李果烈教授采用益气滋阴化痰祛瘀治疗，方中炙黄精补气养阴、清心生津，麦冬、玉竹清心除烦、滋阴润燥，瓜蒌皮、薤白宽胸化痰开痹、散结通络，甘松理气止痛，当归、三七、丹参、红花行气活血通络，且在大量滋阴清热药物中少佐桂枝以温通心脉，也取"阳中求阴"之意，从而达到标本同治的目的。

① 黄燕、李果烈：《李果烈从痰瘀论治冠心病心绞痛的经验》，载《四川中医》2014 年第 32 卷，第 1 期，第 18－20 页。

案4：冠心病（不稳定型心绞痛），高血压病[①]

朱某，男，68岁，干部。

初诊日期：2010年10月15日。

现病史：因阵发性胸闷发紧伴呼吸不畅，同时胸骨中下段偏左侧疼痛，痛剧出汗已2年，加重10个月，每当体力活动稍甚或情绪激动时即发作胸闷胸痛，平时嗜烟酒，发病后已减少，但未戒绝，体形丰满，苔白稍腻，舌体淡胖，舌边有轻度齿痕，脉弦滑。

心电图：多导联ST段水平型下降>1mV，T波双相或倒置。血压150/100mmHg。TC 7.6mmol/L，HDL-C 5.6mmol/L。

西医诊断：冠心病，不稳定型心绞痛，高血压病，高胆固醇血病。

中医诊断：胸痹。

证候诊断：胸阳不振、痰浊瘀阻。

处理：用西药降血压、降血脂。

治法：通阳宣痹、化痰通络。

【处方】

全瓜蒌30g	薤白10g	法半夏10g	桂枝10g
枳实10g	川芎10g	红花10g	延胡索10g
鬼箭羽10g	地鳖虫5g		

上方7剂，每日1剂，水煎分2次服。

另服麝香保心丸2粒，3次/日，如胸闷痛发作时加用2～4粒，含化。

治疗2周后胸闷胸痛减轻，1月后平时已很少发作，仅在阴天或劳累时胸部仍有不适，因患者拒绝做冠脉造影及介入治疗，嘱戒除烟酒肥甘，调养性情，以益气和血、健脾化痰善后。

【按语】

此方系瓜蒌薤白半夏汤加味，瓜蒌甘寒，宣痹化痰、开胸散结，能使人心气内洞，解除胸闷最好，兼有通便作用，副反应少，用量宜偏大；薤白辛苦温，温通心阳、化痰祛浊，但有蒜味，有人食之胃部不适，须注意；半夏辛温，化痰散结。枳实行气化滞、消积化痰；川芎、红花、鬼箭羽、延胡索皆有活血化瘀止痛的作用；另久病入络，以地鳖虫化瘀通络；桂枝辛甘温，通阳化瘀，与薤白同行通阳之功。然通阳活血之药皆不宜久服，见效后可予益气健脾、和血固本以善后。

五十六、李敬林医案：冠心病（心绞痛）[②]

张某，女，56岁。

初诊日期：2013年11月15日。

① 黄燕、李果烈：《李果烈治疗冠心病心绞痛的经验》，载《四川中医》2012年第30卷，第10期，第10-11页。

② 郑丽君、李敬林：《李敬林从气论治冠心病经验》，载《湖南中医杂志》2015年第31卷，第4期，第21-22页。

现病史：患者2个月前自感胸部闷痛，多因劳累或情志不遂后出现，一般持续3～5分钟或口服硝酸甘油等药物后缓解。曾在当地医院查心电图示：心肌缺血。诊断为冠心病心绞痛，口服阿司匹林肠溶片、美托洛尔片、硝酸异山梨酯片，效果不佳。1周前因情志不遂自感病情加重，入院时症见胸部闷痛、痛处固定不移，两胁胀闷，气短乏力，善太息，忧郁寡欢，纳差，睡眠不足，舌质紫暗，苔薄白，脉沉弦。

心电图：窦性心律，V_5、V_6 导联 ST 段近似水平下移 0.10mV，T 波低平。

西医诊断：冠心病心绞痛。

中医诊断：胸痹。

证候分析：气滞血瘀，因气郁日久，瘀血内停，络脉不通。

治法：理气活血，化瘀止痛。

【处方】百合乌药丹参饮加瓜蒌30g，郁金20g，赤芍15g，炒酸枣仁30g。

6剂，水煎服，每天2次。

二诊：（11月24日）患者自诉症状均有减轻，但睡眠未见明显好转，舌质紫暗，苔薄白，脉沉弦。守上方加柏子仁25g、合欢花15g、五味子10g，再服10剂巩固治疗。

三诊：（12月15日）患者自诉上述诸症未再发作，能正常生活工作。嘱患者清淡饮食，冬季注意保暖防寒，防止心阳受损，保持心情愉悦，注意劳逸结合。

【按语】

本例辨证为气滞血瘀证，首诊患者有胸部闷痛，痛处固定不移，两胁胀闷，气短乏力，善太息，忧郁寡欢，纳呆，睡眠不足和舌质紫暗等症状，知以情志不遂为诱因而致肝失疏泄，气机郁结，日久导致气滞不行，瘀血阻滞，脉络不通而发病，故用百合乌药丹参饮以宁心利肺和胃、理气活血化瘀。患者气滞血瘀较重加瓜蒌、郁金、赤芍理气活血祛瘀；又因其睡眠不足加炒酸枣仁养血宁心安神。诸药合用，共奏良效。

二诊患者自诉胸闷胸痛症状改善，效不更方，在首方基础上加柏子仁、合欢花、五味子安神以改善睡眠质量。

三诊患者病情未再发作，根据冠心病的诱发因素嘱患者节饮食、慎起居、防复发。

五十七、李军医案：胸痹①

王某，女，65岁，干部。

初诊日期：2007年5月29日。

主诉：胸闷痛心慌气短、血压偏低3年余。

现病史：血压波动在90mmHg～100mmHg/60mmHg～70mmHg之间，久治欠效。

诊见：血压90/60mmHg，形体偏瘦，神疲自汗，气短懒言，纳差，胃脘痞满，双肺（－），心率56次/min，律不齐，可闻及早搏3次/min，心音低钝，双下肢呈轻度凹陷性水肿。

心电图示：V_4、V_5、V_6 导联 ST 段下移，T 波低平。唇舌紫暗，舌体胖大，苔薄白

---

① 王戈、李军：《李军教授治疗气虚痰瘀交结型胸痹的经验》，载《陕西中医学院学报》2009年第32卷，第1期，第14－15页。

水滑，边有齿痕，舌下散布瘀丝、瘀点，脉细弱而涩。

中医诊断：胸痹。

证候诊断：气虚血瘀，痰湿阻滞心络。

治法：益气活血，涤痰通络。

【处方】

黄芪 15g	灵芝 10g	鹿角霜(冲服)10g	丹参 12g
川芎 12g	水蛭 4g	桔梗 10g	枳壳 15g
佛手 12g	白芷 6g	焦三仙各 12g	白术 12g

疗效：经治 3 周后胸痛心慌症状明显缓解，血压恢复至 110/75mmHg。其余症状基本消除。1 个月后复查心图示 V_4、V_5、V_6 导联 ST 段恢复正常。

此后以上方制作成水泛丸（10g/次，2 次/日）巩固疗效 3 个月。1 年后随访无复发。

【按语】

患者系老年女性，气血不足，气虚无力推动血液运行，血亏无以濡养心脉，不通不荣则心络滞塞发为胸痛，气虚则心慌气短自汗，血压偏低；唇舌紫暗，舌体胖大，苔薄白水滑，边有齿痕，舌下散布瘀丝、瘀点，脉细弱而涩为气血不足、痰瘀交结之征。李军教授认为，在胸痹病的病机发展过程中，痰瘀交结贯穿病程始终，痰瘀不化则气血不生，气血亏虚则又酿致痰瘀，缠绵日久终成顽疾。

治此必须益气通阳、涤痰化瘀同治，让脉络得通，气血化源生生不息，胸痹自除。方中用黄芪、灵芝、鹿角霜益气生血补肾，丹参、川芎、水蛭活血化瘀，桔梗、枳壳、佛手理气化痰，白术、焦三仙健脾化湿。全方补而不滞，辨证施治，疗效显著。

五十八、李孔定医案：冠心病（心绞痛）[①]

李某，男，58 岁。

初诊日期：1993 年 1 月 18 日。

现病史：患者近 1 年来心前区憋闷不适，有压榨感，时发刺痛。近 1 周来憋闷加重，刺痛发作频繁，早晚尤甚，伴心跳，乏力，烦躁。西医诊为冠心病心绞痛。服西药虽能减轻症状，但不能控制复发。

刻诊：倦怠，面白无华。舌暗红，苔薄白，脉弦细。

证候诊断：气虚血瘀，胸阳痹阻。

治法：活血化瘀，益气宁心。

【处方】

红人参(另煎兑服)12g	山楂 30g	茯苓 15g	丹参 30g
枳实 30g	甘草 12g		

患者连服上方 3 剂，胸部憋闷及刺痛未再发作，又服上方 10 剂，诸症明显好转。仅

---

① 张耀：《李孔定主任医师疑难病治验举隅》，载《中国农村医学》1996 年第 10 期，第 56 – 57 页。

在郁怒或气温骤降时有轻微刺痛。

【按语】

"真心痛"属于现代医学冠心病心绞痛的范畴，多系缺血性心脏病，治疗起来颇为棘手。西医使用钙拮抗剂、β受体阻滞剂、溶栓等扩冠药物，虽能缓解疼痛，但疗效不稳定。李孔定教授根据"心主身之血脉"（《素问·痿论》）"血脱者色白，夭然不泽"（《灵枢·决气篇》）以及治血须治气等理论为依据，采用活血化瘀、养阴益气、行气止痛等法施治，或一法独用，或几法合用，其药味简炼，疗效显著。

五十九、李鲤医案：胸痹①

患者，男，57岁。

初诊日期：2009年10月31日。

主诉：阵发性胸部闷痛1月余。

现病史：患者阵发性胸部闷痛，每次发作约持续数分钟，遇阴雨天易诱发。其伴形体肥胖，痰多气短，纳呆乏力，平素嗜好烟酒及肥甘厚味，舌质暗，舌体胖大，苔厚腻，脉滑。

心电图检查示：心肌呈缺血性改变。

中医诊断：胸痹。

证候分析：痰浊痹阻，乃脾胃虚弱、痰阻血瘀、胸阳失展所致。

治法：健运脾胃、通阳豁痰。

【处方】李鲤教授保和丸化裁方（培土益母汤）加白术、枳实、竹茹。

茯苓30g	全瓜蒌30g	丹参30g	炒莱菔子15g
淫羊藿15g	白术15g	陈皮12g	焦山楂12g
薤白12g	川芎12g	竹茹12g	焦神曲10g
半夏10g	枳实10g	甘草6g	

7剂，每日1剂，水煎服。嘱忌食肥甘厚味，畅情志，勿劳累。

二诊：服上方后，胸部闷痛发作次数明显减少，气短乏力稍减，纳食增加，仍有进食后腹胀，多梦易醒，舌体胖大，舌质暗，苔腻稍厚，脉滑。此腹胀、失眠乃气机不畅，心神失养所致，故守上方加厚朴15g、炒枣仁30g以行气除胀、养心安神。

三诊：服前方后，近1周胸部闷痛未再发作，精神体力转佳，纳食正常，舌体胖大，舌质暗，苔薄白腻，脉滑。心电图复查心肌呈缺血性改变较前改善。守方配成胶囊剂连服3个月，以巩固疗效。随访3个月，未复发。

【按语】

《素问·痹论》曰："心痹者，脉不通。"本案因过食肥甘，贪杯好饮，伤及脾胃，健运失司，湿郁痰滞，留踞心胸。痰窒阳气，阻碍血运，造成气虚痰阻血瘀，心脉痹阻为患。阴雨天与痰浊均属阴，二阴合邪，故胸部闷痛，遇阴雨天易诱发。形体肥胖、痰多气短、纳呆乏力、舌体胖大、苔厚腻、脉滑均为脾虚痰盛之征，舌质暗为痰浊阻络所

---

① 何华：《李鲤教授保和丸化裁验案举隅》，载《中医研究》2010年第23卷，第12期，第56-57页。

致。脾胃气虚，心脉失养为本；痰阻血瘀，痹阻胸阳为标。

培土益母汤以保和丸开化源而消痰；加全瓜蒌、薤白化痰通阳，行气止痛；丹参、川芎化瘀通络；因心阳源于肾阳，如赵献可《医贯》云："人身之主非心而为命门。"故治心又当佐以温肾之品，加淫羊藿补肾温阳。脾胃健运，痰化气行，血脉畅通，心肾得养，而获良效。

六十、李鸣皋医案：胸痹，心悸[①]

周某，66 岁。

初诊日期：2003 年 7 月 18 日。

现病史：患心脏病求医无数，疗效不佳，颇有绝望之念，抱着试治心态而来。初诊：面色晦黄无泽，精神不爽，身体乏力，声息不扬，下肢微肿，胸中憋闷，心慌，气不接续，心动过速以上午 9 时严重，至 11 时始缓解。舌质红，苔薄黄，脉虚涩而结代。曾在西藏工作 20 余年，患高原性心脏病，有心绞痛史，心率较快，甚则每分钟可达百余次，心前区时有疼痛，胸闷，乏力。

辨证分析：西藏地高气寒，气压偏低，氧气不足，大多数人难适应其环境。寒伤血则凝，伤气则乱，是其病因。心主血脉，诸阳受气于胸中，寒邪凝聚，阳气失展，营血运行失畅，是其病机。气血循环受阻，故见心悸、气短；心脉不通，故心痛彻背；久寒必瘀，瘀血不散，故其痛如刺如绞；瘀血痹阻，则气机不运而见胸闷；心阳郁遏则脉涩结代；心动过速甚于上午 9 时，缓于中午 11 时，阳气由弱转盛故也；久痛必瘀、五液布敷不畅，而见下肢浮肿等症。

《黄帝内经》云："夫脉者，血之府也，……涩则心痛。"又云："脉痹不已，复感于邪，内舍于心""心痹者，脉不通"。王清任说："心跳心忙，用归脾安神等方不效，用此方（血府逐瘀汤）百发百中。"

中医诊断：胸痹、心悸。

证候诊断：寒凝气血。

治法：活血化瘀，益气滋肾，行气止痛。

【处方】

川芎 15g	赤芍 15g	红花 6g	丹参 20g
当归 15g	太子参 20g	麦冬 15g	五味子 6g
云苓 15g	山萸肉 15g	山药 15g	甘松 15g
降香 15g	木瓜 10g		

上方取 6 剂，每日 1 剂，水煎服。每剂加水适量，浸泡 20 分钟至透，置火上煎煮至沸，沸煮 20 分钟，取汁另置；依前法加水适量再沸煮 15 分钟，取汁兑入前药液冲调，温热服下，早晚各 1 次。

二诊：6 剂服毕，自觉症状缓解，舌、脉等象无明显变化。药见微功，效不更方，守前方再进 6 剂，煎服法如昔。

---

① 秦恩甲：《王清任逐瘀法在心系疾病中的应用》，载《中国中医药报》2005 年 4 月 21 日。

三诊：自云诸症大减，胸闷、心绞痛等症状消失。脉象已趋和缓，然仍有间歇和不定时心动过速。近日因外感咳嗽，曾服镇咳药复至心脏不适，夜寐欠佳。服药有效，复因止咳剂宣散而至心脏不适。仍守前方合仲景桂枝甘草汤，另加龙骨、牡蛎各20g。取6剂，煎服法如前。

四诊：上药服后，诸症消失，脉息和缓，心率已降至80次/min以下，下肢浮肿已消。守上方去木瓜，加沉香3g后下。取药6剂，煎服法如前。

五诊：诊患者脉搏平缓，间歇已无。嘱遵服上方，每周进6剂。

六诊：患者云续服上药数十剂，心脏功能已恢复正常。当日彩色多功能超声波报告单示：心脏及大血管结构未见异常，左心室收缩功能正常。频谱多普勒提示：左右室舒张功能受损。为巩固疗效，嘱制丸剂以善其后。

【处方】

川芎 135g	赤芍 135g	红花 135g	太子参 180g
麦冬 135g	五味子 45g	当归 135g	甘松 108g
降香 108g	丹参 180g	山药 135g	山萸 135g
桂枝 108g	龙骨 180g	牡蛎 180g	炙甘草 90g
沉香 27g	九香虫 90g		

共研细面，泛水为丸如豆子大，每服30～40粒，白饮送下。

【按语】

本病属中医胸痹、心悸的范畴。患者本居中部地区，入藏后由于气候、气压、气温等诸多外因导致寒凝气血，气血运行受阻而引发此病。正如《黄帝内经》所谓："经脉流行不止，环周不休，寒气入经而稽迟，泣而不行，客于脉外则血少，客于脉中则气不通，故卒然而痛。"是"大寒触犯心君"之过。又"冒风寒暑湿，闭塞诸经，令人怔忡。"丹溪云："悸即怔忡……荣卫涸流脉结代者，则又甚焉。"惊悸不已，变生诸症，或气短悸乏，或体倦自汗，或四肢浮肿，或饮食无味，或心虚烦闷，坐卧不安。又，人有五脏，脏有五液，五液敷布全赖肾气调控，患者兼见下肢浮肿，知肾气已损。

所以，治疗此病当取活血化瘀、益气通阳、行气止痛、补肾诸法联用。故治疗首选王清任逐瘀法之川芎、赤芍、红花、当归活血化瘀；参麦饮合丹参益气养血；降香、沉香、甘松调气止痛；云苓、山药、山萸补肾以沟通心肾；桂枝甘草汤通调心脉。李鸣皋教授组方精当，君臣佐使各建其功，故能获得满意疗效。又因该病迁延日久，所谓久病必瘀，非速效可求，故宜久服以缓图效。

六十一、李培生医案：冠心病，心功能不全①

邱某，女，64岁，工人。

初诊日期：1994年3月25日。

主诉：阵发性胸闷心痛、心悸伴畏寒4月。

现病史：1993年12月因天气变化，患者觉胸闷、心痛、心悸、畏寒。服用地奥心

---

① 李家庚：《李培生辨治冠心病的经验》，载《湖北中医杂志》1999年第10期，第440－442页。

血康、复方丹参片等，稍有缓解，但移时又发。1994 年 2 月病发加重，即住某大医院诊治，经心脏摄片、心电图、静息心肌显象等检查，诊断为"冠心病，心功能不全"，用强心、扩管、对症等治疗，病无显效，自请出院转中医诊治。前医或温通心阳，或活血化瘀，或养心益气，均无明显效果。

刻诊：胸闷心痛，心悸短气，发作欲死，夜间尤甚，1 日发作数次，身体怕冷，阳春三月竟着冬装，肢体乏力，纳食减退，大便干燥，小便不利，咽喉疼痛，舌质暗红，边有瘀点，舌苔黄而略腻，脉来细弦。

既往史：过敏性哮喘、慢性肾盂肾炎、慢性咽炎等病，时有发作。

审视前医所用方药，大多为桂枝、熟附之类。此乃胸阳阻遏，气血不畅，心脾亦虚，迭用温药而有化热之象矣。

治法：宣痹通阳、行气活血、健运脾胃，佐以清热解毒。

【处方】

炒瓜蒌皮 15g	玄胡 15g	太子参 15g	火麻仁 15g
炒山楂 15g	炒二芽各 15g	薤白 10g	桃仁 10g
制香附 10g	丹参 30g	赤芍 30g	茯神 30g
银花 30g			

二诊：服上方剂，胸闷心痛明显好转，精神振奋，纳食增进，大便通畅，已着春装，步行来诊。唯咽部稍感干燥，舌质暗红苔薄黄，脉细弦。当予宣痹通阳、行气和血、健运脾胃，参以清利咽喉之品。

【处方】

炒瓜蒌皮 15g	太子参 15g	芦根 15g	炒山楂 15g
炒二芽各 15g	薤白 10g	桃仁 10g	陈皮 10g
制香附 10g	青果 10g	丹皮 30g	茯神 30g

5 剂后胸闷、心痛、心悸等症消失，唯夜间易醒，后以宣痹通阳、养心安神之品调治而愈。

六十二、李七一医案二则

案 1：冠心病[①]

余某，男，62 岁，干部。

现病史：冠心病胸痛 1 年余，加重 3 个月，3 个月来，心胸疼痛阵作，日发 10 余次，发则疼痛难支，伴有汗出，多于活动后发生，痛后神疲乏力，不发时胸闷不舒，胸内隐痛，脘痞噫气，纳谷欠馨，大便溏薄，1 ～ 2 次/日，面色偏暗，舌淡紫，苔淡黄浊腻，脉细滑，心电图为 Ⅰ、Ⅱ、V_5 导联 ST 段下移 0.05mV ～ 0.01mV，T 波倒置。

证候诊断：心胃同病，中阳不足，胸阳不振，血行瘀滞。

治法：标本兼顾，温理中焦，通阳宣痹，理气化瘀。

---

① 王道成、李七一：《李七一教授从脾胃论治冠心病经验介绍》，载《中医药导报》2010 年第 16 卷，第 4 期，第 11 - 13 页。

【处方】

潞党参 10g	淡干姜 5g	焦白术 10g	炙甘草 3g
炙桂枝 6g	失笑散^(包)10g	红花 10g	丹参 15g
三棱 10g	莪术 10g	炒延胡索 10g	九香虫 5g
甘松 10g			

7剂药后胸痛大减，仅快步行走时小有发作，无汗出，脘痞噫气基本消除，纳谷有增，便溏改善而仍欠实，守方继进，加重党参量为15g、淡干姜6g、炙桂枝10g，症状日见好转。

此后原方稍事加减服用近2个月，胸痛诸症消失，大便成形，复查心电图 I 、II 、V₅导联 ST 段下移 0.025mV ～ 0.05mV ，T 波无异常。

【按语】

此乃以心为本、脾为标的心脾同病案，治本顾标系其治则，因足太阴脾经脉"其支者……注心中"，故脾阳不足，胸阳亦随之不振，脾运失健，湿浊内生，循经上逆，痹阻胸阳，瘀滞心脉则胸痹心痛。药选桂枝人参汤温中散寒，通阳宣痹，辅以活血化瘀之品，因方药切中病机，故能收到良好的疗效。

案2：冠心病（心绞痛）①

李某，女，82 岁。

初诊日期：2007 年 12 月 25 日。

现病史：患者胸骨后辣痛 1 个月，曾在某院查心脏双源 CT 提示：左前降支狭窄50% 。已服用西药抗凝血、扩张冠状动脉、调血脂等西药，但症状缓解不明显。

刻诊：胸膺部辣痛，活动后疼痛明显，伴气短乏力，心慌胸闷，嗳气纳差，脉弱不调，舌暗红，苔薄。

证候诊断：气阴两虚、气滞瘀阻。

治法：益气养阴、行气活血、通阳宣痹。

【处方】

炙黄精 30g	麦冬 10g	玉竹 10g	薤白 9g
荜茇 6g	甘松 9g	石菖蒲 10g	失笑散^(包煎)10g
降香 9g	当归 10g	三七 10g	炒苍术 12g
炒白术 12g	茵陈 10g		

14 剂，水煎服，西药继续使用。

药后疼痛减轻，嗳气纳差消失，上方去荜茇、石菖蒲、炒白术、炒苍术、茵陈，加瓜蒌皮 10g。

14 剂后日常活动胸痛基本不发作，晚上饱餐后有隐痛，给予冠心平 4 片，3 次/日善后，随访至今症情平稳。

【按语】

冠心病心绞痛属中医学"真心痛""胸痹"的范畴，多发于中老年人。李七一教授

---

① 韩旭、刘福明、赵惠：《李七一教授治疗心血管疑难病症举隅》，载《中医学报》2012 年第 27 卷，第 12期，第 1587－1589 页。

全国名中医医案集粹 胸 痹

认为本病多属本虚标实，本虚是气、血、阴、阳亏虚；标实是血瘀、痰浊、寒凝、气滞，其中又以气阴两虚、气滞痰阻血瘀最为常见，治疗上多标本兼顾。根据李七一教授40余年的临床经验和经典文献检索，探索总结出本院制剂冠心平片，由黄精、当归、三七、瓜蒌皮、甘松等药组成，方中黄精补中益气、润心肺，谨守"治病求本"之意，是为君药；三七活血化瘀通脉，当归养血活血、补而不滞，共为臣药；瓜蒌皮开痹散结、宽胸化痰，是为佐药；甘松理气止痛，擅治"卒心腹痛满"，是为使药。综观全方，攻补兼施，标本兼顾，补而不滞，攻而不伤正。本案李七一教授首先采用中药汤剂，最后以冠心平片善后，取得较好疗效。

六十三、李士懋医案：冠状动脉粥样硬化性心脏病[①]

患者，男，66岁。

初诊日期：2011年11月8日。

主诉：间断性胸痛半月，伴嗳气1年。

现病史：2年前患者因急性胸痛憋闷于某医院进行抢救，行冠状动脉造影确诊为冠状动脉粥样硬化性心脏病，经抗凝、抗血小板聚集、扩冠等措施治疗后缓解。出院数月后，患者嗳气不断，多次于门诊予中西医结合治疗，用和胃降逆之法，效果均不明显，患者甚感苦恼。

刻下：患者自述行走几十步即感胸痛、喘憋，服硝酸异山梨醇酯（消心痛）后可缓解。天突处噎塞，半夜1点后，可连续嗳气3小时，夜寐不安，下肢冰冷，面色黧黑，舌暗，脉沉而涩滞。心电图示T波广泛低平，在$V_4 \sim V_5$导联倒置，Ⅱ、Ⅲ、aVF导联遗留病理性Q波。

中医诊断：胸痹心痛，嗳气。

证候诊断：阳虚寒凝，血行瘀滞。

治法：温阳下气、行气活血。

【处方】桂甘姜枣麻辛附子汤合血府逐瘀汤加减。

麻黄5g	桂枝12g	细辛9g	炮附子30g
制川乌10g	干姜5g	川椒5g	赤芍12g
桃仁12g	红花12g	生蒲黄10g	水蛭10g
川芎8g	当归12g	桔梗10g	延胡索12g
红参12g			

20剂，每日1剂，水煎服，早晚2次，每次取汁150mL左右，温服。

二诊：（12月2日）胸痛症状较前缓解，发作次数明显减少，但仍有下肢冰冷症状，天突处噎塞，嗳气频发。面色稍有好转，但仍显暗沉，舌淡暗，脉沉涩。依前方炮附子加至60g，川乌加至15g，30剂，以加强温阳散寒之功。

三诊：（2012年1月3日）患者药后诸症大减，胸痛症状未有明显发作，每天扫院

---

① 陈玲玲：《李士懋辨治冠状动脉粥样硬化性心脏病合并顽固性嗳气验案1则》，载《环球中医药》2012年第5卷，第5期，第367－368页。

扫街，可骑车 10 千米。查心电图示 T 波在 I、II、III、aVL、aVF、V₄～V₅ 导联尚低，除遗留之 Q 波外，心电图已大致正常。天突处尚有噎塞，但较前已觉无大碍，嗳气明显好转，除因受凉后嗳气发作 1 次，余未发作。面部渐露红色，舌转红。因症未全消，且脉仍显沉涩，乃寒凝血瘀未除，嘱其仍需服药。

依前方又服药 20 余剂，至 2012 年 2 月 7 日，诸症除，精力佳，面色转红，脉转缓滑，又依前方配散剂，以资巩固，至今情况良好。

六十四、李英杰医案：心绞痛[①]

梁某，女，62 岁。

初诊日期：2003 年 3 月 13 日。

主诉：胸中窒闷 2 月，加重 3 日。

现病史：2 个月前无明显原因出现发作性胸中窒闷，3 日前因进食油腻食物，症状加重，同时伴有胃脘胀满，嗳气，虚烦不得眠，腿软无力伴水肿。刻下症见发作性胸中窒闷，伴有胃脘胀满，嗳气，虚烦不得眠，腿软无力。

心电图示：室性期前收缩，各导联 T 波低平。

舌质暗红，舌苔黄厚。左寸脉沉细，左关脉弦滑。

既往史：慢性胆囊炎、反流性食管炎病史。

证候分析：此为胆郁胃失和降，痰热内生，痰热上扰心神，心脉阻滞之胸痹、痞满。

治法：利胆降逆，清化痰热，补气养阴，宁心安神。

【处方】温胆汤、生脉散、旋覆代赭汤加减。

太子参 15g	麦冬 15g	五味子 10g	丹参 10g
木香 10g	白蔻仁 5g	炒白术 10g	酸枣仁 20g
夜交藤 15g	夏枯草 15g	旋覆花(包煎)10g	代赭石 20g
陈皮 10g	清半夏 10g	茯苓 15g	焦三仙各 10g
鸡内金 10g	甘草 10g		

5 剂，火水煎 2 次，每次煎 30 分钟共取汁 400mL，早晚 2 次温服。忌辛辣油腻、寒凉之品。

二诊：（2003 年 3 月 18 日）服前方后胸中窒闷及腿肿减轻，仍胃脘痞满，嗳气，嘈杂，睡眠有所改善，但仍夜寐不安。舌质暗，舌苔略黄厚，脉弦细滑。治疗以通为用，以通为补。方选温胆汤、丹参饮、旋覆代赭汤、乌贝散、酸枣仁汤合用。

【处方】

旋覆花(包煎)10g	代赭石 20g	乌贼骨 20g	浙贝母 10g
延胡索 15g	枳壳 10g	陈皮 10g	木香 10g
砂仁 9g	丹参 10g	檀香 6g	鸡内金 10g

① 李萍、刘梅举、刘银鸿、曹清慧、路志敏、王玉栋、马艳东：《李英杰主任医师治疗冠心病心绞痛经验介绍》，载《中国中医急症》2010 年第 19 卷，第 4 期，第 622－623 页。

蒲公英 15g	苏梗 10g	白蔻仁 5g	酸枣仁 20g
夜交藤 15g	干姜 10g	半夏 10g	茯苓 15g
甘草 10g			

7 剂，火水煎 2 次，每次煎 30 分钟，共取汁 400mL，早晚 2 次温服。忌辛辣油腻、寒凉之品。

随访未复发。

【按语】

胆为六腑之一，泻而不藏，胆又为清净之腑，喜温而主和降，失其常则郁而不通，胃气内壅不降，痰热自内而生。痰热上扰心神，心脉阻滞，出现胸中窒闷、虚烦不得眠。胆郁胃失和降，故胃脘胀满、嗳气。综观舌脉症，患者为胆胃不和，痰热内扰之胸痹、痞满。初诊患者左寸脉沉细，说明心之气阴两虚，痰热得以上扰心神，阻滞心脉，出现诸多症状。方中夏枯草、旋覆花、代赭石、陈皮、清半夏、茯苓、炒白术等利胆降逆、清化痰热；太子参、麦冬、五味子、丹参补气养阴活血；酸枣仁、夜交藤宁心安神，共奏标本兼治的目的。

二诊脉弦细滑，心之气阴两虚有所恢复，上方去生脉散。仍有痰湿内阻、寒热错杂之证，加砂仁、丹参、檀香以行气宽中、通畅气血；乌贼骨、浙贝母以治胃中嘈杂等症。诸药合用，既清痰热，又养心血，使心血充足，心神得养，心阳得以依附，睡眠自安。

总之，在辨证中把握胆胃不和、痰热扰心这一病理关键，确立利胆降逆、清化痰热、养心安神的治疗大法，并将其贯穿于疾病始终。组方有寒热并用，通补兼施，运用五脏相关理论调理脏腑功能，补其不足，泻其有余，从而达到各脏腑功能的协调。

六十五、李永成医案：胸痹[①]

刘某，女，46 岁。

初诊日期：2014 年 11 月 3 日。

现病史：患者 1 个月前因情绪激动后心胸满闷不舒，情志不遂时容易诱发或加重，近日症状加重，今来李永成教授处就诊。

刻诊：心胸满闷持续不解，时有疼痛，痛有定处，时欲太息，易怒，脘腹胀闷不舒，纳差，双胁下胀满，时有窜痛，大便 2 日未行，寐差，舌质暗红且有瘀斑，苔薄腻，脉弦细。

证候诊断：气滞血瘀。

治法：疏肝理气，活血通络。

【处方】

| 石菖蒲 15g | 沉香 10g | 当归 10g | 川芎 10g |
| 炒蒲黄 10g | 五灵脂 10g | 桃仁 10g | 红花 10g |

---

① 褚静姿、李慧臻：《李永成治疗胸痹验案 1 则》，载《湖南中医杂志》2016 年第 32 卷，第 4 期，第 104 - 105 页。

厚朴 10g	枳壳 15g	瓜蒌 15g	薤白 10g
苏梗 10g	清半夏 10g	鸡内金 10g	焦神曲 15g
陈皮 10g	郁金 10g	天麻 10g	炒酸枣仁 15g
远志 10g			

7 剂，水煎服，每日 1 剂。

二诊：（11 月 10 日）患者仍觉心胸满闷，但疼痛大减，时欲太息，脘腹胀闷感好转不明显，时有呃逆，双胁下仍时有不舒，但已无疼痛，排气增多，上述症状矢气则舒，食欲好转，大便 1～2 日 1 行，质干，寐差，舌质暗红且有瘀斑，苔薄，脉弦细。

李永成教授认为，患者此诊气机郁滞之象仍较明显，故在前方的基础上加入柴胡 15g，并加大厚朴用量为 12g，以增调理气机之功。7 剂。

三诊：（11 月 17 日）患者服用上方后症状明显好转，心胸满闷不舒之感阵发，且除情绪激动外基本已无疼痛。脘腹胀闷感减轻，偶有呃逆，双胁下偶觉不舒，与情绪相关。纳可，排气可，大便 1～2 日 1 行，质可，寐安，舌质暗红可见瘀斑，苔薄，脉细弦。

李永成教授认为此诊患者血瘀之象渐轻，且食欲渐增，故于前方去蒲黄、五灵脂、焦神曲、鸡内金，加活血化瘀之效较失笑散轻的丹参 12g，继续调理。

四诊：（11 月 24 日）心胸满闷、疼痛感基本消失，脘腹症状好转，纳可，二便可，寐可，舌质暗红可见瘀斑，苔薄，脉细略弦。

患者诸症好转，故于前方去炒酸枣仁、远志，加入有解郁安神之效的合欢花 10g，并加白术 12g、茯苓 15g 继续调理，以宗扶脾抑肝之法巩固治疗，防止复发。嘱病患注意情绪的调节，尽量避免情绪波动而再次诱发本病。

【按语】

胸痹一证，首见于《黄帝内经》，如《灵枢·本藏》载："肺大则多饮，善病胸痹、喉痹、逆气。"目前，临床中冠状动脉粥样硬化性心脏病（冠心病）包括风湿性心瓣膜病、心包炎、病毒性心肌炎、心肌病等，只要出现心痛彻背、胸闷、短气等临床表现，可多参照胸痹进行辨证施治。对于胸痹的成因，张仲景在《金匮要略·胸痹心痛短气病脉证治》中指出，"胸痹之病，喘息咳唾，胸背痛，短气，寸口脉沉而迟，关上小紧数"，指出了该病的病性和病机。"痹"者闭塞之意，胸痹即胸中痞塞不通，进而出现胸闷、憋气、胸背彻痛等临床症状。

李永成教授认为，胸痹主要由寒邪内侵、情志失调、劳倦内伤等因素引起，病机主要在于心脉痹阻，或虚或实。虚者以胸阳不足，阴寒内盛多见，与《金匮要略·胸痹心痛短气病脉证并治》中"阳微阴弦，即胸痹而痛"的论述相符。实者以气滞血瘀、寒邪凝滞、痰湿内阻等有形实邪阻滞经络为主。

对于胸痹的治疗，李永成教授根据多年临床经验，自创通痹汤，由石菖蒲 15g、沉香 10g、当归 10g、川芎 10g、丹参 20g、桃仁 10g、红花 10g、厚朴 10g、枳壳 10g、瓜蒌 15g、薤白 10g、苏梗 10g、清半夏 10g 组成。对于胸闷、憋气、胸痛彻背、舌质暗或有瘀斑，脉弦或沉或缓者，疗效显著。

方中石菖蒲入心肝，芳香开窍，沉香行气止痛，二药合用有开心气之效；不通则痛，故以当归、川芎、丹参、桃仁、红花养血活血，祛瘀止痛；李永成教授十分重视"中焦堵塞，呼吸不畅"的观点，故在临床中常以厚朴、枳壳同用以疏通中焦气机；苏梗理气解郁；瓜蒌、薤白通阳开胸散结；清半夏祛湿化痰。诸药合用，共奏行气活血、止痛通痹之功。临床中若兼见阳虚肢冷或胆怯，脉无力者，可加桂枝10g。

李永成教授还强调，治疗胸痹需谨守病机，重在温阳活血、理气开窍、祛湿化浊，慎用寒凉，总宜偏温。在本案中，李永成教授结合患者舌脉及临床表现，认为此患者之胸痹是由肝失疏泄所致，故多善太息，或兼有脘腹胀闷、嗳气或矢气则舒、大便质干等症；气滞上焦，胸阳失展，血脉失和则见心胸满闷、隐痛阵发，情志不遂时容易诱发或加重，治疗上应以疏肝理气、活血通络为法则。

案中以通痹方为基本方，加入陈皮、郁金以增调气之功，使气机顺畅而络涩自去。胃不和则卧不安，"中焦堵塞，呼吸不畅"，故以枳壳、厚朴调畅中焦气机，焦神曲与鸡内金合用健胃消食导滞，通畅中焦，同时加入远志、炒酸枣仁以交通心肾，养血安神。另外，此患者胸闷心痛明显，气滞血瘀之象较重，故将本方与失笑散合用，以增强活血行瘀、行气止痛之功。综上所述，李永成教授认为在胸痹的治疗上应寓温通、活血、开窍、祛湿于一体，谨守病机，慎用寒凉，方能获满意疗效。

六十六、栗锦迁医案二则

案1：胸痹①

患者，男，42岁。

主诉：胸闷心悸2年余，加重2月。

现病史：患者胸闷心悸2年余，被某医院确诊为冠心病，入院治疗好转出院，近2个月来胸闷心悸有所加重，四肢发凉，尤以下肢为甚，背部恶寒，便溏，脉细，舌体胖多津而润，舌色淡，略有紫色，苔薄白中间部位呈浅灰黑色如淡墨。

中医诊断：胸痹。

证候诊断：脾肾阳虚，饮邪上犯。

治法：温阳化饮，温补脾肾。

【处方】苓桂术甘汤加味。

桂枝20g	白术20g	茯苓30g	甘草20g
党参20g	淫羊藿15g	桔梗15g	枳壳10g

7剂，水煎服，每日1剂。

二诊：胸闷心悸好转，其余诸症亦渐轻，舌色较初诊变浅，脉同前。嘱守方续服7剂。

三诊：诸症均缓解，灰黑苔褪尽，后以香砂六君子汤、理中汤健脾益气善后。

【按语】

栗锦迁教授认为患者胸闷、心悸等症状反复发作2年余，应属胸痹。《金匮要略·

---

① 高颖：《栗锦迁教授临床经验撷拾——临证妙用苓桂术甘汤》，载《天津中医药》2015年第32卷，第11期，第645－647页。

胸痹心痛短气病脉证治》有云："阳微阴弦，即胸痹而痛，所以然者，责其极虚也。今阳虚知在上焦，所以胸痹、心痛者，以其阴弦故也。"喻昌云："胸痹总因阳虚，故阴得乘之。"刘渡舟亦云："胸痹总由心、脾、肾阳虚，水不化气而内停，成痰成饮，上凌无制为患。"可见阳气不足、阴乘阳位，是胸痹发作的主因。

其病机不外虚实两端：实为寒凝气滞，血瘀痰阻等实邪闭阻胸阳，阻遏心脉；虚为心脾肝肾亏虚，心脉失其所养。栗锦迁教授非常注重心阳在发病中的重要性。如心阳闭阻，心气不足，则血脉鼓动无力，即可见心动悸、脉结代；若心肾阳虚，水饮凌心，可见"背中寒如掌大"。该患者心病日久，导致心阳不足，继而不能温补肾阳，日久肾阳亦虚，故而阴寒乘之，故出现胸闷、心悸，背部恶寒、四肢发凉、下肢为甚等症状。且因元阳亏虚，故脾阳随之不足而见便溏。

此外，栗锦迁教授注重舌诊，曾对冠心病不同证型的舌象，结合中医学理论进行统计学分析，得出各证型的舌象分布有两个特征：一是淡白舌占有较大比例，提示冠心病各个不同阶段大都以心气（心阳）虚为主要表现；二是舌尖、舌边紫暗，见点状瘀斑，提示冠心病与瘀血阻滞相关。

在该病例中，以舌淡质润多津，苔灰黑色淡，定为阳虚水逆，故处以苓桂术甘汤加减。以桂枝、白术、茯苓、甘草、党参温阳化饮，健脾平悸；以淫羊藿温肾；以桔梗、枳壳调畅胸中气机。

案2：2型糖尿病，冠状动脉粥样硬化性心脏病[①]

患者，女，55岁。

初诊日期：2014年4月12日。

现病史：患有2型糖尿病史3年，平日自服格列齐特缓释片，每次30mg，每日1次；阿卡波糖每次50mg，每日3次。近2个月因家务劳累，渐觉不适，遂诊于本院。

刻诊：口干渴，多尿，乏力，时有心悸，胸胁胀满、窜痛，口苦，喜太息，潮热汗出，纳少，寐差，大便不畅，舌红边有齿痕苔薄黄，脉细滑。

查：空腹血糖8.1mmol/L，餐后2h血糖13.4mmol/L，心电图示：心率74次/min，$V_4 \sim V_6$导联ST-T低平。

既往史：冠心病史1年。

西医诊断：①2型糖尿病，②冠状动脉粥样硬化性心脏病。

中医诊断：①消渴，②胸痹。

证候诊断：肝郁脾虚，痰瘀互结。

【处方】

生黄芪30g	当归10g	党参10g	炒白术15g
炒枳壳12g	茯苓20g	清半夏15g	柴胡10g
白芍12g	黄连10g	生石膏20g	大黄10g
酸枣仁25g	川芎15g	丹参30g	生甘草10g

① 苏明、韩阳、关怿、徐金珠、栗锦迁：《栗锦迁教授辨治2型糖尿病经验举隅》，载《天津中医药》2016年第33卷，第3期，第132-134页。

7 剂，水煎服，每日 1 剂。

格列齐特缓释片 30mg/次，1 次/日；阿卡波糖 50mg/次，3 次/日。

二诊：（2014 年 4 月 19 日）口干渴，多尿，乏力减轻，心悸，胸胁胀满、窜痛，喜太息明显好转，仍潮热汗出、口苦，纳食略增加，睡眠明显改善，大便每日 1 行，不成形，舌红边有齿痕苔薄白，脉细滑。

【处方】

生黄芪 30g	当归 10g	党参 10g	炒白术 15g
炒枳壳 12g	茯苓 20g	清半夏 15g	柴胡 10g
白芍 12g	大黄 10g	黄连 10g	生石膏 20g
浮小麦 30g	川芎 15g	丹参 30g	生甘草 10g

14 剂，水煎服，每日 1 剂，西药同前。

三诊：（2014 年 5 月 10 日）无明显口干渴，多尿，自觉周身清爽，无心悸，无胸胁胀满、窜痛，口不苦，喜太息明显好转，潮热汗出明显减轻，纳好寐佳，舌淡红边有齿痕，苔薄白，脉细滑。查：空腹血糖 6.6mmol/L，餐后 2 小时血糖 9.3mmol/L。

【处方】继服原方 10 剂巩固疗效。

【按语】

患者患有 2 型糖尿病史 3 年，近 2 个月因家务劳累，渐觉不适。依据证候、舌脉，此患可辨为气阴两伤、痰瘀互结证。方以补中益气汤合四逆散加减。补中益气汤健脾补气，四逆散疏肝解郁。酌加酸枣仁，其与茯苓、川芎、甘草相配伍，取酸枣仁汤之意以安神。黄连苦寒，苦能燥湿，寒可清热；石膏甘寒，清阳明经热；大黄苦寒，泻热通肠，破积行瘀，既清阳明腑热，也可活血化瘀。白芍味酸，配伍石膏、甘草取酸甘化阴之意。丹参、川芎活血化瘀。加半夏以化痰浊。全方共奏疏肝健脾、活血化痰之功。

二诊时，患者睡眠改善，夜寐安，仍汗出，故停酸枣仁，予浮小麦以敛汗固阴。及三诊时患者口干渴、多尿、胸胁胀满、窜痛等症若失，喜太息、潮热汗出之症亦明显改善，效不更方，继予原方 10 剂巩固为期。

六十七、梁贻俊医案：冠心病，心律失常，频发室性早搏[①]

张某，女，55 岁。

初诊日期：1997 年 4 月 8 日。

主诉：反复发作心慌、胸闷、左侧胸胁部胀痛 2 年。

现病史：1995 年 5 月在某医院经心电图、超声心动、Holter 等检查，诊断为冠心病、心律失常、频发室性早搏。曾服多种中西药治疗，症状反复，病情不稳定。来诊时心慌胸闷气短，左侧胸部胀痛窜及左胁肋部，活动则加剧，身疲无力，双足底麻木。舌体胖大质暗红，苔薄黄，脉沉细而结。

中医诊断：胸痹。

① 侯丕华、刘春芳：《梁贻俊运用补阳还五汤治疗疑难杂病的经验》，载《河南中医》1999 年第 3 期，第 22 - 24 +71 页。

证候诊断：心气不足，心脉瘀阻，气滞于肝。

治法：补益心气，活血化瘀，兼以舒肝。

【处方】补阳还五汤加味。

黄芪 50g	赤芍 20g	川芎 15g	当归 10g
地龙 10g	桃仁 10g	红花 10g	桂枝 12g
丝瓜络 6g	党参 15g	远志 15g	生地黄 20g
柴胡 6g	厚朴 10g	延胡索 15g	川楝子 15g

水煎服，每日 1 剂。

服上药 14 剂后，心悸胸闷、左胸窜及胁肋部胀痛明显减轻，每日只发作心悸 1 次，体力佳，足底麻木消失。

仍以上方随证加减，1 个月后诸症皆除，自停西药后病无反复，心脏听诊律齐无间歇，巩固治疗 1 周后停药无复发。

【按语】

冠心病、心律失常属中医"胸痹""心悸"的范畴。心气足，血脉充，胸阳振，方百脉平和。心气不足、无力鼓动血液正常运行，心脉不畅，胸阳痹阻，血流涩滞可致心悸胸痹，气滞于肝经则胁肋窜痛。今见患者心慌胸闷气短，劳则加剧，舌体胖大是心气虚之症，足底麻木，舌质暗红，脉来结滞是血瘀之候，以补阳还五汤加桂枝、丝瓜络、党参益气温通心阳、活血通络。心血瘀阻病及肝经，导致左胸胁胀痛，方中加入疏肝理气之品使肝气调达，可助心血畅行，心气得充，心阳得复，血脉畅行，脉复于常，心悸得解。

六十八、廖金标医案三则

案 1：心绞痛[①]

曾某，男，68 岁。

现病史：5 年前，罹患急性心肌梗塞。症见胸闷发憋如窒息，左前胸绞痛彻背、易汗出、心悸、动则较甚，面色㿠白、脉细、舌质淡胖、舌苔薄白。

证候分析：心肺气虚，肺虚则运血无力、心虚则血行不畅。

治法：补益心肺。

【处方】

黄芪 30g	党参 15g	麦冬 10g	五味子 6g
桂枝 5g	丹参 20g	瓜蒌皮 10g	炙草 10g

上方加减变化连服 1 个月，心气得复，肺气得充，心绞痛缓解。

【按语】

心主血、肺主气、血为气母，气为血帅，《素问·调经论》云，"血气不和，百病乃变化而生"。若心气不足则影响肺气宣降，肺气不足则影响心血运行。故拟方以生脉保元汤加减，方中重用黄芪、党参益气，佐以桂枝扶心阳，配合麦冬、五味子滋阴敛液养

---

① 廖金标：《"心绞痛"脏腑辨证的临床实践体会》，载《江西医药》1981 年第 5 期，第 32 - 34 页。

心，再以丹参养血，瓜蒌调气，刚柔相济，气血双调，故能获效。

案2：心绞痛①

秦某，男，56 岁，工人。

现病史：1969 年冬胸前闷痛，未能引起重视，1970 年 9 月来院查心电图证实为冠心病。症见：头晕、眼花、怔忡心悸、失眠，唇、指甲苍白，脉细，舌质淡润，苔白。

证候分析：脾虚化源不足，心血亏虚，心失涵养，遂成心脾两虚。

治法：补益心脾。

【处方】

吉林参 10g	黄芪 10g	当归 10g	远志 5g
枣仁 12g	木香 6g	炙草 10g	丹参 10g
琥珀末^(冲服)5g	龙眼肉 10g	大枣 7 枚	

琥珀末(冲服)5g　龙眼肉 10g　大枣 7 枚

连服 20 剂，诸症渐瘥，病情稳定。改用归脾丸以资巩固，3 个月后复查心电图，大致正常。

【按语】

《灵枢·决气篇》云："中焦受气取汁，变化而赤，是谓血。"《素问·六节脏象论》又云："诸血者，皆属于心。"今心脾两虚，不能养心故为心痛。本着脾气足才有生化之源、心血自能充盈之旨，故本例坚持补益心脾、补气养心，使之气有所载、血有所附、心脾之虚得复，收效。

案3：心绞痛②

谢某，男，57 岁。

现病史：1976 年冬，先后 2 次急性心肌梗塞，经西医内科抢救转危为安。症见：心前区疼痛、心悸、头眩、耳鸣、两目干涩、咽干、多汗、神倦乏力、气短、两手发麻微抖擞。大便难，脉细弦无力，舌质红绛无苔。

证候分析：心肾（肝）阴虚、水不济火，肝（肾）不足、真阴内耗，内热丛生，虚风内动。

治法：滋肾养肝，育阴复脉。

【处方】

朝白参 10g	麦冬 6g	生地 10g	白芍 10g
玄参 12g	阿胶^(烊化)10g	生龙牡 15g	龟板 30g
鳖甲 30g	五味子 10g	炙草 10g	

服药后 2 月，心绞痛减轻，余症相继缓解。再予滋肝养肾之剂调理。

【处方】

首乌 15g	当归 10g	丹参 10g	生地 12g
女贞子 10g	旱莲草 10g	枣仁 10g	白芍 10g
琥珀末^(冲服)5g			

---

① 廖金标：《"心绞痛"脏腑辨证的临床实践体会》，载《江西医药》1981 年第 5 期，第 32-34 页。
② 廖金标：《"心绞痛"脏腑辨证的临床实践体会》，载《江西医药》1981 年第 5 期，第 32-34 页。

【按语】

心主血，前人又有"心脉络于肾"之说。肾主藏精，主水液，肝主藏血，肝肾同源，相互资生，若盛同盛，若衰同衰。《温病条辨·下焦篇》云："下焦温病，热深厥甚，脉细促，心中憺憺大动，甚则心中痛者，三甲复脉汤之。"此证大痛汗泄元衰阴伤，心阴不足累及肝肾，故为心痛，不可通。承先哲之旨，既仿伤寒复脉去姜桂之法，又撰议温病三甲复脉之方化裁，得效。

六十九、林慧娟医案二则

案1：冠心病，高血压病[①]

患者，女，62岁。

初诊日期：2013年6月7日。

现病史：自诉发作性心前区疼痛半年余。患者半年前出现发作性心前区疼痛，多与劳累活动有关，近来症状加重，遂来我院就诊。刻下胸闷，胸痛，乏力，精神不振，纳寐可，二便调，舌暗红，苔白，脉弦细。

查体：血压170/100mmHg，心率76次/min，律齐，各瓣膜听诊区未闻及病理性杂音。心电图示窦性心率，ST-T改变。

西医诊断：冠心病，高血压病。

中医诊断：胸痹。

证候诊断：气虚血瘀。

证候分析：患者年高体虚，气阴两虚，气虚则无以行血，阴虚则脉络不利，均可使血行不畅，心脉瘀阻，络脉不通。

治法：益气养阴、活血宽胸、安神定悸。

【处方】

黄芪30g	麦冬30g	五味子9g	当归15g
川芎15g	赤芍15g	延胡索30g	郁金15g
海风藤20g	水蛭6g	三七粉3g	钩藤30g
天麻15g	黄连9g		

7剂，水煎，每日1剂，分早晚2次服用，1周后复诊。

二诊：（6月14日）患者诸症减轻，仍有发作性心前区疼痛伴乏力，精神不振，纳寐可，二便调，舌暗，苔白，脉弦细。查体：血压150/90mmHg，心率62次/min，律齐。予上方加白芍20g、细辛3g、枳壳12g、瓜蒌15g、桂枝12g、半夏12g，水煎服，7剂。

三诊：（6月21日）患者心前区疼痛明显改善，仍伴乏力，纳寐可，二便调，舌暗，苔白，脉弦细。查体：血压124/90mmHg，心率64次/min，律齐。予上方加党参20g，水煎服，7剂。

---

① 马英莉、苏文革：《林慧娟辨治冠心病经验》，载《湖南中医杂志》2014年第30卷，第10期，第19-20页。

四诊：（6月28日）患者活动后仍有心前区不适，伴乏力、嗜睡，大便不成形，舌暗红，苔黄，脉弦细。查体：血压122/80mmHg，心率60次/min，律齐。

予上方继服剂。平素偶尔还有少许心前区不适，但不明显且很快消失，仍不定期服用中药。

案2：冠心病[①]

张某，男，71岁，工人。

初诊日期：2002年3月2日。

现病史：胸闷心悸反复发作1年，复发加剧1个月。2001年因劳累过度，又遇情绪恼怒，病发胸闷心痛、心悸气短，到某医院诊治。心电图检查示：ST段改变，冠状动脉供血不足。诊断为冠心病。予服硝酸甘油片、消心痛、心痛定、复方丹参片等，心痛缓解。但情绪激动或劳作时心痛又发，如此辗转1年，特请林慧娟教授诊治。

刻诊：胸闷不适，心痛隐隐，时有刺痛，时作时止，心悸短气，睡眠多梦，舌质暗红，脉弦紧。

证候诊断：心之气阴不足、脉滞风阻。

治法：益气养阴、祛风通络、宁心安神。

【处方】

人参9g	黄芪30g	麦冬30g	五味子9g
海风藤30g	羌活12g	当归15g	川芎15g
延胡索30g	柏子仁15g	炒酸枣仁30g	三七粉[(冲)]3g

6剂后胸闷心痛好转，精神渐振，惟睡眠欠佳，倦怠懒言，时发头昏。该患者心病日久，心气阴两亏，肾亦亏虚，心病得治，而肾虚显然，故有头昏等症，治宜加入补肾之品。

【处方】

黄芪30g	麦冬30g	五味子9g	当归15g
川芎24g	女贞子15g	海风藤30g	肉桂9g
沙苑子30g	柏子仁15g	炒酸枣仁30g	三七粉[(冲)]3g

连服12剂，胸闷心痛消失，头昏得除，睡亦安神，唯有时心烦，舌质红苔薄黄，脉细弦小数。继以养心安神、清热除烦之剂调治而愈。随访半年未发。

七十、林兰医案：消渴，胸痹[②]

患者，女，46岁。

初诊日期：2002年11月6日。

现病史：患糖尿病2年，心胸作痛1个月伴心慌心悸，气逆喘促1天，含硝酸甘油不能缓解。症见面色苍白，嘴唇发绀，体形肥胖，舌质淡暗，苔白厚，舌边尖有齿痕，

① 戴国华：《林慧娟治疗冠心病经验》，载《中医杂志》2003年第11期，第821－822页。
② 王洪武、倪青、林兰：《林兰治疗糖尿病合并冠心病的辨治思路》，载《中华中医药杂志》2009年第24卷，第3期，第334－337页。

脉沉迟。

理化检查：空腹血糖 7.2mmol/L，餐后血糖 10.6mmol/L，HbA$_1$c 6.8%；CHO 5.12mmol/L，TG 2.6mmol/L；HDL－C 0.91mmol/L，LDL－C 3.4mmol/L，VLDL－C 1.17mmol/L。心电图提示Ⅱ、Ⅲ、aVF 导联 T 波倒置，V$_1$～V$_4$ 导联 ST 段抬高；动态心电图提示窦性心动过缓，房室传导阻滞。心脏彩超示：左室轻度肥厚，三尖瓣轻度关闭不全，左室射血分数 60%。冠脉造影显示 LADd 60% 局狭，RCAp－m 50%～60% 局狭。

西医诊断：2 型糖尿病并发冠心病、变异型心绞痛、心律失常、二度房室传导阻滞。

中医诊断：消渴病、胸痹。

证候诊断：阴阳两虚，寒凝血瘀。

西药治疗：阿卡波糖 50mg，3 次／日，单硝酸异山梨酯缓释注射液 20mg（20mL）加生理盐水内静脉滴注。

治法：益气养阴，温阳通痹，散寒止痛。

【处方】生脉散合瓜蒌薤白半夏汤加味。

太子参 15g	麦冬 12g	五味子 10g	瓜蒌 15g
半夏 10g	丹参 15g	桂枝 10g	郁金 10g
制附子 6g	干姜 3g	薤白 10g	枳实 10g

14 剂。

2 周后复诊，胸闷憋气，胸痛喘急好转；血糖控制尚满意，心电图示 ST－T 改善。现门诊随诊观察，病情稳定。

【按语】

本案患者禀赋不足，素体虚亏，阴阳失调。阳虚内寒，胸阳被遏，寒凝血瘀，痹阻心脉，不通则痛，则心胸疼痛，甚则彻背；气血虚亏不能荣于头面，阳虚不能温煦而面色苍白，四肢欠温；兼之消渴病缠绵不休，更耗气阴，气虚肌表不固，寒邪乘虚而入，首先犯肺，肺失宣降而气逆喘促，遇寒而剧，本案病位在心、肺。

方中以生脉散益气养阴，治疗消渴病导致心脏病表现胸闷心悸者，为君药；附子、干姜为辛热之品，以祛寒止痛；瓜蒌、桂枝、薤白以温通心脉，宽胸宣痹，为臣药；枳实利气宽中，半夏和中降逆，为佐药；丹参、红花、郁金活血化瘀，行气止痛，为使药，共奏益气养阴、温阳通痹、散寒止痛之效。

七十一、林求诚医案二则

案 1：冠心病（心内膜下梗塞）[1]

许某，男，62 岁，离休干部。

现病史：患者反复胸闷痛，心悸 10 余年，近半年心电图示广泛导联 ST 段水平样压低似心内膜下梗塞图形，转诊各大医院，自觉症状及心电图未能改善而就诊于林求诚教授。并述半月来症状加重，伴咳嗽，气促，双下肢浮肿尿少，需高枕卧位。

体格检查：呼吸 24 次／min，气促，口唇微绀，颜面虚浮，颈静脉充盈，四肢欠温，

---

[1] 叶盈：《林求诚治疗危难重症经验举隅》，载《福建中医药》1995 年第 4 期，第 1－2 页。

双下肢凹陷性水肿，咳痰色白泡沫样，心率 110 次/min，心尖部 Ⅱ 级 SM，双下肺闻及湿啰音。心电图示：Ⅰ、Ⅱ、aVF 导联 T 波低平，ST 段水平样压低 0.05mV ～ 0.075mV。X 线胸片示：主 A 弓突出，心影增大，舌淡胖边有齿印，苔薄白根腻，脉涩促。

西医诊断：冠心病心内膜下梗塞，心力衰竭。

证候诊断：心肾阳虚，血瘀痰饮。

治法：益气温阳，祛痰蠲饮。

【处方】

瓜蒌 15g	薤白 10g	半夏 10g	生晒参 10g
黄芪 30g	防己 15g	茯苓 15g	党参 15g
桂枝 10g	白术 10g	丹参 15g	赤芍 15g
葶苈子 15g	大枣 10 枚		

1 剂后，患者尿量增加，痰易略出。

3 剂后，胸闷、心悸、气促明显减轻，口唇不绀。

再进 4 剂，下肢水肿基本消退，气顺不喘促，四肢温暖，心率 78 次/min。

再诊减葶苈子、桂枝，加用仙灵脾，继予调理 2 周，病情明显好转，心衰治愈，复查心电图 ST 压低段全部恢复正常。

【按语】

冠心病合并心内膜下梗塞及心力衰竭，表现为虚实互见。林求诚教授认为本病是以虚为主，其实则是虚而致实，既有心肾阳虚，又有瘀血内阻及水气凌心射肺。方中取瓜蒌薤白半夏汤宽胸理气化痰湿，防己黄芪汤益气健脾而除湿。以苓桂术甘汤温阳蠲饮，葶苈大枣泻肺平喘利水消肿。生晒参大补元气，党参补中益气。赤芍、丹参祛瘀活血。按此组方化裁临床应用于治疗多种心脏病导致的心力衰竭屡获显效。

案 2：冠心病合并心力衰竭[①]

吴某，男，65 岁，退休干部。

初诊日期：1998 年 3 月 16 日。

现病史：患者反复胸闷、胸痛、心悸 3 年，伴气促、咳嗽、尿少肢肿 2 月余。近期心电图示：广泛导联 ST 段压低，T 波倒置。曾就诊某大医院，因症状未能改善而求诊于林求诚教授。症见胸闷、心悸、动则气促，夜间枕高而卧，入夜尤甚，伴咳嗽痰黏难咳出，纳呆、尿少。

体格检查：口唇微绀，颜面虚浮，颈静脉充盈，心率 110 次/min，心尖部 2/6 级收缩期杂音；双下肺闻及湿性啰音。四肢欠温，双下肢凹陷性水肿，舌淡暗胖边有齿印，苔薄白根腻，脉细促。

西医诊断：冠心病，心力衰竭。

证候诊断：心肾阳虚，血瘀痰饮。

治法：益气温阳，祛瘀蠲饮。

---

① 叶盈：《林求诚老师治疗心力衰竭经验》，载《光明中医》2006 年第 7 期，第 29 - 30 页。

【处方】

瓜蒌 15g	薤白 10g	姜半夏 10g	生晒参 10g
黄芪 30g	汉防己 9g	猪苓 20g	党参 15g
桂枝 10g	白术 10g	丹参 15g	赤芍 15g
葶苈子 15g	大枣 10 枚		

2 剂后，痰易咯出，胸闷减轻，尿量稍增加，气促稍减。效不更方，药量酌增，上方改葶苈子 30g、猪苓 30g、丹参 20g。

再进 5 剂，气顺不喘促，尿量增加，下肢水肿基本消退，四肢温暖，纳增，心率 78 次/min。

再诊，减葶苈子、桂枝，加用仙灵脾、核桃肉等，继予调理 2 周，病情明显改善，活动自如无不适。复查心电图 ST 段及 T 波恢复正常。嘱定期随访，1 年未复发。

【按语】

本例为冠心病合并心力衰竭，表现为虚实互见。林求诚教授认为本病是以虚为主，其实则因虚而致实，既有心肾阳虚，又有瘀血内阻及水气凌心射肺。方中取瓜蒌薤白半夏汤以宽胸理气化痰湿；黄芪防己汤益气健脾而除湿；以苓桂术甘汤温阳蠲饮；葶苈大枣泻肺汤平喘利水消肿；生晒参大补元气，常能补中益气；赤芍、丹参祛瘀活血，按此组方化裁随证调配，临床应用于治疗各种心脏病导致的心力衰竭屡获显效。

七十二、刘德桓医案二则

案 1：胸痹心痛[①]

黄某，男，53 岁，干部。

初诊日期：1982 年 4 月 1 日。

现病史：患冠心病已 4 年，近日心绞痛频作，每日 4～5 次，每次持续 3～5min，痛时额汗淋漓，面色苍白，胸闷气短，心慌心悸，口苦口干，夜寐不安；舌质紫暗，苔白腻，脉弦滑有力。心电图提示：T 波在 Ⅱ、Ⅲ、aVF、V_5、V_6 导联低平，ST 段在 Ⅱ、Ⅲ、aVF、V_5、V_6 导联呈缺血型压低。曾在外院服用益气养血、活血化瘀之类中药数十剂，症状不减。

中医诊断：胸痹心痛。

证候诊断：痰热内扰、胸阳被遏、血脉瘀阻。

【处方】 温胆汤加减。

制半夏 9g	陈皮 9g	枳壳 9g	黄芩 9g
茯苓 12g	茜草 12g	竹茹 15g	丹参 15g
瓜蒌 18g	薤白 6g		

二诊：服上药 9 剂，心绞痛渐疏，每日仅发 1～2 次，仍觉胸闷、气短，舌质暗淡、苔白，脉弦滑。原方去黄芩，加橘络 3g、川贝母 10g，6 剂，每日 1 剂。

三诊：药后，心绞痛已止。但仍有脚闷、寐差。原方加远志 6g，续服半月。

---

① 刘德桓：《中医药治疗内科急重症验案举隅》，载《新中医》1986 年第 7 期，第 37－38 页。

四诊：心绞痛未再发作，唯活动量骤增时稍感不适，仍守原方治疗。另嘱用川三七16g、西洋参30g，研末，每次服1g，每日2次。

3个月后复查心电图，ST段已经回升至基线，唯T波在Ⅱ、V₅导联仍低平。随访迄今，病情稳定。

【按语】

尤在泾说："以阳痹之处，必有痰浊阻其间耳。"本案乃痰浊凝聚，胸阳不振，气机受阻，无以鼓动血脉运行而致胸闷、气短、胸痛等。故用半夏、茯苓、陈皮、瓜蒌、枳壳以宽胸涤痰，薤白辛温通阳；竹茹、橘络清化痰热，丹参、茜草活血祛瘀，合而用之，有宣痹通阳、涤痰化浊、活血祛瘀、安神定志之功，故疗效甚佳。

案2：冠心病（心绞痛）①

李某，男，56岁。

初诊日期：1987年5月15日。

现病史：患"冠心病"已4年余，胸闷、心绞痛反复发作，曾服中西药甚多，未能获愈。近月来，诸疾日重，心绞痛每日发作3～4次，每次时间约3～15分钟，痛及肩背，甚则肢冷汗出。舌体胖大，边有齿印，苔白腻，脉弦缓。

心电图提示：T波在Ⅱ、Ⅲ低平，V₅、V₆、V₈导联倒置，Ⅰ、aVF导联双向；ST段在Ⅱ、Ⅲ、aVF、V₃、V₅、V₈导联水平型压低>0.05mV。

脉症合参，辨证为阴寒郁滞，心气阳虚，胸阳不振之胸痹心痛证。

【处方】 四逆加人参汤加味。

制附子^{（先煎）}10g	干姜10g	炙草12g	川芎12g
桂枝12g	高丽参^{（另兑）}3g		

制附子（先煎）10g　　干姜10g　　　　炙草12g　　　　川芎12g
桂枝12g　　　　　　高丽参（另兑）3g

3剂尽后，胸中气窒渐松，心悸气促渐平，心绞痛渐疏。

原方加丹参，再服6剂后，心痛止，但仍有胸闷。守方而以党参易高丽参，续服15剂后诸症均悉。嘱用高丽参30g、川三七10g，研末吞服，每日2次，每次1g。

1个月后复查心电图，ST段已回升至基线，T波在Ⅱ、V₅、V₃导联双向。随访至今，除气候变化或劳累后出现胸闷外，心绞痛未再复发。

【按语】

《医门法律》云："胸痹心痛，然总因阳虚，故阴得乘之。"诸阳受气于胸中而转行于背，心（气）阳不足，阳气难运，气机痹阻故见胸中闷塞不舒、心悸、气促等症；阳气虚衰，阴寒内盛，气机受阻，故见心痛彻背、肢冷汗出等症。故用四逆汤祛其阴寒，振其胸阳；用高丽参补益心气；桂枝温通心阳；当归、川芎活血化瘀，共奏温阳宣痹、活血化瘀之功，故旋获良效。

七十三、刘东汉医案：冠心病②

周某，女，59岁。

① 洪泉生、刘德桓：《四逆加人参汤临床应用举隅》，载《福建中医药》1993年第6期，第30－31＋38页。
② 杨国栋：《刘东汉教授辨证论治经验》，载《西部中医药》2011年第24卷，第8期，第33－36页。

现病史：患者夜间自觉胸闷憋气，兼有心前区刺痛，日益加重，查心电图提示：心肌缺血，ST 段改变，心律不齐有早搏，诊断为冠心病心绞痛。每遇发作时需含服硝酸甘油方可缓解。故来求治于中医。

刻诊：每晚睡觉时胸闷憋气，心前区疼痛发胀，睡眠不好多梦，情绪烦躁，近月来诸症日益加重，头晕，浑身疲乏，纳差，胃胀，大便干，疼痛加重时四肢发凉，面色发青，舌质紫暗，脉象沉涩兼有结脉。

西医诊断：冠心病。

证候诊断：血瘀胸痹。

治法：开胸散结，活血化瘀。

【处方】枳实瓜蒌薤白桂枝汤加味。

枳实 10g	瓜蒌 20g	薤白 20g	桂枝 10g
当归 20g	赤芍 30g	川芎 20g	红花 20g
桃仁 10g	石菖蒲 10g	木香 10g	生甘草 10g

3 剂，水煎服，每日 2 次。

患者服后自觉胸闷憋气心前区刺痛已有减轻，晚间睡眠较前好转，做梦已少，舌质暗，脉象沉涩，1 分钟之内未见结脉。原方加水蛭 10g、生黄芪 30g，去枳实，6 剂，水煎服，每日 2 次。

患者 6 剂尽服，晚间胸闷憋气心前区刺痛再未发作，浑身疲乏已有改善，四肢凉，睡眠多梦心烦已好转，纳食有增。舌质稍暗，脉象沉而有力。原方继服 14 剂后，来医院检查，心电图提示正常，原方再加人参 20g，去水蛭，继服 10 剂，复诊时舌质正常，脉象和缓有力。

【按语】

此症主要以气滞血瘀于胸中，心窍不通而疼痛难忍，胸中者诸气所聚，因肺主气，为诸气之总司，心主血脉，气血同源，气行则血行，气滞则血瘀，故欲治胸痹心痛者必先行其气，气行则血行，气血通顺运行正常焉有作痛。

胸痹疼痛者多与心、肺、肝三脏有关，如《素问·脏气法时论篇》云："心病者，胸中痛。"《医碥·胸痛》云："胸者，肺之部分，则其痛尤多属肺可知。乃医书多以肝病为言，此举隅之论耳，勿泥。须知胸为清阳之分，其病也，气滞为多。实亦滞，虚亦滞。气滞则痰饮亦停，宜行气除饮，此治在肺分。"《杂病源流犀烛·胸膈脊背乳病源流》云："胸者，肝之分，肺心脾肝胆肾心包七经脉俱至胸，然诸经虽能令胸满气短，而不能使之痛，惟肝独令胸痛，故属肝病。"以上著作虽然均提出气、痰及五脏，但未提出与瘀有关而致胸痛者，唯有清代医家王清任提出血府逐瘀汤有独到之见地。

在临床治疗由于气滞血瘀所致之胸痛者，用活血化瘀之品不忘服益气补气药，因气为血之帅，气行则血行，气滞则血瘀，如阳者之气则以主动，血者主阴则以静宜，但要动与静相配合才能形成循环，如循环已止生命即死无救也。故突发性心痛，有时很难救治。

本症治以枳实瓜蒌薤白桂枝汤合血府逐瘀汤者，是以行气活血化瘀为主，加水蛭以加强活血化瘀之功，加黄芪者是益气以行血，总之本法用于阳虚阴盛虚实夹杂之证，配方较为适宜，其效较为显著。

刘东汉教授对胸痹的诊断、辨证论治、主方主药的应用较完整地体现了中医辨识疾病的理法方药特色。同时在病案分析中运用古籍论述结合临床指出，疾病演变转归过程中应对其不同的证要采用同病异治、异病同治之辨证论治。如因气滞血瘀所致胸痛者，使用活血化瘀之品不忘服益气补气药，是中医诊疗取效的重要特色。

七十四、刘国安医案二则

案1：冠心病（不稳定型心绞痛）[①]

患者，男，77岁。

初诊日期：2015年6月9日。

主诉：胸痛、胸闷、气短1年，加重3月。

现病史：患者1年前因劳累出现胸痛，表现为心前区压榨样疼痛，未向左侧肩部及左臂内侧放射，伴胸闷、气短、汗出等症，休息后约5分钟缓解，症状反复发作；3个月前上述症状明显加重，并向左侧肩部放射，稍微剧烈活动就会诱发，每日发作4～5次，服用速效救心丸、硝酸甘油片后，症状稍微缓解，曾于某医院行冠状动脉造影检查，提示左冠状动脉前降支狭窄严重，建议做介入治疗，患者拒绝并保守治疗，效果欠佳。

刻诊：胸痛，胸闷，气短，怕冷，头晕，腹胀，听力障碍，舌体胖质淡，苔微黄腻，舌底静脉迂曲，脉涩细滑，血压150/70mmHg，心率60次/min。

心电图检查示：窦性心律，下壁及前间壁ST段压低，T波倒置。

西医诊断：①冠心病，不稳定型心绞痛（心功能Ⅳ级）；②高血压1级 极高危。

中医诊断：胸痹。

证候诊断：痰瘀痹阻，兼有气虚。

治法：开胸祛痰，益气活血，化瘀通络。

西药给予左旋氨氯地平片，2.5mg/次，2次/日，口服；拜阿司匹林片，10mg/次，1次/日，口服；阿托伐他汀钙片，10mg/次，1次/日，口服；富马酸比索洛尔片，0.625mg/次，2次/日，口服。

【处方】瓜蒌薤白半夏汤加减。

瓜蒌20g	薤白20g	半夏15g	枳实20g
桂枝10g	茯苓20g	陈皮10g	黄芪25g
党参25g	白术15g	当归20g	川芎15g
地龙15g	水蛭10g	丹参20g	葛根30g

三七粉[(冲服)]5g

每日1剂，水煎服。服药7剂，

患者胸痛未再发作，头晕症状有所改善，舌苔白腻，舌底静脉迂曲，脉涩细滑。上

① 郭腾飞、冯学武、郭冰：《刘国安教授治疗胸痹经验》，载《中医研究》2016年第29卷，第6期，第28－30页。

方去水蛭、三七粉、白术，加苍术10g。继服7剂，患者头晕缓解，胸痛未再复发。现患者一直服用西药。

随访2个月，未再复发。

【按语】

刘国安教授根据患者的病史、临床症状，以及舌象、脉象，诊断其为胸痹，证属痰瘀闭阻。患者已年过七旬，且患病1年，久病则气虚，脏腑功能减退，尤其是心气虚；怕冷，则提示有阳气不足；心阳不足，则推动无力，脉络失与温煦，血脉瘀滞加重。由上可知，该病为本虚标实，以痰瘀闭阻心脉为标，胸阳不振为本。急则治其标，以通为主。

故刘国安教授在瓜蒌薤白半夏汤的基础上加桂枝开胸祛痰，温通心阳；三七粉、水蛭、地龙活血逐瘀，祛瘀生新；党参，茯苓、陈皮、白术健脾益气，燥湿化痰，以杜绝生痰之源；黄芪、当归、丹参、川芎、当归、葛根益气养血，活血止痛。服药后患者胸痛未再发作，舌苔白腻。缓则治其本，以补为主。故刘国安教授去水蛭、三七粉、白术，减轻活血作用；加苍术增强益气健脾、燥湿化痰之效。全方共奏开胸祛痰、温阳益气、活血通络、化瘀止痛之效。整个治疗过程中，刘国安教授注重整体调理，通补兼施，各有偏重。

案2：冠心病，高血压病①

患者，女，63岁。

初诊日期：2014年6月18日。

主诉：发作性胸闷、胸痛3年余。

现病史：患者发作性胸闷、胸痛3年余，2011年因劳累过度出现心慌、气短、出汗，夜间出汗明显。血压140/90mmHg，饮食欠佳，睡眠可，大便干，小便频，舌淡胖、有瘀斑，苔薄白而干、有裂纹，舌下脉络曲张，脉结代。

心电图检查示：室性早搏，ST-T压低。

西医诊断：冠心病，高血压病。

中医诊断：胸痹，眩晕。

证候诊断：气阴两虚兼瘀血阻络。

治法：益气养阴，活血化瘀。

【处方】通冠丸方加减。

太子参30g	麦冬15g	五味子10g	黄芪20g
生地黄20g	山茱萸15g	瓜蒌15g	薤白15g
枳实20g	丹参20g	当归15g	川芎10g
三七粉（冲服）4g	水蛭粉（冲服）4g	酸枣仁30g	山药15g

7剂，每日1剂，水煎。

二诊：服药后胸闷气短、出汗减轻，心前区憋闷感明显缓解。效不更方，上方继续

① 郭冰、刘国安、李淑玲：《刘国安主任中医师治疗胸痹经验》，载《中医研究》2015年第28卷，第5期，第44-46页。

服用 20 余剂，诸症好转。将此药共研细末，每次服用 5g，每日 3 次，以巩固疗效。

【按语】

患者年过六旬，脏腑功能减退，心气已虚，阳气虚衰，故气血运行无力，导致血瘀，主要表现为胸痹心痛，自汗，小便频，苔薄白而干、有裂纹，舌淡胖嫩、有瘀斑，舌下脉络曲张，脉结代，均为气阴两虚兼瘀血阻络之象。王清任强调："治病之要诀，在明白气血。"并提出"气管行气，气行则动；血管盛血，静而不动""气无形不能结块，结块者，必有形之血也"。其中"元气既虚，必不能达于血管，血管无气，必停留而瘀"说明了气与血之间的相关性。故在补气时给予活血，即气行则血行，无论虚实，均应配合运用活血化瘀之药。

方中瓜蒌、薤白、枳实以豁痰下气，宽胸散结，下气破结，消痞除满；丹参、川芎、当归以养血活血，行气止痛；三七粉祛瘀生新，活血止血；水蛭破血逐瘀；麦冬、太子参、五味子、生地黄、酸枣仁以补气养阴，养心安神；山茱萸、山药益气养阴，补益肝肾。通过益气养阴，活血化瘀治疗胸痛。

七十五、刘华为医案：冠心病（心绞痛）[①]

孙某，男，52 岁。

初诊日期：2013 年 7 月。

现病史：自诉 6 年前无明显诱因出现胸闷、心慌，伴头晕，左上肢酸困，曾于某医院住院，行冠脉 CT 示：左冠前降支中段狭窄 50%，诊断为"冠心病不稳定型心绞痛，心功能 I 级"，经治疗好转出院。出院后未坚持服药。平素胸闷、心悸偶作。近 3 天来因劳累感阵发性胸闷、心慌、乏力肢软，纳呆，眠差，曾于外院就诊，予口服活血化瘀类中药汤剂及中成药制剂，效不显，遂来我科住院。

刻诊：阵发性胸闷、心慌、乏力肢软，纳呆，胃胀，反酸，烧心，眠差，尿频，大便不畅，肛门有下坠感。

查体：神清，精神可，形体适中，面色萎黄，口唇色暗，双肺呼吸音清，未闻及干湿啰音，心率 72 次/min，律齐，心音低。腹软，无压痛、反跳痛，双下肢不肿。舌红，苔黄厚腻，脉细滑。

中医诊断：胸痹。

证候诊断：痰浊痹阻。

治法：化痰和中，宽胸理气。

【处方】

黄连 6g	橘红 15g	姜半夏 15g	茯苓 15g
枳实 15g	竹茹 15g	炮姜 7g	黄芩 7g
党参 15g	瓜蒌皮 15g	薤白 15g	丹参 15g
炙甘草 6g	猪苓 15g	泽泻 15g	炒白术 15g

---

① 高安、马战平、刘华为：《刘华为运用调畅气机法治疗冠心病心绞痛》，载《湖北中医杂志》2015 年第 37 卷，第 4 期，第 22－23 页。

桂枝 7g

14 剂，水煎服，每日 2 次。

复诊：患者服药后胸闷、心慌明显减轻，乏力好转，纳食增加，胃胀明显减轻，眠可，二便调。

【按语】

患者长期伏案工作，缺乏锻炼，气虚于内，水液运化无权，水湿内停，凝聚成痰，痹阻胸中，胸阳失展，发为胸闷、心慌、气短；湿阻中焦，脾失健运，胃失和降，则纳呆、胃胀、乏力；脾胃失和，痰热犯胃，则反酸、烧心；此外，舌红，苔黄厚腻，脉细滑均为痰浊痹阻之征。方中黄连、橘红、姜半夏、枳实、竹茹清热化痰和胃；姜半夏、炮姜、黄芩、黄连寒热并用调节中焦气机；党参、炒白术、茯苓健脾燥湿；猪苓、泽泻、桂枝温阳化气，利水渗湿；瓜蒌皮、薤白宽胸理气化痰调节上焦气机；辅以丹参以活血化瘀。诸药合用，调畅气机，胸痹诸症自消。

七十六、刘景源医案：稳定型心绞痛[①]

患者，男，59 岁。

初诊日期：2013 年 9 月 16 日。

现病史：形盛体胖，冠心病 10 年。2003 年因心前区阵发性剧烈绞痛，住国外医院确诊为心绞痛，经治疗缓解。近日，因劳累、心痛发作频繁且程度愈来愈重，故来求诊。

刻诊：心前区疼痛每日 4～5 次，需含硝酸甘油方能缓解，伴胸闷气短，心中痞塞，疲乏，便溏寐差，自汗盗汗，恶风寒，手足冷，脉沉滑无力，舌淡暗苔白厚。

西医诊断：稳定型心绞痛。

中医诊断：胸痹。

证候诊断：胸阳不振，气阴两虚，气滞痰瘀，血脉痹阻。

治法：通阳化浊，心胃同治。

【处方】 瓜蒌薤白半夏汤、人参汤、茯苓杏仁甘草汤、橘枳姜汤等合方化裁。

瓜蒌皮 15g	薤白 15g	清半夏 10g	桂枝 10g
茯苓 30g	茯神 30g	杏仁 10g	炙甘草 10g
橘皮 15g	枳实 10g	生姜 3 片	党参 30g
麦冬 10g	五味子 6g	生黄芪 30g	炒白术 30g
防风 10g	川芎 10g	红花 10g	丹参 20g
檀香 10g	砂仁 10g	乌枣 20g	生地黄 10g
阿胶 10g	荜茇 6g		

水煎服，每日 1 剂，分 3 次饭前 1 小时温服。

上方服 14 剂，觉体力渐增，心前区疼痛发作频率减为 2～3 次，疼痛减轻，且发作时隐痛可忍，但仍心悸气短，脉沉细而弱，舌质微暗。上方加减继服 2 个月，除劳累后

① 郑丰杰：《刘景源教授辨治胸痹经验》，载《环球中医药》2015 年第 8 卷，第 1 期，第 75 – 76 页。

偶有心慌、心前区隐隐刺痛外，别无不适。

【按语】

本例胸痹，气短疲乏，自汗盗汗，便溏，手足冷，脉沉滑无力，舌淡暗苔白厚，以心气血两虚为本；心中痞塞而痛，苔厚腻，为痰湿水饮；心前区刺痛、舌暗则瘀阻脉络。

治当通补兼施，补则心胃同治，益心阳、健脾气、养阴血，以气血同补、心胃同治；通则行气化痰、活血消瘀。故以瓜蒌薤白半夏汤宣痹通阳、豁痰开结，加桂枝以鼓振心阳，则不但专于补，而又能驱逐阴邪；用人参汤、生脉饮、复脉汤，益气养血，玉屏风固表实卫；茯苓杏仁甘草汤宣肺利水；橘枳姜汤和胃降气；丹参饮活血化瘀，行气止痛；诸药合用，共奏通阳化浊之功。

七十七、刘学勤医案：胸痹[①]

林某，女，51岁。

初诊日期：2009年1月16日。

现病史：间断胸闷胸痛伴气短5年。胸前胀闷刺痛，阵发性热气自少腹上冲，心悸气短，痰多，阵汗，腰膝酸软，大便干结，舌质暗红、苔黄稍腻，脉滑数。

【处方】

生龙骨30g	生牡蛎30g	丹参30g	怀牛膝30g
全瓜蒌20g	当归15g	红花15g	代赭石15g
炒栀子12g	炒枳壳12g	薤白8g	半夏10g
肉桂3g			

6剂。

二诊：服药症减，守上方加栀子3g，6剂。

三诊：服药后胸闷气短已轻，乏力身困，心烦易怒，口苦纳差，舌质淡胖、苔白腻。守上方去怀牛膝、肉桂，加川芎10g，藿香、佩兰各12g，黄芩、郁金各15g，黄芪30g，三七8g，6剂。

1个月后四诊：心慌胸闷已大轻，燥汗已少，口苦已轻，继守上方加三七2g。再进6剂，以收全功。

【按语】

中医诊断为胸痹，辨其病机为痰热结胸于上，脾肾亏虚于下，拟活血归元汤活血通络、降逆安神，合瓜蒌薤白半夏汤通阳散结、祛痰宽胸。活血归元汤此处去山茱萸、炒枣仁、琥珀、甘草等，防其滋腻助湿，加丹参以宁心安神、活血化瘀。用半夏力能下达，为降胃安冲之主药，能止呕吐，引湿痰下行，纳气定喘。龙骨能收敛元气、镇惊安神、固涩滑脱。牡蛎性善收敛有保合之力，胆得其助而惊恐自除，肝得其平而恚怒自息。二诊症减，效不更方，加量应用炒栀子清心除烦，栀子既入肺胃而泻火，又入心肝

① 刘静生：《刘学勤教授运用"活血归元法"治疗妇女更年期综合征临证经验》，载《新中医》2012年第44卷，第10期，第163-164页。

而凉血，所以热病心烦，胸中懊，眠不宁，是为主治。三诊热去湿恋，则加川芎、藿香、佩兰等行气活血，燥湿化痰，黄芪补中益气，扶正祛邪。

刘学勤教授临证不拘一症一方，灵活变通，法度巧妙，用药味少量轻，服药量少效宏，善于疏导患者心理，使之能积极配合，静心调养。

七十八、刘学文医案三则

案1：冠心病（不稳定型心绞痛）①

患者，男，71岁。

初诊日期：2014年3月17日。

现病史：冠心病8年多，3年前曾患心肌梗塞。3年来反复出现胸痛、胸闷、心悸、气短等症状，常服消心痛及速效救心丸等药，症状时轻时重。半月前因劳累致上症加重。冠脉造影检查显示冠状动脉多支病变，不适于支架或搭桥手术。

心电图示：心肌缺血，陈旧性下壁心肌梗塞。

刻诊：疲乏无力、心悸气短、易汗出、动则尤甚，胸闷、阵发性胸痛。舌质紫暗有瘀斑，苔薄白，脉弦细无力有结代。

西医诊断：冠心病，不稳定型心绞痛。

中医诊断：胸痹。

证候诊断：气虚血瘀，心脉瘀阻。

治法：益气活血，通络化瘀。

【处方】补阳还五汤加减。

炙黄芪30g	生晒参10g	当归15g	赤芍15g
川芎15g	桃仁10g	红花10g	丹参15g
郁金15g	香附15g	浮小麦20g	龙骨30g
牡蛎30g	三七粉(冲服)4g		

每日1剂，水煎200mL，早晚分服。

5剂药后，胸闷、胸痛减轻，汗出及心绞痛次数均减少；继服10剂，心绞痛未再发作，上方随证加减续服一个半月后，除上楼梯仍觉气短外，余无明显不适症状。

【按语】

该患年过古稀，久病体弱，并有陈旧性心肌梗塞病史，为气虚血瘀，心脉瘀阻，气虚为本，血瘀为标。刘学文教授补阳还五汤益气活血，通利心脉，加生晒参协同黄芪益气养心，现代药理研究认为，人参能"增加心肌收缩力，增加心输出量和冠脉血流量"，并"具有保护心肌毛细血管内皮细胞，及减轻线拉体损伤作用"，伍以丹参、三七、郁金、香附增强活血行气之力；佐以浮小麦、龙骨、牡蛎敛心止汗，从而达到祛邪通脉不伤正、扶正补虚不留邪的治疗目的。

① 杨光宁：《刘学文辨证与辨病结合治疗冠状动脉粥样硬化性心脏病》，载《实用中医内科杂志》2015年第29卷，第10期，第20－22页。

案2：冠心病（心绞痛、陈旧性后壁心肌梗塞）①

患者，女，62岁。

初诊日期：2014年4月9日。

主诉：胸闷、阵发性胸痛，浮肿2年余，加重1周。

现病史：2012年初受寒冷刺激突发胸部憋闷伴左侧胸剧痛，确诊为冠心病心绞痛，后壁心肌梗塞。治疗后症状缓解。此后胸痛连及后背仍有间歇性发作，伴面部及下肢浮肿、大便溏、恶寒肢冷等。1周来因胸痛浮肿等症再度发作而来诊。

刻诊：神疲乏力，面色㿠白，语音低微，心悸气短；胸闷、阵发胸痛，面部及下肢浮肿，手足不温，大便溏，尿频量少；舌质淡胖边有齿痕、苔白滑，脉沉细稍数。心电图：心肌缺血，陈旧性后壁心肌梗塞。

西医诊断：冠心病心绞痛，陈旧性后壁心肌梗塞。

中医诊断：胸痹。

证候诊断：心肾阳虚，湿瘀互阻。

治法：温阳补肾、健脾利湿，兼以益气化瘀。

【处方】真武汤合四君子汤。

制附子7g	肉桂7g	干姜15g	白芍10g
炒白术15g	茯苓20g	党参20g	生黄芪20g
淫羊藿15g	巴戟天15g	桑寄生15g	当归15g
川芎10g	丹参15g	檀香(后下)5g	三七粉(冲服)4g

每日1剂，水煎取200mL，早晚分服。

二诊：（2014年4月15日）5剂药后后，胸痛发作次数减少，畏冷减轻，浮肿较前有所消退。效不更方，继用上方10剂。

三诊：（2014年4月25日）诸症明显减轻，面部及下肢浮肿消退。随证加减治疗2个月后，心绞痛未再发作。

【按语】

本案属心肾阳虚、湿瘀互阻证。心肾阳虚为本，湿瘀互阻为标。刘学文教授真武汤温阳利水，伍以肉桂、淫羊藿、巴戟天、桑寄生增强温补肾阳之力，佐以四君子汤去甘草、加生黄芪益气健脾，并加当归、丹参、川芎、三七、檀香化瘀通络，行气止痛。法契病机，标本兼治，心肾得补，邪去正复。

案3：冠心病（心绞痛）②

患者，女，54岁。

初诊日期：2014年7月14日。

现病史：左胸部阵发性疼痛1年，夜间多发，伴胸闷气短，善太息，夜寐不安，有时憋醒，乏力心悸，烦躁易怒，两胁胀满，五心烦热，多次治疗未见好转。闭经3年。

---

① 杨光宁：《刘学文辨证与辨病结合治疗冠状动脉粥样硬化性心脏病》，载《实用中医内科杂志》2015年第29卷，第10期，第20-22页。

② 杨光宁：《刘学文辨证与辨病结合治疗冠状动脉粥样硬化性心脏病》，载《实用中医内科杂志》2015年第29卷，第10期，第20-22页。

舌质暗红系下有瘀斑，苔薄黄，脉细弦涩。

心电图：窦性心律，ST 段下移。

西医诊断：冠心病心绞痛。

中医诊断：胸痹。

证候诊断：心脉瘀阻，肝郁化热。

治法：益气化瘀，疏肝泄热。

【处方】血府逐瘀汤合丹栀逍遥散。

当归 15g	赤芍 10g	桃仁 10g	红花 10g
川芎 15g	柴胡 10g	枳壳 10g	檀香（后下）5g
怀牛膝 10g	桔梗 10g	瓜蒌 15g	元胡 15g
郁金 15g	葛根 15g	茯苓 20g	炒白术 15g
山药 20g	山栀 10g	丹皮 10g	炙黄芪 20g
党参 20g	炙甘草 10g		

每日 1 剂，5 剂，水煎取 200mL，早晚分服。

二诊：（2014 年 7 月 21 日）5 剂后，胸痛发作次数减少，胸闷及两胁胀满、五心烦热症状减轻，睡眠仍不实，仍有乏力、气短、心悸症状。上方加炒酸枣仁 20g、三七粉（冲服）4g，15 剂。

三诊：（2014 年 8 月 1 日）服药半个月后，上述诸症均改善。视病情继守二诊处方，随证加减治疗 1 个月，身体已无明显不适症状，心电图复查基本正常。

【按语】

此案胸痹闭经 3 年，处于更年期之绝经后期，除冠心病、心绞痛的症状外，还伴有更年期综合征表现。以心脉瘀阻为主证，肝郁气滞、郁久化热为兼证。故用血府逐瘀汤祛瘀通脉，行气止痛；丹栀逍遥散疏肝健脾，泄热除烦；再加炙黄芪、党参、山药益气补肾以固本；元胡、郁金、檀香行气活血止痛；瓜蒌宽胸散结，《本草纲目》谓："张仲景治胸痹痛引心背……皆用栝蒌实。"葛根解肌退热，现代药理实验证实所含"葛根总黄酮和葛根素有明显扩张冠状动脉作用，可使正常和痉挛状态的冠状血管扩张，总黄酮还能对抗垂体后叶素引起的冠状动脉痉挛，并可降低，心肌耗氧量，对梗塞，心肌代谢有良好影响"。诸药合用，方证相符，诸症悉除。

七十九、刘永业医案：冠心病（不稳定型心绞痛）[①]

王某，男，67 岁。

初诊日期：2013 年 10 月 25 日。

现病史：胸痛、胸闷间断发作 10 年余，每次发作持续时间均不超过 20 分钟，多因劳累诱发，近 2 周发作较前频繁，伴气短、乏力、纳呆，时有泛酸，不能安卧，大小便正常，在家不能劳作。5 天前在某医院查冠脉造影提示右冠脉近段 60% 狭窄，左前降支

---

① 范立华：《刘永业从脾胃辨治冠心病学术经验述要》，载《光明中医》2015 年第 30 卷，第 7 期，第 1400 – 1401 页。

中段 80%～90% 狭窄，回旋支开口斑块形成，狭窄约 80%，患者因拒绝支架植入治疗转来求治中医。

既往史：抽烟史 30 余年，少量饮酒，有慢性胃溃疡病史 15 年，间断服药治疗，否认高血压、糖尿病。

查体见：形体肥胖，神疲乏力，面色晦暗，口唇稍紫，舌体胖大边有齿痕，舌底青筋迂曲，舌苔白、厚、腻，脉沉无力。

西医诊断：①冠心病不稳定型心绞痛，②胃溃疡。

中医诊断：胸痹心痛病。

证候诊断：气虚痰瘀互结。

治法：益气健脾、祛痰活血。

【处方】瓜蒌薤白半夏汤合补阳还五汤加减。

全瓜蒌 30g	酒薤白 20g	法半夏 15g	当归 15g
川芎 20g	红花 15g	地龙 20g	三七粉(冲服)3g
黄芪 30g	赤芍 30g	木香 10g	砂仁(后下)10g
乌贼骨 30g			

7 剂，水煎服。

药进 7 剂后，患者诉诸症大减，可以适量活动，后根据病情将息月余，诸症消失，体力恢复，生活复常。

【按语】

患者初诊症状典型，结合舌脉，诊断明确，中医辨证为胸痹心痛病，气虚痰瘀互结型，临床选用瓜蒌薤白半夏汤合补阳还五汤加减。

瓜蒌薤白半夏汤方出《金匮要略》，具有通阳散结、祛痰宽胸功效。治胸痹，痰浊较甚，心痛彻背，不能安卧者。半夏燥湿化痰、降逆散结，配以瓜蒌、薤白豁痰通阳、理气宽胸，用于胸痹痰浊壅盛，病情较重者。

补阳还五汤出自《医林改错》，具有补气活血通络之效，适用于中风及中风后遗症气虚血瘀者，方中重用黄芪意在大补脾胃之元气，使气旺血行，瘀去络通；当归活血，兼能养血，有化瘀而不伤血之妙；赤芍、川芎、红花助当归活血祛瘀；地龙通经活络。大量补气药与少量活血药相配，气旺则血行，活血而又不伤正，共奏补气活血通络之功。再加木香行气止痛，三七粉活血止血，砂仁温中和胃，乌贼骨制酸护胃。诸药合用则脾气得健，心血得通，痰祛瘀消，诸症悉除。

八十、刘玉洁医案四则

案 1：冠心病（心绞痛）①

窦某，女，53 岁。

初诊日期：2013 年 8 月 20 日。

---

① 冀照俊、孟洁、曹洋、王清贤、刘玉洁：《刘玉洁从肝论治冠心病经验》，载《湖南中医杂志》2015 年第 31 卷，第 1 期，第 25－26 页。

现病史：患者心前区疼痛连及后背 2 年余，因劳累而加重 1 月。

刻诊：胸痛连及后背部，口苦纳呆，胃脘不适，烧心泛酸，大便质可，每天 1 次，小便调，心烦不眠，舌质淡红，苔黄腻，脉弦滑。

门诊心电图提示窦性心律，ST－T 改变。

西医诊断：冠心病心绞痛。

中医诊断：胸痹心痛。

证候诊断：气郁痰阻。

治法：清热化痰，活血宣痹。

【处方】黄连温胆汤加减。

半夏 10g	枳壳 10g	竹茹 10g	陈皮 10g
茯苓 15g	甘草 6g	黄连 6g	石菖蒲 10g
远志 10g	茯神 30g	丹参 30g	郁金 10g
合欢皮 30g	川楝子 6g	延胡索 15g	片姜黄 15g
葛根 30g	生龙骨 30g	生牡蛎 30g	

7 剂。每日 1 剂，水煎 2 次取汁 400mL，分早晚饭后 1 小时服。

二诊：（8 月 27 日）患者胸痛发作次数减少，反酸烧心较前减轻，又增大便干燥。舌红苔黄腻，脉弦滑。于初诊方加火麻仁 30g、郁李仁 30g、柏子仁 30g。继服 7 剂。

三诊：（9 月 4 日）大便已通，诸症均有显著改善。仍遵原方加减治疗，继服 2 个月，并嘱其调情志，节饮食，其后随访，未再复发。

【按语】

肝主疏泄，心主血脉，气行则血行，此患者平素郁闷不乐，血行不畅，及病日久，则出现胸痛之症状；肝脾为木土关系，土得木而达者，因木郁而不达矣，土不达，则痰涎易生，进一步阻碍气血运行，且木因土克，运化失职，而见口苦纳呆，胃脘不适，烧心泛酸之症；痰郁日久化火，扰及心肝，故心烦不寐。据主症及舌脉，辨证为气郁痰阻，治以调肝化痰为大法。方用黄连温胆汤。

此方用二陈汤减去姜枣者，防其滋腻；轻用竹茹，意不在清热，而在除烦宁心，降逆消痞；用枳壳代枳实，意在宽中而不至破气；菖蒲、远志、茯神、丹参、郁金、合欢皮开窍化痰，交通心肾；川楝子、延胡索疏肝理气而止痛；片姜黄善于止肩臂之疼痛；葛根升津疏经，使脾胃之清阳升则浊阴自降；生龙牡可镇惊安神，制酸止痛，兼可软化痰涎。

案 2：胸痹心痛①

宋某，女，59 岁。

初诊日期：2012 年 12 月 12 日。

现病史：患者因胸闷而痛反复发作 3 月余，加重 1 周就诊。患者于 3 个月前因与他人发生口角争执而出现胸闷气短，心前区疼痛，曾于当地医院就诊，经冠脉造影诊断为

---

① 冀照俊、孟洁、曹洋、王清贤、刘玉洁：《刘玉洁从肝论治胸痹心痛五法》，载《江苏中医药》2015 年第 47 卷，第 2 期，第 69－70 页。

为冠心病心绞痛。口服消心痛等药维持，效果不著。1周前复因情志不遂上述症状加重。胸痛胸闷，多因情绪因素而诱发，每日发作 4～6 次，持续 3～5 分钟，口服速效救心丸可缓解，伴见心慌心悸，口干且苦，纳食不香，脘腹胀满，夜寐欠安，二便调，舌质暗淡、苔薄白，脉沉弦。

证候诊断：气滞心胸。

【处方】逍遥散加减。

当归 10g	白芍 10g	柴胡 6g	茯苓 15g
白术 10g	炙甘草 6g	生姜（后下）3 片	薄荷（后下）3g
川楝子 6g	延胡索 15g	丹参 30g	郁金 10g
合欢皮 30g	石菖蒲 10g	远志 10g	茯神 30g
炒枣仁 30g	夜交藤 40g	紫苏梗 10g	生麦芽 30g
龙骨（先煎）30g	牡蛎（先煎）30g		

常法煎服。

服药 2 周以后胸痛减轻，脘腹胀满亦见好转。嘱调畅情志，上方加减服用 1 个多月，诸症消失。后以丸药调理。随访 1 年未再复发。

【按语】

本案患者有与他人口角之病史，此次发病由情志不遂而见心前区闷痛之症，显是肝失疏泄、气郁血滞所致。《杂病源流犀烛·心病源流》曰："总之，七情之由作心痛，七情失调可致气血耗逆，心脉失畅，痹阻不通而发心痛。"根据主要症状及舌质暗淡、苔薄白，中医辨证为肝郁气滞之胸痹，治以疏肝解郁法，方用逍遥散化裁而治。

方中治以柴胡，肝欲散也；佐以甘草，肝苦急也；当归以辛补之；白芍以酸泻之；治以白术、茯苓，脾苦湿也，加薄荷、生姜入煎即滤，统取辛香散郁也。刘玉洁教授临床喜用对药或几味一组的小药方，往往随证加减，见效亦著。如此病例中，心痛时作，加用川楝子、延胡索，此即古方金铃子散，主治心包火郁作痛，盖木能生火，木郁则火郁，以金铃子能降火逆，延胡索能散血结，功胜失笑散，而无腥秽伤中之患。气滞日久，易致血瘀，若舌质暗淡有瘀斑，加用丹参、郁金、合欢皮。三药合用，行血补血，悦心安神。气滞日久，津液运化不及，则体内易生痰湿，若舌苔白腻，则加用石菖蒲、远志、茯神。三药合用，开窍化痰、安神定志。脘腹胀满者，加用紫苏梗、生麦芽。若夜寐不安，则加用炒枣仁、夜交藤养心益肝，敛精藏魂。心慌心悸者，加用生龙牡重镇安神。

案 3：冠心病（稳定型心绞痛）[①]

檀某，女，73 岁。

初诊日期：2014 年 2 月 18 日。

现病史：1989 年于本地医院诊断为冠心病、心绞痛。多次心电图提示 ST－T 改变。平素间断服用复方丹参滴丸等药维持。近 2 周因情志不遂，心前区闷痛发作频繁，每日

---

① 曹洋、冀照俊、孟洁、刘玉洁、王清贤：《刘玉洁从痰论治胸痹心痛经验》，载《江西中医药》2015 年第 46 卷，第 5 期，第 18－19 页。

发作 10 余次，持续 2～5 分钟，舌下含服硝酸甘油后缓解。疼痛连及后背，稍活动或情志不遂则加重，伴见胸闷心悸，四肢沉重。纳可，二便调，夜寐欠安。舌质暗，苔白腻，脉滑。

心电图提示：V_1～V_5 导联 ST 段下移 0.1mV。

西医诊断：冠心病（稳定型心绞痛）。

中医诊断：胸痹。

证候诊断：痰浊痹阻。

治法：化痰泄浊、宣痹止痛，佐以养心安神。

【处方】温胆汤加味。

陈皮 10g	半夏 10g	枳壳 10g	竹茹 10g
茯苓 15g	炙甘草 6g	石菖蒲 10g	远志 10g
茯神 30g	丹参 30g	郁金 10g	合欢皮 30g
川楝子 6g	延胡索 15g	片姜黄 15g	葛根 30g
龙骨 30g	牡蛎 30g		

7 剂。每日 1 剂，分早晚 2 次服。

服药 7 剂后，心前区连及后背疼痛感减轻，胸闷气短亦见好转。效不更方。

上方加减共服药 40 余剂后，诸症好转，复查心电图提示：V_1～V_5 导联 ST 段下移 0.05mV，停用中药。随访至今，未再发作。

【按语】

本例以心前区疼痛、胸闷、舌苔腻、脉滑为主症，符合痰浊痹阻的病机。治以化痰泄浊、宣痹止痛，佐以养心安神，方用温胆汤加减。温胆汤以"理气化痰"之功独专，非他方所能取代，《医方集解》谓之"不寒不燥而胆常温矣"，是以清而不寒，温而不燥，攻而不强，虚人亦可加减运用；石菖蒲、远志、茯神化痰开窍，安养心神；丹参、郁金、合欢皮化瘀清心安神；川楝子、延胡索活血止痛；葛根、片姜黄舒缓经脉以疗后背之痛；生龙骨、牡蛎镇静以安心神。全方共奏化痰泄浊，宣痹止痛，养心安神之效。药味虽少，力专而效宏，故可收良效。

案 4：胸痹[1]

高某，男，70 岁。

初诊日期：2008 年 12 月 26 日。

主诉：胸闷，气喘，反复发作半年，加重 10 天。

现病史：患者既往有心肌梗死病史，半年前诊为慢性心力衰竭，平素长服欣康、地高辛、开博通、双氢克尿噻、螺内酯等药维持，近 10 天症状加重。

刻诊：胸闷、气喘，声低息促，心中悸动，少气懒言，偶有夜间不能平卧，食欲不振，大便不畅，舌尖略红，苔薄白，脉细弱。心电图示：窦性心律，心率 95 次/min，陈旧性前壁心肌梗死，ST-T 改变。

中医诊断：胸痹。

---

① 赵卫：《刘玉洁教授运用升陷汤的经验》，载《四川中医》2010 年第 28 卷，第 5 期，第 8－9 页。

证候诊断：宗气不足，大气下陷。

治法：益气升提举陷。

【处方】升陷汤加味。

黄芪 40g	知母 10g	柴胡 6g	桔梗 10g
升麻 6g	党参 30g	山萸肉 30g	当归 10g
元肉 10g			

每日 1 剂，水煎，分 2 次服。

连服 7 剂，患者胸闷，气喘明显好转，夜间可平卧入睡。守方服药 2 个月，患者诸症悉平，随访半年，病情稳定。

【按语】

慢性心力衰竭属中医"胸痹""喘证"的范畴，多为本虚之证，本虚多为宗气虚，宗气即"胸中大气"。《灵枢·邪客》曰："故宗气积于胸中，出于喉咙，以贯心脉而行呼吸焉。"宗气为诸气之纲领，宗气虚而下陷，则诸气失之统摄，不能"贯心脉而行呼吸"，故可见胸闷、气喘、声低息促、心悸懒言、脉细弱等症。升陷汤既可补气，又可升气，酌加党参以培气之本，加山萸肉以防气之涣，加元肉、当归以补心脾，益气血，兼能润肠。药证相合，效若桴鼓。

八十一、刘志明医案四则

案 1：冠心病（心绞痛）[①]

患者，男，58 岁。

初诊日期：1992 年 10 月 5 日。

主诉：心前区闷痛 2 年，加重 2 月。

现病史：患者于 1990 年起，每逢工作紧张或者劳累出现心前区憋闷疼痛，每次历时数分钟，休息或含服硝酸甘油可以缓解，近 2 个月来因工作繁忙，上述症状加重，发作频繁。发作时大汗淋漓，难以忍受，休息、含服硝酸甘油都不能缓解，遂送医院抢救。心电图报告：胸前 $V_3 \sim V_5$ 导联 ST 段水平下移 1.5mV，T 波倒置，提示慢性冠状动脉供血不足，临床诊断"冠心病心绞痛"。发病以来手持物发抖，腰酸软无力，口干，大便微干，服用西药疗效欠佳。既往有高血压病史。

诊查：血压 150/90mmHg（已经服用降压药），精神可，气短，双手颤抖，体温正常，舌无偏斜，唇无紫绀，心率 85 次/min，律齐，第一心音低，可闻及第四心音。双下肢不肿。舌苔薄，脉弦细，沉取无力。

证候诊断：肾阴亏虚，胸阳不振。

治法：滋肾通阳，理气活血。

【处方】

瓜蒌 15g	薤白 12g	首乌 12g	桑椹 15g

---

① 刘志明、刘如秀：《辨治胸痹心痛的几点体会》，载《浙江中医药大学学报》2009 年第 33 卷，第 5 期，第 709－711＋714 页。

杜仲 12g	丹参 9g	太子参 12g	半夏 9g
枳壳 9g	麦冬 9g	川芎 4.5g	三七粉^(冲服)1g

二诊：（1992 年 10 月 13 日）服药 7 剂后精神转佳，胸闷减轻，发作频率减少。守原方加减治疗 3 个月，上述症状完全缓解，多次复查心电图，ST 段恢复正常，T 波由倒置逐渐转为直立，日常活动不受限制。

【按语】

胸痹心痛常见于老年人，肾虚是老年人的生理特点和病理基础，故刘志明教授认为，补肾法是治疗老年病的重要方法。老年人肾气衰弱，阴阳俱不足。阴为阳基，无阴精之形，则阳无以载。故补肾应强调补肾阴之不足。张景岳《传忠录·治形论》主张"故凡欲治病者，必以形体为主；欲治形者，必以精血为先，此实医家大门路也。"景岳的"治形"思想，对老年人胸痹心痛的防治，具有重大的现实意义。老年胸痹心痛治在先天，这为历代医学家所重视。前人养老寿生方剂，如"首乌延寿丹""还少丹""首乌丸"等无不体现肝肾之治。刘志明教授抓住本例患者年高体虚，采用滋补肝肾、通阳化浊治法，使心痛症状得以控制，心电图恢复正常，体现了中医治病求本的思想。若不细加辨证而一味攻伐，势必戕伤正气，造成不良后果。

案 2：冠状动脉粥样硬化性心脏病（稳定型心绞痛）[①]

郭某，男，57 岁。

初诊日期：2010 年 5 月 11 日。

主诉：胸闷、胸痛反复发作 3 年。

现病史：患者于 3 年前因劳累后出现心前区闷痛，就诊于某医院诊断为"冠心病"，规律服用硝酸酯类药物，每于劳累或情绪激动时症状加重，口服硝酸甘油片可以缓解，现为求中医治疗，就诊于我院门诊。

刻诊：偶有胸闷、胸痛，劳累后加重，气短、乏力、口干、口不苦，出汗少，腰膝酸软无力，纳眠可，大便干，小便尚调。舌暗红，有瘀斑，苔薄白，脉弦细，沉取无力。服降压药后血压 130/80mmHg，否认糖尿病等慢性病史；否认药物及食物过敏史。

辅助检查：生化全项：TP 63.4g/L、GLB 23.5g/L、TBIL 20.1μmol/L、hs-CRP 4.51mg/L。心电图：窦性心律，心率 62 次/min，Ⅱ、V_4、V_5 导联异常 Q 波，V_4、V_5、V_6 导联 ST 段下移及 T 波低平。

西医诊断：冠状动脉粥样硬化性心脏病（稳定型心绞痛），高血压病。

中医诊断：胸痹。

证候诊断：肾阴亏虚，胸阳不振，瘀血阻络。

治法：滋肾通阳，活血化瘀。

【处方】

制首乌 12g	瓜蒌 15g	薤白 12g	三七^(冲服)3g
桑椹 15g	半夏 9g	杏仁 9g	太子参 12g

---

① 马龙、刘如秀：《刘志明教授辨治冠状动脉粥样硬化性心脏病经验》，载《中医学报》2013 年第 28 卷，第 11 期，第 1643－1645 页。

茯苓 15g　　　　枳壳 9g　　　　炙甘草 6g

水煎服，每日 1 剂，7 剂。

后抄方规律服用 1 个月。

二诊：（2010 年 6 月 10 日）患者诉服药后，偶有胸闷，无疼痛，较前有力气，口不干，纳眠可，大便干，小便尚调。舌质暗红，苔薄白，脉弦细，较前有力。复查：生化全项：TBIL 17.5μmol/L。心电图较前：V_4、V_5、V_6 导联 ST 段未见下移，Ⅱ、V_4、V_5 导联仍有异常 Q 波。继服上方。

【按语】

患者年近六旬，《素问·阴阳大应象大论》云："年四十而阴气自半也，起居衰矣。"其症见腰膝酸软无力，实乃肾精亏虚之象。《景岳全书》道："心本乎肾，所以上不宁者，未有不由乎下，心气虚者，未有不因乎精。"《金匮要略·胸痹心痛短气病脉证治》曰："胸痹不得卧，心痛彻背者，栝蒌薤白半夏汤主之。"

故刘志明教授应用冠心爽合剂加减治疗，制首乌、桑椹填补肾精，瓜蒌、半夏、杏仁宽胸消痰，薤白、枳壳通阳行滞、消痞除满，太子参、茯苓、炙甘草益气养心，三七活血化瘀。诸药合用，共奏滋肾通阳、益气养心、化瘀止痛之功。

案 3：冠状动脉粥样硬化性心脏病（稳定型心绞痛）[①]

患者，男，70 岁。

初诊日期：2014 年 2 月 11 日。

主诉：胸痛 10 年。

现病史：主因"胸痛 10 年"就诊，现表现为偶有胸痛心悸，胸痛与活动无关，无胸闷，无头晕，无咳嗽，静坐时易嗜睡，双耳耳鸣，如知了叫，休息后耳鸣减轻，纳可，眠安，二便调。

既往史：既往冠心病史 2 年，否认高血压、糖尿病。

查体：血压 122/80mmHg，精神可，心肺听诊无明显异常，舌质淡暗，苔薄黄，脉沉细。

辅助检查：动态心电图：窦性心律，房性早搏，室性早搏；平板运动试验：阳性。

西医诊断：冠状动脉粥样硬化性心脏病，稳定型心绞痛；房性早搏；室性早搏。

中医诊断：胸痹。

证候诊断：肾精亏虚，胸阳不振，瘀血阻络。

治法：补肾通阳，活血化瘀。

【处方】 制何首乌 15g，桑椹 15g，太子参 20g，茯苓 15g，三七 6g，蜜甘草 6g，法半夏 9g，薤白 12g，瓜蒌 15g，炒杏仁 9g，等等。

水煎服，每日 1 剂，7 剂。

二诊：（2014 年 3 月 10 日）未发胸痛，偶感胸前区不适，耳鸣，无头晕，无心悸，纳可，眠安，二便调。舌质淡暗，苔薄黄，脉沉细。继服上方。

---

① 尹琳琳、刘如秀：《刘志明教授从心肾治疗冠心病经验》，载《中西医结合心脑血管病杂志》2015 年第 13 卷，第 3 期，第 391–392 页。

三诊：（2014年3月20日）病情平稳，未发胸痛，症状减轻，偶有左胸部不适，纳眠可，二便调。继服上方。

此后一直服用上方加减，未发胸痛。

【按语】

患者年已七旬，《素问·上古天真论》云："丈夫……七八，……天癸竭，精少，肾脏衰，形体皆极。八八，则齿发去。"患者年事已高，肾脏已衰，肾精不足，其症见心悸、静坐时易嗜睡，双耳耳鸣实乃肾精亏虚之象，肾精亏虚不能上荣心脏、头部、耳窍，故见心悸、嗜睡、耳鸣。肾之元气已虚，气虚不能推动血行，瘀血停留故见胸痛。舌质淡暗，苔薄黄，脉沉细亦为元气不足，瘀血阻络之征。

《金匮要略·胸痹心痛短气病脉证治》曰："胸痹不得卧，心痛彻背者，栝蒌薤白半夏汤主之""胸痹，胸中气塞、短气，茯苓杏仁甘草汤主之，橘枳姜汤亦主之。"故应用制首乌、桑椹填补肾精，太子参益气养心、心肾得通；瓜蒌薤白半夏汤与茯苓杏仁甘草汤通阳化痰、宽胸散结。

李亚娟等研究发现，瓜蒌薤白半夏汤舒张血管且为内皮依赖性舒张，从而达到治疗心绞痛型、急性心肌梗死型冠心病的作用；三七活血化瘀，诸药合用，共奏补肾通阳、活血化瘀之功。

案4：冠状动脉粥样硬化性心脏病，高脂血症[①]

患者，女，68岁。

初诊日期：2013年10月10日。

现病史：主因"间断胸闷发作30年"就诊。现胸闷、乏力、气短、头晕、口干、口苦，时有腹痛，受凉后明显，纳可，眠安，小便调，大便偏稀。

既往史：既往冠心病史30年，平时自服愈心痛、倍他乐克；高脂血症、乙肝、胆囊切除术后、子宫切除术后。

查体：血压100/64mmHg，精神可，心肺听诊无明显异常，舌质暗红，苔薄黄，脉弦细。

西医诊断：冠状动脉粥样硬化性心脏病、高脂血症、乙肝、胆囊切除术后、子宫切除术后。

中医诊断：胸痹。

证候诊断：肾阴亏虚，心脉痹阻。

治法：滋肾通阳，活血化瘀。

【处方】

生地15g	白芍12g	党参20g	薤白12g
瓜蒌15g	茯苓15g	甘草6g	炒杏仁9g
麸炒枳壳10g	丹参15g	川芎12g	菖蒲10g

水煎服，每日1剂，7剂。

---

① 尹琳琳、刘如秀：《刘志明教授从心肾治疗冠心病经验》，载《中西医结合心脑血管病杂志》2015年第13卷，第3期，第391－392页。

后以此方加减规律服用，未发心慌，无头晕。

【按语】

《素问·上古天真论》云："女子……七七，任脉虚，太冲脉衰少，天癸竭，地道不通，故形坏而无子也。"患者年老肾虚，精不上承，心气失养，胸阳不振，心血瘀阻，发为胸痹，故见胸闷；元气不足，故见乏力、气短、头晕，腹痛，大便稀；肾阴不足，故见口干、口苦。舌质暗红，苔薄黄，脉弦细亦为肾阴亏虚、心脉痹阻之征。故选用生地、白芍滋养肾阴，党参益气养心，肾阴得复，心阳得通；取《金匮要略》之瓜蒌薤白半夏汤与茯苓杏仁甘草汤通阳化痰、宽胸散结；枳壳通阳消痞，丹参、川芎活血化瘀，通畅心脉；菖蒲化痰开窍，诸药合用，共奏滋肾通阳、宽胸理气、活血止痛之功。

八十二、陆家龙医案：冠心病[1]

患者，男，79岁。

现病史：阵发心悸胸闷数月。伴有神疲乏力，怕冷懒动，精神倦怠，偶有耳鸣，纳差，便溏，口唇青紫。患者有冠心病史20余年，服用扩管、抗凝药物治疗，病情不甚稳定，舌暗红苔薄白，脉细律齐。

证候诊断：心脉失养，气血不调。

治法：养心通脉，调理气血。

【处方】通络煎加减。

党参20g	当归12g	黄芪20g	川芎10g
丹参10g	葛根15g	茯苓20g	炒白术10g
山药15g	秫米20g	夜交藤20g	麦冬10g
桂枝5g	炮姜5g	炙甘草5g	大枣3枚
瓜蒌壳10g	柏子仁15g	炒谷芽15g	炒麦芽15g

【按语】

该患者久病，心脉失养，心血瘀阻，平素经常服用益气活血中药配合西药治疗，病情尚稳定。但今日就诊时除心悸、胸闷，诉有怕冷、纳差、便溏，一派气阳亏虚表现。陆家龙教授认为，治疗依据心脉失养的辨证，可选用通络煎养心通脉，调理气血，并根据阳虚病机变化加用桂枝、炮姜温经通脉，温胃散寒。温通经脉同时，配合川芎、当归、丹参活血化瘀，疗效更佳。服药3剂后患者怕冷乏力症状明显减轻，继续予通络煎再服巩固疗效。

八十三、陆芷青医案：冠心病[2]

张某，男，47岁。

初诊日期：1993年8月19日。

---

① 陈云山、杨海玲：《陆家龙教授益气为本辨治冠心病经验探析》，载《中国中医急症》2014年第23卷，第7期，第1285－1286页。

② 程志清：《陆芷青教授诊治冠心病的经验介绍》，载《中医教育》1998年第4期，第47－48＋51页。

现病史：患者左胸隐痛反复发作 3 年，近 1 个月来左胸隐痛，心悸，夜寐不安，大便溏薄，服西药消心痛见效不著，转求陆芷青教授诊治。

刻诊：舌红边有齿痕，舌下络脉瘀紫，苔薄黄，脉细。

1993 年 8 月 13 日心电图提示快速房颤、ST 段改变（Ⅱ、Ⅲ、aVF 导联 >0.05mV），提示心肌缺血，ECT 提示左心室壁心肌心血流灌注量降低。

治法：益气养阴活血止痛定悸。

【处方】

丹参 30g	降香（后下）5g	党参 30g	麦冬 15g
五味子 5g	红花 5g	生黄芪 20g	

二诊：（9 月 3 日）心悸已平，胸闷胸痛未已，舌红舌下瘀紫，苔薄黄，脉缓。治拟原方去红花加细辛 5g。

三诊：（9 月 10 日）胸闷胸痛已减，脉舌如前，治拟原法。

【处方】

丹参 30g	降香（后下）5g	党参 30g	五味子 5g
麦冬 15g	制元胡 12g	郁金 12g	细辛 3g
川连 3g	瓜蒌皮 10g	薤白 5g	赤芍 10g
川芎 5g	三七粉（分吞）3g		

如法调治至 10 月 15 日再诊诸症悉瘥，心电图复查明显好转，继拟原法以资巩固。

【按语】

本例患者冠心病以胸痛伴胸闷、心悸、少寐为主症。诊舌边齿痕，舌下瘀紫，脉细缓，此乃心气久虚，瘀血内阻之征，舌红说明心阴也已受损，故治疗着重抓住益气活血化瘀止痛，兼顾心阴。本案辨治始终以舌脉作为依据之一。

八十四、路志正医案七则

案 1：冠心病（心肌梗死，心房纤颤，心绞痛）①

任某，女，53 岁。

初诊日期：1992 年 4 月 15 日。

主诉：胸闷、阵发性胸痛、浮肿 3 年余，加重 5 月。

现病史：1988 年春节间，患者因突受寒冷刺激，连续发作胸部憋闷伴左侧胸痛，并放射至左臂内侧，剧痛难忍，伴窒息感，数分钟后疼痛自行缓解，但周身瘫软，大汗出，某医院确诊为冠心病心绞痛，给予消心痛、心痛定口服，静脉滴丹参注射液治疗 1 个多月，症状缓解。但此后胸痛连及后背等间断性发作，伴面部及下肢浮肿、便溏、恶寒肢冷。今年春节再度胸痛大发作而住院治疗，经中西医诊治疼痛缓解，但余症未除，要求出院门诊求治。

刻诊：神疲乏力，精神萎靡，面部虚浮，语言低微，心悸短气，阵发胸部憋闷疼

---

① 刘绪银、路志正：《国医大师路志正教授从脾胃论治胸痹（冠心病）》，载《湖南中医药大学学报》2015 年第 35 卷，第 7 期，第 1－4 页。

痛，左臂腰膝酸软，下肢凹陷性浮肿，四末欠温，大便溏，小便频，尿少，舌淡红、质胖，有齿痕，苔白滑，脉沉细或小数。

心电图示：下壁心肌梗死，伴心房纤颤。

西医诊断：冠心病心肌梗死，心房纤颤，心绞痛。

中医诊断：肾阳虚心痛。

治法：温肾壮阳、益气健脾。

【处方】真武汤合四君子汤加减。

制附子 6g	干姜 15g	白芍 10g	白术 10g
太子参 12g	丹参 15g	川芎 9g	巴戟天 15g
桑寄生 15g	上油桂粉 (冲服) 4g	檀香 (后下) 6g	

7 剂，水煎服。

患者服上方后，胸痛发作次数明显减少，怯冷减轻，浮肿消退大半，法契病机，守法不更，继服上方。

后在上方基础上加减进退，用西洋参、黄芪、当归、泽兰、杜仲、狗脊等药。共服70 余剂，诸症消失，心绞痛未再发作。嘱慎防风寒，勿劳累。

【按语】

患者病久入络，久病必虚，病久归肾，久病脾胃虚弱则生化不足，气血不足、宗气亏虚、卫阳不足、心肾失养，故心痛，遇寒而痛作，神疲乏力，精神萎靡，语言低微，心悸短气。肾失资化而肾虚，故腰膝酸软。脾胃虚弱而津液输布障碍则停滞为湿，故大便溏。肾主水，水血相关，肾虚不制水，血不利则为水，故水泛肌肤而见下肢浮肿。是以治当温肾壮阳、益气健脾。

案 2：冠心病（心绞痛）①

患者，男，56 岁。

主诉：胸闷痛 5 年，加重 1 月。

现病史：1986 年开始胸闷痛，去某医院就诊，诊断为冠心病心绞痛，服消心痛、心痛定效果尚可。现症见：胸部憋闷窒痛，阴雨、闷热天气尤甚，每日发作 3 ~ 4 次，休息后不能减轻，服硝酸甘油可缓解，脘痞胀满，口黏腻感，不渴，头昏沉，肢体沉重，四肢倦怠。舌质暗淡，舌体胖，有齿痕，舌苔白厚腻，脉象濡细。

心电图检查结果 ST – T 改变。

西医诊断：冠心病。

中医诊断：胸痹。

证候诊断：湿浊痹阻，胸阳不展。

治法：醒脾化湿。

【处方】

桃仁 10g	杏仁 10g	薏苡仁 30g	白蔻仁 (后下) 6g

---

① 高尚社：《国医大师路志正教授治疗冠心病心绞痛验案赏析》，载《中国中医药现代远程教育》2011 年第 9 卷，第 17 期，第 5 – 7 页。

藿香梗 10g	荷叶梗 10g	川朴 10g	石菖蒲 12g
法半夏 10g	茯苓 15g	枳壳 10g	六一散^(包煎)15g
炒苍术 10g			

每日 1 剂，水煎服。

患者遵医嘱服上方 17 剂后，脘痞胀满、口黏腻感、头昏沉均减轻，他症同前。舌质淡暗，舌体胖，边有齿痕，舌苔白厚腻略减，脉濡细。

继以前法再进，加干姜 4g、草果 6g，以增强效力。

服药 10 剂后，周身舒畅，胸闷痛、四肢倦怠好转，脘痞胀满，头昏头沉、肢体沉困减轻。舌质淡暗，舌苔薄腻，脉濡细。既见效机，守方不变，随证加减再服 24 剂后，胸痛消失，近 10 日未作，未诉胸脘痞满，口爽，肢体轻捷。后服药 20 余剂，诸症皆无。

【按语】

第一，巧用三仁宣畅气机。从路志正教授调治本验可以看出，脉症合参，其主要病机为脾虚生湿，阻滞气机，复困脾土，属本虚标实，以标实为主。故治宜宣畅气机，化湿醒脾。因此，路志正教授在方中首先选用了《温病条辨》中治疗湿阻气机，脾胃受困，壅滞三焦的各方三仁汤（杏仁、白蔻仁、生薏苡仁、法半夏、厚朴、滑石、白通草、竹叶）为基础化裁组方。尤其是用杏仁、白蔻仁、薏苡仁这三味药物更为巧妙。因湿为阴邪，其性黏滞，胶结难解，唯以芳香苦辛，轻宣淡渗之法，宣畅气机，淡渗利湿方可收功。因此，路志正教授在方中用杏仁苦辛，轻开上焦肺气，盖肺主一身之气，气化则湿亦化；白蔻仁芳香苦辛，行气化湿和胃于中；薏苡仁甘淡，渗利水湿于下。三药合用，宣上畅中渗下。如此配伍，气机顺畅，三焦通调，水道滑利，湿邪自去，湿邪去脾困自解。

第二，芳香轻散化湿醒脾。由于病机的关键是湿邪内生，复困脾土，使脾气难升，脾阳不布。当此之时，惟有化湿醒脾方为上策。故路志正教授在方中又配伍了藿香梗、荷叶梗、石菖蒲这三味药。藿香梗味辛性微温归经脾胃，本品辛散温通，芳香透达，能解郁行滞，开泄中焦，醒脾化湿，和胃畅中。

本品常用于寒湿困脾诸症。如《和剂局方》之藿香平胃散，《感证辑要》之藿朴夏苓汤。故《药品化义》曰："藿香，其气芳香，善行胃气，以此调中，治呕吐霍乱，以此快气，秽恶痞闷。切香能和合五脏，若脾胃不和，用之助胃而进饮食，有醒脾胃开胃之功。"《本草正义》也曰："藿香，清芬微温，善理中州湿浊痰涎，为醒脾快胃，振动清阳妙品。"荷叶梗，本品芳香，为脾之所喜，尤以醒脑化气，其气辛散而疏肝木，轻清上浮而宣肺气，尤以醒脾化气，利水渗湿见长。石菖蒲，本品味辛性温，气薄清芬，不仅能开心窍、通心神、辟秽恶、利清阳。而且本品辛开芳化，温化寒湿，能燥脾湿，化湿浊、调壅滞、和中州，为化湿醒脾和胃之上品。故《本草正义》曰："菖蒲味辛，气温……辛能开泄，温胜湿寒，凡停痰积饮，湿浊蒙蔽，胸膈气滞，舌苔白腻，或黄厚者，非此芬芳利窍，不能疏通""且清芳之气能助人振刷精神，故使耳目聪明，九窍通利"。三药合用，可醒脾开胃，化湿和中，脾醒胃和，湿邪自去，中气自复。

第三，辛开苦降，理气和中。由于湿困脾土，脾胃健运失职，中焦气机阻滞，脾胃升降失常。故路志正教授在方中又配用了法半夏、厚朴、枳壳。苍术以辛开苦降。尤其是方中配伍苍术这味药，可谓匠心独运。本品辛香燥烈，走而不守，能开肌腠以发汗，健脾胃以燥湿，除秽浊以悦脾，解湿郁以快气。且气味雄厚，功彻上下，能燥三焦之湿。故朱丹溪曰："苍术治湿，上、中、下皆可用。又能总解诸郁，痰、火、湿、食、气、血六郁，皆因传化失常，不得升降。病在中焦……苍术为足阳明经药，气味辛烈，强胃强脾，发谷之气，能径入诸药，疏泄阳明之湿，通行敛涩。"

诸药合用，既可燥湿健脾以祛生湿化瘀之源，又可辛开苦降以泄中焦壅滞之气。如此则脾土健运，升降复常，清升浊降，脉络畅利，胸痹得解，痞胀自消。

第四，导邪外出，通利二便。湿邪内盛，痰浊内蕴，贵在给邪以出路，只有这样，才能确保前法宣畅气机、芳香醒脾、辛开苦降等达到预期疗效。路志正教授深谙此中奥妙，故在方中配伍了茯苓和六一散（滑石、甘草，因方中滑石与甘草的用量比例是6:1，研末散服，故名六一散）以淡渗利湿，给湿邪以出路，使湿邪由小便而解。

方中滑石味甘淡性寒，质重而滑，淡能渗湿，重能下降，滑能利窍，可利水通淋，淡渗利湿，佐以甘草以缓和滑石之寒湿太过。促气化，泄膀胱，洁源利导以开泄州都，为补养渗湿之要药，又为补中益气之上品。故《用药心法》曰："茯苓，淡能利窍，甘以助阳，除湿之圣药也。味甘平，补阳，益脾逐水，……生津导气。"之所以配用桃仁，是因湿邪内生，可聚湿为痰，日久痰瘀互结，痹阻心络，可发为心痹。故用桃仁，一是活血化瘀，宣痹通络，以治胸痹；二是本品若能泄滞、体润滑利，能开结通滞、润肠通便，以泄水湿。如此配伍，可导邪外出，使湿邪由二便分消。

由此可见，路志正教授临床诊治辨证精心，立法严谨，配伍有度，用药精良。尊古而不泥古，善用成方而又不拘一方，机圆法活，用量轻重适宜，且用药组方清灵通透，脉络清晰，故疗效卓著。7剂后症状大减，再10剂后几近痊愈，后稍事调理，竟收全功。

案3：冠心病（心绞痛）[①]

付某，女，62岁。

初诊日期：1996年4月5日。

现病史：患者原有冠心病15年，卧位型心绞痛4年余，失眠2年余。每年因心绞痛夜间发作而反复住院治疗。本年3月26日出院后无明显诱因，再次出现夜间心绞痛，发作时间延长达8～10分钟，服用硝酸甘油得到暂时缓解。

刻诊：面色㿠白，少气懒言，胸憋刺痛，心痛如绞，烦躁不安，腰膝酸软，少腹发凉，四肢欠温，大便不成形，眼睑及双下肢均见轻度浮肿，舌质暗，边有散在瘀点，苔薄白，脉沉细略迟。

辅助检查：测血压20/12kPa，心电图示：窦性心律过缓（50次/min）V_2、V_3、V_5导联ST段呈缺血型明显压低。

中医诊断：厥心痛之肾心痛。

治法：温肾阳，益心气。

---

① 杨丽苏：《路志正从肾论治心痛的经验》，载《安徽中医临床杂志》1998年第5期，第299－300页。

【处方】自拟肾心痛方。

淡附子^(先煎)6g	仙灵脾 15g	肉苁蓉 10g	熟地^(先煎)12g
紫丹参 15g	太子参 12g	白术 12g	茯苓 20g
芍药 12g	麦冬 10g	五味子 4g	生牡蛎^(先煎)20g

一、二煎煮药汁混合，频频温服，晚临睡前加服1次，发作时即刻温服。忌食辛辣、肥腻、不易消化之食物，若感冒、发热暂停服用。

经2月余调服，心痛症状消失，守原方继调服半个多月，诸症悉平。

【按语】

冠心病、心绞痛属疑难病之一，复发率高，治愈难。路志正教授治疗上不求速效，综合分析为命门火衰，不能上济于心。君火必须赖相火之温煦，始能离照当空，心君泰然。若命门火衰，则失于气化而不能上济于心，致阴盛阳微，气血滞涩，痹而不通而为肾心痛之重症。

明代赵献可对命门做了生动的譬喻："余有一譬焉，譬之元宵之鳌山走马灯……其中间惟是一火耳。火旺则动速，火微则动缓，火熄则寂然不动……躯壳未尝不存也。"以上形象地说明了十二官的功能活动都必须以肾间命门火为原动力，肾心痛的病位虽在心，其本在肾，治病必求于本。

经路志正教授给予温补命门之火，使周身气血得到调和，犹如走马灯一般活跃起来。方中取淡附子味辛大热，专走命门，以纯阳之味补先天命门真火；仙灵脾温补肾阳，共为君。熟地养血滋阴，以制附子之刚而济其勇；生脉饮合芍药以益心养阴为臣。此时不忘扶脾，以白术、茯苓益气健脾利湿，泄水寒之气为佐；生牡蛎宁心安神，敛阴潜阳为使，使顽症得愈。

案4：冠心病[①]

李某，女，50岁。

现病史：患十二指肠球部溃疡8年，近2年渐觉左胸不适。经西医诊断为冠心病。5天前因过劳、情志不畅，突感左胸刺痛难忍，头晕气短，恶心欲吐，力不能支而摔倒在地，经急救缓解。此后，胸痛日发4～5次，持续时间可达2小时，虽服多种西药未能控制而来诊。

刻诊：心痛阵作，胸闷气短，口干纳呆，心烦易怒，大便干结。舌尖红，舌体胖大有齿痕，中间有裂纹，舌苔薄白，脉细数。

查心电图：心肌缺血。

证候诊断：心脾两虚，气阴不足，兼有虚热。

治法：补脾益心，通痹止痛。

【处方】

太子参 12g	生黄芪 15g	桂枝 1.5g	丹参 15g
黄精 10g	天麦冬 10g	小麦 10g	柏子仁 12g
生牡蛎^(先煎)30g	菖蒲 10g	郁金 10g	生首乌 10g

---

① 李方洁、路志正：《路志正教授辨治心痹四法》，载《辽宁中医杂志》1989年第4期，第4－6页。

谷麦芽各15g   枳实10g

服2剂后发作即明显减轻。又服3剂，症状基本消失，查心电图已明显改善。

【按语】

脾胃虚弱，化源不足，无以养心，心脾两虚，或脾虚不运，宗气不生，运血无力，脉道瘀阻均可发为心痹。临证所见，先有脾虚，继发心痹者即属此类。以心胸刺痛，心悸气短，纳呆便结或便溏，舌淡脉细为辨证要点。治以补脾益心。

路志正教授补脾多用太子参、黄芪、炒白术，养心多用黄精、天麦冬、小麦、柏子仁，安神则用生牡蛎、莲子心。兼证随证加减。若胸痛阵作，胸闷气短加菖蒲、郁金，意在开郁通痹；若心烦易怒，口干便结加谷麦芽、枳实、生首乌，意在理气消导，润降通便；而丹参合桂枝取其久病和络之意。

案5：冠脉供血不足[①]

冯某，女，55岁。

现病史：胸闷常作，并阵发左胸绞痛10余年。伴心烦心悸，头晕乏力，夜寐多梦，腰膝酸软，口干多饮，大便干结，小便量多，舌红少苔，脉沉细涩。查心电图：冠脉供血不足。

证候诊断：肝肾阴虚，心肾不交。

治法：滋补肝肾，养血安神。

【处方】

生黄芪15g	当归9g	太子参12g	麦冬10g
黄精10g	柏子仁12g	丹参15g	山药15g
山萸肉10g	寄生15g	佛手10g	生牡蛎(先煎)20g

服药20剂后，诸症明显减轻。唯口干，饮而不解。此因虚热滞留，消烁津液。

【处方】

沙参12g	麦冬10g	半夏9g	生石膏15g
竹叶6g	柏子仁12g	茯苓12g	黄精10g
制首乌10g	旱莲草12g	女贞子6g	炙甘草6g

服药12剂后，饮水正常，诸症得平，心电图明显改善。

【按语】

心主血脉而肝藏血，肝肾同源，精血互生；又心肾相交，水火既济，以平为期。若肝肾阴虚，精不化血，心脉空虚，蜷缩挛急，或真阴不足，心火独亢，心肾不交则发为心痹。以胸中绞痛，头晕乏力，心烦多梦，腰膝酸软，舌红少苔或无苔，脉沉细或弦细为辨证要点。治以调补肝肾，养血安神。

调补肝肾路志正教授喜用山药、山萸肉、桑寄生、生牡蛎、制首乌、女贞子、旱莲草、沙参等；养血安神多用当归补血汤、麦冬、柏子仁、黄精、丹参等。并习用大补药中加入佛手，意在补中有通，滋而不腻。

---

① 李方洁、路志正：《路志正教授辨治心痹四法》，载《辽宁中医杂志》1989年第4期，第4-6页。

案6：冠状动脉供血不足，频发室性早搏①

高某，女，28岁。

现病史：感冒后月余始觉左胸刺痛阵作，劳后尤甚，气短乏力，夜寐多梦，并常于半夜子时后，因心悸窒闷而惊醒，伴见纳呆不饮，面色㿠白，形体消瘦，形寒肢冷。舌淡苔薄，脉沉细无力，时见代脉。该患发病1年以来，经西医诊断为冠状动脉供血不足，频发室性早搏。一直服用西药"心律平"，并对此产生依赖性。

证候诊断：气阴两虚，心阳不振。

治法：温阳益气，养血安神。

【处方】

人参(去芦)6g	桂枝6g	干姜6g	赤芍10g
麦冬10g	生地15g	阿胶珠(烊化)10g	生黄芪15g
白术10g	炒柏子仁12g	炒枳实12g	炙甘草10g

服4剂后，胸闷心悸开始减轻。又服8剂，症状基本消失，并开始停减"心律平"。继用上方略加减20余剂，直至完全停用"心律平"，早搏消失。查心电图大致正常。

【按语】

心痹之人常可伴见脉结代，心动悸。此因心阴虚不能潜纳心阳，或心阳虚鼓动无力所致。路志正教授临证多用仲景所设炙甘草汤加减，并视其阴阳偏颇，调整药物用量。如偏于心阳虚者加重参、桂、姜的用量；偏于心阴虚者则重用麦冬、生地、阿胶、大枣。

案7：冠心病（心绞痛）②

患者，男，57岁，职员。

初诊日期：2009年8月13日。

现病史：6年前暑夏，患者因生气出现胸闷憋气、偶有胸痛，此后每于生气或饱食即有发作，每次约5～10分钟，休息或服用速效救心丸可以缓解，但病情迁延不愈，尤以暑热季节更为明显，不敢剧烈活动，同时伴有食后胃胀不适，呕恶嘈杂，后背发沉，口苦纳差，大便黏滞不爽。曾到某医院查心电图示：窦性心律，ST-T改变。心脏冠脉CT示：左冠状动脉前降支斑块形成，狭窄>75%。诊断为"冠心病心绞痛"，因工作繁忙未能系统治疗。

既往史：吸烟史30年，高血压病史20年，阵发性睡眠呼吸暂停病史10年。

刻诊：血压160/95mmHg，形体丰腴偏胖，口唇发绀，心、肺、肝、脾未见异常，舌质暗紫、体胖、边有齿痕，苔薄黄，脉弦滑。

中医诊断：胸痹心痛。

证候诊断：胆胃不和，痰浊痹阻。

治法：温胆和胃、通阳宣痹。

---

① 李方洁、路志正：《路志正教授辨治心痹四法》，载《辽宁中医杂志》1989年第4期，第4-6页。
② 尹倚艰：《路志正治疗心血管病验案4则》，载《中国中医药信息杂志》2010年第17卷，第11期，第83-85页。

【处方】温胆汤合瓜蒌薤白半夏汤加减。

西洋参 10g	竹茹 12g	姜半夏 10g	茯苓 30g
陈皮 10g	紫苏梗 12g	荷梗 12g	瓜蒌皮 20g
薤白 10g	郁金 12g	厚朴花 12g	炒枳实 15g
葶苈子 15g	炒谷芽 30g	炒麦芽 30g	炒神曲 12g
炙甘草 6g	生姜 6g	竹沥水 30mL	

水煎服，每日1剂，14剂。

二诊：（2009 年 8 月 27 日）胸闷憋气、胃胀呕恶等症状明显缓解，口苦减轻，大便通畅，唯舌脉同前。表明痰浊始化，瘀血未行，上方加白术 20g、丹参 15g 以增强健脾活血之力。

遵此治法加减治疗 3 个月，病情完全缓解，胸闷憋气消失，阵发性睡眠呼吸暂停亦有减轻，血压维持在 140/85mmHg 左右。复查心电图示窦性心律、T 波低平。嘱其低盐低脂饮食，戒除烟酒，适量运动，减轻体重；且日常服用香砂和胃丸配以血府逐瘀胶囊以巩固疗效。

【按语】

本例冠心病心绞痛患者 6 年前暑夏季节因生气后发病，且此后每于生气或饱食即有发作，尤到暑夏季节更为明显，不敢剧烈活动，同时伴有食后胃胀不适，呕恶嘈杂，后背发沉，口苦纳差，大便黏滞不爽。结合其形体丰腴偏胖，有吸烟、高血压病、阵发性睡眠呼吸暂停等病史以及舌质暗紫、舌体胖边有齿痕、苔薄黄、脉弦滑，路志正教授认为，本案属胆胃不和、痰浊痹阻证，涉及肝、胆、脾、胃、心；病虽脏腑皆伤，而以腑损为主。

综观该患者发病季节、诱发因素、病证特点、体质体形、舌脉象，便知其素常脾虚湿盛。更于湿热氤氲之暑夏，恰遇生气恼怒，肝气郁结，必致已虚之脾土为湿困，更为肝乘，而脾之运化失司，水谷不能化生精微营养周身，反而酿变痰浊，痹阻气机，胸阳不振发为胸痹心痛。

脾胃同居中焦，乃气机升降之枢纽，脾主升清，胃主降浊，共同完成水谷精微之受纳腐熟、生成运化。此功能又受肝胆之疏泄的影响，与之关系密切。胆附于肝，与肝互为表里，内藏"精汁"，受肝之余气而成，疏泄下行，注入肠中以助消化。其次，胆者"中正之官"，主决断，亦常常影响着精神情志活动。路志正教授指出，该患者之所以辨证为胆胃不和、痰浊痹阻，以腑损为主，是其每因生气或饱食而发。生气而发者，胆气横逆，决断妄行也；饱食而发者，胃失受纳，浊气上逆也；加之食后胃胀不适、呕恶嘈杂、口苦纳差、大便黏滞不爽，则胆胃不和、浊降不利之病机已明。参症舌脉，更知其脾虚湿盛，进而痰浊痹阻胸阳，瘀滞心脉是也。治当急则治标，温胆和胃、通阳宣痹；缓则治本，健脾化湿、活血通脉。

温胆汤原记载于《备急千金要方》，功效燥湿化痰、清热除烦，常用于治疗胆虚痰热上扰所致虚烦不得眠。路志正教授临证发挥用于冠心病、心律失常、高血压、脾胃病、失眠症、焦虑症等病，均取得了显著疗效。瓜蒌薤白半夏汤出自《金匮要略》，用于治疗"胸痹不得卧，心痛彻背者"。路志正教授以温胆汤合瓜蒌薤白半夏汤加减治疗本例患者，是针对胆胃不和、痰浊痹阻之病机。取温胆汤之温胆和胃、化痰降浊之功效，瓜蒌薤白半夏汤之宣痹通阳、宽胸散结之作用。

方中姜半夏、茯苓、陈皮、竹茹、炒枳实、炙甘草、生姜乃温胆汤原方以温胆和胃；瓜蒌皮、薤白、姜半夏以通阳宣痹，方取瓜蒌皮更有利于通痹散结、化湿利水，走而不守；加用西洋参以益气健脾治其本；紫苏梗、荷梗、郁金、厚朴、炒谷芽、炒麦芽、炒神曲和胃消食、理气导滞；葶苈子、竹沥水泻肺化痰，更针对阵发性睡眠呼吸暂停而用。综观整个治疗过程和组方特色，以经方为基础，谙熟经方原旨和中药药性，中西结合，病证兼顾，辨证讲法度，施治有层次，用药分轻重，足见路志正教授中医功底之深厚，临证经验之丰富。

八十五、罗克聪医案：冠心病，右束支完全及左前束支不全阻滞[①]

赵某，男，58 岁。

初诊日期：1983 年 3 月 12 日。

现病史：患冠心病，右束支完全及左前束支不全阻滞 4 年。现胸闷，心绞痛，气短，咳嗽，时有白泡沫痰。舌淡紫有瘀点，苔薄黄，脉沉细弦。

证候诊断：胸阳不振，痰浊痹阻，气滞血瘀。

治法：理气活血化瘀通络，通阳宣痹。

【处方】

瓜蒌 15g	薤白 10g	法夏 15g	丹参 15g
川芎 15g	赤芍 15g	降香 10g	红花 10g
郁金 10g	制香附 15g	太子参 20g	生三七粉 (另包冲服) 6g

5 剂。

复诊：（3 月 19 日）药后痛减大半，咳亦减，舌脉同前，再拟原方续进 5 剂则诸症除。

【按语】

胸痹一般多由胸阳不振，阴邪抟结胸中，胸阳阻遏不通，气机不畅，气滞血瘀所致。常治以通阳宣痹。本例久病络瘀，气滞血凝。前医用通阳宣痹为主而痛不减，遵久病属瘀之理，罗克聪教授则改以理气活血化瘀通络为主，加瓜蒌薤白半夏汤宣痹化浊，则气血通畅，胸阳舒展、诸症皆除。

八十六、罗陆一医案十六则

案 1：冠心病[②]

杨某，男，47 岁。

初诊日期：2008 年 7 月。

---

① 刘书奎、周国珍：《罗克聪老师门诊医案七例》，载《贵阳中医学院学报》1984 年第 1 期，第 43 - 46 页。

② 罗陆一、黄梦雨：《从虚劳论治冠心病》，载《中华中医药学刊》2010 年第 28 卷，第 12 期，第 2474 - 2476 页。

现病史：患自诉胸闷痛 3 年余，近 2 周劳累后胸闷痛症状较前加重，发作时痛则彻背，动则气短，伴心悸，汗出，平素面色苍白，胃纳差，大便微溏，舌质胖嫩，边有齿印、瘀斑，苔薄白，脉沉细。

中医诊断：胸痹心痛。

证候诊断：中气虚弱，心阳不振，痹阻心脉。

治法：温中补虚，活血通络。

【处方】黄芪建中汤加减。

黄芪 30g	党参 20g	白术 20g	茯苓 20g
白芍 15g	桂枝 20g	当归 15g	川芎 10g
三七 10g	生姜 4g	大枣 6 枚	木香(后下)10g

砂仁(后下)10g

每日 1 剂，水煎服，共服 15 剂。

二诊：胸闷痛、心悸减轻，胃纳佳，二便调。效不更方，原方续服 15 剂。

【按语】

本例胸闷胸痛，动则气短，面色苍白，胃纳差，大便微溏，属脾胃失和、中气虚衰之征，进而心气不足，气虚血瘀，痹阻心脉。心主血、脾生血，心之气血皆源于脾胃，脾胃运化正常，则心得血养，血脉运行通畅，心神自宁，故以甘温健脾的黄芪建中汤加减。方中黄芪补气建中，党参增强益气健脾之功，桂枝温通经脉以复心阳，当归、川芎、三七行气活血，散瘀止痛。此方与小建中汤相比，其温中补虚、益气健脾之力更强，具有温运血脉、通利心阳、补益心气、调和营血之功。

案 2：冠心病（心绞痛）[①]

张某，女，40 岁。

现病史：胸痛心悸，伴腰酸身痛半年。5 年前妊娠产下一女，产后失调致贫血病史 2 年。现月经来潮 3 天症见胸痛心悸、腰酸身痛加重，夜间更甚，面色苍白，经色淡量少，畏寒肢冷，神疲乏力，舌淡，边有齿印及有瘀斑，苔薄白，脉沉细。

心电图示 ST－T 缺血性改变，动态心电图阳性。

西医诊断：冠心病心绞痛。

中医诊断：胸痹心痛。

证候诊断：脾肾阳虚，气虚血亏，瘀阻脉络。

治法：温补脾肾，活血通脉。

【处方】胶艾四物汤加味。

阿胶(烊化)15g	艾叶 15g	熟地黄 20g	白芍 20g
当归 15g	川芎 30g	生姜 15g	大枣 10 枚
炙甘草 10g	制附子(先煎)30g	肉桂 10g	

服上方 15 剂。

---

① 司徒宝珍：《罗陆一教授经方治疗冠心病经验》，载《中国中医药现代远程教育》2009 年第 7 卷，第 11 期，第 18－20 页。

二诊：见胸痛、心悸、腰酸、身痛均减轻，予上方加菟丝子20g、枸杞子10g。

继服15剂以滋补肝肾，补阳益阴，养血益气加强疗效，三诊复查心电图未见异常，胸痛心悸消失，余症皆愈。遂嘱其常服归脾丸以防复发。

【按语】

本例患者产后失调，致脾肾阳虚，气虚血亏，胸阳不振，心血不利，瘀阻脉络，故胸痛心悸；肾阳亏虚，气血不利，故腰酸身痛；经行气血更亏、夜间阳气更衰，故症状加重；脾阳亏虚，不能运化水谷精微，气血生化乏源，致气血不足，故面色苍白，经色淡量少；阳虚不能达于四肢，充于体表，则畏寒肢冷；阳虚形神失于温养，故神疲乏力；舌淡，边有齿印及有瘀斑，苔薄白，脉沉细均为脾肾阳虚，气虚血亏，瘀阻脉络之象。故用胶艾四物汤加味以温补脾肾，活血通脉治之。

方中阿胶养血平肝，祛瘀生新；艾叶温中除寒，散寒止痛；熟地黄滋阴补肾，填精益髓；白芍、甘草柔肝和脾，益阴缓急，调和诸药；当归、川芎养血活血，行气散瘀；生姜散寒升气，举陷散郁；大枣补中益气，养血安神；肉桂、附子性辛热，助命门以温阳化气；菟丝子、枸杞子滋补肝肾，补阳益阴，养血益气。

是方温补脾肾，活血通脉，使脾得健运，肾气复来，气血充盈，经脉畅通，则胸痹心悸得消，病可愈矣。

案3：冠心病（不稳定型心绞痛）[①]

苏某，男，70岁。

现病史：胸痛反复发作10年，遇寒加重5天。今症见胸痛，胸闷如窒，痛引肩背，心悸喘促，少气懒言，倦怠乏力，腰痛，畏寒肢冷，夜尿频，舌淡胖，脉沉微。

心电图示ST段下移，冠状造影示三支病变、狭窄。

西医诊断：冠心病不稳定型心绞痛。

中医诊断：胸痹心痛。

证候诊断：心肾阳虚，寒凝心脉。

治法：滋阴温肾，水火兼补。

【处方】桂附地黄汤加味。

熟地黄20g	山药20g	山茱萸20g	丹皮15g
茯苓15g	泽泻15g	肉桂10g	制附子^(先煎)10g

服上方7剂。

二诊：见胸痛、胸闷减轻，效不更方，予上方加鹿角胶（另烊化服）10g，继服4周。

三诊：见胸痛消失，复查心电图示ST段下移明显改善，余症消除，胸痹心痛得以痊愈。遂嘱其注意饮食忌宜，防寒保暖，畅情志少劳累，及常服三七粉胶囊、右归丸以防胸痹心痛复发。

【按语】

该患者年老体衰，肾气已虚，更兼冠心病迁延日久，致心脾肾亏损，气血阴阳不

---

① 司徒宝珍：《罗陆一教授经方治疗冠心病经验》，载《中国中医药现代远程教育》2009年第7卷，第11期，第18－20页。

足。其病之本为肾阳亏虚，肾气衰不能鼓舞心阳，滋养心脉，今寒邪侵袭，内遏胸阳，气机痹阻，心脉凝滞，不通则痛，故胸痛，胸闷如窒，痛引肩背；胸阳不振，气机受阻，则心悸喘促，少气懒言；肾阳亏虚，气血不利，故腰痛；阳虚形神失于温养，故倦怠乏力，畏寒肢冷；肾气虚衰，固摄无权，则夜尿频；舌淡胖，脉沉微均为心肾阳虚，寒凝心脉之象。故用桂附地黄汤加味以滋阴温肾，水火兼补治之。

方中附子、肉桂补水中之火，用六味地黄丸中的熟地黄、山药、山茱萸、丹皮、茯苓、泽泻以壮水之主，从阴引阳；益火之源，使水火兼补，则肾气复，命门之火复燃。熟地黄滋阴补肾，填精益髓；山茱萸养肝补肾，收敛固涩；茯苓利湿宁心，交通心肾；泽泻甘淡渗湿，泄热利水；肉桂、附子性辛热，助命门以温阳化气；鹿角胶温补肝肾，益精血。是方滋阴温肾，水火兼补，壮水之主，益火之源，以消阴翳，使心肾得养，肾气复来，命门之火复燃，则阳气充盈，寒凝尽祛，心脉宣通，胸阳宽畅则胸痹心痛可愈矣。

案4：冠心病，室性早搏[①]

黄某，女，56岁。

现病史：1年前确诊患有冠状动脉粥样硬化性心脏病，常自觉心前区闷痛，心悸心烦，四肢不温，遇情绪波动或劳累后心痛频发，舌紫暗，苔薄白，脉弦、结代。动态心电图示频发性室性早搏、心肌缺血。

西医诊断：冠心病室性早搏。

中医诊断：胸痹、心悸。

证候诊断：肝郁气滞，心血瘀阻。

治法：疏肝解郁，理气活血，祛瘀通络。

【处方】四逆散加味。

柴胡15g	白芍15g	枳实15g	炙甘草15
丹参15g	当归15g	酸枣仁30g	五味子15g
陈皮10g	桃仁15g	红花10g	

服上方7剂。

二诊：胸闷痛、心悸减轻，四肢转温，予服上方加党参20g、黄芪30g，继服7剂以加强补益心气，温通心脉之功。

三诊：诸症消除，复查动态心电图示室性早搏消失。遂嘱其要保持心情愉快，勿激动、过劳，积极治疗以防复发。

随诊半年，胸痹、心悸未见复发。

【按语】

本例患者平素性情过极，情志不遂，致肝郁气滞，气机不畅，瘀血内生，气滞血瘀，闭阻心脉，胸阳被遏，不通则痛，故见心前区闷痛；情绪波动或劳累后令气机更为不畅，故心痛频发；心脉瘀阻，心失所养，故心悸心烦；阳气内郁不能达于四肢，故四

---

① 司徒宝珍：《罗陆一教授经方治疗冠心病经验》，载《中国中医药现代远程教育》2009年第7卷，第11期，第18－20页。

肢不温；舌紫暗，苔薄白，脉弦、结代均为肝郁气滞，心血瘀阻之症。故用四逆散加味以疏肝解郁，理气活血，祛瘀通络治之。

方中柴胡主升，疏肝解郁而透达阳气；枳实主降，行气散结而宣通胃络；白芍、甘草制肝和脾而益阴缓急；酸枣仁、五味子养心阴，益肝血，宁心安神，敛汗；丹参、当归活血行气，通经散瘀，养血安神；陈皮理气调中，燥湿化痰；桃仁、红花活血祛瘀，通调经脉；黄芪、党参补益心气，温通心脉。是方疏肝解郁，理气活血，祛瘀通络，使心脉通畅，心胸得养，则胸痹、心悸可愈矣。

案5：冠心病，房性早搏[①]

王某，男，70岁。

现病史：冠心病、房性早搏病史8年，近1个月因感寒诱发，自觉心前区压迫感，胸闷心悸，汗出气短，稍劳更甚，神疲乏力，形寒肢冷，食少纳呆，夜寐不佳，舌质淡，苔薄白，脉细、时有结代。心电图示冠状动脉供血不足、房性早搏、心动过缓。

西医诊断：冠心病房性早搏。

中医诊断：胸痹。

证候诊断：心气不足，心阳不振，寒凝气滞，痹阻脉络。

治法：养血益气，温经通络。

【处方】黄芪桂枝五物汤加味。

黄芪30g	桂枝15g	白芍15g	生姜3片
大枣10枚	党参20g	川芎30g	当归15g
五味子15g	炙甘草15g		

服药7剂后，二诊症见心前区压迫感减少，胸闷心悸缓解，诸症减轻，续服上方加紫河车20g、鹿角胶（另烊化服）10g继服7剂以补肝肾益精血，养血益气加强疗效。

三诊：见患者所有症状均基本消除。遂嘱其可用食疗法：气锅煮童子鸡、龙眼肉、酒、姜。并常服用人参丸、归脾丸等调理气血以防复发。随诊1年患者胸痹再无复发。

【按语】

本例患者年老冠心病迁延日久，致心气亏虚，心阳不振，今感受风寒，致寒凝气滞，痹阻脉络。寒凝气滞，胸阳失展，心血失运，则自觉心前区压迫感；心阳不足，心失所养，则胸闷心悸、汗出气短，稍劳更甚；寒凝气滞，痹阻脉络，则神疲乏力；阳虚不能达于四肢，充于体表，则形寒肢冷；素体气虚，脾胃运化失常，则食少纳呆；心气亏虚，心不藏神，则夜寐不佳；舌质淡，苔薄白，脉细、时有结代均为心阳不振，寒凝气滞之象。故用黄芪桂枝五物汤加味以养血益气，温经通络治之。

方中黄芪补中益气；桂枝、白芍温经散寒，通阳除痹；生姜、大枣调和营卫；党参、川芎、当归活血行气，通经散瘀，养血安神；五味子酸温敛肺滋肾；甘草缓急止痛、调和诸药；紫河车、鹿角胶补肝肾益精血，养血益气。本方养血益气，温经通络，宣痹止痛，调整阴阳，使心阳振奋，气血畅通，做到药证相合，故药到胸痹可愈矣。

———————
① 司徒宝珍：《罗陆一教授经方治疗冠心病经验》，载《中国中医药现代远程教育》2009年第7卷，第11期，第18－20页。

案6：冠心病，神经官能症[①]

谭某，女，50岁。

现病史：有冠心病心绞痛史5年，患者半年前绝经后，时觉胸闷隐痛、惊悸，近1周加重。今症见胸闷隐痛、惊悸心慌频作，情绪激动时加重，失眠烦躁，精神紧张，面色微红，头晕健忘，五心烦热，盗汗，口干津少，舌淡红少苔，脉细弱。心电图示轻微冠心病心肌缺血。

西医诊断：冠心病神经官能症。

中医诊断：惊悸怔忡、胸痹。

证候诊断：气阴两虚，虚阳上越，心血不足，心脉瘀阻。

治法：滋阴益气，养血通脉。

【处方】酸枣仁汤加味。

酸枣仁40g	知母15g	川芎20g	茯苓30g
炙甘草10g	黄芪30g	党参20g	五味子15g
麦冬15g	丹参15g	当归15g	

服药14剂后二诊症见胸闷隐痛、惊悸心慌明显减轻，精神转佳，睡眠较前改善，心电图未见异常，予上方加煅龙牡各30g以加强镇心安神之功，继服14剂。

三诊：见胸闷隐痛、惊悸心慌消除，病告痊愈，遂嘱其常常口服归脾丸调理气血以防复发。随诊1年患者惊悸怔忡、胸痹再无复发。

【按语】

该患者正处更年期间，肾气渐衰，更兼久病迁延不愈，致气阴两虚，心失所养，心脉涩滞，故胸闷隐痛、惊悸心慌频作，情绪激动时加重；气血俱虚，心血不足，神失潜藏，则失眠；脾虚痰生，痰火内扰，动撼心神，则烦躁，精神紧张；阴不敛阳，虚火上扰心神则面色微红，头晕健忘；阴虚内热则五心烦热，盗汗，口干津少；舌淡红少苔，脉细弱均为气阴两虚之象。故用酸枣仁汤加味以滋阴益气，养血通脉治之。

方中酸枣仁、五味子养心阴，益肝血，宁心安神，敛汗；知母、甘草滋阴降火，清热除烦；黄芪、川芎、丹参、当归活血行气，通经散瘀，养血安神；茯苓助酸枣仁宁心安神，又防其滋腻碍脾；党参、麦冬互配补中益气，生津养血；煅龙牡平肝潜阳，重镇安神，收敛固涩。诸药同用，滋阴潜阳，益气养血，使阴阳调和，阴血得充，心脉通畅，故惊悸怔忡、胸痹可愈矣。

案7：冠状动脉粥样硬化性心脏病[②]

吴某，男，62岁。

初诊日期：2009年3月。

现病史：就诊时罗陆一教授先望其左手中指指甲见中间有一纵向紫暗条纹。再望其拇指食指甲面有数条棱角状条纹，甲面凹凸不平，指甲半月痕内呈灰黑色，罗陆一教授

① 司徒宝珍：《罗陆一教授经方治疗冠心病经验》，载《中国中医药现代远程教育》2009年第7卷，第11期，第18-20页。

② 司徒宝珍：《罗陆一教授望诊辨治冠心病经验》，载《亚太传统医药》2010年第6卷，第2期，第38-40页。

认为是冠心病之征兆。后询问患者其果有胸闷痛反复发作 2 年，近 7 天加重，神疲气短、耳鸣、腰膝酸软无力、肢体困倦，常有阳痿、遗精等肾虚证候，观其舌淡体胖、按其脉沉迟。

查其心电图"ST－T 改变"示冠心病心绞痛。

西医诊断：冠状动脉粥样硬化性心脏病。

中医诊断：胸痹心痛。

证候诊断：肾虚瘀阻。

治法：补肾活血、宣痹祛瘀。

【处方】罗陆一教授经验方补肾活血汤加减。

黄芪 30g	党参 20g	白术 20g	川芎 30g
仙茅 15g	仙灵脾 10g	巴戟天 20g	制附子(先煎) 20g
熟地 15g	杜仲 30g	菟丝子 15g	泽泻 15g
茯苓 30g	大蜈蚣 5 条	全蝎 15g	

服上方 4 周后胸闷痛减少，效不更方继服上方加减 4 周后症状基本消除。

【按语】

指诊与甲诊为古今中医所常采用。指与甲的色泽、形态、活动等可提示个体内里存在的生理病理情况，甚至能反映某种疾病的发生。今望本例患者左手中指指甲见中间有一纵向紫暗条纹，依据罗陆一教授多年临床经验总结，是冠心病心绞痛、瘀阻心脉的症状。甲面棱角状条纹，凹凸不平，亦是因心脑供血不足、缺氧，而导致微丝血管末梢循环长期障碍，精微不能达于四末所造成。半月痕内呈灰黑色亦提示肾虚瘀阻、心供血不足之象。根据以上望甲诊几能判断疾患为肾虚瘀阻所导致的冠心病心绞痛。

再者本例患者年老多劳，致肾阳亏虚，肾气不足，人体机能减弱，使气血功能失调，血脉运行不利，脉络瘀阻而发为胸痹心痛。而神疲气短、耳鸣、腰膝酸软无力、肢体困倦、阳痿、遗精、舌淡体胖、脉沉迟均为肾阳亏虚、脉络瘀阻之征。故用补肾活血汤加减补肾活血、宣痹祛瘀治之。

案 8：冠心病（心绞痛），病态窦房结综合征①

余某，男，60 岁。

初诊日期：2008 年 12 月。

现病史：就诊时罗陆一教授先望其舌质偏紫暗，舌尖有瘀斑瘀点，苔薄白，罗陆一教授认为是冠心病的征象。望其唇暗黑，望其齿槁垢，齿龈萎缩。后询问患者其果有胸闷痛、心悸 7 年，伴头晕乏力，面色白，形寒肢冷，口干，脉迟，时结。

查其心电图示病态窦房结综合征房性早搏、ST－T 缺血性改变，活动平板心电图阳性。

西医诊断：冠心病心绞痛、病态窦房结综合征。

中医诊断：胸痹心痛。

---

① 司徒宝珍：《罗陆一教授望诊辨治冠心病经验》，载《亚太传统医药》2010 年第 6 卷，第 2 期，第 38－40 页。

证候诊断：心肾阳虚，阴寒内盛，胸阳被遏，心气不畅。

治法：温通心阳，补益心气。

【处方】麻黄附子细辛汤加味。

麻黄15g　　　　　制附子^{（先煎）}20g　　　细辛20g　　　　　红参10g

服上方2周，二诊见胸闷痛、心悸明显减轻，头晕减少，面色转红润，四肢转温，望唇色较前红润，望舌质淡红，瘀斑瘀点减少。予上方加鹿角胶（另化服）15g继服2周。

三诊见胸闷痛、心悸消失，再查心电图示ST－T恢复正常。遂嘱其慎起居，忌寒凉饮食，畅情志，积极调理，常服肾气丸以防复发。

【按语】

中医学认为"舌为心之苗""心主舌……在窍为舌"，又有"舌尖为心"之说，故舌最能反映心脏的状况。

本例患者舌质偏紫暗，舌尖有瘀斑瘀点提示瘀血内结，罗陆一教授认为是冠心病的征象。中医学又认为"脾开窍于口，其华在唇"，因此口唇能反映脾作为生化之源的功能，与个体血气之旺衰、血脉的流畅或瘀阻相关。今望患者其唇色暗黑，提示脾虚不能统血，致血衰瘀阻脉络，依据罗陆一教授多年临床经验总结，唇色暗黑为冠心病等心脏疾患的征兆。

中医学认为"肾主骨，齿为骨之余"，齿的生理功能和病理变化，与肾精的衰旺密切相关。再望患者其齿槁垢，齿龈萎缩，提示肾精败绝，气血亏虚，脾肾之气大虚之象。单凭以上唇齿舌望诊诸症几可判断疾患为因心肾阳虚而导致的冠心病心绞痛。

再者本例患者因久病体虚，致心肾阳虚，心阳不足，心失温养，胸阳失旷，心血失运，故胸闷痛、心悸。头晕，乏力，面色白，形寒肢冷，脉迟，时结均为心肾阳虚，阴寒内盛之征。故用麻黄附子细辛汤加味以温通心阳，补益心气治之。

案9：冠心病（不稳定型心绞痛），室性早搏[①]

张某，男，48岁。

现病史：胸闷、胸痛发作1周，心悸，气短，脘腹痞满，困倦肢软，乏力，心悸，少气懒言，神疲，舌淡红，苔薄白，脉弱。

心电图：Ⅱ、Ⅲ、$V_1 \sim V_6$导联ST段下移0.1mV～0.2mV，室性早搏。

西医诊断：冠心病，不稳定型心绞痛，室性早搏。

中医诊断：胸痹心痛，心悸。

治法：甘温祛寒，辛温宣通。

【处方】黄芪建中汤。

黄芪30g　　　　桂枝15g　　　　白芍20g　　　　大枣15g

炙甘草15g　　　饴糖30g　　　　生姜5片

服上方半日后气短胸痛减轻，上方加红参10g、田七10g。

3个月后症状基本缓解，心电图ST段下移明显改善。

---

① 罗陆一：《运用仲景方治疗冠心病的体会》，载《中华中医药学刊》2007年第8期，第1543－1547页。

【按语】

《金匮要略》谓："治虚劳里急，诸不足者，黄芪建中汤主之。"本例见心悸、胸闷痛、气短上腹痛、乏力、困倦为正气不足，脾气虚弱而致。黄芪建中汤甘温祛寒，辛温宣通，甘酸缓急化阴，黄芪30g为桂枝汤倍芍药，加胶饴，其剂不寒不热，唯甘以缓之，微酸以收之，是方辛以散厥阴之邪，甘以缓肝之急，是酸以收之建中，为温中补虚之剂，用于冠心病属脾胃虚弱、正气不足有较好的疗效。

案10：冠心病（不稳定型心绞痛）①

林某，女，47岁。

现病史：胸闷痛5日。症见胸闷痛，心烦，惊悸，急躁易怒，激动加重，大便干结，舌暗红，边有瘀点，脉弱。

心电图：Ⅱ、Ⅲ、aVF、$V_4 \sim V_6$导联ST段水平下移0.05mV～0.2mV。

西医诊断：冠心病，不稳定型心绞痛。

中医诊断：胸痹，心痛。

证候诊断：表里同病，虚实互见，寒热错杂。

治法：和解少阳，泻热安神。

【处方】 柴胡加龙骨牡蛎汤。

柴胡15g	炒大黄10g	制半夏15g	桂枝10g
黄芩10g	生龙骨30g	煅牡蛎30g	红参15g
茯苓20g	大枣1个		

服药5剂后，胸痹痛好转，仍烦躁易怒，加白芍15g、薄荷10g，1周后症状基本消失。以上方加减服1个月后病痛未再发作。心电图ST段下移明显改善。

【按语】

《伤寒论》谓："伤寒八九日，下之，胸满烦惊，小便不利，谵语，一身尽重，不可转侧者，柴胡加龙骨牡蛎汤主之。"该病虚实互见，寒热错杂，故见烦躁易怒，惊惕，故用柴胡加龙骨牡蛎汤和解少阳，泻热安神治之。

方中柴胡与桂枝合，辛散除半表之邪，柴胡与黄芩合，苦寒以清半里之热；柴胡与半夏生姜合，苦辛以解半表半里之邪；合龙骨、牡蛎重镇安神，大黄泄里清热，活血化瘀；人参、大枣扶正补气，使正气存，邪气解。为攻补兼施、寒温并用、升降两行、和解少阳之方。用于冠心病心烦、惊悸者疗效较好。

案11：冠心病，病态窦房结综合征②

金某，男，49岁。

现病史：胸痛，心悸反复发作8周，症见胸闷如窒，痛引肩背，肢冷畏寒、脘腹胀满，大便溏稀，舌淡红苔浊腻，脉沉迟。

心电图示窦性心律，心率38次/min，Ⅱ、Ⅲ、aVF、$V_3 \sim V_6$导联ST段下移0.1mV～0.2mV。冠脉造影示右冠脉远段狭窄80%，空腹血糖8.3mmol/L。

---

① 罗陆一：《运用仲景方治疗冠心病的体会》，载《中华中医药学刊》2007年第8期，第1543－1547页。

② 罗陆一：《运用仲景方治疗冠心病的体会》，载《中华中医药学刊》2007年第8期，第1543－1547页。

西医诊断：高血压 2 级，2 型糖尿病，冠心病，病态窦房结综合征。

中医诊断：胸痹，消渴。

证候诊断：心肾阳虚，寒邪入里。

治法：温阳解表。

【处方】麻黄附子细辛汤。

麻黄 15g　　　　　　制附子 15g　　　　　细辛 15g　　　　　陈皮 10g

服上方 2 周胸痛减轻，上方合金匮肾气丸，服 8 周后心电图 ST 段下移明显改善。

【按语】

《伤寒论》谓："少阴病，始得之，反发热，脉沉者，麻黄附子细辛汤主之。"

患者胸痛，肢冷畏寒，属心肾阳虚，寒邪入里，故用麻黄附子细辛汤温阳解表治之。《黄帝内经》曰：寒淫于内，治以甘热，佐以苦辛，以辛润之。方中麻黄之甘，以解少阴之寒，辛温解表以散在表阴寒之邪；附子之辛，辛温以散在里阴寒之邪，以温心肾少阴之经，补助阳气；细辛辛温，又可助麻黄散表之寒邪，又可入里助附子温里之阳，祛入里之寒邪。若用麻黄开腠理，而无附子以固元阳，则少阴之津液越出，唯附子与麻黄并用，则寒邪散而阳不亡，精自藏而阴不伤，本方用于心肾阳虚，寒邪入里之冠心病较佳。

案 12：冠心病[①]

苏某，男，67 岁。

现病史：发作性胸闷痛 8 年余，近 1 周胸痛阵作，心悸，胸闷气短，头痛发热，少气懒言，神疲，膝软乏力，汗出，面色苍白，颜面虚浮，神疲乏力，腹胀便溏，畏寒肢冷，夜尿频，舌淡胖，或紫暗，脉沉微。

心电图：$V_1 \sim V_6$ 导联 ST 段下移 0.1mV $\sim$ 0.2mV。冠脉造影，前降支近端狭窄 70%。

西医诊断：冠心病。

中医诊断：胸痹、心痛。

证候诊断：脾胃阳虚。

治法：温阳健脾。

【处方】人参汤。

制附片 15g　　　　红参 10g　　　　　桂枝 10g　　　　　白术 15g

炙甘草 10g

服上方 2 周后气短胸痛减轻。服药 3 周后症状基本缓解。心电图 ST 段下移明显改善。

【按语】

阳之动，始于温，温气得而谷精运，谷气升而中气赡。若胃阳虚，即中气失宰，膻中无发宣之用，六腑无洒陈之功，犹如釜薪失焰，故下至清谷，上失滋味，五脏凌夺，诸症所由来也。仲景曰："胸痹心中痞气，气结在胸，胸满，胁下逆抢心，枳实薤白桂

---

① 罗陆一：《运用仲景方治疗冠心病的体会》，载《中华中医药学刊》2007 年第 8 期，第 1543 – 1547 页。

枝汤主之。人参汤亦主之。"胸痹如属湿痰痹阻胸阳则用枳实薤白桂枝汤治之。

本例见胸痛阵作，心悸，胸闷气短为脾胃阳虚所致。故用温阳健脾，人参汤治之。方中参、术、炙草，甘温以补中；干姜辛以守中，脾肾阳虚水寒互胜，即当脾肾双温；附子命门火，土母温矣。人参温中健脾，大补元气；干姜、白术、炙甘草健脾温阳散寒，用于脾胃阳虚证之冠心病，故效。

案 13：2 型糖尿病，冠心病（心绞痛）[1]

蔡某，男，47 岁。

现病史：近 3 年胸痛间作，心悸不宁，大便干结。舌质暗，边有瘀点，脉沉细。血压为 160/95mmHg，糖耐量试验 2 小时血糖为 13.5mmol/L。心电图：Ⅱ、Ⅲ、aVF、$V_2 \sim V_6$ 导联 ST 段水平压低 0.1mV ～ 0.2mV。

西医诊断：高血压 2 级，2 型糖尿病，冠心病，心绞痛。

中医诊断：胸痹，心痛，消渴。

证候诊断：气滞血瘀，热瘀互结。

治法：行气活血，化瘀泄热。

【处方】抵当汤。

炒大黄 10g	水蛭 15g	虻虫 10g	桃仁 15g

服上方 1 周后气短胸痛减轻。服药 3 周后症状基本缓解，心电图 ST 段下移明显改善。

【按语】

《伤寒论》曰："阳明证，其人喜忘者，必有蓄血。所以然者，本有久瘀血，故令喜忘。屎虽硬，大便反易，其色必黑者，宜抵当汤下之。""病人无表里证，发热，七八日，……脉浮数者，可下之。假令已下，脉数不解，合热则消谷善饥，至六七日不大便者，有瘀血也，宜抵当汤。"

人之所有者，气与血也。气为阳气，流而不行者则易散，以阳病易治故也。血为阴血，蓄而不行者则难散，以阴病难治故也。血蓄于下，非大毒峻剂，则不能抵当其甚邪。故治蓄血曰抵当汤。本病阴阳失调，气机不离，瘀结血分。本方为下焦蓄血，瘀热互结之重症而设。方中水蛭、虻虫为逐瘀破血之猛药，桃仁、红花活血通络、祛瘀推新，本例瘀血与热结下焦膀胱，故用本方治愈。

抵当汤方中，水蛭味咸苦性微寒。内经谓，咸胜血，血蓄于下，胜血者，必以咸为主，故以水蛭为君。虻虫味苦微寒，苦走血，血结不行，破血者必以苦为助，是以虻虫为臣。桃仁味苦甘性平，肝者血之源，血聚则肝气燥，肝苦急，急食甘以缓之，散血缓急，是以桃仁为佐。大黄味苦性寒，湿气在下，以苦泄之，血亦湿类也，荡血通热，是以大黄为使。四物相合病与药对，药与病宜，虽药性苛，毒重，亦获全济。

案 14：冠心病（心绞痛）[2]

吴某，男，71 岁。

---

[1] 罗陆一：《运用仲景方治疗冠心病的体会》，载《中华中医药学刊》2007 年第 8 期，第 1543－1547 页。
[2] 罗陆一：《运用仲景方治疗冠心病的体会》，载《中华中医药学刊》2007 年第 8 期，第 1543－1547 页。

现病史：发作性胸闷痛 2 年余，胸痛反复发作 4 周，胸痛如绞，感寒发痛作，甚则胸背彻痛，气短，面色苍白，肢厥冷畏寒胸闷，出冷汗，舌淡胖，紫暗，舌苔白，脉沉迟。

心电图：$V_1 \sim V_6$ 导联 ST 段下移 0.1mV $\sim$ 0.2mV。冠脉造影示右冠脉远端狭窄 80%。

西医诊断：冠心病，心绞痛。

中医诊断：胸痹，心痛。

证候诊断：阳气虚弱，脉络瘀阻。

治法：温经通脉。

【处方】当归四逆汤加减。

当归 30g	桂枝 30g	细辛 15g	大枣 8 枚
芍药 15g	通草 10g	炙甘草 15g	蜀椒 10g

守上方 10 天气短胸痛减轻。再服 4 周后症状基本缓解。用此方内服 9 周后心电图 ST 段下移明显改善。

【按语】

本例为阳气虚弱，脉络瘀阻。故见胸背彻痛、气短、面色苍白、肢厥冷、畏寒、胸闷、出冷汗、舌淡胖、紫暗、舌苔白、脉沉迟。证属寒凝心脉。宜温阳活血，通脉治之。《伤寒论》曰："手足厥寒，脉细欲绝者，当归四逆汤主之。"脉细欲绝为血虚不能温于四末，并不能荣于脉中，脉为血之府，而阳为阴之先。故欲续其脉，必益其血，欲益其血，必温其经。方用当归、芍药之润以滋之。甘草、大枣之甘以养之。桂枝、细辛之温以行之。通草入经通脉，以续其绝而止其厥。阳气回寒气散，经脉得通故病愈。

案 15：冠心病（不稳定型心绞痛）[①]

齐某，男，56 岁。

现病史：胸痛反复 3 年，加重 2 周。血压 180/100mmHg，心电图：Ⅱ、Ⅲ、aVF、$V_3 \sim V_6$ 导联 ST 段下移 0.1mV $\sim$ 0.2mV。冠脉造影，前降支近端狭窄 70%。空腹血糖 7.4mmol/L。症见胸痛，胸闷如窒痛引肩背，脘腹胀满，舌淡红苔浊腻，脉滑。

西医诊断：冠心病、不稳定型心绞痛，高血压 3 级，2 型糖尿病。

中医诊断：胸痹，心痛。

证候诊断：痰浊闭阻。

治法：豁痰通阳泄浊。

【处方】瓜蒌薤白半夏汤加味。

全瓜蒌 30g	薤白 30g	制半夏 20g	白酒 10mL

服上方 1 周胸痛减轻。再以此方加厚朴 10g、陈皮 10g，服 15 剂后症状已平。

【按语】

《伤寒论》曰："胸痹不得卧，心痛彻背者，栝蒌薤白半夏汤主之。"

胸痹不得卧，是肺气上逆而不下，心痛彻背，是心气塞而不和。这些是因为有痰饮

---

① 罗陆一：《运用仲景方治疗冠心病的体会》，载《中华中医药学刊》2007 年第 8 期，第 1543 – 1547 页。

内壅所致。豁痰通阳泄浊，通胸中之阳，以薤白、白酒、瓜蒌、半夏。阳药通阳，故通阳可宣痹，宣痹可通阳，宣痹通阳相互为用。宣痹通阳法以及张仲景之瓜蒌薤白白酒汤加减的方剂仍是中医治疗冠心病、心绞痛常用而有效的治法和方药。

<h3 style="text-align:center">案16：冠心病（心绞痛）①</h3>

曾某，男，58岁。

现病史：近1年胸痛阵作，心悸，胸闷气短，目眩，少气懒言，神疲，膝软乏力，汗出，面色苍白，颜面虚浮，神疲乏力，下肢浮肿，夜尿频，舌淡胖，脉沉微。

心电图：$V_1 \sim V_6$导联ST段下移0.1mV～0.2mV。冠脉造影示右冠脉远端狭窄80%。

西医诊断：冠心病，心绞痛。

中医诊断：胸痹，心痛。

证候诊断：脾胃虚弱，痰饮内留。

治法：蠲饮化痰，健脾温中和胃。

【处方】苓桂术甘汤加减。

| 茯苓30g | 桂枝20g | 白术20g | 甘草10g |

服上方2周后气短胸痛减轻，服了3周后症状基本缓解，服了8周后心电图ST段下移明显改善。

【按语】

《金匮要略》谓："心下有痰饮，胸胁支满，……苓桂术甘汤主之。"

痰饮、心下及胸支满，为支饮之症。《灵枢》谓心包络之脉动，则病胸胁支满者，谓痰饮积于心包，其病目眩为痰饮阻其胸中之阳，不能布水精于上也。"夫短气，有微饮，当从小便去之"。茯苓治痰饮，渗水道，以淡渗祛饮之茯苓为君。桂枝通阳气，和营卫，开经络，痰水得温则行，故以为臣。白术甘温，治风眩，燥痰水，除胀满，培土以佐茯苓。桂枝之辛，得甘则佐其发散，复益土以制水；且得茯苓则不资满，而反泄满。《本草纲目》曰：甘草能下气，除烦满。用甘草甘缓为之使。短气有微饮，此水饮停蓄，呼吸不利而然也。呼气之短，用苓桂术甘汤之轻清以通其阳，阳气化则小便能出，痰饮尽去，胸痹得通，则痛尽去。

八十七、毛德西医案：冠心病②

徐某，男，59岁。

现病史：间断发作胸痛，胸闷3年余，并伴有乏力、气短，自觉疼痛部位位于剑突下，活动后尤甚，休息后缓解。1个月前查冠状动脉造影术示多支病变，医生建议患者搭桥手术，患者拒绝，近7日自觉胸闷、胸痛症状加重，且口干口苦明显，为寻求中医治疗而来诊。患者平素纳眠可，二便正常，有烟酒嗜好。舌质红，苔黄厚腻，脉弦滑。

① 罗陆一：《运用仲景方治疗冠心病的体会》，载《中华中医药学刊》2007年第8期，第1543－1547页。

② 王超：《毛德西教授运用小陷胸汤加味治疗冠心病举偶》，载《临床医药文献电子杂志》2014年第1卷，第10期，第1733页。

中医诊断：胸痹心痛病。

证候诊断：痰热互结于胸。

【处方】小陷胸汤加减。

黄连 8g	清半夏 10g	全瓜蒌 15g	陈皮 10g
炒枳壳 10g	竹茹 15g	茯神 15g	石菖蒲 10g
炙远志 10g	草果 8g	砂仁 8g	藿香 10g
生甘草 6g			

15 剂，水煎服，每日 2 次温服。

复诊：患者胸闷、胸痛发作次数减少，口干口苦减轻，纳眠可，二便正常。舌质红，苔黄厚腻但较前减退，脉弦滑。上方加炒苍术 15g、蚕砂 10g、草果 8g、生薏仁 30g。15 剂，水煎服，每日 2 次温服。

1 个月后患者因他病来诊，询问病情，诉守上方自服 15 剂，自觉胸痛发作次数明显减少，口干、口苦症状明显减轻。

【按语】

患者平素饮食失摄，恣嗜烟酒，而使痰热内生，痰热壅滞于中上二焦，阻滞气机，胸阳不展，心脉瘀阻而发为胸痛，治疗应以清热化痰为主。方选小陷胸汤加减。

此方药少而力专，《医方考》："黄连能泻胸中之热，半夏能散胸中之结，栝蒌能下胸中之气。"黄连苦寒，清热燥湿，杜绝痰从湿生；半夏辛温，醒脾燥湿，两药苦辛并用，为辛开苦降的基本组合；瓜蒌宽胸理气，解郁润燥，三药合用，共收清热化痰，宽胸理气之效。方中加入陈皮、枳壳、竹茹、茯神等药物，又取黄连温胆汤之意。黄连温胆汤出自《六因条辨》卷上，功可清热燥湿，理气化痰，和胃利胆，原为主治伤暑汗出，身不大热，烦闷欲呕之症，此处黄连温胆汤取其清热化痰之意。《重庆堂随笔》："石菖蒲，舒心气、畅心神、怡心情、益心志，妙药也。……清解药用之，赖以祛痰秽之浊而卫宫城，滋养药用之，藉以宣心思之结而通神明。"《药品化义》："远志，味辛重大雄，入心开窍，宣散之药。凡痰涎伏心，壅塞心窍，致心气实热，为昏聩神呆、语言蹇涩，为睡卧不宁，为恍惚惊怖，为健忘，为梦魇，为小儿客忤，暂以豁痰利窍，使心气开通，则神魂自宁也。"患者因痰热壅滞于中上二焦而发病，故方中加入石菖蒲、远志以化痰开窍。方中另加入草果、砂仁、藿香等芳香化湿类药物以增强化痰之效。

复诊患者舌苔仍黄白厚腻但较前减轻，苍术燥湿健脾，蚕砂燥湿、和胃化浊，毛德西教授认为两药祛湿热力强，尤其善于消舌苔厚腻之苦，生薏苡仁清热化湿，且可使湿热之邪走小便而祛。诸药合用，共收清热祛湿、宽胸止痛之效。

八十八、梅国强医案三则

案 1：冠心病（心绞痛）[①]

张某，男，67 岁。

初诊日期：2004 年 10 月 17 日。

[①] 龚卯君：《梅国强运用加减柴胡陷胸汤辨治疾病经验》，载《湖北中医杂志》2007 年第 1 期，第 23－24 页。

现病史：胸闷、胸痛 3 年，胃痛 5 年，间断发作。近来胸闷胸痛，痛引背部麻胀，每于夜间或劳累后加剧。症见：头昏，右肩部酸痛，双膝关节痛，胃脘胀痛拒按，口干苦，纳可，尿急，淋漓不尽。舌质暗红，苔厚腻微黄，脉弦滑。

心电图示：心肌缺血。胃镜示：糜烂性胃炎。B 超示：前列腺肥大、胆囊炎。

西医诊断：冠心病、心绞痛、胃炎、胆囊炎、肩周炎、前列腺肥大。

中医诊断：胸痹、胃脘痛、痹证、癃闭。

证候诊断：痰热内阻心胸、气血不畅、少阳经脉郁滞、枢机不利。

治法：清热化痰、利气活血、和解少阳。

【处方】

柴胡 10g	黄芩 10g	法半夏 10g	瓜蒌 15g
黄连 6g	胆南星 10g	石菖蒲 10g	远志肉 10g
土鳖虫 10g	红花 10g	枳实 15g	延胡索 15g
郁金 15g	片姜黄 10g	老鹳草 15g	威灵仙 15g
桂枝 6g			

7 剂。

复诊：服上药后胸闷痛大减，肩痛、胃脘胀痛减轻，于上方去土鳖虫、红花，加当归、川芎、乌贼骨，调理月余，诸症渐得缓解。

【按语】

梅国强教授认为，本案病变为胃心同病，胆心同病；病机为痰热内阻心胸、气血不畅、少阳经气郁滞、枢机不利。用加减柴胡陷胸汤清热化痰、理气宽胸、调和少阳之经脉，加土鳖虫、红花、延胡索可行气化瘀活血通络。因痰热内阻心胸日久，必致气血郁滞、络脉不利，故加入活血化瘀通络之品，其效大增。

案2：冠心病（心绞痛）[①]

陈某，男，52 岁。

现病史：胸背痛 1 年。心脏 CT 提示为冠状动脉粥样硬化，左侧冠状动脉前降支、回旋支及右侧冠脉狭窄 60%～70%。症见胸痛，胸闷，气短，活动后加重，精神尚可，饮食、睡眠及大小便正常，脉弦涩，舌苔白厚，舌质绛。患者多条冠脉大部分堵塞，西医建议支架治疗，因患者经济上不能承受，考虑采取中医治疗。

证候分析：四诊合参，本例病机当属痰热气血阻滞胸背，致血脉不通使然。

治法：清化痰热，活血通络止痛。

【处方】化痰活血通络方加减。

法半夏 10g	全瓜蒌 10g	黄连 10g	枳实 20g
石菖蒲 10g	远志 10g	郁金 10g	白芥子 10g
当归 10g	川芎 10g	土鳖虫 10g	红花 10g
水蛭 6g	地龙 10g	玄胡 15g	片姜黄 10g

---

① 曾祥法、梅琼、刘松林：《化痰活血通络方治疗冠心病心绞痛 80 例》，载《湖北中医杂志》2013 年第 35 卷，第 1 期，第 44-45 页。

全蝎 10g   蜈蚣 2 条

服用上方 7 剂后胸背痛缓解，余症减轻。

【按语】

冠心病是冠状动脉粥样硬化性心脏病的简称，亦称为缺血性心脏病，是由于人体脂质代谢失常，血液中的脂质沉着在原本光滑的动脉内膜上，在动脉内膜一些类似粥样的脂类物质堆积而成白色斑块，称为动脉粥样硬化病变。这些斑块逐渐增多造成冠状动脉腔狭窄，使血流受阻，导致心脏缺血缺氧，产生冠心病。该病发病率高，致死率高，严重影响人的身心健康。西医多采用降血脂、降血压、抗血小板凝聚、缓解冠状动脉痉挛或扩张血管等内科保守治疗，或采用冠状动脉搭桥术、支架术及射频消融术等。

中医称冠心病为胸痹，对其病因病机论述甚详，治法方药众多，疗效可谓理想。其中痰浊阻滞、血脉不利、络脉不通为冠心病最为常见的病机，而化痰活血通络法则为常治法。

《伤寒论》第 138 条："小结胸病，正在心下，按之则痛，脉浮滑者，小陷胸汤主之。"小陷胸汤为治痰热阻滞中上二焦的主方。化痰活血通络方有小陷胸汤加枳实、石菖蒲、远志、郁金、当归、川芎、土鳖虫、红花、全蝎、蜈蚣而成。方中半夏辛、温，主入脾胃，兼入肺经，为燥湿化痰之要药。全瓜蒌甘、微苦、寒，长于清化热痰，宽胸散结，为治胸痹要药。黄连苦、寒，清热燥湿，泻火解毒。枳实性寒凉，功效破气消积，化痰除痞，其化痰有推墙倒壁之势。以上四味，其中三味直接化痰，黄连燥湿亦能收化痰之效。三味性寒，一味性温。如此则温者不显其燥，共奏清化痰热之效。石菖蒲、远志、郁金，均归心经，功能通心窍，化痰浊。配活血化瘀之当归、川芎、土鳖虫与红花使用，因冠心病胸痛每有血瘀，此四种药功善活血止痛，均为治胸痹之要药。全蝎与蜈蚣乃虫类药，功善通络止痛，对于冠心病病久入络之疼痛明显者，尤为多用，收通络与止痛双重功效。

如此配伍，共奏化痰活血、通络止痛之效。

案 3：冠心病①

汪某，女，61 岁。

现病史：因心悸、胸闷、胸痛而住院治疗，诊断为冠心病。胸骨中段后方阵发隐痛，伴胸闷，心悸，失眠（依赖安眠药入睡），便秘，偶尔左下腹隐痛，胸脘有热感，易惊惕，脉缓，苔薄白。

证候分析：梅国强教授认为，少阳疏泄失常，一是通过影响气血运行失常，致气滞血瘀，而致胸痹胸痛；二是手少阳经和足少阳经与心经、心包经相连，病理上相互影响。

证候诊断：枢机不利，相火上扰，心神不宁，瘀血内阻。

治疗仍宗柴胡加龙骨牡蛎汤证之法。

【处方】

柴胡 10g   黄芩 10g   法半夏 10g   桂枝 10g

① 许国振：《梅国强运用柴胡加龙骨牡蛎汤临床治验 5 则》，载《湖南中医杂志》2014 年第 30 卷，第 7 期，第 111 - 113 页。

白芍 10g	煅龙牡各 15g	磁石 30g	酸枣仁 30g
柏子仁 10g	女贞子 10g	墨旱莲 30g	土鳖虫 10g
红花 10g	郁金 10g		

服药 7 剂后，胸痛、胸闷基本控制，将上方制成丸剂维持治疗，3 个月后随访，胸痛、胸闷未再发作。

【按语】

柴胡加龙骨牡蛎汤由柴胡、黄芩、生姜、人参、桂枝、半夏、大黄、大枣、铅丹、龙骨、牡蛎组成。其中因为铅丹有毒，现已不用，梅国强教授常以磁石或代赭石替代。人参品种不好确定，常以党参替代。其中癫痫、精神分裂症者，常配解郁泻火、化痰开窍之品加石菖蒲、郁金、竹茹、天竺黄等；气血运行失常瘀血内阻之冠心病者，常配川芎、丹参、赤芍；久病入络者则用生蒲黄、五灵脂、土鳖虫；气血运行失常伴肝阳上亢，或肝风内动之高血压、中风者，在加活血化瘀药物基础上，再加天麻、钩藤、蒺藜、决明子等药；脾胃运化传导升降失常，痰饮滋生之眩晕症，梅尼埃病则加白术、泽泻、茯苓、陈皮、法半夏等健脾化痰药物；而不射精症、早泄、月经失调等病症常配白芍、枳实、栀子、黄连、生地等疏肝理气、清心泻火、交通心肾之品。

八十九、孟铭三医案三则

案 1：冠心病（心绞痛）[①]

张某，女，50 岁。

初诊日期：1989 年 4 月 13 日。

现病史：胸痛胸闷反复发作 10 余年，常因情志不遂而诱发或加重。西医诊为冠心病，心绞痛。口服复方丹参片、苏合香丸、消心痛、活心丹等药可减轻或缓解症状。近年服用以上药物，疗效日趋不显，胸痛频作，入夜尤甚，伴胸闷胁胀、心悸气短，口唇青紫，舌暗有瘀点，脉沉涩细代。

证候诊断：肝气郁结、血瘀心脉。

治法：疏肝活血。

【处方】 自拟柴香散加味。

柴胡 10g	香附 15g	延胡索 15g	郁金 12g
泽兰 15g	丹参 30g	红花 15g	瓜蒌 30g
薤白 15g	桂枝 10g	炙甘草 10g	

水煎服，每日 1 剂。

服上方 5 剂，胸痛明显减轻，效不更方，继服 5 剂。

三诊：症状基本缓解，唯夜寐不安。上方加柏子仁 15g、炒枣仁 20g，连服 10 剂病情稳定，仅在情志不畅时略感胸部不适。改服自拟元胡丹参散（延胡索 15g、丹参 30g，共研为细末），每次 4.5g，每日 3 次，连服 1 个月诸症皆除。至今 3 年病情稳定。

---

① 孟庆平：《孟铭三以调肝为主治胸痹》，载《山东中医杂志》1993 年第 3 期，第 52－53 页。

【按语】

孟铭三教授在治疗肝气郁结、心血运行受阻所致的胸痹，以柴香散（柴胡10g、香附15g、延胡索15g、郁金12g）疏肝解郁、理气宽胸、活血化瘀止痛，配泽兰、丹参、红花以增强其活血化瘀之力，加瓜蒌、薤白则疏肝理气、宽胸止痛之力倍增，用桂枝振奋胸中之清阳，桂枝、薤白相伍化浊抑阴，炙甘草益气复脉、调和诸药。元胡丹参散乃为孟铭三教授在胸痹缓解后防止病情复发的常用方，验之临床，疗效颇佳。

案2：高血压病，冠心病（心绞痛），高脂血症[①]

刘某，男，55岁。

初诊日期：1989年11月12日。

现病史：患者胸闷胸痛5年余，每因恼怒或劳累加重。西医诊为高血压病，冠心病，心绞痛，高脂血症。长期服用复方降压片、丹参片、藻酸双酯钠及活心丹等药，疗效不著。近1年病情加重，胸痛频作，1日数发，心悸气短，腹胀泛恶，舌暗淡，苔白腻，脉滑。

证候诊断：肝失疏泄，脾运不健，痰浊留滞，上干胸阳，心脉瘀阻。

治法：疏肝化痰。

【处方】柴香散合瓜蒌薤白半夏汤加减。

柴胡10g	香附15g	延胡索15g	郁金12g
瓜蒌30g	姜半夏12g	桂枝10g	丹参30g
茯苓15g	陈皮15g	甘草10g	

水煎服，每日1剂。

上方服3剂，胸闷胸痛锐减，但夜间时被痛醒。上方加元胡丹参散（延胡索15g、丹参30g，共研为细末）适量冲服。

5日后复诊，胸闷胸痛基本缓解，惟劳累时略感心前区不适。上方再加党参30g，连服5剂诸症悉除。后以陈皮煎汤送服元胡丹参散月余以善其后，随访2年病情稳定。

【按语】

肝之疏泄失职，一则三焦水道不利，水液不能正常代谢，停留积滞为痰为饮，二则影响脾之运化水湿的功能，水湿停留则化痰化饮，痰饮阻滞了气血的运行，气滞血瘀而发为胸痹。故以柴香散疏肝行气、活血祛瘀，瓜蒌、薤白、半夏宽胸理气、降逆化痰，陈皮、茯苓健脾宁心、祛湿化饮，桂枝、丹参振奋心阳而祛瘀通络，甘草益气和中、缓急止痛。用陈皮煎汤送服元胡丹参散意在行气防瘀以善其后。故虽胸痹较重亦收到了满意的效果。

案3：高侧壁陈旧性心肌梗塞[②]

王某，女，38岁。

初诊日期：1990年3月10日。

现病史：胸闷憋气、心悸气短常作5年余。多次心电图检查未见异常。近1年病情

---

① 孟庆平：《孟铭三以调肝为主治胸痹》，载《山东中医杂志》1993年第3期，第52－53页。

② 孟庆平：《孟铭三以调肝为主治胸痹》，载《山东中医杂志》1993年第3期，第52－53页。

加重，经常出现心前区疼痛，频频太息，尤以生气和劳累后加剧。再次心电图检查提示为高侧壁陈旧性心肌梗塞，即邀孟铭三教授诊治。

刻诊：患者形体消瘦，面色不华，口唇及舌质暗淡，脉沉缓结代。

证候诊断：肝血亏虚，心失所养，脉络瘀阻。

【处方】 柴香散合归脾汤加减。

柴胡 10g	香附 15g	延胡索 15g	郁金 12g
当归 15g	党参 50g	白术 15g	黄芪 30g
桂圆肉 50g	川芎 10g	熟地 20g	白芍 15g
丹参 30g	大枣 5 枚		

水煎服，每日 1 剂。

用上方 15 剂后胸痛胸闷著减，脉律渐复正常，体力明显改善，唯夜间偶有惊醒，醒后惊悸不已难以入睡。于上方加入炒枣仁 30g、柏子仁 15g，再进 10 剂而诸症趋愈。上方又连服 10 剂而终获全功，随访 2 年未复发。

【按语】

心主血，肝藏血，血液运行除靠心气推动外，而与肝的正常疏泄有密切的关系。若患者素体亏虚，气血不充，肝失所藏，不能奉养心脏，因虚致瘀，然血不养肝又可使肝的疏泄失常，致气机不畅、血瘀心脉，故以柴香散伍丹参疏肝解郁、活血通脉，归脾汤合四物益气生血、补虚养心。

九十、孟宪民医案：冠心病，高血压[①]

陈某，男，56 岁。

现病史：平时血压偏高，经常波动在 160mmHg ～ 180mmHg/100mmHg ～ 110mmHg 之间。头晕目眩，后头部连项拘急胀痛，下肢沉软无力。近 2 年来经常胸闷、憋气，左侧胸痛，经某医院诊断为高血压、冠心病。平时常心烦不宁，有时表现痴呆，反应能力低下，晨起常吐痰，有时恶心但不吐。舌质红，苔白腻，脉弦滑而有数象，间有数中带止，颇似促脉。

辨证分析：阴亏于下，阳扰于上，形成下虚上盛之势。又以湿痰中阻，"宗气"被遏。胸中为心肺所居，气机失畅，影响气血运行，以致血滞心脉，因而出现以上证候。

治法：祛痰、通络、潜阳三者并行。法温胆汤意而化裁之。

【处方】

竹茹 15g	橘红 15g	半夏 15g	茯苓 25g
枳实 15g	菊花 20g	珍珠母 25g	丹参 25g
降香 15g	怀牛膝 25g		

连服 3 剂，眩晕轻微，已不恶心，舌苔根部略黄，此为痰郁化热，其他无明显变化。依上方加黄连 10g，再服 3 剂。

---

① 孟宪民：《医门外谈——以中医辨证施治论述冠心病的有关问题（四）》，载《辽宁中医杂志》1985 年第 4 期，第 35－36 页。

服药后，胸痛持续时间较短，已不憋气，后头部连项胀痛拘急未减。依上方去降香，加葛根 15g、秦艽 15g。

服 3 剂后后头连项胀痛拘急明显缓解，其他症状逐渐消失，入睡后多梦纷扰，精神有时不甚集中，反应能力较前好转，脉象趋于正常。

【处方】

竹茹 15g	橘红 15g	天竺黄 15g	茯神 25g
远志 10g	菖蒲 10g	连翘 10g	丹参 25g
夜交藤 25g	石决明 50g		

嘱其按方连服 10 剂，停药后接服杞菊地黄丸以善其后。

九十一、米烈汉医案：冠心病（心绞痛）[①]

张某，女，57 岁。

初诊日期：2007 年 10 月 23 日。

主诉：间断性心前区闷痛 3 年，加重 2 月。

现病史：3 年来每因劳累而诱发胸痛发作，休息或含服速效救心丸可缓解，经外院检查心电图示：心肌供血不足，诊断为冠心病心绞痛。常服复方丹参片、肠溶阿司匹林片、硝酸异山梨酯片等治疗，近 2 个月来胸痛发作频繁，西药疗效不佳故求治于中医。

刻诊：面色萎黄，口唇发绀，胸前区发作性闷痛，持续 10～20 分钟，每日发作 2～4 次，活动后心慌气短，汗出，头晕，夜休差，舌质暗红，舌下脉络迂曲，苔白腻，脉细涩。

证候诊断：气虚血瘀，心血瘀阻。

治法：益气活血，通络止痛。

【处方】芪丹四物汤加味。

黄芪 30g	丹参 30g	瓜蒌 30g	川芎 30g
党参 30g	熟地 20g	当归 15g	赤芍 15g
桃仁 15g	红花 15g	薤白 15g	延胡索 14g
三七（冲）3g	甘草 10g		

每日 1 剂，加水煎 2 次，早晚温服，连服 7 剂。

二诊：胸痛发作次数明显减少，守方加养心安神之酸枣仁 30g，服 14 剂。

三诊：胸痛 2 周内仅发作 2 次，无明显心慌气短，头晕消失，无异常汗出，睡眠改善。继服前方 14 剂，患者基本痊愈，无明显不适。

【按语】

冠心病心绞痛属中医"胸痹"的范畴，中医认为本病为本虚标实之证，多因年老体虚，心气心阳不足，鼓动无力，痰血内阻，瘀阻心脉，"不通则痛"。中医治疗重在益气温阳、活血通络。使瘀祛新生、血脉通畅、气血运行顺利，"通则不痛"。

---

① 何晶、米烈汉：《米烈汉老师异病同治验案举隅》，载《陕西中医》2013 年第 34 卷，第 1 期，第 88－89 页。

当归活血补血，配伍黄芪补气生血；川芎为血中之气药，与当归配伍可增强活血散瘀、行气止痛之功；丹参活血化瘀；熟地补血填精益髓；三七、延胡索活血化瘀止痛；赤芍活血通经、散瘀止痛；桃仁、红花入血分活血化瘀，通调血脉；党参、赤芍、甘草益气养血、缓急止痛。服上方诸症基本消失。

九十二、聂惠民医案八则

案1：冠心病[①]

莫某，女，39岁。

初诊日期：2008年12月29日。

现病史：主诉心慌，胸闷，心烦。患者自诉平常性格急躁易怒，此次病起于精神不愉。患者舌质红，苔淡黄，脉沉弦。心电图示 ST 段下移，T 波低平，提示冠心病。

证候诊断：气滞不通。

治法：解郁理气宽胸。

【处方】小柴胡汤合四逆散加减。

| 柴胡 10g | 黄芩 10g | 法半夏 10g | 党参 15g |
| 枳壳 10g | 白芍 10g | 炙甘草 6g | |

7剂，水煎服，每日1剂。

复诊：（2009年1月12日）心慌、胸闷症大减，前方加减进退。1个月后复查心电图正常。

【按语】

小柴胡汤源自《伤寒论》，为治少阳病的主方，具有和解少阳、扶正祛邪之功效，为"和剂之祖"。本方由柴胡、黄芩、半夏、生姜、人参、甘草、大枣组成。柴胡、黄芩相合，经腑同治，清疏并行，使气郁得达，火郁得发，枢机通利，胆腑清和，半表之邪从外而解，半里之邪从内而彻；生姜配半夏，调理胃气，降逆止呕；人参、甘草、大枣相配，扶正祛邪，防邪内入，又可抑制柴芩之苦寒，以防伤害脾胃之气。本方既有柴芩之苦寒清降，又有姜夏之辛开散邪，复有参枣草之甘补调中，寒热并用，攻补兼施。既能疏利少阳枢机，又能调达气机升降，更使内外宣通，气血条达。

四逆散亦源自《伤寒论》，由柴胡、枳实、白芍、炙甘草组成。柴胡疏肝解郁，透达阳气；枳实理气散结，以利脾胃；二药合用一升一降，解郁开结，疏达阳气。芍药、甘草酸甘化阴，柔肝缓急。合柴胡之疏肝，枳实之利脾胃，有调理肝脾之功。柴胡、枳实入气分，芍药入血分，又有调和气血之功。

聂惠民教授认为小柴胡汤与四逆散相合对气滞不通型胸痹颇为适宜。

案2：冠心病[②]

张某，女，64岁。

---

① 路广林、张秋霞：《聂惠民教授辨治胸痹临床经验探究》，载《北京中医药大学学报》2011年第34卷，第4期，第274–276页。

② 路广林、张秋霞：《聂惠民教授辨治胸痹临床经验探究》，载《北京中医药大学学报》2011年第34卷，第4期，第274–276页。

初诊日期：2009 年 6 月 18 日。

现病史：自诉胸闷，胸部有针刺样疼痛，气短，乏力，动则更甚，失眠，患者口唇紫暗，面色黧黑，舌质暗有瘀斑，苔薄白，脉沉略涩。心电图示冠脉供血不足，提示冠心病。

证候诊断：心血瘀阻、气阳不足。

治法：活血化瘀兼以温补心阳。

【处方】血府逐瘀汤合桂枝甘草汤加减。

当归 12g	白芍 12g	党参 15g	桃仁 10g
红花 6g	柴胡 10g	炒枳壳 12g	桔梗 10g
怀牛膝 12g	桂枝 10g	炙甘草 6g	

7 剂，水煎服，每日 1 剂。

复诊：（2009 年 6 月 25 日）自诉服药后症状大减，效不更方，调理而安。

【按语】

血府逐瘀汤源自清代王清任的《医林改错》，由桃红四物汤合四逆散加桔梗、牛膝而成。桃红四物汤能活血化瘀，四逆散可疏肝理气，加桔梗开胸膈之结气，牛膝导瘀血以下行，合而成方，用以治疗"胸中血府血瘀之证"。

桂枝甘草汤源自《伤寒论》，由桂枝、炙甘草组成。桂枝辛温，入心经而通阳；甘草甘平益气。桂枝用量两倍于甘草，侧重于温通心阳。

聂惠民教授认为，血府逐瘀汤活血化瘀治疗胸痹之标，桂枝甘草汤补益心阳治疗胸痹之本，合方而用，标本兼治，疗效颇佳。

案 3：冠心病，偶发室早[①]

张某，女，50 岁。

初诊日期：2008 年 11 月 20 日。

现病史：自诉胸闷，失眠，心慌不适，易烦乱，头晕，气逆干咳，口干，舌淡红，苔薄根略厚，脉沉弦细略弱。心电图提示供血不足，偶发室早。

证候诊断：气郁痰阻、胸阳不振，兼心之气血不足。

治法：解郁化痰、宽胸散结、养心安神。

【处方】小柴胡汤合瓜蒌薤白半夏汤加补气养血、养心安神药。

瓜蒌皮 15g	薤白 10g	法半夏 10g	柴胡 10g
黄芩 10g	生黄芪 20g	党参 15g	白芍 10g
炒酸枣仁 30g	茯神 15g	夜交藤 30g	炙甘草 6g

14 剂，水煎服，每日 1 剂。

复诊：（2008 年 12 月 8 日）自诉服药后睡眠好转，头晕、胸闷、心慌等症减轻，苔渐退，脉沉弦细。前方加减，调理月余。

【按语】

聂惠民教授根据多年的临床观察发现，很多胸痹患者往往伴有心烦、失眠等症状，

---

① 路广林、张秋霞：《聂惠民教授辨治胸痹临床经验探究》，载《北京中医药大学学报》2011 年第 34 卷，第 4 期，第 274－276 页。

通过调养心神的方法，患者不但心烦、失眠症状消失，而且胸闷、胸痛、短气的症状也大大减轻，甚至消失。清代喻嘉言曰："盖胸如中太空，其阳气所过，如离照当空，旷然无外，设地气一上，则窒塞有加，故知胸痹者，阳不主事，阴气在上之候也。"《灵枢·邪客》曰："心者，五脏六腑之大主也，精神之所舍也。"心脏居于胸中，主血脉，也主神志，若胸阳痹阻，血脉和神志均会失常。因此，聂惠民教授认为，胸阳痹阻与神志关系非常密切，胸痹患者多出现心烦、失眠等症状。

治疗时除在辨证论治基础上选择治疗胸痹的药物，也加入调养心神的药物，并配合心理疏导。聂惠民教授在调养心神的药物选择上也非常讲究，如果患者痰浊内盛，选用远志、石菖蒲；如果患者瘀血较重，选用鸡血藤、夜交藤并用；如果肝阳上亢，常用天麻、珍珠粉；如果肝血不足，则用炒酸枣仁、柏子仁；如果肝郁较重，则选用白梅花、玫瑰花。

案 4：心肌供血不足，冠心病[1]

患者，女，48 岁。

初诊日期：2001 年 2 月 29 日。

现病史：主诉胸闷如有物堵塞，气短乏力、头晕、心慌、失眠 2 月余。患者面色晦黄，精神欠佳，舌尖红，舌质略暗，苔白略腻，脉沉细略弱。

心电图提示：心肌供血不足，冠心病。

证候诊断：气阴不足，兼有痰饮内闭胸中。

治法：宣痹通阳、宽胸养心。

【处方】

西洋参^(另包炖煎)6g	麦冬 12g	五味子 4g	瓜蒌皮 10g
法半夏 10g	薤白 4g	茯苓 15g	炒白术 12g
菊花 12g			

7 剂，水煎服。

复诊：（2001 年 3 月 7 日）自诉服药后胸闷大减，睡眠好转，自我感觉精力转佳，舌暗减轻，脉力增强。效不更方，继进 7 剂。

治疗 1 个月后，患者体力和精力俱佳，心电图复查完全恢复正常。

【按语】

聂惠民教授分析，此患者的主要病机为痰浊兼气阴不足，舌苔腻提示有痰浊内阻，同时脉沉细略弱提示宗气不足，舌尖红是心阴不足的表现。聂惠民教授认为，大多数冠心病患者舌质都偏暗，但不能皆用活血化瘀的方法，此患者只要痰浊一祛，血脉畅通，气阴得复，病情自然痊愈。

案 5：冠心病[2]

患者，男，56 岁。

---

① 张秋霞、张沁园：《聂惠民用经方治疗冠心病经验》，载《山东中医杂志》2004 年第 12 期，第 751 - 752 页。

② 张秋霞、张沁园：《聂惠民用经方治疗冠心病经验》，载《山东中医杂志》2004 年第 12 期，第 751 - 752 页。

初诊日期：2002 年 10 月 20 日。

现病史：主诉心慌、胸闷 7 日，伴有轻咳，患者自诉平常性格急躁易怒，此次病起于精神不愉快，舌质红，苔淡黄，脉沉弦。

心电图提示：ST 段下移，T 波低平，提示冠心病。

证候诊断：气滞气阴不足。

治法：理气益气养阴。

【处方】

柴胡 10g	黄芩 10g	西洋参^(另包炖煎)8g	炙甘草 4g

柴胡 10g　　　　黄芩 10g　　　　西洋参^(另包炖煎)8g　　炙甘草 4g

麦冬 15g　　　　五味子 5g　　　　白芍 10g　　　　桔梗 12g

佛手 12g

7 剂，水煎服。

复诊：（2002 年 10 月 27 日）患者心慌、胸闷、咳嗽消失，咽干。前方加玄参 8g、石斛 10g。7 剂，水煎服。

经过半年的调理，患者的心电图恢复正常。

【按语】

聂惠民教授分析，此患者的主要病机为气郁兼气阴不足。发病史及脉象提示患者有肝胆之气郁结不通，舌质红、苔淡黄是肝郁化火伤阴之表现。患者年过半百，脉沉有气虚的存在。聂惠民教授认为，冠心病患者的舌脉是非常重要的辨证依据，不能仅凭患者的症状描述。

案 6：冠心病（心绞痛）[①]

张某，女，50 岁。

初诊日期：2005 年 1 月 21 日。

现病史：胸前阵发性疼痛 2 个月。伴有头晕，气短，纳少。当地医院诊断为冠心病心绞痛，服用硝酸甘油等药物，略有缓解。后来在某西医院再次进行了心电图、超声心动及冠脉造影系统检查均无异常。苔淡黄，脉沉细略弱。

证候诊断：气郁痰阻。

治法：理气解郁，宽胸化痰。

【处方】小柴胡汤与瓜蒌薤白半夏汤加味。

党参 15g　　　　茯苓 12g　　　　法半夏 10g　　　瓜蒌皮 12g

郁金 10g　　　　柴胡 10g　　　　香附 12g　　　　赤白芍各 12g

黄芩 10g　　　　元胡 10g　　　　薤白 3g

7 剂，水煎服。

复诊：（2005 年 1 月 25 日）服上方后胸闷痛减轻，发作次数明显减少，睡眠转佳。加生黄芪 15g、香橼 10g、生龙牡各 30g，继服 21 剂，巩固疗效。

【按语】

本案患者身为单位领导，工作压力甚大，致使肝胆失于疏泄，肝胆气郁，甚则气郁

---

① 郭华：《聂惠民教授运用经方治疗胸痹的经验》，载中华中医药学会仲景学说分会主编《仲景医学求真（续一）——中华中医药学会第十五届仲景学说学术研讨会论文集》，中华中医药学会仲景学说分会 2007 年版。

化火，灼津成痰，气郁痰阻，血行失畅而发病。因少阳之脉，下胸中贯膈，少阳有邪，或肝胆气郁，就可出现胸部不适。故和解少阳的小柴胡汤证有"胸胁苦满""胸胁满不去"等症。清代医家程国彭深得仲景意，他在《医学心悟》中说："胸者，肺之分野。然少阳胆经受病，亦令胸痛""古方用柴胡汤加枳壳治之，如未应，本方兑小陷胸汤一服，其效如神。"对于本患，聂惠民教授则以理气解郁、宽胸化痰之法，用小柴胡汤与瓜蒌薤白半夏汤加味治之。方中以元胡、香附、郁金助小柴胡汤解郁理气；以瓜蒌薤白半夏汤宽胸化痰，正针对其病机，故疗效颇佳。

案7：窦性心律不齐①

金某，男，14岁。

初诊日期：2004年11月2日。

现病史：患者胸闷、心前区疼痛数月。自诉4个月前，曾有过1次重感冒。

刻诊：胸闷不适，心前区疼痛，运动后加重，伴有睡卧不佳，食欲不振。舌红苔淡黄，脉沉略数。

心电图提示：窦性心律不齐。

证候诊断：热郁胸膈。

治法：清宣郁热。

【处方】栀子豉汤加味。

生栀子10g	豆豉6g	党参12g	生甘草6g
柴胡10g	黄芩10g	麦冬10g	五味子3g
远志6g	茯苓10g	郁金8g	陈皮10g
炒神曲15g			

7剂，水煎服。

复诊：（2004年11月9日）服上方7剂后，胸闷减轻，心前区痛未作，睡眠转佳，纳谷好转。时有头痛，舌质红，苔白。仍以前法调理：上方去远志、陈皮，加葛根10g、丹参10g。继进7剂。

三诊：（2004年11月16日）服上方后，胸闷痛未作，头痛止，睡眠佳，苔退，舌质略红。前法进退，继进7剂，调理而安。

后随访半年余，胸痛未作。

【按语】

本案患者外感后所致胸闷痛，聂惠民教授认为是郁热留扰胸膈。《伤寒论》曰："发汗，若下之而烦热，胸中窒者，栀子豉汤主之。""伤寒五六日，大下之后，身热不去，心中结痛者，未欲解也。栀子豉汤主之。"凡热郁胸膈影响气血运行所出现的胸中窒、心中结痛都可以用栀子豉汤治之。又因该患时间较长，兼有余热伤阴之象，故聂惠民教授栀子豉汤与小柴胡汤合方酌加益气养阴的生脉饮治之，并取得了良效。

---

① 郭华：《聂惠民教授运用经方治疗胸痹的经验》，载中华中医药学会仲景学说分会主编《仲景医学求真（续一）——中华中医药学会第十五届仲景学说学术研讨会论文集》，中华中医药学会仲景学说分会2007年版。

案 8：高血压，冠状动脉供血不足，左心室肥大[①]

程某，女，62 岁。

初诊日期：2002 年 12 月 27 日。

现病史：患者胸闷、气短数年，近日加重。西医诊断为高血压，冠状动脉供血不足，左心室肥大。

刻诊：胸闷，气短，心悸，头晕，眠差，面部虚浮。舌胖有齿痕，脉沉细弱。

证候诊断：痰浊闭阻，水饮内停。

治法：通阳泄浊，行气利水。

【处方】瓜蒌薤白白酒汤合五苓散加减。

柴胡 6g	郁金 12g	太子参 15g	瓜蒌皮 12g
法半夏 10g	桂枝 3g	猪茯苓各 12g	泽泻 10g
生白术 10g	丹参 15g	麦冬 12g	五味子 3g
天麻 6g	菊花 15g	炒枣仁 15g	

7 剂，水煎服。

复诊：（2003 年 1 月 10 日）服上方后胸闷、心悸、头晕减轻，血压平稳。面部仍然虚浮。上方去柴胡、泽泻，加薤白 6g、竹叶 10g、川芎 6g，继服 7 剂，巩固疗效。

三诊：（2003 年 1 月 28 日）胸闷、心悸等症状继续好转，面部虚浮消失，睡眠转佳。上方去竹叶，加柴胡 6g、杭芍 12g。

以前法调理 2 月余，患者诸症皆减，血压平稳。

【按语】

患者主要临床表现都是高血压、冠心病的胸闷，在中医都属于胸痹，病性有寒热不同，偏实偏虚之异，但其证皆属痰浊闭阻所致，故聂惠民教授皆以瓜蒌薤白白酒汤为基础方加减化裁。

本案除了胸闷之外，还有面部虚浮、舌胖有齿痕，脉沉细弱。证属痰浊闭阻，水饮内停。治以通阳泄浊，行气利水，用瓜蒌薤白白酒汤合五苓散加减。方中柴胡、郁金、瓜蒌皮、法半夏理气宽胸化痰；桂枝、猪茯苓、泽泻、生白术化气行水；太子参、麦冬、五味子补气益阴，使五苓散利水而不伤阴；天麻、半夏、菊花相伍化痰疗眩晕，清头目；丹参活血；枣仁安神。患者服 7 剂后胸闷、心悸、头晕减轻，血压平稳，取得了较好的疗效。

九十三、裴正学医案：冠心病（冠状动脉痉挛型）[②]

患者，45 岁。

主诉：心悸、乏力、失眠半年。

① 郭华：《聂惠民教授运用经方治疗胸痹的经验》，载中华中医药学会仲景学说分会主编《仲景医学求真（续一）——中华中医药学会第十五届仲景学说学术研讨会论文集》，中华中医药学会仲景学说分会 2007 年版。

② 金龙、鲁维德：《裴正学教授从脾胃论治冠心病经验》，载《甘肃医药》2013 年第 32 卷，第 7 期，第 527－528 页。

现病史：心前区时有隐痛，伴胸闷，心悸，乏力，多梦易醒，健忘，舌淡，苔薄白，脉细弱，偶有结代。

心电图：大致正常心电图。血压 90/60mmHg。

西医诊断：冠心病（冠状动脉痉挛型）。

证候诊断：心脾气虚。

治法：健脾益气，养心安神，活血化瘀。

【处方】归脾汤、生脉散、冠心Ⅱ号加减。

党参 10g	黄芪 15g	白术 10g	当归 12g
炙甘草 6g	酸枣仁 20g	木香 3g	龙眼肉 10g
远志 6g	菖蒲 10g	赤芍 10g	川芎 6g
降香 10g	丹参 15g	红花 6g	麦冬 10g
五味子 6g			

每日 1 剂，水煎分 2 次服用。

复诊：服药 7 剂后，胸闷、心悸、乏力消失，睡眠明显好转，舌淡白，脉细。血压 110/70mmHg。原方去活血化瘀之品：赤芍、川芎、降香、丹参、红花。

继续服用 14 剂后，诸症皆除。

【按语】

患者脾胃素虚，气血生化乏源，使得心失所养，所以产生乏力、心悸、胸闷、心前区隐痛；气血不足则舌淡、脉细无力；心失所养则心主血的功能失常，无力行气血则出现结代脉；心主神志，心气虚则失眠多梦、健忘。四诊合参，中医辨证属于心脾气虚，方用归脾汤、生脉散益气健脾、复脉，从本论治，结合冠心病心肌缺血缺氧的病理基础，加冠心Ⅱ号活血化瘀，以治其标。组方严谨，标本兼治，患者症状解除后，抓住调理脾胃这个核心，益气健脾、从本论治，所以收效显著。

冠心病的基本病机特点为本虚标实，痰瘀为标，脾虚为本。脾胃损伤是冠心病发病的重要因素，所以调理脾胃是冠心病治疗与预防的重要大法。急则治其标，缓则治其本，冠心病急性发作以治标为主，主要发挥现代医学优势，尽快控制病情。而在缓解期，则要治本为主，主要调理脾胃，使得气血生化有源，心有所养，心主血的功能才能得以正常发挥；脾胃运化正常，则减少了痰湿、气滞、血瘀等病理产物的产生。所以，调理脾胃是中医早期预防冠心病的重要措施之一，也体现了中医治疗未病的思想。

裴正学教授治疗冠心病是在西医诊断明确的前提下，明确了西医的发病机理，再运用中医理论辨证施治的优势，实现冠心病的个体化治疗。考虑到冠心病的西医病理表现是心肌供血不足，所以无论何种证型都酌加赤芍、红花、川芎、降香、丹参、汉三七、水蛭等活血化瘀之品，标本兼治，所以临床疗效显著。

裴正学教授通过大量临床观察发现，胃肠功能失调通过植物神经系统影响心脏功能，而植物神经功能最敏感部位在胃肠道，所以裴正学教授提出心胃同治，主张从脾胃论治冠心病。中医从脾胃论治冠心病，丰富了疾病治疗模式，是防治冠心病的重要手段。

九十四、乔保钧医案：心绞痛①

患者，女，43 岁。

初诊日期：1977 年 10 月 2 日。

现病史：心前区阵发性刺痛年余，伴心慌、胸闷、气短，近月来因情志不舒致心痛加重，发作频繁，且头痛眩晕，口苦咽干，欲呕，大便干，溲黄。查见形体肥胖，下肢轻度浮肿，舌体胖大，舌质尖红，边不整，苔白腻略黄，脉沉弦结代，寸口较大，两尺较弱，血压 150/100mmHg，某医院心电图查示频发性室性早搏。

辨证分析：脉症合参，此属心脾不足，痰湿内盛，心血痹阻，复加肝郁气滞，郁而化热，促其病情加重。

治法：先宜疏肝清热，和胃化痰治其标。

【处方】温胆汤化裁。

陈皮 10g	竹茹 9g	枳实 10g	清半夏 9g
丹皮 12g	生杜仲 30g	醋柴胡 10g	酒黄芩 10g
炙甘草 20g			

上药服 7 剂后，头痛、眩晕、口苦咽干诸症悉除，心慌、胸闷、气短亦明显好转，大便转溏，但下肢浮肿未消，脉仍弦细，间有结代。血压 130/70mmHg。此乃肝气得舒，余热已清，标症既除，当固其本，转以益气宁心为主，兼以健脾，淡渗利湿。

【处方】

党参 10g	麦冬 15g	五味子 9g	酸枣仁 30g
远志 10g	菖蒲 10g	白术 10g	茯苓 30g
泽泻 10g	车前子 10g	炙甘草 30g	核桃 5 个

又进 7 剂，自述精神好转，浮肿消失，心慌气短明显减轻，唯心前区仍感刺痛，舌体微胖。宗上方去车前子、泽泻，加降香、郁金各 10g。

又服 14 剂，诸症皆失，心电图复查已正常。查其脉仍弦细，舌质微红，苔白，最后投以益气养心汤（自拟方）10 剂，以善其后。

【处方】

党参 12g	麦门冬 13g	五味子 9g	云苓 30g
白术 10g	炒枣仁 15g	桂枝 5g	郁金 3g
生地 9g	生龙骨 12g	炙甘草 20g	核桃(服药后生吃)6 个

半年后随访已恢复正常工作。

【按语】

该案属肝郁化热，脾虚湿盛，心脉痹阻。治疗先用温胆汤化裁、疏肝清热、理气化痰治其标，再以生脉散加味、益气宁心、健脾利湿治其本，终以益气养心汤善后巩固。如此把握不同时期的不同病情，针对不同阶段的主要矛盾，区分标本缓急，用药有的放矢，故疗效既著且速，充分体现了依证为凭、知常达变的辨证原则。

---

① 本刊编辑部：《乔保钧心绞痛治验》，载《中国社区医师》2010 年第 26 卷，第 44 期，第 21 +28 页。

九十五、秦家泰医案：冠心病①

刘某，男，40 岁。

初诊日期：1986 年 6 月 30 日。

现病史：1976 年以前因扁桃腺经常发炎，每发则体温高至 40℃，常注射青霉素等药，然而每次打针均见全身大汗，汗出热退。1976 年后发现心脏早搏，但未引起重视，亦未治疗，至今年 3 月，突然胸闷，疼痛，自汗，某医院查心电图诊断：冠心病。经西药治疗症状缓解，当前见胸闷，短气，心悸，时刺痛，压之较舒，食眠正常，苔白腻，脉涩。

中医诊断：胸痹。

证候诊断：心阳虚，痰瘀互结。

治法：温通心阳，豁痰化瘀。

【处方】瓜蒌薤白半夏汤加味。

桂枝 12g	炮附子 9g	瓜蒌仁 9g	薤白 12g
半夏 9g	丹参 12g	龙骨(打)15g	牡蛎(打)15g
炙甘草 6g			

每日 1 剂，水煎分 3 次服。

二诊：(7 月 20 日) 服上方 10 服，诸症消失，停药 3 天后，仍见胸闷，时刺痛，左手麻木，但较前为轻，苔微黄腻，脉涩。照上方加红花 5g，龙牡各 30g。又服 10 剂，诸症除，随访半年无复发。

【按语】

瓜蒌薤白半夏汤出自于《金匮要略·胸痹心痛短气》，是治疗胸痹心痛不得卧的常用方剂。盖因胸阳不振，痰饮上乘，肺失肃降，气机不通，以致胸痹、心痛、喘息、咳唾、胸背痛、短气，所以尤在泾曰："胸痹不得卧，是肺气上而不下也；心痛彻背，是心气塞而不和也，其痹为尤甚矣。所以然者，有痰饮以为之援也。"本例患者由于素来汗出过多，心阳受损，心阳虚，阳不化阴，津液不布，化生痰浊，痰阻气滞，进而血瘀，痰瘀互结，停于心胸，则窒塞阳气，络脉阻滞，故见胸闷，疼痛；汗为心之液，气虚不摄，故易自汗；苔白腻，示痰饮内停；脉涩，为瘀血之候。汗为心之液，气虚不摄，故易自汗；秦家泰教授据此治用补心阳、豁痰祛瘀之法，方用瓜蒌薤白半夏汤加味，实属有的放矢。方中桂枝、附子汤温经复阳；瓜蒌开胸散结，畅气涤痰；薤白辛温通阳，豁痰下气；半夏降逆逐饮，诸药合用，共奏通阳散结、豁痰下气、降逆逐饮之功。加以丹参之活血化瘀，龙骨、牡蛎镇惊安神。由于方药对症，故获效。

---

① 张兰英：《秦家泰教授活用经方验案 3 则》，载中华中医药学会仲景学说分会主编《仲景医学求真（续一）——中华中医药学会第十五届仲景学说学术研讨会论文集》，中华中医药学会仲景学说分会 2007 年版。

九十六、邱保国医案四则

案1：冠心病（心绞痛）[①]

吴某，男，64岁，退休干部。

主诉：胸闷，阵发性胸痛3年余，加重10余天。

现病史：患者于3年前冬至时，因在下雪天野外行走受寒，出现胸部憋闷，伴左侧胸痛，并放射至左肩背内侧，剧痛难忍，伴窒息感，数分钟后疼痛自行缓解，但乏力，出汗，去当地医院，经心电图诊断为冠心病心绞痛。经中西药治疗，症状消失，但近3年每因劳累或受寒常感胸痛连及左臂等症状间断性发作，常服用消心痛、速效救心丸和中药汤剂可症状缓解。但近10余天来神疲乏力，心悸气短，阵发胸部憋闷，畏寒，四肢欠温，大便溏，小便频，尿少，舌淡红，质胖，有齿痕，苔白滑，脉沉细。

血压118/70mmHg，心律86次/min，心电图示：广泛前壁心肌缺血。

西医诊断：冠心病心绞痛。

中医诊断：真心痛。

证候诊断：阳气虚衰。

治法：温通心阳，化瘀培元。

【处方】参附汤合四逆汤加减。

人参6g	制附子10g	桂枝18g	干姜9g
炙甘草12g	丹参30g	麦冬10g	五味子10g
川芎10g	水蛭10g		

5剂，每日1剂，水煎服。

二诊：患者服上方后，胸痛发作次数明显减少，畏寒四肢不温减轻。将制附子改为6g，桂枝10g，加用熟地黄15g、玄参10g。续服7剂。

三诊：感精神好，胸痛，畏寒大有改善，但腰酸，又加菟丝子、仙茅、巴戟天各6g，再服7剂，效不更方，续服上方。

后在上方基础上加减进退，用黄芪、西洋参、当归、地龙等。共服50余剂，诸症明显减轻，心绞痛未再发作，心电图示：胸前导联缺血性改变明显改善。

【按语】

胸为阳位，"背为阳，阳中之阳，心也"（《素问·金匮真言论》）。阳气的虚实与胸痹的发病有密切的关系。清代叶天士指出："胸痹，则因胸中阳虚不运，久而成痹。"本病基本病机为心阳虚衰，心脉凝滞。心阳不振，则浊阴凝结，行血不畅，不通则痛。元气不足，则气短乏力、畏寒、四肢欠温，故本案以温通心阳，培补元气为大法，方用参附汤加四逆汤，益气回阳、大补元气，人参、附子、桂枝、干姜相用，上助心阳，下补命火，中温脾土，注重温补。

根据"孤阳不生，孤阴不长"的阴阳互根理论，在温补基础上又酌加麦冬、熟地、玄参等滋补心肾阳津之品。肾为水火之脏，久病多损及肾，元阳亏虚，若命火衰微，可

[①] 罗继红、邱保国：《邱保国论治冠心病经验》，载《四川中医》2013年第31卷，第8期，第4-6页。

致心阳不振，故本案加用菟丝子、仙茅、巴戟天等补肾阳之药，可使药效倍增。本案重用丹参、川芎、水蛭，在培补元阳基础上使瘀血散，血脉通，阳气虚衰转安，脉通痛消。

案2：冠心病①

患者，女，66岁。

初诊日期：2010年12月7日。

主诉：胸闷、胸痛2年余。

现病史：患者2年前曾因胸前区憋闷疼痛，常感畏寒，每遇风寒或情绪波动时发作或加重。多次做心电图示：心底部缺血，呈冠状T波形，由多家医院诊断为冠心病。经用多种西药治疗病情时好时坏，效果不明显。近来自感胸骨后憋闷，闷痛，畏寒，四肢欠温，情绪不稳定，生气后尤明显。痛处在胸前，不再放射，舌质暗红，边有瘀斑，脉弦。

西医诊断：冠心病。

中医诊断：胸痹。

证候诊断：气滞寒凝。

治法：芳香温通，宽胸祛瘀。

【处方】

荜茇6g	良姜9g	细辛3g	檀香6g
丹参30g	降香10g	川芎10g	赤芍10g
水蛭10g	地龙10g		

3剂，水煎服，每日1剂。

二诊：服药3剂，自觉胸部气顺神爽，四肢转温，晚上睡眠也改善，但有时尚稍感胸闷。守上方加枳壳10g、郁金10g，7剂。

服用后患者感觉如常人，再以原方服7剂调服，共24剂后，病情一直稳定。

【按语】

患者胸前区憋闷疼痛，畏寒肢冷，每遇风寒生气加重，诊断为胸痹寒凝气滞血瘀证。故用荜茇、良姜温中散寒；细辛、檀香行气止痛，除胸闷气滞胸痛，理气散寒温中；兼有肝气郁滞，血瘀痹阻证，故用活血药丹参、川芎、降香、赤芍、水蛭化瘀通脉。二诊后加用枳壳、郁金达疏肝理气之效。此方是自拟方，对寒凝气滞血瘀者往往获得卓效。

案3：冠心病②

患者，男，58岁。

初诊日期：2013年1月8日。

主诉：胸闷、胸痛10余日。

---

① 罗继红：《邱保国研究员治疗冠状动脉粥样硬化性心脏病验案5则》，载《中医研究》2014年第27卷，第1期，第30－32页。

② 罗继红：《邱保国研究员治疗冠状动脉粥样硬化性心脏病验案5则》，载《中医研究》2014年第27卷，第1期，第30－32页。

现病史：近年来，患者时觉胸闷、胸骨后隐痛，常欲太息似感舒畅。近 10 余日患者自觉胸闷隐痛，每活动后频频出现，体胖，血压正常，血脂高，经心电图和运动负荷试验，诊断为冠心病。含服硝酸甘油、速效救心丸症状可缓解，但仍时有发作，转由中医诊治。症见舌质淡而胖，边有齿痕，苔白稍厚，脉弦滑。

西医诊断：冠心病。

中医诊断：胸痹。

证候诊断：胸痹痰浊，血脉阻络。

治法：豁痰通阳，化瘀泻浊。

【处方】

瓜蒌 15g	薤白 15g	半夏 10g	桂枝 10g
茯苓 10g	陈皮 10g	丹参 30g	细辛 3g
枳实 10g	竹茹 10g	桃仁 15g	红花 10g
水蛭 6g			

3 剂，水煎服，每日 1 剂。

二诊：服药后感胸闷隐痛明显缓解，走路或坐办公室工作症状较前改善，但感轻微咳嗽，晨有少许白痰，大便干结。上方去细辛、桂枝，加炙紫菀、浙贝母各 10g，肉苁蓉 15g。5 剂。

三诊：自觉症状消失，如常人。按前方加减调治共服 18 剂，病情一直稳定。

【按语】

方为瓜蒌薤白桂枝汤、瓜蒌薤白半夏汤加减。瓜蒌、薤白、半夏、桂枝可豁痰宣痹，通阳散结；细辛散寒止痛，能温通阳气，温振胸阳；丹参、桃仁、红花、水蛭活血化瘀；半夏、茯苓、陈皮健脾燥湿；竹茹化痰之胶结；枳实可配瓜蒌、薤白开胸行气。

综观全方，通阳豁痰泻浊，活血化瘀通脉。据痰浊相关理论，胸痹发病既有瘀血形成，又有痰浊内生，且痰浊滞经，易成瘀血，瘀血阻络，聚为痰浊，痰瘀互结，痰瘀同病是本病特点。故治疗应痰瘀同治，化痰利湿，活血化瘀，以通为主，体现了"治痰不忘治瘀，治瘀常须顾痰"及"除痰兼化瘀，化瘀必除痰"的原则。

案 4：冠心病[①]

患者，男，68 岁。

初诊日期：2011 年 1 月 4 日。

现病史：胸闷、胸隐痛，心悸气短反复发作 2 年，加重 1 月余。曾在某医院诊断为冠心病，发作时，常服硝酸甘油与速效救心丸可减轻症状，活动劳累时可引起心前区疼痛。饮食尚可，大小便如常。急查心电图示：广泛心肌缺血。舌苔薄白，质紫暗，脉细缓。

西医诊断：冠心病。

中医诊断：胸痹。

---

① 罗继红：《邱保国研究员治疗冠状动脉粥样硬化性心脏病验案 5 则》，载《中医研究》2014 年第 27 卷，第 1 期，第 30 - 32 页。

证候诊断：气阴两虚，血脉瘀滞。

治法：益气养阴，活血通脉。

【处方】

西洋参20g	太子参20g	丹参30g	三七15g
麦冬15g	五味子15g	五灵脂6g	蒲黄6g
川芎10g	降香10g	没药10g	毛冬青15g

3剂，每日1剂，早晚分服。

二诊：服用3剂后，每日发作2次，每次十几秒钟可自行缓解，仍口干，活动后气短。继以原方去毛冬青，加黄芪30g，续服7剂。

三诊：症状明显改善，胸痛有3日未出现，一般状况尚可。效不更方，守方再服7剂。

共服31剂，心电图检查示：心前区部分导联T波有所改善。

【按语】

四参生脉活血汤是自拟经验方，西洋参、太子参合生脉散，皆能补益心气，又长于益心气，敛心阴，有利改善心气不足，心阴亏耗；方用失笑散活血化瘀，活血止痛，加用川芎、降香、没药更加强活血通络，改善瘀阻效果；毛冬青又谓"六月霜"，具有活血通络、清热解毒的功效，可扩张冠状血管，增加冠脉流量，并对抗血小板凝聚有一定作用，佐以运用，可增加疗效。综观全方，最适合心气不足，阴血亏耗，血行瘀滞胸痹证的治疗。

九十七、裘沛然医案三则

案1：胸痹①

张某，男，58岁。

初诊日期：1981年3月15日。

主诉：胸闷、胸痛5年，近2周发作频繁。

现病史：胸部痞闷，隐隐作痛，时发时止。近2周来胸痛发作较频繁，胸痛彻背，身体恶寒，面色少华。脉沉细少力。

证候诊断：心阳不振，阴寒内盛。

治法：祛除阴寒、温通心脉，急则治标。

【处方】乌头赤石脂丸合丹参饮。

制乌头10g	蜀椒9g	熟附子9g	淡干姜9g
赤石脂15g	大丹参20g	白檀香片6g	砂仁(后下)4.5g

2剂。

药后胸闷胸痛减轻，胸痛彻背缓解，加党参20g、川芎12g。3剂，以增强益气补虚、活血宽胸之功。

---

① 王庆其、李孝刚、邹纯朴、梁尚华、王少墨、裘世轲：《国医大师裘沛然之诊籍（二）》，载《浙江中医杂志》2011年第46卷，第2期，第82－83页。

【按语】

本例患者心气耗损，心阳不振，阴寒内盛，则胸闷胸痛反复发作，甚则胸痛彻背；阳微阴盛，则精神不振，面色苍白，脉沉细而少气；心阳衰微则阴寒之邪更为猖獗，弥漫全身则恶寒；寒邪凝阻血脉，则胸痛加剧。《金匮要略》曰："凡阴实之邪，皆得以上乘阳虚之胸，所以病胸痹、心痛。"依据"急则治标"的原则，先投辛热峻剂乌头赤石脂丸，以消阴寒之邪，救式微之阳气。方中乌头直驱阴寒之邪；附子、干姜温阳散寒；蜀椒下气开郁，有助心脉通畅。丹参饮中丹参为主药，用量加重，以活血化瘀；檀香温阳理气，善治心腹诸痛；砂仁温胃畅中，流散胸中之郁闷。两方合用，共奏佳效。

案2：冠心病，房室传导阻滞[①]

吴某，男，44岁。

初诊日期：1993年10月21日。

主诉：心悸、胸闷2年余，加甚已有1月。

现病史：患者两年半前因胸闷、心悸、气短而去某医院就诊，经心电图等检查，诊断为"冠心病""房室传导阻滞"，经中西医治疗后疗效不显。去年春季又出现腰酸乏力，全身浮肿。尿常规：PRO（2＋）。诊断为慢性肾炎，虽经治疗，但尿蛋白始终在＋～2＋之间，RBC（＋），WBC 6～7。

刻诊：面色苍白，头晕耳鸣，心悸频作，胸闷气急明显，神疲乏力，动则汗出，腰酸腰痛，胃纳不佳，睡眠欠酣。苔薄腻，脉象细而促急。

证候诊断：气阳不足，阴血亏耗，血行不畅，肾阳虚弱。

治法：益心气、通心阳、滋养阴血、活血益肾。

【处方】

红参6g	川桂枝20g	炙甘草24g	丹参24g
党参24g	寸麦冬15g	白茯苓15g	制半夏15g
干地黄30g	生黄芪30g	西红花15g	仙灵脾18g
阿胶（另烊冲）9g	川雅连9g	生姜3g	红枣5枚

14剂。

患者服药1周后，心悸、胸闷、气急见减，精神振作，服药2周后，心悸、胸闷、气短已明显减轻，惟尿常规检查PRO（＋），红、白细胞少量。苔薄，脉细带数。上方加川黄柏18g、土茯苓30g。

再服14剂后，患者心悸、胸闷等均除，胃纳已佳，精神也振，心电图检查已正常，尿常规检查：蛋白微量，红、白细胞消失，患者恢复正常工作。仍以前方再服2周以巩固之。半年后随访未见复发。

【按语】

本例患者患有冠心病引起的房室传导阻滞，并伴有慢性肾炎，长期出现蛋白尿和血尿，裘沛然教授治疗以益气温阳、滋阴养血着手，佐以活血益肾以调心肾。方中红参、

① 王庆其、李孝刚、邹纯朴、梁尚华、王少墨、裘世轲：《国医大师裘沛然之诊籍（二）》，载《浙江中医杂志》2011年第46卷，第2期，第82-83页。

党参、黄芪、炙甘草大补心气，尤以炙甘草量大力专，与桂枝相配而相得益彰，为裘沛然教授用药的独到之处；麦冬、地黄、阿胶滋养阴血；丹参、红花活血通脉；川连清心宁神以助眠；茯苓、半夏健脾渗湿和中；仙灵脾益肾温阳；生姜、大枣调和营卫，并以和中。二诊时加黄柏、土茯苓清热利湿解毒。服药近2个月，数年顽疾竟全控制，恢复正常工作。

案3：冠心病（心绞痛）[①]

邢某，女，45岁。

主诉：心悸、胸闷伴胸痛反复发作3月余。

现病史：患者曾有神经衰弱病史，长期失眠，夜梦纷扰，甚则彻夜不眠，伴心慌神倦，记忆力下降，思想不集中。自入冬以来，心悸胸闷频作。

心电图示：心肌供血不足，心律不齐。西医诊为冠心病、心绞痛。

刻诊：近3个月来有3次严重的心绞痛发作，胸闷气短，心悸不宁，昏昏欲倒；血压正常，曾服各种中西药物，疗效不明显；并伴有面部黑色斑点出现，纳差便干，舌质暗红，苔根黄腻，脉细结代。

证候诊断：气血两亏，痰浊夹瘀阻脉。

治法：益气养血、通阳化瘀除痰。

【处方】

炙甘草20g	川桂枝24g	石菖蒲10g	降香10g
制香附12g	寸麦冬18g	生地黄30g	紫丹参20g
西红花1g	麻仁泥15g	白茯苓15g	制半夏15g
川雅连9g	生龙骨24g	生龙齿24g	

14剂，水煎服。

复诊：胸闷心悸明显减轻，偶有轻微胸痛，精神好转，入夜早搏明显减少，睡眠亦有改善，大便转畅。仍处原方14剂，水煎服。

三诊：心悸早搏、胸闷气短基本消除，心电图检查基本正常，仅晚上偶有早搏心悸，纳食增加，精神渐振，睡眠良好，尤其是面部黑色斑点大为减退、变浅。

遂以原方略作增减，以善其后。

【按语】

患者为中年女性，因工作过于操劳，耗伤心血，心失所养乃致夜不成寐；气虚血弱，心阳不振，血液推动无力，则血脉瘀阻，而出现心悸早搏、胸闷气短；气虚脾弱则运化无力而痰浊内生。针对本病患者的心气、心血、心阴、心阳诸亏虚为根本，故以益气养血、通阳化瘀为主，结合健脾化痰运中而使痰瘀逐渐消除。

本方乃取仲景炙甘草汤之意，以大剂量炙甘草与桂枝相伍，辛甘化阳以益心气、通心脉、振心阳；生地黄、麦冬等滋阴而通心脉；方中川雅连苦寒入心，清心安神，并制桂枝之温热；菖蒲、茯苓、半夏化痰辟浊，舒畅胸脘。

诸药合用，使心悸、胸闷胸痛、气短之重症均以康复，其效佳而迅捷。此乃师仲景

---

① 裘端常：《裘沛然临证验案举隅》，载《上海中医药杂志》2008年第3期，第4—5页。

法而变通用药取效之例证。裘沛然教授告诫学生说：此方中炙甘草与桂枝必须用稍大剂量，尤其针对症情较重者，甚至可增量至30g方能见良效。

九十八、曲生医案：冠心病（心绞痛）①

张某，女，48岁。

现病史：自述阵发性胸闷痛、心悸气短3年余。曾于多家医院就诊，诊为"冠心病，心绞痛"（具体检查结果不详），先后服用"速效救心丸""鲁南欣康""复方丹参滴丸"等药，病情时好时坏，欲服汤药调治，于2012年5月17日来诊。

刻诊：阵发性胸闷痛、心悸气短，伴神倦怯寒，四肢欠温，食少，腰膝酸软，大便时溏时泻，舌质紫暗，脉沉细涩。

查：血压150/95mmHg。心界不大，心率70次/min，律整，心音低钝。

心电示：慢性冠状动脉供血不足。

证候分析：依其症舌脉表现，辨证属阳虚血瘀。

治法：温补脾肾，活血化瘀。

【处方】培本通痹汤加减。

党参30g	黄芪50g	仙灵脾30g	枸杞子30g
补骨脂30g	当归15g	桂枝15g	白术20g
茯苓15g	柴胡10g	枳壳15g	丹参15g
川芎15g	红花10g	炙甘草10g	

7服，每日1剂，水煎取汁200mL，每次100mL，每日2次口服。

二诊：（5月27日）患者述胸闷，气短，伴神倦怯寒，四肢欠温，诸症均明显缓解，惟心悸而痛未明显改善。执笔于原方中加入乳香15g、没药15g、生牡蛎20g，嘱其继进5剂。

三诊：（6月3日）胸闷痛、心悸气短偶有发作，神倦怯寒，四肢欠温等诸症明显改善，舌暗红，苔薄白，脉沉细，继服一诊方6剂。

四诊：（6月12日）患者告知诸症悉除，心电示大致正常心电图，临床治愈，巩固服药7剂。

【按语】

曲生教授认为，胸痹心痛病病机为阳微阴弦，本虚标实，采用"急则治其标，缓则治其本"原则。故在治疗上扶正祛邪，祛邪以通阳宣痹为主，扶正以温阳益气为主。用药平和，药效显著，临床效果卓越。曲生教授治疗胸痹，根据病情，权衡达变，遵古而不泥于古，不拘于传统的常规治疗方法，从整体观念出发，运用脏腑相关理论，辨证治疗，求治于本。崇尚脾胃学说和肾命学说，发展调理脾肾治心痹的理论，从不同临床路径治疗胸痹，为治疗胸痹开辟新的诊疗思路。

① 焦志玲、曲东辉：《曲生教授治疗胸痹心痛临床经验辑要》，载《中西医结合心血管病电子杂志》2014年第2卷，第9期，第112–114页。

九十九、任达然医案：冠心病①

金某，男，60岁，干部。

初诊日期：1995年12月15日。

现病史：罹患冠心病已2年，每当劳累过度，旧疾常作。此次发作，延请任达然教授诊治。诊查所见：胸宇发闷，心悸气短，心痛阵阵发作，神疲乏力，爬楼梯至二楼身上即有汗。苔薄白有紫气，脉结代。

证候诊断：心气不足，阴血亏耗，营络瘀阻。

治法：益气养阴，活血通络。

【处方】

党参10g	麦冬10g	五味子5g	玉竹10g
丹参15g	酸枣仁8g	炙桂枝10g	茯苓10g
茯神10g	炙甘草6g	浮小麦30g	

5剂。

5日后复诊：药后心悸心痛好转，汗出亦少，惟精神较疲倦，上方加炙黄芪10g。5剂。

药后，精神转佳，胸闷、心痛蠲除，上楼梯已不出汗。再服5剂，后正常上班。

【按语】

冠心病是老年性常见病之一，属中医学"胸痹"的范畴。本例患者虚中夹实，故用参、芪益气；麦冬、五味子配党参，以补心气且养心阴；酸枣仁、玉竹、茯苓、茯神宁心安神；丹参活血祛瘀，流通血脉；由于患者脉结代，仿炙甘草汤意，运用桂枝、炙甘草通心阳而复脉。综观全方，共奏益气养阴、活血宁心之功。

一百、任继学医案五则

案1：冠心病，心功能Ⅳ级②

赵某，男，66岁，工人。

初诊日期：1996年3月6日。

主诉：心悸气短，不能平卧1年余，加重2周。

现病史：患者近1年来经常气短、胸闷痛、夜不能平卧，尿少、双下肢轻度浮肿，发作时汗出如雨，曾在某医院诊断为冠心病、心功能Ⅳ级。经常服用"速效救心丸"，时好时作。近2周因天气变化，胸闷气短加重，不能平卧，汗多，阵咳，咯少量白痰，带泡沫或夹血丝，下肢浮肿，四肢厥冷，纳少，恶心，颜面苍白，口唇青紫，舌隐青，苔薄白，雀啄脉。

中医诊断：厥心痛，心衰。

---

① 张恩树：《任达然治疗老年性疾病验案举隅》，载《时珍国医国药》2000年第5期，第464页。

② 樊冬梅、任宝琦：《国医大师任继学救治危急重症验案三则》，载《湖北民族学院学报（医学版）》2012年第29卷，第2期，第54-55+58页。

证候诊断：阳气欲脱，瘀阻心脉。

治法：回阳固脱，强心通脉。

【处方】白通加猪胆汁汤为主。

干姜15g	炮附子10g	葱白3寸	人工牛黄^(冲服)3g

干姜15g　　　　　炮附子10g　　　　　　葱白3寸　　　　　　人工牛黄^(冲服)3g

炒葶苈子10g　　　童便^(兑入药汁中)30mL

水煎服，14剂。

服用上药2周，胸闷喘咳等症状基本消失，唯觉疲乏无力，下肢仍轻度水肿，又守前方，加吉林参10g、大枣3枚。

治疗1个月，患者心悸气短已愈，夜间可平卧，体力好转，下肢水肿消失。

【按语】

任继学教授认为，心衰发病，体用俱损，但心阳不振，至关重要。心阳亏乏，心气内脱，心动无力，血行不畅，瘀结于心，心体胀大而成心衰。故治疗当以振心阳以强用为先，继之以补心体而图本。强心阳任继学教授首选白通加猪胆汁汤，本方出自《伤寒论》第315条，由生附子1枚、干姜1两、葱白四茎、人尿五合和猪胆汁一合组成。历代医家认为该方适用于少阴病，阴盛格阳于上，有欲脱之势，热因寒用，取"反佐以取之"之意。"肾苦燥，急食辛以润之"，葱白之辛，以通阳气，干姜、附子之辛以散阴寒，"恃葱白为力，以救将绝未绝之阳"（《伤寒论本义》）。然阳上浮则不能入阴，阴下结则不能受阳，加人尿、猪胆汁者，"以阴为导引入浮阳之中，以下开凝阴之寒""则热物冷服，下嗌之后，冷体既消，热性便发，由是病气随愈"（《注解伤寒论》）。人尿、猪胆汁咸寒之品入白通汤热剂之中，使其气相从，则可以去格拒之患（清代张璐《本经逢原》）。综观此方，葱白通上焦之阳，下交于肾；附子启下焦之阳，上承于心；干姜温中土之阳。三物共行，使上下交通，水火既济。由于猪胆汁不易取得，故任继学教授以人工牛黄代之，每遇心衰必以此方加味，效如桴鼓。

案2：冠心病^①

患者，女，50岁，干部。

现病史：心前区闷痛2年，在某医院诊为"冠心病"，曾服西药硝酸甘油、鲁南欣康、倍他乐克、肠溶阿司匹林、中成药复方丹参滴丸和中药汤剂治疗，效果不明显，心痛屡发。

刻诊：患者同时有畏寒、烘热，心烦、失眠等症，舌红苔薄，脉沉数无力。

证候分析：任继学教授认为属冲任虚衰、阴阳不和所致之"逆气里急"。

处以二仙汤合失笑散，经治2个多月而心痛未作。

【按语】

女性在更年期后出现心绞痛、心律失常的概率增加，这是由于冲任渐衰之故，所以同时多伴有阵发畏寒怕冷、阵发烘热面赤如醉、心烦易怒、悲伤易哭等症。其病机则为冲任虚衰，血海渐少，精气不足，阴阳不和。对于此种心痛、心悸，任继学教授认为不能单纯治心，唯活血化瘀、养心安神是务，而应从调补冲任、燮理阴阳着手，不治心而

---

① 杨利：《任继学从他脏治心经验采菁》，载《中国医药学报》2003年第1期，第38－39页。

心自宁。临床上常用二仙汤加减治疗此类心病，每收良效。

案3：陈旧下壁心肌梗塞，高血压病①

刘某，男，58 岁。

初诊日期：2002 年 3 月 22 日。

现病史：患者因"心前区闷痛、气短 1 年"来诊。1 年前因心前区刺痛，在某中医院查心电图示下壁异常 Q 波，肌红、肌钙蛋白升高，诊断为"急性心肌梗塞、高血压病"，住院治疗予西药降压、扩冠、调脂、抗血小板聚集以及中成药心血通治疗好转出院。但其后步行约 100 米即感气短乏力，心前区闷痛，需休息及舌下含服硝酸甘油方能缓解，故活动范围很小，患者深为苦恼，经人介绍就医于任继学教授处。

刻诊：心前区憋闷而痛，气短，周身乏力，两胁作痛，咽部不适，双手有麻木感，口干，大便干，纳可，睡眠差，时有心烦。舌质紫暗，舌下脉络怒张，苔薄白，脉沉弦有力。

西医诊断：陈旧下壁心肌梗塞、高血压病。

中医诊断：真心痛。

证候诊断：气阴不足，瘀毒内结，损伤心之脉络。

治法：补益气阴，化瘀透络解毒。

【处方】四妙勇安汤加减。

当归 15g	玄参 15g	金银花 50g	生蒲黄(包煎)15g
五灵脂(包煎)10g	麦冬 15g	骨碎补 15g	川芎 10g
地龙 10g	瓜蒌皮 15g	薤白 20g	党参 15g

水煎服，每日 1 剂，7 剂。

二诊：（2002 年 3 月 30 日）患者服药后胸闷痛明显减轻，大便略干，自觉畅顺，气短减轻，仍有两胁作痛，右侧为主，诉有胆囊炎病史，舌仍紫暗，舌下脉络怒张，脉沉弦有力。

【处方】

当归 15g	玄参 15g	金银花 50g	生蒲黄(包煎)15g
五灵脂(包煎)10g	麦冬 15g	地龙 10g	瓜蒌皮 15g
薤白 20g	党参 15g	醋柴胡 15g	姜制厚朴 10g
姜黄 10g			

7 剂。

三诊：（2002 年 4 月 8 日）胸闷痛发作次数减少，活动范围较前增加，可步行 300 米左右，胁痛减轻，舌质同前，脉较前缓和。上方去瓜蒌皮、薤白，加炙黄芪 30g、荜澄茄 5g，继服 10 剂。

四诊：（2002 年 4 月 20 日）病情较前明显好转，偶有胸痛发作，活动后略有闷感，口不渴，胁痛减。症情稳定，予前方继服，并配用生脉口服液以资巩固。

---

① 赵益业、任宝琦：《任继学教授诊治真心痛（心肌梗塞）经验》，载《湖北民族学院学报（医学版）》2010 年第 27 卷，第 4 期，第 49－50 页。

半年后随访，患者可在家人陪同下去公园散步及上街购物，体力较前明显增强。胸闷痛偶有发作，服中药汤剂 1～2 剂即可控制，生活质量自觉有大幅度提高。

【按语】

四妙勇安汤最早见于汉代华佗《神医秘传》，清代医家鲍相璈将此方命名为"四妙勇安汤"。本方以金银花清热解毒为使药，玄参滋阴清热为臣药，当归活血和营为佐药，甘草和中解毒为使药，共奏清热解毒、活血通络的功效。本方最早应用于治疗热毒型脱疽，随着研究的深入，其临床应用范围逐渐扩大。四妙勇安汤在心脑血管疾病中多应用于冠心病、心律失常、病毒性心肌炎、脑卒中后遗症、脑梗塞、颈动脉硬化等。

近来很多学者对应用四妙勇安汤治疗冠心病心绞痛、心肌梗死进行了较深入的临床观察和研究，指出冠心病与瘀毒的关系密切，尤其"毒"的研究越来越受到重视，提出急性心肌梗塞之"内痈（心痈）"理论。现代医学的炎性介质和血管活性物质的过度释放等，均可看成中医的毒邪。炎症反应的表现类似于中医的热毒，红、肿、热、痛、溃疡、出血等是热毒的辨证依据。急性冠脉综合征慢性炎症变化如淋巴细胞、巨噬细胞等炎症细胞浸润，炎症反应标志物、炎症介质水平增高等当和传统中医学的因毒致病学说相关。导致斑块不稳定的炎性因子、细胞因子均可归属于中医学之"毒"的范畴。采用清营活血、泻热解毒的原则进行辨治，而四妙勇安汤具有清热解毒、活血通络的功效，正切合了真心痛的病因病机。基础研究显示四妙勇安汤具有抗炎、抗动脉硬化、促进血管新生、调节环腺苷酸（cAMP）及 β-内啡肽（β-EP）分泌等作用。

失笑散为古代名方，功能活血祛瘀，行气散结止痛。多用于小肠气及心腹痛，或产后恶露不行，或月经不调，少腹急痛。现用于心绞痛、胃痛、痛经、产后腹痛、宫外孕等属于瘀血停滞者。如导师邓铁涛教授家传以失笑散合冰片组成"五灵止痛散"治疗胸痹血瘀痛甚者，屡有良效。

本例患者，虽病程 1 年，心气大伤，但沉疴未去，痰瘀未解，日久郁积化热，蓄毒自生，脉道瘀窄，气血不能互用，故仍时时发作气短、心痛之症。病本为虚，仍有瘀血、热毒为标实。任继学教授切中肯綮，以四妙勇安汤合用失笑散活血行气止痛、散结透络解毒，又以瓜蒌皮、薤白取《金匮要略》中通阳散结、豁痰下气之用。随证加以补气养阴、疏肝行气之品。任继学教授博闻强记，胸有丘壑，知常达变，用方精妙，不愧为后辈后学者师范也。

案4：心肌缺血[①]

王某，男，60 岁。

初诊日期：1995 年 10 月 6 日。

现病史：患者近 4 年来经常心悸、气短，急躁易怒，夜寐多梦，自服天王补心丹可缓解。近 1 个月来自觉心前区闷痛，时有刺痛并伴右侧肩胛区酸痛，夜间为甚，服用速效救心丸后缓解，但不久又复发；纳可，口干不欲饮，二便正常；颜面青黄，口唇青紫，舌隐青，苔薄白，脉沉涩。心电图示心肌缺血。

---

① 任喜尧、任喜洁：《任继学教授治疗急症验案四则》，载《中国中医急症》2005 年第 10 期，第 979-980 页。

中医诊断：厥心痛。

证候诊断：气滞血瘀。

治法：理气化瘀、益气止痛。

【处方】

赤芍 15g	桃仁 15g	红花 5g	当归 15g
生地 15g	枳壳 15g	川芎 15g	桔梗 10g
牛膝 25g	黄芪 10g	甘草 5g	

水煎服，每日 1 剂。

6 剂后胸闷心痛明显减轻；又治疗 1 个多月，诸症消失，复查心电图示大致正常。

【按语】

该患年老体衰，肾精亏损，精亏不能上奉于心，水火失济，致心阴不足，心阳独亢，扰动心神，故心悸易怒；又阴虚日久，阴损及阳，心阳不足，无力温运血脉，血行迟滞，瘀血停留，故不通则痛。治以理气化瘀、益气止痛。所处方药由血府逐瘀汤化裁而成，方中当归、川芎、赤芍、桃仁、红花养血活血化瘀；牛膝祛瘀血、通血脉，引瘀血下行，有"血化下行不作劳"之意；桔梗开宣肺气，载药上行；枳壳开胸行气，以助血行，二者一升一降，升降相因；生地合当归养阴凉血清热，使祛瘀不伤正；甘草调和诸药。合用之，使瘀祛气行，诸症可愈。

案 5：下壁心肌缺血[①]

韩某，男，65 岁。

初诊日期：1997 年 4 月 13 日。

现病史：患者近 1 年来经常胸闷气短、乏力，晨起恶心，时有头晕，肢体沉重，经当地医院诊断为冠心病，经常服用冠心苏合丸，初有效，后不如前。近 3 个月自觉胸闷如窒，发作时呼吸困难，甚则心前区胀痛，向肩胛处放散，夜间发作频繁。患者形体丰盛，颜面青黄晦暗，舌体胖大，边有齿痕，舌质暗红，苔白滑腻，脉沉迟无力。心电图示下壁心肌缺血。

中医诊断：厥心痛。

证候诊断：痰湿阻闭。

治法：温阳涤痰、活络止痛。

【处方】

瓜蒌 25g	制半夏 15g	薤白 15g	生槐花 50g
葛根 25g	胆南星 5g	旋覆花 15g	郁金 20g
山楂 5g	薏苡仁 50g	乳香 10g	没药 10g

水煎服，每日 1 剂。

2 剂后肢体困重减轻，胸闷、心绞痛较前好转，后又随证化裁治疗 40 余日，诸症消失。复查心电图正常。嘱其长期交替服用人参健脾丸及金匮肾气丸，意在扶助正气，巩

---

① 任喜尧、任喜洁：《任继学教授治疗急症验案四则》，载《中国中医急症》2005 年第 10 期，第 979－980 页。

固疗效。

【按语】

此例年高肾衰，命火不足，难以化气行水，温煦脾阳，脾不健运，清从浊化，痰湿内生，脂液痰浊流注于五脏，侵犯于心脉，"心之隧道被脂膏瘀窄而气不宣畅"（《王氏医存》），遂发为本症。故任继学教授拟温阳涤痰、活络止痛为大法。方中薤白辛温走窜以通阳，瓜蒌苦降痰浊，半夏化痰降逆，三者合用辛温涤痰，通阳复脉，正所谓"离照当空，阴霾自散"；生槐花、葛根、乳香、没药活血化瘀；胆南星、旋覆花、郁金化痰通络；山楂、薏苡仁健脾利湿消积。全方温阳通络、涤痰化瘀，使气血流畅、脉道通利而奏功。

一百〇一、任义医案：冠心病合并便秘[①]

患者，男，82 岁。

现病史：患冠心病下壁缺血 10 余年，习惯性便秘 3 年，甚则 7 ～ 10 天排便 1 次，有时因排便而诱发心绞痛发作，伴口干、纳差，腹部胀痛，小便短赤，舌红绛，苔黄厚少津，脉洪数。

中医诊断：便秘。

证候诊断：热盛伤津。

【处方】给予大黄 15g，水煎服。

2 小时后肠鸣，腹微痛，尿赤，排燥粪块 4 块伴稀便。3 小时后再排稀便 1 次。便秘及心绞痛等症状均明显缓解，10 余日未复发。

【按语】

冠心病合并便秘较为常见，此类患者在排便时因紧张、憋气用力等诱发心肌缺血加重，甚则死亡也时有发生。

冠心病合并便秘的形成，主要有以下因素：①心胃热盛，耗伤津液，燥热内结，大肠传导受阻而便秘。②冠心病日久，心阴不足，阴虚生内热，使肠道失养，大便滞涩。③冠心病急症重症之后，元气大伤，使大肠传导失职而引起便秘。④大病久病之后，气血俱虚，血虚肠道失养，气虚肠道乏力，从而使大肠传导功能减退而发生便秘。⑤年高体弱，心阳不振，阴寒内结，寒凝气滞，大肠传导功能失职导致便秘。

冠心病合并便秘，在治疗冠心病基础上应积极治疗便秘，以免诱发心肌缺血，加重心肌负担。大黄味苦性寒，气味重浊，力猛善行，直达下焦，疗效肯定。辨证配伍可迅速缓解便秘而不伤正气。

---

① 雷小明：《任义教授应用大黄治疗冠心病合并便秘临床观察》，载《承德医学院学报》1998 年第 3 期，第 52 －53 页。

一百〇二、阮士怡医案二则

案1：冠心病，高血压[①]

患者，女，82 岁。

出诊日期：2012 年 11 月 25 日。

主诉：胸闷憋气间作 10 余年，加重 1 周。

现病史：面色晦暗无华，形体消瘦，现自觉活动劳累后发作，伴心慌气短，偶有咳嗽，痰少色白，刻诊血压 150/70mmHg，纳可，寐安，二便可，舌瘦暗红，苔薄黄，脉沉缓。

既往史：高血压病史 10 余年，血压最高达 180/80mmHg，平素口服硝苯地平控释片（拜新同）30mg/次，1 次/日。

西医诊断：冠心病，高血压。

中医诊断：胸痹心痛病。

证候诊断：气虚血瘀。

治法：益肾固本，涤痰散结。

【处方】

鳖甲（先煎）30g	绞股蓝 10g	当归 15g	川芎 10g
丹参 20g	泽泻 20g	沉香 6g	女贞子 15g
旱莲草 15g	补骨脂 10g	桑寄生 15g	海藻 15g
茯苓 15g	砂仁 10g		

服药 14 日后，患者诸症减轻，原方加减后继服 20 日，患者血压稳定在 130/70mmHg 左右，未诉胸闷憋气，纳寐可，二便调，嘱继服补肾抗衰片以巩固治疗。

【按语】

从年龄角度分析，冠心病属于增龄性疾病，发病以中老年居多，与渐进性衰老有关，而中医学认为衰老与肾密切相关，肾中精气的盛衰是人体生、长、壮、老、已的根本，故肾虚应为该病的主要病机。患者已是耄耋之年，《灵枢·天年篇第五十四》有云："四十岁，五脏六腑十二经脉，皆大盛以平定……五十岁肝气始衰……六十岁心气始衰……七十岁脾气虚……八十岁肺气虚……九十岁肾气焦……百岁，五脏皆虚。"可见"五脏皆虚"是冠心病的重要特点，唯有肾精充盈方可使"五脏坚固"。

另冠心病常伴随动脉粥样硬化的发生，病理过程即是基于气血津液紊乱，脏腑功能失调，以致痰浊、瘀血等有形实邪壅塞脉道，脉道失利而成。故血脉不通，心脉失养，发为胸痹。

结合现代病理学机制研究，阮士怡教授认为冠心病的治疗当以降脂、保护血管内皮细胞的完整性、限制血流速度以缓解血管微循环障碍为重，宜选用活血补气药。处方中加入鳖甲、绞股蓝、海藻以益肾健脾、软坚散结，此三药为阮士怡教授临床善用药对，

---

① 辛颖、张军平、李明、阮士怡：《国医大师阮士怡辨治心病临证经验撷萃》，载《中华中医药杂志》2016 年第 31 卷，第 4 期，第 1269 – 1271 页。

具降脂、改善微循环等功效，临床多应用于预防动脉粥样硬化，且疗效显著；继以女贞子、旱莲草、补骨脂、桑寄生滋补肝肾，泽泻、茯苓、砂仁以健脾化湿，当归、川芎、丹参以行气活血，沉香以暖肾纳气，诸药佐使，旨在降低全血黏度与血小板聚集，抑制血栓形成，达到治疗冠心病的目的。

案2：冠心病，心肌缺血[①]

患者，男，56岁。

初诊日期：2014年3月13日。

现病史：患者胸闷气短5年余，活动后背部不适感，偶伴有心前区疼痛。时潮热汗出，汗后畏寒加重，偶有头晕，头部右侧自觉胀闷感，腰背畏寒喜暖，四肢不温，足部湿疹频发。纳可，寐差易醒，大便干溏不调。舌暗红苔白微腻，脉左弦细，右沉弦。

心电图示：ST段及T波异常，前侧壁、下壁心肌缺血；心脏彩超示：主动脉硬化，左室舒张功能减低，左室壁运动欠协调，三尖瓣反流Ⅰ度。冠心病史3年余，冠状动脉造影示：LAD狭窄＞50％。血压80/120mmHg。

西医诊断：冠心病、心肌缺血。

中医诊断：胸痹。

证候诊断：脾肾亏虚，痰浊内蕴。

治法：益肾健脾，涤痰散结。

【处方】

绞股蓝10g	茯苓10g	夏枯草10g	法半夏6g
川芎10g	丹参10g	香附10g	补骨脂10g
刺五加10g	五味子10g	紫石英20g	豆蔻6g

7剂，水煎服，每日1剂。

二诊：（2014年3月20日）患者背部不适感及心前区疼痛较前减轻，仍自汗频出，伴潮热感，下肢及腰背部畏寒，若遇寒或进冷食后即出现腹泻症状，不必服药得温则舒，移时好转。纳可，寐安，二便调，舌红，苔薄白，脉沉细。初诊方去五味子、夏枯草、法半夏，加淫羊藿10g、熟地黄15g、山茱萸10g、泽泻30g、鳖甲（先煎）30g、海藻10g。继服7剂。

三诊：（2014年3月27日）患者自觉服药后症状减轻，尤前4剂效果明显，无心前区不适，背部僵直、畏寒均大为改善。守前方加减，患者诸症平稳，嘱每2日1剂以巩固疗效。

【按语】

本案辨证为脾肾亏虚、痰浊内蕴。肾藏元阴元阳，为水火之宅。肾属水，心属火，二脏相互影响、相互制约，水火既济，则阴阳平衡，五脏相安。《灵枢·本神》曰："肾气虚则厥，实则胀，五脏不安。"肾阳为一身命门之火，肾阳虚则会导致脾阳虚，脾胃运化功能失职，气血乏源，而心主血脉，气血不足则心脉失养，不荣则痛，入夜阳入于

---

① 谢盈彧、张军平、李明、王爱迪、阮士怡：《阮士怡从脾肾立论治疗冠心病经验》，载《中医杂志》2016年第57卷，第3期，第193-195页。

阴，阴不制阳，而寐难安。心肾阳虚，阴寒之邪上乘于胸则见胸闷、心痛短气。肾阳虚衰，水液代谢输布失常则见足部湿疹频发，大便干溏不调。阳虚卫外不固，故见汗出、喜暖畏寒之症。痰浊痹阻日久，血行不畅而生瘀，故见舌暗。

治以益肾健脾、涤痰散结之法，佐以理气消瘀。方中绞股蓝益气健脾；刺五加、茯苓善入脾经，健脾补中；半夏、夏枯草涤痰理气；补骨脂、紫石英、五味子温肾助阳；舌暗红，乃血瘀之象，遂用川芎、丹参、香附行气化瘀止痛。诸药合用，共奏益肾健脾、涤痰散结、理气消瘀之功。二诊中，仍遗留自汗、畏寒、腹泻等典型的命门火亏、下元虚衰症状，故续用健脾药物，增大补肾药比重，加淫羊藿、山茱萸、熟地黄等补肾固涩填精药物，针对病本，溯本求源，以求远效；同时运用海藻、鳖甲软坚散结。

一百〇三、商宪敏医案：冠心病（心绞痛）[①]

患者，男，71岁。

初诊日期：2004年8月10日。

主诉：胸闷憋气反复发作3年余，加重1周。

现病史：患者有高血压、冠状动脉粥样硬化性心脏病和脑梗死病史。近3年来，反复出现胸闷憋气症状，并伴心慌气短、汗出，曾服多种中西药物。1周来，胸闷憋气发作，已服复方丹参滴丸、速效救心丸等，效不显。

刻诊：胸闷憋气，心慌气短，心烦汗出，头晕时作，舌暗，苔白腻，脉滑。

CT示：双侧脑梗死复中。

西医诊断：冠心病心绞痛。

中医诊断：胸痹。

证候诊断：痰湿瘀血，痹阻脉络。

治法：活血化瘀、豁痰通络。

【处方】

瓜蒌皮12g	川芎10g	生薏苡仁10g	炒薏苡仁10g
檀香[(后下)]10g	清半夏10g	薤白10g	地骨皮12g
丹参30g	郁金12g	葛根30g	延胡索10g
茯苓30g			

7剂，水煎服。

二诊：（2004年8月17日）药后诸症减轻，仍诉憋气。属气机不畅。处方：上方去川芎、地骨皮、延胡索，加紫苏梗10g、荷梗10g、白芍30g、炙甘草6g。7剂，水煎服。

三诊：（2004年8月31日）胸闷憋气症状消失。诉头晕，脘腹胀，时心悸，微咳，舌暗胖，苔白腻，脉滑数。属痰热中阻。

【处方】

生石决明30g	生决明子30g	夏枯草15g	黄芩10g

---

① 高菁、席宁、于秀辰、李靖、刘美奇、商宪敏：《商宪敏论治胸痹心痛经验总结》，载《中国中医药信息杂志》2006年第8期，第75-76页。

苦参 10g	瓜蒌皮 12g	地骨皮 12g	丹参 30g
郁金 12g	紫苏梗 10g	荷梗 10g	五味子 6g
玉竹 10g	檀香^(后下)10g		

4剂，水煎服。

四诊：（2004年9月4日）诉无头晕、胸闷，舌暗，苔薄白，脉沉滑。加强活血通络之力。

【处方】

生石决明 30g	生决明子 30g	夏枯草 15g	黄芩 10g
僵蚕 10g	郁金 12g	白蒺藜 12g	萆薢 12g
远志 10g	葛根 30g	川芎 10g	丹参 30g
威灵仙 12g			

7剂，水煎服。

药后诸症未发作，继服药以善其后。

一百〇四、邵念方医案三则

案1：急性广泛前壁心肌梗塞①

满某，男，43岁。

初诊日期：1989年2月14日。

现病史：胸痛阵作3天，症见胸中剧痛如刺，痛彻肩背，大汗淋漓，心悸气短，口干欲饮，诸症呈阵发性加剧，舌质红有瘀斑，苔淡黄腻，脉象细弱，血压17/12kPa。

心电图示：急性广泛前壁心肌梗塞。

证候诊断：心肺气虚，气不帅血，血阻心络。

治法：益气养血，治血通络。

【处方】

①立即拇指端内面揉压神门、心俞、厥阴俞，用力由轻至重，以患者耐受为度。

②全息圆提磁针点压掌骨第二节内侧心脏点，耳穴心、神门。

③速效救心丸8丸研碎冲服。

④丹参注射液 20mL 加入5%葡萄糖静滴。

经上述处理，20分钟后胸痛基本缓解，继服中药汤剂如下。

人参^(另炖)12g	生黄芪 15g	麦冬 15g	丹参 30g
桑寄生 30g	炒酸枣仁 30g	葛根 18g	生山楂 15g
川芎 6g	黄柏 4.5g	五味子 3g	

水煎频服，每日1剂。

服上方后病情渐趋稳定，服13剂后去人参。

疗程与疗效：服药后病情稳定，5日后翻身自如，14日后坐起，23日后下床活动，25日后心电图由急性演变为亚急性广泛前壁心梗，住院55日后出院。

---

① 冯学功：《邵念方教授临证经验举隅》，载《山东中医学院学报》1994年第6期，第396-397页。

案2：冠心病①

王某，女，50岁，工人。

初诊日期：2013年3月22日。

主诉：胸痛，胸闷3月，加剧1周。

现病史：胸痛，胸闷3个月，加剧1周。眩晕3年余。西医诊断为原发性高血压，一直服用西药控制血压。3个月前因劳累突然胸闷，胸痛，心慌，气短，心电图示：慢性冠状动脉供血不足。在某院住院治疗，经服中、西药2个多月，病情未减，心电图有所改善而出院。现仍胸闷，心慌，气短，胸痛振作牵扯左背和后颈，伴有头晕，乏力，劳累则诸症加剧。睡眠，饮食，二便均正常。舌质淡红，苔薄白，脉细缓。血压130/80mmHg（近服复方降压片）。心电图示：冠心病。

西医诊断：冠心病。

证候诊断：气虚血瘀，心络阻滞。

治法：益气活血通络。

【处方】

生黄芪30g	丹参24g	党参18g	桃仁12g
生蒲黄12g	葛根15g	前胡9g	檀香9g
桂枝6g	炙甘草6g		

水煎服，每日1剂。

共服药12剂，用药后诸症减轻，心电图正常。继服上方以巩固疗效。又服12剂后自行停药。2个月后电话随访，病未复发。

【按语】

心主血脉，血行脉中，依赖心气的推动。脉管是气血通行的孔道，脉气有助心行血的功能。气与血关系密切，气为阳，属火，主动，为人体生命活动的动力；血为阴，属水，主静，为人体物质基础。明代李中梓《医宗必读》云："人身之水火，即阴阳也，即气血也。"气血一动一静，构成机体。血液的生化，必须依赖真气的气化作用，血液灌注脉中，环流全身，易使气得推动。

冠心病的气虚多兼气郁和气滞，因心主神明，心气不足则心神不宁，易受七情影响而致气郁，进而形成气滞。故不能单用补气药，因其补来的气是"静气"其鼓动血脉、生化精气的作用较弱，只有配以理气、顺气、行气通脉药，使气得宣通，鼓脉有力，化生有权，才能使脉道充盈而畅通，从而益于解除病因，消除症状。

所谓"气以通为贵"。只有心气充足，心阳旺盛，气血才能周流全身，用黄芪补气而卫外，桂枝助阳通脉，丹参补心血兼活血作用，三药相得益彰，桃仁、蒲黄、前胡、葛根以增强活血化瘀，升阳通脉之力。气得补而能通，血得补而活，病在心而桂枝引诸药归心经，病在气而黄芪补其气，病及血分而丹参活血充盈。用党参、檀香、炙甘草健脾调气，增其生化之源，调其气机升降。

---

① 庄贺、侯王君、赵艳青、屠小莹、陈泽涛、王华、庄慧魁：《邵念方教授益气活血法治疗冠心病医案2则》，载《中医药导报》2014年第20卷，第7期，第150页。

案 3：冠心病[①]

唐某，男，30 岁，干部。

初诊日期：2013 年 4 月 26 日。

主诉：心慌气短胸闷半年余，加重近半月。

现病史：半个月前因出差去西藏中途感冒，使诸症加剧，且伴有胸胁刺痛，有时向左肩发射，时作时止，睡眠欠佳，时有睡中憋醒。心电图示：心动过缓及心律不齐，一度房室传导阻滞，经服西药症状不减。舌质淡红，舌尖有瘀斑，舌苔薄白，脉象沉缓而涩。

西医诊断：冠心病。

证候分析：素有气虚，又感风寒，阳气更加耗伤，气虚则血行迟缓瘀阻于心络，以致诸症丛生。

治法：补气通阳，活血通络。

【处方】

生黄芪 35g	丹参 35g	党参 20g	桂枝 15g
川芎 15g	郁金 15g	檀香 10g	红花 10g
炙甘草 9g	炒延胡索 9g		

水煎服，每日 1 剂。

二诊：（2013 年 5 月 3 日）服药 7 剂，胸胁疼痛消失，少寐，余症亦减。舌质暗红，边见瘀斑变浅，舌苔薄白，脉沉缓。原方加麦冬 9g、夜交藤 15g。

三诊：（2013 年 5 月 10 日）服药 7 剂，诸症消失，精神好转，体力增加。舌质红苔薄白，脉象缓和。复查心电图正常。继服上方 14 剂以巩固疗效。

1 个月后电话随访，诸症未复发，健康如常人。

【按语】

冠心病其病因不外虚实两端，虚者气虚为本，实者血瘀作祟为标。气为血帅，气行则水津四布，五津并行。气虚血行不畅为瘀，脉气不相衔接而发为胸痹。故临床治疗冠心病紧紧抓住气虚、血瘀两个方面，将益气活血法贯穿始终。

一百〇五、史方奇医案：冠心病[②]

黄某，男，60 岁。

初诊日期：1991 年 2 月 1 日。

现病史：心痛、胸闷、气短、心悸 15 年，加重 1 年。10 年前在外院做心电图提示：①窦性心律不齐；②不完全性右束支传导阻滞伴左前半支传导阻滞。诊断为冠心病。长期服用丹参片、脉通、心可定、潘生丁等药物效果不显，且有逐渐加重的趋势，特别是就诊前 1 年的时间内，患者每稍因情绪变化或身体劳累均可引发心绞痛，每日 6～10 次，

---

① 庄贺、侯王君、赵艳青、屠小莹、陈泽涛、王华、庄慧魁：《邵念方教授益气活血法治疗冠心病医案 2 则》，载《中医药导报》2014 年第 20 卷，第 7 期，第 150 页。

② 史常维、白能：《史方奇治疗冠心病经验》，载《中国中医急症》2001 年第 5 期，第 287 页。

每次持续 15 秒以上，虽含服硝酸甘油能够缓解，但旋即复发。1991 年 2 月 1 日来史方奇教授处就诊。

心电图提示：①窦性心律；②心电轴显著左偏；③双侧束支传导阻滞。

【处方】二参汤加减。

| 党参 30g | 丹参 20g | 黄芪 20g | 当归 12g |
| 川芎 6g | 三七粉 3g | | |

3 剂后症状大减；因无暇煎服汤剂，将原方制成胶囊，3 粒/次，每日 4 次。再服 3 日后心绞痛发作减至每日 2～3 次，心悸、心累、胸闷等症状进一步缓解。15 日后，停服硝酸甘油，心绞痛减至每日 1 次，并程度大为减轻，心悸、心累、胸闷消失，随后外出，旅途劳顿均未复发。

【按语】

史方奇教授认为，冠心病一症，从中医辨证论治来说，应掌握本虚标实的病机特点，方谓抓住关键，才能药到病除。人到中年，若因劳倦思虑、饮食失节、肾阳渐衰等因素，均可使脾之阳气受损。脾运失常，一不能将摄入人体的水谷精微转化为气、血、精、津，以供人体生命活动所需；二不能将人体生命活动的代谢产物及时排出体外，水停为饮，谷反为滞。在气血生化不足和病理产物积聚的双重因素影响下，虚者益虚，实者更实，以致气血阴阳同病，虚实错杂，繁杂多变。故治宜谨慎，以缓补气血为主，兼以调气活血，佐以祛瘀，慎用辛香走窜、豁痰开窍、通阳祛瘀之品。

为此，史方奇教授治疗冠心病常以验方"二参汤"为基础，根据患者具体情况随证加味，临床疗效甚佳。处方：党参 30g，丹参 20g，黄芪 20g，当归 12g，川芎 6g，三七粉 3g。方中党参补脾益肺；黄芪补气升阳、健脾；当归补血、活血止痛；丹参活血祛瘀、除烦安神；川芎活血行气，止痛；三七散瘀定痛。方中用药以补益气血为主，补益气血之中又着重补益脾、肺之气，气血旺，则血行流畅，自无气滞血瘀之患；辅以养血、活血之药，血旺以载气，心得血养，故功能健旺；佐以少量祛瘀之药，祛瘀通络，则疼痛得以缓解，因其量少，但又用药以取其效，故化瘀不伤正。此方用药有主有次，用量有轻有重，君、臣、佐、使搭配得当，共奏补益气血、调气行血之功，是其绝妙之处矣。

一百〇六、沈宝藩医案五则

案1：病毒性心包炎，冠心病[1]

徐某，男，68 岁，汉族。

初诊日期：1990 年 8 月 25 日。

现病史：患者时感胸闷气短，咳嗽，周身乏力，心悸反复发作已 3 年，于 1990 年 4 月中旬某医院住院行胸部 X 摄片、动态心电图及心动超声图等检查，确诊为冠心病，病毒性心包炎。住院 3 月余症状改善不明显，出院时仍有心包积液，前来要求中医治疗。

---

① 李国昌：《沈宝藩运用痰瘀同治法治疗心脑血管疾病经验》，载《新疆中医药》1991 年第 3 期，第 34－36 页。

治疗。

刻诊：时感胸闷气短，阵发心悸，心前区不适，咳嗽痰多，呈灰白黏痰，夜寐梦多欠安，二便调，苔薄腻微黄，舌暗，脉弦。

入院检查：一般情况尚可，口唇紫暗，血压20/12kPa，颈软，胸廓无畸形，心浊音界稍扩大，心率60次/min，律齐，心音较弱无杂音，两侧呼吸音清晰，无啰音，腹部肝脾未及，两下肢无浮肿，其他未查。

西医诊断：病毒性心包炎，冠心病。

中医诊断：胸痹。

治法：化痰、宁心、通络。

【处方】

茯苓9g	法夏6g	郁金10g	远志9g
贝母10g	当归9g	桃仁10g	党参9g
山楂10g	佛手9g	陈皮6g	炒枳壳10g
络石藤9g			

7剂，水煎温服，每日1剂。

二诊：（9月8日）服药后胸闷气短稍减，夜寐已安，仍咳嗽，然痰已减少，唯时感心悸，心前区不适，苔已转薄，舌暗红，脉弦。上方加丹参10g，守原方按上法续进20余剂。

中药调治后，胸闷气短大减，心悸未作，咳嗽已微，痰少呈白色，但纳食尚少，苔滑腻，舌暗红，脉弦。仍宗原法适作加减调治。

【处方】

茯苓10g	法夏9g	远志9g	菖蒲6g
当归10g	丹参9g	红花9g	川芎6g
黄芪10g	山楂9g	麦芽9g	络石藤9g

原方服药2个多月，诸症均除。自感精神倍爽，而且已能在家稍做家务劳动，经原住院单位复查，心包积液已吸收。上方加炒白术10g，调治月余后，已能照常工作。

【按语】

该患者西医诊断为冠心病、病毒性心包炎，中医诊断为胸痹，入院时胸闷心悸气短甚为难受，并见腻苔，弦滑脉，心包积液。此为痰浊瘀阻之证，急则治标先于化痰宁心通络法调治，当症状缓解，心包积液消除改用益气宁心通络法调养，疗效甚佳。

沈宝藩教授认为，人体之气血津液相辅而行，一旦气滞不行或气化不及，可导致水凝成痰或血滞为瘀。痰瘀致病是互为因果的，如果痰浊滞经，可使血滞为瘀，瘀血停积，阻滞脉道，可使津液难行，聚为痰浊。因此，沈宝藩教授临证探索中十分注重心脑血管疾病的发病和痰瘀互结为害之关系，治疗时特别强调采用痰瘀同治之法。本例可证此理。

案2：冠心病（心绞痛）①

李某，男，56岁，干部。

初诊日期：1990年7月19日。

现病史：患者自述常感胸部憋闷不适，严重时心前区刺痛反复发作已2年。疼痛发作时自用硝酸甘油片或应用速效救心丸可缓解，平素血压正常。经某医院心电图检查确诊为冠心病心绞痛。该患者常因劳累或情志不畅而诱发心绞痛，伴身困乏力，头晕，大便溏薄，睡眠不实，苔薄腻，舌暗，舌体胖大，脉弦细，心率72次/min，血压14.6/9.3kPa。

西医诊断：冠心病心绞痛。

中医诊断：胸痹。

证候诊断：气血郁阻，痰瘀交阻，心脉不通。

治法：活血化瘀，祛痰宁心神。

【处方】

当归15g	丹参15g	红花10g	川芎10g
瓜蒌15g	薤白10g	檀香5g	厚朴10g
桔梗10g	远志10g		

5剂，水煎分2次温服，每日1剂。

二诊：（7月24日）服药后胸闷已减，疼痛未发，夜寐转安，苔已转薄；仍感头晕，身困乏力，大便溏薄，舌暗红，脉弦细，前方加黄芪、茯苓益气健脾宁心之品调治。

【处方】

黄芪10g	当归15g	丹参15g	茯苓10g
远志10g	红花10g	川芎10g	瓜蒌15g
薤白10g	檀香5g	厚朴10g	桔梗9g

7剂，用法同前。

三诊：（7月31日）该患述疼痛已近半月未发，余诸症悉除。嘱带药（7月24日方）14剂，以善后调理，并嘱患者注意情志调畅，勿劳累，节肥甘。

【按语】

冠心病心绞痛为本虚标实之证，标实又突出地表现为痰阻和血瘀。沈宝藩教授对此类病证在治疗中采用痰瘀同治之法，分清标本缓急，常采用下方进行加减治之：当归15g、丹参15g、红花10g、川芎10g、瓜蒌10g、薤白头10g、厚朴10g、檀香5g、桔梗10g。

血瘀偏重，症见疼痛发作剧烈而频繁，舌暗，脉涩者，加生蒲黄、五灵脂、乳香、元胡等；痰湿偏重，症见胸闷、肢体困重，苔厚腻，舌暗淡，脉弦滑者，加桂枝、法夏、菖蒲、远志、茯苓等；痰热偏重，症见心烦口苦、胸闷，苔黄腻，舌暗红，脉弦数者，重用瓜蒌，加竹茹、郁金、炒山栀。心痛诸症缓解当兼顾本虚之证治疗。气虚者，

---

① 李国昌：《沈宝藩运用痰瘀同治法治疗心脑血管疾病经验》，载《新疆中医药》1991年第3期，第34－36页。

案3：冠心病，心功能不全Ⅲ级①

郑某，男，汉族，67岁，退休干部。

初诊日期：2006年2月16日。

现病史：患者主诉胸闷气短、不能平卧1个月。查体：血压110/60mmHg，两肺呼吸音粗，中下肺可闻及湿啰音，心率108次/min，律齐，双下肢胫前及足踝部呈可凹性水肿。

刻诊：精神差、胸闷喘促，气短乏力，咳嗽咯痰，动则上述诸症加重，不能平卧且伴有双下肢轻度浮肿，舌暗红，苔薄腻，脉弦细而数。

心电图示：窦性心动过速，ST-T异常。

西医诊断：冠心病、心功能不全Ⅲ级。

中医诊断：胸痹、心衰。

辨证分析：患者年老，五脏俱虚，脾虚失运，痰湿内生，气机受阻，血脉瘀阻，痰瘀互阻于心脉，则胸闷喘促，气短乏力，咳嗽咯痰；心气不足，水饮凌心，则不能平卧，双下肢轻度浮肿。

证候诊断：气虚痰瘀互阻。

治法：益气化痰、养血通络。

【处方】芪红汤合心痛宁方（沈宝藩教授治疗冠心病经验方）加减。

黄芪13g	红景天9g	红花9g	瓜蒌15g
薤白9g	郁金9g	厚朴9g	桃仁13g
川芎9g	丹参13g	茯苓9g	陈皮6g
泽泻9g	葶苈子13g		

5剂，水煎服，每日1剂。

二诊：患者自觉诸症好转，胸闷气短症减，咯痰量少时而夹有黄痰。查体：肺部听诊仅两肺底可闻及细小湿啰音，双下肢浮肿已退，且已能高枕卧位，舌暗苔薄白腻，脉细。沈宝藩教授辨治认为，经益气健脾、活血化痰通络治疗后，症状缓解，但因脾气虚、痰浊较重、清化未净则入里郁而化热，故而咯吐黄痰，此诊原方酌加清化热痰、健脾益气之品如贝母、竹茹等。

【处方】

瓜蒌15g	薤白9g	贝母9g	郁金9g
苏梗9g	红花9g	川芎9g	丹参13g
竹茹9g	陈皮6g	茯苓13g	泽泻9g
黄芪13g	葶苈子13g		

7剂，水煎服，每日1剂。

【按语】

本病例以心脾阳虚为本，痰浊、血瘀为标，临床呈虚实夹杂表现，且虚多实少，治

---

① 阿娜尔汗、居来提、王晓峰：《沈宝藩心衰证治经验》，载《中国中医基础医学杂志》2011年第17卷，第4期，第399-400页。

【按语】

本病例以心脾阳虚为本，痰浊、血瘀为标，临床呈虚实夹杂表现，且虚多实少，治疗中应注意邪正关系，标本同治，应注意时时顾护阳气，善用温阳补益之品，与化痰活血通络之品合用，无论是气虚、阳虚或水湿痰浊，均能导致血行不畅，留而为瘀，因而痰浊与血瘀常常贯穿于整个疾病的发展过程中，临床治疗中常需在益气温阳的基础上加入健脾化痰、活血化瘀之品，共奏益气化痰、养血通络、利水消肿之功。本案特点为脾虚失运，痰湿内生，气机受阻，血脉瘀阻，痰瘀互阻于心脉，故治于益气活血、健脾化痰，并酌加清化热痰之品。

案4：慢性支气管炎急性发作，肺源性心脏病，冠心病[①]

邱某，男，汉族，74 岁，退休干部。

初诊日期：2004 年 10 月 14 日。

主诉：胸闷心慌反复发作 30 余年，伴咳嗽咳痰 10 日。

查体：血压 120/70mmHg，桶状胸，两肺呼吸音低，肺底均可闻及细小湿啰音，心率 92 次/min，律齐，双下肢轻度水肿。

刻诊：咳嗽，咯白色泡沫样痰，胸闷气短心悸，喘憋不能平卧，胁肋胀满，夜寐差，尿频，大便干结，舌质暗红，舌苔白腻，脉弦滑。

西医诊断：慢性支气管炎急性发作、肺源性心脏病、冠心病、心功能不全Ⅲ级。

中医诊断：喘证、胸痹、心衰。

证候诊断：痰浊壅塞、痰瘀互阻。

辨证分析：该患者属年老体虚，脏腑功能衰减，脾虚无以运化水湿则聚湿生痰，痰湿壅于胸中，气机不利，心脉瘀阻，又痰浊上阻于肺，则肺失宣肃，故致咳嗽咯吐白痰量多，苔脉佐证，病灶病位在肺、心、脾，属本虚标实，总辨为痰热壅塞、痰瘀互阻，故治疗应痰瘀同治，健脾理气以治痰，宣痹活血以治瘀。

治法：益气活血，温阳利水，降逆平喘。

【处方】芪红汤合苏子降气汤加减。

黄芪 13g	红景天 9g	白术 9g	茯苓 13g
苏子 9g	厚朴 9g	莱菔子 13g	半夏 9g
瓜蒌 13g	陈皮 6g	桂枝 6g	杏仁 9g
葶苈子 12g	泽泻 9g	北五加皮 9g	

7 剂，水煎服，每日 1 剂。

治疗 2 周后，患者精神好转，胸闷、气短、憋喘、心悸等诸症明显缓解，继续原法随证加减调治。

【按语】

本证病情较急，邪实和正虚均表现突出，治疗用药上必须标本兼顾。患者病初由肺气郁滞、脾失健运、津液不归正化而成；渐因肺虚不能化津，脾虚不能传输，痰浊潴留

---

① 阿娜尔汗、居来提、王晓峰：《沈宝藩心衰证治经验》，载《中国中医基础医学杂志》2011 年第 17 卷，第 4 期，第 399 – 400 页。

益甚，咳嗽气短持续难已；瘀血的产生主要因痰浊内阻，气滞血瘀；心之阳气虚损，血失推动、脉失温煦所致，故治疗亦应早期以降气平喘化痰为主，渐而痰瘀并见，终致痰浊、血瘀错杂为患，治则以益气活血、健脾理气、温阳利水。芪红汤益气温阳利水，苏子降气汤降气化痰、止咳平喘，治其上实下虚、咳喘上气之证，此例很好体现了标本兼顾、痰瘀同治之功。

案5：冠心病（心绞痛），高血压病[①]

患者，男，48 岁。

初诊日期：2005 年 3 月 20 日。

现病史：2 年来阵发胸闷心痛，首作心电图等检查确诊为冠心病心绞痛，既往血压时有波动伴头晕，右侧肢体麻木，服用尼群地平治疗后血压已正常。近日公务繁忙，头晕口渴睡眠不安，大便较硬，今晨上班途中突发心痛，历时 2 ～ 3 分钟，休息后缓解，但时感头晕肢体麻木胸闷气短，前来求治。血压 160/100mmHg，心电图示 aVF 导联 ST 段水平型压低，脉搏细，舌暗红，苔薄腻。

西医诊断：冠心病心绞痛、高血压病。

中医诊断：胸痹，眩晕。

证候诊断：营阴亏虚，心脉瘀阻，阳亢风动。

治法：柔肝息风养心活血通络。

【处方】含天麻钩藤饮含自拟心痛宁化瘀活血处方。

天麻 10g	钩藤 13g	珍珠母 30g	决明子 15g
首乌藤 10g	牛膝 10g	杜仲 10g	当归 10g
丹参 13g	瓜蒌皮 13g	元胡 10g	郁金 10g
桔梗 10g	陈皮 6g		

尼群地平 10mg，3 次/日。

二诊：血压 140/90mmHg，睡眠好，头晕，胸痹，气短明显减轻，心痛未作，舌苔薄腻，脉弦细，注意休息，西药降压药续服。

三诊：血压 130/86mmHg，心痛未作，无明显不适症状，心电图复查改善不明显，嘱中药原方，西药尼群地平巩固调治，继续服用。

【按语】

患者冠心病心绞痛高血压病，中医辨证认为心为本病之根，肝肾不足为该病之源，肝肾阴虚，肾水不能上济于心，心之营阴不足，脉道空虚，运行不畅而致心血痹阻，壅塞不通，胸闷心痛时作，心主血，肝藏血，阴血不足，肝失所养，水不涵木，阳亢风动，症见头晕，肢体麻木，故取天麻钩藤饮合心痛宁方化裁获平肝息风养心通络之效。

心痛宁方为沈宝藩教授治疗冠心病心绞痛的经验方（当归、丹参、红花、川芎、瓜蒌、薤白、元胡、厚朴、桔梗），因患者本已营阴亏虚，故减去厚朴、川芎，加生地、玄参、赤芍、郁金等养阴清热凉血通络药，头晕肢麻为心虚肝旺，阴虚阳亢风动，故当

① 玛依努尔、吴志安：《沈宝藩运用天麻钩藤饮治疗心脑血管疾病经验》，载《中西医结合心脑血管病杂志》2010 年第 8 卷，第 7 期，第 863－864 页。

取天麻钩藤饮共奏养心补肝肾，息风宁神活血通络之效。

一百○七、沈舒文医案：冠心病，心功能不全①

刘某，男，68 岁。

初诊日期：2004 年 7 月 13 日。

主诉：心前区重压闷痛半年，加重伴下肢轻度浮肿 6 天。

现病史：心前区重压闷痛半年，加重伴下肢轻度浮肿 6 天。曾在当地多家医院检查，诊断为冠心病，心功能不全。6 天前因劳累发作并加重，心前区重压闷痛，持续数十分钟，伴心慌、气短，胸胁胀满，痰多色白，纳呆恶心，口淡无味。舌胖边有齿印及瘀斑，苔白腻，脉沉细。

刻诊：形体肥胖，血压 160/110mmHg；心电图：不完全左前束支传导阻滞和完全性右束支传导阻滞。血脂：TC 7.64mmol/L，TG 2.95mmol/L。

证候诊断：痰浊阻胸，瘀阻心络。

治法：化痰通阳，行气化瘀。

【处方】

丹参20g	赤芍15g	降香(后下)10g	当归12g
川芎9g	瓜蒌皮15g	薤白12g	半夏10g
桂枝9g	枳壳9g	茯苓12g	泽泻15g

7 剂，水煎，早晚服。

二诊：自诉心前区重压闷痛减轻，每次约 2 分钟，胸胁胀满及下肢浮肿减轻，纳食尚可。舌暗苔白腻，脉沉弦。原方去泽泻，加山楂15g、荷叶（半张）、三七粉（冲服）3g。10 剂，水煎，服法同前。

三诊：体重减轻，血压、血脂正常，心电图检查：左前束支阻滞消失。

至今随访，病情稳定，可以从事一般劳动。

【按语】

痰瘀郁结后黏滞凝涩，易滞经滞络，阻遏心阳，故出现胸闷、心痛、气短、胀满，舌胖有瘀斑，苔腻等痰瘀内阻心脉症状。沈舒文教授认为，辨证治疗宜以"通"为本，定出化痰通瘀为治疗原则。方中用丹参、赤芍、降香、当归、川芎与瓜蒌、薤白、半夏活血化痰通心阳，辅以桂枝，助薤白通心阳，利血脉。诸药合用，共奏化痰通阳、行气化瘀之效，对痰浊凝瘀阻胸之冠心病疗效突出。

一百○八、宋一亭医案：冠心病心衰，心衰Ⅲ度，心功能Ⅳ级②

刘某，女，65 岁。

初诊日期：2013 年 6 月 11 日。

---

① 董盛：《沈舒文从痰瘀治疗难治病验案三则》，载《辽宁中医杂志》2006 年第 2 期，第 233 页。

② 张晶：《宋一亭学术思想继承总结及治疗冠心病慢性充血性心衰（气虚血瘀型）临床研究》（学位论文），北京中医药大学 2016 年。

现病史：因胸憋闷，气短，乏力，反复发作 3 年余，曾前往多家综合性医院就诊，诊断为冠心病心衰，并数次住院治疗纠正心衰，但出院后，很快复发，长期疗效不满意。后经人推荐来我院就诊。

2013 年 6 月 11 日来我院初诊，就诊时症状见：胸憋闷，心悸，气短，活动后加重，颜面及双下肢浮肿，口唇紫绀，少尿，舌紫暗，苔白滑，脉沉滑无力。

查心脏彩超示：全心扩大，室壁运动普遍减低、欠协调，LADs 47.8mm，RADs 41.7mm，LVDd 66.6mm，LVDs 55.4mm，二、三尖瓣中量＋返流，肺动脉压增高，左室射血分数 36.5%，左室收缩功能明显减低，仍考虑诊断为冠心病心衰。查肝、肾功能正常。

西医诊断：冠心病心衰，心衰Ⅲ度，心功能Ⅳ级。

中医诊断：胸痹。

证候诊断：阳气虚衰，水饮凌心。

治则：标本兼治。

治法：温阳利水，益气活血。

【处方】抗心衰汤。

黄芪 30g	太子参 15g	炮附子 6g	川芎 12g
葶苈子 12g	茯苓皮 15g	桑白皮 12g	陈皮 10g
生姜皮 15g	冬瓜皮 15g	甘草 10g	

水煎服，每日 1 剂。

治疗初期配合口服螺内酯片 20mg、双氢克尿噻片 25mg，隔日服 1 次。1 周后症状有所好转，改为隔 2 日服 1 次，1 个月后，水肿消失，停药；地高辛片开始剂量 0.125mg，每日 1 次，10 天后胸憋闷、心悸气短、动辄尤甚的症状明显减轻，改为隔日 1 次，1 个月后停药。一直服用中草药，随证做一些加减调整，症状逐渐好转，心脏的功能逐渐恢复。

经过近 2 个月的治疗，该患者的临床症状痊愈，而且心脏彩超结果明显好转，左室射血分数恢复至 55.2%。之后，又服用前方中药，时断时续的治疗，至今未复发。

【按语】

治疗所用抗心衰汤：方中君用黄芪以升举阳气，渗湿利水，固表益卫。臣用炮附子，取其大补元阳并能大补元气，用以补气固脱和回阳救逆；用太子参，取其平补心脾肺之气；用川芎性味辛温，为"血中之气药"，能活血行气，取其扩张冠脉，改善心肌血氧供应，改善微循环，抑制血小板聚集的作用。佐以五皮饮用冬瓜皮代替大腹皮，《滇南本草》注释本药为："止渴、消痰、利小便。"在此用以增加消肿利水的效果，兼治喘满；用茯苓皮，性味甘淡而平，能消皮肤间水湿，达到消肿利水之功效，而且兼以健脾；桑白皮可清降肺气，能够通调水道，消肿利水；陈皮来化湿健脾，理气和胃；用生姜皮，以和脾散水消肿，益卫解表，对抗因肾阳虚衰，卫阳不能固摄，而易外感之候；葶苈子以泻肺利水，止喘。甘草为使药，用于调和诸药。

一百〇九、苏荣扎布医案：心绞痛[①]

巴某，男，58 岁。

初诊日期：2003 年 3 月 6 日。

现病史：患者有高血压病史 12 年，确诊为冠心病 5 年，此诊胸闷、气短、心前区刺痛 10 天，伴心慌、烦躁、便秘、寐差等症状。胸闷每次发作约 5 分钟，1 天数次，曾服用多种药而无效。本次犯病是由心情不畅引起，尿清而气味不大，舌苔薄白，脉弦伴间歇。查心电图示心肌缺血，伴有早搏。

西医诊断：心绞痛。

辨证分析：此乃赫依偏胜与楚斯交搏于心，阻碍气血运行所致。

治法：当镇赫依，安神宁心。

【处方】早晨予心一号（肉豆蔻、广枣、阿魏、藏红花、丁香、广木香等），配六味安消散（土木香、大黄、山柰、煅寒水石、诃子、碱花）为引；中午予心二号（肉豆蔻、沉香、兔心、广枣、白云香、石膏等），配七味檀香散和大剂汤（由红花、诃子、毛诃子、余甘子、藏木香等二十五味组成）为引；晚间予珍宝丸二号，配三十五味沉香散（由沉香、白木香、降香、木香、北沙参等组成）为引，连服 5 天。

二诊：心绞痛大减，气短、胸闷消失，前方有效。但考虑到患者高血压史多年，存在着白脉受损因素，因此午方改为大剂汤为引，晚改服珍宝丸一号和二号，配三十五味沉香散为引。

连服半个月，心绞痛完全消失，1 年后随访未犯。

【按语】

"赫依"是指各种生理功能的动力，生命活动的每一个环都是"赫依"在发挥作用。凡是思维、语言、动作及各脏器的功能活动，皆受"赫依"支配。"赫依"的功能失常，主要表现为神志异常、失眠、健忘、疲乏、眩晕、麻木、抽搐、瘫痪等脏腑功能减退等。

"楚斯"是指"血"，为热性，具有营养全身、补充体能的作用，楚斯充裕则身体健康，反之楚斯衰败则体弱多病。

珍宝丸由珍珠母、沉香、麝香、犀角、红花等组成，具有清热、安神、舒筋活络、除黄水功能，用于治疗白脉病、半身不遂、风湿、肌筋萎缩、肾损脉伤、瘟疫热病等。珍宝丸一号由精纯的地道药材制成，其中沉香、麝香、牛黄均为上等，功效甚好；珍宝丸二号为用材一般，功效不如前者。

一百一十、孙光荣医案：胸痹[②]

马某，男，74 岁。

① 李鹏：《苏荣扎布教授治疗心脏病的经验》，载《上海中医药杂志》2006 年第 10 期，第 8 – 9 页。

② 张跃双、李明玉：《中医大师孙光荣教授中和医派诊疗老年病学术经验点滴》，载《光明中医》2014 年第 29 卷，第 3 期，第 461 – 464 页。

初诊日期：2010 年 6 月 25 日。

现病史：胸闷气短（有房颤病史），下肢水肿，口干，腹胀。舌质红，苔中心黄腻，脉细涩。

【处方】

西洋参 10g	生北芪 12g	紫丹参 10g	五味子 3g
麦冬 12g	法半夏 7g	广陈皮 7g	云茯苓 15g
炒酸枣仁 15g	佩兰叶 6g	冬瓜皮 10g	前仁 10g
路路通 10g	北枸杞 15g	甘草 5g	

7 剂，水煎内服，每日 1 剂。

二诊：（2010 年 9 月 10 日）房颤，胆结石并息肉，服前方后腹胀减轻，仍气喘，浮肿，舌绛，苔黄腻，中心干，脉三五不调。

【处方】

西洋参 10g	生北芪 10g	紫丹参 10g	五味子 3g
麦冬 12g	款冬花 6g	蜜紫菀 6g	大腹皮 12g
冬瓜皮 10g	车前仁 10g	赤小豆 10g	云茯神 15g
炒酸枣仁 15g	川牛膝 15g	川杜仲 15g	甘草 5g
海金沙 10g			

7 剂，水煎内服，每日 1 剂。

【按语】

胸痹的主要病机在心脉的闭阻，但肾为五脏之本，阴阳之根。《景岳全书·传忠录下》提出："然命门为元气之根，为水火之宅，五脏之阴气，非此不能滋，五脏之阳气，非此不能发。"心肾相交，心之阴阳气血总赖肾精气滋生，心本乎肾。在生理上，肾主气化水，若肾气亏虚，气化无权，则表现为水液代谢的紊乱，出现水肿等。本例患者，虽以胸闷、气短，脉三五不调等为主症，但孙光荣教授紧紧抓住心肾不交、肾为之根的概念，益气养阴安神与调肾利湿并举，在调补心肾的同时，还给邪气以出路，收效满意。

孙光荣教授认为老年人对药物的适应性、耐受性个体差异很大，但老年人脏腑虚衰、气血不足是共同的，因此用药宜慎，剂量宜小。中医治疗老年病必须在整体调节、辨证论治和因人而异的思想指导下，充分考虑到老年人的生理病理特点、用药原则进行治疗。

一百一十一、孙浩医案四则

案 1：冠心病，频发房性期前收缩[①]

宋某，男，57 岁。

初诊日期：2003 年 1 月 9 日。

现病史：患冠心病 5 年，反复心前区疼痛、胸闷 3 个月，常因天气骤冷而发病或使

---

① 孙浩：《冠心病从肺论治验案 4 则》，载《江苏中医药》2011 年第 43 卷，第 3 期，第 56 - 57 页。

病情加重。症见胸闷气短，心痛彻背，感寒则甚，畏寒肢冷，面色㿠白，舌淡苔白，脉沉弦结代。

查心电图示：频发房性期前收缩，心肌缺血改变。

中医诊断：真心痛。

证候诊断：阴寒袭肺，胸阳凝滞。

治法：温肺散寒、通阳开痹。

【处方】 阳和汤加减。

麻黄 5g	紫苏 10g	白芥子 10g	肉桂 5g
薤白 10g	鹿角胶 10g	炮姜炭 10g	熟地 20g

水煎，分 2 次服。

服药 3 剂后，心痛缓解。随证加减治疗 3 个月，诸症悉除。复查心电图，心肌缺血改善，频发房性期前收缩消失。

【按语】

肺气不足，寒邪侵袭，阴寒乘之阳位，造成寒凝气滞，胸阳不展，痹阻心脉，则心失阳气之温煦，血无运行之动力，心失所养而动悸不安，清阳不布而胸闷气短，心痛彻背。

方中以麻黄、紫苏宣肺散寒，白芥子化痰通络，肉桂、薤白、鹿角胶、炮姜炭温阳通痹，重用熟地大补阴血之中寓"阴中求阳"之意。诸药合用使阴阳调和，心肺功能恢复正常，久病得愈。

<h3 align="center">案 2：冠心病，心肌缺血[①]</h3>

常某，女，58 岁。

初诊日期：2002 年 11 月 8 日。

现病史：患冠心病 7 年，经常出现胸痛、胸闷，自服速效救心丸后，症状减轻。近 1 周因家事劳累导致心绞痛加重，发作频繁，每日 2～3 次。症见持续胸痛，胸闷气短，动则病甚，头晕乏力，心悸汗出，下肢浮肿，舌质淡、苔白，脉细涩重按无力。

查心电图提示心肌缺血改变。

中医诊断：真心痛。

证候诊断：肺气虚弱，心脉瘀滞。

治法：补肺益气、祛瘀止痛。

【处方】 升陷汤合炙甘草汤化裁。

生黄芪 30g	炙甘草 20g	白术 10g	党参 10g
茯苓 10g	当归 10g	白芍 10g	酸枣仁 10g
桔梗 10g			

水煎，分 2 次服。

服药 3 剂后心痛减轻，心悸汗出好转，续守原方，加葶苈子 10g，服药 10 剂心痛未发作，下肢浮肿消退，脉细有力。复查心电图大致正常。

---

① 孙浩：《冠心病从肺论治验案 4 则》，载《江苏中医药》2011 年第 43 卷，第 3 期，第 56－57 页。

以上方加减治疗 3 个月，诸症消除。随访 3 年，未再复发。

【按语】

年老体衰，久病不愈，致使宗气不足、肺气虚弱，无以"贯心脉行气血"，则气血不畅，心脉瘀滞，临床可见胸闷憋气、心痛，甚则痛彻背部。此类患者病程较长，多见于稳定型劳力性心绞痛。

方中以生黄芪、炙甘草、党参、白术、茯苓大补宗气，益肺强心复脉；酸枣仁、当归、白芍养血通脉，宁心安神；桔梗载诸药上达胸中。全方共奏补肺益气、养心复脉之功。药证合拍，疗效满意。若气虚日久渐至营血亏虚，用升陷汤合归脾汤化裁。

案 3：冠心病[①]

王某，男，55 岁。

初诊日期：2004 年 12 月 20 日。

现病史：患冠心病 10 年，心前区疼痛阵作 1 个月。形体肥胖，胸闷如窒，心前区阵发性疼痛，时而痛引肩背，气短乏力，肢体沉重，咯吐痰涎，舌有紫气，苔白腻，脉弦滑。

中医诊断：胸痹。

证候诊断：痰浊壅滞，胸阳不展。

治法：宣肺化痰开结。

【处方】瓜蒌薤白半夏汤加味。

| 瓜蒌 10g | 薤白 10g | 法半夏 10g | 紫苏 10g |
| 前胡 10g | 厚朴 10g | 白芥子 5g | 葶苈子 10g |

水煎，分 2 次服。

服上方 5 剂后，胸闷渐舒，心前区疼痛未作，咯痰已减，气短亦松，苔腻渐退。以上方加减治疗 5 个月，诸症消除。随访 3 年，未再复发。

【按语】

患者年过半百，心肺气虚，且素体肥胖，痰湿壅盛，湿为阴邪，其性重浊黏滞，损伤心阳，胸阳失煦，血脉失其鼓动，不通则痛，症见胸中闷痛，喘促憋气，恶心呕吐，头晕身重，舌苔腻，脉濡缓。心脉气血运行因痰浊阻碍而停滞，痰瘀互结，阻滞心脉，可见心胸刺痛，脉结代。方中瓜蒌开胸涤痰，薤白通阳宣痹，紫苏、前胡、厚朴、白芥子、葶苈子宣肺化痰，全方共奏宣肺化痰散结之功，痰祛阳升，气机畅顺，则痛可缓解。

案 4：冠心病（陈旧性心肌梗死）[②]

李某，女，39 岁。

初诊日期：2004 年 2 月 14 日。

现病史：患冠心病 5 年余，因情志不畅突觉胸部疼痛 3 小时，症见精神抑郁，情绪不宁，头晕，咽中如窒，呼吸急促，胸部胀痛。

---

① 孙浩：《冠心病从肺论治验案 4 则》，载《江苏中医药》2011 年第 43 卷，第 3 期，第 56−57 页。
② 孙浩：《冠心病从肺论治验案 4 则》，载《江苏中医药》2011 年第 43 卷，第 3 期，第 56−57 页。

心电图示：①陈旧性心肌梗死，②一度房室传导阻滞。

中医诊断：胸痹。

证候诊断：肺气郁闭，心脉瘀滞。

治法：开郁降气通络。

【处方】苏子降气汤化裁。

| 紫苏子10g | 陈皮10g | 半夏10g | 前胡10g |
| 当归10g | 厚朴10g | 川芎10g | 郁金10g |

水煎，分2次服。

服5剂后，自觉心胸舒畅，胸痛未作，余症减轻，但觉心悸、口渴、自汗。

按上方加黄连3g、麦冬10g。连服6剂，诸症消失。

随证加减，继服药30余剂后复查心电图提示陈旧性心肌梗死。随访至今，未再复发。

【按语】

患者缘于情志不舒，气机不畅，致肺气郁痹，宣降失常，宗气的布散和浊气的呼出不能正常进行，宗气"贯心脉行气血"功能受阻，而见胸中胀痛、呼吸急促、头晕等症。此次发作乃因情志刺激而诱发，临床则见到精神抑郁，情绪不宁，咽中如窒。此类患者病程较短，心绞痛程度多较轻，以闷胀为主，多见于青中年冠心病患者。

方中以紫苏子、郁金、厚朴、陈皮开郁降气，调畅气机；川芎、当归活血化瘀，通络止痛；半夏、前胡降气除痰。全方共奏调畅气机、除痰通络、化瘀止痛之功，达到气行则血行，气畅瘀消而痛可自除之效。若肝郁胁肋胀痛者，可合四逆散化裁。

总之，冠心病从肺论治要增强肺对心的治节作用，注意气和血的关系，着眼于调肺气，通血脉，来助心行血而改善心脏功能。

一百一十二、孙兰军医案四则

案1：围绝经期胸痹[①]

徐某，女，55岁。

主诉：胸闷憋气近1月。

现病史：患者停经1年余，近1个月出现胸闷憋气时作，伴有左肩背部疼痛，自觉心悸不适。时自汗出，乏力，寐纳可，二便调。舌暗红，苔薄白，脉沉细。

心电图：窦性心律，心率68次/min，Ⅱ、Ⅲ、aVF导联ST段下降约0.05mV。

中医诊断：胸痹。

证候诊断：阴阳两虚、心失所养。

治法：益气养阴，活血化瘀。

【处方】六味地黄丸加味。

| 黄芪30g | 熟地黄20g | 丹参20g | 当归15g |

① 于淑静、黄宇虹：《孙兰军教授治疗围绝经期胸痹验案举隅》，载《长春中医药大学学报》2012年第28卷，第6期，第1014－1015页。

山药 15g	山茱萸 15g	茯苓 15g	川芎 15g
白芍 15g	牡丹皮 12g	泽泻 12g	郁金 12g
石菖蒲 12g	延胡索 12g	赤芍 12g	沉香 10g

7 剂，水煎服，每日 1 剂。

二诊：患者胸闷憋气好转，左肩背疼痛减轻，余症同前。守方郁金改为 15g，继服 7 剂。

三诊：诸症大为好转，守方去延胡索，继服 5 剂。复查心电图：大致正常。后改为中成药血府逐瘀胶囊和振源胶囊口服以巩固疗效。

【按语】

《素问·上古天真论》曰："女子……二七而天癸至，任脉通，太冲脉盛，月事以时下，故有子……七七任脉虚，太冲脉衰少，天癸竭，地道不通，故形坏而无子也。"这是女性生长衰老的自然规律，部分妇女由于体质、产育、疾病、营养、劳逸、社会环境、精神因素等方面的原因，不能很好地调节这一生理变化，使得阴阳失调而导致围绝经期的出现。妇女精血生化之根本，与天癸的至和竭有着莫大的联系，人体的肝肾之阴与生俱来，又得到后天不断补养、充实，中年以后，就有些"肝肾阴虚"了。

孙兰军教授认为该患者停经 1 年余，肾阴不足，不能上济心火，则心火偏亢而汗出、心悸；精血同源，肾精不足，精不生血，致精枯血燥，血液运行不畅而成瘀滞见肢体疼痛、胸闷等。方用六味地黄丸为主方，滋补肝肾。加黄芪以益气复脉；加丹参、川芎、赤芍、延胡索养血活血、化瘀止痛；加石菖蒲、郁金、沉香活血化瘀、行气止痛。诸药合用共奏益气养阴，活血化瘀之功。

案 2：围绝经期胸痹[①]

王某，女，52 岁。

主诉：胸闷憋气时作 2 周。

现病史：患者停经半年，近 2 周出现胸闷憋气时作，伴有两胁肋胀痛不适，平素情志抑郁，不得发泄，纳食尚可，夜寐梦多易醒，小便畅，大便日行 1～2 次，不成形。舌红，苔薄白微腻，脉弦细。

查心电图：窦性心动过缓，心率 53 次/min。

中医诊断：胸痹。

证候诊断：肝郁气滞，痰浊闭阻。

治法：疏肝解郁，健脾化浊。

【处方】逍遥散加减。

柴胡 12g	郁金 12g	石菖蒲 12g	远志 12g
川芎 12g	乌药 12g	白芍 15g	白术 15g
党参 15g	茯苓 15g	百合 15g	玫瑰花 15g
丹参 20g	檀香 10g	甘草 10g	

---

① 于淑静、黄宇虹：《孙兰军教授治疗围绝经期胸痹验案举隅》，载《长春中医药大学学报》2012 年第 28 卷，第 6 期，第 1014－1015 页。

5 剂，水煎服，每日 1 剂。

二诊：两胁肋胀痛明显减轻，仍觉胸闷憋气明显。守方去白芍加赤芍 12g，党参改为 20g。继服 7 剂。

三诊：患者诸症缓解。继服上方 5 剂，巩固疗效。

【按语】

围绝经期综合征的发病多属肾阴虚，多兼有肝失条达，以及胃纳不佳，可适当加入疏泄行气、健脾药物，以利气机且助脾胃之运化。孙兰军教授认为，该患者处在围绝经期，但肾阴虚的症状并不明显，因其平素情志抑郁，肝木不能条达，以致肝郁血虚气滞，故两胁胀痛，夜寐梦多易醒。脾虚湿浊不化，痰浊闭阻胸阳，故胸闷憋气。

方用逍遥散为主方，疏肝解郁，养血健脾。加党参以益气健脾养血；加郁金、乌药行气止痛；加丹参、檀香、川芎活血化瘀，行气止痛；加石菖蒲、远志、百合化湿和胃，宁心安神；加玫瑰花以加强理气解郁、活血散瘀的功效。诸药合用使疏肝解郁、健脾化浊之力更强，且兼顾了日久成瘀的病症，使胸痹自除。

案 3：冠心病[①]

患者，女，58 岁。

初诊日期：2011 年 7 月 15 日。

现病史：其患冠心病 4 年，情绪波动或劳累后心前区胀闷不适，偶有心悸。近日左背部酸沉疼痛，心前区不适时疼痛加重，每日发作 1～2 次，舌下含服硝酸甘油 0.5mg 可缓解。

刻诊：以胸闷、憋气、前胸痛固定不移为主，还伴有乏力、失眠、盗汗、腰膝酸软、手足心热、溲赤、大便干，舌暗红、苔黄少津、舌下静脉紫暗，脉细涩。

证候诊断：气虚血瘀兼阴虚火旺。

辨证分析：胸痹病机为本虚标实，此时患者气滞血瘀标实为主，治疗上治标为先。故先益气活血、通络止痛。

【处方】 *血府逐瘀汤化裁。*

黄芪 30g	当归 20g	川芎 15g	生地 20g
桃仁 15g	红花 15g	降香 12g	郁金 15g
石菖蒲 12g	赤芍 15g	鸡血藤 20g	炒酸枣仁 30g
水蛭 8g	三七粉（冲服）3g		

每日 1 剂，水煎服，日服 2 次，共 5 剂。

5 剂药后 2011 年 7 月 20 日第 1 次复诊时，胸闷、憋气、前胸痛及乏力程度较前显减，现寐差、盗汗、腰膝酸软、手足心热、溲赤、大便干，舌暗红、苔黄少津、舌下静脉略紫暗，脉沉细。此时患者气滞血瘀标实诸症见轻，以肾阴虚本虚为主。故以血府逐瘀汤合六味地黄丸化裁治疗。

【处方】

黄芪 20g	当归 20g	川芎 15g	赤芍 12g

---

① 严吉峰：《孙兰军应用六味地黄丸经验举隅》，载《中医药临床杂志》2012 年第 24 卷，第 9 期，第 836 - 837 页。

桃仁 12g	丹参 20g	生地 20g	山药 15g
山茱萸 15g	牡丹皮 12g	炒酸枣仁 30g	柏子仁 30g
远志 12g	川牛膝 12g		

每日 1 剂，水煎服，日服 2 次，共 5 剂。

5 剂药后 2011 年 7 月 25 日第 2 次复诊时，述胸闷、憋气，前胸痛刺痛大减，现寐安、大便可、余盗汗、腰膝酸软、手足心热、溲赤诸症皆见轻，舌红、苔黄少津、舌下静脉略紫暗，脉沉。原方去桃仁、柏子仁、远志，生地改为熟地 20g，加杜仲 12g、龟板 12g、枸杞子 12g。

此后即以上方加减，共服 20 余剂，诸症悉。

【按语】

冠心病属于中医学"胸痹""心痛""厥心痛"等病的范畴。本病的病机为本虚标实，其特点为发作期以气滞、血瘀、寒凝、痰浊等实证为主，缓解期以虚证为主。孙兰军教授通过多年来的中医临床经验，证实气虚血瘀证，是胸痹最常见的证型，但老年人在气虚血瘀的基础上常常伴随着肾阴虚的表现。

老年人年过半百，肾气自半，精血渐衰。《内经·太阴阳明论》曰"阳者，天气也，主外；阴者，地气也，主内。故阳道实，阴道虚"；《内经·方盛衰论》曰"至阴虚，天气绝；至阳盛，地气不足"，故阴精难成而易亏。后世元代朱震亨《格致余论·序》中提出："人之一身，阴不足而阳有余。"胸痹以胸膈部位的痞塞满闷为主，发生病位在心，本虚以心、肾为根，气滞、血瘀、痰浊、寒凝等为标实证，系心、肾阴阳虚损和失调的病理现象。因此，本病的治疗当据标本先后、缓急之不同，或固本为主兼顾标证，或治标为主佐以固本，或症状缓解后，再专务本虚。其根本大法，则宜补益心肾。

案 4：冠心病（心绞痛）[①]

郑某，女，53 岁。

初诊日期：2012 年 12 月 3 日。

现病史：患者于 2009 年患急性前壁心肌梗死，此后偶尔心前区及后背闷痛，常服用硝酸甘油缓解，平时服用消心痛、阿司匹林肠溶片、阿托伐他汀、丹参滴丸进行药物治疗。近 1 个月来因于天气原因心绞痛频繁发作，每天 2～3 次，每次持续一刻钟左右，发作时向上肢内侧、牙齿放射，发作时伴有汗出、乏力等症状，遂于 2012 年 12 月 3 日前来就诊。

刻诊：患者自觉胸闷，后背沉，说话无力，常自汗出，大便 2 日 1 行，有便意但排出无力，小便可，睡眠差，常自觉烦躁，舌质略红有瘀斑，苔薄白，脉弦细数。

中医诊断：胸痹。

证候诊断：气阴两虚兼有血瘀。

治法：益气养阴、活血化瘀、理气止痛。

治疗：嘱患者在服用常规西药治疗基础上服用中草药。

---

① 周岩、孙兰军：《孙兰军主任辨治虚实夹杂型冠心病心绞痛经验撷英》，载《辽宁中医药大学学报》2014 年第 16 卷，第 2 期，第 194 - 196 页。

【处方】

黄芪40g	生龙骨30g	生牡蛎30g	丹参20g
当归20g	川芎15g	白术15g	茯苓15g
砂仁15g	白芍15g	地龙12g	桃仁12g
红花12g	赤芍12g	甘草10g	檀香6g

7剂，水煎服。早晚各服用1次。

二诊：患者气色见好，自述胸闷痛发作次数减少但发作时冷汗出、疼痛剧烈，大便偏稀，睡眠未见好转。对原方进行更改为当归15g、桂枝8g、琥珀粉（冲服）3g、三七粉（冲服）1.5g。7剂，水煎服。

三诊：患者自述自汗出情况减少，自觉有力。胸痛不明显、时而胸闷。睡眠可持续5小时。嘱患者遵守二诊处方服用巩固治疗，琥珀粉再服1周停用。

【按语】

清代著名医学家王清任非常重视气血在发病中的重要性，认为"治病之要诀，在明白气血。无论外感内伤，要知初病伤人何物""所伤者无非气血"，提出了气虚致瘀理论，倡导"补气活血"。

本案例患者常自汗出、自觉乏力、大便无力，可见明显气虚症状；加之胸痹多为瘀血为患，故而益气活血、化瘀止痛为本病例的治疗大法。处方以补阳还五汤合丹参饮为基础方进行加减。

方中：黄芪40g补气为君，气虚则血凝，气行则血行，又取玉屏风散益气固表敛汗之意重用黄芪；脾胃为后天之本，故而用白术、茯苓益气健脾，促进药物的吸收；患者大便2日1行，在益气的基础上当归20g帮助大便通畅；胸痹多瘀血为患，使用丹参饮（丹参、檀香、砂仁）活血行气止痛；赤芍活血化瘀止痛，白芍、甘草亦取缓急止痛之意。现代药理研究表明：丹参能改善微循环、促进血液流速；延胡索乙素有显著镇痛、催眠、镇静及安定作用；川芎嗪能增加脑及肢体血流量，改善微循环。补阳还五汤复方能增加心肌的营养性血流量，能显著扩张血管，对于高分子右旋糖酐所致小鼠之微循环障碍，连续服用本方，可见血流形态、血管形态、血细胞颜色等均有一定程度的改善作用，并可使血管分布恢复正常。

二诊：患者大便稀，遂减少当归用量，患者胸闷痛症状减轻不理想，考虑到12月正值寒冷季节，于是加入桂枝温通阳气，另加入三七粉共同强调活血化瘀行气止痛效果，睡眠未见好转，加琥珀粉重镇安神。

胸痹总属本虚标实之证，但在临床上，往往虚实夹杂者多见，孙兰军教授临床中考虑到患者本多虚兼有瘀血的特点，未大剂量活血化瘀，以防止耗散人体之正气，而是以补益正气为主活血化瘀为辅，在临床中验之有效。

一百一十三、谭毅医案二则

案1：冠心病①

张某，男，87岁。

初诊日期：2014年1月14日。

现病史：胸闷隐痛，时作时止，气短声低，周身乏力，腰膝酸软，口干，常欲饮水，纳可，夜眠欠佳，尿频少，大便正常，舌质淡暗，苔少，脉细涩。

既往史：冠心病10余年，长期服用阿司匹林肠溶片0.1g，1次/日，口服抗血小板聚集，单硝酸异山梨酯缓释片40mg，口服扩冠治疗，血脂异常，未系统服药。

中医诊断：胸痹心痛。

证候诊断：气阴两虚兼血瘀。

治法：补益肝肾、活血化瘀。

【处方】

黄芪300g	太子参200g	白术150g	山药300g
茯苓200g	熟地黄300g	麦冬300g	牡丹皮150g
五味子150g	黄精150g	玉竹300g	远志150g
女贞子150g	菟丝子150g	龙眼肉150g	当归150g
丹参150g	生地黄150g	川芎150g	红花150g
赤芍150g	天花粉100g	陈皮150g	砂仁100g
木香100g	神曲150g	菊花150g	槲寄生150g
莲子150g	甘草100g	龟板胶100g	大枣150g

上方煎取浓汁，文火熬糊，加入黄酒300mL、龟板胶150g、阿胶200g，烊化收膏，早晚以开水冲各饮1匙。

二诊：（2014年2月3日）患者胸闷痛症状好转，周身乏力症状减轻，但腰膝酸软症状存在，舌质淡，苔少，脉细涩。谭毅教授将上方去红花、赤芍，加枸杞子150g、杜仲150g、山茱萸150g以补肾，余药同上，膏方1料再进。

三诊：（2014年2月17日）上症均较前减轻。方证相符，效不更方，药后随访，半年未见复发。

【按语】

胸痹心痛的主要病机为心脉痹阻。本例患者年老体虚，天癸已绝，脏腑功能减退，阴虚血少，久耗气血，心气不运血，血不养气，故血脉不畅，瘀阻脉络致心脉痹阻。气虚无以运血，阴虚脉络不利，均可使血行不畅，气血瘀滞可见胸闷、胸痛，时作时止，气虚可见气短乏力，尿频少，阴虚可见口干，肾阴虚可见腰膝酸软，舌脉为气阴两虚兼血瘀之证。

谭毅教授将本病辨为本虚标实证，气阴两虚为本，血瘀为标，病位在心。方中黄

---

① 彭立萍、陈民、吴文胜：《谭毅教授膏方治疗老年冠心病》，载《吉林中医药》2016年第36卷，第1期，第28－31页。

芪、太子参调气，白术、山药、陈皮、茯苓健脾化湿，砂仁、木香、神曲理气和胃，女贞子、菟丝子、槲寄生等滋补肝肾，麦冬、天花粉、牡丹皮、生地黄、菊花、莲子、龟板胶养阴生津，丹参、当归、川芎、红花、赤芍活血化瘀。谭毅教授认为，临床应用膏方并非单纯补益，对于虚实夹杂，病后失调，均能恰当地于滋补中寓以驱邪调理。

本例患者气虚而无水湿停滞之象，阴虚没有火旺的表现，酌以补益肝肾之阴，补气活血通络，全方层次分明。诸药合用，借膏剂之力，补虚而不留邪，攻伐而不伤正。二诊患者胸闷痛症状明显减轻，舌质淡提示血瘀症状较前好转，故减少活血化瘀的红花、赤芍，酌加补肾的枸杞子、杜仲补益肝肾。三诊患者诸症好转，前后共服用膏方近 2 个多月，达到了良好的治疗效果。

案 2：冠心病，二度Ⅱ型房室传导阻滞①

樊某，女，53 岁。

初诊日期：2007 年 5 月 21 日。

现病史：患者患冠心病 5 年，3 年前无明显诱因出现胸闷、胸痛。心电图检查示：二度房室传导阻滞。住院予以对症治疗，病情好转。今年 1 个月症状明显加重，且发作愈发频繁而来诊。

刻诊：胸闷、胸痛，头晕眼花，乏力，形寒肢冷，纳差，二便尚调，舌暗、苔白，脉结代。心率 43 次/min。心电图检查示：心肌缺血，窦性心动过缓，二度Ⅱ型房室传导阻滞。遂收入院治疗。

西医诊断：冠心病，二度Ⅱ型房室传导阻滞。

中医诊断：胸痹。

证候诊断：心肾阳衰，血虚络瘀。

治法：温补心肾，养血通络。

【处方】麻黄附子细辛汤合当归四逆汤加减。

熟附子20g	当归20g	麻黄6g	白芍15g
桂枝15g	黄芪30g	细辛10g	延胡索10g
通草10g	甘草10g	大枣10g	

每日 1 剂，水煎服。

西药予以扩冠、改善供血等对症治疗。

服 5 剂后，胸闷、胸痛、头晕、乏力明显缓解，形寒肢冷消失，心率 56 ~ 60 次/min。守方去麻黄、细辛，熟附子减为 6g，加麦冬 15g，香附 15g，玄参 10g，继服 10剂，诸症消失。

续以益气养心调养，处方：党参 30g，当归、阿胶（烊）、丹参、白术各 15g，桂枝、甘草、陈皮、大枣各 10g，带药出院继续治疗。

1 个月后复查心电图已恢复正常。

【按语】

谭毅教授治疗房室传导阻滞，常将其归于缓慢性心律失常。认为其病位在心，病本

---

① 苏琳、沈兆峰：《谭毅主任医师应用麻黄附子细辛汤治疗心血管病验案 3 则》，载《新中医》2007 年第 11期，第 61－62 页。

在肾，心肾阳虚是此类病变的病理基础。肾阳为诸阳之根本，肾阳不足则心阳式微，阳虚则不能温运血脉，心脉痹阻，发为胸痛、胸闷；寒性收引，脉道不利，血运不畅，上不能濡养头目，下不能温通四末，故头晕肢寒，病久暗耗精血，呈现一派虚象。

治法宜急用温阳峻剂，麻黄附子细辛汤原方用附子 1 枚，相当现代剂量 10g ～ 20g，重剂方能尽除阴寒；麻黄、细辛、桂枝、通草温通血脉；当归、黄芪益气养血；延胡索通络止痛；白芍、甘草缓急止痛，又兼制熟附子辛热之性。然燥烈之剂不可久服，5 剂后去麻黄、细辛，熟附子亦减量；加麦冬、玄参兼制熟附子之热毒，增津护液；香附通畅气机，加速血循环。诸药合用，使阳气得补，血脉通畅。续以调养脾胃之气，温心肾阳气，恢复正气。

一百一十四、汤益明医案二则

案 1：冠心病，左室舒张功能不全，心肌劳损①

李某，男，54 岁。

现病史：反复出现左胸前区闷痛 4 ～ 5 年，加剧月余。症见胸膺闷痛，常于劳累或情绪激动时诱发，含服硝酸甘油可以缓解。颜面萎黄，神疲乏力，食欲尚可，二便自调。舌淡红，舌下络脉瘀曲怒张，脉弦细。

查体：血压 16/10.67kPa，心率 66 次/min，律齐，无杂音，右肺底可闻及细湿啰音。

心电图示：V_1 ～ V_3 和 aVL 导联的 ST 段压低 ≥ 0.1mV，T 波低平或双向。

心脏超声示：左室舒张功能减退。

西医诊断：冠心病，左室舒张功能不全（LVDD），心肌劳损。

证候诊断：心气亏虚，瘀血阻络。

治法：益气强心，活血通络。

【处方】补气强心汤加减。

黄芪 30g	党参 20g	丹参 20g	川芎 15g
当归 10g	红花 10g	蒲黄 12g	五灵脂 12g

每日 1 剂，煎服。

1 周后复诊：自诉胸闷气短明显减轻，胸膺闷痛亦未再发作，食欲增进，精神转佳。守上方去蒲黄、五灵脂。

继服 1 个月后，胸痹心痛症状缓解，肺部湿啰音消失。复查心电图为窦性心律，ST－T 已基本恢复正常。心脏超声示：左室舒张功能明显改善。

【按语】

冠心病因慢性缺血引起心肌纤维变性，导致左室僵硬性增加及舒缓性下降。故冠心病患者大多伴有 LVDD。由于左室舒张末期压力增高，引起肺动脉压上升，使肺脏瘀血，可导致心源性喘促（呼吸困难）。汤益明教授认为，中老年人随年龄增长，心气储备自

---

① 杨宁、刘明元、胡勤辉：《汤益明用补气强心汤治心舒张功能不全的经验》，载《江西中医药》2001 年第 6 期，第 3 - 4 页。

然衰退，故冠心病 LVDD 早期多为单纯性心气亏虚证（心功能Ⅰ～Ⅱ级），部分可兼有瘀血阻络证。心气亏虚，搏血无力，络脉失充，心脏失养，则可致胸痹心痛；瘀血阻络，肺失宣降，则可致胸闷气促。

《素问·经脉别论》云："喘出于肺，淫气伤心。"《素问·脉要精微论》云："细则气少，涩则心痛。"益气活血是治疗冠心病 LVDD 的基本法则。

临床观察证实，冠心病心功能Ⅰ～Ⅱ级（按美国心脏病学会 NYHA 分级）的单纯性 LVDD 患者，经用补气强心汤后，其心绞痛缓解的总有效率达 92%；缺血性心电图 (ST－T) 改善的总有效率达 75%。实验研究证实，补气强心汤通过扩张冠脉，增加冠脉充盈量，改善心肌缺血缺氧，及降低心肌细胞内钙离子超负荷，而使左室舒张功能得到改善，左室舒张末期压力和肺动脉压力得以下降。肺瘀血解除则胸闷气促缓解，心肌缺血改善则胸痹心痛消失。

案 2：广泛性前壁心肌梗死，混合性心衰①

王某，女，65 岁。

现病史：有冠心病病史 10 余年，于半年前突发广泛性前壁心肌梗死，经住院采用溶栓等治疗后，留有顽固性心衰。心脏超声示：左室射血分数为 40%，EV/AV < 1，表明为兼有左室舒张功能不全（LVDD）的混合性心衰。其生活不能自理，动则喘促，胸闷不能平卧，双下肢浮肿，食欲不振，少气懒言，舌淡紫、苔薄腻，脉沉细无力。经西医强心、利尿、扩冠及营养心肌等治疗后，心衰好转，心功能亦有所改善。但患者左室舒张功能不全的症状依旧，稍事活动后仍觉胸闷气短，神疲乏力，双下肢仍有轻度浮肿，且两肺底部湿啰音不能消除，遂邀中医会诊。

证候诊断：心气不足，血行瘀滞，肺气失宣，阳虚水泛。

治法：益气强心，活血通络，理肺平喘，温阳利水。

【处方】补气强心汤合金匮肾气丸加减。

黄芪 30g	党参 15g	丹参 20g	川芎 15g
熟附片 10g	肉桂 10g	生地 12g	泽泻 15g
葶苈子 20g			

迭进 6 剂。患者自觉胸闷气促明显减轻，夜间可以平卧，双下肢浮肿消退，两肺底啰音明显减少。守上方减附、桂各为 6g。

继服 15 剂，患者稍事活动不感胸闷气促，生活基本自理，双下肢无浮肿，听诊两肺底湿啰音消失。复查心脏超声，左室射血分数上升为 54%，左室舒张功能不全亦有改善。

【按语】

冠心病中、晚期，由于心肌缺血加重，心功能下降（Ⅱ～Ⅲ级），心排血量进一步减少（左室射血分数 < 50%），不仅使心、脑、肾等重要脏器灌注不足，还导致左室收缩末期容量增多，左室舒张压进一步升高，可在单纯性左室舒张功能不全的基础上，出

---

① 杨宁、刘明元、胡勤辉：《汤益明用补气强心汤治心舒张功能不全的经验》，载《江西中医药》2001 年第 6 期，第 3－4 页。

现混合性左室舒张功能不全（包括左室收缩功能不全 LVSD），并导致全身性钠水潴留，既可引起心气亏虚、痰瘀阻肺的喘促证，又可产生脾肾阳虚、邪水泛滥的水肿证，故《删补名医方论》云："呼气之短，用苓桂术甘汤轻清以通其阳，阳化气则小便能出矣。吸气之短，用肾气丸之重降以通其阴，肾气通则关门自利矣。"汤益明教授指出，《素问·汤液醪醴论》云："平治于权衡，去宛陈莝……开鬼门，洁净府。"提出了治疗水肿的攻邪之法。

然而，对于混合性左室舒张功能不全所致的邪水泛滥，攻逐利水，只是治其标，而心气亏损，阳虚水泛才是本，治宜补气强心，温阳利水。《景岳全书·肿胀篇》云："温补即所以化气，气化而痊愈者，愈出自然，消伐所以逐邪，逐邪而暂愈者，愈由勉强。此其一为真愈，一为假愈。"提出了治疗水肿的扶正之法，二者兼顾，则较为全面。结合现代医学之优长，临床攻邪逐水可选用众多的利尿之剂，其疗效确切，消肿迅速，可以有效地减轻心脏的前、后负荷，改善左室收缩功能不全。配合益气活血、温肾通阳的方药，补气强心，温阳化气，改善心脏的心缩与舒张功能，标本兼治，则其效益彰。

一百一十五、唐江山医案：胸痹[①]

游某，男，64 岁，干部。

初诊日期：2013 年 1 月 24 日。

现病史：胸痛 2 年余。就诊时左胸闷痛，甚则胸痛彻背，咳嗽气喘，痰多白黏，胃脘胀闷，形体肥胖，面色苍白，气短乏力，四末欠温，舌体肿有齿痕，舌苔白腻，脉滑紧且迟，心电图 T 波、ST 段改变，心动过缓。

证候诊断：阳微阴弦，痰滞胸膈。

治法：温振心阳，祛痰消胀。

【处方】《金匮要略》枳实薤白桂枝汤合瓜蒌薤白半夏汤加减。

枳实 10g	厚朴 10g	薤白 15g	瓜蒌实 15g
桂枝 10g	红参 10g	茯苓 15g	法半夏 10g
三七粉[(分冲)]5g	橘红 6g	淫羊藿 15g	

5 剂，日 1 剂。

复诊：胸痛缓，咳痰量明显减少，胃胀得舒。上方去厚朴，继服 5 剂，诸症续减，四肢得温。

继循前法前方加减调治 1 个月，症状消失，随访 1 年未见复发。

【按语】

《金匮要略·胸痹心痛短气病脉证治第九》："师曰：夫脉当取太过不及，阳微阴弦，即胸痹而痛；所以然者，责其极虚也。今阳虚，知在上焦；所以胸痹、心痛者，以其阴弦故也。""胸痹之病，喘息咳唾，胸背痛，短气，寸口脉沉而迟，关上小紧数，栝蒌薤白白酒汤主之。"以上两条一指胸痹、心痛的成因是阳虚阴盛，一指胸痹的主症与主方。

---

① 郑立升、陈霖、唐晓宏、丁东翔、程珠琴：《唐江山主任善用经方举隅》，载《光明中医》2015 年第 30 卷，第 4 期，第 691–694 页。

方中以瓜蒌开胸中痰结，薤白辛温通阳气，白酒轻扬之气，引药上升，药仅三味，配伍精当，合而通阳散结，行气祛痰。

出现"胸痹不得卧，心痛彻背者，栝蒌薤白半夏汤主之"或"胸痹、心中痞气，气结在胸，胸满，胁下逆抢心，枳实薤白桂枝汤主之，人参汤亦主之"，这两条是胸痹的加减法。也就是说，胸痹当出现痰盛气滞而喘咳程度加重时，去白酒加半夏以逐饮降逆；胸痹病证属实的，用枳实薤白桂枝汤行阳升结，泻满降逆；病证属虚的，用人参汤（人参、白术、干姜、甘草）振奋阳气，以化阴结。

以上三方药物组成均以瓜蒌配薤白为主，皆具通阳散结、祛痰宽胸之功效，两味药常作为对药治疗胸痹而沿用至今，历验不衰。因白酒性窜而烈，所以现在用方多将白酒去掉。

由于胸痹病证与西医所说的冠心病颇有相似之处，唐江山教授经常用治胸痹的方药加减治疗冠心病、心绞痛、心律失常、心动过缓，也用于慢性支气管炎、慢性胃炎等辨证属于胸阳不振、痰浊气滞的证候，若兼血瘀配以丹参饮或血府逐瘀汤加减，心绞痛甚者加三七、冰片、川芎，心律失常加郁金、甘松、琥珀、延胡索，慢性支气管炎加紫菀、款冬花、橘红；慢性胃炎加白术、九香虫，外伤后遗胸痛加柴胡、三七、乳香、没药。

一百一十六、陶克文医案：冠心病[①]

徐某，男，75岁。

初诊日期：1992年9月5日。

现病史：胸闷胸痛反复发作4年，经某医院确诊为冠心病。1周来胸痛频作，心悸气短，腹胀纳呆，大便稀溏，舌体胖，苔厚腻，脉沉弦。心电图示：一度房室传导阻滞。患者不愿安置心脏起搏器，要求中药治疗。

证候诊断：血瘀脉络阻塞，胸阳不振。

治法：通脉活血。

【处方】

丹参30g	川芎15g	降香15g	砂仁10g
姜黄15g	玄胡15g	红花15g	赤芍15g
紫苏10g	法半夏10g	厚朴10g	建曲15g

复诊：（9月9日）服药4剂后胸痛缓解，但仍觉心悸气短，动则喘累汗出，苔薄白，脉弦细。此为血瘀渐化，胸阳渐通，而虚象显露，再以益气活血，补中寓通法。

【处方】

桂枝10g	生龙骨30g	生牡蛎30g	白芍15g
炙甘草10g	黄芪30g	党参15g	白术15g
五味子10g	浮小麦30g	生姜5g	大枣15g

守方服用10余剂，胸痛未作，诸症缓解。1年后随访，未见复发。

---

① 陶克文：《胸痹心痛证治体会》，载《实用中医药杂志》1994年第3期，第3页。

【按语】

本例患者初诊以胸痛频发、腹胀便溏等标实之候为急，故先以丹参、川芎、砂仁、降香、紫苏、法半夏等活血化瘀，祛痰宣痹，损其有余，以通为主。复诊时胸痛缓解，痰浊血瘀渐化，但心悸汗出之虚象明显，乃投以桂枝加龙牡汤、生脉散、甘麦大枣汤温阳益气，补其不足。一通一补，调整了脏腑功能，改善了血脉运行机制，故能显效。

一百一十七、田芬兰医案二则

案1：室上性期前收缩，心肌缺血①

刘某，男，80岁。

初诊日期：2012年10月30日。

现病史：患者于1年前无明显诱因出现胸闷、憋气等症状，自服速效救心丸可缓解，但未重视，亦未到医院就诊。3日前由于劳累，胸闷、憋气等症状加重，伴心悸，双下肢水肿。舌暗，苔白，脉沉细无力。

查体：心音可，心率95次/min，律不齐，双下肢水肿（3+），心电图示室上性期前收缩，心肌缺血。

中医诊断：胸痹。

证候诊断：胸阳不振，瘀水互结。

【处方】瓜蒌薤白半夏汤合五苓散加减。

茯苓20g	猪苓20g	冬瓜皮30g	泽泻20g
白术20g	旱莲草20g	女贞子20g	瓜蒌皮10g
甘松12g	薤白12g	三七（冲服）1.5g	丹参20g
牛膝14g	杜仲20g	砂仁14g	大腹皮14g
合欢皮16g	远志14g		

3剂，水煎服，每日1剂。

二诊：（2012年11月2日）诉胸闷、憋气好转，下肢仍肿，原方加车前子12g，以增强利尿渗湿的功效，4剂。

三诊：（2012年11月6日）诉胸闷、憋气已不明显，下肢水肿好转。原方加路路通20g，以加强利水消肿之功效，6剂。

四诊：（2012年11月12日）胸闷、憋气基本消失，水肿已不明显。原方加甘草6g，继服7剂，以巩固疗效。嘱患者慎起居，调情志，适寒温。

【按语】

田芬兰教授辨证认为，此病为胸阳不振、瘀水互结引起，治应宽胸散结、利水化瘀为主。主方用瓜蒌薤白半夏汤合五苓散加减。

方中瓜蒌味甘性寒入肺，涤痰散结，开胸通痹；薤白辛温，具有散胸中凝滞之阴寒、化上焦结聚之痰浊、宣胸中阳气以宽胸，是治通痹的要药；瓜蒌与薤白合用以通阳散结，行气祛痰；泽泻甘淡，直达肾与膀胱，利水渗湿；茯苓、猪苓、冬瓜皮合用加强

① 付文旭：《田芬兰教授治疗胸痹验案2则》，载《吉林中医药》2013年第33卷，第9期，第947－948页。

其利水渗湿之力；佐以白术，健脾以运化水湿。考虑患者年事已高，故用杜仲、女贞子、旱莲草以补益肝肾；甘松、大腹皮以行气止痛，大腹皮亦可利水消肿。现代研究亦表明，旱莲草、甘松成分可改善早搏症状；丹参、砂仁、三七以活血化瘀，行气止痛；牛膝则具活血补肝肾，利水的作用。

瓜蒌薤白半夏汤是张仲景《金匮要略》方，《金匮要略·胸痹心痛短气病脉证治》："胸痹不得卧，心痛彻背者，栝蒌薤白半夏汤主之。"该方通阳散结，祛痰宽胸，主要治疗胸痹，胸痛彻背，不能安卧者。现代药理研究表明，瓜蒌含有三萜皂苷、有机酸等，其注射液有扩张冠状动脉的作用，对心肌缺血有明显的保护作用，并有降血脂的作用。薤白含挥发油，可以降低血清中胆固醇（TC）和低密度脂蛋白（LDL－C）的含量，明显降低三酰甘油（TG）的含量，明显升高血清高密度脂蛋白（HDL－C）的水平，同时能显著降低过氧化脂质（LPO）的含量，对于对抗动脉粥样硬化有很强的作用。研究表明，半夏有较明显的抗心律失常作用，并能降低血脂，对抗动脉粥样硬化，从而减少冠心病的发生。

案 2：心肌缺血①

孟某，女，62 岁。

初诊日期：2012 年 12 月 22 日。

现病史：主因时有胸闷、憋气，头痛、头晕而就诊，每因劳累或情绪激动后胸闷、憋气症状加重，伴有乏力、心烦、口苦、双目红、心悸、汗出等症状，舌暗红，苔黄，脉弦。

查体：血压 160/100mmHg，心电图示心肌缺血。

中医诊断：胸痹（气阴两虚证），眩晕（肝阳上亢证）。

【处方】 生脉散合天麻钩藤饮加减。

菊花 12g	川芎 20g	天麻 12g	白芷 12g
细辛 3g	赤芍 15g	知母 16g	栀子 10g
苦丁茶 12g	钩藤 20g	茯苓 20g	沉香 6g
三七粉(冲)1.5g	葛根 14g	西洋参 25g	麦冬 20g
当归 16g	沙参 20g	五味子 12g	

6 剂，水煎服，每日 1 剂，分 2 次服。

二诊：（12 月 27 日）患者诉胸闷、憋气发作次数已减少，头痛、头晕症状亦减轻，汗出如前，纳差，不欲饮食，舌红较前有所减轻，脉仍弦。嘱前方加砂仁 12g、鸡内金 20g 以增进其食欲，加浮小麦 30g 以加强敛汗之功，6 剂。

三诊：（2013 年 1 月 2 日）患者诉胸闷、憋气症状基本消失，头痛、头晕症状亦不明显，汗出明显减少，夜寐难以入睡，食欲仍欠佳，舌淡红，脉沉细。前方去栀子、苦丁茶寒品，加附子（先煎）6g、干姜 6g、党参 10g、白术 10g 以温阳祛寒、补气健脾，酸枣仁 15g、合欢花 1g 以养心安神，6 剂。

四诊：（1 月 8 日）患者诉前胸闷、憋气、头痛、头晕症状消失，食欲增加，夜寐

---

① 付文旭：《田芬兰教授治疗胸痹验案 2 则》，载《吉林中医药》2013 年第 33 卷，第 9 期，第 947－948 页。

安。嘱前方继服 10 剂。

【按语】

田芬兰教授认为，该患者属心气阴不足之胸痹合肝阳上亢之眩晕，故治应益气养阴、活血通络加平肝潜阳、清火息风之品，主方用生脉散合天麻钩藤饮加减。

生脉散长于益心气，敛心阴，适用于心气不足的患者。方中西洋参补元气、养心阴，麦冬与之后用，加强滋养心阴之功效；赤芍、当归活血养血；五味子敛阴止汗，西洋参、麦冬、五味子三药合用，一补一润一敛，益气养阴，敛阴止汗，汗止阴存；天麻、钩藤平肝息风；栀子清肝降火，以降上亢之阳；佐以菊花以加强其平抑肝阳、清肝的作用；川芎、细辛、白芷合用祛风止头痛。

胸痹最早见于《黄帝内经》。《灵枢·五邪》："邪在心，则病心痛。"《素问·脏气法时论》亦云："心病者，胸中痛，胁支满，胁下痛，膺背肩甲间痛，两臂内痛。"《素问·缪刺论》中亦有"卒心痛""厥心痛"的记载。《灵枢·厥病》："真心痛，手足清至节，心痛甚，旦发夕死，夕发旦死。"张仲景《金匮要略》正式提出"胸痹"的病名，并进行论述，"阳微阴弦，即胸痹而痛，所以然者"，他认为"阳微阴弦"是胸痹发生的主要病机，全篇方共 10 首，7 方论胸痹中有 6 方治实证，亦说明胸痹之病阳虚阴盛，但以阴盛为主。

胸痹是中老年患者的常见病多发病，本病主要病机为心脉痹阻，病位在心，涉及肝、肺、脾、肾。心主血脉，肺朝百脉、主治节，两脏相互协调，气血运行流畅。心主血脉，有赖于心气推动和心血充盈。气机郁滞则血行不畅，津血同行，血瘀湿阻，痰瘀互结，胸阳不通；肝疏泄失职，气郁血滞；脾失健运，气血乏源；肾阴亏损，心血失荣，肾阳虚衰，君火失用，均可引起心脉痹阻，胸阳失旷而发胸痹。其临床表现多本虚标实，虚实夹杂：本虚有气虚、血虚、阴虚、阳虚，标实则有寒凝、气滞、血瘀、痰浊；本病发生多与感受外邪、饮食不节、情志不调、年老体虚有关。

一百一十八、田令群医案：Ⅱ期高血压，冠心病[①]

李某，男，56 岁。

初诊日期：1998 年 5 月。

现病史：因反复头昏痛 1 年伴胸闷、心悸半月于 1998 年 5 月来我院就诊。查：舌质暗，苔白略厚，边有瘀点，脉弦滑。血压 23/13kPa，心界向左下扩大，心音低钝，心率 78 次/min，律齐，未闻杂音。

心电图示：ST－T 改变，左室扩大。

西医诊断：Ⅱ期高血压，冠心病。

中医诊断：眩晕，胸痹。

证候分析：其病在肝、心脏，属实证，为肝阳上亢，痰瘀闭阻所致。

治法：平肝潜阳，化痰逐瘀。

---

① 崔春风：《名老中医田令群从痰治疗疑难病证验案析要》，载《四川中医》2000 年第 10 期，第 2－3 页。

【处方】半夏天麻白术汤合冠心Ⅱ号方加减。

丹参 30g	草决明 30g	川芎 15g	蔓荆 15g
白蒺藜 15g	白术 15g	茯苓 15g	赤芍 15g
降香 15g	水半夏 12g	瓜壳 12g	天麻 9g
甘草 6g			

5 剂后头昏减轻，血压 21/12kPa，遂随证加减，续服 1 个月，诸症悉除，随访 2 年未复发。

【按语】

高血压病属于中医学"头痛""眩晕"的范畴，田令群教授认为其病机有风、火、痰、虚、瘀，由于现代饮食、经济条件的提高和改善，痰湿内盛所致的高血压病日益增多，正如朱丹溪说："头痛多主于痰。"据舌脉症，该例患者具有痰湿之征，故从痰论治。方中天麻、草决明、蔓荆、白蒺藜平肝潜阳；水半夏、白术、茯苓、降香理气化痰，正所谓"气顺则痰消"；丹参、川芎、赤芍活血化瘀；瓜壳宽胸散结，泻痰下行；甘草调合诸药。全方共奏平肝潜阳、化痰逐瘀之功，药病相投，顽疾得除。

一百一十九、田乃庚医案三则

案1：冠心病，心律失常[①]

张某，男，63 岁。

初诊日期：1993 年 8 月 4 日。

现病史：患者于 1 年前劳累后突然出现心前区闷痛，经某医院做心电图诊为冠心病。近 3 个月开始阵发性心悸气短，胸部憋闷，时有心前区疼痛，饮食、二便可。舌质紫暗，脉涩而有间歇。心电图提示：①心肌缺血，②室上性早搏。

证候诊断：心脉瘀阻，心神不安。

治法：活血化瘀。

【处方】

当归 10g	川芎 9g	生地 12g	赤芍 12g
泽兰 10g	枳壳 9g	丹参 15g	柴胡 6g
桔梗 9g	甘草 6g		

4 剂，每日 1 剂，水煎分早、晚 2 次服。

二诊：药后胸痛、胸闷已愈，心悸气短明显好转，舌质紫暗，脉涩偶有间歇。上方加减共服 20 剂后心电图大致正常，早搏消失。改服复方丹参片以善后。

【按语】

田乃庚教授认为，心主血脉，血以通为顺，若一旦血行不畅，势必心神不安而悸。正如《黄帝内经》所说："心痹者，脉不通，烦则心下鼓。"故治疗以活血化瘀为主。田乃庚教授一般选用血府逐瘀汤加减治疗。若因心阳不振或寒邪内侵而致血行不畅者，又常加桂枝、附子以温通血脉。

---

① 常风云、司秋菊：《田乃庚治疗心律失常验案四则》，载《光明中医》1998 年第 2 期，第 28 - 29 页。

案 2：冠心病（心绞痛）①

患者，男，66 岁。

现病史：患冠心病心绞痛 2 年，加重 2 周入院。既往有慢性支气管炎病 10 余年。入院时主症：胸中憋闷，心痛阵作，每天发作 3～5 次，伴咳嗽喘促，吐痰白黏，纳少便秘。舌暗红，苔黄腻，脉弦滑。心电图提示：心肌缺血。曾在院外服用活血化瘀、益气通络中药，疗效不显。

治法：入院后改用泻肺化痰，调气行血方药。

【处方】

桑皮 12g	地骨皮 10g	瓜蒌 15g	杏仁 10g
桔梗 10g	半夏 10g	菖蒲 12g	郁金 10g
黄芩 10g	厚朴 10g		

服药 3 剂，咳喘咳痰减轻，胸痛发作次数亦明显减少。守上方共进 20 余剂，心痛停止发作，后加入补肺益肾之品收功，出院时复查心电图亦明显改善。

【按语】

心肺同居胸中，肺主气而心主血，气血相贯，心肺相关，"心痛彻背" 每与 "喘息咳唾" 并见，《灵枢·本脏》更有 "肺大……则善病胸痹" 之言。痰浊阻滞，郁闭肺气，胸中气机壅塞，胸阳痹阻，心血亦常瘀阻而致心痛阵作。治应肃肺化痰，调气行血，方如瓜蒌薤白半夏汤、苏子降气汤、厚朴麻黄汤、泻白散等随证加减。

案 3：冠心病（心绞痛）②

患者，女，52 岁。

现病史：患冠心病心绞痛 3 个月，在当地医院检查心电图提示：冠状动脉供血不足。曾服用心痛定、潘生丁及活血化瘀中药，效果不显。就诊时仍有胸痛阵作，胸中憋闷，日发 3～5 次，每次持续 3～5 分钟，伴心烦易怒，多梦易醒，口苦目眩，带下黄稠秽臭，少腹压痛，大便秘结，小便黄赤。舌红苔黄腻，脉弦滑数。

证候诊断：肝经湿热瘀滞心脉。

治法：泻肝清热，利湿化瘀。

【处方】龙胆泻肝汤加减。

龙胆草 12g	焦山栀 10g	炒黄芩 10g	柴胡 12g
车前子 9g	生地 10g	泽泻 10g	木通 6g
当归 6g	丹参 20g	甘草 6g	

服药 5 剂后，带下减少，胸痛明显减轻，便通眠安，继服 5 剂，胸痛消失。

【按语】

心主血脉，肝主藏血，条达气机，明代《薛氏医案·心脏病》云："肝气通则心气和，肝气滞则心气乏。"强调肝气失调可致心病。如肝气郁结，气机失畅，气滞血凝，心脉亦阻，可致胸憋心痛，治宜疏肝解郁、行气和血，用柴胡疏肝散合丹参饮加减常收

---

① 陈锐：《田乃庚心痛治验》，载《中国社区医师》2011 年第 27 卷，第 28 期，第 18 页。
② 陈锐：《田乃庚心痛治验》，载《中国社区医师》2011 年第 27 卷，第 28 期，第 18 页。

捷效。若气郁化火，湿热蕴结，亦可扰动心神，瘀滞心脉，治宜清肝泻火、解郁安神，可用丹栀逍遥散、龙胆泻肝汤加减；若郁热伤阴，肝血暗耗，心血亦失濡养，治宜补肝养血、清热安神，可用酸枣仁汤合补肝汤加减。

一百二十、万友生医案二则

案1：冠心病合并高血压性心脏病[①]

陈某，男，65 岁。

初诊日期：1975 年 11 月 26 日。

现病史：以胸闷心悸，气喘就诊。患冠心病合并高血压性心脏病多年，经常胸闷心悸，气喘。血压常在 160/100mmHg 左右，头昏胀而沉重，耳鸣，目胀，腿软，步履有飘浮感。腰酸痛，夜尿多，经常失眠，晨起咽喉口舌干渴，喜热饮，口淡而腻，纳差，只能进软食，不能进硬饭，食后脘腹作胀，时时矢气而不畅，大便软烂而不爽，舌红有瘀斑而黄腻，脉结代而左弦右细不任按。

【处方】 自拟丹络蒌薤汤加味。

丹参 30g	橘络 10g	丝瓜络 10g	瓜蒌皮 15g
薤白 10g	夜交藤 15g	合欢皮 15g	党参 15g
焦白术 15g	茯苓 15g	炙甘草 10g	陈皮 15g
山楂 15g	葛根 15g	桑寄生 30g	杜仲 15g
续断 15g			

二诊：（12 月 4 日）服上方 5 剂，血压降为 140/80mmHg，头部自觉轻松，夜能安寐，尿亦较少，食欲转佳，脘腹胀减，矢气通畅而次数减少，守上方再进。

三诊：（12 月 9 日）再服上方 5 剂，胸闷心悸明显好转，血压正常，睡眠安稳，胃纳增加，腹胀渐除，大便通畅，矢气减少，舌苔已退，左脉不弦，守上方再进。并嘱用上方加酸枣仁、柏子仁、磁石、枸杞子各 15g，菊花、钩藤各 10g，10 剂共熬成膏，长服以巩固疗效。

四诊：（1976 年 3 月 9 日）服上汤方和膏方后，胸闷心悸基本解除，寐安，纳佳，能进干饭，舌上黄苔和瘀斑均已消失，耳鸣目胀减轻，但血压尚不稳定，守上汤方加珍珠粉 1g、夏枯草 10g、决明子 15g、青木香 10g，膏方照原再进。

【按语】

本例患者为冠心病合并高血压性心脏病，证属气滞血瘀夹气虚痰阻，治以行气活血，健脾化痰，益气助阳，用丹络蒌薤汤加补气药为主而取显效。万友生教授认为，心脏病多见虚实错杂、本虚标实之证，本虚多为气、血、阴、阳之虚，标实多为气血阻滞、痰饮停聚。治疗多用通补并行之法，以自拟丹络蒌薤汤为主，配以治本之成方。该方由丹参、橘络、丝瓜络、全瓜蒌、薤白五味药组成，具有活血化瘀、豁痰蠲饮、行气导滞、疏通经络的作用。性味中和，对各种心脏病血气阻滞和痰饮停聚的心胸闷痛之实

---

① 高阳：《万友生运用自拟方治疗内科病经验辑要》，载《江西中医药》2013 年第 44 卷，第 12 期，第 18－19 页。

证，颇为适宜。临床运用时，当根据本虚之不同而配以扶正之品。

案2：冠心病合并高血压性心脏病[①]

刘某，男，53岁。

初诊日期：1976年5月10日。

现病史：患冠心病合并"高心"，经常心胸疼痛，血压高达29.3/17.3kPa，头晕，巅顶痛，能食而不香，脉弦。

【处方】自拟丹络蒌薤汤加味。

丹参30g	橘络10g	丝瓜络10g	瓜蒌30g
薤白15g	桑寄生30g	山楂30g	珍珠粉1g
草决明15g	夏枯草15g	杜仲15g	续断15g
青木香15g	谷麦芽15g	天麻10g	菊花10g
六曲10g	鸡内金10g		

连服10剂，心胸痛止，头痛亦止，嘱守上方长期服用以巩固疗效。

【按语】

本案病机为心脉瘀阻实证兼肝阳上亢，故用丹络蒌薤汤以活血通络；加用天麻、菊花、草决明、珍珠粉、夏枯草、桑寄生、杜仲等药以平肝潜阳。立足整体，心肝两调取效。

万友生教授自拟的丹络蒌薤汤由丹参、橘络、丝瓜络、全瓜蒌、薤白五味药组成，具有活血化瘀、豁痰蠲饮、行气导滞、疏经通络的综合作用，能够开宣心胸之闭塞，解散心胸之结气，且五药相配，性味中和，丹参、全瓜蒌、丝瓜络稍偏于凉，而薤白、橘络稍偏于温，两相配合，适得其中，对心脏病血气阻滞和痰饮停聚的心胸闷痛之实证，颇为适宜。

一百二十一、王春林医案二则

案1：心肌缺血[②]

金某，男，57岁。

初诊日期：2013年10月。

主诉：阵发性胸闷胸痛1年。

现病史：患者自诉于1年前无明显诱因出现胸痛，心前区有憋闷感，曾就诊于外院，做心电图提示心肌缺血，此后上述症状反复发作，一直未系统诊治。

刻诊：胸闷，胸痛，气短，心慌，多梦易惊，乏力，形体偏胖，纳差，眠差，二便正常。

既往否认高血压、糖尿病等病史。

体格检查：血压130/70mmHg，脉搏98次/min，舌质暗，舌体胖大，苔白腻，脉弦

① 黎波、马超英：《万友生治疗胸痹经验辑要》，载《江西中医药》2003年第7期，第5-6页。
② 宋婷婷、王春林：《论从痰与瘀论治冠心病》，载《辽宁中医药大学学报》2014年第16卷，第10期，第141-142页。

滑数，双肺听诊无异常，心律齐，心音钝，各瓣膜听诊区未闻及病理性杂音，腹软，无压痛，反跳痛及肌紧张，肝脾未及，双下肢无浮肿。

心电图示：窦性心律，Ⅱ、Ⅲ、aVF 导联 ST 段下移 0.05mV。

中医诊断：胸痹心痛。

治法：宽胸通阳、化痰祛瘀。

【处方】瓜蒌薤白半夏汤加减。

瓜蒌 15g	薤白 15g	枳壳 10g	半夏 9g
陈皮 15g	菖蒲 10g	桂枝 10g	远志 15g
细辛 3g	没药 15g	乳香 15g	丹参 30g
桃仁 10g	红花 20g	郁金 15g	酸枣仁 20g
大枣 15g	甘草 10g		

1 剂，水煎服，日 2 次口服，共 5 剂。

7 日后患者复诊，自觉胸痛、胸闷、气短等症状较前缓解，仍时有心慌，易惊，睡眠差，饮食略差，舌质暗，舌体胖大，苔白，较前腻苔转薄，脉象略数，治疗调整汤药改为炙甘草 10g，加入藿香 10g，炒三仙各 15g，共 7 剂继续服用。

10 日后患者三诊，自诉症状已缓解，无明显胸痛，偶有易惊，时有多梦，舌质暗，苔薄白，脉细。治疗上予原方中去乳香、没药，加入龙齿 30g、茯神 20g、琥珀 5g。

再 7 剂，患者症状完全缓解，未再服药。

【按语】

患者为胸阳不振，导致气血瘀滞，不通则痛，心气不畅，心血瘀阻，故发为本病。瓜蒌薤白半夏汤源于《金匮要略》，有行气解郁、通阳散结、祛痰宽胸的功效。《金匮要略》有云："胸痹不得卧，心痛彻背者，栝蒌薤白半夏汤主之。"故本病选择瓜蒌薤白半夏汤为主方，初诊时加入菖蒲、陈皮等健脾化痰，加丹参、桃仁、红花以活血通络，加桂枝、细辛以通阳，加乳香、没药以散结，加酸枣仁、远志以养心安神；二诊时患者症状缓解，故重在理气和胃，加入藿香、炒三仙；三诊时则加入龙齿、茯神、琥珀以加强宁心安神之力。

案 2：胸痹[①]

患者，女，47 岁。

初诊日期：2012 年 10 月 15 日。

现病史：该患者 6 个月前因劳累后始出现胸闷痛，时作时止，一直未系统治疗，上述症状多于劳累后反复发作，遂来诊。

刻诊：胸闷痛，伴后背放射痛、头晕，气短，倦怠乏力，纳呆，睡眠差，二便正常。既往否认其他病史，月经史正常。

查体：形体偏瘦，血压 120/70mmHg，脉搏 70 次/min，舌质暗红，舌苔薄白，脉细涩，心肺听诊无异常。

---

① 宋婷婷、王春林：《王春林教授治疗冠心病临证经验总结》，载《中西医结合心脑血管病杂志》2015 年第 13 卷，第 4 期，第 555－556 页。

心电图示：窦性心律，ST－T 改变。

中医诊断：胸痹。

证候诊断：气阴两虚兼血瘀。

治法：益气活血，通络止痛。

【处方】生脉散和丹参饮加减。

麦冬 15g	太子参 15g	五味子 10g	丹参 30g
砂仁 10g	檀香 10g	桃仁 10g	红花 20g
郁金 15g	元胡 15g	黄芪 30g	白术 15g
陈皮 15g	赤芍 15g	坤草 20g	柴胡 15g
酸枣仁 25g	柏子仁 10g	炙甘草 10g	

水煎服，1 付 3 剂，1 剂每日 2 次口服，共服 7 剂。

复诊：（10 月 25 日）患者自诉偶有胸闷痛、乏力、睡眠差等症，查血压 120/70mmHg，脉搏 70 次/min，舌质暗，舌苔白，脉弦。故于原方中加入香五加皮 10g、三七粉 5g、熟地黄 15g、山萸肉 15g。7 付，水煎服，一付 3 剂，1 剂每日 2 次口服，共服 7 剂。

患者再诊时已无明显胸闷、胸痛，偶有乏力，睡眠略差。效不更方，建议患者再服 7 剂。此后建议患者避免过劳，调节饮食睡眠，定期复查。

【按语】

该患者因平素体虚，正气亏虚，复因过劳而进一步耗伤气阴，气虚则血行不畅，阴虚则脉道失养，心血瘀阻，故发为本病。治疗应以益气养阴、活血通络为主，方用生脉散和丹参饮加减。生脉散方中人参补肺气，生津液，为君；麦门冬养阴清肺而生津，为臣；五味子敛肺止渴、止汗，为佐。三药合用，共成补肺益气、养阴生津之功。丹参饮是化瘀行气止痛之良方。复诊加入香五加皮、三七粉以加强活血化瘀之力，加入熟地黄、山萸肉以滋肾益气。患者通过治疗心气得充，心血得养，病终痊愈。

一百二十二、王德光医案：心梗，心衰，心源休克[①]

张某，男，60 岁。

现病史：该患以频发胸骨后疼痛，胸憋闷 2 天，以冠心病心绞痛收入院。入院后第 2 天，突然出现持续性胸骨后压榨痛，大汗出，动则心悸气短，急查心电：$V_1 \sim V_5$ 导联 ST 段抬高弓背向上，病理性 Q 波。诊断：广泛前壁心梗。立即予镇静、止痛、吸氧、溶栓、扩血管、极化液等药物治疗，后又出现高侧、下壁、后壁梗塞，呼吸困难、烦躁不安、血压 10.0/7.5kPa，心率 120 次/min。

在原治疗上又加用升压药物以多巴胺、间羟胺静脉滴注以维持血压正常水平，连续用药 3 天，且血压只能维持在较低水平。后请王德光教授诊治。

刻诊：患者四肢不温，面色㿠白无华，口唇发紫，舌淡，苔滑，脉细促无力。

———————

① 张淑英、杨桂森、高鸿翼、田雨、杨桂柱：《王德光老师治疗休克的经验》，载《中医药学报》1995 年第 5 期，第 30－31 页。

西医诊断：心梗、心衰、心源休克。

中医诊断：厥脱证。

证候诊断：气阴耗伤兼血瘀。

治法：益气养阴活血固脱。

【处方】

红参 50g	附子 15g	五味子 15g	寸冬 20g
桂枝 30g	桃仁 15g	红花 10g	丹参 30g

水煎服，频频饮之。

【按语】

服上药后约 2 小时，患者自觉胸闷减轻，气促明显好转，四肢皮肤转温，血压升至 13.3/10.7kPa。12 小时后继服 1 剂，血压稳定，厥脱证恢复。此后基本以上方出入调治 15 日，病情稳定。继以红参为主的生脉散治疗约半年时间，患者仍健在。

一百二十三、王国三医案：冠心病（心绞痛）[①]

王某，女，65 岁，退休干部。

初诊日期：2005 年 9 月 8 日。

现病史：6 个月前因过度疲劳而心前区憋闷疼痛，失眠多梦，心悸气短，经某医院诊断为冠状动脉粥样硬化性心脏病（以下简称"冠心病"）心绞痛。此后每于劳作或忧郁、感冒即心绞痛发作，次数逐渐增多，每次持续 2～10 分钟，向左肩放射。每次疼痛发作，均须含服消心痛片，由于疼痛逐渐加剧，消心痛片用量渐增至 4 片但效不显著。心电图示：下壁心肌供血不足。舌质稍淡，苔薄白润，舌边瘀斑，脉沉虚无力。

中医诊断：胸痹。

证候分析：心气亏虚，因虚致瘀，心脉瘀阻，不通则痛。

治法：益气养心，镇静安神，活血止痛。

【处方】补心合剂加味。

党参 20g	黄芪 18g	当归 15g	熟地黄 6g
丹参 15g	麦门冬 9g	川楝子 10g	龙眼肉 10g
生龙骨 24g	生牡蛎 24g	焦三仙各 9g	远志 10g
延胡索 10g	酸枣仁 24g	石菖蒲 10g	

每日 1 剂，水煎服，14 剂。

二诊：（2005 年 9 月 22 日）诸症减轻，精神好转，入睡较快，梦亦减少，短气渐去，心绞痛每日发作 2～3 次，每次发作含服消心痛 2 片即可缓解，舌脉同前。唯脘闷不舒，食欲不振。因患者素体虚弱，气运不足，加以所用熟地黄、黄芪均为静药，故必出此症。乃于上方中加砂仁、陈皮各 5g，嘱再服 14 剂。

三诊：（2005 年 10 月 6 日）脘闷尽除，食欲渐振，失眠多梦、心悸短气等症消失，

① 张国江、李桂林、刘玉洁：《王国三治疗心病的临床经验》，载《河北中医》2009 年第 31 卷，第 4 期，第 488－489 页。

心前区偶尔闷痛，短时即去，消心痛片已多日未服。舌质渐红，舌边瘀斑转淡，脉较有力。心电图示：大致正常心电图。病情明显好转，但元气未复，瘀血未尽。调整方剂如下。

【处方】

黄芪20g	党参15g	当归10g	熟地黄10g
砂仁5g	陈皮5g	丹参15g	桂枝10g
炙甘草6g			

28剂。

随访至2006年7月，诸症均未再发，两次复查心电图均正常。

一百二十四、王今觉医案：冠心病（稳定型劳力性心绞痛）[①]

患者，女，60岁。

初诊日期：2003年7月10日。

主诉：阵发胸闷、胸痛2年余。

现病史：患者2年多来常于心情不舒或劳累后出现胸闷、胸痛，甚则伴有后背压榨痛，休息、吸氧或含服速效救心丸可缓解症状。曾在我院检查心电图示：窦性心律，ST段压低。平板运动试验阳性。诊断为"冠心病、稳定型劳力性心绞痛"，一直服用一些西药治疗，但每因劳累或生气而病情加重，且出现心慌、腿肿，遂要求中药治疗。

刻诊：阵发胸闷、胸痛，甚则伴有后背压榨痛，休息及吸氧或含服速效救心丸症状可缓解，时有心慌气短，活动后明显，怕冷，头晕头胀，胃胀，纳食少，二便尚调。

既往史：有高血压病史5年，血压最高180/110mmHg，平素服药控制血压达正常范围。

查体：血压130/80mmHg，目珠不黄，眼睑不肿，呼吸略促，双下肢轻度水肿。舌质淡暗，舌边齿痕，舌苔白厚，左脉沉滑，右脉弦、尺弱。

西医诊断：冠状动脉粥样硬化性心脏病，稳定型劳力性心绞痛，心功能Ⅱ级。

中医诊断：胸痹。

证候诊断：气虚血瘀、痰湿郁阻。

治法：益气活血，化痰解郁，利水消肿。

【处方】

石决明(先煎)15g	当归9g	生黄芪30g	川芎6g
五味子15g	远志9g	白茯苓30g	泽泻15g
石菖蒲15g	川断12g	桑寄生18g	猪苓15g
三七粉(分冲)3g	琥珀粉(分冲)3g		

4剂，水煎服。

二诊：（2003年7月14日）患者诉胸闷憋气、心慌气短、怕冷均减轻，时有背痛，活动后气短明显，二便正常。下肢肿减轻。舌质淡暗，舌边齿痕，舌苔白厚，左脉沉

---

① 邱萍：《王今觉临床验案浅析》，载《现代中西医结合杂志》2012年第21卷，第36期，第4059－4061页。

滑，右脉弦、尺弱。辨病同前，虽气虚血瘀有所缓解，但气虚血瘀湿郁证候尚著，治则不变。依据辨证，加大相关药物剂量，以解郁、补气、利水消肿。前方改石决明（先煎）30g、生黄芪60g。3剂，水煎服。

患者又自行服药7剂后复诊，诉胸憋明显改善，活动后胸闷气短明显减轻，胸痛未作。此后在门诊服中药治疗近2个月，全身症状明显改善，下肢肿消，胸痛未再发作。

【按语】

冠心病心绞痛属中医"胸痹心痛"的范畴。其发作特征是胸骨后或心前区发作性闷痛为主，也可表现为灼痛、绞痛、刺痛或隐痛、含糊不清的不适感等，甚至向左肩部沿手少阴心经循行部位放射痛感，持续时间短暂，休息或祛除诱因症状可以缓解。

《素问·脉要精微论》云"夫脉者血之府也""涩则心痛"。《素问·调经论》："厥气上逆，寒气积于胸中而不泻，不泻则温气去，寒独留，则血凝泣，凝则脉不通，其脉盛大以涩，故中寒。"说明阴寒内盛、胸阳闭阻、心脉凝泣不通是心痛的主要原因。

结合临床总结，胸痹心痛与心、肝、脾、肾协调密切相关。脾发挥运化功能，需要靠肝气疏泄、肾气温煦，才能使心阳和心脉得以鼓舞、流畅；心主血脉，需要靠肝气调达、肺气宣肃以助之。如果脾为湿困，湿凝成痰，流于经隧，滞阻于心脉，或肝郁导致心血不畅、心脉瘀阻，或肺气虚弱，或诸多病因并存，或交互为患，均可致病。可见，气虚以及素有寒痰凝涩或痰浊蕴阻是冠心病心绞痛的发病内因，情绪激动、饱餐、过劳、过冷或过热刺激等多为诱因，病机关键在于心脉挛急致血瘀或血脉闭塞导致胸痛。冠心病心绞痛病性多为本虚标实。

本例胸痹心痛患者素体心脾肾气虚兼肝郁，劳累或郁闷生气可耗伤气血，导致气虚血瘀，心脉失养；心脾肾气虚，可致水津失布，湿聚生痰，痰瘀交阻，乃至痹阻心脉。本案关键在于心脾肾气虚、心脉失养、心血瘀阻。

王今觉教授用当归、三七粉、琥珀粉以强调活血通络、止痛安神；同时因心脾肾气虚、痰湿内生、痰瘀交阻，王今觉教授重用生黄芪补益心脾气虚以利水，兼以活血；用川芎加强活血；用菖蒲、远志、五味子化痰湿、开心窍；用白茯苓、泽泻、猪苓健脾化湿、利水消肿；用石决明平肝解郁，以免肝风妄动；配合川断、寄生补益肝肾。在治疗中，王今觉教授君臣恰当结合，使正气复、心脉通、痰湿祛、水肿消，掌握急则治标、标本兼顾的原则，故临床取得很好的疗效。

王今觉教授治疗胸痹心痛善用当归、三七粉、琥珀粉以活血通络、止痛安神。在此基础上，同时综合四诊，兼有阴虚证者加制鳖甲、麦冬等养阴，阳虚证者加肉桂、羌活等温阳，肝郁气滞证者加郁金、薤白、陈皮等舒肝，血瘀寒证者加用川芎、延胡索等活血化瘀，血瘀阴虚热郁证者加用丹参、生蒲黄等活血化瘀，寒痰内扰证者加菖蒲、远志祛寒痰，热痰内扰证者用郁金、白果叶等化热痰，脾虚湿盛水肿证者（可见有心力衰竭）加桂枝、白术、白茯苓、生苡仁等健脾利湿，肾虚水泛水肿证者（可见心衰）加猪苓、泽泻、车前子等利水渗湿。

一百二十五、王九一医案：胸痹[①]

尚某，男，50岁。

初诊日期：2012年2月17日。

主诉：胸闷、胸痛4月。

现病史：患者4个月前因情志不遂致胸闷、胸痛、气短、乏力。先后静脉滴注参芪注射液、复方丹参注射液，口服生脉饮等药均未见效。现胸闷，胸痛，自汗，乏力，乏神，动则气喘，脘腹胀满，入睡困难，大便干，3～4日1行，形胖，面赤，舌暗红，苔黄厚干，脉弦数。

心电图示：窦性心律，ST－T改变。

中医诊断：胸痹。

证候诊断：气郁化火，热结三焦。

治法：解郁清热，通利三焦。

【处方】大柴胡汤加味。

柴胡15g	大黄(后下)10g	枳实10g	黄芩10g
白芍药30g	清半夏15g	莪术30g	厚朴15g
郁金10g	瓜蒌30g	青皮10g	茵陈30g
丹参30g	炒酸枣仁30g		

每日1剂，水煎取汁300mL，分早晚两次空腹服，共服5剂。

二诊：（2012年2月23日）诸症均明显减轻，大便仍干，日1行。舌暗红，苔薄黄少津，脉弦。前方去厚朴继服7剂。

三诊：（2012年3月3日）胸闷、胸痛未作，腹胀好转，力增，可从事一般家务活动。入睡尚可，多梦，自汗减轻，大便溏，日两次，舌红，苔薄黄，脉弦。辨证：三焦热结已通，气虚余热未净，遂更方。

【处方】

柴胡15g	黄芩10g	清半夏15g	党参10g
丹参30g	砂仁6g	檀香10g	炒酸枣仁30g
煅牡蛎30g	莪术15g		

共服7剂。

药后诸症消失，自行停药，1个月后经电话回访已如常人。

【按语】

患者因情志不遂致气机郁滞，三焦气机升降失常，气郁上焦则胸闷、胸痛；郁于中焦则脘腹胀满；气郁下焦则大肠传导失司而大便干。气郁日久化热，"壮火之气衰""壮火食气"而致正气不足，出现气短、乏力之症状。热郁胸膈，气机升降出入的道路受阻，致动则气喘。热邪迫津外泄则自汗。热扰心神则入睡困难。郁热上蒸于面则面赤。舌脉均为热郁之象。大柴胡汤为和解少阳、通利三焦之剂，故用大柴胡汤加理气消胀中

---

① 刘士梅：《王九一应用大柴胡汤经验举隅》，载《河北中医》2014年第36卷，第8期，第1129－1131页。

药，既调少阳枢机，又清三焦之热以釜底抽薪。三焦气机调畅人即安和。

一百二十六、王乐陶医案：胸痹①

金某，男，68 岁。

初诊日期：1991 年 9 月 11 日。

现病史：心阳不充，气机滞郁，胸痹不快而精神委顿，四肢清冷，舌质淡而紫气明显，脉濡软。

治法：温心阳益心气而和络。

【处方】

小红参 6g	炙甘草 6g	桂枝 6g	降香 6g
熟附片 10g	红花 10g	当归须 10g	广郁金 10g
玫瑰花 10g	炒延胡索 10g	橘核 10g	橘叶 10g
紫丹参 15g	煅磁石（先下）30g	茯神 12g	

7 剂，水煎服。

药后胸痹已减，二、三诊仍以原方继进。叠用温心阳而和络之后，神色日振，胸痹已大体未作，后加蜈蚣、三七粉以增通络化瘀之效而善其后。

【按语】

本案素体阳气不足，致心阳不振失于温化，故胸闷不快而精神委顿，四肢清冷。此正合《金匮要略》所谓"阳微阴弦"之机，故以温心阳益心气而活血化瘀为治。方中以桂枝、附子温通心阳，红参、炙甘草补益心气，红花、紫丹参、当归须活血化瘀，而参入行气理气之品，以其气机滞郁，气行则血行也。

本案之治，王乐陶教授以辨证为依据，始终以温通心阳、补益心气为法，使病情渐入佳境而终得大体缓解。在胸痹证中，对桂枝、附子的运用，必须掌握好其适应证。一般而言，神倦畏寒、肢体不温而同时伴有胸闷气短者，即可投之。而舌苔的变化对用药也具有十分重要的指导意义，舌淡苔白而滑者为阳虚之征，若舌红苔质干燥者则不可妄投。另外，本案用桂枝而不用肉桂者，以桂枝既可温心阳又可通心络，两擅其用也。

一百二十七、王敏淑医案：胸痹②

魏某，女，68 岁。

初诊日期：2004 年 2 月 4 日。

主诉：阵发性胸闷、发憋 2 月。

现病史：患者 2 个月前出现胸闷、发憋，平卧后加重，夜间憋醒两次，曾住院半月，症状稍减出院。刻下症：活动后胸闷、发憋，伴喘息，喜半卧位，纳呆，大便调，舌淡暗、苔白，脉沉。

既往史：既往糖尿病史 8 年（现口服消渴丸），阵发性房颤史 4 年，高血压病史 20

---

① 吴毅彪：《王乐陶教授诊治胸痹证的临床经验》，载《安徽中医学院学报》1995 年第 3 期，第 15－16 页。

② 王改仙、丁凤、陈旭梅：《王敏淑运用生黄芪经验举隅》，载《中医杂志》2005 年第 3 期，第 176－177 页。

年（现日服卡托普利）。血压 140/80mmHg。

中医诊断：胸痹。

证候诊断：气虚血瘀，痰浊壅盛。

治法：宣痹通阳，豁痰利气。

【处方】

黄芪20g	丹参20g	全瓜蒌15g	薤白10g
半夏6g	川芎10g	赤芍10g	白芍10g
红花10g	太子参10g	麦冬12g	葛根12g
茯苓20g	五味子6g	苏木10g	三棱10g
莪术10g	泽泻12g	降香10g	

3 剂。

二诊：药后胸闷发憋、纳呆明显减轻，效不更方，3 剂。

三诊：胸闷等症状消失，乏力改善，共服 30 剂，胸闷未再发作。

【按语】

患者年老久病，心气虚弱，鼓动血脉无力，心脉瘀阻，则胸闷发憋；动则耗气，故动则加剧。心气阳衰，肺失通调水道，宣发肃降无权，津液失其输布，水液不化，心胸痰浊壅塞气机，则喘息、不能平卧。治以益气活血，宣痹通阳，豁痰利气。其中黄芪益气通阳，使气足血行，丹参活血安神。

一百二十八、王琦医案四则

案 1：冠心病[①]

杨某，男，54 岁，干部。

初诊日期：2008 年 11 月 26 日。

主诉：失眠 25 年，伴胸闷背痛 1 周。

现病史：25 年前因工作压力较大，睡后易醒难以入眠。近 1 周自觉胸闷背痛，查有冠状动脉中段轻度狭窄。平时大便不畅。舌淡紫，舌下静脉瘀紫，脉细弦。

既往史：罹高血压病 3 年。

实验室检查：心电提示房性早搏，ST 段下降，拟诊冠心病。

西医诊断：冠心病。

中医诊断；胸痹。

证候诊断：痰瘀互结，心神不宁。

治法：宣痹通阳，行气活血，宁心安神。

【处方】

瓜蒌15g	薤白15g	葛根15g	丹参15g
川楝子12g	元胡15g	川芎15g	赤芍15g

---

① 倪诚：《王琦教授主病主方学术思想和临床经验总结及治疗变异性鼻炎的临床研究》（学位论文），北京中医药大学 2011 年。

| 酸枣仁 30g | 茯苓 20g | 柏子仁 12g | 夏枯草 15g |
| 昆布 15g | 海藻 15g | 合欢皮花各 15g | 珍珠粉^(分2次分冲)0.3g |

14 剂，水煎服。

二诊：（2008 年 12 月 10 日）前予宣痹通阳、行气活血、宁心安神之剂，今诊胸闷背痛已减，夜寐向安，血压未有波动，大便不畅，自汗，背部不舒。仍宗前法更易缓图冀进，以为基本方加味。

【处方】

丹参 20g	檀香 10g	砂仁^(后下)6g	瓜蒌 20g
薤白 15g	川楝子 10g	元胡 10g	酸枣仁 30g
甘松 20g	珍珠母^(先煎)20g	夏枯草 15g	三七粉^(分2次冲服)3.0g
党参 15g	苏木 15g	葛根 15g	羌活 10g

14 剂，水煎服。

经随访，上方持续服用共计 3 个月，病情控制稳定。

【按语】

王琦教授善用小方合方分击现代难治病，本案即是。用瓜蒌薤白（瓜蒌薤白白酒汤意）宣痹通阳，丹参饮、金铃子散活血行气。小方方精药简，效专力宏，只要辨证准确，每可收到满意疗效。吾辈当多读经典，多做临床，方可达到这样的境界。

案 2：胸痹^①

于某，女，50 岁，干部。

初诊日期：2008 年 10 月 16 日。

现病史：每逢夜间 12 点至凌晨 3 点，胸闷憋气，每从梦中惊醒，左胸疼痛牵连左肩，持续数分钟，经服硝酸甘油，虽能暂时缓解，但次晚依然发作。平常时有惊悸，食后腹胀，便溏，每日 2～3 次，舌质暗，舌边略有齿痕，苔薄白腻，脉沉小滑。心电图呈"缺血性 ST - T 改变"。

中医诊断：胸痹。

证候诊断：宗气不足，寒凝痰瘀。

治法：温补宗气，散寒豁痰，祛瘀通痹。

【处方】补宗通痹汤加减。

红参 10g	干姜 10g	炒白术 12g	薤白 10g
瓜蒌皮 15g	枳实 10g	厚朴 12g	桂枝 10g
苏木 10g	赤芍 15g	川芎 10g	降香^(后下)6g

10 剂，每日 1 剂，水煎两次混合后，于傍晚前和睡前分两次温服。

二诊：（11 月 3 日）自称服 2 剂中药后，夜间左胸闷痛牵及左胸背疼痛明显减轻，遂停服硝酸甘油至今；服 4 剂药后胸痛缓解。食后腹胀便溏等症也不明显。惟左胸有时不适，但无憋痛。继用上方巩固疗效，厚朴减为 6g。10 剂，用法同前。

---

① 倪诚：《王琦教授主病主方学术思想和临床经验总结及治疗变异性鼻炎的临床研究》（学位论文），北京中医药大学 2011 年。

三诊：（11 月 17 日）因近日气候骤冷（零下 13℃），外出受寒时唯感右肩背部疼痛。上方加炮附子（先煎）6g、薏苡仁 30g。7 剂，用法同前。

四诊：（12 月 1 日）服药后右肩背疼痛缓解，自觉服药以来手足已不怕冷，偶感心悸，无其他不适。后以十味温胆汤加减，长期服用，期间偶感左胸隐痛，程度较轻，仅持续数秒。

五诊：（2009 年 9 月 6 日）近日心烦不易入睡（需 2～3 小时后方能入眠），自汗较多，夜间有时胸痛而醒，也仅持续数秒，伴膝关节疼痛。舌尖暗红，苔薄。脉沉细。证属气阴不足，心肾不交。治拟益气养阴，交通心肾，活血止痛。

【处方】

生晒参 10g	五味子 10g	麦冬 10g	黄连 6g
肉桂^(后下)3g	丹参 30g	降香^(后下)5g	砂仁^(后下)6g

14 剂，用法同前。

六诊：（9 月 20 日）服 4 剂药后，自汗明显减少，夜间疼痛缓解，能于 40min 内入睡，心烦及膝关节疼痛减轻。上方加酸枣仁 30g、川芎 10g。嘱其长期服用。近期随访，病情稳定。

【按语】

本案初诊辨为补宗通痹汤证的依据有二：一是胸闷憋气、惊悸与腹胀便溏并见，舌边有齿痕，脉沉，为宗气不足；二是夜间胸痛连肩，舌暗苔薄白腻，脉小滑，为寒凝痰瘀之象。考虑到患者瘀象较显，故加赤芍、川芎加强活血祛瘀之力；加之发病时间在深夜，为使药力适时生效，嘱其傍晚前和睡前分次服药。因方证相应，用法得宜，故很快取效，且能停服硝酸甘油。后因气候骤冷，病情虽轻度复作，但从因时制宜角度考虑，仿《金匮要略》用治"胸痹缓急"之薏苡附子散意，合入炮附子、薏苡仁以温阳散寒、缓急舒挛，致使病情得以全面缓解。因惊悸未除，故改用十味温胆汤补益气血、化痰宁心以治凤恙。五诊时已至夏秋交接之际，原有的虚寒之象已不明显，出现不眠、自汗与胸痛伴见，舌质变为暗红，脉象沉细，证候转为气阴两虚、心肾不交，治疗又当因证、因时制宜，故用生脉散与交泰丸、丹参饮合方加减。

综观治疗全过程，扶正由单纯的温补宗气转为补益气血、益气养阴，祛邪由散寒豁痰和祛瘀缓急多法简化为化痰宁心、活血化瘀单方面，体现出"方证相应""天人相应"的动态变化和整体治疗观。

临证加减除按上法外，还应分辨正虚与邪实的偏颇而相应调整扶正与祛邪在全方中所占比例。对正虚要重视宗气与心之阴血的密切关系而酌情配伍养阴、补血之品；宗气较虚甚至下陷者，可合升陷汤以升阳举陷；即便是邪实，亦要根据寒凝、气滞、痰浊、瘀血的主次轻重和夹杂多少作适当化裁，方可取得满意疗效。

案 3：胸痹①

患者，男，43 岁。

---

① 靳琦：《发微于理论 体悟于临证——王琦教授辨 9 种体质类型论治经验》，载《中华中医药杂志》2006 年第 5 期，第 284－288 页。

初诊日期：2003 年 11 月 12 日。

现病史：痰湿之体，面色淡黄，睡眠欠佳，梦多，醒后头目昏沉，自觉周身困怠不爽，胸闷，口中甜黏，苔黄腻，脉弦滑。

辨证分析：辨为痰湿之体，有患胸痹之虞，属痰湿闭阻、清阳不达之证。

治法：化痰祛湿，调体通脉。

【处方】化痰祛湿方加减。

泽泻 15g	茯苓 15g	炒白术 15g	制苍术 10g
佩兰 15g	荷叶 10g	薏苡仁 30g	冬瓜皮 15g
白芥子 10g	莱菔子 10g	海藻 15g	

前后加减服用 60 余剂，体态轻松，自诉已无明显不适。

【按语】

患者盖因素蕴痰湿之体，痰湿闭阻，清阳不达，久必患为胸痹。其症状出现以体质偏颇为根本原因，故采用化痰祛湿调体之法。痰湿体质之形成，多因脾虚湿滞，痰浊内生。化痰祛湿方为王琦教授自拟方，功擅健脾渗湿、化痰行滞，方中用茯苓、泽泻、冬瓜皮淡渗利湿；白术、薏苡仁、佩兰、荷叶健脾除湿，苍术、莱菔子燥湿化痰，白芥子、海藻祛脂消痰。诸药合用，层次分明，上下分消，内运中州，痰湿之体得以调整，从而诸种不适渐除，体态轻松。

案 4：胸痹①

王某，男，46 岁。

初诊日期：2009 年 11 月 18 日。

现病史：自觉胸闷，周身困倦不爽半年余，睡眠欠佳，梦多，醒后头目昏沉，口中甜黏，面色淡黄，苔黄腻，脉弦滑。

中医诊断：胸痹。

证候分析：痰湿之体，证属痰湿闭阻、清阳不达。

治法：化痰祛湿，调体化瘀。

【处方】化痰祛湿方加减。

茯苓 15g	炒白术 15g	制苍术 15g	泽泻 15g
佩兰 15g	荷叶 10g	薏苡仁 30g	冬瓜皮 15g
白芥子 10g	莱菔子 10g	海藻 15g	

21 剂，水煎服。

二诊：自觉胸闷好转，周身不适明显改善，多梦头昏减轻，口不黏，上方加通草 6g，14 剂，水煎服。

三诊：服上方后自觉身体轻松，精神状态良好，继服近 3 个月，复诊时精神振奋，胸闷已除，体重减轻，苔薄腻，脉滑。继以前法调节巩固。

【处方】

泽泻 15g	白术 10g	茯苓 15g	薏苡仁 20g

---

① 李东：《王琦教授学术思想和临床经验总结及从"瘀浊"分期论治慢性前列腺炎的临床研究》（学位论文），北京中医药大学 2011 年。

莱菔子 10g　　　　　冬瓜皮 15g　　　　　荷叶 10g　　　　　海藻 10g

通草 10g

21 剂，水煎服。

【按语】

痰湿体质之形成，多因脾虚湿滞，痰浊内生。此患者为素蕴痰湿之体，痰湿闭阻，清阳不达，患为胸痹。其病患形成以体质偏颇为根本原因，故采用化痰祛湿调节之法。王琦教授自拟化痰祛湿方加减，以健脾渗湿、化痰行滞，方中用白术、薏苡仁、佩兰、荷叶健脾除湿；茯苓、泽泻、冬瓜皮淡渗利湿；苍术、莱菔子燥湿化痰；白芥子、海藻祛脂消痰，诸药合用，内运中州，上下分消，痰湿之体得以调整，从而体态轻松，诸症渐除。

凡属于痰湿体质，都可以此方加减治疗，王琦教授在临床常用此方加减治疗代谢综合征、单纯性肥胖，取得了较好的治疗效果。此方配伍层次分明，上中下三焦分消，作用比较全面。临床使用时可稍加砂仁、蔻仁类，健脾运化湿浊，能增加临床效果。

一百二十九、王淑玲医案：冠心病[①]

患者，男，66 岁。

初诊日期：2012 年 11 月 3 日。

主诉：阵发性胸闷气短 2 年，加重伴周身水肿 1 月。

现病史：患者于 2 年前无明显诱因出现胸闷气短症状，以活动后尤甚，未系统诊治，仅间断口服复方丹参滴丸，症状时轻时重。1 个月前因劳累以上症状明显加重，稍活动即感胸闷喘息气短，且伴有双下肢重度水肿及夜间喜高枕卧位入睡症状，自行含化复方丹参滴丸后亦无好转，遂求治于王淑玲教授。

查体：血压 110/65mmHg，心率 98 次/ min，律齐，双下肢指凹性水肿，口干不欲饮，纳差，寐差，小便量少，大便溏，舌质淡暗，苔根部白腻，脉沉细弱。

证候诊断：脾肾阳虚，心阳瘀阻。

治法：温补脾肾，行气活血。

【处方】

茯苓 15g　　　　　炒白术 15g　　　　　炒白芍 15g　　　　　桑椹 15g

丹参 15g　　　　　车前子[(包煎)]15g　　泽泻 20g　　　　　杜仲 12g

党参 12g　　　　　桂枝 10g　　　　　炙甘草 10g　　　　　黑附片[(先煎)]10g

川芎 10g　　　　　干姜 5g　　　　　三七粉[(冲服)]1g

二诊：（2012 年 11 月 10 日）胸闷气短及下肢水肿症状明显减轻，食欲较前好转，寐好转，小便量转多，大便可成形，守原方加减。

三诊：（2012 年 11 月 17 日）服上药，胸闷气短较前进一步减轻，水肿基本消失，纳寐可，二便调。效不更方，连续治疗 1 个月后病情平稳。

① 高慧：《王淑玲从肾治疗疑难杂症经验举隅》，载《现代中西医结合杂志》2015 年第 24 卷，第 18 期，第 2019 - 2021 页。

【按语】

冠心病为现代社会的常见病及多发病，属于中医学"胸痹心痛"的范畴。心与肾在生理上、病理上均有密切关系。心在五行为火，肾为水，心火位于上焦，肾水位于下焦。心火不亢有赖于肾水上济，肾水不寒有赖于心火下降，此即为阴阳协调，水火相济，心肾互交。正如《素问·六微旨大论》曰："君火之下，阴精承之""相火之下，水气承之。"说明心若发挥正常功能必须有肾阴的上承滋助。

冠心病患者多见于中老年人，肾阴多亏损，心肾不能相交，故致心火独亢，营阴暗耗，血流滞涩，心脉不通，胸阳失展而发为胸痹；肾阳虚衰则心脾失于温煦、痰瘀互阻、胸阳不振亦发为胸痹，并且冠状动脉粥样硬化即为"膏证"。

膏脂学说在《黄帝内经》中即被提出，是中医认识脂质代谢紊乱的理论依据。膏脂即为津液之稠浊者，化生入血则为痰浊之邪。而随着年龄增长，肾虚命门火衰，脾脏失于温煦，运化不利，则脂质聚积发为动脉粥样硬化，即形成冠心病心绞痛。

由此可见，冠心病与肾的关系极为密切，因此，也可以从补肾入手来预防肾虚，从而预防冠心病的发生。《灵枢·终始》亦云："病在上者，下取之；病在下者，高取之……"故王淑玲教授治疗冠心病重视补肾法，即治上者必求其下，治下者必顾及于上，滋肾阴以养心阴，补肾阳以温心阳。

一百三十、王行宽医案二则

案1：胸痹心痛[①]

刘某，女，73岁。

初诊日期：2013年4月19日。

现病史：血压144/76mmHg。胸闷间痛，劳则气短，心悸不著，头不晕，颈微胀，不咳无痰，口渴，夜寐梦扰，纳食、二便调。舌淡红，苔薄黄，脉弦细。

既往史：冠心病、高血压病史。

中医诊断：胸痹，风眩。

证候诊断：肝心失调，肝阳偏亢，心气阴两虚，痰瘀互结，心络不畅。

治法：肝心并治，平肝潜阳，益气养阴，豁痰化瘀，宁心通络。

【处方】

白参 10g	天冬 15g	麦冬 15g	五味子 5g
柴胡 10g	天麻 10g	钩藤 10g	川黄连 5g
法半夏 10g	瓜蒌皮 10g	丹参 10g	郁金 10g
杏仁 10g	茯神 15g	葛根 20g	炒枣仁 15g

14剂。

二诊：（2013年5月10日）血压132/80mmHg。上述诸症已不著，前日曾游览张家界，亦无大碍，仅感肢软乏力，神疲。舌淡红，苔薄黄，脉细弦。原法有效，上方加黄

---

① 李金洋、范金茹、王行宽：《名老中医王行宽肝心同治胸痹心痛处方特色》，载《中医药学报》2015年第43卷，第1期，第93–95页。

芪 20g。14 剂。

【按语】

王行宽教授诊断明确，列中、西医病名各 2 个——胸痹（冠心病）、风眩（高血压病）；述病机 5 项（肝心失调、肝阳偏亢、心气阴两虚、痰瘀互结、心络不畅），治法 5 种（肝心并治、平肝潜阳、益气养阴、豁痰化瘀、宁心通络），且一一对应，指出胸痹心痛病机关键为肝心失调，治当肝心同治；遣生脉散合柴胡陷胸汤加减（含益气养阴药——白参、天冬、麦冬、五味子，疏肝行气药——柴胡、郁金，平抑肝阳药——天麻、钩藤，豁痰化瘀药——瓜蒌皮、法半夏，活血通络药——丹参，养心安神药——茯神、酸枣仁，宣降肺气药——苦杏仁，疏通督脉药——葛根，引经药——黄连等）。诸药合用，通补兼施，心肝并治，和燮阴阳，心痛焉生？是故二诊时，患者诸症改善，仅感乏力神疲，继效守方，予前方巩固战绩，但添黄芪益气除疲耳。

案 2：冠心病（陈旧性心梗，不稳定型心绞痛）[①]

刘某，男，78 岁。

初诊日期：2013 年 12 月 3 日。

现病史：宿疾有冠心病、陈旧性心梗、不稳定型心绞痛、房颤、高血压病等。症见胸闷心慌、气短、头晕、夜难入睡，纳食尚馨，口干，夜尿 3～4 次，大便成形，量少，常无便意，双下肢无水肿，舌淡暗红，苔薄黄，脉细弦，参伍不调，若雀啄之状。查体示血压 90/60mmHg。

辨证分析：胸痹心痛、心动悸为主，心气营亏损，肝失疏泄，痰瘀互结，心络经隧瘀窄，心神失宁，动击无序。

治法：补益气营，疏泄肝胆，豁痰化瘀，安神定悸。

【处方】

白参 10g	黄芪 20g	麦冬 15g	五味子 5g
白芍 10g	柴胡 10g	川连 5g	法夏 10g
瓜蒌皮 10g	葛根 20g	丹参 10g	三七 3g
炙远志 6g	柏子仁 10g	炙甘草 5g	天麻 10g

水煎服，10 剂。

二诊：（2013 年 12 月 14 日）药后胸闷心慌气短改善，背胀，微咳无痰，头晕颈不胀，夜难入睡，纳食尚可，夜间口干，大便软，每日 1 行欠通畅，舌淡红，苔薄黄，脉形细弦，参伍不调。查体：血压 102/74mmHg，原法调整。

【处方】

白参 10g	黄芪 20g	麦冬 15g	五味子 5g
柴胡 10g	川连 5g	法夏 10g	瓜蒌皮 10g
薤白 10g	杏仁 10g	丹参 10g	三七 3g
炙远志 6g	柏子仁 10g	炙甘草 5g	茯神 15g

---

① 卿俊、雍苏南、张稳、王顺民、谭元生、王行宽：《王行宽依据"损其心者，调其营卫"理论治疗心系疾病验案举隅》，载《中国中医基础医学杂志》2016 年第 22 卷，第 1 期，第 131＋143 页。

炒枣仁 20g

14 剂后诸症明显减轻，唯时有夜寐欠佳，随访半年，病情稳定。

一百三十一、王自立医案二则

案 1：下壁心肌梗死①

患者，男，48 岁。

初诊日期：1980 年 10 月 25 日。

现病史：因患者过劳，左侧胸部剧烈疼痛 5 小时，伴肩背痛及左侧小指疼痛，气短，喘促，面色青紫，四肢不温，舌质暗淡，脉沉涩。

心电图示：下壁心肌梗死。

证候诊断：心脉瘀阻、阴寒凝滞。

治法：活血化瘀、辛温通阳。

【处方】急投冠心苏合丸含服，并用丹参饮合瓜蒌薤白桂枝汤加味。

丹参 15g	檀香 10g	砂仁 6g	瓜蒌 15g
薤白 10g	枳实 10g	桂枝 10g	制附子 15g
红参 10g			

每日 1 剂，水煎服。

上方服 3 剂后，疼痛减轻，胸部仍闷胀，活动后气短，出汗多，舌质转淡，脉沉弦无力。药已中病，复用前方减制附子量至 10g，去枳实、桂枝，加黄芪 15g。

继服 15 剂后，疼痛消失，但感倦怠乏力，饮食欠佳，心前区不适，舌淡、有齿痕，脉沉细，乃心脾两虚之征，以归脾汤半个月收功。

【按语】

阳微阴盛，痹结在胸。胸中者，清阳之地，心肺居之，心主血，肺主气，血为荣，气为卫，荣卫相随，经络通行；卫为阳，荣为阴，卫主温煦，荣主润濡，故上焦开发则营卫通行，清阳充盛则膻中以明。夫阳一虚，营卫不行，胸阳失宣，阴即乘之，气机郁滞，血行不畅；乱于胸中则痹，逆于脘腹则胀，遂令痛胀并作。胸为气海，巨阳所寄。

今浊阴上泛，窒塞有加，致清廓之区为云雾之乡，故急则治其标，先解其围，投冠心苏合、丹参饮等，用辛以开胸痹，用温以行阳气，阳得化，气得运，血得行，瘀得散。又心主血而藏神，脾生血而藏意，君主赖仓廪资养，脾阳靠神明主宰，治标之法，已达病所，其痹虽解，然虚象外露，究其化源不足，心无所养，是以心脾两虚之证作矣；心气不足则惊悸、怔忡，脾气虚弱则倦怠乏力，故缓则治本，双解心脾，宜归脾汤。

案 2：冠状动脉粥样硬化性心脏病（不稳定型心绞痛）②

贾某，男，60 岁。

---

① 杨作平：《王自立医案 5 则》，载《中国中医药信息杂志》2010 年第 17 卷，第 7 期，第 90 - 91 页。

② 杨阿妮、柳树英、王煜：《王自立主任医师从阴阳论治胸痹心痛病经验点滴》，载《西部中医药》2015 年第 28 卷，第 7 期，第 38 - 40 页。

初诊日期：2014 年 11 月。

主诉：发作性胸闷、心前区疼痛 1 年，加重半月。

现病史：有吸烟史，近日在我院行冠状动脉造影提示：冠状动脉三支病变。西医诊断：冠状动脉粥样硬化性心脏病，不稳定型心绞痛。建议患者行冠状动脉旁路移植术，但患者考虑手术风险高而拒绝，予冠心病二级预防治疗，每日硝酸甘油量较大，症状反复发作，欲求中药治疗。

刻诊：胸闷，心前区疼痛，气短，活动及受凉后发作，夜间亦发作，伴有疲乏无力，冷汗自出，少寐，观其面色晦暗，触其四末发凉，舌质淡暗，舌体瘀点，舌苔薄白，脉象沉缓而涩。

中医诊断：胸痹心痛病。

证候诊断：心阳不足，阴寒凝滞，瘀血阻络，痹阻胸阳，不通则痛。

治法：温通心阳、活血通络。

【处方】桂枝去芍药加附子汤。

| 桂枝 10g | 制附片$^{(先煎30min)}$10g | 丹参 15g | 川芎 15g |
| 大枣 6 枚 | 生姜 5 片 | 细辛 10g | 炙甘草 10g |

7 剂，水煎分服，每日 1 剂。

二诊：患者自诉心前区疼痛发作次数明显减少，每日硝酸甘油使用量下降，夜间发作次数减少，程度减轻，汗出减少，可休息 5～6 小时，仍有疲乏无力，观其面色暗，触其四末发凉，舌质淡暗，舌体瘀点，舌苔薄白，脉象沉缓而涩。辨证同前，效不更方，在原方基础上加黄芪 30g 以补益正气。7 剂，水煎分服，每日 1 剂。

三诊：患者精神转佳，面色较前有光泽，自诉胸闷减轻，心前区疼痛偶有发生，硝酸甘油每日 1～2 片，夜间基本未发作，但仍觉疲乏无力、活动后气短、汗微出，舌质淡暗略紫，舌苔薄白，脉象沉缓。上方合用生脉散方以加强益气养心之力。

【处方】

桂枝 10g	制附片$^{(先煎30min)}$10g	丹参 15g	川芎 15g
黄芪 30g	党参 15g	麦冬 10g	五味子 15g
大枣 6 枚	生姜 3 片	炙甘草 5g	

水煎分服，每日 1 剂。10 剂服用，巩固疗效。

【按语】

本案据脉、证、因而治。阳虚阴寒，寒则瘀滞，心阳不振，一则心脉瘀阻，不通则痛；二则心脉瘀阻，心失所养，不荣则痛。治以温通心阳、活血通络。王自立教授用桂枝去芍药加附子汤主之。方中桂枝、生姜、炙甘草纯辛甘助阳，以振心阳；炙甘草、大枣合用补益心气、荣养心脏。

陈修园曰："若脉不见促而见微，身复恶寒者，为阳虚已极，桂枝去芍药方中加附子汤主之，恐姜、桂之力微，必助之附子而后可。"丹参活血祛瘀、安神宁心，《本草纲目》记载丹参"活血，通心包络"。川芎活血行气，祛瘀止痛，为血中之气药，《日华子本草》记载川芎"治一切风，一切气，一切劳损，一切血，补五劳，壮筋骨，调众脉。"王自立教授治疗切中要害，阳气得通，心脉则通，心脉得通，则滞消瘀散。

一百三十二、尉中民医案三则

案1：冠状动脉重度粥样硬化[①]

乔某，女，68岁。

初诊日期：2013年4月19日。

现病史：患者自述有多年心脏病史、高血压病史，近日稍走动则心慌、胸闷、气短。2013年4月7日在某医院行心脏CT示"冠状动脉重度粥样硬化""左前降支近段中重度狭窄""左回旋支重度狭窄"等，医生建议行心脏支架手术，患者因惧怕手术，故前来尉中民教授处就诊。

患者形体偏胖，刻下症：心慌，胸闷，胸前区时有蚁样窜动感，走路多于20步则气短，神疲倦怠，眩晕，口干渴，伴口腔溃疡，睡眠尚可，大便通畅，舌红苔白腻，脉弦滑有力。

血生化检查：TC 8.91mmol/L，TG 3.25mmol/L（2013年4月3日检查）。

中医诊断：胸痹。

证候诊断：痰湿痹阻。

治法：宣痹化湿、化瘀通络。

【处方】瓜蒌薤白半夏汤加减。

全瓜蒌30g	薤白10g	法半夏9g	葛根30g
杏仁9g	茯苓12g	炙甘草10g	陈皮12g
柴胡10g	当归12g	红花6g	红景天10g
旋覆花(包)20g	茜草10g		

共7剂，水煎服，日1剂。

二诊：（2013年4月26日）服前药7剂后，胸闷明显减轻，心慌未作，精神好转，胸前区蚁样窜动感消失，口干渴、口腔溃疡、眩晕消失，血压平稳，但仍有气短、乏力。前方加黄芪20g，党参12g。续服7剂。

三诊：（2013年5月3日）服前药后气短乏力改善，服药期间心慌胸闷发作1次，约10min后缓解。续守前方，略加减，共14剂。

四诊：（2013年5月17日）服前药后，患者能步行1站地，从5月3日至17日心慌胸闷仅发作2次，每次约5分钟自行缓解。

续守前方14剂，巩固疗效。

【按语】

患者多年心脏病、高血压病史，近日出现心慌、胸闷、气短，即《金匮要略·胸痹心痛短气病脉证并治》中"胸中气塞、短气"之谓。患者形体偏胖，神疲倦怠，眩晕，口干渴，伴口腔溃疡，舌红苔白腻，脉弦滑有力，结合CT及胆固醇、甘油三酯偏高等结果，为痰湿痹阻胸阳、心脏失养所致。用瓜蒌薤白半夏汤加葛根等宣痹化湿、化瘀通

---

① 周刚、马利荣、郜嫩平：《尉中民教授运用葛根的临床经验》，载《现代中医临床》2014年第21卷，第2期，第16－17页。

络。其中葛根兼有通利血脉、生津止渴、止眩晕之功。此外，方中茯苓杏仁甘草汤和旋覆花汤亦为尉中民教授治疗胸痹病之常用方。

陈某，女，47 岁。

现病史：心悸、胸闷反复发作 3 年，近 2 日心前区压痛、用手按住可缓解，伴有口干、头昏、两目干涩、大便稀溏。患者身体肥胖，舌苔腻，脉细缓。

检查：心率 78 次/min，心电图显示 ST－T 下降，呈现缺血样改变。

既往有冠心病史。

西医诊断：冠心病（心绞痛型）。

中医诊断：胸痹。

证候诊断：胸阳不振、痰气郁结。

治法：宣痹通阳、豁痰理气。

【处方】瓜蒌薤白半夏汤加味。

全瓜蒌 30g	薤白 10g	清半夏 9g	白术 15g
菊花 12g	葛根 15g	枸杞 30g	天花粉 30g

水煎温服，每日 1 剂，14 剂。

2 周后复诊：口干、目干症状改善，头昏基本消失，胸痹减轻，时有心前区压痛，舌苔腻，脉缓。调整处方如下。

【处方】

全瓜蒌 30g	清半夏 9g	薤白头 10g	佩兰 15g
党参 15g	炙甘草 10g	竹茹 12g	

水煎温服，每日 1 剂，7 剂。

1 周后复诊上述症状减轻，心前区压痛减缓发作。

【按语】

患者身体肥胖，胸阳不振，气不化津，聚而为痰，壅滞于胸中，导致胸中之气升降出入失常，则为心悸、胸闷。心阳亏虚，阴邪上乘，则左心前区压痛，用手按压可缓解。脾为生痰之源，脾阳不足，气机升降失常，清阳、津液输布失常，不得濡养于口舌、头目，则口干、头昏、两目干涩；水湿下趋则大便稀溏。故以瓜蒌开胸豁痰，薤白辛温通阳、豁痰下气，清半夏燥湿化痰降逆，三药合用，共奏宣阳通痹、豁痰开结之效；以白术健脾燥湿以止泻，菊花、枸杞清肝益精明目；葛根、天花粉生津止渴，诸药合用，以解兼证之苦。

2 周后复诊，口干、目干、头昏基本消失，故减白术、菊花、葛根、枸杞、天花粉。患者胸痹有减，但舌苔腻、脉缓依旧，说明仍有痰湿之象，故加佩兰芳香化湿，党参、炙甘草健脾益气，竹茹清热化痰。

1 周后复诊，患者症状基本消失，心前区压痛减缓发作。

---

① 王彤、李亚天、高雅、李自艳、周刚、刘慧兰：《尉中民教授运用运转大气治疗胸痹三法临床经验》，载《现代中医临床》2015 年第 22 卷，第 2 期，第 56－58 页。

案3：冠心病（心绞痛型）①

王某，男，59岁。

主诉：心悸、胸痛反复发作5年，加重3天。

现病史：5年前在某医院检查心脏CT发现"左冠状动脉前降支，右旋支、右冠状动脉弥漫混合斑块，继发管腔中-重度狭窄"。天冷时走50～100米左腿即痛，爬两层楼梯心脏作痛，休息时缓解。

刻诊：心前区疼痛引至肩背，伴胸闷气短，乏力，时时欲呕，口干，大便1日1次，舌质暗，舌苔薄白，脉右弱、左弦。

既往史：胃炎，高血压自行服西药控制。

西医诊断：冠心病（心绞痛型）。

中医诊断：胸痹。

证候诊断：心气亏虚、心脉瘀阻。

治法：补益中气、化瘀通络。

【处方】人参汤合血府逐瘀汤加减。

党参15g	茯苓15g	生白术10g	炙甘草10g
旋覆花20g	柴胡10g	当归12g	川芎6g
白芍12g	桃仁10g	山药15g	天花粉10g
延胡索10g	赤芍10g	桂枝6g	

水煎温服，每日1剂，14剂。

2周后复诊上述症状均有所改善。

【按语】

患者年迈，体质较差，患冠心病多年，心阳亏虚不足以温养心脉，气血运行郁滞，手少阴心经经脉不畅，可引起胸痛引至肩背。运动后阳气振奋，欲通不通，则疼痛发作，休息时可缓解。心气亏虚，胸阳不振则胸闷气短、乏力；脾胃为后天之本，气血生化之源，全身气机升降之枢纽，脾胃功能失常，胃气上逆则时时欲呕，津液失于输布则口干。故以党参、茯苓、白术、炙甘草、山药即取人参汤之意加山药、茯苓健脾益气；柴胡、当归、川芎、赤芍、白芍、桃仁取血府逐瘀汤之意，用以活血化瘀；延胡索行气以止痛，桂枝温通阳气，旋覆花降逆止呕，天花粉生津止渴。诸药合用共奏补中益气、化瘀通络之功。

2周后复诊，诸症基本消失。

一百三十三、魏执真医案二则

案1：冠心病（心绞痛）②

王某，男，61岁。

① 王彤、李亚天、高雅、李自艳、周刚、刘慧兰：《尉中民教授运用运转大气治疗胸痹三法临床经验》，载《现代中医临床》2015年第22卷，第2期，第56-58页。

② 李云虎、魏执真：《魏执真教授辨治冠心病心绞痛临床经验》，载《西部中医药》2015年第28卷，第9期，第27-29页。

初诊日期：2013 年 4 月 12 日。

主诉：胸闷痛反复发作 3 年，加重 1 月。

现病史：因胸闷痛反复发作 3 年，加重 1 个月就诊。刻下症：走 100 米平路出现胸闷痛，休息后可缓解，伴乏力，气短，汗出，口干，欲饮，时有头晕，眠安，纳可，二便调，舌质暗红，苔薄白，脉细弦。

既往高血压 4 年，口服降压 0 号，血压控制在 140mmHg ～ 150mmHg/80mmHg ～ 90mmHg 之间。

心电图示：窦性心律，ST 段在 V_4 ～ V_6 导联下降 0.1mV，T 波在 Ⅱ、Ⅲ 及 aVF 导联低平，T 波在 V_4 ～ V_6 导联倒置。

中医诊断：胸痹胸痛病。

证候诊断：心气阴虚，瘀郁阻脉。

治法：益气养心，理气通脉。

【处方】

太子参 30g	北沙参 30g	麦冬 15g	五味子 10g
香附 10g	香橼 10g	佛手 10g	乌药 10g
川牛膝 30g			

2 周后复诊：胸痛、乏力、气短等减轻，早醒，加百合 15g。

继服 2 周后复诊：常速行走无胸闷痛，但有头晕、头胀，加地龙 30g、川牛膝 30g。

3 周后头晕、头胀等症状消失，胸闷痛未发作，在原方基础上随证加减，随诊 1 年胸痛无发作，复查心电图 ST－T 改变基本恢复正常。

【按语】

本患者年过六旬，五脏之精气已虚，心之气阴不足，血行不畅，心脉痹阻，不通而痛，气短、乏力、汗出为气虚，口干欲饮为阴虚内热之症，综合舌暗红、舌质裂、苔薄白、脉细弦，辨证为心气阴虚、瘀郁阻脉，治以太子参、麦冬、沙参、五味子益气养心；香附、香橼、佛手、乌药理气以通脉；丹参、川芎活血通脉；川牛膝引血下行。复诊时患者早醒，心肾失交，加百合交通心肾；头晕、头胀为肝阳上亢，加川牛膝、地龙逐瘀通经，引血下行。之后在原方的基础上随证加减，正复邪祛，心脉得通，通而不痛，诸症消失。

案 2：冠心病（心绞痛）[①]

王某，女，72 岁。

初诊日期：2013 年 6 月 23 日。

主诉：胸痛反复发作 20 余年，加重半月。

现病史：近半月于休息时自觉心前区疼痛，活动加重，每天发作 1 ～ 2 次，用硝酸酯类药物可缓解，伴乏力，气短，头晕，头胀，纳可，大便稀溏，每日 2 ～ 3 次，舌质暗红，苔白厚腻，脉细弦缓。

---

① 李云虎、魏执真：《魏执真教授辨治冠心病心绞痛临床经验》，载《西部中医药》2015 年第 28 卷，第 9 期，第 27－29 页。

心电图示：窦性心律，肢导低电压。

中医诊断：胸痹胸痛病。

证候诊断：肝郁脾虚，痰湿停聚，心脉受阻。

治法：理气化湿，补益心脾，活血通脉。

【处方】

苏梗 10g	陈皮 10g	半夏 10g	生白术 30g
茯苓 15g	香附 10g	乌药 10g	丹参 30g
川芎 15g	太子参 30g	羌活 15g	炒薏苡仁 30g

水煎服，每日 1 剂。

1 周后复诊，服药期间胸痛发作 3 次，继服 2 周后复诊，胸痛半月内发作 1 次，连服一个半月后胸痛消失，日常活动无发作，随诊 1 年，病情平稳。

【按语】

患者为老年女性，心气不足，血行无力，脾虚失运，痰湿内生，阻遏气机，久病情志失调，肝失疏泄，气机不畅，均可造成心脉不通，胸痛发作。乏力、气短、大便溏为心脾气虚，头晕为脾虚清阳不升所致，头胀、胸闷为肝气郁结，结合舌质暗红、苔白厚腻、脉细弦缓，辨证为肝郁脾虚、痰湿停聚、心脉受阻。予半夏、白术、炒薏苡仁、茯苓、陈皮、香附、乌药疏肝理气，健脾化湿；羌活、苏梗祛风以助化湿；太子参补益心脾；丹参、川芎活血通脉。全方共奏理气化湿，补益心脾，活血通脉之功，使正气复，邪气除，心脉通，疾病渐愈。

一百三十四、翁维良医案六则

案 1：冠心病（心绞痛），高血压病，2 型糖尿病[①]

卢某，男，66 岁。

现病史：冠心病史 10 余年，经冠脉造影为三支病变，狭窄程度在 90% 以上，且斑块范围广，介入支架或冠脉搭桥术均难施行，伴有高血压病、2 型糖尿病，心绞痛反复频繁发作。服用多种西药以及中药，现活动后尤其是走路急时、走过街桥都会引起心前区疼痛或胸闷不适。服硝酸甘油 1～2 片 3～5 分钟可缓解，每周发作 3～4 次，气短，无明显出汗，纳可，眠安，二便可。口唇紫暗，舌暗红，苔薄黄，脉弦。

既往史：糖尿病史 10 年，服用二甲双胍治疗，血糖控制尚可。

中医诊断：胸痹。

证候诊断：气虚血瘀、心脉痹阻。

治法：益气破血。

【处方】

生黄芪 12g	三棱 10g	莪术 10g	川芎 12g
赤芍 12g	丹参 15g	红花 12g	葛根 15g

---

① 李秋艳、董延芬、张东、王辉：《翁维良活血化瘀治疗冠心病辨证思路》，载《中国中医基础医学杂志》2011 年第 17 卷，第 9 期，第 1030－1031 页。

| 元胡 12g | 当归 12g | 天麻 10g | 土茯苓 15g |

服药 7 剂复诊，患者胸闷、胸痛已不明显，时有头晕，气短好转，口唇紫暗稍好，脉弦，舌暗红，苔薄黄，血压 150/80mmHg。治以益气破血、佐以平肝，加钩藤 12g；此后下肢肿加茯苓、车前草、白术、猪苓健脾利水。

后随访水肿已愈，胸痛偶有发作，平均每 2 周 1～2 次，程度明显减轻，病情稳定。

【按语】

此患者心绞痛顽固，服用多种中西药疗效不佳，翁维良教授根据患者胸痛尤以活动后或走路急时加重，伴气短、口唇紫暗、舌暗，诊断为气虚血瘀。但患者病程长，心绞痛顽固，为瘀血日久，应活血破血为主，故用黄芪益气；三棱、莪术破血；丹参、赤芍、红花、姜黄、元胡等活血。二诊胸痛好转但出现下肢水肿，翁维良教授考虑患者应用破血活血药使瘀血减轻胸痛缓解，但毕竟破血伤气出现水肿，故二诊加太子参加强补气的作用。三诊加白术、猪苓健脾利湿，使正气得扶，瘀血得行，水饮得化，胸痛得止。

案 2：冠心病[①]

张某，女，62 岁。

初诊日期：2014 年 2 月 24 日。

主诉：阵发性胸痛反复发作 1 年。

现病史：患者 2013 年 4 月因情绪因素及劳累后出现胸闷胸痛，发作时持续 10 分钟余，自服速效救心丸后可有缓解。7 月 8 日于某医院查冠脉 CT：右冠状动脉近段管壁不规则增厚伴混合斑块，局部管腔中重度狭窄。左前降支近段管壁点状钙化斑块，局部管腔轻度狭窄。因患者拒行手术治疗，予服用阿司匹林、倍他乐克、辛伐他汀、硝酸甘油等药物。患者仍有胸闷胸痛，于 2013 年 11 月至我院门诊服用中药治疗（具体不详）。

刻诊：时有胸闷胸痛，但发作次数较以往减少，每于阴天、劳累、情绪紧张时发作，发作时有胸部针刺样疼痛，2～5 分钟后可有缓解。左侧颈部及右侧季肋部夜间憋闷感，并因憋闷影响睡眠。时有午后下肢浮肿，晨起缓解。纳可，夜寐差，夜间易醒，醒时烦躁，二便调，舌边见齿痕，舌质暗红，苔薄黄，脉滑缓。

既往史：有高血压、高脂血症病史，血压波动明显。

证候诊断：气滞血瘀。

治法：理气活血，安神解郁。

【处方】解郁活血方加减。

柴胡 10g	郁金 12g	醋香附 10g	苏梗 12g
赤芍 12g	白芍 12g	茯苓 15g	黄连 10g
夏枯草 12g	天麻 12g	钩藤(后下)12g	丹参 15g
川芎 12g	红花 13g	三七粉(分冲)3g	五味子 10g
酸枣仁 15g	合欢皮 15g		

---

① 郭明冬、翁维良：《翁维良"双心"同调治疗老年冠心病经验》，载《中医药通报》2015 年第 14 卷，第 2 期，第 18－20 页。

30 剂，水煎服，每日 1 剂。

二诊：（2014 年 6 月 15 日）服上药后心绞痛发作次数明显减少，近半月天气闷热时觉胸闷、胃胀，左侧卧位憋气明显，自汗，眠差，大便黏。舌红有齿痕，苔白，脉弦细。当日血压 139/77mmHg，心率 65 次/min。2014 年 6 月 12 日查血脂提示：TG 3.26mmol/L，空腹血糖 6.14mmol/L。夏季多湿，酌加化湿清暑之品，仍以理气活血，安神解郁为主。

【处方】

三七粉$^{(分冲)}$3g	藿香 12g	佩兰 12g	薄荷$^{(后下)}$3g
荷叶 15g	柴胡 10g	郁金 12g	苏梗 12g
炒白术 12g	生黄芪 12g	五味子 15g	酸枣仁 15g
合欢皮 15g	丹参 15g	红花 12g	川芎 12g
赤芍 12g	生蒲黄 12g	天麻 12g	钩藤$^{(后下)}$15g
黄芩 15g			

30 剂，水煎服，每日 1 剂。

三诊：（2014 年 8 月 24 日）药后胸闷减轻，现劳累或紧张后出现心前区不适，伴汗出、胸部憋气、发凉，持续 3 分钟，休息后缓解。头痛，枕部尤甚，失眠，入睡困难，腰凉，易烦躁，纳可，口苦口干，二便调。舌淡，边有齿痕，苔薄黄，脉沉弱。继以理气活血，安神解郁为主。

【处方】

三七粉$^{(分冲)}$3g	柴胡 10g	郁金 12g	苏梗 12g
炒白术 12g	生黄芪 12g	五味子 10g	酸枣仁 15g
合欢皮 15g	丹参 15g	红花 12g	川芎 12g
赤芍 12g	生蒲黄 12g	天麻 12g	钩藤$^{(后下)}$15g
黄芩 12g	葛根 15g	姜黄 12g	川牛膝 15g

30 剂，水煎服，每日 1 剂。

3 个月后电话随访，患者因路途较远，一直在当地抄方服药，目前病情稳定，心绞痛很少发作。

【按语】

冠心病作为重要的血管性疾病之一，无论阴阳虚实寒热，总不离乎瘀。翁维良教授从辨病与辨证相结合的临床思维出发，治疗冠心病一向以活血化瘀为主，可以说方方不离活血化瘀，而且常将理气活血作为基础治法，喜用郁金、丹参、红花、赤芍、川芎等活血、理气兼顾之活血化瘀组合。该组合源自已故郭士魁老专家的冠心Ⅱ号（降香、丹参、红花、赤芍、川芎），经过郭士魁老专家与翁维良教授几十年的临床应用检验，活血化瘀配伍合理，效专力宏，无明显毒副作用，适合冠心病患者长期服用。

翁维良教授一向重视心身同调，故在上方基础上改降香为郁金，加强了理气活血解郁的作用，临床上信手拈来，随机应用，成为翁维良教授的常用活血化瘀组合。近年来，翁维良教授在临床实践中愈发认识到，心理因素在冠心病心绞痛中的作用不可忽视，应"双心"同调，故在上方基础上进一步加柴胡、醋香附疏肝解郁，合欢皮、五味子安神养心，生黄芪益气养元为佐助，经临床反复应用，效果显著，遂成翁维良教授治疗老年冠心病的常用方。

该患者为老年女性，是冠脉狭窄反复发作心绞痛的冠心病患者，发作有明显的劳累或情绪波动诱因。患者心理压力较大，情绪急躁，抑郁，失眠，血压波动，故翁维良教授结合脉症，辨为气滞血瘀，治疗以理气活血、安神解郁为主，以解郁活血方加味以治之。首诊以柴胡、郁金、醋香附、苏梗疏肝理气解郁；丹参、红花、赤芍、川芎、三七活血化瘀；茯苓、五味子、酸枣仁、合欢皮安神宁心；夏枯草、天麻、钩藤、黄连清肝平肝调节血压。诸药合用，共奏理气活血、解郁安神之效。二诊患者病情减轻，但证候并无明显变化，且进入夏季，湿热交蒸，耗气伤脾。翁维良教授治病向来重视天人相应，三因制宜，故加用藿香、佩兰、薄荷、荷叶清暑化湿醒脾，少佐炒白术、生黄芪益气健脾以助气血运行之力。三诊仍以理气活血，解郁安神为主处方，随证加减调理，收到了良好的治疗效果。

案3：冠心病①

王某，男，59岁。

现病史：患者心前区不适感9年余，症状不重，未系统服药治疗。1个月前做心脏CT诊断为多发性狭窄，最窄部位达90%以上，造影提示双支病变，狭窄占70%～90%，建议做心脏搭桥手术。患者无心痛症状，偶感心前区不适，症状轻。舌质暗红，苔薄有裂纹，脉弦。既往有肝内血管瘤病史，血脂偏高。

西医诊断：冠心病。

中医诊断：胸痹。

证候诊断：血脉瘀阻。

治法：活血通脉。

【处方】

丹参15g	川芎12g	红花12g	赤芍12g
姜黄12g	桂枝10g	郁金12g	当归15g
鸡血藤15g	路路通15g	络石藤15g	

患者在此方基础上随证加减，纳食不香加焦三仙、佛手，大便稀溏加白术、山药，皮肤过敏加地丁、地肤子。现已服药9个月，患者诸症平稳，心前区症状基本消失。

【按语】

造成胸痹的最根本原因是各种因素致瘀血阻滞心脉，即"不通则痛"，与血瘀证的现代机理研究和冠心病的发病机制相吻合。本例患者病史9年，冠脉造影显示多支血管狭窄，程度较重，即中医之瘀阻脉络，肝血管瘤亦血瘀日久，积聚成块所致。患者体质尚强，瘀血重，故翁维良教授用冠心Ⅱ号方为主组方，活血化瘀通脉，加姜黄、郁金、当归等加强活血、养血之力；同时翁维良教授还擅用藤类药物治疗瘀血致血脉不通的病证。如《本草便读》"凡藤类之属，皆可通经入络"所述，根据取类比象原则，对于久

① 李秋艳、张东、董延芬、王辉：《翁维良活血化瘀治疗冠心病临证验案》，载《中国中医基础医学杂志》2011年第17卷，第6期，第698－699页。

病不愈、邪气入络、络脉瘀阻者，加鸡血藤、络石藤以理气活血，散结通络。通过活血化瘀药物的配伍应用，能够疏通气血、调整阴阳、平衡气血，最终达到消除瘀血的目的。

案4：冠心病，高血压①

程某，女，36岁。

现病史：体检发现 ST－T 改变2个月，追问病史偶有心前区闷痛，性情急躁，心烦易怒，睡眠多梦。高血压病史5年，未系统治疗，血压控制不好，前几日测血压178/100mmHg，时有头晕。舌质略暗，苔白，脉弦。

西医诊断：冠心病、高血压。

中医诊断：胸痹。

证候诊断：阴虚阳亢兼有瘀血。

治法：平肝潜阳、活血通脉。

【处方】

葛根15g	天麻12g	钩藤12g	郁金12g
决明子12g	菊花15g	生杜仲12g	丹皮12g
丹参15g	川芎12g	赤芍12g	枣仁15g

服药2周后复诊，仍有头晕，有时胸闷，心痛不显，睡眠多梦，前方去郁金、丹皮、丹参、川芎、红花、降香，加五味子、白薇、桑寄生、土茯苓，服药2周后患者诸症明显改善。

【按语】

根据《素问·痹论》"心痛者，脉不通"的认识，很多学者在对冠心病证治上都认为血瘀为患，采用活血祛瘀的治法，这当然是对的。但翁维良教授不拘泥于活血化瘀治疗，强调治病要详审病机，辨别虚实标本主次，有针对性地治疗。本例患者心前区闷痛、舌暗红，为有瘀证候，但以性情急躁、心烦易怒、睡眠多梦、头晕脉弦为主要表现，肝肾阴虚、肝阳上亢为主要病机，故治宜平肝潜阳为主、活血化瘀为辅。本案以天麻钩藤饮为主方，配合冠心Ⅱ号方，共奏平肝潜阳、活血通脉之效；复诊患者血瘀证减，原方去活血化瘀之品，加强养阴清热之力。

案5：冠心病②

患者，女，60岁。

初诊日期：2008年4月6日。

现病史：胸闷胸痛，每日发作2～3次，含硝酸甘油可缓解，常因劳累或生气诱发，头晕，目眩，耳鸣，口苦，烦躁不安，失眠，多梦，畏寒喜暖，腰酸，肢体麻木感，全身乏力，舌质暗，苔白腻，脉细。心电图示 ST－T 改变。

西医诊断：冠心病。

---

① 李秋艳、张东、董延芬、王辉：《翁维良活血化瘀治疗冠心病临证验案》，载《中国中医基础医学杂志》2011年第17卷，第6期，第698－699页。

② 于大君：《翁维良治疗冠状动脉粥样硬化性心脏病经验》，载《中国中医药信息杂志》2011年第18卷，第10期，第87－88页。

证候诊断：阳气闭阻、痰浊血瘀。

治法：宣痹温阳、活血化浊。

【处方】

瓜蒌 15g	薤白 15g	桂枝 12g	党参 15g
当归 12g	丹参 20g	高良姜 10g	香附 15g
荜茇 10g	石菖蒲 10g	郁金 15g	陈皮 10g
法半夏 10g			

每日 1 剂，水煎服。

二诊：服上方 7 剂后，心绞痛减轻，每日发作 2 次，畏寒减轻，仍气短、乏力，自觉胃不适，舌质暗，脉细。以上方加强益气豁痰之力，并加破血之品。

【处方】

瓜蒌 30g	薤白 15g	法半夏 15g	荜茇 10g
桂枝 10g	党参 30g	丹参 30g	香橼皮 12g
乳香 3g	没药 3g	桃仁 12g	黄芪 30g
红花 10g	延胡索粉^(冲)2g		

三诊：上方服 8 剂后，心绞痛完全缓解，无明显胸闷，头晕目眩有明显好转。此后患者间断门诊治疗，以上方为基本方，破血药适当应用，患者至今病情平稳。

【按语】

宣痹通阳法常用的代表方剂有瓜蒌薤白白酒汤、瓜蒌薤白半夏汤、枳实薤白桂枝汤等。其中薤白是常用药，有温通宽胸理气的作用。《灵枢·五味》云："心病宜食薤，令人心气内洞。"瓜蒌味甘、性寒，《名医别录》谓其"主胸痹"，《本草纲目》谓其"涤痰结"。本例患者以宣痹通阳豁痰法为主，配合运用益气、活血法，采用瓜蒌薤白桂枝汤合瓜蒌薤白半夏汤加味。首诊后，症状有所好转。二诊加强了益气豁痰药物剂量，并加用破血逐瘀药，使病情迅速明显缓解。

案 6：冠心病^①

崔某，男，69 岁。

初诊日期：2008 年 10 月 23 日。

现病史：患者 1992 年就有过了"心绞痛"发作，未给予系统治疗。2004 年 9 月诊断"急性下壁心梗"在某医院住院治疗，出院后仍有阵发胸痛，伴气短、心悸、出汗，活动后尤甚，经常服用速效救心丸，餐后有食道烧灼感，眠安，大便干，脉弦，舌苔白，舌质暗红。

治法：益气活血。

【处方】

葛根 15g	北沙参 12g	丹参 15g	川芎 12g
红花 12g	赤芍 12g	郁金 12g	全瓜蒌 15g

---

① 张东、李秋艳：《翁维良治疗冠心病临证经验》，载《中国中医基础医学杂志》2010 年第 16 卷，第 11 期，第 1072－1073 页。

薤白 12g　　　　　　姜黄 10g　　　　　　良姜 10g　　　　　路路通 15g

水煎服，如果病情没有恶化则可服用 2 个月。

二诊：（2008 年 12 月 25 日）前方服用 2 个月，胸痛减轻，活动后有胸前发紧，气短减轻，体力好转，口干，下肢痒，脉弦，舌苔白少津，舌质暗红。处方：上方去薤白、路路通，加桂枝 12g、生黄芪 12g、地肤子 12g，水煎服，如果病情没有恶化则可服用 2 个月。

三诊：（2009 年 2 月 20 日）胸痛基本缓解，偶有胸前刺痛，气短改善。目前餐后走路时有胸前不适，有时乏力，中午尤甚，睡眠约 6 小时，胃胀满，嗳气不泛酸，大便日 1～2 次，脉弦，舌苔黄厚腻，舌质暗红。

【处方】

全瓜蒌 15g	薤白 12g	法半夏 12g	葛根 15g
北沙参 12g	丹参 15g	川芎 12g	红花 12g
赤芍 12g	郁金 12g	玉竹 12g	焦三仙 15g
土茯苓 15g	枣仁 15g		

水煎服，如果病情没有恶化，则可服用 2 个月。

四诊：（2009 年 4 月 2 日）餐后活动时胸痛约 1 分钟可缓解，走路时尤甚，天气转冷时发作胸痛 1 次，服用速效救心丸后好转；脉弦，舌苔黄少津，舌质暗红。

【处方】

生黄芪 15g	北沙参 12g	丹参 15g	川芎 12g
红花 12g	赤芍 12g	郁金 12g	枣仁 15g
神曲 15g	白术 12g	茯苓 15g	葛根 15g
佛手 12g			

水煎服，元胡粉 50g，每日 2 次，每次 2g。如果病情没有恶化，以上汤剂和粉剂则可服用 2 个月。

五诊：（2009 年 5 月 21 日）胸痛未发，偶有胸前刺痛，食管仍有烧灼感，较前减轻，活动尚可；口干，脉弦，舌苔黄，舌质暗红。处方：前方去枣仁、神曲、佛手加焦三仙 15g，香附 10g，随访一直病情平稳。

【按语】

本例患者翁维良教授无论温散化痰、益气温通、养心养阴还是疏肝健脾，都应用了红花、赤芍、郁金、川芎、丹参这 5 味活血药，可见翁维良教授认为活血化瘀是治疗冠心病的基础，且可以根据病机的变化、病情的轻重、患者的体质灵活加减。

一百三十五、吴炳忠医案：冠心病（不稳定型心绞痛），高血压病①

许某，女，62 岁。

初诊日期：2012 年 9 月 21 日。

主诉：胸闷憋气、胸痛 10 年，加重 1 月。

① 汪艳：《吴炳忠治疗痰浊瘀阻型胸痹经验》，载《湖南中医杂志》2015 年第 31 卷，第 8 期，第 19－20 页。

现病史：患者患有高血压病 20 年、心肌梗死 2 年。患者诉 10 年来时有胸闷憋气、胸痛，气短乏力，活动后尤甚，含服硝酸甘油后能缓解。近 1 个月来胸闷憋气较前加重，在外院诊断为"冠状动脉粥样硬化性心脏病、不稳定型心绞痛"，就诊时患者胸中窒闷疼痛、胃脘胀满不舒、头身困重、神疲乏力、口黏多痰、心烦、寐欠安、纳呆、二便可、舌紫暗、苔白腻根黄、脉沉弦。每天需含服硝酸甘油 3 ～ 4 次症状才能缓解。

查体：神清，精神弱，口唇发绀，双肺未闻及干湿啰音，心率 86 次/分钟，律齐，心音可，双下肢水肿（－），血压 160/100mmHg。

心电图：窦性心律，心肌缺血。

西医诊断：①冠状动脉粥样硬化性心脏病、不稳定型心绞痛，②高血压病。

中医诊断：胸痹。

证候诊断：痰浊瘀阻。

【处方】吴炳忠教授自拟益气宽胸散结、涤痰通络的益气化浊蠲痹汤加减。

瓜蒌 30g	黄连 6g	半夏 10g	柴胡 10g
麦冬 10g	五味子 10g	檀香 10g	丹参 15g
砂仁 10g	泽泻 10g	三棱 10g	莪术 10g
三七 10g	太子参 10g	白蔻仁 10g	佛手 12g
大腹皮 12g	陈皮 15g	茯苓 20g	远志 10g
柏子仁 15g	酸枣仁 20g	枳壳 10g	竹茹 10g

上方共 7 剂，水煎 300mL，分两次服用，每日 1 剂。

二诊：患者服用上方后胸闷痛、气短及胃脘胀闷好转，乏力较前减轻，每天含服硝酸甘油 1 ～ 2 次，但食欲一般、睡眠不佳、心烦，上方去远志，加川楝子 10g，焦山楂、焦神曲、焦麦芽各 30g，琥珀粉（冲服）3g。

三诊：上方服用 14 剂后，诸症明显好转，胸闷发作甚少，每天基本不服用硝酸甘油，时有腰膝酸软，嘱上方加女贞子 15g、墨旱莲 15g、狗脊 15g、杜仲 15g。

继服 7 剂，诸症平稳，以前方加减服用 2 个月后症状消失，未再服用硝酸甘油，后配置丸药调理，并嘱调畅情志，注意劳逸结合。随访 1 年未复发。

【按语】

根据患者临床症状及舌脉，诊为胸痹，"阳微阴弦"，故当以益气通阳化浊为主，该患者虚实夹杂，既有痰浊瘀阻的表现，兼有心阳不振之征，故当辅以益气宽胸散结、涤痰通络之法。对于肝郁气滞明显者，常配合丹栀逍遥散（丸）加减；对痰浊显著者，配合温胆汤加减；对气虚胸阳不振者，黄芪、红景天用量可稍大；胸痹者多有肝肾亏虚表现，可辅以六味地黄丸及二至丸加减。胸痹病多反复发作，故在取效后，平素应注意服用健脾及补肾中成药，使得人体先后天之本都保持良好功能，利于防止疾病复发。

一百三十六、吴新欲医案：冠心病①

患者，男，51岁。

初诊日期：2009年5月20日。

主诉：胸闷痛5年，加重半月。

现病史：发作性胸闷痛5年，餐后多发，每次持续数分钟，查冠脉造影确诊为冠心病。近半个月感胸部隐痛加重，憋闷不舒，阵发性痛剧，每日发作1～2次，每次持续约5分钟，多在饮食后发作，伴神倦乏力，舌苔厚腻，脉弦滑。

西医诊断：冠心病。

中医诊断：胸痹。

证候诊断：脾虚痰湿，痹阻心脉。

治法：健脾化痰、调畅气机。

【处方】

薤白10g	半夏10g	瓜蒌15g	白术10g
枳壳10g	山楂10g	连翘15g	莱菔子15g
麦芽10g	神曲10g	炙甘草3g	

水煎，7剂，每日1剂，分两次温服。

二诊：胸闷痛减轻，二便尚调，苔腻，脉弦滑。原方加用豆蔻5g、苍术10g，7剂。

三诊：胸闷痛消失，继续中药14剂，巩固疗效。

【按语】

胸痹一证，临床颇为多见，究其原因多由饮食、劳累、情志、寒冷等因素诱发，吴新欲教授临证中多从脏腑论治。该例患者胸痛与饮食有关，从脾胃论治，拟瓜蒌薤白半夏汤加消食导滞药物，使脾胃健旺、升清降浊、气机宣通、心气畅达，胸中痹塞之患自除。

吴新欲教授常强调冠心病的治疗需注意以下几方面：

第一，临证中需辨证和辨病相结合，不要仅根据西医诊断为冠心病，就一味采用活血化瘀治疗，而应脏腑辨证，吴新欲教授结合自身多年冠心病临床治疗经验，提出应多从肝脾论治。

第二，冠心病临证中应分析全部病史，着重分清两种情况：一种是心痛为主伴有脾胃、肝系症状；另一种是以脾胃、肝系症状为主，或先有脾胃、肝系症状，后波及心脏而为心痛。前者从心论治为主，兼治肝脾；后者考虑病位原发在脾、在肝，后波及至心，治疗伏其所主，而先其所因，通过治本而达到治标的目的，一般从肝脾论治，兼治心脏。

第三，冠心病从肝脾论治，选药一般要药性平和，一则久服无弊，另脾胃不伤，二则化源不绝。

---

① 唐虹：《吴新欲主任医师调理肝脾治疗冠心病经验》，载《中医研究》2010年第23卷，第12期，第54－55页。

第四，冠心病病位不离于心，涉及肝、脾两脏为多，有时也可涉及肺肾，因此从肝脾论治有时也须兼顾他脏，甚至有时以他脏为主，不可拘泥。临证中须充分体现中医的整体观念和辨证论治的原则。

一百三十七、夏洪生医案二则

案 1：胸痹①

杨某，男，55 岁。

初诊日期：2004 年 1 月 6 日。

现病史：胸闷头痛 5 年。有高血压病史 5 年。近 1 年来感头痛胸闷加重，夜间发作性心前区发凉，全身不适，全身肌肉紧缩，并自感心悸惊悚，每周发作 2 次左右，他人触之手不凉，但自感四肢冰冷骨寒。1 ～ 2 小时后多可自行缓解。口腔反复起泡疹。现服 2 种降压西药，血压控制不理想，多在 150mmHg ～ 170mmHg/100mmHg。舌质嫩淡，苔白水滑，脉稍弦。

证候诊断：心阳不振，心脉瘀阻。

治法：益气活血，温通心脉。

【处方】瓜蒌薤白桂枝汤加减。

瓜蒌 25g	薤白 10g	桂枝 15g	白芍 15g
黄芪 25g	川芎 15g	丹参 15g	茯苓 15g
龙齿 25g	珍珠母 15g	陈皮 10g	炒枣仁 15g

7 剂，每日 1 剂，水煎服。

二诊：服药后胸闷明显减轻，服药期间夜间有前述发作 1 次，程度较轻。近 2 周来，血压控制仍不理想，波动较大，不平稳。舌质嫩淡，苔白，脉稍弦。

【处方】

钩藤 15g	天麻 15g	白术 15g	怀牛膝 15g
白芍 15g	丹参 15g	丹皮 15g	石决明 15g
龙齿 15g	炒枣仁 15g	赤芍 15g	陈皮 15g

7 剂，每日 1 剂，水煎服。

三诊：近日血压平稳，仍偶有胸闷，心前区疼痛，昨日劳累后出现胸闷心前区不适，自服鲁南欣康 2 次，服后心前区疼痛好转，但胸闷，头痛加重，呕吐 1 次。舌质嫩淡，苔白，脉稍弦。

四诊：首方加石决明 30g。7 剂，每日 1 剂，水煎服。服后诸症消失。

案 2：胸痹②

姚某，女，58 岁。

现病史：胸闷、心悸、气短、烦躁半年。胸闷胸痛多在夜间发作，情绪抑郁，烦躁易怒，服丹参滴丸、银杏片等效不佳，多次查心电图无明显异常，绝经已 8 年，睡眠

① 曹田梅：《夏洪生教授治疗胸痹经验》，载《深圳中西医结合杂志》2005 年第 2 期，第 83 - 85 页。
② 曹田梅：《夏洪生教授治疗胸痹经验》，载《深圳中西医结合杂志》2005 年第 2 期，第 83 - 85 页。

可，食纳可，大便干结，腰膝酸软，舌质瘀暗，苔白水滑脉沉。

证候诊断：肝郁气滞，心脉瘀阻。

治法：疏肝化瘀行痹。

【处方】瓜蒌薤白半夏汤合桃红四物汤加减。

当归 10g	白芍 20g	赤芍 15g	柴胡 15g
茯苓 15g	生白术 15g	薄荷 10g	郁金 10g
香附 10g	丹参 25g	桃仁 15g	红花 10g
川芎 15g	鸡血藤 15g	黄芪 25g	陈皮 10g

7剂，每日1剂，水煎服。

二诊：诸症好转，前天发作胸闷烦躁1次，时间较短，舌脉同前，大便仍干结。前方加入熟大黄5g、薏仁30g，7剂，每日1剂，水煎服。

三诊：诸症消失。予逍遥丸调服之。

【按语】

胸痹之病，最早见于《黄帝内经》，多由正气亏虚加之痰饮、痰浊、瘀血、气滞寒凝等引起心脉痹阻不畅，临床以胸闷胸痛为主要表现。本病多因年老体虚，加之恣食肥甘厚味，情志失调，寒邪内侵所致。古医籍对本病的病机早有认识，《素问·痹论》认为："心痹者脉不通。"诸医家对本病的症状的描述也生动准确，《素问·脏气法时论》："心病者，胸中痛，胁支满，胁下痛，膺背肩甲间痛，两臂内痛。"《灵枢·厥病》："腹胀、胸满，心尤痛甚……痛如以锥针刺其心……色苍苍如死状。"《金匮要略》云："胸痹不得卧……心痛彻背，背痛彻心。"

本病多见西医"冠心病""心绞痛""心肌梗塞""心神经官能症"。夏洪生教授临证善于把握患者心脉痹阻总的病机要点，又能细问病史，详察病因，灵活处治，既能师古人之辨证精髓，又擅借今人之用药经验，临床不囿于化瘀一法。擅用温通心阳、舒肝解郁、和中化痰、养心安神、益气活血等法调治本病，尤力主温通，认为心脉痹阻，非温药不能通。其医理正如前人对本病病机所述："胸痹心痛，然总因阳虚，故阴得乘之。"（《医门法律·中寒门》）"寒气客于五脏六腑，因虚而发，上冲胸间，则胸痹。"（《诸病源候论》）

值得注意的是，以往活血化瘀法应用的成功，使不少临床医生在胸痹的治疗中，思路局限，往往不细察脉症，看到冠心病等诊断即一味活血化瘀，过于攻伐，正气已伤而收效甚微，岂知中医的精深在于辨证施治，其疗效的保证也依赖于辨证施治，夏洪生教授辨证思路方法对我深有启示，临床切不可执一方而绳治本病。

一百三十八、邢月朋医案三则

案1：冠心病[①]

王某，女，81岁。

———————————

① 于慧卿、晏青：《邢月朋分型辨治冠心病的临床经验举隅》，载《河北中医药学报》2013年第28卷，第1期，第30-31页。

初诊日期：2011 年 12 月 30 日。

现病史：患者 8 年前因劳累后出现胸痛，冠状动脉造影诊断为冠心病三支病变。1 个月前病情加重，行走则发，尤以上楼梯症状明显，乏力倦怠，舌质暗淡、苔薄白、脉沉细。

中医诊断：胸痹。

证候诊断：气血亏虚、心阳不足。

治法：益气养血、温补心阳。

【处方】十全大补汤方。

生晒参 10g	白术 12g	茯苓 12g	炙甘草 6g
当归 15g	白芍 10g	川芎 10g	熟地黄 20g
肉桂 10g	黄芪 30g		

服药 5 剂，患者自觉畏寒症状好转，胸痛、胸闷发作次数减少，能够上三楼。舌质淡暗、苔薄白、脉沉细。辨证准确，方药有效，上方加西洋参 10g、丹参 12g 以益气通脉。

7 剂后，胸闷、胸痛症状消失，乏力倦怠明显减轻，大便干燥不易排出。上方加当归、白术、黄芪用量，益气扶正、促进元气恢复，加枳壳 10g 以通便。

7 剂水煎服而愈。

【按语】

本案患者发病日久，势必伤及正气，而导致人体气血亏乏，阴阳两虚，劳而发作。邢月朋教授认为，本病病机为气血阴阳不足，劳则更伤正气，故症状加重。治疗以补气养血，温助心阳为法，可采用十全大补汤方加减。

通过本案可以说明了邢月朋教授治疗冠心病是本着治病求本、扶助正气的原则，从虚论治，以补为先。补虚但不壅滞，通而不损正气，通过补虚而治其本。邢月朋教授在治疗冠心病时，注意人体正气的调养，多用党参、黄芪类药物固护正气。

邢月朋教授善用补气益气之品，在调整人体阴阳平衡的同时，时时注意正气的存亡，把扶助正气作为施治的指导思想。兼阴虚有热时用明党参。黄芪为补气之要药，较党参作用强，且善补胸中之大气，而大气壮旺，则气亦行，瘀血亦通。所以，邢月朋教授不仅气虚用黄芪，对于血瘀、气滞、痰壅者也配伍黄芪扶正祛邪。

案 2：冠心病①

郭某，男，79 岁。

初诊日期：2012 年 2 月 12 日。

现病史：患者 7 年前患冠心病。2 周来无原因胸部、脊背正后心持续性疼痛，曾认为是感受风寒，自行拔罐治疗，疼痛不减，喜暖恶寒，食欲欠佳，口干，舌暗红，苔白厚，脉弦缓。

中医诊断：胸痹。

---

① 于慧卿、晏青：《邢月朋分型辨治冠心病的临床经验举隅》，载《河北中医药学报》2013 年第 28 卷，第 1 期，第 30－31 页。

辨证分析：患者年事已高，正气渐亏，藩篱不固，风寒之邪乘虚外侵，阻滞经络，气血运行不畅，不通则疼痛，故出现胸背及脊背疼痛。本病病位在血脉，属本虚标实。

证候诊断：风寒阻络、气血痹阻。

治法：祛风散寒、活血通络。

【处方】身痛逐瘀汤加减。

羌活10g	秦艽10g	炒香附10g	当归10g
川芎12g	黄芪30g	苍术10g	五灵脂12g
炒桃仁10g	红花10g	没药10g	焦三仙30g
鸡内金12g	川牛膝12g	地龙10g	甘草6g

水煎服，7剂。

胸、脊背正后心疼痛明显减轻，大便偏干，时有小腿抽筋。舌红，苔薄黄，脉缓。上方加木瓜、白芍、牡蛎柔肝息风通络。

7剂，水煎服。

胸、脊背正后心已无疼痛，小腿抽筋减少。诸症进一步好转，继续目前治疗以巩固疗效。

【按语】

身痛逐瘀汤载于《医林改错》，主要用于治疗气血痹阻不通而致之周身疼痛的痹症，邢月朋教授临床注重方证对应，异病同治，对于肩痛、背痛、肢体疼痛、周身疼痛者临床常用此方化裁治疗。方中秦艽、羌活、苍术祛风寒除湿通络止痛；桃仁、红花、当归、川芎、五灵脂、没药活血化瘀、通络止痛；牛膝、地龙通利关节；香附理气；焦三仙、鸡内金消导健胃、顾护胃气；黄芪益气固表、宣通气血；甘草调和诸药。全方祛风散寒除湿、宣畅气血、通络止痛。

案3：冠心病（劳力＋自发性心绞痛），陈旧性心肌梗死[①]

白某，男，55岁，机关干部。

初诊日期：2003年12月7日。

现病史：有高血压病史7年，3年前发生急性前壁心肌梗死后血压降至正常，40天前因胸痛持续不缓解在某医院诊断为"急性下壁心肌梗死"，应用尿激酶溶栓成功。症见：阵发性胸闷、气短、胸痛、背沉，寐欠安，大便干，饮食可，舌质暗红有瘀斑，苔黄厚，脉沉细涩。

查体：血压105/70mmHg（14/9.33kPa），心率63次/min，律整，未及杂音，双肺清，腹软，双下肢无水肿。心电图：窦性心律，V_1、V_2导联QRS波群呈QS型，V_2、V_3导联ST段抬高。

血常规、血凝四项、血脂及其他生化检查正常。

西医诊断：①冠心病（劳力＋自发性心绞痛）、陈旧性心肌梗死（前壁、下壁），②高血压病2级 极高危。

---

① 李武卫、郭秋红、刘真、于慧卿：《邢月朋主任医师应用身痛逐瘀汤治疗冠心病经验》，载《河北中医药学报》2006年第1期，第33－34＋47页。

中医诊断：胸痹。

证候诊断：气阴两亏、瘀血阻络。

入院后给予消心痛、合心爽、倍他乐克、肠溶阿司匹林口服，肝素、硝酸甘油静点，仍反复发作胸骨后疼痛、灼热感并左肩背部疼痛。心电图：$V_3 \sim V_5$ 导联 ST 段压低 $0.05 \sim 0.1$mV，Ⅱ、Ⅲ、aVF 导联 T 波由倒置变为低平或直立。含服硝酸甘油胸痛多于 10min 内缓解，但左肩背部疼痛持续不缓解可达数小时。

【处方】*身痛逐瘀汤加减。*

桃仁 10g	当归 10g	川芎 10g	五灵脂 10g
秦艽 10g	香附 10g	羌活 10g	地龙 10g
川牛膝 10g	没药 10g	红花 10g	生甘草 6g
黄芩 15g	知母 10g	元胡 15g	葛根 15g
栀子 10g	郁李仁 15g		

加减服用 7 剂，胸痛发作次数明显减少，且左肩背疼痛、憋胀持续时间明显缩短。于 2004 年 12 月 22 日好转出院。

【按语】

身痛逐瘀汤所治疗之冠心病、心绞痛，证属瘀血痹阻且以肩背沉重疼痛为主症者，或胸闷、胸痛症状已缓解而肩背部症状持续较长时间者，其中以背沉、背痛症状为主，肩痛症状为辅，多为阵发性疼痛或痛有定处如针刺，肌肤青紫，多见口唇舌质均暗或见瘀点，脉见迟涩或弦涩。

肩痛、臂痛、腰痛、腿痛或周身疼痛在中医看来均属身痛，不能因为心脏居于胸中，凡是冠心病引起的肩背疼痛就归之于血府。只有站在中医的立场上看问题，运用中医的望闻问切四诊，在中医理论的指导下进行辨证论治，方能取得理想的疗效。

一百三十九、熊继柏医案：冠心病[①]

杨某，男，48 岁。

初诊日期：2002 年 3 月 3 日。

现病史：胸闷心悸 3 个月余，动则加剧，并伴气促，有时胸痛。在某医院检查心电图发现 T 波低平，ST 段下移。诊断为"冠心病"，给予消心痛、阿替洛尔、阿司匹林等药治疗，症状无好转，亦曾服中药丹参饮、瓜蒌薤白半夏汤等方治疗，效果亦不理想。现感胸闷心悸，动则加剧，伴气促，偶有左侧胸痛。形体肥胖，舌尖红、舌苔黄腻，脉涩。

心电图：Ⅱ、Ⅲ、V_5 导联 T 波低平，ST 段下移约 0.75mV。

中医诊断：胸痹。

证候诊断：心气虚弱，痰热闭阻心脉。

治法：益气养心，清热化痰，祛瘀通脉。

---

① 许启蒙：《熊继柏运用温胆汤治疗心脑病证经验》，载《中医杂志》2003 年第 3 期，第 177－178 页。

【处方】 十味温胆汤加味。

人参 10g	远志 10g	柏子仁 10g	陈皮 10g
法半夏 10g	枳实 10g	竹茹 10g	炒枳壳 10g
炙甘草 10g	丹参 30g	炒酸枣仁 20g	茯神 15g
黄连 3g			

7 剂。

药后胸闷心悸明显好转，动则气促减轻，未发胸痛，舌质淡红、舌苔薄黄，脉细涩。

守原方 7 剂后，胸闷心悸胸痛已除，动甚则稍有气促，舌质淡红、舌苔薄白，脉细，复查心电图已恢复正常。守原方去黄连，再进 7 剂，以巩固疗效。

一百四十、许占民医案：冠心病（心绞痛）①

张某，女，70 岁。

初诊日期：1997 年 3 月 7 日。

现病史：胸骨后和胃脘部闷痛 3 年余。每于劳累后发作，牵及左侧肩背部不适，经服用消心痛、心痛定等西药，症状仍未缓解。同时伴有心悸、气短、失眠等症。舌质暗红，苔白腻，脉弦。心电图示：Ⅰ、Ⅱ、Ⅲ、aVL、$V_1 \sim V_5$ 导联 T 波普遍低平，ST 段下移；aVF 导联 T 波倒置。

西医诊断：冠状动脉粥样硬化性心脏病心绞痛。

证候诊断：痰瘀互结，阻滞心脉。

治法：消痰化瘀，宽胸利气。

【处方】 自拟化瘀消痰汤加减。

全瓜蒌 15g	半夏 10g	白芥子 10g	旋覆花 10g
枳壳 10g	生黄芪 15g	川芎 10g	赤芍药 10g
丹参 15g	三七粉(冲)3g	炒酸枣仁 30g	

水煎服，日 1 剂。14 剂。

另服冠心苏合胶囊，2 粒/次，2 次/日。

二诊：（1997 年 3 月 21 日）服上药后胸骨后及胃脘部疼痛未作，仅劳累后自觉胸脘憋闷，睡眠转好。但近日来又见口干咽燥，舌暗红，苔白而少津，脉沉弦。上方加太子参 30g、麦门冬 10g、五味子 10g。

三诊：（1997 年 4 月 11 日）症状基本消失，胸脘部不觉憋闷，心悸气短消失，精神渐觉舒畅，舌质暗红，苔薄白，脉沉弦。心电图示：各导联 ST 段上移，V_5 导联 T 波耸起，aVF 导联 T 波由倒置转为低平。予二诊方加川厚朴 10g、桂枝 10g、薤白 10g。

四诊：（1997 年 5 月 6 日）病情转愈，舌脉同前，无不适。查心电图：$V_1 \sim V_5$ 导联 T 波高耸，前壁缺血已转愈。予三诊方改为蜜丸，每丸重 10g，每次 1 丸，每日 2 次。

连续服用 3 个月，以巩固疗效。

---

① 张江华：《许占民临证医案 4 例》，载《河北中医》2001 年第 11 期，第 814 - 816 页。

【按语】

许占民教授认为，冠状动脉粥样硬化性心脏病心绞痛属中医胸痹、厥心痛范畴，为痰瘀互结、心脉瘀阻、胸阳不振所致。症见心胸闷痛，心悸气短，舌暗红，苔白腻，脉弦。治宜痰瘀兼顾，兼以行气通阳。初诊化瘀消痰汤方中瓜蒌、半夏、白芥子、旋覆花、枳壳行气祛痰而消胸中痰结；丹参、川芎、赤芍药、三七活血化瘀而通血脉；黄芪益气通阳，以利痰瘀的运除。二诊时有气阴两虚的表现，故与生脉散合用。三诊时为增强宽胸理气之效，又加入枳实薤白桂枝汤。临床辨证施治，故收佳效。

一百四十一、严世芸医案四则

案1：胸痹①

汤某，男，74岁。

初诊日期：2003年11月26日。

现病史：患者有高血压病史30余年，血压最高180/100mmHg，平素以降压药控制血压，血压控制良好，10年前因急性前壁心梗住院治疗，好转后出院。平时偶有胸痛，近1周来胸部闷痛反复发作，与活动有关，持续1分钟左右，痛引肩背，服用硝酸甘油后缓解，近3天来有感冒咳嗽，痰少，色微黄，黏稠，难以咯出。纳可，寐欠安，头晕时作，大便干艰，小便可。

体检：血压140/90mmHg，神清，气平；两肺呼吸音粗，未闻及啰音，心界饱满，心率82次/min，律齐，未及杂音；双下肢无肿。舌质偏红，舌苔薄黄腻，脉弦带滑，沉取弱，中取有力。

中医诊断：胸痹。

证候诊断：痰热内壅，闭阻胸阳。

治法：清热化痰，宽胸畅中。

【处方】瓜蒌薤白半夏汤化裁。

瓜蒌皮15g	薤白12g	半夏12g	桂枝10g
生黄芪30g	桃枣仁各12g	川芎12g	当归15g
地鳖虫12g	地龙12g	全蝎6g	蜈蚣2条
葛根18g	朱茯苓15g	知母12g	黄柏12g
夜交藤20g	远志12g	款冬12g	甘草6g

14剂。

复诊：患者胸部闷痛好转，发作次数减少，病情平稳，咳嗽已止，大便每日1行，夜寐仍欠安。舌质偏红，苔薄白微腻，脉弦带滑。治法同前，原方去款冬、瓜蒌皮、薤白、半夏，加仙灵脾20g、骨碎补15g、沉香4g。14剂。

药后患者胸痛发作渐减，无头晕。

【按语】

胸痹始见于《金匮要略》，其病位在心，但与脾肾有关，其病机属本虚标实，本虚

---

① 徐燕、张玮、严世芸：《严世芸医案三则》，载《中医文献杂志》2004年第4期，第33－34页。

为阴阳气血的亏虚，以阳虚为主，标实为阴寒、痰浊、血瘀交互为患。该患者初起风寒犯肺，肺失宣降，通调失常，水液聚而为痰，症见咳嗽；痰郁而化热，阻遏心阳，见胸闷、胸痛；且患者年逾古稀，肝肾阴亏，风阳夹痰浊上扰清空，而有头晕。《金匮要略》中瓜蒌薤白汤类方通阳开痹，可用于心痹而胸闷，或胸痛，或不痛者，为治疗冠心病心绞痛之要方。辅以理气活血通络。酌加益心气温心阳之品如黄芪、甘草、桂枝。

本患者初诊时外感后痰热未清，故先拟清热化痰。痰热得清后，胸痹急暴之势已去，虚实夹杂，故用通补兼施之法较为适宜，对年迈患者，常合用补肾法，久痛入络当用虫类搜剔之品。治疗中以祛邪而不伤正，补虚而不碍邪为宗旨。

本例患者还有颈椎病、失眠等，方中用药予以兼顾。

案 2：冠心病，慢性心力衰竭①

郁某，女，65 岁。

初诊日期：2005 年 11 月 18 日。

现病史：患者反复胸闷胸痛 5 年，伴双下肢浮肿 2 年。2003 年 3 月 24 日于外院诊断为：冠心病，心绞痛；慢性心功能不全，心功能Ⅲ级。

患者已在严世芸教授门诊以中药汤剂治疗 10 个多月，刻下：胸闷痛未作，登上三楼气短，双下肢轻度水肿，夜眠二枕位；头晕偶作，口干目糊，耳鸣如蝉，双下肢酸软，全身酸痛，纳可寐安，大便偏干；舌淡红，苔薄，脉细。

既往高血压病史 10 年，2 型糖尿病史 6 年；服用氨氯地平降压，血压控制在130mmHg～140mmHg/80mmHg～90mmHg；服用二甲双胍、格列吡嗪（瑞易宁）降糖，空腹血糖和餐后血糖均控制在正常范围内。

证候诊断：心肾阳虚，瘀血水饮内停，兼肝阳上亢，风寒湿邪痹阻经络。

治法：温补心肾、活血利水、平肝潜阳、祛风散寒、除湿通络。

【处方】

黄芪 300g	麦冬 120g	五味子 90g	桃仁 120g
川芎 120g	地鳖虫 120g	三棱 150g	莪术 150g
柴胡 120g	枳壳 150g	地龙 120g	当归 150g
炙甘草 90g	葛根 150g	仙灵脾 200g	骨碎补 150g
潼蒺藜 120g	白蒺藜 120g	天麻 150g	钩藤 150g
生石决明(先煎)200g	生地黄 200g	熟地黄 200g	山萸肉 120g
山药 150g	牡丹皮 150g	丹参 150g	泽泻 150g
牛膝 150g	千年健 200g	附子 120g	猪苓 150g
茯苓 150g	白术 150g	白芍药 150g	桂枝 150g
车前子 150g	羌活 150g	独活 150g	桑寄生 200g
秦艽 150g	杜仲 200g	制川乌(先煎)90g	灵磁石(先煎)400g
肉桂 40g	首乌 200g	补骨脂 150g	脐带 10 条

---

① 郭美珠、唐梅芳、王春丽、严世芸：《严世芸运用膏方调治冠心病稳定期验案 3 则》，载《上海中医药杂志》2009 年第 43 卷，第 1 期，第 15－17 页。

肉苁蓉 150g   炙鸡内金 120g

1 料。

另：

生晒参 200g   核桃肉 ^(打) 250g   阿胶 200g   鹿角胶 180g

龟板胶 150g   鳖甲胶 120g   元贞糖 500g

收膏。

复诊：服用 1 料膏方，2006 年冬至前复诊，自诉膏方治疗后判若两人，胸闷胸痛偶作，登楼气短不明显，双下肢不肿，耳鸣目糊好转，全身酸痛减轻，大便顺畅。

守前方，加黄精 200g，炒谷芽、炒麦芽各 150g，续服膏方，巩固疗效。

【按语】

《灵枢·经脉》云："肾足少阴之脉……是动则病……喝喝而喘。"《素问·痹论》言："心痹者，脉不通，烦则心下鼓，暴上气而喘。"《素问·逆调论》云："不得卧而喘也……是水气之客也。"指出阳虚水凌致喘。患者年高，肾元虚衰，气不化水，水饮凌心；肾阳亏虚，不能温养心阳，心阳鼓脉无力，血流迟缓，瘀血阻滞；瘀血水饮气滞内阻，心脉失养，故胸闷胸痛；肾失纳气，则登梯气短；肾元亏虚，骨失濡养，风寒湿邪痹阻经络，则下肢酸软，全身酸痛；阳虚及阴，水不涵木，阴虚阳亢则头晕；阴虚肠燥则大便干。该病心肾阳虚是本，痰饮、瘀血、气滞为标。

故严世芸教授予真武汤、济生肾气丸加味补肾温阳利水；生脉饮、补阳还五汤加减益气养阴，活血化瘀；柴胡、枳壳理气化滞；天麻、钩藤、生石决明、潼蒺藜、白蒺藜补肝肾，平肝阳；独活寄生汤加减养肝肾，祛风散寒，除湿通络；制川乌温经散寒止痛；灵磁石益肾聪耳；四君子汤加炙鸡内金益气健脾。诸药合用共奏温补心阳，活血利水，平肝潜阳，祛风散寒，除湿通络之功。复诊加黄精益气养阴强身，炒谷芽、炒麦芽运脾健胃。

案 3：冠心病伴焦虑症 [1]

赵某，女，65 岁。

初诊日期：2006 年 12 月 3 日。

主诉：胸闷心慌阵作 5 年。

现病史：既往冠心病史 5 年，心电图示：Ⅱ、Ⅲ、aVF 导联 ST 段水平下移大于 0.05mV。2 年前因担心冠心病加重而整夜失眠，在精神卫生中心诊断为：焦虑症。服用百忧解近 1 年。

求诊于严世芸教授已 3 个月，经中药汤剂治疗，胸闷心悸好转过半，登楼稍有气短，能够入睡，但夜寐多梦，寐浅易醒，紧张易惊，心烦易怒，头晕头痛，颈项板硬，口苦口臭，纳可，便调；舌淡红，苔薄，脉细。

证候诊断：肝胆郁热，痰热扰心，阴阳俱虚，瘀血内阻。

治法：疏泄肝胆郁热、化痰瘀安心神、协调阴阳。

---

① 郭美珠、唐梅芳、王春丽、严世芸：《严世芸运用膏方调治冠心病稳定期验案 3 则》，载《上海中医药杂志》2009 年第 43 卷，第 1 期，第 15－17 页。

【处方】

柴胡 120g	半夏 120g	桂枝 120g	猪苓 150g
茯苓 150g	淡黄芩 150g	甘草 90g	生龙骨(先煎) 300g
生牡蛎(先煎) 300g	生大黄(后入) 90g	白术 150g	白芍药 150g
当归 150g	薄荷(后入) 60g	石菖蒲 120g	郁金 120g
瓜蒌皮 120g	薤白 120g	川厚朴 120g	桃仁 120g
酸枣仁 120g	川芎 120g	红花 60g	生黄芪 300g
地龙 120g	知母 120g	黄柏 120g	葛根 180g
仙灵脾 200g	骨碎补 150g	威灵仙 150g	潼蒺藜 120g
白蒺藜 120g	生蒲黄(包) 120g	制乳香 120g	制没药 120g
麦冬 120g	生地黄 200g	熟地黄 200g	山萸肉 120g
山药 150g	泽泻 150g	枸杞子 150g	首乌 200g
黄精 200g	肉桂 40g	巴戟天 120g	肉苁蓉 150g
淮小麦 300g	夜交藤 200g	远志 120g	合欢皮 150g
生薏苡仁 150g	熟薏苡仁 150g	佛手 150g	炙鸡内金 120g
炒谷芽 150g	炒麦芽 150g	五味子 90g	

1 料。

另：

生晒参 250g	核桃肉(打) 300g	阿胶 200g	龟板胶 180g
红枣(打) 80 枚	鹿角胶 180g	鳖甲胶 150g	饴糖 500g
冰糖 400g			

收膏：全蝎 40g，蜈蚣 40g，研粉调入。

复诊：服用 1 料膏方，2007 年冬至前复诊。自诉膏方治疗后，抗焦虑药慢慢减量，现已停用；睡眠明显改善，唯多梦夜寐不酣，而胸闷心慌、紧张心烦很少发作，项板头晕明显改善。守前方加牡丹皮 120g、栀子 120g。续服膏方，巩固疗效。

【按语】

《临证指南医案》云："女子以肝为先天，阴性凝结，易于拂郁。"患者平时性格内向，内有隐曲之情，忧思多怒，思则气结，脾湿不运则生痰，气滞则血瘀；怒则伤肝，肝失疏泄，日久肝胆郁热；痰热扰心则见胸闷心慌，心烦寐艰；痰浊上犯清窍则头晕头痛；肾虚骨失濡养则颈板；久病耗损心之气血阴阳，则病情缠绵。

严世芸教授认为，该患虚实错杂，病涉心肝脾肾，病位在心在肝，故多方合用，予柴胡甘草龙骨牡蛎汤疏泄肝胆，清热化痰；瓜蒌薤白白酒汤减白酒，桂枝甘草汤加川朴、菖蒲、郁金温心阳化痰浊；逍遥散疏肝健脾养血，以杜生痰之源；生脉饮、补阳还五汤加减益气活血；甘麦大枣汤养心安神；酸枣仁汤加黄柏、夜交藤、远志、合欢皮清肝热，除虚烦；六味地黄丸加首乌、黄精、枸杞子滋肾阴以补心阴；巴戟天、肉苁蓉补肾阳以温心阳；葛根、仙灵脾、骨碎补、威灵仙补肾壮骨活血以治项痹；全蝎、蜈蚣息风止痉，活血通络；四君子汤加佛手、炙鸡内金、炒谷芽、炒麦芽益气理气健脾。诸药合用共奏疏泄肝胆郁热，化痰瘀安心神，协调阴阳之功。复诊继加牡丹皮、栀子清泻肝火。

案 4：冠心病伴更年期综合征①

程某，女，55 岁。

初诊日期：2004 年 11 月 12 日。

现病史：胸闷心悸阵作 2 年余，冠心病史 2 年。月事已绝，刻下：胸闷心悸，阵发烘热，汗后怕冷；脊背酸痛，颈板，左手麻木，四末发凉，纳可，夜寐早醒，大便 2 日 1 行；舌淡红苔薄，脉细。

证候诊断：阴阳失衡，痰浊瘀血水饮内停，心肾不交。

治法：燮理阴阳、活血化痰利水、温经通脉、交通心肾。

膏方调治，拟方如下。

麦冬 120g	五味子 60g	瓜蒌皮 150g	薤白 120g
淮小麦 300g	炙甘草 90g	生地黄 200g	熟地黄 200g
仙灵脾 200g	巴戟天 120g	当归 150g	知母 120g
黄柏 120g	生黄芪 300g	桃仁 120g	酸枣仁 120g
川芎 120g	地鳖虫 120g	牡丹皮 150g	丹参 150g
山萸肉 120g	山药 120g	茯苓 150g	泽泻 150g
夜交藤 200g	远志 120g	合欢皮 150g	黄连 90g
葛根 150g	骨碎补 150g	全蝎 60g	蜈蚣 60g
桂枝 120g	白术 150g	白芍药 150g	细辛 60g
通草 60g	佛手 120g	焦山楂 150g	焦神曲 150g
炒谷芽 150g	炒麦芽 150g	生龙骨（先煎）300g	生牡蛎（先煎）300g
肉桂 30g	附子 120g	仙茅 150g	百合 150g
菝葜 150g	柴胡 120g	枳壳 120g	香附 120g

1 料。

另：

生晒参 100g	西洋参 100g	核桃肉（打）300g	大枣（打）60g
阿胶 200g	龟板胶 150g	鹿角胶 180g	饴糖 500g
冰糖 400g			

收膏。

复诊：（2005 年 12 月）诉偶有胸闷心悸，烘热偶作；脊背酸痛减半，颈板减半，四末发冷好转，胃脘偶痛，大便 2 ～ 3 日 1 行，夜寐多梦。原方减全蝎、蜈蚣，加延胡索 200g、薄荷（后入）60g、山栀 120g、火麻仁（打）300g，继续巩固疗效。

【按语】

《素问·上古天真论》云："女子……七七，任脉虚，太冲脉衰少，天癸竭，地道不通，故形坏而无子也。"患者月事已绝，肾精亏虚，阴阳失衡，阴虚载血无力，阳虚运

---

① 郭美珠、唐梅芳、王春丽、严世芸：《严世芸运用膏方调治冠心病稳定期验案 3 则》，载《上海中医药杂志》2009 年第 43 卷，第 1 期，第 15 - 17 页。

血无能，而生瘀血；阳虚气化不利，则生水饮；心脉失养，故胸闷心悸；阴虚火旺，阴阳失调，故阵发烘热汗出，汗后怕冷；阳虚血弱，寒侵经络，故四末发凉；肾主骨生髓，肾虚骨弱，则颈板背痛；心肾不交，则夜寐早醒。

该患者正处于更年期，同时罹患冠心病，严世芸教授认为其病位虽在心，但病之根本在于肝肾亏损，投二仙汤燮理阴阳，知柏地黄丸滋阴降火，真武汤温阳利水，生脉饮、补阳还五汤加味益气活血通络，交泰丸交通心肾，酸枣仁汤加百合、夜交藤、远志、合欢皮养血安神，清热除烦，四君子汤加佛手、焦山楂、焦神曲、炒谷芽、炒麦芽益气理气健脾，止痉散活血通络，当归四逆汤温经养血散寒通络。诸药合用，共奏燮理阴阳、活血化痰利水、温经通脉、交通心肾之功。

复诊因胃痛，减止痉散，加延胡索止痛，薄荷疏肝理气，山栀清泻肝火，火麻仁润肠通便。

一百四十二、颜德馨医案十则

案1：冠心病（心绞痛）[①]

吴某，女，65岁。

现病史：冠心病心绞痛10余年，胸闷心痛，痛势彻背，近日症情加剧，日发10余次，并见气促心悸，神疲恶寒，时汗自出，大便溏而不畅。迭投活血祛瘀之法，症状仍见反复，舌紫苔薄脉沉细。

证候诊断：心阳不足，血行无力，脉络阻滞，心脉不通。

治法：温阳益气。

【处方】附子汤加味。

熟附子6g	党参10g	白术10g	茯苓10g
葛根10g	丹参12g	赤芍12g	甘草3g
参三七粉(吞服)1.5g	血竭粉(吞服)1.5g		

每日2次，7剂。

二诊：药后颇能安受，胸闷已除，心痛亦缓，上方去参三七粉、血竭粉，继进。

连服3个月停药，随访1年，病情稳定。

【按语】

本例一派心胸之阳不展之候，活血祛瘀之品虽能畅通血脉，但亦易耗阳气，遂致心阳愈虚，故心痛难愈也。初诊以附子汤温经散寒，益气活血，用附子者即是大辛热以驱下焦之阴而复上焦之阳，补天浴日。加参三七粉、血竭粉以冀其速效，二诊即去为药随证转之故。

案2：冠心病[②]

孙某，男，56岁。

现病史：患者数年来经常心前区隐痛，有阵发性心动过速及心房颤动史，西医诊断

---

① 魏铁力：《颜德馨教授辨治冠心病的独特经验》，载《实用中医内科杂志》1996年第1期，第1－3页。

② 魏铁力：《颜德馨教授辨治冠心病的独特经验》，载《实用中医内科杂志》1996年第1期，第1－3页。

为冠心病，曾用中西药治疗，效果不佳。初诊：胸骨后刺痛，时作时休，已用过硝酸甘油，心悸、胆固醇偏高，舌质淡紫，脉细涩结代。

证候诊断：胸阳不振，气血痹阻，不通则痛。

治法：通阳宽胸，活血化瘀。

【处方】瓜蒌薤白汤出入。

全瓜蒌15g	薤白9g	制香附9g	广郁金9g
丹参9g	桃仁9g	元胡9g	降香3g
炙甘草4.5g			

二诊：胸痛心悸已除，精神振作，舌胖有齿痕，脉细结代，原方加益气之品。同上方加黄芪15g、川桂枝4.5g。

患者坚持服药，随访3年，病情稳定。

【按语】

本例属冠心病缓解期，初诊即抓住"通"与"化"，而用通阳化瘀之法，加香附、降香畅利气机，7剂后症势即定，后加黄芪益气。此乃抓住"心气虚"这一病本，标本同治，故能取得明显疗效。

案3：胸痹①

梁某，男，49岁。

现病史：胸膺隐痛，时或心悸，喜太息，神疲乏力，易自汗，头昏少寐，间或咽痒咯痰，饮食不佳，二便如常，脉细小滑，舌苔薄腻。

证候诊断：心脾气血失调，复有痰阻气郁之候。

治法：补气益血，辅以化痰。

【处方】归脾汤加减。

潞党参9g	白芍9g	丹参9g	柏子仁12g
枣仁12g	百合3g	半夏9g	陈皮4.5g
煅龙牡(先)15g	莲子10粒	炙草3g	参三七粉(吞)1.0g

14剂。

二诊：心悸、自汗、胸痛已减，饮食如常，二便亦调；喜太息，易呵欠，睡眠仍不酣，脉细小滑，舌苔薄黄，阴阳失于平衡，心肾不交，守法再进。

【处方】

潞党参9g	白芍9g	丹参12g	柏子仁12g
百合9g	煅龙牡(先)各15g	半夏9g	桔皮3g
远志3g	麦冬9g	当归9g	秫米包9g

14剂。

药后症情次递减轻，用上方加琥珀粉1g，继服以巩固。

【按语】

本例胸痹心痛虽症情不重，但已耗伤气血，心脾不调，血不养心则心悸，血不充脉

---

① 魏铁力：《颜德馨教授辨治冠心病的独特经验》，载《实用中医内科杂志》1996年第1期，第1-3页。

则心痛。故以归脾为法。加三七粉散剂吞服治心痛，有药量少，吸收快，收效显之用，得效即去之。二诊加麦冬养阴复脉，有强心之功，最后以原剂加琥珀养心。综观本例之治，自始至终抓住调补脾胃，加减灵活，故效果明显。

案4：冠心病①

患者，男，75岁。

现病史：有冠心病15年（膏方，戊寅冬至后订）。胸痛有年，心阳不振，气滞血瘀，痰浊困阻，脉道不畅，不通则痛，心痛频作，夜分少寐，脉沉细结代，舌淡苔薄，唇紫。选经温寒解凝，症已小可，近将远涉重洋，以膏代煎，探元之本，索其受病之基，固本清源，以冀却病延年。

【处方】

野山参（另煎冲）30g	淡附片150g	川桂枝150g	柴胡90g
赤白芍各90g	当归90g	川芎90g	炒枳壳90g
玉桔梗60g	淮牛膝60g	红花90g	大生地300g
桃仁90g	生甘草90g	生蒲黄150g	醋灵脂90g
炙乳没各45g	延胡索90g	煨金铃90g	苏木90g
降香24g	九香虫24g	黄芪300g	紫丹参150g
血竭（研冲收膏）30g	制香附90g	天台乌90g	法半夏90g
小青皮60g	茯苓90g	广郁金90g	百合90g
炙远志90g	酸枣仁150g	活磁石300g	全瓜蒌120g
干薤白90g	木香45g	苍白术各90g	

上味共煎浓汁，文火熬糊，再入鹿角胶150g、麦芽糖500g，熔化收膏。每晨以沸水冲饮1匙。

【按语】

患者素禀阳气不足，阴寒内盛。因阳气不达，营卫凝聚，诸寒收引，气血不利，血脉凝泣，痰湿困阻，故真心痛频发，正与《黄帝内经》所云"寒则血行迟而少"相合。法当温阳解凝，活血通络，运脾化痰。

叶天士久病入络学说认为，气血推行不利，血络之中必有瘀凝，故致病气缠延不去，必疏其络而病气可尽也。滑伯仁用补剂每参入活血通经之品，史载之多用三棱、莪术。王清任复用桃仁、红花，皆治络之谓。痰瘀同源之说，源于武威汉简，至《诸病源候论》首次阐明瘀血化痰的病理过程。朱丹溪则倡言"痰夹瘀血遂成窠囊"。王清任发明益气活血之补阳还五汤，祝味菊擅用附子温通阳气，气阳旺盛则血行有力。参诸大家之长，古为今用而推陈出新。一改膏方陈规，全方不以补益为着眼点，剿抚兼施，汇温阳益气、活血理气、运脾祛痰于一炉。温阳益气法重用附子、桂枝、野山参、鹿角胶，活血通脉则选血府逐瘀汤全方加味，理气祛痰倚仗二陈、蒌薤及诸香药，并用苍白二术以运脾杜绝痰之源头。

① 严夏、颜德馨：《颜德馨教授膏方治疗冠心病经验摭拾》，载《实用中医内科杂志》2004年第1期，第27-29页。

案5：心绞痛，心肌梗死①

周某，男，68 岁。

现病史：因心绞痛、心肌梗死反复住院，每晚心绞痛发作可达 10 次以上，遍用中西药，病情时好时坏，而请中医会诊。初诊：胸闷心痛，每因发作而憋醒，痛彻项背，心悸气短，日发 10 余次，脉沉细，舌紫苔薄。

辨证分析：年近古稀，气阴两虚，心气不足，瘀阻心脉，夜间阳微阴盛，故多发作在深夜，当以益气化瘀，剿抚兼施，用益心汤。

【处方】

党参 15g	黄芪 15g	葛根 9g	川芎 9g
丹参 15g	赤芍 9g	山楂 30g	石菖蒲 4.5g
降香 3g	决明子 30g	三七粉 1.5g	血竭粉^{（调匀，分2次吞）} 1.5g

7 剂。

二诊：药后胸闷已退，痛势亦缓，脉沉细，舌紫苔薄。气虚瘀阻，心阳受遏，守原方再进一步。另吞人参粉 1.5g，每日 2 次。

病势日趋坦途，心绞痛消失，随访 5 年，除劳累或恣啖生冷诱发外，未再因心脏疾患住院。

【按语】

患者年近古稀，气阴两衰，心绞痛、心肌梗死反复发作，损伤心气，瘀阻心脉，病情日益严重。一味补益，胸闷心痛难除；一味逐瘀，正气更见耗伤，必把握补泻分寸，剿抚兼施，始能奏效。初诊因胸闷心痛较甚，侧重化瘀，方用颜氏益心汤，党参、黄芪、川芎、丹参益气化瘀，葛根、菖蒲、降香、决明子升清降浊，三七粉、血竭粉化瘀力强而无伤正之虞，故药后颇见奇效。二诊加用人参粉，补其气，化其瘀，宜长服而无流弊。

案6：胸痹②

陆某，男，72 岁。

现病史：2 年前体检发现心律不齐，随之逐渐胸闷气短，近半年胸闷伴心前区刺痛，发作时间持续 1～2 分钟，自行消失。曾间断服用麝香保心丸及硝酸甘油片，疗效不佳，近 2 周心前区疼痛频发。

刻诊：胸痹心痛有年，头晕胸闷，心悸刺痛，眠差，面色黧黑，巩膜可见较多血丝，舌淡暗略胖，脉结代。

治法：温阳化瘀。

【处方】

淡附片 15g	生地黄 12g	当归 9g	失笑散^{（包煎）} 9g
川芎 9g	赤芍 9g	桃仁 9g	枳壳 4.5g

---

① 胡晓贞、颜乾麟：《颜德馨教授论胸痹证病机与治法》，载《中国中医急症》2012 年第 21 卷，第 6 期，第 901－902 页。

② 胡晓贞、颜乾麟：《颜德馨教授论胸痹证病机与治法》，载《中国中医急症》2012 年第 21 卷，第 6 期，第 901－902 页。

怀牛膝 4.5g　　　　菖蒲 4.5g　　　　桂枝 4.5g

3 剂。

二诊：胸闷气促心悸之症已减，但动甚及饭后心悸较显，唇有疮痂，舌边尖红，苔薄白，脉细弦结代。守制再进。原方加黄芪 30g。3 剂。

三诊：投益气温阳、化瘀通络治法，脉结代，心绞痛明显好转，舌边尖起刺，苔薄少津，脉细缓，上唇痂红肿痛。治以前方化裁。同上方去桂枝，加远志 9g。5 剂遂安。

【按语】

冠心病之治，可守五法：①心阳不振，比用附子，此案脉结代，舌淡胖，又夜间痛甚，故有加桂枝通阳，如嫌附子太燥，可加麦冬、五味、玉竹、炙甘草以缓其燥性，阳旺阴消，邪尽正复；②气滞用降香、麝香保心丸、苏合香丸；③痰浊阻络用瓜蒌、薤白、半夏类；④瘀血阻络用血府逐瘀汤，益气化瘀用补阳还五汤；⑤心功能衰竭用附子、干姜、葶苈子、椒目。胸痹作痛，脉当取太过不急，症脉合参，取象无惑矣。

案 7：心绞痛①

鲍某，男，59 岁。

初诊日期：2012 年 4 月。

现病史：既往高血压病史，平时服用波依定降压，血压控制尚可，此次因胸闷不适，当时来我院就诊。2012 年 4 月 11 日冠脉 CTA 示左前降支近段偏心性软斑块形成，管腔中重度狭窄。因顾虑支架，故来中医就诊。

刻诊：胸闷时作，活动后明显，面色偏暗，左侧面颊上中下各有一 5 分硬币大小的色斑，右侧面颊有一 5 分硬币大小色斑，舌淡暗，苔薄白，脉弦。

【处方】

桃仁 12g	红花 9g	赤白芍各 9g	当归 9g
川芎 5g	地龙 9g	柴胡 3g	枳壳 3g
桔梗 3g	甘草 3g	川牛膝 15g	陈皮 9g
煅瓦楞子 15g	茯苓 12g	黄芪 20g	炒党参 9g
白芷 3g	降香 4.5g	生蒲黄 9g	海藻 12g
煅牡蛎 30g	淫羊藿 9g	磁石 9g	生地黄 9g
麦冬 9g	五味子 5g		

7 剂。

此后上方加减治疗，1 个月后右侧色斑颜色减淡，左侧三色斑无明显变化，胸闷减轻。坚持服用中药，胸闷时作，活动后明显，约行走 45 分钟时胸闷胸痛，需稍作停顿能自行缓解，坚持上班。

3 个月后右侧面颊的色斑消退，左侧面颊三个色斑变淡。坚持服用中药 1 年后，胸闷胸痛较前明显改善，行走 45 分钟后胸闷胸痛也不作，目前间断服用上述药物，停中药期间服用活血化瘀中成药。

---

① 孔令越：《颜德馨教授以气血为纲治疗冠心病经验》，载《四川中医》2014 年第 32 卷，第 7 期，第 6 - 7 页。

【按语】

本病属于"胸痹"范畴，阳虚不能鼓动五脏之阳，引起心气不足或心阳不振，血脉失于阳之温煦、气之鼓动，则气血运行滞涩不畅，发为心痛，血瘀为胸痹的基本病机，活血化瘀为胸痹的治疗大法，本案运用血府逐瘀汤加味，在改善胸闷胸痛的同时，也使多年面部色斑消退，可谓皆活血化瘀之功也。

在本案中通过冠脉 CTA 明确左前降支近段偏心性软斑块形成，管腔中重度狭窄，微观辨证为痰浊内阻，在活血化瘀同时加海藻、煅牡蛎软坚化痰，淫羊藿壮火之源以消阴翳，配以黄芪、炒党参达气行则血行之意，合生脉饮益气养阴，共调阴阳，在改善胸闷胸痛的同时，也使多年面部色斑消退，可谓标本同治也。

案 8：冠心病①

周某，男，68 岁。

现病史：有冠心病、心绞痛、心肌梗死病史，曾多次住院治疗。近来胸闷心痛又作，痛彻项背，心悸气短，舌紫、苔薄，脉沉细。

证候诊断：心气不足，血阻心脉。

治法：益气活血。

【处方】益心汤加味。

党参 15g	丹参 15g	黄芪 30g	山楂 30g
决明子 30g	葛根 9g	川芎 9g	赤芍 9g
石菖蒲 9g	降香 2.4g	三七粉(冲服)1.5g	血竭粉(冲服)1.5g

每日 1 剂，水煎分早晚 2 次服。

7 剂后，心痛除，加人参粉 1.5g，每天 2 次冲服，巩固疗效。

【按语】

虚而致血瘀者，多见于老年或体弱患者。元气已虚，故胸闷气怯，疲倦乏力。颜德馨教授常用扶正达邪，畅通气机方法。用活血药能使症状缓解，但欲求改善心肌功能或控制其发作，需加用益气之品，才能奏效。

颜德馨教授自拟益心汤，用葛根、川芎升发清气，用降香、决明子降气泄浊，一升一降，使清旷之区得以复原；生山楂配决明子降脂化浊，用党参、黄芪、丹参、赤芍益气活血增强心肌功能，即沈金鳌所谓"补益攻伐相间而进，方为正治"。

案 9：冠心病②

徐某，男，60 岁。

现病史：冠心病史 5 年。诊见：劳则心悸，胸闷气短，纳食不馨，舌红唇紫、苔腻，脉细弦。

辨证分析：乃心气为痰瘀交困所致，时值暑热当令，治当两顾（时令、体质）。

【处方】

升麻 9g	葛根 9g	苍术 9g	白术 9g

① 张保亭：《颜德馨教授治疗冠心病经验介绍》，载《新中医》2002 年第 7 期，第 8－9 页。
② 张保亭：《颜德馨教授治疗冠心病经验介绍》，载《新中医》2002 年第 7 期，第 8－9 页。

五味子 9g	麦冬 9g	黄柏 9g	泽泻 9g
神曲 9g	半夏 9g	生蒲黄 9g	石菖蒲 9g
党参 15g	丹参 15g	茯苓 15g	黄芪 30g

每日 1 剂，水煎分早晚 2 次服用。

5 剂后诸症遂减，仍有苔腻，酌加芳香化浊利湿之品而愈。

【按语】

冠心病在临床上常见心悸怔忡之症，颜德馨教授认为心主血脉，怔忡无时，血少者多。因此，颜德馨教授治病推崇沈金鳌所言："盖脾统四脏，脾有病，必波及之，四脏有病，亦必待养于脾，故脾气充，四脏皆赖煦育，脾气绝，四脏不能自生……凡治四脏者，安可不养脾哉。"

颜德馨教授临床以健脾益气养血之法应用于冠心病之治疗，常用归脾汤加琥珀、珍珠，能纠正心律失常，具镇静、养心之效。同时，以补养脾胃调治心病，须循序渐进，补中寓疏，要因人、因时而异，切忌蛮补、呆补。颜德馨教授常于夏月之际，用李东垣清暑益气汤治冠心病，疗效显著。

本方为补中益气汤去柴胡，加生脉散和苍术、泽泻、楂曲、葛根、黄柏而成，方以补中益气汤补气健脾，合生脉散益气复脉，佐黄柏、苍术清暑化湿。李东垣云："夏月服生脉散加黄芪、甘草，令人气力涌出。"说明本方治冠心病之奥义。

案 10：陈旧性心肌梗塞，冠心病[①]

朱某，男，66 岁，退休工人。

现病史：1972 年曾患急性后壁心肌梗塞，以后常感心悸、胸闷、胸痛、心前区不适，长期服用西药罔效，于 1985 年 1 月来诊。主诉心悸气短，怔忡少寐，胸痞作痛，近感肢末发麻。舌红苔薄中裂，脉弦细。

证候分析：高年气阴两虚，心脉瘀阻，神失所养。

治法：益气化瘀，养心安神。

【处方】

葛根 9g	决明子 30g	丹参 15g	降香 2.4g
太子参 9g	黄芪 15g	赤芍 9g	炙远志 6g
琥珀末(吞)1.5g	菖蒲 4.5g	茯神 9g	

7 剂。

复诊：日来心悸怔忡见安，精神亦振，脉弦细，舌苔薄腻，气阴虽有来复之象，瘀血阻络，气机不畅；取前法更进一筹。

【处方】

葛根 9g	菖蒲 6g	丹参 15g	琥珀末(吞)1.5g
太子参 9g	赤芍 9g	降香 1.5g	决明子 30g
川芎 9g	茯苓 10g	黄芪 15g	炙远志 9g

14 剂。

---

① 颜德馨、魏铁力、屠丽萍：《医案三则》，载《江苏中医杂志》1986 年第 10 期，第 37 页。

药后症情缓解，赴香港旅游归来，病态若失。

【按语】

本案陈旧性心肌梗塞、冠心病，缠绵 10 余年，心气不足，营血亏损。《济生方》云："夫怔忡者，此心血不足也。"颜德馨教授认为："心营两虚，瘀阻脉络，若纯用参芪益气补中，可致气愈滞，血愈壅；纯用活血化瘀则气愈耗，血愈亏。"方中以通为补，通补兼施。用治冠心病、心肌梗塞、心绞痛，每能缓解症状，恢复心肌功能，可资临床参考。

一百四十三、颜乾麟医案二则

案1：冠心病（心绞痛）①

张某，女，82 岁。

现病史：有冠心病、心房纤颤（房颤）病史多年，时感神疲体倦，平时间断服用中西药物。近 1 周来因情志不遂，出现胸闷胸痛，气促，唇青，乏力，胃纳一般，大便日行 2 次，入夜安稳。舌红、苔薄，脉弦结代。

证候诊断：心气不足，气滞血瘀。

治法：益气养心，疏肝理气。

【处方】

炙黄芪 15g	葶苈子 15g	赤芍 15g	白芍 15g
丹参 15g	党参 10g	苍术 10g	白术 10g
蔓荆子 10g	柴胡 10g	当归 10g	川芎 10g
茯苓 30g	薄荷 3g	黄连 3g	桂枝 3g
桔梗 6g	炙甘草 5g		

二诊：剑突下作痛，时间约 2～3 分钟，或有汗出，手抖，痰白，胃纳一般，大便或畅或不畅，不成形，便前腹痛，不泛酸，舌红、苔薄黄腻，脉涩，属气虚肝郁克土之证。

【处方】

生黄芪 15g	党参 10g	苍术 10g	白术 10g
柴胡 10g	当归 10g	枳壳 10g	白芍 10g
香附 10g	川芎 10g	法半夏 10g	防风 10g
升麻 6g	青皮 6g	陈皮 6g	茯苓 30g
桂枝 5g	炙甘草 5g		

三诊：房颤仍有，服上方胸痛消失，心悸症减，大便已成形，入夜安稳，胃纳一般，舌红、苔薄黄，脉弦细，属气虚血瘀之证。

【处方】

生黄芪 15g	党参 10g	苍术 10g	白术 10g

---

① 韩天雄、颜琼枝、刘珺：《颜乾麟教授辨治冠心病心绞痛临证思维特点探析》，载《新中医》2013 年第 45 卷，第 11 期，第 160－161 页。

蔓荆子 10g	葶苈子 10g	当归 10g	防风 10g
白芍 10g	茯苓 30g	酸枣仁 15g	升麻 6g
柴胡 6g	陈皮 6g	五味子 6g	桂枝 5g
炙甘草 5g			

药后症情稳定，目前在继续调治。

【按语】

患者胸痹病史多年，时感神疲乏力，间有便溏，为心脾两虚之体。近因情志不畅，肝郁气滞，心神不宁而心悸胸闷发作。

首诊以自拟益心汤（黄芪、党参、苍术、白术、蔓荆子、葶苈子）合逍遥散疏肝理气合而治之。方中黄芪、党参益气健脾，助气血之生化；苍术、白术健脾化痰；蔓荆子升清通窍；葶苈子行气散瘀逐邪，合桂枝又含保元汤之意，益气温阳通心脉。二诊出现大便不成形，便前腹痛肝郁克土之证，故参以痛泻要方。三诊时肝气已舒，胸痛消失，转以补益心气为主，柴胡减量，辅以酸枣仁宁心安神。桂枝配甘草是颜乾麟教授治疗脉结代的常用药对，二者相配，有益心气、振心阳、定心悸之效。

案 2：冠心病，冠状动脉狭窄[①]

梁某，女，67 岁。

初诊日期：2011 年 3 月 31 日。

主诉：胸闷伴心悸反复发作 5 年余，加重 3 月。

现病史：患者曾因"重症心肌炎"于 2006 年 5 月在外院住院治疗。入院时查心电图示窦性心动过速，室性早搏，短阵室速，ST 段抬高；血清心肌酶及心肌损伤标志物 TNI 均升高；心脏彩超示左室心尖部圆窿，左室前壁、侧壁及心尖部节段性运动减弱，左室射血分数（射血分数）55%。同时为排除心肌梗死，行冠状动脉造影检查，发现左主干（LM）、左前降支（LAD）、左回旋支（LCX）均未见异常，右冠状动脉（RCA）中段弥漫病变、狭窄 50%。出院后患者长期服用盐酸曲美他嗪（万爽力）治疗，并间断服用中药调理。2010 年 11 月起胸闷逐渐加重，外院医生建议冠脉介入治疗，患者不接受，以倍他乐克和辛伐他汀口服治疗 3 个月，疗效不满意，遂至颜乾麟教授门诊求诊。

刻诊：胸闷心悸，入夜尤甚，头晕头痛，口干，神疲乏力，动则气促；胃纳一般，大便略稀；舌红、苔薄黄略干，脉弦。

冠脉 CT 检查：（2011 年 3 月 21 日）LAD 中远段表面有薄层心肌覆盖，长度约 46mm，收缩期管腔狭窄 60%；LCX 未见明显异常；RCA 近段、中段见软斑块，管腔狭窄约 78%；左心室心尖区域肌壁变薄，可见反相运动。

西医诊断：冠心病，冠状动脉狭窄。

中医诊断：胸痹。

证候诊断：气阴不足，血脉瘀滞。

治法：益气养阴，逐瘀通脉。

---

① 胡琪祥、曹振东、韩天雄、颜乾麟：《颜乾麟以"益气养阴、化痰逐瘀"法治疗冠状动脉狭窄验案 1 则》，载《上海中医药杂志》2014 年第 48 卷，第 2 期，第 27－28＋34 页。

【处方】清暑益气汤合自拟冠心Ⅱ号方加减。

生黄芪15g	党参10g	天冬10g	麦冬10g
五味子6g	炮姜3g	苍术10g	白术10g
炙乌梅6g	石菖蒲15g	生蒲黄18g	丹参15g
川芎15g	枳壳6g	桂枝6g	降香6g
黄柏5g	炙甘草5g		

每日1剂，水煎，早晚分服。

二诊：（2011年5月12日）口干好转，胸闷亦平。效不更方，原法继进。

三诊：（2011年9月29日）患者因外出旅游后病情复发，胸闷、心悸又作，神疲乏力，夜寐不安，便溏；B超检查示下肢动脉斑块，颈动脉阻力增大；舌红苔薄、根部薄黄，脉弦。辨为气滞血瘀之证。治以理气活血、逐瘀通脉。

【处方】血府逐瘀汤加减。

当归10g	白芍10g	红花10g	桃仁6g
川芎15g	柴胡10g	枳壳6g	桔梗6g
川牛膝6g	桂枝3g	黄连3g	茯苓30g
苍术10g	白术10g	升麻6g	荷叶10g
炙甘草5g			

四诊：（2012年1月19日）入冬后胸闷、心悸等症状复发，伴咯痰、神疲、下肢乏力、自汗、便溏，入夜浅睡等痰瘀夹杂之证，遂改为祛痰活血法。

【处方】黄连温胆汤加减。

炙黄芪15g	桂枝3g	赤芍10g	白芍10g
黄芩6g	厚朴10g	黄连3g	枳实10g
法半夏10g	陈皮6g	当归10g	川芎10g
红花6g	桃仁10g	制南星6g	防风6g
炙甘草3g			

五诊：（2012年3月1日）胸部牵掣作痛、放射及背，心悸，咳嗽、咯白痰，大便先干后溏、质黏不畅；舌红、苔薄白，脉弦。辨为痰瘀交阻之证，前方合入瓜蒌薤白半夏汤增强化痰通瘀之力。

六诊：（2012年6月7日）胸闷胸痛未发，口干心烦，心悸偶见，自觉有气从少腹上冲胸咽，左肩部牵掣、连及左上肢；纳便如常，夜寐尚安；脉左关弦，舌红、苔薄黄且干。治以益气逐瘀、化痰养阴，方以清暑益气汤与血府逐瘀汤交替使用。

七诊：（2012年9月27日）奔豚症状消失，心悸平，其他症状亦明显改善。前法继服。后于2012年10月8日复查冠脉CT：LM及RCA起源及走行未见异常；LAD中段血管壁增厚，管腔狭窄（约50%），以远段血管紧贴心肌壁走行；LCX显示清晰，管腔通畅，未见明确粥样硬化征象；RCA中段血管壁增厚，管腔稍狭窄约50%。与初诊冠脉CT对比，冠脉狭窄明显改善。

【按语】

疾病分析：中医学并无"冠状动脉狭窄"或"冠心病"病名。颜乾麟教授认为，本病可归属于"胸痹"范畴，气滞血瘀、痰凝阴亏为本病的基本病机。本例老年患者曾患"重症心肌炎"，心之气阴亏虚在先；气虚则易滞，阴亏则血虚，气滞、血虚则易生痰生瘀，故见心悸、胸闷、胸痛、咯痰；又心主神明，心体失养则用（功能）亦紊乱，故见夜寐不安、心烦等。冠脉 CT 是冠心病诊断的金标准，近年来已成为无创性诊断冠状动脉狭窄的首选，其结果的准确性和冠脉造影不相上下。

本例患者 2006 年 5 月 21 日冠脉造影检查发现 RCA 中段弥漫病变，狭窄 50%；而 2011 年 3 月 21 日冠脉 CT 检查示 RCA 近、中段见软斑块，管腔狭窄约 78%。提示在近 5 年时间里，患者冠状动脉粥样硬化病变明显进展，此后患者接受中西药物治疗，但疗效不佳。经颜乾麟教授中药调治后，2012 年 10 月 8 日复查冠脉 CT，仅发现 RCA 中段血管壁增厚，管腔狭窄约 50%，未见明确粥样硬化征象。可见，中药治疗本病疗效显著。

2. 辨治分析：临床治疗本病，颜乾麟教授强调可根据病情的变化，将李东垣清暑益气汤与王清任血府逐瘀汤交替应用，用药总体不离"益气养阴、化痰逐瘀"之法。颜乾麟教授将血府逐瘀汤喻为"心血管清洁剂"，此方源自《医林改错》，方中当归、赤芍、红花、桃仁、川芎活血化瘀；柴胡、枳壳、桔梗、川牛膝理气宽胸。此外，颜乾麟教授临证每加桂枝、黄连交通心肾，茯苓、苍术、白术、升麻、荷叶化痰升清。全方可起"疏其气血、令其调达"之功效。

颜乾麟教授认为，老年冠心病患者多为气阴两虚之体，故治疗中应合以益气养阴之法。李东垣清暑益气汤由黄芪、人参、麦冬、五味子、苍术、白术、升麻、葛根、泽泻、当归、黄柏等组成，颜乾麟教授临证喜用此方加减治疗本病。本案用药中以黄芪补益元气，配以生脉饮及乌梅敛阴生津；以蒲黄、丹参、川芎等活血祛瘀；苍术、白术、石菖蒲、炮姜、枳壳等化痰理气通络；黄柏一味，滋阴降火，调和诸味热药，与苍术相配，尚有健脾祛湿之功。全方益气养阴、活血祛湿，切中本病病机，故疗效显著。颜乾麟教授认为，李氏清暑益气汤不仅为治暑病之验方，更是治疗老年患者心脑血管疾病之有效良方。

本案四诊时值初春，易感风寒外邪，患者出现胸闷、痰多等症，痰瘀夹杂病机突出，故改为祛痰活血法，以黄连温胆汤加减治之；而六诊时值初夏，遂又转为清暑益气汤治之。颜乾麟教授强调，本病病机复杂，疗程往往较长，故治疗中应始终遵循中医学"因时制宜、天人相应"的原则，灵活调整遣方用药，以期取得最佳疗效。

一百四十四、颜正华医案三则

案 1：胸痹[①]

何某，女，62 岁。

初诊日期：2000 年 8 月 14 日。

主诉：胸前区疼痛半年。

现病史：半年前因劳累而出现胸前区压榨性疼痛，牵及肩背，西医诊断为冠心病、

---

① 吴嘉瑞、张冰：《国医大师颜正华胸痹诊疗经验举隅》，载《新中医》2010 年第 42 卷，第 3 期，第 108 – 109 页。

left
全国名中医医案集粹 · 胸痹

bottom
356

心绞痛。治疗后症状好转，但劳累后易出现胸闷、心悸、气短等不适，为求进一步治疗，前来就诊。

刻诊：眩晕，胸闷，心悸，气短，口干，纳可，二便调。舌淡舌下青紫、苔微黄腻，脉濡滑。今早自测血压 90/60mmHg，既往无高血压病史。

证候诊断：气滞血瘀，心络痹阻。

治法：理气活血，疏通心络。

【处方】

瓜蒌20g	丹参30g	葛根12g	郁金12g
白蒺藜12g	赤芍12g	薤白10g	香附10g
枳壳10g	川芎10g	红花10g	降香6g

14 剂，每日 1 剂，水煎服。

二诊：（8 月 28 日）服上方后症状减轻。现偶眩晕、心悸、胸闷、乏力气短，纳可，眠安，二便调，舌淡舌下青紫、苔薄白腻，脉濡滑。

【处方】

生黄芪18g	瓜蒌15g	薤白10g	香附10g
枳壳10g	川芎10g	红花10g	丹参30g
葛根12g	郁金12g	白蒺藜12g	赤芍12g
降香6g			

14 剂，每日 1 剂，水煎服。

患者服药后，胸前区疼痛消失，其他症状显著好转。

【按语】

本案患者年逾六旬，日渐体虚，因劳累过度引发心绞痛。气血虚为本，瘀血凝为标，气滞血瘀，心络痹阻。心脉痹阻，不通则痛，故出现胸痛；心主血脉，心脉痹阻，故见舌下青紫；心脉痹阻，清阳不升而出现眩晕。颜正华教授在本案治疗时以行气活血，疏通心络为基本原则，以瓜蒌薤白白酒汤为基本方加减。

方中瓜蒌利气宽胸，薤白通阳散结，丹参活血养心，葛根升阳生津，香附、郁金行气解郁，枳壳理气宽胸，白蒺藜平肝疏肝，川芎理气活血，红花活血化瘀，赤芍凉血活血，降香活血定痛。诸药合用，证症结合，共奏行气活血，疏通心络之效。患者在连服14 剂之后诸症减轻，颜正华教授在守方的基础上，随证加减，患者继服 14 剂，诸症消失，收到很好的临床治疗效果。

案 2：急性广泛性前壁高侧壁心肌梗死[①]

胡某，男，49 岁。

初诊日期：2008 年 4 月 21 日。

主诉：心前区疼痛反复发作 10 余年。

现病史：近因劳累而出现心前区压榨性疼痛，服硝酸甘油后症状不缓解，去某医院

---

① 吴嘉瑞、张冰：《国医大师颜正华胸痹诊疗经验举隅》，载《新中医》2010 年第 42 卷，第 3 期，第 108 – 109 页。

就诊，诊断为急性广泛性前壁高侧壁心肌梗死，随即入院治疗，经治疗病情稳定出院，但仍感有心前区不适，前来就诊。

刻诊：头晕，时胸闷、心前区不适。晨起咳嗽、伴白黏痰，晨起时剑突下不适，伴腹胀，便干，每天 3～4 次，心悸，寐差，乏力，但无气短，时耳鸣、眩晕，舌暗舌下青紫、苔黄腻。

既往史：有高血压病、冠心病、高脂血症、脂肪肝病史。

证候诊断：痰湿瘀滞，痹阻心络，肝阳上亢。

治法：通心络，化痰瘀，平潜阳。

【处方】

全瓜蒌20g	丹参20g	赤芍15g	薤白12g
清半夏12g	紫菀12g	生山楂12g	苦杏仁10g
浙贝母10g	陈皮10g	川芎10g	红花10g
石决明^(打碎、先煎)30g	生牡蛎^(打碎、先煎)30g	决明子^(打碎)30g	天麻10g
降香6g	佛手6g		

20 剂，每日 1 剂，水煎服。

二诊：（5月10日）服药期间胸闷、心痛发作次数较前减少，且发作的间隔时间延长。诊见：头晕症状减轻，晨起仍有咳嗽、伴白黏痰，口干，易犯口疮，寐可，纳佳，舌红、苔黄腻，脉弦细滑。

【处方】

瓜蒌20g	薤白12g	清半夏12g	紫菀12g
生山楂12g	苦杏仁30g	浙贝^(打碎、先煎)30g	丹参30g
决明子^(打碎)30g	降香6g	琥珀3g	

7 剂，每日 1 剂，水煎服。

服药后诸症大减。

【按语】

本案病患 10 余年，久病伤及心络，痰瘀互结，痹阻心络而致胸痹心痛。痰阻心脉，不通则痛，故出现胸痛；心脉痹阻，无以营养心神，故出现心悸；痰浊困脾，脾失健运，气机不畅，故纳呆、胃脘胀痛、头晕；舌暗、舌下青紫为痰瘀阻络之象。颜正华教授在治疗此病时以"通心络"为基本原则，方以瓜蒌薤白白酒汤为基本方加减。

方中瓜蒌利气宽胸；薤白通阳散结、行气导滞，两药合用，散胸中凝滞之阴寒，化上焦结聚之痰浊，宣胸中阳气以宽胸，乃治胸闷之要药；佐以化痰之清半夏，行气之陈皮、佛手，活血之丹参、赤芍、川芎、红花、生山楂、降香，平肝潜阳之天麻、石决明、生牡蛎，共奏通心络、化痰瘀，兼以平肝之功。苦杏仁、浙贝母、紫菀可止咳化痰，兼畅胸中之气。

本方药配伍精当，使胸阳振，痰浊化，瘀血清，阴寒消，气机畅，肝阳潜，则胸闷咳痰头晕诸症可除。患者在连服近 20 剂药后，症状减轻。颜正华教授在守方的基础上，根据患者的病情变化，随证加减。患者大便偏干，故加大全瓜蒌的用量。另有口疮，可知上焦有热，故加入牡丹皮、黄芩以降火。

案 3：冠心病（心绞痛）①

蒋某，男，64 岁。

初诊日期：3 月 16 日。

主诉：心前区疼痛阵发 8 年。

现病史：8 年前因劳累出现胸前区压榨性疼痛，牵及肩背，西医诊断为冠心病、心绞痛。治疗后症状好转，但劳累后易出现胸闷、心悸、气短等临床表现，为求进一步治疗，故前来就诊。

刻诊：心前区隐痛，伴心悸怔忡，胸闷，乏力气短，寐差多梦，无肩背放射性疼痛，眩晕，口干欲饮，纳可，二便调，舌暗红舌下青紫、苔薄白，脉弦细。既往有高血压病、脑萎缩等病史，今早自测血压为 130/90mmHg。

证候诊断：气血不足，痰湿瘀滞，痹阻心络。

治法：益气血，化痰瘀，通心络。

【处方】

瓜蒌 20g	白术 20g	丹参 30g	茯苓 30g
葛根 15g	赤芍 15g	薤白 10g	菊花 10g
天麻 10g	川芎 10g	酸枣仁(打)18g	生黄芪 18g
降香 6g	党参 12g		

7 剂，每日 1 剂，水煎服。

二诊：（3 月 23 日）服上方后胸闷、心悸等症状稍减轻，心前区疼痛仍时有发作。诊见：脘腹胀满，嗳气吞酸，纳少，大便正常，尿黄，眠差，午后双下肢水肿，舌红舌下青紫、苔黄腻，脉弦滑。

【处方】

全瓜蒌 20g	丹参 30g	茯苓 30g	葛根 15g
赤芍 15g	山楂 15g	天花粉 15g	薤白 10g
菊花 10g	川芎 10g	陈皮 10g	枳壳 10g
酸枣仁(打)18g	降香 6g	佛手 6g	

7 剂，每日 1 剂，水煎服。

服药后胸闷、胸痛感大为减轻。

【按语】

本案患者胸痛隐隐，有内伤之嫌。患病 8 年，久病伤及心络，痰瘀互结，痹阻心络而致胸痹心痛时作；痰阻心脉，不通则痛，故出现胸痛；心脉痹阻，无以营养心神，故出现心悸、寐差、多梦；痰浊困脾，脾失健运，气机不畅，故纳呆、脘腹胀满、眩晕。

颜正华教授在治疗此病时以瓜蒌薤白白酒汤为基本方加减。方中瓜蒌利气宽胸；薤白通阳散结、行气导滞，两药合用散胸中凝滞之阴寒，化上焦结聚之痰浊，宣胸中阳气以宽胸，乃治胸闷之要药。佐以活血通络之丹参、葛根、川芎、赤芍、降香，平肝之菊

---

① 吴嘉瑞、张冰：《国医大师颜正华胸痹诊疗经验举隅》，载《新中医》2010 年第 42 卷，第 3 期，第 108 – 109 页。

花、天麻，养心神之酸枣仁，健脾之茯苓，补益心气之生黄芪，共奏通心络、化痰瘀，兼以平肝之功。

本方药配伍精当，俾胸阳振、痰浊化、瘀血清、阴寒消、气机畅、肝阳潜，则胸闷、心悸、眩晕诸症可除。患者连服 7 剂药后，症状减轻。颜正华教授在守方的基础上，根据患者的病情变化，随证加减。如患者脾胃失和，故加入佛手、陈皮、枳壳、山楂等行气消食之品以调脾胃之气机。

一百四十五、杨宝元医案二则

案 1：冠心病，过敏性鼻炎①

患者，男，52 岁。

初诊日期：2009 年 9 月 18 日。

主诉：鼻塞不利反复发作 2 年，加重 1 周。

现病史：患者于 2 年前无明显诱因出现鼻塞不利，发作时不闻香臭，曾到某医院五官科检查未见明显异常。曾口服过"鼻渊冲剂"，效果不显，与季节及气候变化无关。1 周前，鼻塞加重，不闻香臭，伴胸闷，胸痛，畏寒肢冷，喜热饮，舌质淡，苔灰白，脉滑。在某院五官科检查未见明显异常，心电图示冠状动脉供血不足、广泛性 ST – T 改变。

西医诊断：①冠心病，②过敏性鼻炎？

中医诊断：①胸痹（痰浊壅盛、胸阳痹阻），②鼻渊（痰浊痹阻、肺气不利）。

治法：涤痰宽胸、通阳宣痹。

【处方】瓜蒌薤白白酒汤。

| 瓜蒌 15g | 薤白 10g | 香附 10g | 杏仁 10g |
| 茯苓 10g | 白酒(兑服)1 两 | | |

每日 1 剂，水煎取汁 300mL。

口服 1 周后，胸闷、胸痛明显改善，继服 1 周，症状消失，且鼻塞不利好转，随访至今，鼻塞未再发作。

【按语】

本例患者运用中医辨证治疗胸痹，效果明显，本无异议，但通过治疗胸痹而鼻塞不利之症得以痊愈，何故？《素问·五脏别论》云："心肺有病，而鼻为之不利也。"本案例也提示，临床上如果出现呼吸不利、嗅觉失灵，可考虑有无心脏病的症状，以减少误诊、漏诊。

案 2：冠心病（稳定型劳力性心绞痛）②

刘某，男，55 岁。

---

① 鲁宪凯、杨宝元：《学经典做临床病例举隅》，载《中国中医药信息杂志》2011 年第 18 卷，第 1 期，第 92 页。

② 杨万胜、陈凯、杜红瑶：《杨宝元教授治疗冠状动脉粥样硬化性心脏病经验》，载《河北中医》2008 年第 5 期，第 459－460 页。

初诊日期：2007 年 10 月 9 日。

主诉：胸闷痛 15 日。

现病史：15 日以来每于体力活动或劳累后出现胸部闷痛，休息后可缓解，心前区压抑感，畏寒，心悸，夜寐欠安，易惊，舌暗淡有瘀斑，苔白腻，脉弦数。心电图示前壁心肌缺血。

西医诊断：冠心病（稳定型劳力性心绞痛）。

中医诊断：胸痹心痛。

证候诊断：胸阳不振，瘀血阻滞。

治法：温振胸阳，活血通脉。

【处方】瓜蒌薤白桂枝汤加减。

瓜蒌 30g	薤白 15g	半夏 10g	桂枝 10g
细辛 5g	白芥子 10g	鹿角胶 15g	檀香 10g
降香 10g	郁金 10g	川芎 15g	丹参 15g
远志 15g	炒酸枣仁 30g	五味子 6g	龙齿 30g
太子参 30g	黄连 5g		

7 剂，每日 1 剂，水煎分 3 次服。

二诊：（2007 年 10 月 16 日）胸闷痛明显减轻，劳累后偶有发作，舌淡暗，苔白腻。嘱患者勿劳累及情绪稳定，前方加黄芪 45g，7 剂。

三诊：（2007 年 10 月 23 日）胸闷痛消失，精神好转，嘱患者守前方继服 15 日巩固疗效。

【按语】

本例药用瓜蒌、薤白、桂枝、半夏温通心阳，宣痹散结，为主药；配以细辛、白芥子振奋胸阳，更用鹿角胶阴中求阳；远志交通心肾而安神；炒酸枣仁、五味子甘酸敛神；龙齿重镇安神；太子参补益心脾；丹参、川芎活血化瘀，行气通络；因瘀久化热，佐以少量黄连兼清郁热，同时佐制诸药辛温之性以防劫阴之弊。

二诊时胸闷痛明显减轻，劳累后偶有发作，活血化瘀急用可缓解一时，久则反损心气，故加用黄芪 45g 益心气，使心气得补，心神得安，心痛缓解，心脉转复，而获良效。

一百四十六、杨牧祥医案：冠心病[①]

王某，女，70 岁，退休教师。

初诊日期：2004 年 7 月 10 日。

现病史：患者素有糖尿病史、冠心病史、高血压病史、脑梗塞病史。曾于 5 年前因脑梗塞入住某中医院，经西医抢救治疗痊愈出院。现遗留左下肢行走不适，伴头晕，胸闷，失眠多梦，时作时休。西医诊为脑中风后遗症。患者于 3 个月前因劳累而复发，来诊症见胸闷气短，头晕，失眠多梦，乏力肢沉，咽堵多痰，面色不华，舌质暗红，少

① 李进龙、田元祥、于文涛、张素英：《杨牧祥教授验案 3 则》，载《河北中医药学报》2004 年第 4 期，第 33 –35 页。

苔，脉细滑数。血压 146/90mmHg（19.5/12.0kPa）。

辨证分析：此乃心脑重病之后遗留血瘀脉络，同时又兼痰湿阻络之胸痹。

治法：益气活血通络，清热利湿，佐以养心安神。

【处方】

炙甘草30g	桂枝10g	人参6g	麦冬15g
五味子10g	茯神10g	远志10g	石菖蒲10g
丹参15g	当归10g	鬼箭羽10g	瓜蒌10g
薤白10g	郁金10g	姜黄10g	赤芍10g
川芎15g	胆南星10g	橘红10g	清半夏10g
白僵蚕10g	夜交藤30g	合欢花10g	合欢皮15g

水蛭、全蝎各3g研末装胶囊冲服。配合服用北京降压0号。

7剂后患者自觉舒服，又服7剂后患者睡眠好转，去夜交藤、合欢花、合欢皮，继服7剂诸症基本消失，查血压134/85mmHg（17.9/11.3kPa）。

【按语】

杨牧祥教授认为，对于中医治疗冠心病的规律，目前各地尚在不断地探索和总结之中，常以益气活血、宣痹豁痰为基本治则，气虚、阴虚、痰浊、血瘀构成了冠心病的四个主要环节。杨牧祥教授治疗本病除益气养阴活血等常法之外，更偏重于调理气机、利湿化痰，凡有胸闷气短，肢体沉重，咯痰咽堵，舌苔厚腻之症者，定会重用瓜蒌、薤白、郁金、姜黄、胆南星、橘红、清半夏等药，此类药不但可开胸顺气、行气化痰，还可降浊降脂、清除瘀滞之邪。并认为"行者为液，聚而为痰"，痰瘀与血瘀一样都会阻滞气血的通畅运行，所以治疗胸痹，兼顾全面，勿忘痰阻。全方合参共奏益气活血、化痰开结之效，故收良效。

一百四十七、杨培君医案二则

案1：冠心病（心绞痛）[①]

王某，男，65岁。

初诊日期：2012年8月15日。

主诉：发作性胸骨后、心前区闷痛不适，伴心悸气短4年，加重1周。

现病史：4年前突发胸骨后及心前区闷痛不适，伴憋气，气短，冷汗，多次就诊均诊断为冠心病心绞痛，间断治疗效果不佳，反复发作，病情加重。

查体：心音低钝，心律齐，双肺（－）；腹平软，肝大，肝区压痛（＋），双下肢轻度压陷性水肿。舌紫暗，苔薄白润，脉细涩。

中医诊断：胸痹。

证候诊断：肾气虚衰，寒凝血瘀，心脉痹阻。

治法：温肾散寒，化瘀通脉。

---

① 杨磊、任耀龙、樊省安、曹媛：《杨培君教授治疗心绞痛》，载《长春中医药大学学报》2015年第31卷，第3期，第481－483页。

【处方】舒心汤（经验方）加减。

淫羊藿 15g	龟板(先煎)20g	制附片 6g	细辛 3g
黄芪 30g	丹参 15g	赤芍 15g	三七(冲服)6g
檀香 15g	川芎 15g	生山楂 15g	

7 剂，每日 1 剂，制附片开水先煮 20 分钟，余药温水浸泡 1 小时，再混合文火煎煮 40 分钟，2 次/日，并嘱其每日睡前药渣浴足 30 分钟。

7 剂后二诊：服上方后心绞痛发作次数明显减少，疼痛时间、程度明显缩短，气短、胸部憋闷均明显减轻，查其舌质紫而不暗，苔薄白，脉细，继用前方 1 周。

三诊：心绞痛未发作，胸闷、气短基本消除，呼吸平稳，查其舌质转红，苔薄白少津，脉弦。前方去附片、细辛，加西洋参 6g、麦冬 15g、远志 10g、炒枣仁 30g。

连续服用 2 周，双下肢水肿完全消退，期间胸痛、气短、胸部憋闷未再发作。随访半年未发。

【按语】

本案辨证紧扣老年患者多肾虚，久病及心，寒凝血瘀，心失濡养基本病机。施治抓住本虚，兼顾标实，药用淫羊藿以温补肾气为君，制附片、细辛温阳散寒，黄芪、三七养心通脉，以上四药共为臣，丹参、川芎、赤芍、檀香活血化瘀、理气行滞为佐，山楂健脾开胃，运化中焦为使。本案重视治病求本，补肾固本以复心气；再辅以散寒通痹、活血化瘀通脉之品，加之每日睡前双足药浴以取疏经通络、调理脏腑功能之效，从而取强身健体祛邪之功。

案 2：高血压病 3 级　极高危，舒张性心脏功能减退[①]

患者，男，68 岁。

初诊日期：2014 年 12 月 15 日。

主诉：胸闷 5 年，加重伴气短 1 月。

现病史：患者既往有高血压病史 11 年，平素规范服用降压药，血压控制尚可。近 1 个月来自觉活动耐量下降，日常家务后则胸闷气短，时伴有心慌，休息后可缓解，平素怕冷。患者体形偏胖，舌淡紫、胖大、苔白，脉沉。

查体：血压 150/94mmHg，心率 86 次/min，心音低、心律齐、各瓣膜听诊区未闻及明显杂音。双肺呼吸音粗，未闻及干湿啰音。双下肢中度凹陷性水肿。

心电图提示：$V_4 \sim V_6$ 导联 ST 段压低伴 T 波低平。心脏彩超提示：左心室肥厚，左室舒张功能减退，左室射血分数 40%。

西医诊断：①高血压病 3 级　极高危，②舒张性心脏功能减退。

中医诊断：胸痹。

证候诊断：肾虚血瘀痰阻。

【处方】自拟舒心汤化裁。

黄芪 30g	淫羊藿 15g	桂枝 10g	茯苓 20g

① 杨磊、樊省安、任耀龙、曹媛：《杨培君教授治疗舒张性心衰经验撷菁》，载《中医研究》2015 年第 28 卷，第 11 期，第 37－38 页。

| 白术 10g | 丹参 15g | 赤芍 10g | 桃仁 10g |
| 红花 10g | 陈皮 10g | 麦冬 15g | 甘草 5g |

7 剂。每日 1 剂，水煎服 400mL，分早晚 2 次空腹温服。

规范服用降压药并积极监测血压，避免过度劳累。

二诊：（2014 年 12 月 21 日）患者诉服药后症状减轻，近 2 日大便略干燥。考虑上药可能温补太过，故去淫羊藿，改用肉苁蓉 15g。

三诊：（2014 年 12 月 28 日）患者诉近来无不适，特来咨询是否继续服药。查血压、心率均在正常范围内，双下肢水肿消失。电解质正常。故嘱上方再服 6 剂以巩固疗效，同时嘱积极控制血压，避免劳累。

随访，未复发。

【按语】

本例证属肾虚血瘀痰阻，病位根本在肾，病变涉及心肾，肾虚无力推动气血运行，因虚而致瘀，虚瘀夹杂则痰湿生，则心脏舒张乏力，发为舒张性心衰。故以自拟舒心汤以补虚化瘀祛痰。杨培君教授方选苓桂术甘汤为主方，乃合仲景"治痰饮者，当以温药和之"之意。杨培君教授指出，此处之痰虽属"虚痰"，肾虚血瘀为本，痰饮为标，然痰湿不除，气血难复，故祛痰当为首要，苓桂术甘汤，药简力宏。

现代研究表明，苓桂术甘汤能显著抑制模型大鼠心肌组织 TNF-α 蛋白及 mRNA 表达、降低模型大鼠血清 NF-κB、IL-1β 水平（$P < 0.05$，0.01）。有明显地改善心功能，减低心脏前后负荷以及利尿等作用，其作用机制可能与其对细胞因子网络的调节有关。同选黄芪、淫羊藿以补肾气、肾阳，气阳得补则疾病根本得治。盖杨培君教授认为，肾虚在冠心病、心衰以及其他心脏系统疾病发病中起着重要的作用，因此通过补肾往往可以取得确效。然单一补肾，虽针对病本，而标不除则症状难缓，观此患者，血瘀亦为显象，故活血化瘀以通心脉络。

丹参、赤芍、桃仁、红花四药为杨培君教授常用药，温凉相合亦能防温补太过而伤阴之虞。佐以麦冬入心经以滋补心阴，乃阴中求阳。配合陈皮理气防芪之壅滞。有研究显示，以益气活血法为主治疗冠心病慢性心衰疗效满意。

现代药理研究提示，活血化瘀药物能较好地改善心功能，扩张血管，增加心肌供血等作用，对于慢性心衰等心系疾病均有一定疗效。全方看似简单，却寓补肾活血，化痰通络为一体，久病得除。

一百四十八、杨少山医案：冠心病（不稳定型心绞痛）[①]

罗某，男，66 岁。

初诊日期：2003 年 6 月 20 日。

主诉：反复心前区闷痛 3 年，加重 2 周。

现病史：患者 3 年前情绪激动后频繁出现心前区疼痛，呈针刺状，伴胸闷，无放射

---

① 李航、杨少山：《杨少山临证诊治经验探析——血栓性疾病临床经验浅谈》，载《中医文献杂志》2007 年第 2 期，第 51－52 页。

痛，大汗，约 1 ～ 2 分钟后自行缓解，在某医院经"冠状动脉造影"确诊为"冠心病、不稳定型心绞痛"，平日口服硝酸酯类、他汀类、伯基胶囊等，病情一度稳定。2 周前与人争吵后，前症再作，含服硝酸甘油后可迅速缓解，但平日反复发作，心电图示"ST－T 明显下移"。

刻诊：诉头晕乏力，心烦寐差，口干，大便不畅。脉细弦，舌红少苔，舌下络脉瘀紫。

中医诊断：胸痹。

证候诊断：阴血亏虚，气血运行不畅，瘀滞痹阻。

治法：养阴通络，宁心安神。

【处方】

太子参 30g	麦冬 10g	五味子 6g	赤白芍各 15g
炙甘草 5g	丹参 20g	川楝子 10g	玄胡 10g
川石斛 15g	炒川连 3g	炒枣仁 15g	夜交藤 30g
生地 15g	北沙参 30g	广郁金 10g	橘络 5g
绿梅花 10g	佛手片 6g		

连服 3 剂后，患者诉症状好转，7 天后复诊诉已无明显胸痛、胸闷不适，连服 1 个月后诸症皆消，复查心电图示"ST 段基本恢复正常"，守前方去生地，加枸杞子 30g、炙龟板 15g、炙鳖甲 15g。

随访 3 个月后，长期予"补心阴口服液"，治疗至今，病情一直稳定。

一百四十九、杨世勇医案：冠心病（心绞痛）[①]

吴某，女，63 岁。

初诊日期：2015 年 8 月 27 日。

现病史：1 年前因"劳累后阵发性胸痛"于医院确诊为冠心病心绞痛，患者间断口服阿司匹林肠溶片、硝酸异山梨酯片、丹参滴丸等药物。既往否认其他疾病史。

2015 年 8 月 27 日初诊，患者自诉胸闷、气短、周身乏力、倦怠，食少纳差 3 个月余。上三层楼喘促、气短、汗出。平素时有尿路感染。夜眠可，大便秘，小便可。面色暗灰，舌淡红，体略胖，而边有浅齿痕，苔白略腻，脉弦细而寸短。

查：血压 130/80mmHg。心脏彩超示：主动脉硬化；二尖瓣微量返流，左室舒张功能减低，左心室收缩功能正常，左室射血分数 60%。心电图示：窦性心律，心率 62 次/min，大致正常。颈动脉超声：左颈动脉粥样硬化性改变。

中医诊断：胸痹心痛。

证候诊断：气陷痰湿。

治法：益气升陷、健脾化湿。

---

① 毛丹、杨世勇：《杨世勇教授治疗老年心脏病临证经验》，载《辽宁中医药大学学报》2016 年第 18 卷，第 6 期，第 107－109 页。

【处方】 升陷汤加减。

生黄芪 100g	生白术 30g	防风 20g	桑寄生 30g
薏米 50g	当归 20g	升麻 5g	柴胡 5g
桔梗 5g	知母 10g	生地 50g	淡竹叶 15g
蜈蚣（研末冲服）1 条	五加皮 25g	仙鹤草 20g	太子参 20g
甘草 10g			

9 剂，日 1 剂水煎，分早晚 2 次温服。

禁食辛辣、黏滑食物，不能着凉。期间继续阿司匹林肠溶片 1 片，晚 1 次，口服。

二诊：（2015 年 9 月 5 日）患者服上药后，自觉胸闷、气短，周身乏力、倦怠，汗出症状较前好转明显，饮食及夜眠可，排便较前好转。舌红，薄白苔略腻，脉略弦细。虽气虚症状较前减轻，但病机仍同前。故在前法中薏米易丹参 20g，续服 15 剂。禁食辛辣、黏滑食物，不能着凉。易生活规律。

患者服药后自诉胸闷、乏力、气短、汗出症状均明显减轻，尿路感染症状也明显好转。纳眠可，大便调。此后门诊随访，一般状况良好。

【按语】

杨世勇教授认为，大气对维持人体的正常生理功能起着至关重要的作用，是运行周身血脉津液的原动力。大气下陷，则周身气血失于统领，无力运行气血，导致气陷、气虚、瘀血、痰浊等病证的出现。选用张氏之升陷汤加减，配伍防风、薏米等渗湿固卫，以健其生化之源，防正虚邪入。"治病求本，治病急则治其标，缓则治其本"诸药并用，使大气充盛，痰瘀得化，气血充盈，运行通畅有力，则心阳得温，心阴得濡，心脉得通。标本兼治，疗效显著。

一百五十、杨学信医案：冠心病（不稳定型心绞痛）[①]

王某，男，76 岁。

初诊日期：1999 年 6 月 24 日。

现病史：患者心前区疼痛不定反复发作 5 年，1 个月来因劳累加之情志不畅致病情加重。症见：胸痛不适，伴心悸气短，夜间尤甚，尚能平卧，全身困乏，精神倦怠，饮食欠佳，畏寒四肢不温。在我院行心电图检查示广泛前壁心肌缺血，经服用复方丹参滴丸治疗效果欠佳，配合口服硝酸甘油片后可缓解，但上述症状发作频频。查体：心率88 次/min，律齐，未闻及病理性杂音，肝脾肋下未及，口唇爪甲青暗。舌体肥胖紫暗有齿痕，苔黄腻，脉弦滑。

西医诊断：冠心病不稳定型心绞痛 killp 分级 2 级。

证候诊断：心脾阳虚，湿毒瘀阻。

治法：温阳健脾，清热解毒，化瘀通络。

---

① 黄华、王辉：《杨学信治疗冠状动脉硬化性心脏病心绞痛的临床经验》，载《四川中医》2009 年第 27 卷，第 12 期，第 11 – 12 页。

【处方】清心化瘀汤。

川芎 15g	赤芍 12g	金银花 15g	山慈菇 30g
黄芪 30g	太子参 30g	白术 15g	元胡 20g
丹参 30g	当归 15g	焦楂 30g	山萸肉 30g
鹿角 15g	瓜蒌 12g	薤白 10g	三七^(冲)3g

7 剂，口服。

1 周后复诊，症见胸痛心悸减轻，四肢转暖，饮食增加。舌苔黄腻减退，舌质仍暗。上方减去金银花、山慈菇，加入川朴 15g、藿佩各 10g，服用 4 剂后复诊，诸症缓解，舌质暗红转嫩，苔薄微黄，脉细弦。嘱再服 10 剂巩固疗效。

【按语】

杨学信教授在多年的临诊观察和对病因病机探究中发现，冠心病患者在不同的临床阶段中存在着不同程度的肾阳虚的表现，故以温肾益气为要。总结肾阳和冠心病的关系：肾阳虚同时至心阳虚及脾阳不足；心阳虚可导致心脉气滞血瘀，脾阳虚可至痰浊阻寒心脉，两者最终导致胸痹。从心、脾、肾三脏入手，重视本虚，在温阳宽胸的基础上辅以活血化瘀、化痰宣痹。强调以通为补或宣通并用。

在临床治疗大法上，他认为痰瘀痹阻的基础是阳明所化的湿毒，从脾胃论治的思路上选用通阳宣痹、活血化瘀等方法，并自创清心化瘀法以清脾胃的湿热而解毒瘀之证。从多年的临床经验证明，补法和通法是治疗冠心病不可分割的两大原则。临床上可根据冠心病的各个类型，视具体情况权衡而定，不能只补虚，而忽视疏导痰瘀，也不能一通到底而不予固本扶正。杨学信教授重视整体观念，然后随证变化，加减化裁，于配伍中以通为补，通补并筹，始终遵循治病求本的精神。

一百五十一、姚树锦医案：冠心病（不稳定型心绞痛）[①]

雷某，男，40 岁，工人。

初诊日期：2013 年 4 月。

主诉：阵发性心前区憋闷疼痛、心慌 2 年。

现病史：患者 2 年前因工作过于紧张后出现心前区憋闷疼痛，心慌，并牵涉至背部，休息后可缓解，后每遇劳累、情绪激动时复发，在某院诊为"冠心病不稳定型心绞痛"。有抽烟史，发病以来精神差，性情急躁，颈项部僵硬，阵发心慌，二便调。

证候诊断：气滞血瘀。

治法：疏肝行气、活血通脉为主，辅以益气养阴。

【处方】沉苏四逆汤加减。

沉香 3g	柴胡 6g	枳实 10g	甘草 10g
苏子 10g	鹿角霜 10g	天麻 10g	地龙 10g
川芎 10g	五味子 10g	葛根 12g	川牛膝 15g

---

① 乔黎焱、王辉、范彩文：《姚树锦应用沉苏四逆饮临床经验》，载《陕西中医》2015 年第 36 卷，第 5 期，第 595－598 页。

| 白芍 15g | 丹参 15g | 麦冬 15g | 珍珠母 15g |
| 生龙齿 15g | 石决明 15g | 煅磁石 15g | 太子参 30g |

14 剂，水煎服，每日 1 剂。

复诊：患心悸、心刺痛症状明显减轻，舌脉同前，继续巩固治疗，原方去太子参，加红花 1g、三七（冲服）6g、西洋参 15g。

三诊：（6 月 26 日）病情平稳，胸痛消失。

【按语】

胸痹的发生多与寒邪内侵，饮食不当，情志失调，年老体虚等因素有关，其病机有虚实两方面，实为寒凝、气滞、血瘀、痰阻，痹遏胸阳，阻滞心脉；虚为心脾肝肾亏虚，心脉失养。在本病的形成和发展过程中，大多先实而后致虚，亦有先虚而后致实，临床表现多以虚实夹杂。本病的发生与心、肝、脾、肾均有密切的关系。

本案从肝立论，别具手眼。患者郁怒伤肝，肝失疏泄，甚至气郁化火，灼津成痰。无论气滞还是痰阻均可使血脉失畅，脉络不利，而致气血瘀滞，胸阳不运，心脉痹阻，不通则痛，发为胸痹。所以，治疗以疏肝理气之沉苏四逆汤为出发点，合并化瘀三味，气行则血行，病久耗伤正气，气阴不足，故加用生脉散以益气养阴。气机不畅，太阳经气不利，故见颈项僵硬，加用葛根、川牛膝、鹿角霜以通督活络。磁石、生龙齿、珍珠母等以平肝潜阳。二诊时患者症状消失，治疗大法不变，因气滞血瘀为其病因，加大活血药力量，同时改太子参为西洋参以加强扶正，从而起到巩固疗效，预防再发之目的。

一百五十二、尹小星医案：冠心病（心绞痛）①

患者，男，60 岁。

初诊日期：2000 年 5 月 19 日。

现病史：于 2008 年冬季洗浴时感胸闷，气短，心悸，休息后缓解，未予诊治。2009 年 3 月晨练时，突然出现心前区闷痛连及后背，呈压迫状，心悸气短，汗出肢冷，送至我院急诊。心电图检查：窦性心律，ST－T 低平。诊断：冠心病、心绞痛。住院给予扩冠、抗凝等药物治疗 3 周，症状缓解出院。近半月又觉心前区闷痛不适，经西医治疗 2 周无效，遂转中医诊治。

刻诊：痛如针刺，入夜尤甚，劳累后加重伴气短心悸，舌质淡红苔薄白，脉沉涩。

证候诊断：胸阳不振，气虚血瘀，心脉痹阻。

治法：益气温阳，化瘀通痹。

【处方】 保元汤化裁。

黄芪 30g	党参 20g	桂枝 15g	生姜 10g
白芍 12g	川芎 9g	香附 9g	降香 9g
炙甘草 6g			

每日 1 剂，水煎服，早晚分服。

_____

① 唐林、尹小星：《保元汤临证应用三则举隅》，载《实用中医内科杂志》2010 年第 24 卷，第 7 期，第 91－92 页。

连服 30 余剂，症状消失。

【按语】

冠心病属中医学"胸痹、心痛"的范畴，病机系胸阳不振、阴乘阳位、阳微阴弦，为本虚标实之证。本例老年患者，系胸阳不足、气虚血瘀、心脉痹阻、不通则痛所致。治宜温心阳，益心气，通心脉。药用桂枝温阳通经，畅脉止痛；黄芪、党参甘温补虚，助阳益气；佐以生姜助桂枝温阳通经；加川芎、香附、降香以增强活血开痹，化瘀散结之力。全方温中寓补，补中寓通，冀阳气旺而血行，瘀阻祛而脉畅，标本兼治。

一百五十三、印会河医案三则

案1：冠心病（陈旧性心肌梗死，不稳定型心绞痛）[①]

王某，男，61 岁。

初诊日期：1991 年 12 月 2 日。

主诉：反复发作性心前区疼痛 19 年，加重 1 月余。

现病史：明确诊断冠心病已 19 年。1983 年出现急性下壁心肌梗死，外院治疗好转后出院。近 1 个月来，心绞痛频繁发作，痛连前胸后背，每 1～2 日发作 1 次，每次持续 5～10 分钟。平时胸闷、口干、气短，活动后甚。夜间阵发性呼吸困难。

心电图检查示：间断室性早搏，二度房室传导阻滞，陈旧性下壁心肌梗死。心肌酶谱正常。

既往史：否认肝炎、肺结核史。

诊其脉滑，舌红、苔薄黄、干。

西医诊断：冠心病，陈旧性心肌梗死，不稳定型心绞痛。

中医诊断：胸痹。

治法：开胸祛痹。

【处方】

西洋参6g	天麦冬各12g	五味子10g	旋覆花（包）15g
茜草10g	红花10g	橘络3g	茯苓30g
杏仁10g	生苡仁30g	生甘草10g	全瓜蒌30g
川芎10g	丹参30g	半夏10g	薤白头15g

二诊：（1991 年 12 月 12 日）活动量可稍增大，已能下地行走，胸背疼痛减轻，二便调。脉弦数，舌红苔根腻。原方加川贝母10g、沙参15g。

三诊：（1992 年 1 月 6 日）服药期间病情一直平稳，心绞痛很少发作，但停中药 1 周后，左胸阵痛又作，心率减慢，且多汗、口干、便干。脉弦，舌红苔根黄腻。证属心络瘀阻，治拟开胸祛痹。

【处方】

全瓜蒌30g	薤白头10g	半夏10g	旋覆花（布包）15g

---

① 陈庆平、徐蒙、王诗雅：《名医印会河教授临床抓主症经验集粹（十八）》，载《中国乡村医药》2002 年第 3 期，第 32 页。

茜草 10g	红花 10g	茯苓 30g	杏仁 10g
生苡仁 30g	生甘草 10g	丹参 30g	赤芍 30g
川芎 12g	西洋参 6g	天麦冬各 12g	五味子 10g
川贝母 10g	玄参 15g		

四诊：（1992 年 1 月 13 日）胸背疼发作减少，痛势亦轻，心悸胸闷减轻。脉弦，舌暗苔微黄。效不更方。西医心内科复查各项指标及心功能恢复良好，于 1992 年 1 月 19 日转入康复病房进一步作康复治疗。

【按语】

对冠心病的治疗，印会河教授习惯于采用《金匮要略方论》旋覆花汤、瓜蒌薤白半夏汤、茯苓杏仁苡仁甘草汤及孙思邈的生脉散，并配合赤芍、川芎、丹参、橘络等药，效果满意。

据印会河教授考证，《金匮要略方论》所载之肝着与胸痹本属一证。其旋覆花汤中的"新绛"久已不存在，多主张以红花和茜草取而代之；至于原文中的葱白，叶天士曾改用葱叶（即葱之青管），印会河教授则兼收并蓄，认为葱叶之温性不如葱白，故主张寒象明显的仍用葱白，热象明显的就改用葱叶。可见其理论与临床实践相结合、师古而又有所比较鉴别的一个特点。

案 2：冠心病①

张某，男，53 岁。

初诊日期：1990 年 11 月 5 日。

主诉：心悸半月。

现病史：半月前惊恐后自觉有气从腹部上冲至胸部，心悸胸闷，心前区痛，夜间多发，腹胀气，怕冷。心电图检查示缺血改变；活动平板试验出现心律失常，心肌缺血改变；超声心动图检查示：冠心病可能性大。

既往史：否认肝炎、肺结核史，无烟酒嗜好。

诊脉弦滑，舌红苔微黄。听诊偶有期前收缩。

西医诊断：冠心病。

中医诊断：胸痹，奔豚气，水停心悸。

治法：开胸祛痹。

【处方】

旋覆花(布包)15g	茜草 10g	红花 10g	丹参 30g
杏仁 10g	茯苓 30g	生苡仁 30g	生甘草 10g
桂枝 12g	白术 10g	防己 10g	

二诊：（1990 年 11 月 19 日）症状减轻，已无期前收缩，未觉奔豚气上冲之感，后背偏左有时酸乏疼痛，打呃，二便调。脉细数，舌红苔少，掌灼。仍以原方加减。

【处方】

旋覆花(布包)15g	茜草 10g	红花 10g	薤白头 10g

---

① 陈庆平、徐蒙、王诗雅：《名医印会河教授临床抓主症经验集粹（十九）》，载《中国乡村医药》2002 年第 4 期，第 31 页。

全瓜蒌 30g	半夏 10g	茯苓 30g	杏仁 10g
丹参 30g	五味子 10g	麦冬 12g	丝瓜络 10g

三诊：（1990 年 12 月 3 日）症状好转，睡眠增进，奔豚气未再发作，手足发凉、气短等均减轻。舌红苔黄少，脉弦细。前法继进。

【处方】

旋覆花^(布包)15g	茜草 12g	红花 10g	葱白 15g
桂枝 10g	茯苓 30g	白术 12g	生甘草 10g
川芎 10g	西洋参 6g	沙参 15g	麦冬 12g
五味子 10g	丹参 30g	丝瓜络 10g	泽泻 30g
生薏仁 30g	柏子仁 12g		

随诊：（1991 年 2 月 18 日）症状好转，已无不适。心电图、超声心动等各项复查已基本正常。效不更方，继服上方以巩固治疗。

【按语】

《金匮要略方论·奔豚气病脉证治第八篇》有"病有奔豚，有吐脓，有惊怖，有火邪，此四部病，皆从惊发得之……""发汗后，脐下悸者，欲作奔豚，茯苓桂枝甘草大枣汤主之"。《胸痹心痛短气病脉证治第九篇》有"胸痹不得卧，心痛彻背者，栝蒌薤白半夏汤主之""胸痹，胸中气塞，短气，茯苓杏仁甘草汤主之；橘枳姜汤亦主之"。

印会河教授认为，胸痹是指"胸痹而痛"的疾患，"痹者闭也"，闭塞不通则感憋闷胀满。现代医学称之为冠心病，心绞痛等可归入胸痹门中，并认为与《五脏风寒积聚病脉证并治第十一篇》中的"肝着，其人常欲蹈其胸上，先未苦时，但欲饮热，旋覆花汤主之"。属于名异实同。故对本病的治疗习惯以旋覆花汤为主方，配瓜蒌薤白半夏汤，茯苓杏仁甘草汤开胸祛痹，有时增用生脉饮固本养心，或加丹参、赤芍、川芎、鸡血藤、丝瓜络、橘络活血通络。若久病导致心肾阳虚，轻者重用茯苓、泽泻，取其通阳不用温，但当利小便之意，重者合用真武汤以壮肾阳。古为今用，标本兼顾，足见其用心之良苦。

案 3：左心室肥厚、劳损，心肌缺血，前壁陈旧性心肌梗死^①

张某，男，52 岁。

初诊日期：1992 年 5 月 25 日。

主诉：胸痛 3 年，加重 1 月。

现病史：近 1 个月来，左胸憋闷疼痛，活动后尤甚。痛时心悸气短，出汗，多于夜间发作，每次约 10 分钟，需吸氧，服硝酸甘油、硝酸异山梨酯（消心痛）等方能缓解。近来发作较前频繁，每晚发作 2～3 次，吸氧，服药缓解也很困难，故要求中医治疗。

检查：面色晦暗，贫血貌，颜面及下肢水肿。血压 170/100mmHg，心律齐，心率 86次/min，心脏向左下扩大，心尖部有 2 级收缩期杂音，两肺（－），肝脾未触及。

心电图示：左心室肥厚、劳损，心肌缺血，前壁陈旧性心肌梗死。超声心动图示：

---

① 陈庆平、王诗雅、徐蒙：《名中医印会河教授临床抓主症经验集粹（十六）》，载《中国乡村医药》2002 年第 1 期，第 35 页。

全心扩大，室壁增厚。左室收缩及舒张功能减低，节断性室壁运动障碍。舌质淡，苔薄白，脉沉细数。

证候诊断：心络瘀阻，湿浊壅塞。

治法：活血通络，宣肺降浊。

【处方】

旋覆花（包）15g	茜草 10g	红花 10g	茯苓 30g
杏仁 10g	生薏仁 30g	生甘草 10g	丹参 30g
川芎 15g	夏枯草 15g	青葙子 15g	川断 10g
泽兰 15g	泽泻 30g		

7 剂，每日 1 剂，水煎分 2 次服。

二诊：（1992 年 6 月 22 日）上方服 20 余剂，胸闷憋气及疼痛均减轻，发作次数亦减少，唯感心悸气短，动则汗出，下肢水肿。检查：面色萎黄，血压 150/90mmHg，心律齐，心率 90 次/min，两肺（－），舌质淡，苔白，脉沉细数。其证兼有气阴两虚，宜合生脉散、二至丸。

【处方】

旋覆花（包）15g	茜草 10g	红花 10g	茯苓 30g
杏仁 10g	生薏仁 30g	生甘草 10g	丹参 30g
当归 15g	赤芍 30g	川芎 15g	西洋参（另煎）6g
麦冬 12g	五味子 10g	女贞子 15g	旱莲草 15g

7 剂，每日 1 剂，煎服法同前。

三诊：（1992 年 8 月 6 日）上方服用月余，胸痛白天已消失，夜间偶有发作，时间亦较前缩短，唯仍有心悸气短，下肢水肿。检查：心律齐，心率 80 次/min，两肺（－），舌淡苔白，脉细弱。证兼阳气虚弱，水不化气，宜温阳化气，利湿消肿。前方合苓桂术甘汤加减。

【处方】

旋覆花（包）15g	茜草 10g	红花 10g	茯苓 30g
杏仁 10g	生薏仁 30g	生甘草 10g	丹参 30g
川芎 10g	泽泻 30g	桂枝 10g	白术 15g
西洋参（另煎）6g	麦冬 12g	五味子 10g	柏子仁 12g
橘络 3g			

7 剂，每日 1 剂。

四诊：（1992 年 10 月 5 日）服上方近 2 个月，胸闷疼痛基本消失，夜间已不发作，颜面及下肢水肿明显减轻，偶感心悸憋气，全身乏力。检查：面色转润，心率 82 次/min，律齐。心电图复查：心肌缺血较前明显改善。舌淡苔薄白，脉细弱。继以原方调治，并建议可配成丸剂久服，以期巩固。

【按语】

冠心病心绞痛是由于冠状动脉供血不足，引起心肌急剧的、暂时的缺血和缺氧，从而出现短暂发作性的胸骨后疼痛，可放射至心前区和左上肢。西医的治疗原则是改善冠状动脉的供血和减轻心肌的耗氧，以缓解疼痛。在中医则属于"真心痛""厥心痛""胸痹""肝着"的范畴，传统认为属于本虚标实证。本虚是心气不足，心阳不振，心阴耗损；标实为气滞血瘀，痰湿阻滞。治疗当标本兼治，治本为主，急则治其标。印会河教授治疗本病基本上采用《金匮要略方论》的旋覆花汤（旋覆花，新绛，葱）加味，原方是治疗肝着的，印会河教授认为"胸痹以外无肝着，肝着以外无胸痹"。

二者同病异名而已，其症都以左胸憋闷疼痛为主，其基本病机是气滞血瘀。该方以旋覆花疏通肝络，行气散结；葱白温通阳气，疏散结滞，热象明显时改用葱叶，以通阳泄热；新绛近代缺失，故以茜草、红花代之活血化瘀。

一百五十四、于作盈医案：冠心病（心绞痛）[①]

患者，女，59 岁，职员。

初诊日期：2012 年 11 月 10 日。

主诉：既往阵发性胸闷痛 2 年，加重 1 周。

现病史：患者 2 年前出现阵发性胸闷痛，活动及情绪变化加重，自服扩血管药物治疗后症状可缓解。2012 年 6 月，患者因劳累再次出现上述症状，左肩臂沉重感，查心电图有 ST‑T 改变，心肌缺血。诊为"冠心病"。曾住院给予扩血管药物对症治疗，病情反复发作，时轻时重。1 周前患者因情绪变化上述症状加重，发作性胸闷痛，向左肩臂放散，心慌，胃脘部胀满不适，呃逆，遇寒加重，四肢不温。查：舌质淡暗，苔薄白，脉弦涩。

西医诊断：冠状动脉粥样硬化性心脏病。

中医诊断：胸痹。

证候诊断：气滞血瘀。

治法：行气活血，化瘀通络。

【处方】丹参饮加味。

| 丹参 30g | 檀香 7g | 砂仁 10g | 川芎 15g |
| 延胡索 15g | 枳壳 15g | 桂枝 10g | 炙甘草 10g |

每日 1 剂，水煎服。

服药 5 剂后，患者胸闷、胸痛症状明显减轻，胃脘部胀满不适，呃逆好转。继续服药 10 日，胸闷、胸痛症状未再发作，心电图各导联心肌缺血有明显改善。原方加减，继服 15 日，诸症消失。

【按语】

丹参饮为血瘀气滞之心胃诸痛而设，为心胃同治之方。方中丹参活血祛瘀，檀香调气，砂仁温胃畅中。全方妙在心胃同治，气血兼顾，阴阳并举，以调气化瘀，宣通胸中阳气，达到治疗胸痹的目的。

于作盈教授以丹参饮为基础方，辨证加入补气、化痰等其他方药加减，灵活变化，

① 翟颖、刘淑荣：《于作盈教授应用丹参饮治疗冠心病心绞痛经验》，载《中国中医急症》2013 年第 22 卷，第 10 期，第 1709‑1710 页。

体现了中医的辨证论治，师于古而不泥古，师法而不拘方。希望通过对于作盈教授经验的总结，使临床工作者们重视对疾病的病因病机认识及各脏腑之间的相互关联，以便更好地辨证论治及遣方用药。

一百五十五、余天泰医案二则

案1：冠心病（心绞痛）①

郑某，女，58岁，退休工人，已婚。

初诊日期：2008年10月21日。

现病史：既往有冠心病心绞痛病史4年多。近半个多月来因心前区疼痛频繁而于10月13日住入心内科治疗。入院后经用硝酸酯类和活血化瘀类中药制剂等口服及静滴，未能奏效。西医生建议作心脏介入治疗，但因费用较高而拒绝，故邀余天泰教授会诊。

刻诊：心前区疼痛，1日发作6～7次，无明显规律，伴气短乏力，神疲肢冷，二便自调，苔薄白舌淡红而胖润，边有齿痕及瘀斑，脉细涩，重按无力，两尺不足。

心电图：大部分导联ST-T改变。

证候诊断：元阳虚弱，胸阳不振，寒凝血瘀，心脉痹阻。

治法：温阳散寒，化瘀通络，宣痹止痛。

【处方】四逆汤加味。

制附子(先煎)30g	桂枝30g	干姜20g	细辛5g
吴茱萸10g	石菖蒲15g	薤白20g	枳实15g
降香15g	炙甘草10g		

3剂，每日1剂，水煎服。

二诊：（10月24日）心前区疼痛缓解，气短乏力减轻，精神改善，但仍肢冷，脉象转细而有力。上方附子（先煎）改60g，细辛改10g。7剂，每日1剂，水煎服。

三诊：（11月2日）近1周多来心绞痛未曾发作，诸症向愈，心电图亦明显好转，要求出院。予带前方14剂以善后。

【按语】

冠心病心绞痛，仲景在《金匮要略》中称之为胸痹，且将其病因病机归纳为"阳微阴弦"。郑钦安说："真气不足，无论在与何部，便生疾病。"（《医法圆通·卷一》）元阳不足乃此病之关键，故治疗当以扶阳为首务，再兼以祛痰、化瘀等法，标本兼顾，常可提高疗效。

案2：冠心病②

王某，男，76岁。

初诊日期：2008年12月3日。

主诉：心悸胸闷20年，加剧1月。

---

① 余天泰：《扶阳学派理论在杂病中的应用》，载《中医药通报》2009年第8卷，第4期，第52－56页。

② 程坚：《余天泰老中医扶阳法治疗冠心病临床经验》，载《光明中医》2011年第26卷，第6期，第1109－1111页。

现病史：患冠心病已 10 多年之久。常年服用鲁南欣康、倍他乐克等药物，近 1 个月心悸胸闷发作加剧，在外院住院，查动态心电图提示：频发室性早搏，24 小时 8000 多次，治疗 10 余天，效果欠佳出院，而就诊。

刻诊：心悸胸闷、头晕目涩，倦怠乏力，畏寒肢冷，夜尿频数。

查体：血压 155/70mmHg，双肺未闻及干湿啰音，心率 96 次/min，早搏 6 ~ 10次/min，双下肢轻度水肿。脉疾促，舌淡胖苔白腻。

证候诊断：心肾阳虚，命门火衰，膀胱气化失司。

治法：温补心肾、安神定悸，佐以利湿。

【处方】

附子 15g	干姜 10g	肉桂^(研末冲)10g	茯神 20g
磁石 30g	酸枣仁^(杵)30g	炙甘草 10g	龙骨 30g
牡蛎 30g	猪苓 10g	泽泻 15g	

每日 1 剂，3 剂。

西药按出院时带药治疗，嘱其随诊。

二诊：各症状明显缓解，脉促，舌淡胖苔白腻，附子加至 30g，连续服用 10 余天，诸症悉减，门诊复查心电图提示：偶发室早。

【按语】

本案病机乃心脾肾三脏俱虚，阳虚兼有水湿，余天泰教授认为，附子"大辛大热，能壮先天元阳，能补坎中之真阳，真阳为君火之种，补真阳即是壮君火"，用大剂量附子以大补先天真阳，并针对心阳亏虚伍以肉桂，脾阳不足配以干姜、酸枣仁养血宁心安神。扶阳匡正，佐利水除湿以祛标，配以潜阳之物，意在防其虚阳外越，体现了既病防变、先安未受邪之地的预防传变理念。

一百五十六、俞长荣医案二则

案 1：冠心病^①

黄某，男，68 岁。

初诊日期：1993 年 2 月 15 日。

现病史：患冠心病、糖尿病 10 余年，近来加重，而求治。症见：反复胸闷，动则气促，微咳、痰黏、口干。舌淡红质暗，苔白腻，脉细弦数，参伍不齐，时见促脉、复脉。

辅助检查：心电图提示：冠心、心衰。检查眼底：①双眼老年性白内障，②双眼底动脉硬化。

证候诊断：血瘀气滞，痰浊内郁，胸阳不振。

治法：宣胸理气，祛瘀化痰。

【处方】

瓜蒌 15g	丹参 15g	竹茹 15g	茯苓 15g

---

① 许仕纳、俞宜年：《俞长荣教授治疗冠心病经验》，载《福建中医药》1993 年第 6 期，第 4 – 5 页。

| 薤白 10g | 半夏 10g | 郁金 10g | 赤芍 10g |
| 浙贝 10g | 枳实 6g | 菖蒲 6g | 稻香陈 6g |

日 1 剂，连服 4 周。

二诊：（3 月 15 日）自觉病情好转。舌淡红晦，苔白，根黄腻，脉细不齐，偶结代。效不更方，照上方加佩兰 10g 以助化浊。每日 1 剂，连服 3 周。

三诊：（4 月 12 日）治疗以来，症状基本消失，近日因旅游疲劳，复发胸闷气促，伴咳嗽、痰黏难咯。此兼夹新感，肺气痹闭，胸阳不展，选用宣痹汤加减。

【处方】

豆豉 10g	郁金 10g	枇叶 10g	葶苈子 10g
黄芩 10g	半夏 10g	射干 6g	杏仁 6g
菖蒲 6g	瓜蒌 15g	茯苓 15g	甘草 5g

服 3 剂。

服上药大效，自觉胸部宣通，诸症显减。新感已蠲，宜续治宿痰，以竟全功。仍步宣胸理气，祛痰化瘀，照诊方，继续观察，另加少量西洋参调补。

至 1993 年 4 月底，患者临床症状解除，未见复发。心电图复查明显好转，返回台湾。

案 2：冠心病[①]

李某，男，59 岁。

初诊日期：1992 年 3 月 30 日。

现病史：患者素体肥胖，4 年来反复胸闷，心悸，近 2 个月加剧，伴气促、口干、烦躁。舌红苔薄黄，脉细不匀，频发结代。

辅助检查：心电图提示：心肌供血不足、偶发房早、频发室早、偶发短阵窦缓。血液流变学检查 TC 5.17mmol/L，其余全血黏度、血浆黏度等五项指标异常升高。

辨证分析：当宣胸行气活血，但舌红、口干、心悸气促，乃心阴上虚、肾气下损之象。形体虽胖，但形实脉虚，当舍形从脉。总是本虚标实，宜于宣通之中，兼顾养阴纳气。

证候诊断：气滞血郁。

【处方】

瓜蒌 24g	薤白 10g	枳实 10g	降真香 10g
郁金 10g	枸杞 10g	菟丝子 10g	丹参 15g
麦冬 15g	五味子 5g		

每日 1 剂，嘱服 2 周。

二诊：（4 月 13 日）胸闷减轻，心悸渐平，其他伴症亦有好转。舌偏红，苔薄白腻，脉细较齐。症减脉和，有余渐损，宜补不足。拟养阴益气为主，稍佐活血之品。

【处方】

| 毛冬青 15g | 丹参 15g | 熟地 15g | 枸杞 15g |

---

① 许仕纳、俞宜年：《俞长荣教授治疗冠心病经验》，载《福建中医药》1993 年第 6 期，第 4 - 5 页。

山萸肉 15g	制首乌 15g	黄精 15g	太子参 15g
赤白芍各 12g	紫河车 20g	黄芪 24g	

每日 1 剂，嘱服 10 天。

三诊：（4 月 23 日）诸症继续好转，舌偏红苔薄黄、脉细缓。效不更方，照上方续服 20 剂。

5 月 11 日血液流变学复查 TC 4mmol/L，其余全血黏度等五项指标全部降至正常范围，心电图复查已无明显异常，好转出院。

一百五十七、俞慎初医案四则

案 1：冠心病[①]

翁某，女，60 岁。

现病史：胸部心前区疼痛已 2 周，痛甚彻背，伴心悸气短。旧有冠心病史，时作时缓。本次发作时，曾在某医院进行综合治疗，病情未见稳定，前来门诊求治。患者形容憔悴，精神倦怠，动则汗出，舌淡苔白，脉细缓。

证候诊断：心气不足，血滞心脉。

治法：补益心气，活血通络。

【处方】

黄芪 15g	党参 15g	桂枝 6g	丹参 15g
当归 10g	桃仁 6g	川芎 6g	熟地 15g
赤白芍各 12g	延胡索 16g	酸枣仁 12g	五味子 6g
炙甘草 5g			

服 5 剂后，精神好转，胸闷心痛已减。乃以益气宁心、活血通络法善其后。上方去桂枝、川芎、熟地，加白术 10g、茯苓 12g。

连服 15 剂后，随访未见复发。

【按语】

本例患者年事已高，正气素虚，心气不足，心脉则运血乏力，血行瘀滞而致心痛。俞慎初教授以保元汤中的黄芪、党参补益心气，以桂枝易肉桂，配炙甘草甘温益气，通阳行滞；又用活络效灵丹的丹参、当归（去乳香、没药）配以桃仁、赤芍、熟地、白芍、枣仁、五味等，共奏活血祛瘀、养血宁心之功。全方合用，补心气又兼通心脉，且气血双调，标本兼顾，故疗效满意。

案 2：冠心病，高血压[②]

张某，男，57 岁。

现病史：患者系旅居华侨，素有高血压、冠心病史，常以西药控制病情。近月返乡省亲，因旅途劳累，生活欠调，致胸闷心痛发作而来求诊。

察其体形较胖，行走气促，自诉心前区闷痛，痛甚彻背，平素痰多。按其脉沉弦，

---

① 刘德荣：《俞慎初教授治疗胸痹心痛经验举隅》，载《贵阳中医学院学报》1998 年第 4 期，第 7 - 8 页。

② 刘德荣：《俞慎初教授治疗胸痹心痛经验举隅》，载《贵阳中医学院学报》1998 年第 4 期，第 7 - 8 页。

舌淡红边有瘀紫，苔白腻。

证候诊断：痰浊闭阻，胸阳不宣，心脉瘀滞。

治法：祛痰通阳。

【处方】

瓜蒌 15g	薤白 6g	半夏 9g	茯苓 12g
陈皮 6g	枳壳 6g	郁金 16g	川朴 5g
延胡 10g	桃仁 6g	丹参 12g	莱菔子 10g

上方服 5 剂后，病情基本稳定，胸痛明显改善，痰浊减少。上方去川朴，加赤白芍各 12g、薏苡仁 12g，又服 10 剂后，胸闷心痛基本消失。为稳定病情，乃嘱其带药回国续服 10 剂。

【按语】

本例痰浊中阻，胸阳不振，致胸部隐痛，痛甚彻背。俞慎初教授以瓜蒌薤白半夏汤祛痰散结，通阳宣痹；又配合二陈汤加枳壳、川朴，增强理气、燥湿、祛痰之功效。俞慎初教授指出，痰阻心胸者，易于气滞血瘀，导致痰瘀互结于心脉，故在应用祛痰宣痹法时，应配合活血祛瘀之品，方称良法。本例治疗，即运用痰瘀同治之法，方中加入丹参、桃仁、郁金、延胡等药，以达活血祛瘀、通络止痛之目的，配合祛痰药物而取效。

案 3：冠心病[①]

朱某，男，72 岁。

现病史：患者频发胸前区闷痛已 5 年多，经某医院诊为冠心病。近日又阵发性胸痛，伴心悸气短，面色苍灰，神倦形寒，四肢欠温，面略浮肿。脉沉细，舌淡胖舌边紫斑苔白。

证候诊断：心阳不足，脉络瘀滞。

治法：益气温阳、活血通脉。

【处方】

黄芪 15g	党参 15g	桂枝 6g	淡附片 3g
白术 9g	当归 6g	川芎 6g	赤白芍各 12g
丹参 15g	延胡 10g	桃仁 6g	泽泻 12g

上方加减服 15 剂后，诸症渐减，胸部闷痛及心悸气短已基本改善，面浮肿消失，精神好转。

【按语】

心阳亏虚往往是心气不足的进一步发展，或寒凝心脉而损伤心阳。心阳虚则鼓动无力，血脉失于温运而痹阻不通发为心痛。故俞慎初教授以参、芪、桂、附等，补心气，益心阳；又配以丹参、桃仁、延胡、川芎、赤白芍、当归等药，理气通脉，活血和血。本例运用温阳活血法而获较好疗效。

案 4：冠心病[②]

林某，女，58 岁。

① 刘德荣：《俞慎初教授治疗胸痹心痛经验举隅》，载《贵阳中医学院学报》1998 年第 4 期，第 7 - 8 页。

② 刘德荣：《俞慎初教授临证治肝经验举要》，载《辽宁中医杂志》1993 年第 5 期，第 9 - 12 页。

初诊日期：1990 年 3 月 12 日。

现病史：患者 8 年前经某医院诊为冠心病，几年来经常出现心前区闷痛，痛及左肩背部，每服中西药而控制病情。近日胸痛又复作，且胸胁不舒，时有闷塞感，伴有心悸，倦怠乏力，夜寐欠佳，舌质暗紫苔白，脉滑。

证候诊断：气血郁滞，胸阳不振。

治法：疏肝理气，通阳活血。

【处方】

柴胡 6g	枳壳 6g	赤白芍各 10g	甘草 3g
黄芪 15g	丹参 12g	当归尾 6g	桃仁 6g
三七片 6g	干瓜蒌 30g	薤白 6g	半夏 6g
川楝 10g	延胡索 10g		

服 4 剂后，胸闷心痛明显减轻，其他症状亦好转。在原方基础上又连服 8 剂后，心痛基本控制，余症也相继消失。

【按语】

俞慎初教授常指出，胸痹心痛之证，虽然主要是心和血脉的病变，但气机郁结是临床常见病因。《黄帝内经》云："内伤于忧怒……凝血蕴里而不散"（《灵枢·百病始生篇》）。情志所伤，气血失调，气滞血瘀，心脉瘀阻而发为胸痛。故俞慎初教授治本例从疏肝活血入手，以理气机，行血滞兼通胸阳法而取效。方中以柴胡疏肝解郁；枳壳理气散结；柴胡、枳壳一升一降，调理气机；白芍和营缓急；甘草益气和中；又配以赤芍、丹参、三七片、桃仁、归尾活血祛瘀通络；加黄芪补气扶正。又以瓜蒌、薤白、半夏开胸宣痹通阳；延胡索、川楝行气止痛。以上方药合奏调畅气机、活血通络宣痹之功，故获良效。

一百五十八、袁长津医案二则

案1：冠心病（心绞痛）[①]

李某，女，62 岁。

初诊日期：2010 年 2 月 3 日。

现病史：诉阵发性胸口刺痛 5 ～ 6 年，曾服用硝酸甘油可缓解，但近日效果欠佳。现症见：左胸痛，频发，每次持续 15 分钟左右，刺痛，部位固定，胸闷，心悸，伴头昏，颈项胀，背心痛，平素易汗出，梦多，双下肢乏力，舌质淡，苔白腻或白滑，脉滑。

心电图：窦性心律，T 波轻度改变，aVF 导联呈 QR 波。

证候诊断：痰瘀痹阻心脉。

【处方】温胆汤加减。

法半夏 10g	陈皮 10g	党参 15g	云茯苓 15g

---

① 蔡铁如、袁长津：《袁长津教授祛痰化瘀通心脉治疗冠心病心绞痛经验》，载《中医药导报》2011 年第 17 卷，第 9 期，第 6－7 页。

竹茹 10g	炒枳实 6g	郁金 10g	藿香 6g
葛根 18g	生地 18g	川芎 10g	豨莶草 30g
红花 6g	桃仁 18g	夜交藤 20g	秦艽 10g
炙甘草 6g			

服药 7 剂后二诊：诉胸痛、胸闷等症减轻，今感胸中灼热，时有心慌，汗多，怕冷，自觉头晕，口干，体倦乏力，纳寐可，舌质淡、苔薄腻，脉细滑。

前方去豨莶草、夜交藤、秦艽，加石菖蒲 10g、五味子 5g、瓜蒌 18g、麦冬 15g。

三诊：（2010 年 3 月 25 日）诉胸痛、胸闷等症缓解，近日因劳累有所复发，症见心慌，胸闷，胸痛，伴见气促，寐差，体倦乏力，纳欠佳，舌暗红，苔白，脉结代。心电图示：房颤，冠心病。

【处方】

柴胡 12g	枳壳 10g	赤芍 12g	当归 12g
川芎 10g	麦冬 18g	太子参 20g	酸枣仁 30g
茯神 20g	生地 15g	桃仁 10g	红花 6g
炙甘草 6g	郁金 12g	石菖蒲 10g	桂枝 6g

2010 年 4 月 7 日因关节麻木、疼痛来诊，告之服上药后病情稳定，胸痛未发。

【按语】

冠心病心绞痛辨证属痰阻心脉的患者，多胸闷重而兼心痛，痰多气短，遇阴雨天易发作，嗜困乏力，或睡眠不宁，舌质淡苔白腻或白滑，脉滑或结。袁长津教授多采用祛痰化浊以通心脉之法，选用温胆汤加减。

基本方：法半夏、陈皮、竹茹、菖蒲、郁金各 10g，茯苓 15g，炒枳实 6g，炙甘草 5g。

本方用温胆汤去生姜，祛痰化浊、行气和中为基础，加入石菖蒲以助豁痰化湿之效，郁金以增行气活血之功，且两药均主入心而以通心开窍见长。临证加减：气虚明显者，选加党参、太子参、红参，兼心阳不振而见有心悸、眩晕、畏冷肢凉等症者，再选加桂枝、白术、干姜、附子等，并宜去竹茹；见气阴两虚证者，加太子参、麦冬、五味子；痰热重或便秘者，加全瓜蒌、黄连；兼瘀血证者，选加五灵脂、蒲黄、三七、川芎等，或合丹参饮（丹参、檀香、砂仁）；失眠者，加酸枣仁、夜交藤；体肥胖或血脂高者，选加山楂、草决明、泽泻等；头晕或血压高者，选加夏枯草、钩藤、天麻等。

案 2：冠心病（心绞痛）[1]

蔡某，男，68 岁。

初诊日期：2006 年 8 月。

现病史：患者心前区间歇发作疼痛及压迫感 6 年，曾数次经某医院做心电图等检查，诊断为冠心病、心绞痛，长期随身携带硝酸甘油片以备用。近 1 个月左右，胸痛发作加频加重，几乎每天都需含服硝酸甘油片方能缓解。

---

[1] 蔡铁如、袁长津：《袁长津教授祛痰化瘀通心脉治疗冠心病心绞痛经验》，载《中医药导报》2011 年第 17 卷，第 9 期，第 6－7 页。

刻诊：持续胸隐痛牵及肩颈僵痛不适，剧时如针刺或有压榨难受的感觉，食纳及二便均可，体稍肥胖，舌质紫暗，苔薄白润，脉缓涩。

证候诊断：瘀阻心脉。

【处方】血府逐瘀汤加减。

柴胡 10g	枳壳 10g	川芎 10g	桃仁 10g
郁金 10g	当归 12g	生地 12g	赤芍 12g
全瓜蒌 15g	红花 6g	炙甘草 6g	

服药 7 剂后复诊：诉胸痛稍有缓解，胸痛胸闷 1 日中仍时有加重，需服硝酸甘油片方能缓解，脉舌同前。细辨之，患者手指发凉，尚有时发心悸、头晕等症，结合脉舌，前方中红花用 10g，并加桂枝 8g、茯神 15g，续服 7 剂。

第 3 次来诊时，诉胸痛已显著缓解，近 3 日已不需服硝酸甘油片。

续予二诊方加减继续服用 1 个月左右，胸痛完全消失，随访至今未见复发。

【按语】

冠心病心绞痛辨证属瘀阻心脉的患者，多心胸疼痛较著，如刺如绞，或心痛彻背，或痛引肩颈，伴有胸闷，日久不愈，舌质暗或青紫或有瘀斑，脉弦涩或结代。袁长津教授多采用活血化瘀、通脉止痛之法，主以血府逐瘀汤加减。

基本方：柴胡、枳壳、川芎、桃仁、红花、郁金各 10g，当归、赤芍各 12g，生地、瓜蒌各 15g，炙甘草 5g。

本方以血府逐瘀汤去桔梗、牛膝，即桃红四物汤合四逆散加味。方中以桃红四物汤活血化瘀为主；以四逆散行气解郁为辅；加瓜蒌化痰散结以开胸痹，郁金行气活血以散郁结，共为佐使。临证加减：心悸肢凉者加桂枝、茯神；头痛者选加羌活、白僵蚕、细辛等；气血亏虚者选加黄芪、党参、鸡血藤等；若痛剧而见四肢不温，冷汗出等症者，可予冠心苏合丸 1～2 丸；并可参考前方辨证加减法。

一百五十九、袁海波医案七则

案 1：冠心病（心绞痛），心律失常，高血压病[①]

高某，男，61 岁。

初诊日期：2005 年 10 月 9 日。

主诉：阵发性心慌头晕、胸闷胸痛 2 年，加重 1 月。

现病史：患者于 1985 年 10 月 5 日，首次出现心慌胸痛、胸闷气短，经某医院诊断为冠心病心绞痛、心律失常、高血压病，经用复方丹参片、消心痛、慢心律等药物治疗好转。本次因劳累过度，生气发怒，诱发病情加剧，诊断为冠心病心绞痛、心律失常、高血压病，于 2005 年 10 月 9 日来院诊治。

刻诊：心慌心悸，头晕胀痛，胸闷胸痛，乏力神疲，失眠烦躁，面色暗红，神志倦怠，体态中等，声音无力，舌质暗红，舌体适中，舌苔薄腻，脉象弦数结。

---

① 袁灿宇、袁智宇、袁晓宇：《袁海波教授治疗冠心病心律失常经验探讨》，载《中医学报》2010 年第 25 卷，第 5 期，第 874－875 页。

查体：心率 92 次/min，心律不齐，有早搏。血压 160/100mmHg。

心电图：下壁、前侧壁心肌缺血，频发室性早搏。

辨证分析：患者年过花甲，且有冠心病史 20 年，高血压病史 19 年。平素嗜食咸、辣、肥甘，吸烟史 20 年，因劳累过度，生气恼怒而发病。袁海波教授认为，患者盖因劳伤心脾，气血不足，帅血无力，心脉瘀阻；急躁恼怒，耗伤阴血，动血耗气，肝阳上亢；嗜咸辣肥甘，阴伤血凝，膈腻气阻。《素问·五脏生成篇》云："多食咸，则脉凝泣而变色……多食辛，则筋急而爪枯。"长年吸烟，火热伤阴而夺气，《顾氏医镜》云："烟为辛热之魁。"阴血不足，心血失养，虚热上扰，肝阳上亢，故心慌心悸，头晕胀痛；心气不足，无力帅血，阴虚则血稠，心脉瘀阻，故胸闷胸痛；气血不足，心脑失养，心神不宁，故乏力神疲，失眠烦躁；面舌暗红，脉弦数而结，皆为阴血不足，心脉瘀阻，气血运行不能接续之征。

中医诊断：胸痹，心悸，眩晕。

证候诊断：阴虚血亏，肝阳上亢。

治法：养血化瘀，平肝潜阳。

【处方】 袁氏复脉静汤合平肝定眩汤加减。

当归 15g	黄芪 20g	生地黄 15g	白芍药 15g
炒酸枣仁 20g	丹参 20g	延胡索 20g	夏枯草 20g
白蒺藜 15g	石决明 20g	川牛膝 15g	炙甘草 6g

7 剂，水煎服，每日 1 剂，分 2 次温服。

嘱：戒烟酒、畅情志、勿劳累、低糖盐、限肥甘、少辛辣。

二诊：（2005 年 10 月 16 日）服上药 7 剂后，心慌心悸，头晕胀痛明显好转；胸闷胸痛明显减轻；乏力神疲，失眠烦躁有所改善，面色暗红，神志清醒，声音清晰，舌质暗红，舌体适中，舌苔薄白，脉象弦稍数。血压 150/95 mmHg，心率 85 次/min，律齐。心电图下壁、前侧壁心肌缺血。

阴血渐复，心血渐养，虚热渐退，肝阳渐平，故心慌心悸、头晕胀痛明显好转；心气渐复，心血渐养，心脉渐通，故胸闷胸痛明显减轻；心血有复，心脑得养，心神稍安，故乏力神疲，失眠烦躁有所改善；面舌暗红，脉弦稍数，结脉消失，为气血渐活，心脉渐畅，血行接续之征。药已中病，初见疗效，不另立方，上方继服，7 剂，水煎服，每日 1 剂，分 2 次温服。嘱同前。

三诊：（2005 年 10 月 23 日）服上药 7 剂共 14 剂后，心慌心悸、头晕胀痛基本消失；胸闷胸痛基本缓解；乏力神疲、失眠烦躁明显改善。面色红润，神志清醒，声音清晰。舌质淡红，舌体适中，舌苔薄白，脉象弦缓和。血压 140/90mmHg，心率 80 次/min，律齐。心电图同前。

此为阴血已复，心血得养，虚热自退，肝阳已平，故心慌心悸、头晕胀痛基本消失；气血已复，心血得养，心脉畅顺，故胸闷胸痛基本缓解；气血已复，心脑得养，心神安宁，故乏力神疲、失眠烦躁明显改善；面色红润，舌质淡红，舌苔薄白，脉弦缓和，无结脉出现，皆为气血和平，心脉畅顺，血行有续之征。药证相符，疗效显著，不另立方，根据病情，虚热已退，阳亢已平，方中去生地黄、石决明，加焦山楂 20g、广木香 10g，以消脂化瘀，调中理气。服 7 剂，水煎服，每日 1 剂，分 2 次温服。嘱同前。

四诊：（2005 年 10 月 30 日）服上药 7 剂共 21 剂后，面色红润，精神体力基本恢复；心慌心悸、头晕胀痛、胸闷胸痛、乏力神疲、失眠烦躁等诸症基本痊愈，舌脉如常，血压平稳，心电图有所改善。面色红润，神志清楚。声音有力。舌质淡红，舌体适中。舌苔薄白。脉象弦细缓和。血压 140/90mmHg，心率 75 次/min。心电图有所改善。

根据病因病机，阴血亏虚，肝阳上亢，以养血化瘀、平肝潜阳为法治之，使阴血已复，心脑得养，热退肝平，气血和平，血行有序，故诸症基本痊愈。为巩固疗效，守上方取 7 剂，水煎服，每日 1 剂，早晚温服。同时嘱咐患者，戒烟酒、畅情志、勿劳累、低糖盐、限肥甘、少辛辣防止病情复发。

案 2：劳累性心绞痛[①]

患者，女，61 岁。

初诊日期：2009 年 9 月 15 日。

主诉：左胸膺部憋闷伴气短乏力 5 年，加重 4 天。

现病史：患者 5 年前因劳累发生左胸膺部憋闷，伴气短、双下肢无力，休息约 3min 缓解，曾于某院就诊，行心电图检查提示下壁、侧壁 ST－T 改变，诊断为劳累性心绞痛，给予硝酸异山梨酯片、酒石酸美托洛尔片、阿司匹林肠溶片、阿托伐他汀钙片、复方丹参片、血塞通滴丸等药口服后，病情基本得到控制，5 年来病情时有发作，多次因劳累或情绪不畅诱发左胸膺部憋闷伴气短，给予扩冠、抗凝、降脂治疗后病情尚能控制。4 天前进食冷饮后出现左胸膺部憋闷、气短，每因活动、情绪激动即诱发、加重，口服既往自备药物，病情无改善。

刻诊：左胸膺部憋闷，伴两胁胀痛、窜痛，气短，乏力，舌边尖红，苔薄白，脉弦细，血压 138/82 mmHg。

心电图检查示：下壁、侧壁 ST－T 改变。心脏彩超检查示：左室壁肥厚，左室舒张功能减低。冠脉双源 CT 检查示：前降支管腔重度狭窄。

中医诊断：胸痹心痛。

证候诊断：气虚血瘀、心脉瘀阻。

治法：益气化瘀，理气止痛。

【处方】

太子参 15g	黄精 15g	茯苓 20g	五味子 10g
丹参 15g	降香 15g	赤芍 15g	郁金 12g
柴胡 12g	焦生地黄 12g	当归 12g	枳实 15g
白术 20g	焦山楂 20g	广木香 10g	炙甘草 6g

7 剂。每日 1 剂，水煎，分 2 次温服。

二诊：（2009 年 9 月 23 日）胸闷、气短均有好转，舌边尖红，苔薄白，脉弦细。上方去柴胡、焦生地黄、当归，加延胡索 12g、甘松 12g、姜黄 12g。10 剂。每日 1 剂，水

① 孙建伟、孙天福：《袁海波教授采用治本 3 则治疗胸痹心痛经验》，载《中医研究》2011 年第 24 卷，第 12 期，第 56－57 页。

煎，分 2 次温服。

三诊：（2009 年 10 月 13 日）胸闷、气短均明显好转。上方继服 14 剂以巩固疗效，同时注意避风寒、勿劳累、畅情志、调饮食。

【按语】

《灵枢·天年》曰："六十岁，心气始衰。"《素问·举痛论》曰："劳则气耗。"本例患者年过花甲，心脾亏虚，加之平素善郁多怒，肝失条达，气机郁滞，劳则耗气，更伤心脾，心失所养，脾失健运，形成了气虚血瘀、心脉瘀阻的基本病机。气血亏虚，气不行血，血不载气，停为瘀阻，心脉瘀阻，故胸痛、胸闷；劳伤心脾，气血乏源，帅血无力，心脉失养，故气短；活动、情绪激动时加重，两胁胀痛、窜痛，舌边尖红，苔薄白，脉弦细，皆为心气虚弱、心血瘀阻、肝气郁滞之证。

袁海波教授根据气虚血瘀、肝郁气滞的基本病机，以益气化瘀、理气止痛为治法选方用药。方中太子参、黄精补益心脾肺之气，使气血有源、营运有序、帅血有力，促进活血化瘀之效，二者共为君药。五味子收敛心气；当归、丹参、降香养血化瘀，畅脉通络；此四味药共为臣药。茯苓、白术、枳实益气健脾，理气宽胸；郁金、柴胡疏肝解郁，活血止痛；焦生地黄、赤芍凉血活血；焦山楂化瘀和胃；此八味药共为佐药。广木香为三焦气分要药，统管一身上下内外诸气；炙甘草补益心脾，调和诸药；二者共为使药。诸药合用，共奏益气化瘀、理气止痛之效。二诊时因方药中病而诸症好转，故上方去柴胡，防行气药伤气之弊；去焦生地黄、当归，防寒凉滋腻伤脾；加延胡索、甘松、姜黄，活血化瘀、行气止痛。三诊时已近临床治愈，继续服药为巩固疗效。本案证属本虚标实，袁海波教授以补益心气为主，辅以化瘀理气，心气充足，则行血有力，脉络自通，胸闷、胸痛症状自除。"治病必求于本"，此乃袁海波教授治病之主旨。

案 3：胸痹①

屈某，男，72 岁。

初诊日期：2007 年 9 月 3 日。

主诉：阵发性胸闷伴心慌半年。

现病史：患者半年前，每于活动后出现胸闷，伴心慌、气短，行走约 400 米需休息。曾到某医院就诊，经治疗，病情略有缓解，常服麝香保心丸、降脂灵片、丹参含片，疗效不甚理想。现时有胸闷，伴心慌、气短，活动时加重，纳眠可，大小便正常。

刻下症：胸闷，伴心慌、气短，活动时加重。面色暗红，神志清楚，形体中等，声音清晰，舌质暗，舌体正常，舌苔白腻，脉象弦滑结。

心率 80 次/分钟，心律齐；血压 135/65mmHg。

心电图：房性逸搏，完全右束支传导阻滞。心脏彩超：左室舒张功能受损，二尖瓣后叶瓣根钙化，二尖瓣少量返流。脑 MRI：脑白质脱髓鞘。运动平板实验阳性。

中医诊断：胸痹心痛、胸痹心悸。

证候诊断：心脾两虚，痰瘀阻滞。

---

① 袁灿宇、袁晓宇、袁智宇：《袁海波教授治疗胸痹经验研究》，载《中医学报》2010 年第 25 卷，第 4 期，第 654－656 页。

辨证分析：袁海波教授指出：患者高龄，脏气虚衰，心阳不振，血脉失于阳之温煦、气之鼓动，则气血运行滞涩不畅，发为心痛；《医门法律·中寒门》云："胸痹心痛，然总因阳虚，故阴得乘之。"脾气虚，则气血生化乏源，运化失常，聚湿生痰，痰浊内生，滞于血脉；气虚无力动血，滞而成瘀，痹阻心脉，阻碍营血之流布通行；痰瘀留滞胸中，故见胸闷如窒；心脉不能接续，故见心慌；劳则耗气，宗气更虚，故活动时胸闷加剧而气短。清代王清任所著《医林改错》一书中就有"元气既虚，必不能达于血管，血管无气，必停留而瘀"之论。心居胸中，心阳痹阻则心脉不畅，心胸不畅，血不养心，神无所附，则心悸。舌暗，脉弦滑为心脾两虚，痰瘀阻滞之征。

治法：益气养心、活血化湿。

【处方】袁氏心复康汤加减。

太子参 15g	黄芪 20g	白术 15g	苍术 15g
佛手 15g	厚朴 15g	枳实 15g	石菖蒲 15g
丹参 20g	陈皮 15g	清半夏 9g	檀香 10g
砂仁 6g	炙甘草 6g		

7剂，水煎，每日1剂，分2次温服。

嘱：避风寒、畅情志、勿劳累、限肥甘、适运动。

二诊：（2007年9月11日）服上药7剂后，胸闷、心慌、气短症状减轻，体力有所增加，正常行走距离较前增加。纳眠可，二便调。面色暗红，神志清醒，声音清晰，舌质红，舌体正常，舌苔薄白，脉象弦滑结。血压120/55mmHg，心率78次/min，律齐。

心脾之气渐复，气血渐通，故胸闷、心慌、气短症状减轻，体力有所增加。心气渐充，心脉渐畅，脾之运化渐常，痰湿渐化，故舌苔转为薄白。症状减轻，方药见效，故上方继服7剂治疗。嘱同前。

三诊：（2007年9月19日）服上药7剂后共14剂，胸闷、心慌基本消失，体力明显增加，活动时偶感气短，休息片刻可自行缓解，纳眠可，二便调。面色暗红，神志清醒，声音清晰，舌质暗，舌体正常，舌苔白腻，脉象缓和。血压120/60mmHg，心率72次/min，律齐。

服上药后，心气复，则心脉渐畅，胸阳舒展，心脉接续，故胸闷、心慌基本消失。脾运化正常则湿去痰化，脉络通瘀血化，故体力明显增加。唯活动时偶感气短，可自行缓解，病近临床治愈。仍需继续治疗。上方去苍术、厚朴，避免过燥伤阴；加麦冬15g以益气养阴。嘱同前。

四诊：（2007年9月27日）服上药7剂，共21剂后，胸闷、心慌、气短之症未作，体力基本复常，正常行走1000米，而无不适感觉。纳眠可，二便调。面色红润，神志清醒，声音清晰，舌质暗红，舌体正常，舌苔薄白，脉象缓和。血压120/60mmHg，心率75次/min。

服上药后，心气恢复，则心阳舒展，心脉接续，故胸闷、心慌、气短症状未作，脾气恢复，则运化正常，痰湿可化；气血生化有源，气血充足，体力增加，活动复常。为巩固疗效，上方继服7剂以善其后。同时嘱咐患者避风寒、畅情志、勿劳累、限肥甘、适运动，坚持巩固治疗，以防病情复发。

【按语】

本方之主旨，一是益气以治其本；二是化瘀，宣痹开窍，理气止痛以治其标。应用本方时要重在益气，因为气为血之帅，气旺则推动有力；勿忘化瘀，瘀化则脉道通；勿忘开郁祛痰，祛痰则痹阻宣畅，方能达到气旺有力，血活脉通，痰祛滞消之目的。故在临床应用时，应根据症情变化随时加减。在病情明显好转时，应嘱咐患者坚持治疗，以巩固疗效。可适当减量或间日1剂，或减中药汤剂为代茶饮。胸痹心痛、心水、心悸常易复发，必须注意平时调养。做到避风寒、戒烟酒、畅情志、勿劳累、通二便、限肥甘、少辛辣、适运动，以获七分调养之效。谨公诸于同道，以供参考。

案4：冠心病（劳力性心绞痛）[①]

患者，女，69岁。

初诊日期：2002年11月26日。

现病史：胸闷气短、心悸，活动加重，纳食、睡眠、二便可，舌质暗，苔薄，脉弦。心电图示：$V_1 \sim V_5$ 导联 ST 段压低，T 波低平。

西医诊断：冠心病（劳力性心绞痛）。

中医诊断：胸痹。

证候诊断：气滞血瘀。

治法：疏肝解郁，宽胸通络。

【处方】

柴胡 10g	郁金 12g	牡丹参 20g	檀香 12g
葶苈子 15g	薄荷 15g	牡丹皮 10g	焦三仙各 14g
炙甘草 5g	白豆蔻 15g	白芍药 15g	

水煎服，每日1剂。

复诊：（2002年12月3日）胸闷、心悸明显减轻，心电图改善。原方出入调理月余，胸闷气短、心悸未再作。

【按语】

冠心病属中医学胸痹范畴，多由正气不足、气滞、血瘀、痰浊等所致。本例辨证为气滞血瘀型。中药方中柴胡、郁金疏肝解郁；薄荷疏肝辛散；当归、白芍药、丹参、牡丹皮等活血、补血、通络；焦三仙、白豆蔻等健胃消食滞；葶苈子宽胸利肺，以除胸闷之苦。全方共奏疏肝解郁、活血通络之效。

胸痹常有胸中气机壅滞，在临床上袁海波教授常以葶苈子、薄荷调理胸中气机，使气机通畅则胸痹之症自除。用薄荷是取其辛散作用，可以散解胸中气滞，从而改善胸痹之症状。葶苈子为苦、辛、大寒之品，取其苦降辛散、宽胸利肺之功，常炒用以缓其苦寒之性。在临床上治疗胸痹患者，常在辨证基础上仿袁海波教授意加用葶苈子、薄荷之属，确能提高疗效，对胸痹症状改善有明显作用。

案5：冠心病[②]

患者，男，72岁。

---

① 韩廷雨：《袁海波教授临床验案举隅》，载《河北中医》2004年第9期，第650－651页。

② 韩廷雨：《袁海波教授临床验案举隅》，载《河北中医》2004年第9期，第650－651页。

现病史：发作性胸闷、心悸 4 个月，发作时有心肌缺血的心电图表现，每于二便或饱食后发病。服倍他乐克、硝酸甘油等药物并不能减少发作次数。舌质红稍暗，苔少，脉弦尺弱。

中医诊断：胸痹。

证候诊断：气阴两虚、瘀血阻络。

治法：益气养阴，活血通络，镇心安神。

【处方】

黄芪 30g	太子参 15g	麦门冬 20g	五味子 12g
炒酸枣仁 15g	磁石 20g	当归 15g	川芎 15g
白芍药 15g	桃仁 12g	红花 12g	地龙 15g
延胡索 15g	檀香 12g	紫贝齿 30g	珍珠粉^(冲)1g

琥珀粉^(冲)1g

每日 1 剂，水煎服。

7 日后复诊，症状基本消失。

【按语】

本例辨证为气阴两虚、瘀血阻络，故用太子参、黄芪、麦门冬、五味子益气养阴；桃仁、红花、当归、川芎等活血化瘀；地龙、檀香、延胡索行气宽胸，通络止痛；磁石、紫贝齿、琥珀粉之属镇肝潜阳、安神定悸。临床上袁海波教授对于辨证属阴虚阳亢者，常加用重镇安神之琥珀粉、珍珠粉冲服，或磁石、紫贝齿、生龙骨、生牡蛎入煎，取得较好疗效。

胸痹一证，袁海波教授认为其为本虚标实之证。本虚责之于心气、血、阴、阳之不足，痰浊、瘀血、寒凝等则为病之标。因此，治疗上以益心气、养心血、回心阳为三大治本法则，而宣痹祛湿化痰、活血化瘀通脉为两大治标法则。治本是为了心气得复，心血得养，心阳得扶，以利于心脏正常功能的恢复，为气血运行提供动力和物质基础。治标是消除痰浊瘀血，疏通气机，为气血运行疏通渠道。临床上分为四型：气阴两虚、痰湿阻滞、气滞血瘀、心肾阳虚。常常相互兼夹，辨为气阴两虚者用生脉饮加味以益气养阴；属心肾阳虚者用生脉保元汤（人参、五味子、麦门冬、黄芪、肉桂、炙甘草）加减以益气温肾、回阳救逆；痰浊阻滞者用瓜蒌薤白半夏汤加减以宽胸化痰、健脾强心；气滞血瘀者常用当归、白芍药、红花、三七之属以养血、活血，以乳香、没药、延胡索、郁金之类以理气止痛。

案 6：冠心病，心功能不全 Ⅱ 级^①

患者，女，73 岁。

初诊日期：2010 年 5 月 10 日。

主诉：阵发性胸闷、气短 10 余年，伴双下肢浮肿加重 1 月余。

现病史：患者 10 余年前因家务劳累感到胸闷、气短，休息片刻可自行缓解，曾于

---

① 黄合义、袁智宇：《袁海波教授辨治胸痹心水用药经验》，载《中医研究》2011 年第 24 卷，第 10 期，第 62 - 63 页。

当地某医院就诊，诊断为冠心病，服用丹参片、单硝酸异山梨酯片、阿司匹林等药物，症状有所好转，但反复发作，1个多月前因劳累出现胸闷频发，气短，乏力，伴双下肢水肿，于某省级医院就诊，诊断为冠心病、心功能不全Ⅱ级，经治疗后症状缓解，出院后服用螺内酯片、地高辛片、阿司匹林片、单硝酸异山梨酯片，症状有缓解，但仍反复发作，遂求袁海波教授诊治。

刻诊：胸闷，气短，全身乏力，双下肢水肿，烦躁，彻夜难眠，大便秘结、2～3日1次，舌质暗淡、有瘀点，苔薄腻，脉弦细。

中医诊断：胸痹心水。

证候诊断：气虚血瘀水停。

治法：益气化瘀、理气行水为主，佐以和胃润肠。

【处方】袁氏养心灵方加减。

太子参15g	生黄芪20g	丹参20g	檀香10g
茯苓20g	白茅根30g	泽泻15g	制香附20g
生麦芽20g	地龙15g	炒葶苈子15g	焦山楂20g
郁李仁15g	广木香10g	炙甘草6g	

7剂。每日1剂，水煎，于早晚饭后温服。

同时嘱患者勿劳累，畅情志，饮食宜清淡可口。

二诊：（2010年5月18日）胸闷、气短均有明显好转，双下肢水肿消失，睡眠有所改善，可入睡2～3小时，大便不干、每日1次，体力明显改善，可自行登上2楼。效不更方，调护同前。

三诊：（2010年6月8日）胸闷、气短均未发作，双下肢水肿消失，夜寐安然，可入睡5～6小时，大便正常。给予袁氏养心灵口服液，以巩固治疗。

1个月后随访，病情稳定，未再复发。

【按语】

本案患者年逾古稀，家务劳累为主要病因。《灵枢·天年》曰："六十岁，心气始衰……七十岁，脾气虚。"心气虚则帅血无力，血行不畅，血脉瘀阻，胸气不伸，心脉失养，故胸闷气短；心血失养，神不安宁，故失眠；脾气虚弱，气血乏源，中气虚弱，故全身乏力；脾气虚弱，气不化精而为水，水液泛滥，故双下肢水肿；脾气虚弱，不能行其津液，肠道失于濡润，故大便干结；而舌质暗、有瘀点，苔薄腻，脉弦细，皆为心气不足、水瘀内阻之症。

袁海波教授以袁氏养心灵方为基础方，加以檀香理气化瘀、茯苓养阴健脾、利水消肿，生麦芽、焦山楂疏肝利水、和胃消食，郁李仁润肠通便、利水退肿，广木香行气止痛、温中和胃，炙甘草益气健脾、调和诸药。全方共奏益气化瘀、理气行水之效，切合病机，故获良效。袁海波教授认为，本案病位虽在心，但不离乎心，不止乎心，且与肺、脾、肾三脏功能失调密切相关，应从气、血、水着手治疗，由于肺之输布、脾之运化、肾之开合至关重要，故益肺气、健脾气、启肾气是本病辨治的关键，应贯彻治疗始终。

案7：冠心病（心绞痛）①

患者，男。

初诊日期：2011 年 11 月 9 日。

主诉：胸闷痛，伴心慌、气短，休息后可缓解，6 月。

现病史：面色晦黄，神疲倦怠，体肥胖，声音低沉无力，心前区疼痛伴闷压紧缩感，2～3 次/日，10min/次，疼痛难忍，心慌、胸闷，气短、头晕、神疲乏力，纳差、腹胀，舌质暗红，舌体胖大有齿痕，舌苔黄厚腻，脉象沉细数。

心电图示：下壁、前侧壁心肌缺血改变，诊为冠心病心绞痛。心率 90 次/min，心律齐；血压 170/110mmHg。心电图：下壁、前侧壁心肌缺血，ST 段在 Ⅱ、Ⅲ、aVF 和 V$_4$～V$_6$ 导联压低 0.05～0.1mV；T 波在 Ⅱ、Ⅲ、aVF 和 V$_4$～V$_6$ 导联倒置 0.1～0.2mV。

中医诊断：①胸痹心痛，②眩晕。

证候诊断：气虚血瘀，湿热内阻。

治法：益气化瘀，祛湿清热。

【处方】袁氏镇心痛方加减。

太子参15g	生黄芪20g	延胡索12g	全瓜蒌15g
薤白15g	清半夏9g	天麻12g	黄连9g
桂枝6g	制香附20g	三七粉(冲服)3g	炙甘草6g

7 剂，每日 1 剂，水煎，早、晚饭后 1 小时温服。

自备降压药。嘱戒烟酒、畅情志、勿劳累、低糖盐、限肥甘、少辛辣。

二诊：心前区疼痛明显减轻，心慌、胸闷、气短、头晕明显好转，神疲乏力改善，饮食有增，腹胀减轻。心电图有所改善。上方去桂枝以避温燥，加苦丁茶20g平肝清热。7 剂。

三诊：心前区疼痛未作，心慌、胸闷、气短、头晕明显好转，体力增加，精神振作，饮食增加，仍有腹胀，但较前好转。上方减黄芪用量为15g以减补益之过，加莱菔子30g以行气消胀，14 剂。

四诊：心前区疼痛未作，腹胀已消，心慌、胸闷、气短、头晕、乏力、纳食均明显好转，患者精神好，体力增，声音清晰有力。心电图示：心肌缺血明显改善，ST 段恢复基线，T 波在 Ⅱ 导联轻度直立。效不更方，7 剂。

五诊：患者精神体力恢复正常，语声朗朗，心前区疼痛未再发生，心慌、胸闷、气短、头晕、乏力、腹胀诸症基本消失，舌脉基本正常。上方继服 7 剂，隔日 1 剂，巩固治疗。

【按语】

患者年过半百，形体肥胖，喜食辛辣咸，大量吸烟、饮酒 10 余年，加之劳累过度，善郁多怒，诱发本病发作加剧。盖肥人多湿多痰而少气，"烟为辛热之魁，酒为湿热之

① 袁智宇、祝珍珍、袁晓宇：《袁海波教授治疗胸痹心痛病用药规律探讨》，载《中医研究》2014 年第 27 卷，第 12 期，第 30－32 页。

最"，以致生湿聚痰，积留体内，化为湿热，壅滞血脉影响血行，瘀阻心脉致心失所养。劳累过度，善郁多怒，致使心脾气虚，气机紊乱，气血运行障碍，形成气虚无力帅血，血行迟滞，壅滞心脉，而为气虚血瘀；气机紊乱，升降失司，痰湿交固，壅滞日久，内生湿热，阻滞经隧，血运障碍而为血瘀。

综上所述，气虚血瘀、湿热阻滞是本病的基本病机，也是临床辨证治疗的关键。

一百六十、袁家玑医案：冠心病，陈旧性心肌梗死[①]

患者，男，60岁。

初诊日期：1979年7月8日。

现病史：因心绞痛剧烈发作，住某医院治疗，诊断为冠心病，心肌梗死。经抢救，症状缓解出院。但心绞痛时有发作，脉来间歇，血压波动，时有增高，胸闷气憋，久延不愈。医院诊断为冠心病，陈旧性心肌梗死。现常感头晕耳鸣，眠差梦多，心慌心烦，烦躁不安，腰腿酸软，舌质红，边有瘀点，苔薄黄，脉弦细而有间歇。

治法：益气滋阳，宣痹化痰通络。

【处方】

决明子24g	生地15g	茯苓18g	枸杞10g
菊花10g	丹皮8g	薤白9g	红花6g
瓜蒌壳12g	川芎10g	丹参18g	法半夏10g
广木香7g	怀牛膝15g	炙甘草10g	太子参15g

三七粉（早晚各吞1g）

服10剂后，上述症状及心绞痛明显减轻，尚时有心慌，脉结代，上方炙甘草逐渐增至24g。

服药18剂后，心慌心悸止，结代脉明显减轻。后续用本方，略有增减，调治数十剂，诸症缓解，血压稳定，配以丸方，常久服以巩固疗效。

【按语】

此例乃因久病气阴两虚，兼阴虚阳亢，痰瘀交结不解，运用通补兼施之法，益气滋阴益血以固本，宣痹化痰通络以治标，用瓜蒌薤白半夏汤与杞菊地黄丸合方加减，增入活血化瘀之品，并以丸方徐图，常服久治收效。

一百六十一、袁金声医案二则

案1：冠心病，房性早搏[②]

贲某，男，75岁。

初诊日期：2003年11月2日。

主诉：胸闷、胸痛半年，加重1周。

---

① 本刊编辑部：《袁家玑胸痹治验》，载《中国社区医师》2010年第26卷，第43期，第20页。

② 马春成、李叶枚、李文峰、袁金声：《袁金声教授应用经方治疗胸痹验案2则》，载《新中医》2008年第2期，第119页。

现病史：患者半年前出现胸闷、胸部隐隐作痛，掣及背部，劳累后加重，反复发作，在当地医院住院，诊断为冠心病，房性早搏。经抗心律失常、扩张血管及降脂治疗后，好转出院。出院 1 个月后复发，如此反复 3 次。1 周前再次发作，求治于中医。

刻诊：胸闷如窒而痛，痛引肩背，气促，汗出，肢体沉重，形体肥胖，舌红、苔浊腻，脉弦滑。

中医诊断：胸痹。

证候诊断：痰瘀阻滞，胸阳不振。

治法：宽胸除痰结，通络行瘀滞。

【处方】瓜蒌薤白半夏汤合二陈汤加减。

瓜蒌 20g	丹参 20g	川芎 20g	薤白 15g
茯苓 15g	枳实 10g	法半夏 10g	陈皮 10g
木香 10g	降香 10g	红花 10g	桃仁 10g
桔梗 6g	三七末（冲服）6g		

每日 1 剂，水煎服。停服西药。

二诊：服 5 剂，症状有所缓解，发作次数明显减少。守方加郁金 10g，再服 5 剂，胸闷明显缓解，继续守方再加鸡血藤 20g，服 5 剂，仅偶见胸闷。

上方连服 60 剂后，患者病情基本稳定，无复发。为巩固疗效，患者坚持间服中药，近 4 年来未再发作。后将中药研粉。

【处方】

瓜蒌 60g	薤白 60g	法半夏 60g	陈皮 50g
茯苓 50g	枳实 50g	木香 50g	当归 50g
桃仁 50g	三七末 50g	丹参 100g	川芎 100g
鸡血藤 100g	降香 30g	红花 30g	桔梗 15g

此为 1 剂量，研末制成小蜜丸，每次服 6g，每天 3 次，以巩固疗效。

案 2：冠心病，室性早搏，高脂血症，高血压病①

陈某，男，64 岁。

初诊日期：2001 年 11 月 23 日。

现病史：患者在外院诊断为冠心病，并有室性早搏，合并有高脂血症、高血压病，服抗心律失常药、扩张血管药、降血脂药及中成药等治疗，未见明显效果，要求改服中药汤剂治疗。

刻诊：胸闷、胸痛时发作，劳累则甚，纳差，大便不畅，舌胖边见青紫、苔黄腻，脉细涩结代。

中医诊断：胸痹。

证候分析：病久正气虚弱，气血运行不畅，痰浊凝聚于胸中化热。

治法：益气通络、化痰清热。

---

① 马春成、李叶枚、李文峰、袁金声：《袁金声教授应用经方治疗胸痹验案 2 则》，载《新中医》2008 年第 2 期，第 119 页。

【处方】瓜蒌薤白半夏汤合炙甘草汤加减。

黄芪20g	川芎20g	丹参20g	瓜蒌15g
山楂15g	甘草15g	枳实10g	薤白10g
降香10g	红花10g	木香10g	黄连10g
法半夏10g	生地黄10g	大黄(后下)6g	

每日1剂，水煎服。

二诊：服5剂，症状明显改善，精神得振，大便畅通，白天早搏已基本消失，胸闷、胸痛时有出现，守方去大黄、黄连，加麦冬15g、绞股蓝10g、决明子20g。

再进5剂，诸症缓解。续服30剂后，诸症悉除。复查心电图正常。

门诊间服中药汤剂，未再复发。后将中药研粉续服以巩固疗效。

【处方】

黄芪30g	红花30g	川楝子40g	延胡索40g
瓜蒌80g	薤白80g	决明子80g	生地黄100g
川芎100g	茵陈100g	生山楂100g	绞股蓝100g
三七粉100g	丹参100g	菊花60g	麦冬60g
枳实70g	降香50g	木香50g	桔梗20g

研细末，每次5g，每日3次，冲服。

随访6年未再复发。

【按语】

袁金声教授认为，胸痹主要是上焦阳虚，阴邪上乘所致，而阴邪指痰浊、气滞、血瘀等。对于气滞血瘀，临床上已较为重视，采用活血化瘀法治疗本病，取得较好疗效。但对痰浊还未足够重视，袁金声教授在40余年临证中体会到，痰浊与胸痹、心痛关系密切，强调治疗本病必须化痰。其常用瓜蒌薤白半夏汤合二陈汤，通阳化痰宣痹，方中瓜蒌、薤白、法半夏、茯苓等，均为化痰宣痹之要药，配伍应用于治疗不同类型的胸痹、心痛，常获良效。

袁金声教授强调，应用时要注意如下几方面。

一是痰与肺、脾、肝、肾的关系。痰虽为标，但求本溯源，若是肺脾气虚，痰湿重者，可将二陈汤合益气健脾、活血化瘀之剂应用，益气化痰须注意补肺健脾和胃。因肺主气，气化则湿化；脾主湿，健脾则湿化，湿化则痰消。气虚甚者，可加黄芪、黄精等；若为脾阳虚，则以桂枝人参汤合用；如为阴虚阳亢，合天麻钩藤饮；若心阴虚、肝肾阴虚，合何首乌、延寿丹；若心气虚或心之气血不足，可配合应用炙甘草汤。

二是注意痰瘀交阻之病机痰阻可加重瘀血，瘀滞亦可加重痰阻，两者胶结难解，互相影响，互为因果，故化痰要配合通络之品，如三七、红花、川芎、降香、鸡血藤等。

三是注意辨痰的属性，湿痰合苓桂术甘汤；热痰则合温胆汤；痰重时胸痹、心痛则以胸部憋闷为主，苔腻，脉多弦滑，可加浮海石、胆南星、远志等化痰，而生地黄、白芍等滋阴腻滞之品少用。

四是注意配合应用理气药。本病胸阳不振，气机障碍，而阴邪之痹阻，愈增其势，三者相因，互相影响，致胸痹、心痛迁延不解。且气化则湿化，气顺则痰消，气为血之帅，气行则血行，故流通气机甚为重要，在化痰祛瘀同时，必须配以行气之品，选用陈皮、木香、佛手、枳实之类，避免呆滞。

辨治胸痹、心痛，应从整体出发，既要重视心之阴阳、气血虚损及脏腑功能失调，又要注重痰浊、瘀血、气滞之标证，通补兼施，标本兼顾。

一百六十二、曾升海医案：冠心病（心绞痛）[①]

患者，男，51 岁，干部，形体肥胖。

初诊日期：2010 年 7 月 11 日。

现病史：自诉间断性心前区闷痛 4 月余，每遇劳累或情绪激动后诱发，并向左肩放射，持续时间 5 ～ 10 分钟，经含化速效救心丸或休息后缓解。心电图显示：心肌呈缺血性改变。

刻诊：患者心胸闷痛，痰多气短，胸闷，动则甚，纳差，倦怠乏力，血压 150/90mmHg，舌暗红、舌中及舌下有瘀斑、苔白腻，脉弦滑。

西医诊断：冠心病心绞痛。

中医诊断：胸痹。

证候诊断：胸阳不振，痰浊瘀阻。

治法：通阳散结，豁痰化瘀。

【处方】枳实薤白桂枝汤加减。

枳实 12g	薤白 10g	全瓜蒌 10g	桂枝 6g
丹参 15g	郁金 15g	鸡血藤 15g	川芎 10g
炙甘草 5g			

每日 1 剂，分 2 次。

服药 3 剂后，心前区闷痛次数明显减少，持续时间亦缩短，但仍乏力，气短，原方加黄芪 20g，党参、白术各 15g。

守方继服 15 剂，诸症消失。

【按语】

患者心胸闷痛，痰多气短，胸闷，动则甚，纳差，倦怠乏力，舌暗红，舌中及舌下有瘀斑，苔白腻，脉弦滑。此案患者形体肥胖，属痰湿体质，痰阻气机，胸阳不展；痰浊久留，痰瘀交阻，血行涩滞而痹阻不通，遂成本病。故辨证为胸阳不振，痰浊瘀阻。

治宜通阳散结，豁痰化瘀。方用枳实薤白桂枝汤化裁，用枳实配薤白、全瓜蒌行气化痰以宽胸散结；桂枝助心阳以通血脉；丹参、川芎、郁金、鸡血藤活血祛瘀而通血脉止痛。服药后气血得通，故复诊时患者胸痛次数明显减少，持续时间亦缩短，然患者年老久病体虚，心气不足故在原方中加入黄芪、党参、白术以健脾，补益心气。

---

① 穆恒、曾升海：《曾升海教授应用枳实经验举隅》，载《广西中医药》2011 年第 34 卷，第 5 期，第 47－48 页。

一百六十三、曾学文医案：冠心病①

陈某，男，58 岁。

初诊日期：1988 年 2 月 27 日。

现病史：高血压病史多年。近日由于情绪激动，当晚 6 时许突感胸骨后及两侧绞痛难忍，伴见气急气喘，咳吐白沫样痰，坐卧不安，焦虑恐惧，身出冷汗，四肢发凉。检查：心率 130 次/min，律齐。肺部有湿啰音。心电图提示：急性广泛前间壁心肌梗死。当即服冠心苏合丸 2 粒、硝酸甘油 0.5mg。2h 后胸痛逐渐缓减，呼吸亦趋于平稳，心率 112 次/min，肺底部湿啰音减少。精神倦怠，气短自汗，胸闷作痛，口干肢冷。舌质紫暗、苔白腻，脉细涩。

证候诊断：气阴两虚、胸阳痹阻、心脉瘀滞。

治法：益气养阴、宣痹通阳、活血化瘀。

【处方】

黄芪 30g	太子参 12g	麦冬 12g	元参 15g
五味子 5g	瓜蒌皮 12g	薤白 12g	桂枝 5g
丹参 30g	赤芍 10g	川芎 10g	红花 10g
醋香附 10g			

药后次日心绞痛未作，查血压为 19.5/11.5kPa，心率 90 次/min，心律不齐。心电图检查有多源性室性早搏。仍服原方，并配合西药利多卡因 100mg 静脉推注，继以 400mg 加入 10% 葡萄糖液 500mL 静脉滴注。

2 日后一般情况较好，再以上方出入加减，住院 2 个月，心率 84 次/min，律齐，心电图明显改善。随访 2 年病情稳定未发。

【按语】

经云："真心痛，手足清至节，心痛甚，旦发夕死，夕发旦死。"患者气阴两虚、胸阳痹阻、虚实夹杂，有阴竭阳脱之虑。本方以生脉散益气复脉，瓜蒌皮、薤白、桂枝通阳化气、温经通脉，丹参、赤芍、川芎、红花活血化瘀疏通血脉。诸药相伍，故起沉疴。

一百六十四、詹文涛医案二则

案 1：冠心病，急性前间壁心肌梗塞合并心衰②

杨某，女，58 岁，饭馆工人。

初诊日期：1974 年 4 月 21 日。

现病史：1973 年 9 月诊断冠心病、心衰曾住院治疗。1974 年 4 月 21 日突发胸骨后及心前区剧烈绞痛，向左上肢内侧放射，发热咳嗽，胸腔闷塞，呼吸困难，不能平卧，冷汗自出，阵阵昏厥，急诊入院。

---

① 阮宗武：《曾学文辨治冠心病经验撷拾》，载《江苏中医》1998 年第 9 期，第 20－21 页。
② 詹文涛：《辨证论治 40 例冠心病临床总结》，载《铁道医学》1976 年第 5 期，第 16－21 页。

检查：急性病容，呻吟不止，面色苍白，神情淡漠，唇指发绀，颈静脉充盈，血压 100/60mmHg，心界向左下明显扩大，心率 144 次/min，律齐，杂音听不清，双肺呼吸音粗糙，双肺底部可闻细湿啰音，肝于肋下四指，剑下五指，触痛明显，质中等，肝颈回流征（＋），余未查。

心电图示急性前间壁心肌梗塞。

西医诊断：冠心病、急性前间壁心肌梗塞合并心衰、心功Ⅳ级。

证候诊断：气阴两虚兼心脉瘀阻。

治疗经过：中西医合治。西医按常规使用强心、利尿、给氧、对症及支持疗法。中医用益气养阴固脱、通脉活血化瘀法。

【处方】黄芪生脉汤合参七汤化裁。

吉林红参三钱	三七粉^(红参汤冲服)一钱	太子参一两	黄芪八钱
麦冬五钱	五味子三钱	丹参八钱	茯苓六钱
白茅根一两	降香三钱	炙甘草二钱	

每日 1 剂。

配合西药服 5 剂后，心绞痛缓解，精神体力好转。继用上方至 1974 年 5 月 31 日好转出院，心电图示陈旧性前间壁心肌梗塞、慢性冠状动脉供血不足。出院后停用西药，仍以上方加减服用至 1974 年 11 月 20 日，精神体力显著恢复，除偶感左上臂酸痛外，其余临床症状基本缓解，心电图复查显著好转（心电图大致正常），患者可以自由外出活动，参加一般家务劳动。

以后改用黄芪生脉汤【黄芪一两，人参（平时用党参或太子参一两代）三钱，麦冬五钱，五味子三钱】合冠心基础方（丹参一两，川芎、赤芍各五钱，瓜蒌皮四钱）化裁加减巩固治疗。

截至 1976 年 10 月止，一般情况尚好，复查 5 次心电图，3 次正常或大致正常，1 次示心动过速，左心室高电压，一次 ST－T 有轻度缺血型改变。

案 2：冠心病，陈旧性心肌梗死，心衰Ⅱ度[①]

患者，男，36 岁。

初诊日期：2001 年 10 月 15 日。

现病史：2001 年 3 月因工作劳累后突发心前区剧烈疼痛，诊断为急性广泛前壁心肌梗死，经医院积极抢救后，脱离危险，但一直感心悸、胸闷、气短，咯白色黏痰，不能平卧，精神紧张，稍一活动即感心前区闷痛、喘促、极度乏力。由家人陪护下到詹文涛教授处就诊。

刻诊：患者诉心悸、气短、胸闷隐痛、咯白色黏痰，夜间不能平卧，全身乏力，查见：一般情况差，唇色稍发绀，无颈静脉怒张，肝颈静脉回流征阴性，双肺呼吸音粗糙，双肺底可闻及细湿啰音，心率 88 次/min，各瓣膜听诊区未闻及病理性杂音，双下肢踝关节以下凹陷性浮肿，舌体胖、舌质紫暗、苔白腻，脉沉细。

---

① 琚坚、詹青、李青：《詹文涛治疗慢性顽固性心衰心肺同治经验》，载《山东中医杂志》2003 年第 9 期，第 557－558 页。

西医诊断：冠心病、陈旧性心肌梗死、心衰Ⅱ度。

中医诊断：胸痹。

证候诊断：本虚标实，心肺气虚，瘀痰互结。

治法：补益心肺之气、活血化痰强心。

【处方】黄芪生脉饮合苇茎三子汤加自拟冠心基础方（瓜蒌皮、赤芍、川芎、丹参）化裁。

黄芪 30g	太子参 30g	苇茎 30g	冬瓜仁 30g
薏苡仁 30g	白茅根 30g	麦冬 15g	葶苈子 15g
牛蒡子 15g	紫苏子 15g	赤芍 15g	川芎 15g
丹参 15g	西洋参 12g	桃仁 12g	白术 12g
五味子 10g	瓜蒌皮 10g	檀香 10g	

每日 1 剂，连服 2 周。

患者心悸、气短、胸闷痛明显减轻，咯痰减少，尿量增加，夜间能平卧入睡，但精神仍较差，舌质胖淡紫暗、苔薄白腻，脉沉细。原方加补骨脂、桑寄生各 30g，黄芪加量至 60g。

再服 2 周，患者精神明显改善，休息状况下无明显心悸、胸闷、气短，双下肢浮肿消退，再服 2 个月后停药。以后患者有明显不适时，即服后方，观察至今未再出现心衰。

一百六十五、张伯礼医案：冠心病[①]

肖某，女，76 岁。

初诊日期：2009 年 10 月 30 日。

主诉：胸痛胸闷反复 5 年余，加重 7 天。

现病史：患者 5 年前，因受寒后诱发胸痛如压，持续 1～3 分钟，含服硝酸甘油后可迅速缓解，至当地医院查心电图示心肌缺血，诊断为冠心病。后时有反复。7 天前劳累后再发。

既往史：患者既往有高血压病史 10 余年，高脂血症病史 7 年余，十二指肠溃疡病史 20 余年。

刻诊：胸痛隐隐，胸闷，气短乏力，喜温饮，常白昼汗出，汗后不恶风，腰膝酸痛，头晕健忘，纳食少，艰寐梦扰，噩梦纷纭，二便调，舌紫暗有裂纹、苔白腻，脉沉缓。

证候诊断：气阴两虚、痰瘀互结。

治法：补气养阴、化湿辟秽、活血止痛。

【处方】

| 藿香 15g | 佩兰 15g | 豆蔻 12g | 砂仁 12g |

---

① 谢伟、康立源、王硕、张硕、孟庆华、张伯礼：《张伯礼治疗冠心病经验》，载《中医杂志》2011 年第 52 卷，第 18 期，第 1539－1541 页。

降香 15g	五灵脂 15g	延胡索 15g	丹参 30g
郁金 15g	女贞子 15g	墨旱莲 15g	浮小麦 30g
五味子 6g	酸枣仁 30g	夜交藤 30g	龙齿 30g

上方服 10 剂，腻苔大减，胸痛已无，偶感胸闷，口干气短，夜寐欠安。上方去藿香、佩兰，加太子参 15g、麦冬 15g，继服 10 剂以善后。

【按语】

患者年高下焦精血亏虚不能温养于心，阴虚则血行滞涩，气虚则运血无力，久则络虚不荣；兼之气虚水湿分解失利，聚生痰浊，久则痰瘀互结阻络，故症见胸痛隐隐，胸闷，气短乏力。舌紫暗有裂纹、苔白腻，亦为气阴两虚、痰瘀互结之征。选女贞子、墨旱莲、五味子以补气养阴通络，填精化血敛汗；藿香、佩兰、豆蔻及砂仁化湿辟秽，醒脾开胃；合降香、五灵脂、延胡索、丹参行气养血活血止痛。兼见艰寐梦扰，噩梦纷纭属心血不足，神失所养，阳亢不潜之证，故合酸枣仁、夜交藤及龙齿以养血和血，潜镇安神。再方加太子参、麦冬以益气养阴扶正，达标本兼治之功。

一百六十六、张崇泉医案三则

案1：冠心病（心绞痛）[①]

李某，女，67 岁。

初诊日期：2008 年 12 月 1 日。

现病史：胸闷胸痛反复 5 年，每因劳累或天气变化易发，多次到某医院门诊或住院治疗，确诊为"冠心病心绞痛"。1 周前因家中来客操劳而出现胸闷胸痛，服用地奥心血康等药物未见好转，于 2008 年 12 月 1 日来我院就诊。

刻诊：阵发胸闷胸痛，口干口苦，睡眠不好，腰酸痛，有时便溏，舌稍红暗，苔薄黄，脉沉细。

证候诊断：心肾阴虚，心脾两虚。

治法：滋阴清热，补益心肾，益气健脾。

【处方】 自拟知柏地黄养心汤加减。

白参 10g	麦冬 15g	百合 20g	生地 20g
丹参 20g	茯神 15g	炒枣仁 15g	淮山 20g
葛根 20g	杜仲 15g	砂仁 8g	夜交藤 25g
黄柏 6g	知母 15g	甘草 5g	

7 剂，每日 1 剂。

二诊：（2008 年 12 月 8 日）胸闷胸痛、腰酸痛减轻，睡眠好转（原只能睡 2 小时现可睡 4 小时）。仍口干口苦，有时便溏，舌脉象同前。前法见效，仍见心阴虚有热之症，继用原方去黄柏、知母，加黄连 3g 清心火，加枳壳 10g、瓜蒌壳 12g 行气宽胸。服 7 剂，每日 1 剂。

---

① 李志、张崇泉：《张崇泉教授辨治疑难病验案》，载《中华中医药学刊》2011 年第 29 卷，第 8 期，第 1747 – 1749 页。

三诊：（2008 年 12 月 15 日）胸闷痛偶发，腰痛消失。感疲倦乏力，睡眠改善但仍欠佳，口干苦好转，仍便溏，小便可。舌质稍红暗，苔中心薄黄，脉沉细。改用健脾养心，益气养阴法。

【处方】参苓白术散合丹参饮加减。

黄芪 30g	白参 10g	漂白术 15g	朱茯苓 15g
炒枣仁 15g	淮山 20g	莲肉 15g	砂仁 6g
广木香 10g	夜交藤 20g	葛根 20g	百合 15g
炙甘草 5g	丹参 20g		

7 剂，每日 1 剂。

四诊：（2008 年 12 月 22 日）胸闷痛缓解，睡眠改善，大便已成形。舌暗红，苔薄白，脉细。患者正气恢复，心脾两虚之症状明显改善，继服原方 7 剂以巩固疗效。

【按语】

冠心病心绞痛属于中医"胸痹"的范畴。常由于心气亏虚，而痰浊、气滞、寒凝、血瘀等原因引起心脉痹阻不畅所致，属本虚标实之证，病位在心，与肝脾肾相关。本例患者因劳累发病，心肾阴虚，水不济火。病在心肾，涉及脾胃。患者始因心肾阴虚，阴虚化热而出现胸闷胸痛阵发、口干苦、失眠、腰痛、便溏等症状。

初诊处方以人参、麦冬益气养阴；知母，黄柏滋阴清热；丹参、酸枣仁、夜交藤、百合、茯神活血养心安神；淮山、杜仲、生地滋阴补肾，甘草调和诸药。

患者服药后胸闷胸痛，失眠等症减轻，仍见心阴虚有热之症，故二诊续用原方，改滋阴清热黄柏、知母为善清心火之黄连，酌加行气宽胸之枳壳、瓜蒌壳等。

三诊患者诉服药后胸闷胸痛，腰痛明显好转，但正气未复，仍疲倦乏力，便溏等心脾两虚之征，故改治法为健脾养心，方用参苓白术散合丹参饮加减治疗。

四诊时患者正气来复，心脾两虚症状明显改善，继用原方加减巩固疗效。该患者从初发病辨证为心肾阴虚，服药后病情改善，转化为心脾两虚。治疗过程中用药随证加减变化，取得好的疗效，使多年胸闷胸痛顽症得以缓解，体现了中医辨证论治的优越性。

案 2：高血压病，冠心病（心绞痛），心律失常[①]

危某，男，71 岁。

初诊日期：2003 年 11 月 15 日。

现病史：患者头晕，心悸，胸痛 6 年，发作 1 周，就诊时头晕眼胀，劳累后发作胸闷、胸痛、心悸，上楼气喘，疲乏，睡眠不好，大便干结，舌质暗红苔中心黄腻，脉弦细。

查体：血压 160/90mmHg，心电图：ST－T 改变，频发室早。

西医诊断：高血压病、冠心病心绞痛，心律失常。

证候诊断：阴虚阳亢，心气不足，心脉瘀阻。

【处方】

天麻[后下]10g	杭菊[后下]10g	生黄芪 30g	夏枯草 10g

---

① 王凤雷、张炜宁、张崇泉：《张崇泉教授论治老年高血压病的经验撷拾》，载《中医药学刊》2005 年第 5 期，第 793－796 页。

白蒺藜 15g	丹参 15g	赤芍 15g	红花 6g
炒枣仁 20g	瓜蒌壳 15g	生龙齿 15g	生地 20g
草决明 15g	夜交藤 20g		

每日1剂，分2次水煎服。

服药7剂后，头晕减轻，胸闷、胸痛好转，由原来每天发作4～5次减至2～3次，仍感心悸，气促，疲乏，减夏枯草、红花，加白参6g、麦冬12g、葛根20g。

调服月余，血压130/80mmHg，心电图改善，诸症缓解。

【按语】

本例是高血压病合并冠心病心绞痛、心律失常患者，辨证为阴虚阳亢夹气虚血瘀，药用天麻、菊花、夏枯草、白蒺藜、生地滋阴平肝潜阳；丹参、赤芍、瓜蒌壳、红花活血通络，理气宽胸；患者心气不足，气为血之帅，气虚不足以推动血行，则瘀血阻络更甚，故用大剂量黄芪以益气活血；以炒枣仁、生龙齿、夜交藤养心镇静安神；草决明平肝降压，润肠通便。复诊头晕，胸痛减轻，仍感心悸、疲乏、气促，故去夏枯草、红花清肝化瘀，加白参、麦冬、葛根，仿生脉饮益气生津法，合前方诸药共奏益气养阴、活血通络、平肝定悸之功，取得满意的疗效。

案3：冠心病（心绞痛），陈旧性心肌梗死①

陈某，女，49岁。

初诊日期：2003年12月20日。

主诉：胸闷、胸痛，活动后气促，3年，加剧1月。

现病史：近3年来患者胸闷、胸痛反复发作，外院诊断为"冠心病（心绞痛）、陈旧性心肌梗死"，采用西药治疗，病情时发时止。近1个月来又发胸闷、胸痛、气促，且活动及上楼时加重，平时背部、下肢呈游走性疼痛，畏寒，冷汗自出，手足不温，但饮食尚可，二便正常。

查：舌质暗红，脉细；血压为100/60mmHg；一般情况可，双肺呼吸音清，心界不大，心率82次/min，律齐，无杂音，其余正常。

心脏彩色B超示：①冠心病，陈旧性侧壁心梗，②少量心包积液，③左室舒张功能减退。

中医诊断：胸痹心痛。

证候诊断：阳气亏虚、瘀血阻络。

治法：益气温阳、活血通络。

【处方】

黄芪 30g	红参 10g	麦冬 15g	丹参 15g
红花 6g	郁金 10g	炒枣仁 15g	桂枝 6g
全蝎 4g	淫羊藿 15g	川芎 10g	煅牡蛎 20g
炙甘草 5g	山楂 15g	干地龙 6g	葛根 20g

① 张炜宁、王风雷、郑闽：《张崇泉主任医师治疗冠心病经验》，载《湖南中医杂志》2007年第2期，第34－35页。

每日 1 剂，水煎，分早晚 2 次内服。

7 剂后复诊，患者诉胸闷、胸痛、气促、畏寒等症均觉好转，但近日睡眠不佳，查舌质暗红，苔薄，脉缓。方药对症，疗效已显，故辨证及治疗法则同上，用上方加夜交藤 20g，每日 1 剂，再服 7 剂而告愈。

【按语】

张崇泉教授认为，本例患者属心、肾阳气不足，不能温行气血，气血运行迟滞，痹阻心胸则胸闷、胸痛。形寒畏冷、手足不温，舌质暗红、脉细，此乃阳气不足、气血瘀滞的表现，病发时冷汗自出，说明患者阳气虚甚，大有欲脱之势，故急当以红参、淫羊藿温补真阳；而黄芪、桂枝、煅牡蛎助红参、淫羊藿益气温阳，固脱救逆；麦冬、炒枣仁养心安神；全蝎、干地龙、葛根祛瘀通络；丹参、红花、川芎、郁金活血化瘀；炙甘草、山楂益气健脾，调和诸药。全方合用，共奏益气养心、温阳活血、通络止痛之效，故临床疗效明显。

一百六十七、张国伦医案五则

案 1：冠心病（心绞痛）①

方某，男，81 岁。

现病史：有 25 年高血压病史，有冠心病心绞痛病史 20 年，患者血压控制尚可，在 125mmHg ～ 135mmHg/70mmHg ～ 78mmHg 之间，无明显的头昏，头痛症状；一直服用单硝酸异山梨酯片 20mg，每天 2 次治疗冠心病，症状有所减轻，但心绞痛时有发作，尤在情绪激动，运动后。患者于 2008 年 3 月 2 日就诊于某院心血管专科门诊，自诉胸闷、感气短、神疲、乏力、懒言、纳差、眠差，舌暗淡，有齿印，苔微黄腻；脉细弱。

心电图示：ST 段在 V_3 ～ V_6 导联下移大于 0.05mV，T 波在 V_2 ～ V_6 导联低平。

证候诊断：气虚痰瘀。

治法：益气活血化痰。

【处方】

太子参 30g	黄芪 30g	麦冬 15g	五味子 15g
丹参 30g	川芎 15g	红花 9g	瓜蒌壳 15g
薤白 10g	檀香(后下)10g	法夏 12g	竹茹 9g
黄连 6g	枣仁 30g	珍珠母 30g	蔻仁(后下)9g

嘱患者继服单硝酸异山梨酯片及治疗高血压病药物，再添服该中药 10 剂，且低脂低盐饮食，注意休息，保持心情舒畅。

二诊：胸闷、气短、神疲、乏力、懒言症状减轻，饮食、睡眠好转，胸闷发作次数减少，感自汗，加桂枝 15g、白芍 30g，调和营卫。心电图示：ST 段在 V_5 ～ V_6 导联下移大于 0.05mV，T 波在 V_6 导联低平。

三诊：偶有胸闷、气短、神疲、乏力、懒言、自汗，饮食睡眠可，心电图已无明显

① 邓昭美、张国伦：《张国伦教授应用益气活血化痰法治疗冠心病心绞痛的经验》，载《贵阳中医学院学报》2009 年第 31 卷，第 1 期，第 21 - 22 页。

的 ST - T 改变。

四诊：患者已无明显的胸闷、气短、神疲、乏力、自汗、懒言等症状，饮食睡眠正常，心电图正常，继服上方 10 服以巩固疗效。

【按语】

本案为冠心病心绞痛的气虚痰瘀型，其中太子参、黄芪、麦冬、五味子、丹参、川芎、红花、瓜蒌壳、薤白、檀香、法夏、枣仁、珍珠母为基本方，太子参、黄芪能大补元气；瓜蒌、薤白开胸中痰结，具有扩冠、祛痰作用；丹参、川芎、红花活血化瘀，能活血通经、祛瘀止痛；麦冬对"血瘀"证的内皮细胞有保护作用，并同时抑制平滑肌细胞的增殖，保护心肌缺血；五味子能强心，调节心血管系统，改善血液循环；檀香、法夏行气止痛、化痰。竹茹、黄连清热化痰；蔻仁为化湿药，能化湿行气，治疗纳差。

案 2：冠心病（心绞痛）[①]

李某，女，55 岁。

初诊日期：2008 年 4 月 20 日。就诊于某院心血管专科门诊。

现病史：患者近 1 周感胸骨后疼痛，与转身和呼吸无关，感胸闷不舒、心悸、烦躁易怒，纳眠尚可，舌淡，边有齿印，苔白，舌下脉络瘀阻；脉细数，脉率 95 次/min，脉率与心率相符。追问病史既往无食道及胃部疾病，无嗳气、恶心、呕吐、泛酸、食道烧灼感及胃脘痛。

心电图示：ST 段在 $V_4 \sim V_6$ 导联下移大于 0.05mV，完全性右束支传导阻滞，表明患者有心肌缺血。

西医诊断：冠心病心绞痛。

中医诊断：胸痹。

证候诊断：气虚痰瘀。

治法：益气活血化痰。

【处方】

太子参 30g	黄芪 30g	麦冬 15g	五味子 15g
丹参 30g	川芎 15g	红花 9g	瓜蒌壳 15g
薤白 10g	檀香(后下)10g	法夏 12g	细辛 6g
玄胡索 10g	佛手 10g	郁金 12g	枣仁 30g
珍珠母 30g			

每次服该中药 10 剂，同时服用单硝酸异山梨酯片 20mg，每天 2 次，酒石酸美托洛尔 12.5mg，每天 1 次。

服此中药 30 剂后，患者无胸痛、心悸，已无明显的胸闷，烦躁易怒症状明显好转，脉率 78 次/min，心电图已无心肌缺血改变，嘱患者继服上方 15 剂以巩固疗效。

【按语】

本案为冠心病心绞痛的气虚痰瘀型，其中太子参、黄芪、麦冬、五味子、丹参、川

① 邓昭美、张国伦：《张国伦教授应用益气活血化痰法治疗冠心病心绞痛的经验》，载《贵阳中医学院学报》2009 年第 31 卷，第 1 期，第 21 - 22 页。

芎、红花、瓜蒌壳、薤白、檀香、法夏、枣仁、珍珠母为基本方，太子参、黄芪能大补元气；瓜蒌、薤白开胸中痰结，具有扩冠、祛痰作用；丹参、川芎、红花活血化瘀，能活血通经、祛瘀止痛；麦冬对"血瘀"证的内皮细胞有保护作用，并同时抑制平滑肌细胞的增殖，保护心肌缺血；五味子能强心，调节心血管系统，改善血液循环；檀香、法夏行气止痛、化痰。细辛、玄胡索能止痛，缓解胸痛；佛手、郁金行气，解郁清心，改善患者烦躁易怒症状。

案3：冠心病①

患者，男，78岁。

初诊日期：2012年3月22日。

现病史：冠心病史8年余，胸闷胸痛，夜间加重，呈刺痛，固定不移，活动后加重，伴气短乏力，形寒肢冷，心慌，胸脘痞闷，二便调，舌暗淡，苔白腻，脉弦滑。

心电图示心肌缺血，心肌酶学无异常。

证候诊断：心气心阳不足，痰瘀痹阻。

治法：益气养心，宣痹化痰。

【处方】

党参30g	黄芪30g	麦冬15g	五味子10g
瓜蒌壳15g	薤白10g	桂枝9g	丹参30g
红花9g	降香10g	檀香9g	细辛4.5g
枣仁30g	炙甘草6g		

中药7剂，水煎500mL，每日1剂，口服。

二诊：（2012年4月5日）活动后胸痛减轻，心慌、乏力好转，仍有胸闷，舌暗淡，苔薄白微腻，脉弦滑，前方续服5剂。

三诊：（2012年4月10日）胸闷胸痛明显好转，无心慌，舌淡红，苔薄白，脉弦滑，上方减丹参、红花。将黄芪、党参剂量调整为20g。

再服7剂，诸症好转。

【按语】

本患为胸痹心痛之虚实夹杂，心气心阳不足为本，痰饮、瘀血为标，治疗重点在补益心气，温振心阳。

患者年过七旬，肾气渐衰，肾阳虚衰不能鼓动五脏之阳，引起心气不足或心阳不振，血脉失于温煦、鼓动，气血运行滞涩不畅，气虚水液运化失常，津聚为痰，痰瘀痹阻心脉，发为胸痹，心痛。以桂枝、细辛等辛热之品温散寒邪、通阳止痛，降香、檀香芳香走窜之品行气开胸化浊。

案4：心悸，心绞痛②

患者，男，62岁。

---

① 周琦：《张国伦温通法治疗阳虚寒凝型胸痹心痛》，载《实用中医内科杂志》2015年第29卷，第10期，第10－11页。

② 董江川、杨涓：《张国伦通补兼施法治疗冠心病经验》，载《江西中医药》2003年第9期，第7－8页。

现病史：自述心悸，心绞痛年余。现感心慌、心悸、心痛阵作，胸闷憋气，动辄气促，行走困难，自汗，面浮而苍白，形体肥胖，食欲、睡眠正常，二便调，舌淡胖嫩有瘀斑，苔薄白而滑，脉结代。

心电图检查示：室性期前收缩，在Ⅱ、Ⅲ、$V_4 \sim V_6$导联ST段下降0.1mV。

中医诊断：胸痹。

治法：活血化瘀，温通心阳。

【处方】

黄芪30g	丹参30g	葛根30g	水蛭10g
瓜蒌壳12g	薤白15g	檀香10g	桂枝10g
制附子10g	细辛4.5g		

水煎服。

用上方加减治疗1个多月，患者心慌心悸大为减轻，胸闷心痛消失，心电图转为正常。随访1年未见复发。

【按语】

本例患者老年男性，年高心气自虚，心阳不振，阳气虚衰，运血无力，而导致血瘀；加之阳气虚衰，失于温煦、宣畅之功，而导致胸痹心痛，心慌气促。故治则为活血化瘀，温通心阳。所用方药即为基本方加上附子、桂枝、细辛等辛温通阳助阳之品。气血为人之根本，贵在流通，所以无论属虚属实，均应配合运用理气活血药。其中，丹参专入心经，不论寒热虚实均可用；郁金、檀香行气活血宽胸；水蛭乃破血逐瘀之品，小剂量用之对于冠心病的心脉瘀阻甚为有效。

冠心病虽多表现为心气不足，但阴阳互根，心气久虚，未有不致心阴亏虚，故每用麦冬、太子参气阴两补，以宣心胸之阳而补心之气阴。痰浊每与瘀血气滞等病因交结不解，乘胸阳不振而痹阻心脉，可瓜蒌薤白合用，瓜蒌甘寒滑利，宽胸涤痰利气散结；薤白辛滑，通阳最捷，下气散结，两药合用使痹结散而阳气得宣。加用法夏、茯苓，燥湿化痰，理气和中。痰为阴邪最宜温化，故配用桂枝、细辛等辛温通阳之品助之。胸阳得复、气化有力则湿浊难以停聚，既可断生痰之源，又可促血液运行，使气机通畅，血行有常，痰湿浊邪就会随气血通畅而逐渐涤散。

案5：胸痹[①]

杨某，女，65岁。

初诊日期：2006年8月12日。

现病史：反复心前区闷痛1年，多在活动中发作，呈压榨样疼痛，伴汗出、气短、头晕。休息或含服异山梨酯可于10分钟内缓解。来诊时诉胸闷气短，倦怠乏力，纳差便涩，肢体麻木，口干口苦而少饮。诊见体胖面晦，舌质淡暗，边有齿痕，苔黄腻，脉沉细。

查血脂：TG 4.52mmol/L，余正常。心电图示心肌缺血。

中医诊断：胸痹。

---

① 伍小红、张国伦：《张国伦教授从脾胃论治心血管疾病经验》，载《四川中医》2008年第2期，第3－4页。

证候诊断：心脾气虚，痰瘀互结，心脉痹阻，郁而化热。

治法：健脾益气、化痰祛瘀、通脉宣痹，佐以清解郁热。

【处方】

黄芪 30g	太子参 15g	山药 12g	白术 12g
茯苓 12g	石菖蒲 15g	萆薢 12g	草决明 15g
竹茹 10g	山楂 30g	丹参 30g	红花 9g

每日 1 剂，水煎服。

二诊：上方服 6 剂，气短乏力减轻，纳增便通，苔白腻，口中和。郁热已解，上方去草决明、竹茹，加砂仁（后下）9g 温中行气，檀香（后下）9g 宽胸行气止痛。

上方服 10 剂后胸痛发作明显减少，余症也减。上方出入，共服 2 个月，复查 TG 2.16mmol/L，胸痛极少发作，余症消失。

【按语】

张国伦教授从脾胃论治胸痹，患者痰瘀互结、心脉痹阻是标，脾气亏虚、运化失常是本，治病求本，以黄芪、太子参、山药、白术、茯苓健脾益气，以杜生痰之源，又可助心行血；石菖蒲、萆薢化痰浊；草决明、竹茹清热化痰，清解郁热；山楂、丹参、红花活血化瘀。接方在此基础上随证加减，然治则方法则未变。用方痰瘀同治，勿忘治脾，标本兼顾，故奏良效。

本案益气活血，也体现了调畅气血，治脾胃安五脏的法则；同时本案心脾同病，调理脾胃为先，也体现了脾胃运化失常，先调理脾胃的精神。

一百六十八、张镜人医案：真心痛[①]

患者，男，58 岁。

初诊日期：1981 年 9 月 24 日。

现病史：1 周来心前区持续疼痛，胸闷，痰多，夜寐少安，舌淡红，舌苔薄腻，脉弦细滑。心电图检查示急性心肌梗死。

辨证分析：根据其主症当属中医真心痛范畴，乃痰湿内阻，心气失宣，营血运行不利，心络瘀滞所致。

治法：养血调营，宣痹行瘀，兼化痰湿。

【处方】

太子参 9g	丹参 15g	桃仁 9g	全瓜蒌 15g
薤白 9g	制半夏 5g	炙远志 3g	淮小麦 30g
生香附 9g	赤芍 9g	白芍 9g	炙甘草 3g
炒陈皮 5g	枳壳 9g	竹茹 5g	朱茯神 9g
夜交藤 30g	谷芽 12g		

水煎服，5 剂。

---

① 张存钧、王松坡、张镜人：《张镜人痰瘀同治临床经验》，载《山东中医杂志》2008 年第 6 期，第 418－419 页。

二诊：服药 5 剂后心前区疼痛已减，仍感胸闷，痰出较畅，精神好转，脉细弦滑，苔薄白腻，质红。前方加减续进，以祛痰理气、宣痹行瘀。

【处方】

太子参 9g	丹参 15g	桃仁 9g	全瓜蒌^(打碎)15g

太子参 9g　　　丹参 15g　　　桃仁 9g　　　全瓜蒌^(打碎)15g

薤白 9g　　　　炙远志 3g　　　淮小麦 30g　　香附 9g

赤芍 9g　　　　白芍 9g　　　　炙甘草 3g　　　枳壳 9g

竹茹 5g　　　　朱茯神 9g　　　夜交藤 30g　　谷芽 12g

患者守方服用 2 周，病情稳定，胸闷心前区疼痛等诸症逐渐好转。

【按语】

本例属真心痛之轻者，乃痰瘀交阻，心气不得通达所致，宗瓜蒌薤白半夏汤合温胆汤化痰通阳，丹参、桃仁、赤芍活血通络为主，佐以养心安神治之。《金匮要略·心典》云："胸痹不得卧，是肺气上而不下也。心痛彻背，是心气寒而不和也。其痹为尤甚矣。所以然者，有痰饮以为之援也。故与胸痹药中加半夏以逐痰饮。"方中籍瓜蒌、枳壳宽胸散结；薤白温经通阳；半夏、远志祛痰除湿；香附、橘皮理气畅中；盖痰积久滞，久则必有瘀阻，痰瘀交结，着于包络，以致痹而不畅，故再增丹参、桃仁、赤芍调营化瘀，则痰浊化而瘀壅遂开。

一百六十九、张觉人医案：胸痹^①

邹某，男，74 岁。

初诊日期：1988 年 7 月 26 日。

现病史：患者胸闷，心慌加剧，动则喘息，步履维艰，门诊以"胸痹"收治入院。入院症见：胸闷心慌，头昏自汗，畏寒肢冷，脘腹胀痛，恶心欲呕，纳食呆滞，大便日 2 次，泡沫稀便，小便量少，夜寐不安，舌淡红，苔厚腻，脉沉迟。心率 58 次/min，血压 120/80mmHg。

证候诊断：胸阳不振，瘀血内阻。

治法：宣痹通阳，活血化瘀。

【处方】瓜蒌薤白桂枝汤加味。

全瓜蒌 10g　　　薤白 10g　　　桂枝 8g　　　枳实 10g

法半夏 10g　　　炙甘草 10g　　丹参 10g　　　郁金 10g

川芎 8g　　　　红花 8g　　　　藿香 10g　　　薏苡仁 30g

每日 1 剂，分 2 次服。

7 月 27 日患者胸闷、心慌、喘促接连发作 5 次，及上腹部胀痛，有结块，头身胸前汗出，四肢厥冷，唇色紫绀，并兼作溏便 5 次。

查体：颈静脉充盈。心率 92 次/min，双肺底可闻及湿啰音，肝区压痛，双下肢呈凹陷性水肿。

---

① 付桃利、余莉萍、张觉人：《张觉人教授运用益气固脱法治疗急危重症经验》，载《中国中医急症》2013 年第 22 卷，第 5 期，第 747 - 748 页。

急以我院自制生脉饮（红参、麦冬、五味子等）20mL 口服。1 小时后喘息渐平，不觉心慌，夜寐尚安。翌日查房，再处方独参汤，红参 10g，日炖服 2 次，以挽欲脱之心阳。

连服 3 日，患者昼夜心悸，喘息未发。守方减量，红参 5g，日炖服 2 次。

1 周后，病未发作，颈静脉未见充盈，双下肢水肿消退，可下床活动，生活自理，遂停用独参汤，以宣痹通阳、活血化瘀法善后。

【按语】

正虚阳脱出现的心胸绞痛，胸中憋闷或有窒息感，喘促不宁，心慌，面色苍白，大汗淋漓，烦躁不安或表情淡漠，重则神识昏迷，四肢厥冷，口开目合，手撒尿遗，脉疾数无力或脉危欲绝，就采用益气固脱法，张觉人教授根据经验用红参、麦冬、五味子。

一百七十、张磊医案三则

案 1：胸痹①

患者，男，71 岁。

初诊日期：2007 年 4 月 23 日。

现病史：诉胸骨后闷痛，动则发作，休息后可缓解 2 年余，伴心悸，口干不多饮，倦怠乏力。舌质暗，苔白厚湿滑，脉沉滞。

有高血压病史 1 年。心电图示：ST－T 改变。

【处方】宽胸汤加减。

瓜蒌 30g	薤白 15g	桂枝 10g	炒枳实 10g
厚朴 12g	半夏 12g	茯苓 30g	陈皮 10g
丹参 30g	檀香(后下)3g	砂仁(后下)3g	生姜 3 片

水煎服，每日 1 剂。

复诊：（2007 年 5 月 18 日）服上方 24 剂，胸闷减，胸痛消失，唯活动后气短乏力，多寐，双足青紫浮肿，触之凉，舌红，苔水滑，脉弦涩。

【处方】生脉散加附子汤加减。

党参 10g	麦冬 10g	五味子 10g	制附子(先煎)10g
生薏苡仁 30g	桂枝 10g	炒枳实 10g	陈皮 10g
丹参 30g	檀香(后下)3g	砂仁(后下)3g	淮小麦 30g
炒麦芽 15g	炙甘草 6g	生姜 3 片	

水煎服，每日 1 剂。

再诊：（2007 年 6 月 20 日）服上方 30 剂，胸闷痛消失，双足温暖，浮肿消失，惟皮色略紫，以二诊方加红花 10g、薤白 10g 制水丸，如绿豆大小，每次 60 粒，日 3 次，以善后调理。

【按语】

此乃痰湿闭阻、胸阳不振、气结血瘀之证，故以宽胸汤治之，重用瓜蒌宽胸理气、

---

① 金先红、陶洁：《张磊治疗冠心病的临床经验》，载《中医研究》2008 年第 5 期，第 40－41 页。

宣痹化痰涤浊，加枳实、厚朴降气散结，丹参饮活血辛温通脉。复诊，痰湿渐化，心脉失畅，心气不足，心阳为寒湿所困，故用生脉散益气养心；薏苡附子散加桂枝、生姜以温化寒湿，通心阳；丹参饮活心血，通心脉；淮小麦养心神；陈皮、枳实、麦芽理气运脾，以绝生痰之源。再诊，痰浊寒湿消散，阳气未复，犹冬去春回，惟心脉失畅，故以上方加红花活血，薤白通阳。用丸药缓图，以期长治久安。

案 2：冠状动脉痉挛型心绞痛①

患者，男，38 岁。

初诊日期：2007 年 7 月 24 日。

主诉：胸痛 5 月。

现病史：5 个月前偶然出现左胸前疼痛，向左肩背放射，随去某人民医院就诊，诊为"冠心病"，予"拜阿司匹林肠溶片、硝酸异山梨酯片"等药口服治疗，症状未改善，以后胸痛发作次数逐渐增多，由原来每天发作 1 次增至 3 ～ 4 次，每次持续时间由 1 分钟至 20 分钟。3 个月前症状较重，一次病情发作时，心前区疼痛伴放射至左前臂及左肩，疼痛剧烈，伴大汗出，持续 20 分钟，经 120 送往某院住院治疗，出院后 1 天再发，又住进某附院。先后住某附院 2 次，诊为"冠状动脉痉挛型心绞痛"，治疗效果欠佳。2007 年 4 月某附院心电图示：急性心肌梗死。

刻诊：左前胸阵发性胸痛，放射至左肩左上臂，每天发作 10 余次，剧痛，每次发作初须服硝酸甘油，约 1 分钟后缓解。发作时汗出，面白肢冷，发作后排气而安。无胸闷、气短，时心烦，不欲饮水，眠差、多梦。平素吸烟饮酒多，经常头皮内起火疖。舌质红，苔薄，脉沉滞。

前 6 次诊治，经用丹参饮、瓜蒌薤白枳实汤、瓜蒌薤白半夏汤、四逆散等方化裁加减治疗，虽有小效，但不明显。

七诊：（9 月 7 日）仍发作性胸痛，症状同前，近 4 天夜间痛醒，饮食减少，二便正常，易上火，头上及人中穴部位有火疖，舌淡红，苔白滑，脉沉有力。

【处方】普济消毒饮化裁。

黄芩 10g	黄连 6g	牛蒡子 10g	玄参 30g
桔梗 10g	板蓝根 30g	连翘 10g	白僵蚕 10g
薄荷 10g	生薏仁 30g	紫花地丁 30g	赤芍 15g
生甘草 6g			

6 剂。

八诊：（9 月 17 日）诉头面火疖愈，心痛发作次数明显减少，夜间未发作。守方继服 10 剂，心痛发作次数减少，夜间偶尔发作。改为四逆散、丹参饮加减调理而病愈。

【按语】

本案属中医的胸痹心痛，属西医的冠心病心绞痛、心肌梗死。冠心病心绞痛、心肌梗死在中医学中多从胸阳痹阻、气虚血瘀或气滞血瘀加以治疗。其实冠心病心绞痛、心

---

① 续海卿、李彦杰：《张磊用普济消毒饮治验选析》，载《中国社区医师（医学专业半月刊）》2009 年第 11 卷，第 1 期，第 65 页。

肌梗死热毒内蕴的情况，可遵《黄帝内经》"火郁发之"之旨。《黄帝内经·至真要大论》曰："诸痛痒疮，皆属于心。"郑钦安曰："心痛一证，有寒热之别""热与阴上逆，皆能致心痛，当以寒热两字判之便了。"

急性心肌梗死，发病急骤，病情重，早期多出现剧烈胸痛，胸闷憋气，伴发热，心悸，心慌，烦躁不安，大便不畅，舌质暗红，舌苔多黄腻、垢浊或黄燥，脉象多滑数或弦数等一派火热炽盛，热毒内蕴的症状，特别是1周内这些现象表现更为突出。吴氏等研究提示，冠心病痰热证候与体内炎症活动有密切的关系，表现在这些患者体内多敏性炎症因子水平的异常增多，这可能提示冠心病痰热证之实质所在。朱丹溪曰："气有余便是火。"

由以上分析可知，冠心病可因气滞血瘀，气郁化火，血瘀则毒结，化热，化火，化毒，致热壅血瘀蕴毒。病理不仅有气滞，瘀血，痰阻，胸阳不振，还有热毒。热毒壅滞气血，气血不畅，气滞血瘀，痹阻心脉发为心痛。针对本案患者，先用理气宽胸，活血化瘀止痛之法，效不显，后抓住患者头面有火疖这个反映上焦心肺火热蕴毒之病机的证候，用普济消毒饮化裁，去柴胡、升麻、陈皮升阳温燥之品，及马勃，加紫花地丁加强清热解毒之力，加赤芍活血凉血散瘀止痛，加生薏仁以健脾祛湿涤浊，恰中病机，而应手奏效。

案3：胸痹①

花某，男，60岁。

初诊日期：2008年5月。

主诉：胸骨后痛，后背痛3月。

现病史：近3月来胸痛连及后背，呈阵发性，针刺样隐痛，入夜尤甚，纳食尚可，睡眠稍差，口干、苦、涩，晨起为重，二便正常，舌质红稍暗，苔厚腻微黄，脉沉有力。他院曾用瓜蒌薤白白酒汤效不佳。

省胸科医院检查：①心电图无异常，②64排CT示：冠状动脉硬化。

【处方】

当归10g	生地黄15g	赤芍15g	桃仁12g
红花10g	炒枳壳6g	柴胡6g	川芎6g
桔梗6g	怀牛膝10g	甘草6g	

20剂，水煎服。

二诊：胸痛大减，睡眠也好转，现已对症，继续巩固治疗1周胸痛消失。

【按语】

王清任曰："胸痛在前面，用木金散可愈。后通背亦痛，用瓜蒌薤白白酒汤可愈……有忽然胸痛，前后皆不应，用此方一付，痛立止。"故投此方使心胸气血流畅，机能恢复，胸痹治愈。

---

① 何延中、敖祖松：《张磊主任医师应用血府逐瘀汤经验》，载《河南中医》2010年第30卷，第7期，第646-647页。

一百七十一、张琪医案十则

案 1：冠心病[①]

李某，男，62 岁。

现病史：患冠心病 1 年余，近 2 个月病情加重，曾用潘生丁、脉通及中药瓜蒌薤白半夏汤及活血化瘀之剂均无效。症见心前区憋闷，心痛频繁发作，持续时间较长，严重时达 2～3 小时，面青晦暗，神疲乏力，舌紫暗，苔薄，脉弱而短促。心电图示 ST－T 改变。

证候诊断：心气虚，瘀血阻络。

治法：益气活血化瘀。

【处方】

黄芪 40g	党参 35g	当归 20g	赤芍 20g
川芎 15g	红花 15g	丹参 15g	葛根 30g
麦冬 15g	五味子 15g		

水煎，每日 2 次服。

服药 50 余剂，心电图恢复正常，诸症痊愈。

【按语】

张琪教授认为此类瘀血胸痹心痛，纯以活血化瘀治疗则难以取效，必须益气为主，辅以活血通络，才能达到气旺血行、络通痛止之目的。唐容川谓："血属阴……气运之而行也。"血因气而瘀，气虚无力运血而致瘀血痹阻心脉。本方以黄芪、党参补气为主，以统血之运行，且党参有益气生津的作用；桃仁、红花、川芎、丹参等皆活血之品。诸活血药配于益气药中，以助气旺血行之作用；心绞痛频繁发作多出现口干舌燥阴分不足之症，辅以麦冬、五味子为生脉饮共奏益气生津之效。

案 2：冠心病，心肌供血不全[②]

石某，男，50 岁。

现病史：症见胸部憋闷，时刺痛难忍，肢沉，恶心，舌尖边紫，有瘀斑，苔腻，脉象短促，心电图提示心肌供血不全，曾用瓜蒌薤白汤仅取效一时，改用活血豁痰法。

【处方】

当归 20g	生地 20g	桃仁 15g	红花 15g
甘草 10g	枳壳 15g	赤芍 20g	柴胡 15g
川芎 15g	桔梗 15g	牛膝 15g	茯苓 20g
半夏 15g	砂仁 15g	菖蒲 15g	

水煎服，每日 1 剂。

---

① 徐惠梅：《国医大师张琪教授诊疗冠心病遣方用药思路及验案举例》，载中华中医药学会心病分会主编《中华中医药学会心病分会第十一届学术年会论文精选》，2009 年版。

② 徐惠梅：《国医大师张琪教授诊疗冠心病遣方用药思路及验案举例》，载中华中医药学会心病分会主编《中华中医药学会心病分会第十一届学术年会论文精选》，2009 年版。

共服药 16 剂，心痛未再发作，继之以益气活血豁痰法，症状消失，心电图恢复正常。

【按语】

本方即血府逐瘀汤原方加味，"气为血之帅，血为气之守"。气行血行，气滞血瘀，方中当归、川芎、桃仁、红花、赤芍皆活血之品，柴胡、桔梗、枳壳能疏郁行气。因兼有痰浊，故加茯苓、半夏、菖蒲、砂仁以化痰和胃。该患者以血瘀为主兼有痰浊，故于活血理气中加入豁痰之品疗效显著。

案3：冠心病①

李某，47 岁。

现病史：素有心前区憋闷，心电图示 ST－T 改变。数天前，无明显诱因突发心前区压榨样疼痛，连及胃脘，泛泛欲吐，含硝酸甘油片稍缓解，但夜间发作频繁，发作时即上冲欲吐，舌紫暗，苔白腻，脉弦缓。

证候诊断：痰瘀交阻，胃气上冲。

治法：化痰活血，和胃理气。

【处方】

半夏 15g	陈皮 15g	茯苓 20g	甘草 10g
竹茹 15g	枳实 15g	菖蒲 15g	郁金 15g
麦冬 15g	五味子 10g	瓜蒌 20g	

水煎服，每日 2 次。

服药 7 剂，心痛未发作，仅时有胸中不适，继服前方，又服 12 剂，胸中不适亦除，心电图示心肌供血不全明显改善，随访病情稳定。

【按语】

上方即温胆汤加活血化瘀之品而成，张琪教授用温胆汤加味，意在"心胃同治"。方中半夏、陈皮、茯苓、竹茹、枳实化痰理气和胃降逆，加郁金、菖蒲等开窍通络。该患者以痰浊为主兼有血瘀之象，故在豁痰基础上加入活血通络之品，取得了良好的疗效。

案4：前壁心肌梗死②

华某，男，65 岁。

现病史：8 天前工作中突发心前区紧束感，随之心痛频繁发作，伴有呼吸困难，住入某院，经心电图诊断为前壁心肌梗死，中西医抢救，8 天，病情仍不稳定，心电图提示：ST 段抬高，血压 90/70mmHg。

刻诊：患者神志清楚，心前区憋闷，气短促，口干喜饮，五心烦热，睡眠欠佳，食欲不振，舌暗红，光净无苔，脉沉涩。

证候诊断：气阴两虚、脉络瘀阻。

---

① 徐惠梅：《国医大师张琪教授诊疗冠心病遣方用药思路及验案举例》，载中华中医药学会心病分会主编《中华中医药学会心病分会第十一届学术年会论文精选》，2009 年版。
② 徐惠梅：《国医大师张琪教授诊疗冠心病遣方用药思路及验案举例》，载中华中医药学会心病分会主编《中华中医药学会心病分会第十一届学术年会论文精选》，2009 年版。

【处方】

红参 15g	麦冬 15g	五味子 15g	元参 15g
丹参 15g	丹皮 15g	陈皮 15g	麦芽 15g
山茱萸 15g	枸杞 15g		

水煎服，每日 2 次。

7 剂后患者自觉心前区舒畅，其他症状明显减轻，仍以前方增减，去陈皮、麦芽，加花粉 15g、沙参 15g，服药 10 剂，诸症均见明显缓解，继以益气养心之剂善后。

【按语】

张琪教授认为此证型胸痹心痛患者，年事已高不可过服活血化瘀之剂，以免耗气伤津而犯虚虚之忌。故方用红参益气养阴生津，麦冬、元参、五味子以养心阴，丹皮、丹参以活血通络，佐以山茱萸、枸杞滋补肾以养心。

案 5：冠心病①

赵某，男，62 岁。

现病史：素有冠心病病史，2 个月前因过劳突发心痛，胸闷气憋，头晕腿软，走路无根，痰多黏稠，口干舌强，舌质紫暗苔白腻，脉弦滑无力。

血压 200/120mmHg，心电图提示 ST－T 改变。

证候诊断：痰瘀交阻、肾阴阳两虚。

治法：调补肾之阴阳，活血化痰通络。

【处方】

熟地 40g	山萸肉 15g	石斛 15g	麦冬 15g
玉竹 15g	枸杞 15g	肉桂 15g	附子 15g
五味子 15g	菖蒲 15g	远志 15g	瓜蒌 20g
郁金 15g	土虫 10g	鸡血藤 20g	水蛭 7.5g

每日 1 剂，水煎服，每日 2 次。

服药数剂，心前区疼痛大减，头晕亦减轻，双下肢有力，舌硬、口干减轻，痰少，精神略振，心电图提示供血不全好转。又以此方服数剂，心痛完全缓解，心电图恢复正常。

【按语】

该患者虽现痰瘀交阻之征，但久病年高，肾之阴阳亦不足，故在活血化痰通络基础上予以补肾之品熟地、山萸肉、肉桂、附子以调补肾之阴阳。

案 6：冠心病②

赵某，男，59 岁。

现病史：夙患冠心病，近因过劳及精神紧张，心痛频繁发作，痛甚彻及肩背，胸闷气短，全身衰弱，舌尖紫，苔薄腻，脉左短促，右沉细。心电图示：V₃ ～ V₅ 导联 ST 段

---

① 徐惠梅：《国医大师张琪教授诊疗冠心病遣方用药思路及验案举例》，载中华中医药学会心病分会主编《中华中医药学会心病分会第十一届学术年会论文精选》，2009 年版。

② 徐惠梅：《国医大师张琪教授诊疗冠心病遣方用药思路及验案举例》，载中华中医药学会心病分会主编《中华中医药学会心病分会第十一届学术年会论文精选》，2009 年版。

下移，T 波倒置。

证候诊断：心气虚、痰浊痹阻胸阳。

治法：益气养心，通阳宣痹。

【处方】

红参 15g	黄芪 40g	五味子 10g	瓜蒌 20g
薤白 20g	半夏 15g	桂枝 15g	郁金 10g

水煎服，每日 2 次。

连续 3 天，心绞痛未发作，但仍不敢活动，全身症状好转，自觉气力增加，脉象较前有力，心电图示：ST 段已较前有所上抬，T 波变浅。继以前方服药 10 余剂，心绞痛一直未发作，精神振作，体力大增，脉沉而有力，心电图示：ST 段恢复正常，T 波略低平。

【按语】

痰浊闭阻，胸阳失展故而胸闷心痛。此型胸痹张琪教授常以瓜蒌薤白半夏汤加味治之。瓜蒌薤白半夏汤源自《金匮要略》。上方瓜蒌、薤白、半夏通阳化浊，加入桂枝、郁金温阳活血以助化痰。

案 7：冠心病，心衰Ⅱ度[①]

李某，男，73 岁。

初诊日期：2000 年 10 月 27 日。

现病史：患者平素嗜酒，喜食肥甘，冠心病史 30 年，逐年发作，持续加重，发展为心衰。本次因情志刺激而复发，西医常规治疗无效，求治于中医。自觉胸闷，心悸、气短，不能平卧，尿少，一昼夜仅 350mL。

查体：口唇颜面紫绀，肝大有压痛，位于右锁骨中线 5cm，质地硬，心率 115 次/min，双下肢浮肿明显，按之没指。舌红紫而有瘀点瘀斑，苔白厚腻，脉沉伏。

心脏彩超示，冠心病，全心衰竭；心电监护显示前壁广泛心肌缺血。化验回报，HDL－C 0.54mmol/L；LDL－C 4.27mmol/L；TG 2.69mmol/L；TC 6.58mmol/L。

西医诊断：冠心病心衰Ⅱ度。

中医诊断：胸痹，心水。

证候诊断：心阳虚衰，水气凌心，血脉瘀阻，痰浊阻滞。

【处方】

附子(先煎)20g	白术 25g	赤芍 25g	茯苓 25g
泽泻 25g	葶苈子 25g	白茅根 50g	红花 20g
当归 30g	怀牛膝 25g	猪苓 25g	丹参 20g
大黄 10g	郁李仁 15g	黑丑 15g	白丑 15g
胆南星 15g	全瓜蒌 30g	大枣 10 枚	

水煎服，每日 1 剂，早晚温服。

---

① 孙元莹、张海峰、王暴魁：《张琪从痰瘀交阻治疗疑难病经验》，载《辽宁中医杂志》2007 年第 1 期，第 13－14.

服药 7 剂，心悸气短明显减轻，夜间可平卧，口唇、爪甲、颜面紫绀明显减轻，尿量增加，一昼夜 650mL，双下水肿消退明显，舌紫有瘀点瘀斑，苔白，脉沉。前方去二丑，加车前子 20g、五加皮 20g。

又服 35 剂，浮肿完全消失，体力明显增加，活动后仍觉心悸气短，偶有紫绀，舌质紫而少苔，瘀点瘀斑，脉沉弦。化验，HDL – C 0.76mmol/L；LDL – C 3.75mmol/L；TG 2.14mmol/L；TC 5.04mmol/L。

再服 35 剂，状态已如常人，好转出院，随访年余，状态稳定。

案 8：冠心病，心衰 Ⅱ 度[①]

麻某，男，71 岁。

初诊日期：2001 年 4 月 19 日。

现病史：冠心病史 30 年，每年发作，病情持续加重，逐渐进展为充血性心衰。由于常年大量应用西医治疗，本次住院目前临床应用的强心利尿扩血管治疗均无明显效果，求治于中医。自觉胸闷、心悸、气短、不能平卧、后背冰冷不温，小便少，一昼夜 300mL，大便秘结 1 周 1 行，活动后则心悸气短加重明显。

查体：口唇颜面紫绀，颈静怒张，肝颈静脉回流征（＋），肝大位于右锁骨中线 4cm，质地硬；腹膨隆，移动性浊音（＋），肠鸣音 1 次/min；听诊双肺闻及少量湿啰音，心率 110 次/min。双下肢浮肿按之没指。舌质红紫而有瘀点瘀斑，舌苔白厚腻，脉沉伏。

心脏彩超示：冠心病，全心衰竭。

西医诊断：冠心病心衰 Ⅱ 度。

中医诊断：胸痹、心水。

辨证分析：心阳虚衰，水气凌心，血脉瘀阻，痰浊阻滞。心阳虚衰为本，血瘀痰浊为标，本虚标实。

治法：利水化瘀温阳。

【处方】

附子（先煎）15g	白术 25g	赤芍 35g	茯苓 35g
泽泻 35g	葶苈子 30g	白茅根 50g	红花 20g
当归 30g	怀牛膝 20g	猪苓 25g	益母草 30g
大黄 10g	郁李仁 15g	大枣 10 枚	

水煎服，每日 1 剂，早晚温服。

患者服药 14 剂，心悸气短明显减轻，夜间可以平卧，大便排出基本通畅，2 日 1 行，尿量一昼夜 1300mL，舌质紫有瘀点瘀斑，苔白，脉沉。前方去大黄，加车前子 20g。

服前方 21 剂，浮肿明显减轻，心悸气短进一步好转，排尿 1800mL/24h。患者共服药 54 剂，状态已如平常人，好转出院，嘱其慎起居，避风寒，避免过劳。

---

① 孙元莹、吴深涛、王暴魁：《张琪教授治疗水肿的经验》，载《吉林中医药》2006 年第 12 期，第 14 – 16 页。

随访年余，状态稳定，未闻复发。

案9：冠心病，高血压[①]

李某，女，49岁。

现病史：素高血压，常用复方降压片，血压维持在160/100mmHg。于半年前一次过劳后，突发心前区闷痛，曾多方求治，症状不减，近日胸闷痛加剧，自汗乏力，手足麻木，心烦易怒，头痛耳鸣，心悸怔忡，五心烦热，舌绛无苔，脉弦数。心电图：ST段在$V_3 \sim V_5$导联下移。

西医诊断：①高血压，②冠心病。

【处方】

钩藤20g	草决明20g	牛膝15g	黄芩15g
玉竹15g	甘菊15g	元参20g	生牡蛎25g
生地20g	生赭石25g	白芍25g	珍珠母30g
赤芍15g			

服6剂，心前区闷痛、自汗、心悸均减轻，又连服30剂，诸症消失，心电恢复正常。

方中珍珠母、牡蛎安神潜阳；白芍、元参、草决明平肝泄热；钩藤、甘菊平肝泄热而息风；赭石、牛膝、赤芍活血凉血、引血下行。全方共奏滋阴潜阳，清热平肝之功效。

案10：冠状动脉粥样硬化性心脏病[②]

王某，男，52岁。

现病史：心前区时绞痛，憋闷，心悸而烦，气短胀满堵塞至咽，少寐头胀、舌苔白，脉象沉滑，形体胖。心电图示：轻度供血不全。诊断：冠状动脉粥样硬化性心脏病。用瓜蒌薤白半夏汤及活血化瘀之剂数十剂，无明显效果。症状之中尤以心烦气憋，咽部堵塞感为甚，长期不愈，患者甚为痛苦，邀张琪教授会诊。

证候诊断：肝郁化热，痰湿中阻。

【处方】

柴胡20g	生龙牡各20g	大黄(后下)20g	桂枝15g
党参20g	远志15g	生地20g	甘草10g

3剂，胸憋闷，心烦，咽部堵塞大瘥，心绞痛未发。

以原方大黄减至5g，加郁金15g，续服15剂，诸症悉除，心电图同前，随访患者出院后，已上班工作，迄今未发作。

方中柴胡与大黄同用疏肝泄热；桂枝配龙牡，振奋心阳而安神；远志合大黄，泄热化痰；地黄、参草顾护正气。虽重用大黄泄热化痰而不伤正气。凡肝热痰湿所致胸痹者均可获效。

---

① 于年福、张佩清：《著名老中医张琪治疗冠心病的经验》，载《黑龙江中医药》1987年第6期，第1－3页。

② 于年福、张佩清：《著名老中医张琪治疗冠心病的经验》，载《黑龙江中医药》1987年第6期，第1－3页。

一百七十二、张学文医案十则

案1：冠心病（心绞痛）①

段某，男，65岁，农民。

初诊日期：1992年3月5日。

现病史：胸闷、心慌已有2年多，近半年来胸闷加重，有时心前区疼痛，发作不定时，疼痛时心慌出汗，不能动。诊查：自感疲乏无力，纳少，消瘦，舌质淡而暗，苔薄白，脉细弱而涩。在本地医院诊断为"冠心病心绞痛"。

证候诊断：心脉瘀阻，气虚血弱。

治法：益心除痹，畅通血行。

【处方】

炙黄芪30g	当归12g	川芎18g	赤芍15g
桃仁6g	红花6g	地龙10g	瓜蒌15g
薤白10g	炒酸枣仁15g	山楂15g	

6剂。

二诊：（4月5日）患者述上方服6剂后，自觉有明显疗效，胸闷胸痛减轻，四肢有力，纳食增加。因路程较远，交通不便，当地医生建议不必更方，继续服上方约30剂。

三诊：诸症大减，胸闷偶发，胸痛已未发作，再求巩固之方。鉴于患者年岁偏大，按气虚血瘀已获良效，故仍以上方为主加补肾药如鹿衔草、杜仲、桑寄生，制成散剂，每冲服6g，以防再发。

【按语】

冠心病心绞痛临床有瘀血阻滞、痰湿痹阻、气阴两虚、胸阳不振等型，分型施治，多有效验。然此例患者除心脉痹阻外，气虚症状甚为明显，气虚无力鼓动心脉，亦可造成心脉瘀阻。此外，心气不足，饮食减少日久，心血亦虚，血不养心，则可出现心慌心悸脉细等症。故治以补阳还五汤补气活血为主，加瓜蒌、薤白以宽胸行气通痹；炒酸枣仁配当归以补养心血；生山楂既活血化瘀又消食健胃。故用后效果十分显著。补阳还五汤多用于中风之证，但气虚血瘀之证，包括胸痹心痛也可应用，只要病机相合，用后效果甚佳。用时抓住气弱乏力、纳差，脉弱、自汗等气虚之症，再加瘀血症状，即可放心使用。此即异病同治之理论的又一具体应用。

案2：胸痹②

患者，女，74岁。

初诊日期：2012年2月15日。

主诉：反复性胸闷、气喘8年，加重1月。

---

① 《〈中国现代名中医医案精粹〉选登（46）——张学文医案》，载《中医杂志》2012年第53卷，第22期，第1980页。

② 高政涛、郑刚、王永刚、赵振凯、李欣：《国医大师张学文教授治疗胸痹的临床经验》，载《中医药导报》2015年第21卷，第13期，第6–8页。

蜈蚣 1 条	乌梢蛇 10g	延胡索 15g	焦三仙各 15g
黄精 12g	白芍 15g	白术 10g	三七粉^(冲服)3g
红花 6g	桃仁 10g	郁金 12g	酸枣仁 15g
夜交藤 30g			

10 剂，每日 1 剂，分 2 次服。

二诊：（2011 年 9 月 29 日）胸部刺痛，疼痛部位明显局限，夜间发作次数明显减少，面红目赤，气促，口臭、口苦、口干等症状消失，原方基础上加大活血药物的剂量，继续服上方 20 剂。

三诊：（2011 年 10 月 8 日）初诊时症状大部消失，胸部局限性刺痛偶有发生，又服 15 剂，并嘱患者服完 15 剂后，单服三七粉（冲服）3g，1 次/日。

后随访，患者整体症状良好，未再胸痛、胸闷。

【按语】

张学文教授认为，此型多发于温病后期，炽热之邪入侵机体，日久不愈，缠绵为毒，热毒伤津耗液，津伤而血不得充，血行迟缓，瘀滞脉道，毒瘀互结，互为因果，二者合而致病，致心脉痹阻不通而发病，治疗应用清热解毒之药除致瘀之因，用化瘀之药治热毒之果，两药合用共奏清热解毒、活血化瘀之效。

案 4：胸痹^①

患者，男，64 岁。

初诊日期：2010 年 5 月 31 日。

主诉：反复性胸痛胸闷 10 年，加重 6 月。

现病史：胸部刺痛，部位局限，无放射痛，夜间多发，每次持续 15 分钟左右，活动后加重，休息或口服硝酸酯类药物后缓解，面色晦暗，口唇青紫，神疲，气短乏力，自汗，舌质紫暗伴舌下脉络迂曲，脉涩。

中医诊断：胸痹。

证候诊断：胸阳不振，血行不畅。

治法：益气活血，通阳宣痹。

【处方】

丹参 15g	檀香 6g	砂仁 6g	全瓜蒌 15g
薤白 10g	姜半夏 10g	三七粉^(冲服)3g	郁金 12g
酸枣仁 15g	夜交藤 30g	红花 6g	桃仁 10g
生山楂 15g	桂枝 6g	川牛膝 30g	天麻 12g

15 剂，水煎服，并酌情配合西药。

二诊：（2010 年 6 月 14 日）口服以上药物 15 剂后，胸闷程度缓解，发作次数减少，胸痛较前缓解不明显，面色晦暗，口唇青紫，舌质紫暗伴舌下脉络迂曲，脉涩。治疗在初诊方药的基础上去郁金，加地龙 10g、延胡索 12g。7 剂。

---

① 高政涛、郑刚、王永刚、赵振凯、李欣：《国医大师张学文教授治疗胸痹的临床经验》，载《中医药导报》2015 年第 21 卷，第 13 期，第 6-8 页。

三诊：（2010年7月4日）口服以上药物7剂后，胸闷胸痛明显减轻，瘀血症状明显减轻，气虚症状较前突出，故在前方的基础上，去延胡索、姜半夏、三七、夜交藤、生山楂、桂枝、川牛膝、天麻，加黄芪30g、当归12g。上药15剂，症状消失，至今未发。

【按语】

患者素体多气虚，日久不愈，气虚则行血无力，致血行不畅，郁滞脉道，瘀阻心脉为病，急发当投丹参、檀香、红花、桃仁、川牛膝、郁金、天麻、生山楂、桂枝之药解瘀血之标实。以全瓜蒌、薤白理不畅之气机而宽胸，气机畅则瘀血自消，三七粉既有活血之功，又有止血之效，防活血太过。缓发则用黄芪、当归补气活血之药救气虚血弱之本。并因证加减，多取良效。

案5：胸痹[①]

邹某，男，58岁。

主诉：胸痛，心悸间歇性发作1年余。

现病史：主诉胸痛，心悸间歇性发作1年余，痛如针刺样，每次持续30分钟左右，伴肢体发凉、冷汗、夜休多梦，舌暗红，边有瘀点，舌下络脉迂曲，脉沉弦结代。

证候诊断：气虚血瘀，肾气不足。

治法：活血化瘀，益气补肾。

【处方】

黄芪30g	当归12g	丹参15g	红花10g
檀香6g	三七[(冲)]3g	川芎10g	山萸肉12g
山楂15g	炙甘草6g		

服药3剂胸痛、心悸症状大减，服7剂后诸症悉除。

【按语】

血瘀诸证多由于血液凝滞脉中循行不畅而导致不通则痛，血瘀于心则发胸痹、真心痛；血瘀于脑可发头痛；血瘀于腹则发腹痛；因瘀证的主要症状之一是疼痛，如唐容川《血证论》："凡是疼痛，皆瘀血凝滞之故也。"现代医学研究证明，活血化瘀药物能降低全血黏度，血浆黏度，抑制血小板聚集，使血液流变学的异常改变恢复至正常水平，这亦符合中医"通则不痛"的原则。故张学文教授临证多用川芎、丹参、桃仁、红花、乳香等为主药，辨证加减，治疗疼痛每获良效。

案6：冠心病[②]

朱某，男，65岁，干部。

现病史：患冠心病7年。7年来经常出现胸闷、心慌、气短。近1周，上述症状加重，夜间心前区痛甚，伴头晕、双下肢轻度浮肿，舌质淡，苔薄白，脉沉弦。

证候诊断：气虚血瘀，心脉痹阻。

---

① 王亚丽：《张学文教授活血化瘀临床经验举隅》，载《陕西中医函授》1997年第3期，第15-16页。

② 于为民、丰广魁：《张学文教授运用补阳还五汤治疗冠心病的经验》，载《中医药研究》1994年第3期，第31-32页。

治法：益气活血，温阳通脉。

【处方】

黄芪 40g	桂枝 10g	当归 10g	川芎 10g
红花 10g	地龙 10g	山楂 15g	丹参 12g
炙甘草 6g	瓜蒌 10g	薤白 12g	

复诊：服上方后，胸闷、胸痛明显减轻，精神转佳。仍用上方去薤白，加檀香 6g、炒枣仁 30g、鹿寿草 12g。

前后共服本方 40 余剂，随访未发。

【按语】

冠心病归属于祖国医学胸痹、心悸、怔忡范畴，表现为一种缓慢的发病过程。久病正虚、血运无力、多虚多瘀，故治疗本病，张学文教授常以补阳还五汤为主，根据人、地、时，依不同情况而辨证加减。张学文教授常强调"只有定方，没有定病"。本方可酌加丹参、山楂。张学文教授认为，丹参一药，味苦入血归心，祛瘀生新，行而不破，前人有"丹参一味，功同四物"的美称。山楂既有活血消食、降脂之力，又可防过补而腻胃滞脾之功。张学文教授认为，药无贵贱之分，而皆在应用得法。此外，冠心病的治疗过程中，可酌加滋阴养血安神之品，如酸枣仁、柏子仁、麦冬、夜交藤、鹿寿草。张学文教授强调，心主血脉是以心主神志的功能活动为前提条件，才能使气血环周不休，发挥其正常的生理功能，酌加安神之品，有利于心脏功能的恢复和改善。

案7：心肌缺血①

李某，男，42 岁，厨师。

初诊日期：2005 年 12 月 1 日。

主诉：劳力后阵发性胸闷、心前区疼痛 3 周。

现病史：患者于 3 周前在饭店炒菜时突然出现胸闷、心前区疼痛不适，持续约 3 ～ 5 分钟，休息后症状自行缓解，但每次工作皆有不同程度的发作，被迫休假。某院心电图负荷试验示：心肌缺血。遵医嘱于每次发作时口含硝酸甘油、静脉滴注丹参注射液后症状缓解，但停药后仍时有发作。

刻诊：劳力后阵发性胸闷、心前区疼痛不适，时有头昏、头痛，时有气短、心慌、心烦，时有背寒、腰痛，食纳尚可，眠差，二便调，口唇色暗，舌质暗红，舌苔薄白，舌边有齿痕，舌底脉络迂曲，脉沉细涩。

中医诊断：胸痹。

证候诊断：胸阳不振、气滞血瘀。

治法：宣痹通阳、行气活血。

【处方】瓜蒌薤白白酒汤合丹参饮化裁。

瓜蒌 10g	薤白 10g	丹参 15g	檀香 6g
砂仁 6g	元胡 10g	三七(冲服)3g	生龙骨 30g
生牡蛎 30g	川牛膝 30g	地龙 10g	五灵脂 10g

---

① 张军文：《张学文教授疑难病治验举隅》，载《山西中医学院学报》2007 年第 1 期，第 41 － 42 页。

神曲 15g	麦芽 15g	山楂 15g

嘱服 15 剂。

二诊：（2005 年 12 月 16 日）自诉服上方后阵发性胸闷、左侧胸前区疼痛较前明显减轻，持续 1～2 分钟后缓解，头晕基本消失，气短、心慌、心烦大减，腰痛减轻，时有腹胀，食纳稍差，夜眠好转，夜梦减少，二便调，舌质暗红，舌苔薄白，舌边有齿痕，舌底脉络迂曲。证属胸阳不振，气滞血瘀，心神失养，上方地龙易为 15g，加益母草 30g、泽兰 30g、炒枣仁 10g、山药 15g。

15 剂后三诊：自诉症状基本消失，偶于体力活动或激动时心绞痛发作，头晕消失，惟觉腰痛背寒，食纳夜眠可，二便调，舌质暗红，舌苔薄白，脉弦。

效不更方，继服上方 10 剂后，诸症消失，定期随访，病情稳定。

【按语】

冠心病心绞痛属中医学"胸痹心痛"的范畴，以发作性心前区憋闷疼痛为主症。《金匮要略》将其病机概括为"阳微阴弦，阳虚邪闭"，认为"阳微阴弦，即胸痹而痛"，治疗以宣痹通阳为法。本案患者之证正合经旨，但临证时应注意，瘀血是贯穿胸痹始终的一种病理产物，应注意活血化瘀。方选瓜蒌薤白白酒汤合丹参饮加味，方中瓜蒌、薤白宣痹通阳；丹参、元胡、三七、五灵脂、川牛膝、地龙行气活血、化瘀通络；生龙牡宁心安神；檀香、砂仁、三仙行气和胃，诸药合用以使气行、瘀化、痹通而获良效。

案8：胸痹①

王某，女，45 岁。

初诊日期：2009 年 10 月 8 日。

主诉：心胸闷痛 1 年。

现病史：胸闷、心慌气短，心悸怔忡，气短自汗，神疲乏力，形寒怕冷，面色苍白，舌质淡胖，苔白滑，脉迟涩。心电图：ST－T 改变，偶发室早，心动过缓。

中医诊断：胸痹。

证候诊断：胸阳不振，心脉瘀阻。

治法：温阳益气，养心复脉。

【处方】

西洋参 10g	麦门冬 15g	五味子 10g	黄芪 30g
桂枝 9g	龙骨 15g	仙灵脾 15g	甘草 10g
茯苓 12g	瓜蒌 15g	薤白 10g	丹参 15g
炙甘草 6g	三七^(冲服) 3g		

7 剂，水煎服，每日 1 剂，早晚分服。

二诊：（10 月 20 日）诸症改善，时发心悸，舌淡，苔白，脉迟涩。继用上方去瓜蒌，加附子（先煎 1 小时）10g。7 剂，用法同上。

---

① 尤金枝、王永刚、李军、郑刚：《张学文教授治疗冠心病的临床经验》，载《陕西中医学院学报》2012 年第 35 卷，第 2 期，第 21－22 页。

三诊：（11月7日）病史同前，诸症明显缓解。继用上方加减调治，前后共服本方1月余，随访未见复发。

【按语】

本病该型一般病程较长，较为难治。张学文教授常以养心补心，温阳益气等法治疗，常可获效。对于此病例，张学文教授用保元汤合桂枝甘草龙骨牡蛎汤加减治疗。保元汤用人参、黄芪、甘草甘温益心气，肉桂温阳振奋心阳；桂枝甘草龙骨牡蛎汤用桂枝振奋心阳，甘草益心气，龙牡振心神，若加参附则益心气补心阳之力更强。辨证精准，临床用之，每获良效。

案9：胸痹①

刘某，男，46岁。

初诊日期：2010年4月22日。

现病史：患冠心病3年，常觉左胸闷痛，长期服用复方丹参片，形体偏胖，2年前体检测血压偏高，最高达150/110mmHg，服降压药控制效可，今测血压：117/87mmHg，现症胸闷气短，时发心慌，胸痛彻背，心悸，头晕目眩，舌暗红，苔白腻，脉弦细。

中医诊断：胸痹。

证候诊断：痰浊中阻，气滞血瘀。

治法：化痰散结，活血祛瘀。

【处方】

丹参15g	檀香6g	砂仁（后下）6g	瓜蒌15g
薤白10g	姜半夏10g	桂枝10g	郁金10g
桃仁10g	炒枣仁10g	生杜仲12g	地龙10g
川芎10g	菊花12g	三七粉（冲服）3g	炙甘草10g

6剂。

二诊：（4月29日）胸痛消失，胸闷气短减轻，舌暗红，苔微黄，脉弦细。守上方加党参15g、茯苓12g，10剂，用法同上。

三诊：（5月15日）诸症消失，舌淡红，苔薄白，脉弦滑。继以上方加减调理善后。

【按语】

本案病因病机是痰浊阻闭。痰为阴邪，其性凝滞，停于心胸，则滞涩阳气，脉络阻滞，酿成该证。基于本证的病因病机，张学文教授运用丹参饮合《金匮要略》瓜蒌薤白桂枝汤加减治疗，方中丹参饮活血化瘀，行气止痛；瓜蒌、薤白、桂枝化痰通阳；半夏辛温，性体滑利，一可辛温通阳散结，二可涤痰化饮；桃仁、三七粉、赤芍、郁金、川芎活血化瘀、理气止痛；地龙疏通经络，甘草调和诸药。全方具通阳散结，活血化瘀之功。待胸痛消失、胸闷气短减轻，守原方再加党参、茯苓，旨在健脾益气，脾气健旺，运化传输正常，痰浊自消。该案中张学文教授治疗该证以通为先导，以补而收功。

---

① 尤金枝、王永刚、李军、郑刚：《张学文教授治疗冠心病的临床经验》，载《陕西中医学院学报》2012年第35卷，第2期，第21-22页。

案 10：冠心病（心绞痛）①

王某，男，61 岁。

初诊日期：2009 年 10 月 6 日。

主诉：胸闷、胸痛、心慌、气短 3 年，下肢浮肿 1 年。

现病史：3 年前开始胸闷，阵发性胸痛，伴有心慌气短，烦躁易怒，身困乏力，近 1 年来下肢浮肿，在当地医院诊断为"冠心病心绞痛"，间断治疗不效，病情加重。听诊：心律不齐，心音低钝，肺（－），肝区压痛，下肢Ⅰ度浮肿，胸闷以下午多发，夜间心前区痛甚，大便干结，2 或 3 日 1 次，夜休欠佳，舌质暗、边有齿痕，舌下脉络曲屈粗大紫暗，苔薄白，脉沉弦细。

中医诊断：胸痹。

证候诊断：胸阳不振，气虚水瘀互结。

治法：宽胸理气，养心化瘀。

【处方】瓜蒌薤白汤合丹参饮加减。

瓜蒌 15g	薤白 10g	丹参 30g	降香 10g
三七（粉）(冲服)3g	川芎 10g	麦冬 12g	玄参 15g
白术 12g	（炒）酸枣仁 20g	桂枝 10g	杜仲 12g
鹿衔草 15g	桑寄生 15g	山楂 15g	

12 剂，温水煎服，每日 3 次，每日 1 剂，并嘱其每日睡前用药渣足浴 30 分钟。

12 剂后二诊：服上方后诸症明显减轻，精神转佳，现仍感左侧胸闷伴胸痛，气短乏力，眠差多梦，下肢浮肿，腹部胀满，胃脘不舒，烦躁易怒，颜面烘热，舌质淡红、苔薄白，脉沉细。继用上方化裁。

【处方】

瓜蒌 15g	薤白 10g	丹参 30g	降香 10g
三七（粉）(冲服)3g	麦冬 15g	（炒）酸枣仁 20g	桂枝 10g
夜交藤 30g	五味子 10g	茯苓 15g	五加皮 10g
川牛膝 12g	通草 10g	琥珀(冲服)3g	

用法同前。

前后共服本方 60 余剂，心慌心悸胸闷胸痛好转，浮肿消退，精神转佳，随访 3 个月未发。

【按语】

胸痹多见血瘀痰阻等为标，心之气血阴阳不足为本，医家多重视治其标，而忽略调其本，临证当辨别虚实，标本兼顾。该患者治以瓜蒌、薤白、降香、丹参、三七化痰宽胸散结、化瘀止痛以治标，麦冬、玄参、（炒）酸枣仁养心血心阴，桂枝、桑寄生、鹿衔草、杜仲益心阳肾阳以治本，山楂化瘀又护胃。二诊加通草、茯苓以利水，夜交藤、五味子以安神。每日睡前用药渣泡脚，效同足疗，脚为精气之根，通过用药渣泡脚，可

① 王永刚、李军、尤金枝、郑刚：《张学文治疗稳定性心绞痛经验》，载《中医杂志》2012 年第 53 卷，第 22 期，第 1909－1910 页。

调理脏腑，疏通经络，增强新陈代谢，而达强身健体祛除病邪之功。

一百七十三、张云鹏医案四则

案1：冠状动脉粥样硬化性心脏病，心律失常[①]

李某，男，52岁。

初诊日期：1997年7月25日。

主诉：胸闷心悸加重8日。

现病史：患者素有心悸、心前区疼痛伴胸闷病史10余年。曾经运动心电图试验阳性，诊断为冠心病。患者刻下症见：腰酸膝软，小溲频数，动则气短，脱发明显，舌质淡红，苔薄白，脉细时有结脉。心率80次/min，可闻及早搏。

胸片检查：左心缘稍饱满。心电图检查：心肌缺血，室性早搏。

西医诊断：冠状动脉粥样硬化性心脏病；心律失常。

中医诊断：心痛。

证候诊断：心肾两虚，气虚血瘀，心脉痹阻。

治法：补益心肾，益气和血，温通心脉。

【处方】

仙灵脾10g	杜仲15g	制首乌30g	益智仁10g
灵芝10g	生黄芪15g	太子参15g	紫丹参30g
檀香6g	桂枝6g	炙甘草10g	

水煎服，每日1剂。

患者服上方16剂后，胸闷心悸明显改善，小溲频数好转。遂去益智仁，续服13剂，复查心电图恢复正常。胸闷心悸消失，腰酸基本缓解。

【按语】

本案着重于补肾养心、益气和血，所用方药是根据张云鹏教授的经验方——"冠心乙方"进行加减而成。方中用制首乌、仙灵脾、杜仲、灵芝、黄芪、太子参、炙甘草益肾养心气为先；丹参、檀香、桂枝活血通心脉以辅之。患者心肾得补，心气既充，心脉畅通，疾病向愈。

案2：冠状动脉粥样硬化性心脏病伴抑郁症[②]

纪某，男，64岁。

初诊日期：2003年8月18日。

主诉：胸闷心悸反复5年。

现病史：患者5年来反复胸闷心悸，外院诊断为冠心病，时有房早、房颤。患者刻下症见：神情焦虑，烦躁，自汗，盗汗，失眠，神疲乏力，对周围事物缺乏兴趣，整日

① 张云鹏、徐瑛、余恒先：《冠心病中医辨治述要》，载《上海中医药大学学报》2009年第23卷，第3期，第1-2页。

② 张云鹏、徐瑛、余恒先：《冠心病中医辨治述要》，载《上海中医药大学学报》2009年第23卷，第3期，第1-2页。

愁眉不展，时胸闷如窒；舌质暗红，苔白厚腻；脉细，偶有结脉。

心电图检查：频发室早。

西医诊断：冠状动脉粥样硬化性心脏病伴抑郁症。

中医诊断：胸痹。

证候诊断：肝失疏泄，气滞心络兼有痰浊。

治法：调理气机，活血和络，清心化痰。

【处方】

柴胡 6g	赤芍药 10g	丹参 15g	郁金 10g
陈皮 10g	半夏 10g	枳壳 10g	竹茹 10g
檀香 8g	酸枣仁 30g	炙远志 6g	黄连 5g
淮小麦 30g	玫瑰花 5g	甘松 5g	生黄芪 10g
灵磁石(先煎)15g	茯神 30g	桑椹子 15g	炙甘草 5g

水煎服，每日 1 剂。

二诊：患者胸闷减而未愈，对看报纸及电视已有兴趣，偶烦躁，夜寐稍安，无自汗、盗汗，舌质暗红，苔薄白，脉细。上方减淮小麦，每日 1 剂。

随访：服药近 3 个月，患者胸闷基本消失，精神振作，情绪乐观，每晚能睡 6 小时。

【按语】

患者系冠心病伴发抑郁症，对周围事物缺乏兴趣，整日愁眉不展，失眠。由于患者长期缺乏良好的休息，以致神疲乏力，这对冠心病的治疗是极其不利的，会加重疾病，甚至导致严重后果。本案用四逆散合黄连温胆汤加减治疗 3 个月，辅以心理疏导，使病情得以逐渐好转，生活质量得到明显提高。四逆散加减能疏肝理气解郁，黄连温胆汤加减可清心化痰，生黄芪、丹参、郁金益气活血，桑椹子补益肾气以治其本。

案3：急性心肌梗塞①

黄某，男，44 岁，体委干事。

现病史：患者主诉心前区疼痛间歇发作 9 小时，无明显诱因引发，伴胸闷烦躁，口干，汗出，恶寒。舌质红、苔薄白，脉沉细。心率 59 次/min，律齐。

3 月 15 日心电图检查：前间壁急性心梗，低电压。

西医诊断：急性心肌梗塞。

证候诊断：心脉痹阻，心气暴脱。

治法：益气固脱。

【处方】吉林红参20g，浓煎分服。丹参注射液、极化液静滴。

3 月 22 日，心前区疼痛消失，汗出、恶寒亦除，脉仍沉细，舌质红有所好转。心电图示：心梗较前好转。心气暴脱之危象得到挽救。治以固本化瘀，益气养阴。

【处方】

制首乌 30g	仙灵脾 10g	桑寄生 15g	灵芝 10g
黄芪 15g	吉林红参(另煎兑服)10g	黄精 15g	玉竹 15g

① 汤抗美：《张云鹏教授治冠心病验案》，载《江苏中医》1993 年第 9 期，第 24 页。

丹参 20g	砂仁（后下）6g	郁金 10g	乳香 10g
延胡索 10g	佛手 10g	川芎 10g	

上药加减服 32 剂后，心电图检查：①窦性心率，②低电压。心率 76 次/min，病情基本治愈出院。

【按语】

对冠心病的治疗，张云鹏教授主张以匡护元气为主，补虚固本为治疗大法。妄用祛邪，则祸害无穷。中医认为："阳本乎阴，心本乎肾"。心与肾同属少阴，"同气相通"。肾之阴阳为五脏阴阳之根本，同样为心阴心阳之化源，临证心阴心阳亏损明显者大多与肾亏有关。这种心肾关系对冠心病治疗来说具有特别重要意义。故临证中，张云鹏教授在滋心阴或温心阳时，常兼选补肾之品。对冠心病出现因虚致实者，虽虚不避攻邪，根据辨证，理气、活血等辅之。对兼证明显者，则以治兼证为主，并不拘于补养一法。

张云鹏教授认为，益气补肾与活血化瘀结合起来比单用活血化瘀疗效要显著得多。参三七治疗冠心病有一定的效果，但在临床上，有少数病例出现白细胞、血小板下降或大便出血。故活血化瘀法是治疗冠心病的一个较好方法，主要作用于血管方面，改善血液循环，对心脏本身和调节整体，并没有明显和直接的作用。长期使用活血化瘀药物对正气衰弱、肾气不足的患者还有一定的流弊，因此在治疗中要着重整体，注重辨证地运用各法。

案 4：胸痹胸痛①

万某，男，49 岁。

现病史：形体肥胖，常有左侧胸前区隐痛，伴有胸闷，气短，每于活动或劳累后加重。夜能平卧。舌质微红苔薄白见腻，西医确诊为冠心病，心电图运动试验阳性。

中医诊断：胸痹胸痛。

证候诊断：痰湿壅阻胸阳，气滞血瘀。

取枳实薤白桂枝汤合丹参饮之意以通阳化痰除湿，行气活血化瘀。

【处方】

桂枝 9g	枳实 9g	薤白 9g	全瓜蒌 9g
丹参 15g	郁金 9g	白檀香（后入）6g	黄芪 15g
菖蒲 6g	砂仁（后入）3g		

服药过 7 剂，胸痛未作，胸闷减，偶有心慌气短，寐差。上方桂枝增至 15g，加制半夏 9g、降香 6g、合欢皮 12g、远志 6g。

守方 14 剂，诸症消失，得以正常工作，心电图复查无异常。

【按语】

胸为诸阳所聚，清旷之区，若痰湿痹阻，胸阳被遏，气机闭塞，气血瘀滞则作胸痛，张云鹏教授用桂枝通心阳而散痰瘀，胸阳通达，心脉温通，气血得以运行，则为驱化阴邪奠定了基础；枳实、薤白、郁金合丹参饮行气宽胸，活血止痛；瓜蒌、菖蒲以化痰开痹，共为驱逐有形之邪，开启痹阻之胸阳。后加半夏、降香、远志、合欢皮以增行

---

① 杨悦娅、陈理书：《张云鹏应用桂枝举要》，载《中医文献杂志》1998 年第 4 期，第 28－30 页。

气祛痰，宣痹安神之功。

一百七十四、张志雄医案二则

案1：胸痹①

田某，女，63岁，家务。

现病史：患者在1966年体检发现高血压，间断服降压片可控制症状。1976年夏季起心绞痛经常发作。发病前1日，在饱餐后上腹部绞痛，曾用西药（阿托品）无效。第二天阵发性绞痛加剧，伴呕吐，便闭，再次急诊，以腹痛待查而入医。

心电图：ST段在Ⅱ、Ⅲ、aVF导联抬高0.2～0.4mV，ST段在Ⅰ、aVL、V_4、V_5、V_6导联压低0.2～0.3mV，T波在V_4、V_5导联倒置。

刻诊：心下痞闷，脘腹疼痛如绞，痛剧面青唇紫黑，手足发冷，汗出衣湿，大便不通，舌质胖暗苔白腻根厚，脉来参伍不齐。

中医诊断：心胃痛。

证候诊断：痰浊交结、气滞血瘀。

治法：活血化瘀、宣痹通阳，佐通腑气。

【处方】桂枝，丹参，川芎，益母草，瓜蒌，半夏，枳实，川朴，失笑散，青宁丸。

复诊：药后症状减轻，大便通畅，苔垢腻已化，舌质转红，脉来沉细带数且有结代。证候诊断：气阴两虚，瘀浊化而未尽。治法：益气养阴，化瘀通络。生脉散加川芎、桂枝、生地、石斛，药后症状消失。

【按语】

根据心电图所示，本病例梗塞部位在下壁，直接和膈肌相贴，反射性地引起胃肠道症状，故表现为上腹疼痛。在中医学文献中，在心腹痛一门，有心胃痛的描述，元代朱丹溪提出"心胃痛"即"胃脘痛"，有"心胃同治"之说。当然心胃痛不完全是冠心病，但是冠心病确有一部分病例表现为"心胃痛"的症候，应予心胃同治。

该患者上腹痛从辨证来说属于"心胃痛"，实际上即是心绞痛之表现，其病理机制同样符合冠状动脉供血障碍，心肌缺血坏死，与气滞血瘀的理论是相符合的。在治疗用药方面运用了朱丹溪"心胃同治"的法则，其中，丹参、川芎、益母草均有祛瘀生新之功，川芎为血中之气药，走手足厥、少两经，能加强活血之效能。心痛甚者加失笑散吞服，便秘者加青宁丸。

方中瓜蒌、姜半夏、川朴、枳实用以豁痰浊，有理气行滞宽胸的功能。心肌梗塞患者，在进入恢复期时，往往原于阳损及阴、阴损及阳的情况。可见全身乏力、四肢少温、胃纳不馨等阴阳气血不足的症状，因此，后期多以益气养阴或益气温阳的方法来调治。通常以生脉散为主方，其中以西洋参、南北沙参养胃之阴；麦冬除滋养心营之外，尚有兼清胃热之功；五味子生津收敛。该方一补、一清、一敛恰到好处，桂枝一药温经通阳，具有独特之功，配生地黄滋养血液又可监制桂枝之温燥。

---

① 张志雄：《心主血脉的中医理论及胸痹心痛的治疗体会》，载《第二军医大学学报》1981年第2期，第99－102页。

案 2：急性下壁心肌梗死[①]

患者，女，63 岁。

现病史：患者在 1966 年体检时发现高血压，伴有头痛、头晕，血压最高达 220/110mmHg，间断服复方降压片尚可控制症状。1976 年开始经常发病，心前区绞痛。发病前 1 天，下午饱餐后上腹部疼痛如绞，曾用阿托品等无效，第 2 天上午阵发性绞痛加剧，伴呕吐、便秘。2 次急诊，以腹痛待查入院。

体检：体温 38℃，脉搏 72 次/min，血压 160/100mmHg，精神差，心浊音界向左下扩大，心率 72 次/min，心尖区可闻 II 级收缩期杂音，$A_2 - P_2$，剑突下触痛明显，心电图：ST 段在 II、III、aVF 导联抬高 0.2～0.4mV，ST 段在 I、aVL、V_4、V_5、V_6 导联压低 0.2～0.3mV，T 波在 V_4、V_5 导联倒置。

西医诊断：急性下壁心肌梗死。

中医诊断：真心痛。

证候诊断：气滞血瘀。

治法：活血化瘀，豁痰通络。

【处方】

益母草 15g	丹参 15g	川芎 9g	瓜蒌 15g
半夏 9g	枳实 9g	黄连 1.5g	失笑散 9g
青宁丸 9g			

二诊：服药 7 剂，心绞痛未发作，4 天后腹痛消失，精神好转，大便通畅。心电图：Q 波加深，ST 段在 II、III、aVF 导联接近基线，T 波倒置变浅。符合心肌梗死演变期。原方不改，继服 7 剂。

三诊：2 周后偶有胸闷憋气，指末不温，脉细无力，苔厚腻虽化，舌质仍偏红。属于气阴两虚之证。宜益气养阴，化瘀通络。

【处方】

南北沙参各 15g	麦冬 9g	五味子 3g	石斛 15g
丹参 15g	川芎 9g	苏木 9g	桂枝 9g
生地黄 15g			

药后症状消失，原方续服以巩固疗效，出院。

一百七十五、赵国岑医案：高侧壁心肌供血不足[②]

韩某，男，44 岁，农民。

初诊日期：1978 年 2 月 10 日。

主诉：心慌闷气 5 月，面部及下肢浮肿 10 余天。

现病史：患者 5 个月前自觉心慌、胸闷、乏力，劳动后上症加重，10 天前出现浮肿，以面部及下肢为甚，尿量减少。现精神不振，面色萎黄，饮食大便尚可，舌苔薄

① 陈锐：《张志雄心肌梗死治验》，载《中国社区医师》2011 年第 27 卷，第 3 期，第 21 页。
② 赵国岑、陈静：《胸痹二则治验》，载《中原医刊》1984 年第 5 期，第 21 页。

黄，脉沉细无力。

检查：神志清醒，呈慢性病容，肺部呼吸音清晰，心率 88 次/min，律齐，$A_2 > P_2$，心尖部 SM Ⅲ，肝脏可触及，脾脏不大。血压 140/80mmHg。

心电图提示：①窦性心律，②高侧壁心肌供血不足。血常规：Hb 60%，WBC 5.7×10^9/L，N 72%，L 28%。

中医诊断：胸痹。

证候诊断：心血不足。

治法：养心补血，佐以健脾利湿。

【处方】归脾汤加减。

黄芪 30g	当归 10g	白芍 25g	党参 18g
麦冬 12g	五味子 10g	桂枝 6g	白术 10g
云苓 25g	泽泻 15g	炒枣仁 25g	远志 10g
炙甘草 15g	车前草 30g		

二诊：（2月14日）上药进 3 剂，面部及下肢浮肿减轻，尿量增多，效不更方，继服 6 剂。

三诊：（2月21日）浮肿已消，心慌胸闷减轻，仍守上方去车前草、泽泻，加丹参 30g。

四诊：（3月15日）上方连服 20 剂，症状基本消失，为巩固疗效，改服归脾丸以善其后。

4月1日患者来述：现在诸症消失，无其他不适感觉，并已参加轻微劳动。望其面色红润，精神好，复查心电图显示正常。

【按语】

高侧壁心肌供血不足属于中医学心悸的范畴。单纯性高侧壁心肌供血不足的预后是可逆的，它既可加重导致心肌梗塞的发生（但梗塞部位不一定在高侧壁），又能缓解使心肌供血恢复正常。临床上有的患者无任何不适，有的表现为心慌气短，动则尤甚；有的心绞痛发作。

然而，老年人长期窦性心动过速，再加上高侧壁心肌供血不足，预后较差，很容易并发心肌梗塞，特别是无临床表现或症状不明显者。因此，应该尽早发现，及时纠正心动过速，改善心肌供血，以减少或预防心肌梗塞的发生。

一百七十六、赵化南医案：胸痹心痛[①]

周某，男，72 岁。

初诊日期：2010 年 11 月。

现病史：胸闷胸痛加重 1 个月。既往有冠状动脉粥样硬化性心脏病史。近 1 个月来，胸闷心悸，劳累尤甚，心前区闷痛连及左肩背，伴心慌汗出，胸憋闷。

刻诊：胸闷，剑突下痞痛，神疲乏力，动则喘促，腹胀纳少，大便干结，舌质尖

---

① 陈波：《赵化南应用黄连温胆汤举隅》，载《河南中医》2013 年第 33 卷，第 10 期，第 1803－1804 页。

红，苔黄腻，舌底脉络青紫曲张，脉弦，时结代。

中医诊断：胸痹心痛。

证候诊断：痰瘀阻络。

治法：心胃同调，清化痰热，活血通络

【处方】黄连温胆汤加味。

黄连 5g	陈皮 10g	姜半夏 15g	竹茹 10g
炒枳壳 15g	茯苓 15g	全瓜蒌 30g	薤白 10g
川芎 10g	赤芍 15g	丹参 30g	檀香(后下)3g
砂仁(后下)5g	炙甘草 6g		

7 剂，每日 1 剂，水煎早晚分服。

二诊：胸闷胸痛减轻，活动后仍有胸闷心悸，原方加太子参 30g、桂枝 10g 再服 7 剂。

三诊：病情平稳，黄腻之苔渐退，嘱守原方继进 3 个月，症情稳定。

【按语】

"胸痹"患者多由于正气亏虚，饮食、烟酒、情志、寒邪等所引起痰浊、瘀血、气滞、寒凝痹阻心脉，症见膻中或左胸部发作性憋闷、隐痛病情反复发作。其中，有部分患者表现为痰热、瘀血。赵化南教授拟黄连温胆汤合用化瘀通络泄浊之品，以达豁痰泻浊、活血通脉之功。临床上有疼痛部位在剑突下者容易误诊为胃痛。本例患者见"心胃同痛"症状，用温胆汤加味清化痰热、活血化瘀心胃同治。

一百七十七、赵炳恒医案：胸痹[①]

王某，男，64 岁，干部。

初诊日期：1980 年 1 月 26 日。

现病史：患冠心病 3 年，时感胸闷心悸，今晨室外跑步时受寒，突然左侧胸部闷痛，急送到赵炳恒教授处诊治。诊见左胸闷痛，放散至左背及左上臂，伴心悸、心慌、气急。望其头额汗出，面唇苍白，舌淡紫、苔白，摸其四肢厥冷，诊其脉细弱无力。心电图：ST 段压低，T 波倒置。

证候诊断：心阳衰微，阴霾凝滞，心血瘀阻。

【处方】桂枝附子汤加味。

| 桂枝 10g | 附子 10g | 川芎 10g | 炙甘草 10g |
| 生姜 3 片 | 大枣 15g | 丹参 30g | |

另予别直参 10g 煎服。

次日复诊：患者步行来院，诉头煎服后头额汗出止，四肢温暖，左胸闷痛除，气急渐平。二煎服后气急平，心慌除，尚有心悸、乏力，舌淡白、苔白，脉细。前方去生姜，加党参、炙黄芪各 30g，红花 3g，桃仁 10g。

3 剂后舌转淡红，脉和缓有力。复查心电图示：窦性心律。后予炙甘草汤加减以巩

① 高望望、沈企华：《赵炳恒运用经方治疗心脏疾病经验》，载《浙江中医杂志》2002 年第 6 期，第 8 - 9 页。

固疗效。

【按语】

《金匮要略》云："阳微阴弦，即胸痹而痛。"阳微者阳虚之谓，阴弦者阴盛之意。冠心病心绞痛在中医学属"心痹""胸痹""真心痛"的范围。赵炳恒教授认为，本病本虚而标实，本虚指心阳衰微，标实指寒邪或痰浊凝泣，阴乘阳位而致心脉不通，气滞血瘀发为痹结而痛。患者受寒致病，非痰浊凝阻，故不用《金匮要略》瓜蒌薤白半夏汤而用《金匮要略》桂枝附子汤。

桂枝附子汤乃仲师治湿盛阳微，气化不利之风湿病。赵炳恒教授针对该患者心阳衰微、寒邪凝泣、心血瘀阻之病机，选用该方温通心阳、发散寒邪。方中桂枝、附子温通心阳，又有散寒祛邪之功；生姜助桂、附以发散寒邪、温阳化气；炙甘草益气养心；大枣和中以防桂、附损伤脾胃。另加别直参补气养心。有心血瘀阻，则加丹参活血化瘀。合用之既扶正补虚，又治标祛邪，药后心气得复，心阳得振，寒邪祛而心血畅流，则痛止厥回，心悸宁，气急平。

一百七十八、赵立诚医案：急性前间壁心肌梗塞，冠心病[①]

欧阳某，男，75 岁。

初诊日期：1998 年 11 月 6 日。

现病史：诉胸闷、气短 2 天。有冠心病史 6 年。查：心率 80 次/min，心律整，心音低钝。舌质淡暗有齿印、苔白厚腻，脉弦细。

化验心酶五项：AST 274U/L，CK 6265U/L，CK－MB 433U/L，LDH 339U/L，HBD 306U/L。心电图提示：急性前间壁心肌梗塞。

西医诊断：急性前间壁心肌梗塞，冠心病。

中医诊断：胸痹。

证候诊断：痰瘀阻胸，心阳痹阻。

治法：化痰祛瘀，以通心阳。

【处方】

法半夏 12g	瓜蒌子 12g	枳实 10g	麦冬 10g
白术 10g	竹茹 10g	三七 10g	大黄[后下]10g
茯苓 20g	丹参 20g	太子参 20g	橘红 5g

水煎服，每日 1 剂。

服 4 剂后，胸闷、气短明显减轻，心酶各项指标显著下降。将上方太子参改为党参 20g，大黄改为火麻仁（打）30g，去瓜蒌子、竹茹，加五味子 9g、炙甘草 6g，再服 3 剂，患者胸闷、气短消失，舌暗红、苔薄白，脉细。

复查心酶各项指标均恢复正常。继续按上方再服 14 剂，已能下地行走而无不适。

---

① 郭晋梅、李南夷：《赵立诚教授运用温胆汤治疗心脑血管病的经验》，载《新中医》1999 年第 7 期，第 12－14 页。

【按语】

赵立诚教授认为，急性心肌梗塞属中医"胸痹""真心痛"的范畴。《金匮要略》认为，胸痹机理为"阳微阴弦"。即本虚标实，决定因素在阳微，为痰瘀阻胸、痹阻心阳所致。此时如用桂枝甘草汤、四逆汤之类温通心阳，有增快心率、增加心肌耗氧量之嫌。而当用温胆汤加丹参、三七等化痰祛瘀，以通心阳，从而使胸中清阳得以旷达舒展。如气阴两虚者可合用生脉散，脾虚气弱者合用四君子汤。此外，急性期要保持大便通畅，腑实便结者加用大黄，气虚肠燥者加火麻仁。

一百七十九、赵清理医案二则

案 1：心绞痛①

高某，男，56 岁，干部。

现病史：患心绞痛数年不愈，虽经中西药多方治疗，仅可缓解症状，不能根除痼疾。中医曾用活血化瘀、宽胸理气、温阳通痹、化痰散结等法治之，均无显效，遂邀赵清理教授诊治。

初诊：患者胸部隐痛，憋闷不舒，阵发性剧痛，日达 10 余次，每次历 3～5 分钟左右，且常于饮食后发作，发时大汗淋漓，因痛惧食，日食量 2～3 两，伴神倦乏力，舌苔厚腻，脉象弦滑。

西医诊断：心绞痛。

中医诊断：胸痹。

证候诊断：饮食停滞，胃气壅塞，心气被阻。

治法：消食导滞，调畅气机。

【处方】 保和丸为主化裁。

山楂 30g	半夏 9g	云苓 12g	陈皮 9g
连翘 9g	炒莱菔子 12g	炒麦芽 15g	神曲 12g
白术 12g	党参 9g	枳壳 12g	炙草 6g

水煎服。

复诊：服上药 3 剂后，痛略减，食纳显增，矢已中鹄，守上方继进。

又 6 剂后，痛止。后随访无再复发。

【按语】

胸痹一证，临床颇为多见，究其病因，多由饮食、情志、劳累、寒冷等诱发，临床分为心血瘀阻、胸阳痹阻等型，治疗大抵或活血化瘀，或辛温通阳，或涤痰泻热，实际上，"冠心病""心绞痛"由胃阳不足、饮食不慎而诱发者不少，《素问·藏气法时论》中有"心病者，胸中痛、胁支满、胁下痛……"的记载。《金匮要略·胸痹心痛短气病脉证治》篇中之胸痹类似心绞痛之证居多，亦兼及胃病等。近人岳美中老中医，更明确指出："胸阳衰弱、浊阴干犯清阳之府，乃是该病之基本病机……胸阳衰弱，则津液不能蒸化，遂成痰浊；阳虚者，胃气不降，浊阴则上犯，皆停滞胸府而成胸痹。"本例患

---

① 赵安业、罗华云、赵体浩：《赵清理临证心得选》，载《河南中医》1982 年第 2 期，第 25－28 页。

者，每于食后发病，当属食滞胃腑、浊阴上犯之例，故其治用保和丸消积导滞，俾脾胃健旺，食腐谷消，清升浊降，气机宣通，心气畅达，胸中痹塞之患自除矣。

案 2：冠心病①

马某，女，63 岁。

初诊日期：1992 年 10 月 5 日。

现病史：患者有冠心病史已 10 余年，近年来胸部憋闷疼痛经常发作，伴头晕头胀，心慌气短，周身不适。常服活心、冠心苏合香丸等药，可暂时缓解。

刻诊：患者颧面发红，咽干舌燥，五心烦热，胸部憋闷疼痛，心慌气短，周身疲倦乏力，夜间失眠多梦。血压 20.0/12.0kPa。舌质暗苔薄黄，脉弦细而数。

证候诊断：阴虚火旺，心脉痹阻。

【处方】

白干参(另炖)10g	麦冬 12g	五味子 10g	全瓜蒌 15g
薤白 12g	半夏 10g	焦山楂 30g	桃仁 10g
赤芍 12g	甘草 3g		

水煎服，每日 1 剂。

服药 6 剂，胸闷疼痛发作次数明显减少，睡眠仍差，照上方加炒枣仁 15g、柏子仁 15g。

又服 6 剂，胸闷疼痛消失，睡眠好转，惟纳谷不馨，照上方再加神曲 12g、炒麦芽 15g。

继服 6 剂，患者欣然来告曰：诸症悉平，饮食增加，自觉身体较前轻健。为了巩固疗效，预防复发，又处以白干参（蒸软切片）10g、麦冬 12g、五味子 10g、焦山楂 20g，每日 1 剂，开水冲泡，代茶频饮。

1 年后随访未见复发。

【按语】

患者素有冠心病，平时稍有不慎，即可发作，久之耗伤心阴，阴虚导致火旺，血脉运行涩滞。胸闷疼痛时作。赵清理教授应用生脉散益气生津以养心，伍瓜蒌薤白半夏汤宽胸理气，佐桃仁、赤芍、山楂活血通脉宣痹。诸药相伍，气阴得补，血脉流畅而诸症自除矣。

一百八十、赵振利医案：冠心病（下壁心肌缺血）②

患者，男，60 岁。

主诉：胸痛、胸闷 6 年，加重 1 月。

现病史：患者 6 年来反复发作胸部刺痛、胸闷气短，多在劳累时发作，休息后可缓

---

① 刘永业、赵安业：《赵清理教授用生脉散加味治心脏疾患验案举例》，载《国医论坛》1994 年第 2 期，第 22－24 页。

② 马绍波：《赵振利主任补肾活血法治疗冠心病的经验》，载《中国中医急症》2015 年第 24 卷，第 4 期，第 626－627＋652 页。

解。平素口服拜阿司匹林100mg，每日1次；单硝酸异山梨酯20mg，每日2次；辛伐他汀40mg，每日1次，胸部刺痛及胸闷气短仍反复发作，并反复住院治疗。近1个月胸部刺痛及胸闷气短加重，发作频繁，伴自汗恶风、腰膝酸冷、乏力怯寒，故来求治。

查体：血压120/60mmHg，双肺（－），心率60次/分钟，律齐，心尖区第一心音低钝，未闻及明显杂音，腹部（－），双下肢无水肿，舌体胖大，边有齿痕，舌质淡暗，苔薄白，脉沉细。

心电图示：窦性心律，下壁心肌缺血。心脏彩超示：左室射血分数50%，下壁节段性运动幅度减低。颈部血管彩超显示：双颈动脉粥样硬化伴斑块形成。

中医诊断：胸痹心痛。

证候诊断：心肾阳虚。

治法：温肾助阳，活血化瘀。

【处方】

淫羊藿15g	枸杞子30g	肉苁蓉30g	巴戟天15g
桂枝10g	黄芪30g	白术15g	当归15g
丹参20g	鸡血藤30g	三七10g	炙甘草10g

水煎分3次服，每日1剂，连服7剂。

1周后复诊：胸部刺痛、胸闷气短、自汗已明显好转，但诉偶有胸闷、气短、怕冷、便溏、夜尿多，舌体胖大，边有齿痕，舌质淡，苔薄白，脉沉细。上方去肉苁蓉、当归、三七，加补骨脂15g。

三诊：患者各种症状均缓解，轻度怕冷、腰酸，缓则治本，以金匮肾气丸温补肾阳善后调理。

【按语】

本例患者为老年男性，以胸部刺痛、胸闷气短、动则更甚、自汗恶风、腰膝酸软、乏力怯寒、舌体胖、边有齿痕、舌质淡暗、苔薄白、脉沉细等阳虚血瘀之证为突出。赵振利教授四诊合参，认为病属心肾阳虚为本，心血瘀阻为标，病机为阳微阴弦，正如《金匮要略·胸痹心痛短气病脉证并治》论述："夫脉当取太过不及，阳微阴弦，即胸痹而痛，所以然者，责其极虚也"。赵振利教授予淫羊藿、肉苁蓉、巴戟天温补肾阳、上温心阳、散寒通脉，与黄芪相配，共奏统运气血、温通心脉瘀血之功效。

赵振利教授认为，淫羊藿是治疗心肾阳虚的有效佳品，《本草纲目》载，淫羊藿强心力、补腰膝。有关研究表明，淫羊藿可以较明显地改善冠状动脉血流量，提高对缺氧的耐受性，并能显著提高肾虚患者的细胞和体液免疫功能。肾阳虚，脾失温养，黄芪、白术温运脾阳，益气固表。桂枝温通心阳，统运血脉。当归、丹参、鸡血藤、三七养血活血。当归、枸杞子补血养阴，阴中求阳。诸药合用，心肾阳复，气血流畅，则胸闷自止。

二诊患者胸痛胸闷好转，怕冷、便溏、夜尿多，去润肠通便之肉苁蓉、当归；标实减轻，去三七，减少活血化瘀药，以防伤正；加补骨脂温脾止泻、补肾缩尿。患者颈部血管彩超显示双颈动脉粥样硬化伴斑块形成。现代研究证明，补肾活血法可稳定患者的动脉硬化斑块，有效修复损伤的血管内皮。

一百八十一、郑梅生医案：胸痹①

房某，女，73 岁。

初诊日期：2015 年 1 月 23 日。

主诉：活动后喘闷、心慌 10 余年，加重半月。

现病史：患者 10 余年前开始无诱因下常发作胸闷、气喘，伴心慌，每次发作约 5 分钟，休息或自服丹参滴丸可缓解。近半月来劳累及情绪波动自觉喘闷、心慌加重，有时伴左侧心前区及胁肋部胀痛，每次发作约半小时，休息后可缓解。

平素时有头晕发作，食纳夜寐尚可，二便正常。有高血压、冠心病史 10 余年，长期服丹参滴丸、通心络胶囊等药。血压 120/80mmHg，口唇稍紫绀，舌质暗，苔白，脉弦滑。

检查：心电图示窦性心律，左室高电压，ST－T 改变。

中医诊断：胸痹。

证候诊断：气虚血瘀。

治法：益气活血。

【处方】

西洋参 10g	黄芪 30g	黄精 15g	三七 10g
当归 10g	川芎 12g	桃仁 10g	丹参 20g
泽兰 10g	薤白 15g		

每日 1 剂，水煎分两次服，先服 7 剂。

1 周后复诊胸闷、胸痛症状减轻，偶有胸痛，活动量较前增加。上方继进 10 剂。病情明显好转，平路走无心慌及胸闷，无明显胸胁部疼痛及气喘。又进 15 剂巩固疗效。

【按语】

结合中医四诊，本例属"胸痹"的范畴，证属气虚血瘀，患者年老体衰，久病伤及正气致人体气血匮乏，劳而发作，是其辨证要点。气虚无以运血，血行不畅，瘀血内停，心失所养，故心慌、出汗、胸闷、胸痛、气短，时作时止，舌质暗，苔薄白，亦为气虚血瘀之本虚标实征象。治疗此病本着治病求本、扶助正气的原则，从虚论治，以补为先。

故予以益气活血之剂，兼豁痰通阳，方中西洋参、党参、黄芪、黄精补中益气生津，为君药；丹参、三七、川芎、桃仁、泽兰活血祛瘀，宁心安神，共为臣药；当归养血活血祛瘀；薤白通阳散结，行气导滞，助上药以宽胸。诸药共奏益气活血、宽胸散结、祛痰温通心阳之功效，使正气存而邪浊得除。本治疗方法补虚但不壅滞，通而不损正气，在调整人体阴阳平衡的同时，时时注意正气的存在，以扶助正气作为施治的指导思想，充分体现了郑梅生教授在胸痹心痛病中方药的临床应用经验。

---

① 朱琳、郑梅生：《郑梅生治疗胸痹心痛学术经验》，载《中医药临床杂志》2015 年第 27 卷，第 11 期，第 1518－1521 页。

一百八十二、郑孙谋医案三则

案1：冠心病①

沈某，男，58岁，干部。

初诊日期：1987年2月6日。

现病史：患者冠心病病史已数年，常感胸闷，心悸，偶尔胸前隐痛，连日来过度劳累，胸痛加剧，痛如针扎，伴耳鸣，痰多白黏，不易咯出，纳少，寐差，大便溏薄，舌紫、苔薄白，脉迟缓带涩，心电图提示：频发房性早搏。

证候诊断：气虚瘀阻，血脉不畅。

治法：急则治标，先以温通逐瘀化结。

【处方】

红花3g	桃仁3g	归尾9g	桂枝9g
川芎6g	郁金3g	炮山甲15g	熟地24g
赤芍9g	丹参10g	炙甘草5g	参三七5g
生黄芪15g			

服药5剂，胸痛基本消除。后投健脾参苓白术散，服药7剂，大便已成形，胸闷痰多已差，早搏消失。

【按语】

活血化瘀法，适用于冠心病临床所见的心绞痛，胸闷，心律失常，心肌梗塞，舌质紫暗。此由心阳衰微，或心气不足，而导致心脉痹阻，气滞血瘀，所谓不通则痛，是冠心病的共性，多用王清任《医林改错》血府逐瘀汤加减，常用的药物有桃仁、红花、归尾、川芎、熟地、郁金、穿山甲、赤芍、山楂炭、桂枝、丹参、甘草等。汗多脉迟加附子，以牡蛎易山甲；胸痛明显，以郁金改三棱，或加三七粉，或加苏合香丸；寐差加半夏；胸闷甚加枳实；短气加紫石英；舌红加沙参，熟地改用生地；心慌加茯苓，蜜枣仁；心悸加白术，龙骨，牡蛎。

案2：冠心病②

高某，女，56岁，干部。

初诊日期：1987年4月30日。

现病史：患者于1986年底体检时发现高血压病，遂进一步检查心电图示运动试验阳性，因无临床症状未引起重视。1987年春节后出现胸闷，胸痛反复发作，口服益心丸可暂时缓解。近1周症状有增无减，伴有头晕，项强，神疲，夜寐欠佳，食可，口干，二便正常，舌淡红苔薄，脉弦缓。

证候诊断：气虚阴血不足。

治法：补气养阴。

---

① 任尔济：《郑孙谋老中医治疗冠心病的经验》，载《福建中医药》1994年第2期，第1-2页。
② 任尔济：《郑孙谋老中医治疗冠心病的经验》，载《福建中医药》1994年第2期，第1-2页。

【处方】

炙甘草 9g	西洋参 6g	桂枝 6g	大麦冬 15g
熟地 24g	阿胶（后烊入）24g	葛根 9g	枳壳 6g
杭芍 10g	丹参 10g		

连服 14 剂，胸闷胸痛消失，其他伴症亦缓解。

【按语】

补气养阴法，适用于冠心病频发心绞痛，心悸，短气，自汗，口干少津，舌质红少苔，脉细弦无力，或结代。是因心气虚，心血不足，气阴两虚之故。须用仲景炙甘草主之。如冠心病由于酷暑夺气伤津，或久病汗多，呈现气少神疲，脉微欲绝，甚至休克者，用补气生津的李东垣生脉散主之。

炙甘草汤加减方组成如下：炙甘草、人参、丹参、生地、阿胶、麦冬、桂枝、赤芍、五味子。

案 3：冠心病，心肌供血不足①

林某，女，52 岁，退休职工。

初诊日期：1984 年 12 月 12 日。

现病史：患者平时常有头晕、心悸、胸闷、胸痛、痰多、咽黏等症，1983 年 10 月开始头晕明显，心悸加重，面部微肿，咽部有一团气梗塞感，吞咽畅，时有胸痛，动则气促，胸痛加剧，食欲尚可，二便正常，脉弦滑，舌淡苔黄浊。

心电图提示：心肌供血不足。

证候诊断：痰浊上干，胸阳不宣。

治法：化痰降浊，通阳宽胸。

【处方】

新竹茹 10g	枳壳 6g	法半夏 9g	陈皮 5g
茯苓 15g	粉甘草 3g	远志 5g	郁金 3g
石菖蒲 3g	海蛤壳 10g	桂枝 5g	

连服 10 剂，上症消失，心电图恢复正常。

【按语】

祛痰宁心法，适用冠心病的胸闷痞满胀痛、气短、心悸、咽喉堵塞感、口苦、咳嗽痰黏、头晕、脉弦滑、舌淡苔黄腻等，此因脾阳衰弱，则津液不能蒸化，遂成痰浊；阳虚者，胃气不降，浊阴则上泛，皆停滞胸腑而成胸痹，用十味温胆汤主之，如偏于中阳虚，脾失健运，气化失司，聚痰成饮，症见胸胁支满、目眩、心悸、气短而咳、便溏等，用苓桂术甘汤主之。

十味温胆汤方组成如下：新竹茹、枳壳、煮半夏、陈皮、远志、茯苓、粉甘草、郁金、麦冬、米石蒲。

---

① 任尔济：《郑孙谋老中医治疗冠心病的经验》，载《福建中医药》1994 年第 2 期，第 1－2 页。

全国名中医医案集粹 胸痹

一百八十三、钟坚医案：冠心病（心绞痛）[①]

黄某，男，66 岁，退休教师。

初诊日期：2002 年 1 月 21 日。

现病史：因胸闷、胸痛反复发作 3 年，再发 3 周就诊。患者自诉 1999 年以来常有活动后胸闷气促、胸痛，服速效救心丸、消心痛后能缓解。此次因搬迁房屋劳累，胸闷胸痛又作，伴心悸、气短、乏力、头晕寐差，服速效救心丸及消心痛后疗效不著，遂去市某医院检查。

查体：血压 113/68mmHg，心率 82 次/min，律齐，$A_2 > P_2$。舌暗红、苔少，脉弦细涩。

心电图示：ST 段下移，T 波倒置。眼底检查：眼底动脉硬化 II 级。CHO 7.1mmol/L。

西医诊断：冠心病，心绞痛。

中医诊断：真心痛。

证候诊断：气阴两虚，心血瘀阻。

治法：益气养阴、化瘀通络，佐以养心安神。

【处方】

黄芪 20g	太子参 30g	麦冬 10g	川芎 10g
丹参 15g	瓜蒌皮 15g	茯苓 15g	郁金 12g
炒枣仁 12g	三七粉(冲)3g	炙五味子 6g	炙甘草 6g

7 剂。每日 1 剂，水煎分早晚服用。

复诊：（1 月 28 日）药后胸闷胸痛心悸明显减轻，仍有劳累后胸闷、头晕、乏力、寐差。再予以原方去瓜蒌皮加珍珠母 30g，7 剂。

三诊：（2 月 6 日）自诉药后胸闷胸痛基本消失，夜寐已安，纳增，上 3 楼以上时才有胸闷。嘱常服黄芪生脉饮加复方丹参滴丸巩固治疗。

【按语】

患者年过花甲，年迈体虚，胸痹日久，气阴两虚。气为血之帅，气虚则无以行血。阴虚则心络不利，致气血瘀滞、胸闷胸痛、倦怠乏力、寐差头晕。心失所养，故见心悸。方以生脉散加黄芪、炙甘草、茯苓益气健脾养阴，助气血生化之源；加三七、丹参、川芎、郁金、瓜蒌皮活血通络；枣仁、麦冬、五味子养心安神。方证相符，疗效显著。

---

① 余龙龙：《钟坚应用活血化瘀法治验举隅》，载《浙江中医杂志》2010 年第 45 卷，第 5 期，第 316－317 页。

一百八十四、周次清医案六则

案 1：左室肥大，急性心内膜下心肌梗塞，频发室性早搏①

石某，男，56 岁。

初诊日期：1979 年 11 月 12 日。

现病史：因心前区剧痛而入院。伴有头晕、心慌、气短、乏力、面色青灰、舌质暗红、苔薄黄而干、脉细数。

辅助检查：血压 190/110mmHg。WBC $11.6 \times 10^9/L$，N 82%。心电图诊断：左室肥大，急性心内膜下心肌梗塞，频发室性早搏。

中医诊断：卒心痛。

证候诊断：气阴两虚、瘀血阻滞。

治疗经过：入院后服用生脉散（人参、麦冬、五味子）合手拈散（延胡、五灵脂、草果、没药）。3 剂后疼痛明显减轻，病情稳定。在治疗过程中患者因情绪激动，突然出现面色苍白、大汗淋漓、四肢厥逆、脉象微细欲绝等阴衰阳脱的危象。心率 105 次/min，血压 60/30mmHg。用间羟胺静脉点滴，血压回升至 80/60mmHg。在滴注的 3 天中，一旦减少滴数，血压随之下降。

中药改用回阳返本汤（附子、干姜、炙甘草、人参、麦冬、五味子、腊茶）。服 1 剂，面色红润，2 剂，血压回升到 120/80mmHg。停用西药，继服上方，血压维持在 150/90mmHg 左右。

改用大补元煎（人参、甘草、熟地、山药、山萸肉、杜仲、杞子、当归），补肾精益肾气。住院 60 天，症状消失，心电图明显改善而出院。

【按语】

患者当时出现的脱证，不同于高热大汗、暴吐暴泻所致的阳随阴脱。而是"真阴失守，孤阳无根，气散于外，而精夺于内"的阳气散越。当时的病情是"精血不能速生，元气所当急固"，回阳返本汤的用意就在于此。

案 2：急性高侧壁、广泛前壁心肌梗塞②

孙某，男，54 岁。

初诊日期：1979 年 11 月 22 日。

现病史：患者于 1979 年 11 月 22 日凌晨突然胸痛彻背、汗出淋漓、四肢厥冷，上午 8 点入院。入院后仍胸痛、汗多、肢冷、疲乏无力、气短心悸、舌质暗红、苔薄黄不润、脉细数无力。血压 80/50mmHg。心率 104 次/min。心电图诊断：急性高侧壁、广泛前壁心肌梗塞。

中医诊断：厥心痛。

证候诊断：阳气虚衰、心血瘀阻。

治疗经过：入院后用生脉散（人参、麦冬、五味子）加当归、三七粉，益气养阴、

---

① 周次清：《急性心肌梗塞的中医治疗》，载《山东中医学院学报》1983 年第 2 期，第 1-7 页。
② 周次清：《急性心肌梗塞的中医治疗》，载《山东中医学院学报》1983 年第 2 期，第 1-7 页。

活络止痛。每日 1 剂，水煎 300mL，分 2 次服。在治疗过程中，患者一度出现心慌、憋气、唇舌青紫、咳吐痰涎、喘咳不能平卧、脉象疾数无力。心率 124 次/min，出现奔马律、室性早搏，两肺底有湿啰音。使用西地兰、地高辛、双氢克尿噻等药抢救 4 天心衰未能纠正。

改用中药五味子汤（人参、黄芪、甘草、五味子、麦冬）合真武汤（附子、茯苓、白术、白芍、生姜），每日 1 剂，服至 2 剂，症状明显好转，心率 96 次/min，奔马律消失，心衰纠正，病情稳定。继用益阴扶阳的方法调理，症状基本消失，心电图示陈旧性心肌梗塞而出院。

【按语】

使用生脉散治疗心肌梗塞，虽为现时常用的方法，但必须掌握适应范围。如果疾病由阴损阳，或服用生脉散时间过久，往往呈现"滋阴生津有余，益气扶阳不足"的弊病。本例在用生脉散治疗中，阴虚症状虽有改善，但乏力、神怠症状有所加重。在继续服药过程中，进而出现脉促、心悸，气阳虚衰的心力衰竭，这是不难理解的。后改用益气温阳为主的治疗方法，而使心衰很快纠正。正是说明"阴阳之要，阳密乃固"的至关重要。

案 3：急性心肌梗塞[①]

高某，男，49 岁。

现病史：患者因患高血压、大动脉炎、冠心病（急性前间壁心肌梗塞），住某医院治疗 28 天，症状缓解出院。出院后第 2 天，胸痛复发，于 1979 年 8 月 8 日住入我院。患者胸痛频发、头晕头痛、左上肢有明显的凉、麻、痛感，舌质青暗有瘀斑，苔白滑，右脉弦紧，左手无脉。主动脉瓣区及心尖区均闻及 Ⅱ 级收缩期杂音，腹部亦闻及血管杂音。血压右上肢 180/70mmHg，左上肢为 0。

胸透及摄片：主动脉延伸、增宽、钙化。左心缘呈靴型。心电图诊断：左室肥大、偶发室性早搏、陈旧性下壁心肌梗塞、急性前壁心肌梗塞。

中医诊断：①寒厥心痛（寒凝血滞），②脉痹（寒凝）。

治疗经过：入院后用温经散寒、活血通脉的方法，方以当归四逆加吴茱萸生姜汤（当归、白芍、桂枝、细辛、炙甘草、通草、大枣、吴茱萸、生姜）为主。每日 1 剂。

3 周后，胸痛、头痛、肢凉等症明显减轻。继服 4 周，胸痛很少发作。左上肢由苍白变红润，无凉痛感，时有发麻，能按到脉搏。继服 2 周，诸症基本消失。心电图示陈旧性心肌梗塞。出院时带以阳和汤为主配制的丸药，继续予以温补。

【按语】

患者患有高血压、冠心病、大动脉炎，曾多次发生心肌梗塞。从总的病因来看，皆因"寒气入经而稽迟，泣而不行……客于脉中则气不通"的症结未能彻底解决。故用温经散寒、活血通脉的治疗方法，诸症皆减。说明中医治病"诸症求诸于身""治病必求其本"的重要意义。

---

① 周次清：《急性心肌梗塞的中医治疗》，载《山东中医学院学报》1983 年第 2 期，第 1-7 页。

案 4：急性心肌梗死，冠心病，心功能 I 级①

患者，男，62 岁。

现病史：因持续胸骨后疼痛 5 小时就诊。生气后出现胸骨后压榨样痛，服硝酸甘油症状可减轻但不能明显缓解胸痛。

刻诊：胸部疼痛，冷汗出，四肢不温，疲乏倦怠，不欲饮食，寐差梦多。

既往病史：高血压病史 23 年，间断服用降压药物，血压波动在 20kPa ～ 17.3kPa/12.7kPa ～ 12kPa，心电图 V_1 ～ V_6 导联 T 波倒置 12 年。

体格检查：脉搏 86 次/min，血压 13.3/8kPa，双肺呼吸音清，未闻及干湿啰音，心率 86 次/min，律齐，S_1 低钝，$A_2 > P_2$，二尖瓣区闻及 1/6 级吸风样收缩期杂音。腹平软，余（－）。舌质暗红，苔薄腻，脉弦。

辅助检查：心电图示：V_1 ～ V_4 导联 ST 段呈弓背向上抬高 0.3 ～ 0.5mV、T 波高耸；V_5 ～ V_6 导联 T 波低平。心肌酶谱示：CK 614U/L，CK－MB 168U/L。

西医诊断：①急性心肌梗死，冠心病，心功能 I 级（NYHA），②高血压病 2 级高危。

中医诊断：真心痛。

证候诊断：阳气虚衰。

治法：在常规应用西药的同时，以温阳益气为治法。

【处方】四味回阳饮。

| 人参 30g | 炮附子 12g | 干姜 3g | 甘草 6g |

每日 2 剂，浓煎即服。

药后 30 分钟患者疼痛消失，汗出明显减少，血压 14/8.6kPa。

1 日后，血压 16.5/10.7kPa；心电图示：V_1 导联呈 QS 波型；V_2 ～ V_4 导联出现病理性 Q 波，ST 段呈弓背向上抬高 0.2 ～ 0.3mV，T 波正负双向；V_5 ～ V_6 导联 T 波低平。

2 日后中药减为每日 1 剂。

4 日后心电图示：V_1 ～ V_4 导联 ST 段弓背向上抬高降至 0.1 ～ 0.2mV；CK、CK－MB 恢复正常。改益气活血方善后，15 日后临床治愈出院。

【按语】

周次清教授认为，急性心肌梗死发病的最初阶段，瘀浊之标症表现突出，但仍不脱正虚为主的病机特点，此时若急于攻邪，反而更伤正气，故应先扶正，使正气充盛可再祛邪方可为宜。

案 5：急性心肌梗死（下壁），冠心病②

患者，男，79 岁。

主诉：后背、腰部酸痛 3 天。

现病史：患者近 3 天来无明显诱因出现后背酸胀，腰部疼痛。X 线摄片示：胸、腰

---

① 张蕴慧：《周次清教授"急则治本"论治急性心肌梗死经验》，载《山东中医药大学学报》2006 年第 3 期，第 215－217 页。

② 张蕴慧：《周次清教授"急则治本"论治急性心肌梗死经验》，载《山东中医药大学学报》2006 年第 3 期，第 215－217 页。

椎骨质增生，外用止痛膏药无效。心电图示：Ⅱ、Ⅲ、aVF 导联出现 QS 波型，ST 段弓背向上抬高 0.3mV～0.4mV，其余导联 T 波低平或倒置。

刻诊：背部不适，腰部酸痛隐隐，神疲倦怠，喜太息，口干咽燥，食差腹胀，大便干结，2 日 1 行。

体格检查：脉搏 56 次/min，呼吸 19 次/min，血压 14.7/8.7kPa。一般情况可，神志清，精神可，自主体位。双肺底可闻及细小湿啰音，心率 54 次/min，律齐，心尖区 S_1 低钝，$A_2 > P_2$，主动脉瓣第一听诊区可闻及 2/6 级粗糙收缩期杂音，向颈部传导。腹部平坦，余（-）。舌质紫暗，苔薄白腻，脉弦缓。

辅助检查：心肌酶谱示：CK 145U/L，CK-MB 79U/L。

患者由于经济原因拒绝住院治疗。

西医诊断：急性心肌梗死（下壁），冠心病。

中医诊断：胸痹。

证候诊断：气阴双亏。

治法：益气养阴。

【处方】大补元煎加减。

人参 20g	熟地黄 20g	山药 18g	山茱萸 12g
炒杜仲 12g	玄参 24g	当归 12g	大黄 (后入)6g
甘草 6g			

每日 1 剂，连服 5 剂。

5 日后其家属代其复诊，诉患者背部不适消失，腰痛减轻，大便不干，日 1 行。心电图变化：Ⅱ、Ⅲ、aVF 导联呈 QS 波型，ST 段恢复至等电位线，T 波倒置，其余导联 T 波低平或倒置。上方改人参 10g、熟地黄 24g、山茱萸 15g。

服 20 剂后，患者再诊，无背部不适，口干消失，腰部偶有酸感。心电图示：Ⅱ、Ⅲ、aVF 导联 T 波倒置较前减轻。将上方配成丸剂继续服用，每次 15g，每日 3 次。

1 年后回访，患者已无明显不适。心电图示：Ⅲ、aVF 导联呈 QRS 波型，其余导联 T 波低平。

【按语】

阳气与阴精互根互用，"阴不可以无阳，非气无以成形""阳不可以无阴，非阴无以载气"，气亏阴衰往往相互影响，故周次清教授方中滋阴之剂与益气之品常相须而用。同时周次清教授认为，阴精易损而难复，养阴生津之剂常需守方长期服用以取效。

案 6：左室肥大并劳损，冠状动脉供血不足[①]

王某，男，56 岁。

初诊日期：1986 年 8 月 19 日。

现病史：30 年前即心慌、胸闷、气短头晕。曾经某医院诊为：升主动脉瘤、主动脉瓣狭窄合并关闭不全。屡经中西药物治疗，疗效不佳。近 4 年来，阵发性心前区刺痛，部位固定不移，持续时间较长，入夜痛甚。测血压 33.3/6.67kPa，心电图提示：①左室

---

① 周伟、刘秀蓉：《周次清教授治疗胸痹六法》，载《山东中医杂志》1989 年第 2 期，第 32 - 33 页。

肥大并劳损，②冠状动脉供血不足。

证候诊断：气滞血瘀。

治法：理气活血、通脉止痛。

【处方】

柴胡 9g	香附 12g	当归 9g	丹参 18g
川芎 6g	葛根 30g	白芍 12g	生黄芪 15g
红花 6g	桃仁 6g		

服药 5 剂，胸闷、心悸减轻。增损再进 15 剂，心前区疼痛发作次数减少，持续时间缩短。服至 35 剂，疼痛基本消失。

【按语】

活血化瘀、通脉止痛适用于心脉痹阻，心失濡养所致的胸闷、胸痛，周次清教授认为：心血瘀阻一型，病程一般较长，所谓"久病入血"。多因体内脏腑阴阳气血的失调所致，与气滞、痰浊、寒凝密切相关。所以，某些证候表现往往是寒热相兼，虚实夹杂。临床辨证，应抓住实质分清主次，方能准确无误。用药时，对于瘀血较轻者可用丹参、赤芍、川芎等一般活血药，瘀血明显者宜用桃仁、红花、莪术、大黄等作用较强的化瘀药，疼痛较重用元胡、乳香、没药活血止痛。方剂：一般血瘀可用通窍活血汤；血瘀气滞宜用手拈散、拈痛丸；血瘀兼寒宜用胜金散、玄灵散；气虚不能活血者，首选黄芪桃红汤或补阳还五汤。

一百八十五、周鸣岐医案：胸痹[①]

单某，男，65 岁，干部。

初诊日期：1975 年 7 月。

现病史：患者自 1974 年秋开始常感胸痛，特别在情绪激动或劳动时易发作。来诊前 2 天发作较重，胸痛、气短、有压榨感。曾服硝酸甘油酯片好转，但仍然频作。心前区闷痛，痛甚出冷汗，疼痛放射至肩、上肢及颈、背部，心悸气短，夜寐不实，舌质暗滞，脉沉涩而短。

心电图示：ST 段下移，T 波倒置及右束支传导阻滞。

中医诊断：胸痹。

证候诊断：气滞血瘀，胸阳不振，心肌失养。

治法：行气化痰，宽胸通阳。

【处方】

当归 20g	赤芍 15g	桃仁 10g	红花 10g
元胡 15g	瓜蒌 25g	薤白 15g	枳壳 10g

上方服至 6 剂，心前区闷痛大减，共服药 20 余剂，心绞痛未发作，仍感疲劳少寐，动则心悸。此乃气虚心衰所致。再拟原方化痰药中加益气养心之味。

---

① 周鸣岐：《活血化瘀法在临床应用上的体会》，载《辽宁中医》1978 年第 2 期，第 13－18 页。

【处方】

党参 25g	麦冬 15g	五味子 10g	当归 15g
丹参 20g	红花 10g	川芎 10g	远志 10g
黄芪 30g	炒枣仁 20g	炙甘草 10g	

按上方加减治疗 1 个月余，前症未再发作，食欲睡眠均正常，心电图检查在正常范围。随访半年，一切情况良好，已上班工作。

一百八十六、周铭心医案二则

案 1：冠心病（心绞痛），高血压病①

患者，女，67 岁。

现病史：有冠心病史 2 年，有高血压病史 11 年。述于 2 年前开始常因劳累出现胸闷、胸痛，疼痛以心前区为主，每次约 2～3 分钟，服用速效救心丸及休息后可缓解。在外院住院经冠脉 CT 确诊为"冠心病"，经服用硝酸异山梨酯片、阿司匹林等药，病情好转后出院。近 1 周患者因劳累再次出现胸闷、胸痛，每次约 2～5 分钟，服用速效救心丸后可减轻。

刻下：精神一般，面色少华，胸闷、胸痛时作，头晕，纳可，寐欠安，二便正常。

查体：体温 36.2℃，脉搏 60 次/min，呼吸 18 次/min，血压 140/80mmHg，神志清，精神可，发育正常，双肺呼吸音清，未闻及干、湿性啰音，心率 60 次/min，律齐，各瓣膜听诊区未闻及病理性杂音，腹无异常，脊柱四肢无畸形，双下肢无浮肿。生理反射正常，病理反射未引出。舌质暗，舌苔白腻，边印痕，脉细弦尺沉。

西医诊断：冠心病，心绞痛；高血压病。

中医诊断：胸痹心痛。

证候诊断：宗阳郁滞。

治法：排闷宗阳，开泄伏邪。

【处方】

旋覆花（包煎）12g	茜草 12g	泽兰 12g	丹参 12g
檀香（后下）10g	枳壳 10g	瓜蒌 12g	薄荷（后下）10g
炒白术 30g	元胡 12g	天麻（打）10g	

5 剂，水煎服，每日 1 剂，分 2 次餐后温服。

二诊：症状明显减轻，次数及时间均较前明显减轻。头晕缓解，舌脉如前，治疗不变，仍予以排闷宗阳和血分，前方去薄荷、天麻，加瓜蒌 30g 润燥化痰，继服 9 剂。

三诊：诸症缓解。嘱继服 9 剂。

随访 1 年未发作。

【按语】

该患者老年病久，五脏之气渐衰，功能减退，脾胃运化失调。脾胃为后天之本，气

---

① 赵明芬：《周铭心教授创用"排闷宗阳法"治疗胸痹心痛（冠心病）的学术思想与经验》，载《时珍国医国药》2016 年第 27 卷，第 4 期，第 982－983 页。

血生化之源，脾胃受损，气血生化不利水液代谢失调，水液内停日久则易成痰饮，气虚则血瘀。气滞、痰饮、瘀血伏于内，致宗阳郁滞、心阳不展，故见胸闷、胸痛。清阳不升，故见头晕。病位虽在心，涉及于肺脾，实为宗阳郁滞之故。唯有排闷宗阳，开泄伏邪。方可舒展心阳，开提肺气，脾胃以和，气血和调，痰饮、瘀血自祛。

方中旋覆花，性味苦、辛、咸、温，苦能降泄，辛能行散，咸能软坚散结，温可通经散寒，故取其消痰行水，通络。《本草汇言》云："旋覆花，消痰逐水，利气下行之药也，主心肺结气，胁下虚满，胸中结痰……或心脾伏饮，膀胱留饮，宿水等证。"《本草正义》记载："旋覆花……其主治当以泄散风寒，疏通脉络为专主。"《名医别录》记载："旋覆花，利大肠，通血脉。"《本草易读》也记载："利大肠而通血脉。"茜草入心经，可行血活血。李时珍谓："茜草……气温行滞，味酸入肝，而咸走血……专于行血活血。"二药配伍可化痰、通络、活血。泽兰味苦，性微温。功专活血，行水。《本草经疏》："泽兰，苦能泄热，甘能和血，酸能入肝，温通荣血。"《本草通玄》："泽兰芳香，悦脾可以快气疏利，悦肝可以行血，流行营卫，畅达肤窍。"泽兰配丹参，更能活血化瘀，化心胸之瘀滞。檀香、枳壳、瓜蒌、薄荷以行气散结开郁。白术以健脾补气，元胡活血止痛，天麻以止痛、行气活血。

案2：冠心病（劳力性心绞痛），2型糖尿病[①]

患者，男，76岁，汉族。

初诊日期：2012年1月12日。

主诉：胸闷，胸部隐痛反复发作5年。

现病史：患者自述于5年前常无明显诱因出现胸闷、胸部隐痛，心慌、气短。每次持续约几分钟不等，休息可减轻，含服硝酸甘油1片可缓解。曾在外院住院诊，行冠脉CT检查，提示前降支中段狭窄70%。诊断为"冠心病"，予以单硝酸异山梨酯、比索洛尔、阿司匹林、瑞舒伐他汀等药，症状可缓解。但每因劳累或情绪变化即会出现胸闷、胸部隐痛，心慌、气短，活动后加重。平素有头晕，口干、纳食可、夜寐安、大便稍干、小便调。

查体：体温36.5℃，脉搏81次/min，呼吸18次/min，血压130/80mmHg，神志清，精神可，甲状腺正常，双肺呼吸音清，未闻及干、湿性啰音，心率81次/min，律齐，各瓣膜听诊区未闻及病理性杂音，腹无异常，双下肢无浮肿。舌质淡红，苔薄白欠津，脉细。

既往史：有糖尿病史10年，现用诺和锐30早16单位、晚10单位皮下注射，血糖在14mmol/L左右。

西医诊断：冠心病，劳力性心绞痛；2型糖尿病。

中医诊断：胸痹心痛。

证候诊断：宗阳郁滞。

治法：排闷宗阳，开泄伏邪，润燥活血。

---

① 赵明芬：《周铭心教授创用"排闷宗阳法"治疗胸痹心痛（冠心病）的学术思想与经验》，载《时珍国医国药》2016年第27卷，第4期，第982－983页。

【处方】

黄芪 30g	炒白术 30g	瓜蒌 15g	旋覆花^(包煎)12g
茜草 12g	泽兰 12g	当归 12g	丹参 15g
赤芍 12g	生地 12g	桔梗 9g	

5 剂，水煎服，每日 1 剂，分 2 次餐后温服。

二诊：症状明显减轻，胸闷，胸痛未作，心慌，气短缓解。口干减轻，舌脉如前，治疗不变，仍予以排闷宗阳为主，前方去泽兰，加石斛 12g，继服 10 剂。

三诊：诸症缓解，神清，舌质淡红，苔薄白，脉细。嘱继服 2 周。

随访 2 年未发作。

【按语】

该患者明显是老年之躯，且有消渴病，津伤燥伏可知，日久耗伤气阴，肺脾气虚，宗阳虚萎而不展，气血郁闭而不行，温煦无能，升降失常。故有胸闷、胸部隐痛等。其气阴不足，心失所养，故心慌，气短。该患者与前例患者虽同属于宗阳郁滞，但前例患者是因痰饮、瘀血互阻所致宗阳郁滞，而该患者因肺脾气虚、阴液不足、燥邪内伏引起。故治疗虽然均以排闷宗阳法为主。但前例患者则以消痰行水、活血通络为主。而此例患者则以补益肺脾之气、润燥活血为主。

该例患者用药特点以重用黄芪、炒白术以补益肺脾、振奋宗阳，瓜蒌润燥而宣痹通阳，旋覆花开胸散结痰通络，茜草、泽兰活血通络，考虑该患者阴液不足，故用当归、丹参、赤芍、生地以活血化瘀而不伤阴，麦冬润燥清心除烦。

一百八十七、周文泉医案三则

案 1：冠心病（心绞痛）^①

周某，男，43 岁。

初诊日期：2010 年 1 月 11 日。

现病史：2 个月前曾因焦虑症在神经科就诊，自述心脏不舒，自行服用滋心阴口服液，感稍好。就诊时觉心中发紧且悬浮感，气短，有重物压在胸部而呼吸不畅，自感心跳不规律，时强时弱，睡眠不实，多梦，醒后不解乏，疲乏无力，腰部牵拉性痛，心情不舒畅，二便正常，食纳正常，面目虚浮，晨起轻微口苦，无明显口干。舌边尖齿痕明显，舌体胖大，舌质淡暗，舌苔薄白，脉细。

检查心电图示：窦性心律，频发室上性早搏。

中医诊断：胸痹。

证候诊断：阴阳失和，心阳不振。

治法：调整阴阳，养心宁神。

【处方】柴胡龙骨牡蛎汤合甘麦大枣汤加减。

柴胡 15g	黄芩 12g	半夏 10g	炙甘草 10g

---

① 张晋、姚怡、刘方、周文泉：《周文泉运用柴胡龙骨牡蛎汤合甘麦大枣汤治疗冠心病心绞痛经验》，载《光明中医》2012 年第 27 卷，第 2 期，第 353－355 页。

太子参 30g	大枣 10 枚	生龙牡各 30g	浮小麦 30g
甘松 12g	苦参 12g	柏子仁 15g	远志 15g
郁金 12g	香附 12g	合欢皮 30g	

二诊：（2010 年 1 月 19 日）服药后心悸好转，仍感心跳紊乱，后背痛热，活动时后背疼痛放射到前胸，有抻拉感，心里悬紧，睡眠欠佳，紧张易疲劳，二便调，舌淡红，舌苔薄白腻，脉细。辨证为心气阴两虚、痰浊阻痹，治疗以生脉散、丹参饮、瓜蒌薤白半夏汤合甘麦大枣汤加减。

【处方】

党参 30g	麦冬 12g	五味子 10g	丹参 30g
砂仁 12g	檀香 10g	瓜蒌 20g	薤白 15g
半夏 10g	元胡 12g	郁金 12g	细辛 3g
炙甘草 10g	大枣 10 枚	浮小麦 30g	

三诊：（2010 年 1 月 27 日）胸闷、心悸有时发作，腰背痛，活动后明显，心中发沉，有时突发心悸，难以控制，越紧张越心慌，睡眠差，多梦易醒，醒后难以入睡。纳少，二便调，舌边尖齿痕明显稍红，舌质中部淡暗，舌苔薄白腻，脉细。辨证为阴阳失和，心肾两虚之证。方用柴胡龙骨牡蛎汤合甘麦大枣汤加减。

【处方】

柴胡 15g	黄芩 12g	半夏 10g	炙甘草 10g
党参 30g	大枣 10g	生龙牡各 30g	浮小麦 30g
麦冬 12g	五味子 10g	香附 12g	丹参 30g
柏子仁 15g	夜交藤 30g		

四诊：（2010 年 4 月 12 日）患者上方加减服药 2 个月，服药后胸闷、心慌好转，但易觉压抑，情绪容易受外界影响而焦虑，睡眠多梦，焦虑时周身发热，纳食好，二便调，舌边尖齿痕，舌质淡，舌苔薄白腻，脉细。辨证为心脾两虚，治疗以四物汤合归脾汤加减。

【处方】

熟地 12g	生地 12g	白芍 15g	当归 12g
川芎 12g	太子参 30g	黄芪 15g	炒白术 12g
茯苓 15g	茯神 15g	远志 12g	炒枣仁 20g
柴胡 15g	生龙牡各 30g		

五诊：（2010 年 5 月 17 日）上方加减服用 1 个多月，胸闷心悸症状缓解，仍有不安定情绪，觉前胸后背发热，焦虑，心中发紧感，稍活动则觉身热汗出，汗出不舒，怕冷，二便纳食正常，睡眠多梦，舌边尖齿痕，舌体较前小，舌苔薄白中部略腻，脉细。辨证为阴阳失和，治疗以柴胡龙骨牡蛎汤合甘麦大枣汤加减治疗。

【处方】

柴胡 30g	黄芩 12g	半夏 10g	炙甘草 10g
太子参 30g	大枣 10 枚	生龙牡各 30g	浮小麦 30g
炒白术 12g	茯苓 15g	桂枝 10g	白芍 15g

黄芪20g　　　　　　　当归12g

随访2个月，胸闷心悸症状平稳。

【按语】

患者叙述症状有明显焦虑情绪，症状表现复杂，但以心胸症状为主，脉结代，因阴阳失和、气机不畅所致。周文泉教授选择柴胡龙骨牡蛎汤合甘麦大枣汤加减，调整阴阳、疏理气机。脉结代，且心电图提示早搏，用甘松、苦参行气宁心，调整心率，加柏子仁养心安神，香附、郁金疏肝行气活血。

二诊患者舌苔薄白腻，舌质淡红，舌边尖齿痕明显，仍为心脾两虚之证，脾虚失运，水湿内停，湿浊痹阻心脉，而成胸痹心痛，故二诊在生脉散合丹参饮，益气养阴，活血养血，合用瓜蒌薤白半夏汤宽胸化痰宣痹，加元胡、郁金加强活血通络之力，配细辛温经行气助运。

三诊胸痹心痛减轻，情绪紧张时易作或加重，故再以柴胡龙骨牡蛎汤合生脉散、丹参饮加减，调整阴阳，兼以益气养阴，养血活血，心肝同治。配柏子仁、夜交藤宁心安神。

四诊患者心慌胸闷好转，但觉焦虑时周身发热，舌体胖大，舌质淡红，舌苔薄白，脉细，心肾本虚之表现，治疗以四物汤养血归脾汤健脾益气养心安神，加柴胡、龙骨、牡蛎疏肝助镇心安神。

五诊患者舌体较前减小，脾气不足之证有所缓解，仍怕冷为卫气不足表虚不固，故汗出怕冷。觉背热痛，情绪焦虑，觉气不能接续，为阴阳失和、心阳不振，气郁不畅之证，故继以柴胡龙骨牡蛎汤合甘麦大枣汤调整阴阳，调理气机，使之恢复升降之机，配合白术、茯苓、当归养血汤健脾益气养血；腹为阴，背为阳，加桂枝白芍通阳行气止痛，调和营卫。

运用柴胡龙骨牡蛎汤合甘麦大枣汤治疗有效，六诊在此基础上，加山萸肉补肾，石楠藤通络，丹参养血活血清热，夜交藤安神通络。

由此病例可知周文泉教授对于伴有纷繁复杂症状的胸痹诊治思路，从致病的根本阴阳失和入手，调整阴阳，调畅气机，复其升降出入之机。则可表现出具体某个脏腑功能虚损，或脾虚，或肾虚，或气血阴阳不足，而治疗策略亦随证候演变而有不同治疗层次的变化。

案2：冠心病（心绞痛）[①]

张某，女，69岁。

初诊日期：2008年7月16日。

现病史：既往有高血压、冠心病史，前1天夜间突然发作胸闷痛，气短，心中不愉快，自测血压偏高，时矢气，腰痛，血脂高，血糖高，纳可，夜寐可，脉细，舌质淡暗，舌苔白腻。

证候诊断：气阴两虚、痰浊阻痹胸阳。

――――――――――――

① 张晋、郭全、周文泉：《周文泉运用生脉散合丹参饮合瓜蒌薤白半夏汤治疗冠心病心绞痛经验》，载《中医杂志》2011年第52卷，第S1期，第48－50页。

治法：益气养阴，活血行气，化浊宣痹。

【处方】 生脉散合丹参饮合瓜蒌薤白半夏汤。因心中不快，加合欢皮舒肝解郁。

党参 30g	麦冬 12g	五味子 10g	丹参 30g
砂仁 12g	檀香 10g	瓜蒌 20g	薤白 15g
半夏 12g	厚朴 12g	（炒）白术 12g	枳壳 12g
陈皮 12g	合欢皮 30g		

服药 7 剂。

复诊：（2008 年 7 月 30 日）述服药后无胸闷气短，血压平稳，但觉口淡乏味，矢气频频，腹胀，得矢则舒，服药后胃脘不适偶有恶心影响食欲，停药后食欲好转，大便可，睡眠可，怕冷，舌质淡暗，舌苔白腻，脉细。患者胸痹症状明显缓解，现以脾胃失和、胃脘不舒为主，以四君子汤健脾益气，加温中行气和胃之品治疗。

【处方】

党参 30g	白术 12g	茯苓 12g	砂仁 12g
小茴香 10g	厚朴 12g	大腹皮 12g	吴茱萸 6g
半夏 10g	陈皮 12g	焦三仙各 30g	郁金 12g

患者服药后随访 2 个月，无胸闷痛发作。

案 3：冠心病（自发性心绞痛）[①]

王某，男，72 岁。

初诊日期：1999 年 5 月 18 日。

主诉：反复心前区疼痛 1 年余，加重 1 周。

现病史：患者多于夜间睡眠时或晨起时发作心前区疼痛，呈压榨性，每周发作 2 ～ 3 次，持续 5 ～ 8 分钟，舌下含服硝酸甘油 0.6mg 可缓解，伴头晕、胸闷、神疲乏力，舌淡暗苔白滑，脉弦。

既往史：有高血压病史 3 年。现服消心痛 10mg，3 次/日；硝苯地平缓释片 20mg，2 次/日；阿司匹林 50mg，1 次/日，丽珠欣乐 20mg，2 次/日。

查体：体温 36.5℃，脉搏 80 次/min，呼吸 20 次/min，血压 150/90mmHg（20/12.0kPa），双肺（－），心界不大，心率 80 次/min，律齐，听诊未闻及病理性杂音，腹软，肝脾肋下未触及，双下肢不肿。

入院查普通心电图正常，24 小时动态心电图示：心绞痛发作时 V_5 导联 ST 段下移 0.1mV，次极量踏车运动试验阳性。

西医诊断：冠心病、自发性心绞痛，高血压病 Ⅱ 期。

中医诊断：胸痹。

证候诊断：心阳亏虚、胸阳痹阻。

治法：温通心阳、宣痹舒脉。

【处方】

黄芪 15g	桂枝 10g	巴戟天 15g	甘草 5g

---

① 李政：《周文泉主任医师治疗自发性心绞痛经验》，载《甘肃中医学院学报》2005 年第 3 期，第 1－3 页。

| 瓜蒌 15g | 薤白 30g | 半夏 10g | 丹参 15g |

天麻 15g

服药 5 剂后，夜间心绞痛发作消失，但仍有清晨醒后或起床时发作，舌淡暗，脉弦滑，考虑有肝气郁结，升发阳气无力之病机存在，于上方加柴胡 15g、白芍 15g。

再进 6 剂，患者诸症消失，继服 12 剂巩固疗效。

随访半年，患者未再发生心前区疼痛。

一百八十八、周耀群医案四则

案1：冠心病（心绞痛）①

孙某，男，54 岁。

初诊时间：1973 年 10 月 6 日。

现病史：1 周前因郁怒后，感胸闷不畅，阵阵心痛发作，历半分钟左右，伴脘腹胀满，甚连及两胁，大便不成形，日 1 次，小便正常。

查：精神不振，面色略苍白，舌苔薄白，脉弦细。

辨证分析：本病由于情志失调，郁怒不解，气失疏泄，滞于上焦，血脉循行瘀结，故胸闷心痛。郁怒伤肝，气失调畅，横逆于脾，健运失司，而兼见脘腹胀满，连及两胁不舒。脉弦细乃气滞血瘀之脉。

治法：宽胸理气，化瘀通脉。

【处方】自拟宽胸化瘀汤。

桑白皮 15g	陈皮 15g	枳壳 15g	清半夏 15g
薤白 15g	丹参 20g	赤芍 15g	桃仁 15g
红花 15g	川楝子 15g		

每日 1 剂，分 2 次服用。

【按语】

心痛发病虽与心、肝、肾、脾藏的盛衰有关，但主要病在心。临床多有胸闷心痛，虽有刺痛、绞痛、灼痛等不同，但多伴有胸闷，甚至呼吸不畅。辨其病机多为气滞血瘀，经脉循行失畅而致，此是本病病机的核心。因此，治疗应以宽胸理气、化瘀通脉为宜。经多年临床观察，创制宽胸化瘀汤。治疗后，大多可以缓解。用药加减疼痛较重可加丹参为 25g，重症必要时可加至 50g，加红花 25g，必要时可加至 50g。由于患者大便不正，如用瓜蒌恐有润肠通便作用，会使大便稀薄，而改用桑白皮取其泻肺行水，以取代瓜蒌的宽胸散结作用。

本例经心电图检查胸导 V_3、V_4、V_5 导联均有明显 T 波倒置，诊断为冠心病心绞痛。经治疗后心痛强度渐减轻，发作次数渐减少，至 1 个月疼痛消失，复查心电图 V_3、V_4、V_5 的 T 波均已直立恢复正常。

----

① 周毅、金春慧、周耀群：《周耀群医案精粹（1）——心痛》，载《辽宁中医杂志》2008 年第 4 期，第 605 - 606 页。

案2：冠心病（劳力性心绞痛）①

张某，男，56岁。

初诊时间：1974年3月19日。

现病史：近月余常感胸闷心痛，连及后背，心悸自汗，倦怠乏力，短气不足以息，且善太息，每于劳累后易于发作，饮食不振，大便溏薄，日1次，小便正常。

查体：精神不振，面色苍白，舌质淡，有齿痕，苔极薄。

辨证分析：本病由于思虑不节，劳心伤神过度，损伤心气，心气不足，胸阳不振，气失摄血，血滞心脉所致胸闷心痛。心气不足，鼓动无力则心悸。气虚失摄血则易自汗，动则耗气，易倦怠乏力。

治法：益气养心，宽胸化瘀。

【处方】宽胸化瘀汤合生脉散加减。

党参25g	黄芪25g	炙甘草10g	寸冬15g
沙参15g	陈皮15g	枳壳15g	清半夏15g
桑白皮15g	薤白15g	丹参20g	赤芍15g
桃仁15g	红花15g		

每日1剂，分2次服用。

【按语】

本病虽是气滞血瘀，但源于思虑过度、劳心伤血耗气而致，气滞血瘀与心气不足并在。治疗时虽可应用宽胸理气、化瘀通脉之法，但心气不足，无以帅血循行，因此应补益心气，恢复气帅血循行之功。故方中将益气养心的生脉散加黄芪同用，以达养阴益气之功。加入沙参具有养阴润肺功能，与生脉散共奏益心气助心阴之用。沙参在心气不足重症时可用至50g，在益气养心基础上合用宽胸化瘀汤，使本方用于本案的本虚标实最为得当。

本例经心电图检查为T波在Ⅱ、Ⅲ、aVF导联倒置，诊断为冠心病劳力性心绞痛，并发轻度心功能不全。经服药治疗20余日，心痛渐减轻，心悸自汗，倦怠乏力亦明显减轻、亦可活动而不感心悸和短气不足以息。服药40余日后，临床症状消失，复查心电图T波在Ⅱ、Ⅲ、aVF导联恢复正常。

案3：冠心病（心绞痛）②

常某，女，55岁。

初诊时间：1980年4月21日。

现病史：患高血压5年，常感头昏脑胀目花。近2周来心痛不舒，尤在劳累时发作，重时连及后背疼痛，胸闷难忍，历数十秒。饮食正常，大便轻度秘结。小便正常。

查：神色正常，舌质略赤，舌苔薄白略燥，脉沉弦。

辨证分析：此证因恼怒伤肝，失于条达，肝气郁结。"气有余便是火"，久而化火，

---

① 周毅、金春慧、周耀群：《周耀群医案精粹（1）——心痛》，载《辽宁中医杂志》2008年第4期，第605 - 606页。

② 周毅、金春慧、周耀群：《周耀群医案精粹（1）——心痛》，载《辽宁中医杂志》2008年第4期，第605 - 606页。

耗损肝阴，阴不潜阳，肝阳上亢，扰及清窍，而致头昏脑胀目花。气失疏泄，血行瘀结，心脉阻滞，发为胸闷心痛诸症。

治法：平肝潜阳，宽胸化瘀。

【处方】宽胸化瘀汤合清脑汤加减。

菊花 20g	白蒺藜 20g	草决明 20g	夏枯草 15g
地龙 20g	钩藤 20g	陈皮 15g	枳壳 15g
清半夏 15g	瓜蒌 20g	丹参 20g	赤芍 15g
桃仁 15g	红花 15g	川楝子 15g	

每日 1 剂，分 2 次服用。

【按语】

此方用平肝潜阳、宽胸理气、活血化瘀三个治则共同组成。由于病的病证由三个病机形成，即胸闷心痛由气滞和血瘀，眩晕由肝阳上亢导致，因此在治疗上应用三个治则共同组方治疗本病，实际本方由清脑汤合宽胸化瘀汤组成，清脑汤是在多年临床防治高血压病中总结的处方。本方前 6 味药为原方，可以应用治疗高血压病。用时可将钩藤后煎，这样疗效更好。由于本例患者大便轻度秘结，故应用瓜蒌，方中剂量可以根据病情增减，菊花可加至 50g，白蒺藜可加至 25g，草决明可加至 50g，夏枯草可加至 50g，地龙可加至 50g，钩藤可加至 50g，丹参可加至 25g～50g 等应结合临床病情灵活应用。

本例经心电图检查电轴左偏，R 波在 V₅ 导联 > 2.5mV，T 波在 V$_3$、V$_4$、V$_5$ 导联倒置。诊断为冠心病心绞痛，高血压心脏病性。经按本方临床加减治疗 2 个月余，眩晕脑涨，胸闷心痛消失，T 波在 V$_3$、V$_4$、V$_5$ 导联转为低平，血压 140/90mmHg。

案 4：冠心病（不典型心绞痛）[①]

朱某，女，64 岁，退休教师。

初诊时间：1975 年 10 月 11 日。

现病史：患多梦失眠，心悸已 20 余年。近月余感胸闷心痛，阵阵发作，胸闷呼吸不畅，体虚乏力，口淡无味，每于失眠和劳累后加重。

查：精神不振，面色苍白，舌淡苔薄白，脉沉细弱。

辨证分析：本病由思虑过度，志郁气结，损伤心脾，耗伤营血，心失所养，神不守舍，而心悸多梦失眠。经脉涩滞，心脉不畅而致胸闷心痛。脾失健运，气血不充则体虚乏力，口淡乏味。

治法：补血养心，宽胸理气，活血化瘀。

【处方】宽胸化瘀汤合归脾汤加减。

党参 20g	黄芪 20g	白术 20g	茯神 15g
柏子仁 15g	枣仁 15g	夜交藤 20g	甘草 10g
陈皮 15g	枳壳 15g	清半夏 15g	瓜蒌 20g
薤白 15g	丹参 20g	赤芍 15g	桃仁 15g

① 周毅、金春慧、周耀群：《周耀群医案精粹（1）——心痛》，载《辽宁中医杂志》2008 年第 4 期，第 605 - 606 页。

红花 15g　　　　　　　川楝子 15g

每日 1 剂，分 2 次服用。

【按语】

本例心痛胸闷，虽由气滞血瘀而发，但在营血虚损时，血脉涩滞，尤会使心脉瘀阻。所以在应用宽胸化瘀时，同时配合归脾汤，以恢复中焦脾的运化功能，"中焦受气取汁，变化而赤，是谓血"，只有在营血充足时，方能气畅血络疏通，"食气入胃，浊气归心"，心气心血充足，神方守舍，心痛胸闷心悸不寐会更快缓解，甚至消失。

本例经心电图检查，Ⅱ、Ⅲ、aVF 导联 ST 下移，T 波倒置。诊断为冠心病不典型心绞痛及神经官能症。在治疗中，第二诊后，党参加为 25g，黄芪加为 25g，酸枣仁加至25g，夜交藤加为 25g，丹参加为 25g。经治疗 1 个多月后睡眠明显好转，心绞痛基本消失，经复查心电图检查Ⅱ、Ⅲ、aVF 导联 ST 段，T 波基本恢复正常。

一百八十九、周仲瑛医案六则

案 1：胸痹[①]

患者，男，37 岁。

初诊日期：2010 年 6 月 4 日。

主诉：剧烈活动后胸膺闷痛 3 年，加重 1 年。

现病史：患者有高血压家族史，诊断为高血压病 8 年，口服降压药，血压控制不理想，时有波动，2007 年因心肌梗死抢救 1 次，此后血压始终处于正常值的上限，间断有头晕表现，剧烈活动（如打球）后，则感胸膺部闷痛不适，无放射性背部疼痛，无冷汗，休息较长时间可逐渐自行缓解。此次因 1 年多来，对活动强度耐受能力下降，爬楼梯等活动亦感胸膺部闷痛不适，偶伴左肩臂部位疼痛就诊，查患者每次活动后闷痛部位均在左胸部，无明显拒按，自觉适度拍打略感舒适，平素偶有胸闷无痛，头晕间作，时有倦怠乏力，无心悸气短，无恶心呕吐，无泛酸嗳气，无肢体肿胀，胃纳一般，二便尚调，夜寐尚安，手掌鱼际偏红，指端隐紫，舌质暗紫，舌苔灰黑，脉细弦滑，测血压130/100mmHg。

否认糖尿病病史。

中医诊断：胸痹。

证候诊断：痰浊瘀阻，胸阳失旷。

【处方】

全瓜蒌 12g	薤白 10g	法半夏 10g	丹参 15g
川芎 10g	片姜黄 10g	砂仁[(后下)]3g	白檀香 3g
莪术 10g	太子参 10g	潞党参 10g	麦冬 10g
娑罗子 10g	生山楂 12g	三七粉[(分冲)]4g	鸡血藤 15g
九香虫 5g	桑寄生 15g	白蒺藜 10g	

---

① 霍莉莉：《国医大师周仲瑛诊疗思维拾零》，载《中华中医药杂志》2014 年第 29 卷，第 11 期，第 3449 – 3452 页。

14 剂，水煎服，每日 1 剂。

二诊：患者药后晨起心前区闷，左侧肩部隐痛感，持续约 5 分钟，夜寐盗汗，未见头晕，余症同前。舌质暗紫，舌苔黄腻，脉细弦滑。上方加旋覆花（包煎）5g，茜草根 10g，红花 6g。14 剂，水煎服，日 1 剂。

半年后：患者二诊之后诸症明显减轻，左胸部偶见闷痛，守法进退服药半年，患者胸部闷痛得到控制，未见发作，但近 1 周来，头晕时作，夜寐多梦，膝部酸软，舌质红，舌苔薄黄腻，中部抽芯少苔，脉小滑。测血压 145/105mmHg。

【处方】

川芎 15g	天麻 10g	白蒺藜 10g	罗布麻叶 30g
豨莶草 15g	太子参 10g	麦冬 10g	川石斛 10g
葛根 15g	夏枯草 15g	桑寄生 15g	夜交藤 20g
钩藤(后下)20g	丹参 15g	片姜黄 10g	野菊花 15g
鸡血藤 15g	红花 6g	山楂肉 15g	茜草根 10g
全瓜蒌 12g	娑罗子 10g	煅龙骨 20g	煅牡蛎 25g
生蒲黄(包煎)10g			

14 剂，水煎服，日 1 剂。

嗣后观察半年，患者头晕逐渐好转，曾有 2 次胸部闷痛，每予病机一变，处方用药的侧重点则有所改变，患者病情趋于稳定。

【按语】

患者主因活动后胸膺闷痛就诊。胸部为清阳所聚，诸阳皆受气于胸中，而心为阳中之阳，心阳不振，影响气血津液的运行，导致痰浊瘀等病理产物阻滞心脉，不通则痛。正如清代林珮琴《类证治裁·胸痹》云："胸痹，胸中阳微不运，久则阴乘阳位而为痹结也……夫诸阳受气于胸中，必胸次空旷，而后清气转运，布息展舒。"

患者闷痛每因运动引起，适度拍打略感舒适，平素亦有胸闷，乃痰浊闭阻心脉之象；痰阻气机，引起气滞血瘀，故闷痛部位固定；痰瘀阻络，气血运行不利，可见肢体疼痛；手掌鱼际偏红，指端隐紫，以及舌脉均为痰浊瘀阻之征；故而治疗重在化痰消瘀，佐以振奋心阳。二诊患者又见晨起心前区闷，左侧肩部隐痛感，考虑因气候闷热，影响气机调畅，痰瘀阻滞明显，故而守法不变，加用活血止汗之品。半年后患者胸部闷痛得到控制，头晕时作，考虑其既往高血压病史，久病肝肾阴亏，阴不制阳，发为眩晕；肝肾阴亏，经脉失养，则见膝部酸软；阴虚心失所养，神不得安，则见夜寐多梦；故而病机转为肝肾亏虚，内风暗动。病机已变，处方用药则以补益肝肾，养阴息风为主，兼顾痰瘀之机。此病例的诊疗过程，体现了周仲瑛教授所说的临证处方要紧扣病机，随证治之。

案 2：胸痹①

单某，男，68 岁。

---

① 袁园、过伟峰：《周仲瑛教授从五脏辨治胸痹的经验》，载《云南中医学院学报》2009 年第 32 卷，第 3 期，第 47－49 页。

初诊日期：1998 年 5 月 5 日。

现病史：既往有动脉粥样硬化病史多年。1997 年 9 月突发心梗，胸膺憋闷疼痛，连及后背，汗出，住院 2 个月方缓解。1998 年 1 月因气喘再次入院，查为心功能不全、肺通气功能障碍。目前气喘明显，动则喘息气急，咳痰质黏，胸部稍有闷痛，食纳、二便均正常，舌苔淡黄浊腻，质紫，脉细弦。

中医诊断：心肺同病。

证候诊断：痰瘀闭阻，宗气不足，胸阳不振。

治法：化痰祛瘀、宽胸开痹为主，兼顾益气养阴。

【处方】

全瓜蒌 12g	薤白 10g	法半夏 10g	石菖蒲 6g
丹参 15g	川芎 10g	桃仁 10g	红花 10g
苏木 10g	苏罗子 10g	生黄芪 15g	潞党参 15g
炙远志 5g			

水煎服。

二诊：（1998 年 5 月 11 日）服药 7 剂，气喘好转，咳痰减少，质稠转稀，胸闷不著，大便溏，日 1～2 行，苔薄黄，质红，脉细滑。上方改生黄芪 20g、全瓜蒌 10g，加当归 10g、炒苏子 10g 以助行气活血，连服 14 剂。

三诊：（1998 年 5 月 26 日）停用利尿剂病情尚不稳定，气喘反复，下肢浮肿，稍感胸闷，苔黄，质暗，脉小弦滑。二诊方加葶苈子 10g，泽兰、泽泻各 10g，木防己 12g，五加皮 6g，连服 14 剂。

四诊：（1998 年 6 月 2 日）气喘胸闷俱平，肢肿已消，食纳尚可，苔淡黄薄腻，质暗紫，脉小弦滑。转从养心补肺、扶正固本为主治疗。

【处方】

炙黄芪 25g	党参 15g	炒白术 12g	炙甘草 3g
炮姜 3g	法半夏 10g	薤白 10g	丹参 15g
白檀香(后下)3g	砂仁(后下)3g	苏罗子 10g	泽兰 10g
泽泻 15g	石菖蒲 6g	红花 6g	

守上方加减进退 7 个多月，至 1999 年 1 月 8 日，胸闷气短均平，未见反复，精神食纳正常，二便通调，可缓慢散步，自测心率 70 次/min 左右，未见早搏。

【按语】

本案初诊以气喘，动则喘息气急，咳痰质黏为主诉，此乃肺之气阴亏虚，宣肃失司，痰浊壅肺之证。尽管初诊未见胸膺憋闷疼痛之胸痹见症，但患者既往有动脉粥样硬化及心梗病史，舌质紫，舌苔浊腻，提示存在胸阳失旷，痰瘀交阻，心脉不利之病理改变。故周仲瑛教授辨证为心肺同病，痰瘀互结，宗气不足。治以化痰泄浊、祛瘀通痹为主，佐以益气养阴扶正。方拟瓜蒌薤白半夏汤加石菖蒲、炙远志宽胸散结、化痰泄浊；丹参、川芎、桃仁、红花、苏木行血祛瘀；苏罗子宽胸行气；党参、黄芪补益心肺之气，以防喘脱之变。病程中出现停用利尿剂后气喘反复，下肢浮肿，此乃气虚瘀阻水停之证，故加葶苈子、泽兰、泽泻、木防己、五加皮，以泻肺行水、祛痰定喘。四诊后喘息、胸闷、咳痰等标实之证缓解，故转从本虚治疗。药用党参、黄芪、仙灵脾、肉桂、当归、白术、山药、玉竹等补养心肺，益气养阴。略事祛邪，少佐化痰祛瘀、宽胸行气之品。

本案属于胸痹之"心肺同病"。心为君主之官，肺为相傅之官。心主血脉，肺主治节，两者相互协调，气血运行自畅。若心病不能推行血脉，肺气治节失司，则血行瘀滞，痰浊内生，心脉痹阻，肺失肃降，故采用心肺同治之法而获效。治心者，在于宽胸开痹，通利心脉。治肺者，一则化痰泄浊，以助通降；再则补气益肺，以资宗气。

案3：胸痹①

丁某，女，61岁，退休工人。

初诊日期：1993年5月13日。

现病史：既往有高血压、冠心病史，近年来房颤频繁发作，多发于早晚，每日发作1～3次，平时亦觉心悸不宁，常苦胸闷隐痛，头昏目眩，头疼牙痛，颈强不和，两目干涩，易汗，下肢不温，舌质淡紫，苔薄，脉细弦滑，三五不调。

证候诊断：心肾两虚，阴阳失调，心营不畅，心神失养。

【处方】桂甘龙牡汤、生脉散化裁。

制附片5g	仙灵脾10g	川黄连3g	炙桂枝6g
炙甘草5g	生龙牡(先煎)20g	党参15g	生地10g
麦冬10g	丹参15g	川芎10g	红花10g
葛根15g	石菖蒲10g		

水煎服，每日1剂。

二诊：（1993年5月20日）药进7剂，心悸得止，胸闷痛稍减，呼吸欠畅，怕冷减轻，食纳欠佳，余症如前。上方去葛根，加砂仁（后下）3g、甘松10g行气醒脾。

三诊：（1993年7月23日）服上方2月，房颤控制，胸闷痛及心慌能平，下肢冷感消失，头昏眩晕减而未已，胃冷腹热。仍从心肾两虚、阴阳失调论治，以资巩固。

【处方】

制附片5g	仙灵脾10g	川黄连3g	炙桂枝6g
炙甘草5g	龙牡(先煎)20g	生地10g	丹参15g
天麻10g	功劳叶10g	甘松10g	炙黄芪15g
枸杞子10g			

【按语】

本例冠心病房颤，以胸闷隐痛，心悸不宁，脉来结代，三五不调为主症，并见寒热错杂，虚实相兼，病情复杂。心悸不宁，胸闷隐痛，脉来结代，为心阳受损、心神失养的表现。故选方《伤寒论》之桂甘龙牡汤，用桂枝、甘草辛甘化阳，温补心阳，温通血脉；龙骨、牡蛎重镇安神宁心，以平冲逆，制悸动，缓急迫。头昏目眩，头痛牙痛，两目干涩，系肾阴亏虚，水不济火，火热炎上所致；下肢清冷不温，则是心火独亢，不能

---

① 袁园、过伟峰：《周仲瑛教授从五脏辨治胸痹的经验》，载《云南中医学院学报》2009年第32卷，第3期，第47－49页。

下济于肾阳的表现。故周仲瑛教授认为，本案既有阴虚阳亢火炎之象，又有下焦阳虚阴盛之征，概括其基本病机为心肾亏虚，阴阳失调。治以补益心肾，调和阴阳。除用桂甘龙牡汤温通心阳外，更以仙灵脾配地黄，仿二仙汤意，补益肾之元阴元阳；黄连清泄郁热；丹参、川芎、红花、石菖蒲祛瘀化痰，通行血脉；党参、麦冬、生地补益心之气阴。诸药合用，而令寒热平调，阴阳相济。结合兼证，略施加减，得收佳效。

《伤寒论集注》："伤寒脉结代……皆气血两虚，而经隧不通，阴阳不交之故。"本案病情甚为复杂，周仲瑛教授抓住"脉来结代"的主症及阴阳失调之兼证，删繁就简，概括其病机为"心肾亏虚，阴阳失调"，与"柴胡证，但见一证便是，不必悉具"（《伤寒论》）的诊治思路相一致。肾为阴阳的根本，阴阳的偏盛偏衰当以肾为主，但本案主症为胸闷心悸，病位在心，故当属心肾同病。

案4：胸痹①

余某，男，62岁，干部。

初诊日期：1992年12月26日。

主诉：冠心病胸痛1年余，加重3月。

现病史：3个月以来心胸疼痛阵作，日发数十次，发作时疼痛难支，伴有汗出，多于活动后发生，痛止后神疲乏力，平时胸闷不舒，胸膺隐痛，脘痞噫气，纳谷欠馨，大便溏薄，日行1～2次，面色偏暗，舌淡映紫，苔淡黄浊腻，脉细滑。

证候诊断：心脾同病，中阳不足，胸阳不振，血行瘀滞。

治法：标本兼顾，温理中焦，通阳宣痹，理气化瘀。

【处方】

党参10g	干姜5g	焦白术10g	炙甘草3g
桂枝6g	失笑散(包煎)10g	红花10g	丹参15g
三棱10g	莪术10g	炒玄胡10g	九香虫10g
甘松10g			

连服7剂。

二诊：（1993年1月4日）药后胸痛大减，仅快步行走时小有发作，无汗出，脘痞噫气基本消除，纳谷有增，便溏改善而仍欠实。守方继进。上方改党参15g、干姜6g、桂枝10g，以增强温理中焦之功效。

再服7剂后，病情日渐好转。原方稍事出入，服用近2个月后胸痛诸症消失，食纳复常，大便成形。

【按语】

患者有冠心病病史，以心胸疼痛阵作，伴有汗出为主症，痛后神疲乏力，此为心阳不足，不能温煦，胸阳失旷之典型胸痹病证；同时兼有脘痞噫气，纳谷欠馨，大便溏薄，是为脾阳虚弱，运化失权，胃气郁滞所致；面色偏暗，舌淡映紫，舌苔淡黄浊腻，提示痰瘀痹阻。周仲瑛教授辨证为心脾同病，心病者心阳不振，心脉瘀滞；脾病者中阳

---

① 袁园、过伟峰：《周仲瑛教授从五脏辨治胸痹的经验》，载《云南中医学院学报》2009年第32卷，第3期，第47－49页。

不足，脾胃虚弱。方选理中汤为主加减。方中干姜大辛大热，直入脾胃，温中祛寒，振奋脾阳；桂枝温通心阳；党参、白术、甘草健脾益气；配以失笑散、红花、丹参、三棱、莪术等理气活血；九香虫、甘松、炒玄胡均为辛温行气止痛之品。

本案临床表现为典型的心脾同病证，在两脏的主次关系上，周仲瑛教授认为以脾阳不足为本，心阳不振为标。足太阴脾经，"其支者……注心中"，故脾阳不足，胸阳亦随之不振；脾失健运，痰浊内生，痹阻胸阳，瘀滞心脉，则胸痹心痛。周仲瑛教授治疗本案胸痹不用瓜蒌薤白类方温通心阳，而是独辟蹊径，从脏腑辨证出发，通过温理中焦，以振奋心阳。

案5：胸痹①

竺某，女，55岁，营业员。

初诊日期：1996年9月16日。

现病史：4年来胸际常感阻塞不舒，伴有疼痛，与情志变化相关。平素心情抑郁，多次查心电图均为轻度异常，既往有子宫肌瘤手术史。现症胸闷疼痛牵及左臂，活动欠利，胁肋不适，头昏，易受惊吓，纳谷二便无明显异常，唇舌紫暗，舌下青筋显露，苔薄黄，脉细涩。

证候诊断：肝郁气滞，久病入络，心营失畅，血脉不和。

治法：舒肝解郁，理气宽胸，化瘀通络。

【处方】

醋柴胡5g	赤芍10g	川芎10g	片姜黄10g
红花6g	桃仁10g	炮山甲6g	丹参12g
鸡血藤12g	制香附10g	路路通10g	白蒺藜10g

上方连续服用30剂，胸际闷痛逐渐减轻，终至平复，余症亦失。复查心电图正常，追访半年未发。

【按语】

本案胸痹，以胸际阻塞不舒，伴有疼痛为主症，结合胁肋不适，平素心情抑郁，胸痹发作与情志变化相关，可知其病理以肝气郁滞为主。肝喜条达而恶抑郁，肝失疏泄，气机郁滞，经气不利，气不行血，血瘀心络，则见胸闷疼痛，牵及左臂，唇舌紫暗，舌下青筋显露。故周仲瑛教授辨为肝郁气滞、久病入络、心营不畅，治予疏肝理气，化瘀通络。药用血府逐瘀汤化裁。醋柴胡、制香附、白蒺藜疏肝行气；赤芍、川芎、片姜黄、红花、桃仁、炮山甲、丹参、鸡血藤行气活血，化瘀止痛；路路通疏通经脉。通过疏其血气，获得令其条达而致和平之效。

本案肝气郁滞征兆明显，但病属胸痹（冠心病心绞痛），则必有其心脉瘀滞的病机特点，且患者既往有子宫肌瘤手术史，唇舌发紫，舌下青筋显露，脉细涩，突显一派瘀滞心脉之症。故采用心肝同治，气血兼顾之法而获佳效。

---

① 袁园、过伟峰：《周仲瑛教授从五脏辨治胸痹的经验》，载《云南中医学院学报》2009年第32卷，第3期，第47－49页。

案 6：冠心病①

赵某，女，68 岁，退休工人。

初诊日期：1993 年 1 月 3 日。

现病史：冠心病 3 年，胸部经常疼痛，伴有胸闷，呼吸不畅，心慌不宁，活动后明显，喜太息，夜寐不实，口干。舌质偏红有裂纹、映紫气，苔薄黄，脉小弦滑，1992 年 12 月 6 日在我院查心电图显示，Ⅱ、Ⅲ、aVF 导联 ST 段下移 0.05mV，Ⅱ、V_5 导联 T 波低平。房性早搏。

证候诊断：心之气阴两伤，心营失畅，心神失宁。

治法：益气养阴，行气活血，清心安神。

【处方】

太子参 15g	大麦冬 10g	炒玉竹 10g	丹参 15g
白檀香 3g	龙牡(先煎)各 20g	黄连 3g	熟枣仁 12g
甘松 10g	苏罗子 10g	莲子心 3g	

上方略有增损连服 21 剂，诸症悉除，复查心电图 ST－T 改善，房早未见。随访至今，恙平未作。

【按语】

患者高龄，正气亏损，气虚运血无力，心营涩滞，阴伤濡润失司，火炎扰心。法当益气滋阴治其本，活血、清心顾其标。方选生脉饮合丹参饮加减，组方貌似平淡，但因能与病机丝丝入扣，竟收全功。

一百九十、朱良春医案三则

案 1：胸痹心痛②

秦某，男，58 岁，干部。

现病史：患冠心病心绞痛已历 5 年，经常发作，辛劳、怫逆均易引发。舌苔薄衬紫，脉细涩。心电图：ST－T 异常，显示供血不足。

中医诊断：胸痹心痛。

证候诊断：气虚血瘀，心脉痹阻。

【处方】 失笑散加味消息之。

五灵脂 9g	生蒲黄 9g	川芎 9g	桃仁 9g
红花 9g	郁金 9g	赤芍 9g	生黄芪 15g
太子参 15g			

每日 1 剂，连服 1 个月。

经心电图复查，已趋正常，心绞痛未剧作，基本稳定。乃间日服 1 剂，连服 2 个月，而获临床痊愈。

---

① 李七一、唐蜀华：《周仲瑛治疗冠心病经验简介》，载《南京中医学院学报》1994 年第 3 期，第 22－23 页。

② 朱良春：《虫类药的临床应用（续）》，载《中医杂志》1982 年第 8 期，第 17－19 页。

【按语】

冠心病心绞痛相似于真心痛、胸痹心痛，多表现为气滞血瘀，故活血化瘀为其主要治疗法则。但恙情缠绵，反复发作，常呈气虚血瘀或本虚标实之证，故又应掺入益气之品，始奏完善。某院用"失笑散加味治疗冠心病心绞痛"46例，取得显效，总有效率达88.6%。朱良春教授在临床上常于上方中加入生黄芪、太子参各15g，收效更好。

案2：心绞痛①

李某，男，59岁，干部。

现病史：近数年来，心区经常憋闷而痛，劳累、怫逆或天气阴沉时，易致诱发。确诊为冠心病心绞痛。顷以情绪激动，突然剧烈心绞痛，四肢厥冷，苔白质紫暗，脉微欲绝。

辨证分析：此心阳式微，心脉闭阻，阳虚欲脱，有"心肌梗塞"之趋势。

急服六神丸（组成：西牛黄4.5g、麝香3g、雄黄3g、珍珠4.5g、蟾酥3g、冰片3g，上药分别研成细末，以烧酒化蟾酥，和匀为丸，如芥子大，百草霜为薄衣）15粒，并予独参汤缓缓饮服。

服后疼痛即有所缓解，10分钟后，续服10粒，心绞痛即定。

案3：真心痛②

患者，男，45岁，干部。

现病史：近2年来，经常心区窒闷不畅，甚则刺痛，出汗，稍有活动则心悸气短。血脂偏高，心电图：ST段下垂，左右心室肥大，传导阻滞。诊断为冠心病。经常服用调脂及扩张心血管药，刺痛时服硝酸甘油片可缓解。舌苔微腻，边有瘀斑，唇暗，脉细，间见结代。

中医诊断：真心痛。

证候诊断：心脉瘀阻，经脉痹闭，心阳失展，不通则痛。

治法：活血化瘀，理气通阳。

【处方】

太子参15g	紫丹参15g	制黄精15g	水蛭^{（研粉,分2次吞）}1g
全瓜蒌12g	薤白12g	广郁金9g	檀香4.5g
川芎4.5g	生山楂30g	炙甘草4.5g	

水煎，每日1剂。

连服15剂后，症情稳定，舌唇之瘀暗渐消，改予下列丸剂巩固。

【处方】

太子参90g	丹参90g	制黄精90g	制何首乌90g
生山楂90g	广郁金90g	泽泻90g	檀香30g
延胡索60g			

共研细末，水泛为丸如绿豆大，每日早晚各服4.5g。

---

① 朱良春：《内科急症应用六神丸的探讨》，载《湖北中医杂志》1982年第1期，第37－40页。

② 陈建明、周玲凤：《朱良春冠心病证治经验》，载《中医研究》2007年第11期，第44－47页。

1 个月后心电图复查已正常。1 年后随访，未见发作。

【按语】

水蛭宜研粉吞服，不宜煎煮，因新鲜水蛭唾液腺中含水蛭素，过热或酸性环境下易变质。

第二节　冠心病术后医案

一、陈可冀医案五则

案 1：冠心病，支架术后再狭窄，不稳定型心绞痛[①]

袁某，女，68 岁，已婚，技术员。

初诊日期：2003 年 4 月 8 日。

主诉：阵发性心前区闷痛半年。

现病史：患者 2002 年 10 月开始出现心前区疼痛阵作，劳累或情绪紧张时诱发，以往未引起重视。11 月行冠状动脉造影示：左前降支近中段狭窄 90%，安装支架后，诸症好转。上月 26 日再次出现心前区疼痛阵作，行冠状动脉造影示：支架内出现再狭窄。再次行冠状动脉内球囊扩张术（PTCA）。出院后一直服用京必舒新 20mg，每晚 1 次，阿司匹林 75mg，每日 1 次，消心痛 10mg，每日 3 次。现仍有心前区闷痛，心烦急躁，喜太息。既往有高血压病史 20 余年，血压一般波动在 180/100mmHg ～ 120/80mmHg 之间，有高脂血症病史 20 余年，脑梗死 8 年无后遗症。

查体：血压 130/75mmHg，心率 72 次/min，舌暗红，苔白厚腻，脉弦滑细。

西医诊断：①冠状动脉粥样硬化性心脏病，支架术后再狭窄，不稳定型心绞痛，②高血压病 2 级　极高危。

中医诊断：胸痹。

证候诊断：气滞血瘀。

治法：理气活血。

【处方】 血府逐瘀汤加减。

当归 10g	赤芍 10g	川芎 10g	生地 12g
桃仁 10g	柴胡 10g	枳壳 10g	桔梗 10g
藿香 30g	佩兰 20g	夏枯草 15g	

复诊：（2003 年 4 月 15 日）诉服用 7 剂后，自觉胸闷痛已不明显，查其舌暗，苔白厚腻，脉沉细。于前方去生地、桃仁，加用黄芪 20g、苍术 15g，以加强益气化痰标本兼治之功，续服 7 剂，体力明显好转，疼痛未发，舌苔微腻。

[①]　张京春：《陈可冀院士治疗冠心病心绞痛学术思想与经验》，载《中西医结合心脑血管病杂志》2005 年第 7 期，第 634 – 636 页。

【按语】

本例患者因出现冠状动脉介入术后再狭窄特请陈可冀教授诊治。冠状动脉介入术后再狭窄已经成为全球性关注的问题，经济利益的驱使导致不掌握适应证过度安装支架，使得再狭窄率进一步升高。在跟随陈可冀教授及自己临诊时遇到此类情况很多。如参加2005年财富论坛的一位美国富商曾因冠心病心绞痛安装6枚支架，后因出现再狭窄搭桥6根来恳请陈可冀教授运用中医药为其治疗。

陈可冀教授从国家"八五""九五""十五"科技攻关中一直致力于活血化瘀方药对于冠状动脉介入术后再狭窄的防治的基础和临床研究，取得满意的疗效。研制的国家级二类新药芎芍胶囊颗粒剂已经通过多中心随机双盲循证医学的验证，疗效显著，前景看好。

本例患者即是众多冠状动脉术后再狭窄求诊患者中的典型代表。首诊选用已被现代药理学所证实的活血化瘀之常用验方血府逐瘀汤加味治疗。本例患者发病时必因情志而诱发，且平时又常兼有心烦急躁、喜太息等肝郁气滞之象。患者又为女性，肝病及心、肝气不疏，气滞血瘀；脾不运湿，变生痰浊；浊瘀互阻，加重心脉不通，发为胸痹，故选用血府逐瘀汤行气活血，亦和中医病机关键。本例患者既有气滞血瘀，又有痰浊阻滞，在血府逐瘀汤理气活血基础上加用藿香、佩兰祛湿化浊；并以夏枯草清肝散结合理伍用。夏枯草具有扩张血管及降压作用已为今人所证实。

二诊时加用苍术以加强化痰浊治胸痹之功效，合理处置通补两法的用心是加用黄芪益气固表、扶正祛邪，也体现了陈可冀教授治疗冠心病标本兼治、先通后补的治疗思想。

案2：冠心病，冠脉搭桥术后，不稳定型心绞痛①

史某，男，41岁，已婚，个体。

初诊日期：2003年2月18日。

主诉：阵发性心前区隐痛2年。

现病史：患者2年前始间断发作活动时心前区隐痛，未引起重视。1年前一次类似症状发作后，在某医院查心电图示："心肌缺血"，诊断为冠状动脉粥样硬化性心脏病，口服通心络、速效救心丸后症状好转。10余天后于行走时心前区隐痛又作，持续30分钟不缓解，在某医院查心电图诊为"急性前壁心梗"，溶栓未成功，行冠脉造影：左主干病变累及前降支狭窄90%，行冠脉搭桥术。出院后一直服用京必舒新20mg，每晚1次，阿司匹林75mg，每日1次。现仍有心前区隐痛阵作，心烦急躁，伴腰酸、足跟痛，食纳二便尚可。

既往有吸烟史多年。

查体：舌红、苔白、脉沉弦滑。血压130/90mmHg，心率76次/min。

西医诊断：冠状动脉粥样硬化性心脏病，冠脉搭桥术后，不稳定型心绞痛。

中医诊断：胸痹。

① 张京春：《陈可冀院士治疗冠心病心绞痛学术思想与经验》，载中国中西医结合学会活血化瘀专业委员会主编《第六次全国中西医结合血瘀证及活血化瘀研究学术大会论文汇编》，2005年版。

证候诊断：心肾气虚夹血瘀。

治法：益肾活血，标本兼治。

【处方】血府逐瘀汤加减。

柴胡 12g	赤芍 10g	白芍 10g	枳壳 10g
桔梗 10g	川芎 10g	桃仁 10g	红花 10g
当归 10g	大生地 12g	川牛膝 10g	补骨脂 12g
玄胡 10g			

服用 7 剂后于 2003 年 2 月 25 日复诊，自觉无明显心前区症状发作，足跟痛明显，查舌红，苔薄，脉滑。以血瘀标实证象明显改善，当侧重治本，于前方基础上大生地加至 30g、补骨脂加至 15g，并另加怀牛膝 15g、巴戟天 30g、炒杜仲 30g 以强腰固肾，巩固效果。

1 月后电话垂询已无明显不适主诉。

【按语】

本例一诊在常用活血化瘀方剂血府逐瘀汤加用辛苦温，归肾脾二经具有补肾壮阳、温脾止泻、纳气平喘之补骨脂，其要点在于不仅补益先天之本肾阳，而且可以兼顾后天之本脾阳。现代药理学也观察到：补骨脂具有对实验性小鼠急性心肌缺血的显著保护作用；对组胺引起的气管收缩也有明显扩张作用；同时还有调节神经－内分泌－免疫功能；对平滑肌舒缩亦有一定影响；为本品用于治疗冠心病心肌缺血提供科学依据。

二诊时为了加强补益肾阳之功，加用巴戟天、炒杜仲和怀牛膝。因怀牛膝较川牛膝滋补肝肾作用方面效用更强，故而加用。其选用补肾药物多具有相应的心血管作用。从这个侧面亦反映了陈可冀教授临证选药时的不凡所在。

案 3：冠心病（心绞痛），PTCA 加支架术后[①]

李某，男，65 岁，干部。

初诊日期：2004 年 4 月 1 日。

主诉：阵作胸闷疼 1 年余。

现病史：患者 1 年前在国外开会时自觉胸闷憋气持续 40 分钟后缓解，当时未引起重视，半年前查体发现陈旧性前壁、下壁心肌梗死，予行冠状动脉造影示：冠状动脉病变累及左主干、前降支。左冠状动脉前降支行经皮冠状动脉成形术（PTCA），并安装支架 2 枚。后一直服用波立维、舒降之、倍他乐克、悦宁定、鲁南欣康等。现活动后气喘，偶有心悸、心跳间歇感，夜眠差，余食纳可，二便调，长期服用舒乐安定维持睡眠。

既往史：高血压病史多年，糖尿病史多年。

查体：舌暗、苔薄黄腻、脉弦；形体肥胖；血压 140/90mmHg，心率 62 次/min。

西医诊断：冠状动脉粥样硬化性心脏病，不稳定型心绞痛，PTCA 加支架术后，陈旧性心肌梗死，心功能Ⅱ级，高血压病，糖尿病。

中医诊断：胸痹，喘症。

---

① 张京春：《陈可冀院士治疗冠心病心绞痛学术思想与经验》，载《中西医结合心脑血管病杂志》2005 年第 7 期，第 634－636 页。

证候诊断：气虚血瘀，痰瘀互阻。

治法：化痰宣痹，理气活血，兼以益气。

【处方】小陷胸汤与冠心Ⅱ号方加减。

全瓜蒌 30g	川黄连 12g	薤白 30g	藿香 30g
佩兰 15g	丹参 20g	赤芍 12g	红花 10g
川芎 10g	桃仁 12g	元胡 12g	太子参 15g

三七粉 1.5g 每日 2 次分冲。

二诊：（5 月 9 日）患者诉服前方已无明显不适主诉。效不更方，继以前方调理使用。

【按语】

陈可冀教授不仅擅长运用活血化瘀的方法治疗心血管病，特别是冠心病，而且提倡运用痰瘀同治的方法治疗冠心病，认为痰瘀同治明显优于单纯运用祛痰或活血化瘀的方法，且符合中医治疗疾病中多途径、多方位、多靶点的作用于疾病的优势特点。本案患者形体肥胖，阵作胸闷疼、舌暗、苔薄黄腻、脉弦，正为一派痰瘀互阻之象，小陷胸汤与冠心Ⅱ号方加减化痰活血，亦为陈可冀教授临床上痰瘀并治常用方剂。

冠心Ⅱ号为理气活血复方，是 20 世纪 70 年代陈可冀教授和郭士魁老中医等科室其他同志与阜外医院及协和医院合作研究的治疗冠心病有效的复方，并一直沿用至今。该方由川芎、赤芍、红花、丹参、降香比例为 1∶1∶1∶2∶1 组成，以其活血化瘀、理气定痛用于治疗气滞血瘀之心绞痛。多项药理学研究显示：冠心Ⅱ号具有抑制血小板聚集和血栓形成，改善血液流变性及微循环障碍，多途径抗心肌缺血，降低血脂，抗动脉粥样硬化，稳定动脉斑块，并能提高人体之耐缺氧能力，为目前中西医结合共同研制的以活血化瘀为治则治疗冠心病的最早中成药。

小陷胸汤出自《伤寒论》，用于治疗痰热互结之证见心下痞闷、心胸烦闷之结胸证。方中瓜蒌清热化痰宽胸散结，通胸膈之痹；黄连清热除痞，半夏辛温化痰散结，诸药合用苦降辛开，润燥相得，以达清热化痰、宽胸散结之效。心胸胀闷、胁肋疼痛为主者，加用柴胡、郁金、桔梗、赤芍等；痰热明显者加用葶苈子、杏仁等。

案 4：冠心病（心绞痛），PTCA 加 2 次支架术后[①]

哈某，男，43 岁。

初诊日期：2003 年 10 月 28 日。

主诉：阵作胸闷痛 1 年余。

现病史：患者 1 年前因阵作胸闷痛在某医院行冠状动脉造影：左冠状动脉前降支、回旋支狭窄 90% 以上，PTCA 并安装支架 3 枚。2 个月后再次出现心绞痛，于另一大医院就诊考虑支架内再狭窄引起，再次行冠状动脉造影，证实此结果，予球囊扩张并再次安装支架 3 枚。以后经常出现腹胀、久坐明显、得矢气好转，平时口服单硝酸异山梨酯（鲁南欣康）、阿司匹林、波立维、比索洛尔（康忻）、京必舒新等，症情好转不明

① 张京春：《陈可冀院士治疗冠心病心绞痛学术思想与经验（续完）》，载《中西医结合心脑血管病杂志》2005 年第 8 期，第 712－713 页。

显。现仍有胸闷痛，食纳可，二便调。

既往史：高脂血症史 10 年，吸烟 30 余年。

查体：舌暗，边有齿痕、苔根部白厚腻、脉沉细；血压 120/70mmHg，心率 62 次/min。

西医诊断：冠状动脉粥样硬化性心脏病，不稳定型心绞痛，PTCA＋2 次支架术后，心功能Ⅱ级，高脂血症。

中医诊断：胸痹。

证候诊断：阳虚血瘀痰阻。

治法：温阳化痰活血。

【处方】血府逐瘀汤加减。

桃仁 10g	赤芍 10g	白芍 10g	金铃子 10g
红花 12g	全当归 12g	川芎 10g	柴胡 10g
枳壳 10g	桔梗 10g	藿香 5g	佩兰 15g
乌药 10g	生甘草 10g		

水煎分服，每日 2 次。

二诊：（2004 年 4 月 8 日）患者胸背及肩胛部闷痛不适、畏寒喜暖、胸胁胀满、嗳气、二便调。查体：舌暗、苔黄腻、脉沉弦。

【处方】良附丸与逍遥散加减。

荜茇 10g	良姜 10g	元胡 12g	檀香 10g
白芍 12g	柴胡 12g	红花 12g	丹参 30g
生黄芪 30g			

三诊：（4 月 28 日）背痛缓解、胃脘堵胀、嗳气好转、背仍畏寒，查舌紫暗、苔腻不明显、脉沉弦。上方荜茇、良姜加至 12g，另加赤芍 15g、玫瑰花 12g，以加强温通行气活血之功。

半年后其妻因乏力更年期月经紊乱请陈可冀教授诊治，当问及其夫目前状况，非常高兴，诉一直坚持服用陈可冀教授的处方，维持稳定症情。

【按语】

本例患者即是众多冠状动脉术后再狭窄患者中的典型代表。首诊选用已被现代药理学所证实的活血化瘀之常用验方血府逐瘀汤加味治疗，效果不甚理想。二诊考虑此患者年纪较轻，短短几个月内安装的 3 枚支架均已堵塞，其肝郁气滞的症情较重。观其脉症见胸背及肩胛部闷痛不适、胸胁胀满、嗳气，舌暗、脉沉弦，均为一派肝郁气滞之象，其畏寒喜暖虽有舌苔黄象，但仍辨以气滞寒凝，方选良附丸与逍遥散加减：荜茇 10g、良姜 10g、元胡 12g、檀香 10g、白芍 12g、柴胡 12g、红花 12g、丹参 30g、生黄芪 30g。

三诊诸症大减，效果显著。为加强疗效，四诊将荜茇、良姜加量至 12g，另加赤芍 15g、玫瑰花 12g，以加强温通行气活血之功效。

本例患者证属阳虚寒凝气滞，荜茇、良姜、檀香、元胡温通活血切中病机，终获佳效。其中，冰片辛香，开窍醒神功似麝香，但其性偏凉用于清热止痛；麝香偏温开窍之力更著，活血散结止痛之力更强。二者均入丸散，小剂量 0.01g ～ 0.3g。细辛辛温通窍止痛有小毒，具有明确的正性肌力、正性频率的作用，改善冠状动脉血流作用，久用多用增加心肌耗氧量，心绞痛者用之则少。冠心病心率缓慢者用之为多，古有"细辛不过钱"的说法，然陈可冀教授临证时用量较大，曾加到9g之多。

本例患者证属阳虚寒凝气滞，选用荜茇、良姜、檀香、元胡温通活血切中病机，因预防再狭窄需要长期用药的过程，故未选用细辛、冰片，终获佳效。赤芍凉血活血防其温燥太过。玫瑰花甘温微苦，行气解郁，散瘀止痛，《本草正义》云："玫瑰花，香气最浓，清而不浊，和而不猛，柔肝醒脾，疏气活血，宣通窒滞而绝无辛温刚燥之弊，断推气分药中，最有捷效而最为驯良者，芳香诸品，殆无其匹。"陈可冀教授临证解郁活血常喜用之。

案5：冠心病（心绞痛），PTCA加支架术后[①]

郝某，男，71岁，干部。

初诊日期：2004年4月21日。

主诉：阵作胸闷憋气1年，加重半年余。

现病史：患者1年前因劳累出现胸闷、憋气，未引起重视。半年前因症状加重，行冠状动脉造影示：冠状动脉三支病变，累及左主干狭窄20%～30%、右冠中段狭窄80%～90%、左室后侧支中段狭窄90%、左冠状动脉回旋支狭窄90%、前降支中段狭窄85%以上，在右冠状动脉安装支架2枚，术后2个月症状又加剧，反复出现阵作心前区疼痛并伴有咽部放射感，稍劳即发。现反复出现阵作胸闷痛、饥饿劳累后加剧，心烦抑郁，夜眠食纳可，大便干。平时口服异山梨酯（消心痛）5mg，每日3次；合心爽30mg，每日3次；阿司匹林0.1g，每日1次；美托洛尔（倍他乐克）25mg，每日2次；普伐他汀（美百乐镇）20mg，每晚1次，万爽力20mg，每日3次。

既往有高血压病史20余年，血压最高150/90mmHg～100mmHg，平时口服多种降压药物血压维持在120/60mmHg～70mmHg；青光眼病史；高脂血症病史3年。

查体：舌暗、苔白、脉弦滑；血压120/70mmHg，心率74次/min；超声心动图：二尖瓣返流，左室舒张功能下降，左室射血分数60%；脑多普勒：椎基底动脉供血不足。心电图：ST段在V_2～V_5、Ⅱ、Ⅲ、aVF导联下移0.05mV～0.3mV；胸片：主动脉弓粥样钙化。

西医诊断：冠状动脉粥样硬化性心脏病，不稳定型心绞痛，PTCA加支架术后，心功能Ⅱ级，高血压3级，高脂血症。

中医诊断：胸痹。

证候诊断：气阴不足，痰瘀互阻。

治法：益气养阴，活血宣痹。

【处方】黄芪生脉散、瓜蒌薤白散和血府逐瘀汤加减。

太子参15g	生黄芪30g	麦冬12g	北五味子10g
石斛30g	桃仁12g	红花10g	川芎10g

① 张京春：《陈可冀院士治疗冠心病心绞痛学术思想与经验（续完）》，载《中西医结合心脑血管病杂志》2005年第8期，第712－713页。

赤芍 10g	大生地 12g	当归尾 15g	元胡 12g
全瓜蒌 30g	薤白 30g		

二诊：（4月28日）服前方仍有日常活动诱发症状加剧，疲倦明显，便干口干。查体：舌暗，有瘀斑瘀点、苔白、脉沉弦。治以上方党参30g、赤芍15g，以加强益气活血之功。

三诊：（5月12日）自觉活动时胸闷发憋、咽部紧感、背部发空、畏寒、便干口干好转。查：舌暗，苔白、脉沉弦。治以上方肉苁蓉30g、桂枝12g，以加强温通经脉之功。

四诊：（5月19日）体力明显好转，背部发空、畏寒不明显，便干好转，仍口干。查：舌暗，苔白、脉沉弦。治以上方加天花粉30g以加强养阴之功。

【按语】

本例一、二诊时常规活血化瘀效果不著，三诊时患者自觉活动时胸闷发憋、咽部紧感、背部发空、畏寒，说明患者存有寒凝心脉、胸阳失展之象，故治以前方肉苁蓉30g、桂枝12g，以加强温通心阳，活血通脉之功。肉苁蓉不仅补肾阳，而且具有益精血润肠燥之功，防上述药物温燥太过，肉苁蓉补肾通便润肠，《玉楸药解》载："肉苁蓉，暖腰膝，健骨肉，滋肾肝精血，润肠胃结燥。"因易生虫，故用盐制。本品甘温不燥，补而不峻，从容和缓，对便秘老人尤好。该药并有"兴阳"之效。四诊诸症大减，唯口干明显，加用花粉，用以养阴生津，效果显著。

该患者貌似无证可辨，但根据中西医结合的方法，辨病辨证相结合，取得满意疗效，此种情况在陈可冀教授临证时，实不少见，特举本案分析其辨治思路，以飨读者。

二、程志清医案七则

案1：冠心病，PTCA及CASI术后[①]

蒋某，男，62岁。

初诊日期：2003年11月6日。

现病史：冠心病11年，1年前在某医院行PTCA及CASI术后常规服用抗血小板、抗心绞痛药物。8个月前再发心绞痛，心电图提示ST-T改变，冠脉供血不足。

刻诊：阵发性心前区疼痛，劳则痛甚，心悸、心烦、胸闷、自汗，气短肢冷，神疲乏力，唇甲淡白，舌淡胖、苔薄白，脉沉细。

证候诊断：阳气虚衰、心脉瘀滞。

【处方】

瓜蒌 12g	薤白 9g	炙桂枝 6g	制半夏 12g
丹参 30g	郁金 12g	枳壳 12g	红花 10g
制附子(先煎)5g	干姜 5g	黄芪 30g	

水煎服，每日分2次服用。

---

① 杨雨民、周佳：《程志清从瘀防治冠状动脉术后再狭窄经验》，载《中医杂志》2006年第3期，第180-181页。

后以此方出入间断服用半年，临床症状基本痊愈，心电图复查明显好转。

【按语】

此例患者是老年男性，年高肾气自虚，心阳不振，运血无力，心脉瘀滞，导致胸痹心痛，心慌气短。痰浊每与瘀血气滞等病因交结不解，胸阳不振而痹阻心脉。故治则为化痰开瘀，温通心阳。所用制附子、干姜、黄芪、炙桂枝温补阳气；瓜蒌、薤白、制半夏化痰开胸；丹参、郁金、红花、枳壳祛瘀导滞。诸药合用，补而不滞，攻而不峻，使气血通畅，共奏温阳益气、活血化瘀之功效。

案 2：冠心病，PTCA 及 CASI 术后[①]

孟某，女，55 岁。

初诊日期：2004 年 2 月 14 日。

现病史：因冠心病行 PTCA 及 CASI 术后半年，心电图提示 ST 段改变，心肌缺血。现症：胸闷、胸痛偶现，隐隐作痛，心悸怔忡，口干，心烦寐差，舌红苔白少津，脉细数。

证候诊断：心气阴两亏，心脉失养，血行不畅。

治法：益气养阴，宽胸活血化痰。

【处方】

太子参 30g	党参 20g	黄芪 20g	麦冬 15g
五味子 6g	丹参 12g	砂仁 10g	郁金 12g
生山楂 15g	炒赤芍 12g	佛手 9g	制半夏 12g
瓜蒌 12g	薤白 9g		

7 剂后复诊，胸痛较前减轻，胸闷好转，偶有心悸，上方略有增损治疗约半年，诸症均未再现，心电图检查恢复正常。

【按语】

此例是心气阴两亏，血瘀痰凝之冠心病患者。心气不足，则运血无力；心阴亏虚，则心脉失养；血运不畅，血脉瘀滞而发本病。此时治法，宜益气养阴，宁心安神，活血化瘀。方用太子参、党参、黄芪、麦冬、五味子益气养阴；丹参、郁金、生山楂、炒赤芍活血祛瘀；佛手、制半夏、瓜蒌、薤白理气宽胸化痰，组方貌似平淡，但因与病机丝丝入扣，故获全功。

案 3：急性心肌梗死，PTCA 及 CASI 术后[②]

沈某，男，69 岁。

初诊日期：2004 年 5 月 6 日。

现病史：因急性心肌梗死行 PTCA 及 CASI 术后 4 个月。现症：胸闷、心悸，畏寒肢冷，面色白，夜尿频多，唇甲淡白，舌淡胖、苔微腻，脉沉弦滑。

证候诊断：心脾肾阳气虚衰，水饮凌心。

---

① 杨雨民、周佳：《程志清从瘀防治冠状动脉术后再狭窄经验》，载《中医杂志》2006 年第 3 期，第 180 - 181 页。

② 杨雨民、周佳：《程志清从瘀防治冠状动脉术后再狭窄经验》，载《中医杂志》2006 年第 3 期，第 180 - 181 页。

治法：温阳利水，宽胸活血化痰。

【处方】

制附子 5g	干姜 5g	茯苓 15g	补骨脂 12g
生黄芪 15g	党参 20g	淫羊藿 10g	白术 12g
丹参 15g	郁金 12g	瓜蒌 20g	薤白 9g
汉防己 12g	红花 6g	炙桂枝 5g	

7 剂后复诊，诸症有所缓解，以原法化裁治疗半年后，临床症状基本痊愈，无心绞痛发作。

【按语】

此例是心脾肾阳气虚甚，阳虚不能制水，水饮凌心之冠心病患者。程志清教授认为："心阳之虚，其本在肾。肾中真阳不足，则不能鼓舞心阳，致使血瘀痰凝，阻滞心脉，治疗当以温阳化瘀，阳复则瘀散。"本方以制附子温阳补火为主药，与干姜、补骨脂、生黄芪、党参、淫羊藿、白术、炙桂枝共补心脾肾阳气，茯苓、汉防己利水，丹参、郁金、瓜蒌、薤白、红花宽胸活血化痰。

案 4：PTCA 及 CASI 术后[①]

夏某，女，49 岁。

初诊日期：2003 年 12 月 2 日。

现病史：冠心病 6 年，高血压 11 年，高血脂 8 年，4 个月前在某医院行 PTCA 及 CASI，术后常规服用抗血小板、抗心绞痛、降血脂及降压药物。查血压及血脂均高。现症：胸闷、心悸，心烦不寐，五心烦热，腰膝酸软，头晕耳鸣，舌红、苔少，脉细数。

证候诊断：心肾阴虚。

【处方】

太子参 30g	沙参 12g	麦冬 15g	五味子 6g
瓜蒌 30g	炒酸枣仁 30g	枸杞子 20g	山茱萸 15g
女贞子 12g	当归 20g	赤芍 12g	牡丹皮 12g
葛根 15g	决明子 15g	生山楂 15g	

水煎服。

加减服用 50 余剂，自觉症状消失。半年后复诊，无心绞痛发作，血压、血脂恢复正常。

【按语】

此例是心肾阴虚型冠心病患者，心肾阴精损耗，则血脉失于濡润，而致心血运行失畅。方中重用太子参配麦冬、五味子益气养阴生津；瓜蒌化痰开胸；赤芍、丹参、当归凉血活血养血；葛根、决明子、生山楂既能平肝，又降血脂。此方虽减少了温热之药，但重用了补气之品，药中病的，且未伤阴。

① 杨雨民、周佳：《程志清从瘀防治冠状动脉术后再狭窄经验》，载《中医杂志》2006 年第 3 期，第 180－181 页。

案5：冠状动脉内支架植入术后再狭窄[①]

李某，男，70岁。

初诊日期：2006年6月28日。

主诉：行CASI后，反复再发胸闷、气急3年，加重1月，伴夜间不能平卧。

现病史：患者3年前，因反复头痛头晕4年，胸闷气促2年余，加重4日，于某医院诊断为"冠状动脉粥样硬化性心脏病，心律失常，心功能Ⅲ级"。行右冠脉CASI。刻诊：面部虚浮，形神疲惫，心悸，气急，视物不清，夜间突发性胸闷，端坐呼吸，不能平卧，咳喘，下肢凹陷性水肿。舌淡质胖、苔薄，脉弦细。

证候诊断：阳气虚衰，水气凌心，瘀阻心脉。

治法：益气温阳利水，涤痰活血舒痹。

【处方】

生黄芪30g	太子参30g	鱼腥草[后下]30g	生米仁30g
红景天10g	灯盏花10g	川芎10g	丹参20g
赤芍12g	刺五加12g	郁金12g	汉防己12g
生山楂15g	炒白术15g	猪苓15g	茯苓15g
粉葛根15g	佛手9g	降香[后]9g	淡附片3g
炙桂枝3g	干姜5g		

7剂。

二诊：入夜已能平卧，咳嗽止，下肢水肿消退，已能独立行走。守上方加减，继续调理至今，病情稳定。

【按语】

患者年迈，肾气已虚，命门火衰，心脾肾失于温煦，气化失司，以致水气上凌心肺，而见胸闷，心悸，气急，咳喘，水肿。治拟益气温阳利水，涤痰活血舒痹，方中淡附片、干姜、炙桂枝、刺五加、灯盏花温通心肾之阳以助气化；生黄芪、太子参补心气以助血运；丹参、赤芍、川芎、生山楂、郁金、降香、红景天、粉葛根活血祛瘀以通血脉；猪茯苓、炒白术、汉防己、生米仁健脾利水渗湿以助气化；佛手理气和胃以利脾气之升清；鱼腥草辛寒清肺以助肺气之肃降，又可防辛温之品过于升散耗阴。本案主要以真武汤合黄芪防己汤化裁，根据支架术后的病变特征，程志清教授加上常用的活血通脉药，取效显著。

案6：冠状动脉内支架植入术后再狭窄[②]

冯某，男，69岁。

初诊日期：2005年4月14日。

主诉：冠心病支架术后2年，反复再发心胸烦热1月余。

现病史：患者于2年前因反复胸闷、胸痛6年，加重3年，晕厥1次，于某医院诊

---

① 周智伟、余昱：《程志清治疗冠状动脉内支架植入术后再狭窄经验》，载《浙江中医杂志》2007年第6期，第311-312页。

② 周智伟、余昱：《程志清治疗冠状动脉内支架植入术后再狭窄经验》，载《浙江中医杂志》2007年第6期，第311-312页。

断为"冠状动脉粥样硬化性心脏病，心绞痛"。予 PTCA + CASI，植入 3 根支架，并因髂动脉急性栓塞又左右各植入 1 根支架。

刻诊：头晕，自觉心胸烦热，汗出，入夜口苦而干，腰膝酸软，不耐久立，多行则体力不支，脚步沉重。舌红、苔薄腻，脉弦滑。

证候诊断：肝阳上亢，痰瘀痹阻。

治法：平肝益肾，涤痰化瘀，宽胸舒痹。

【处方】

天麻(先煎)9g	薤白 9g	夏枯草 15g	钩藤(后下)15g
瓜蒌皮 12g	郁金 12g	炒枳壳 12g	怀牛膝 12g
炒黄芩 12g	桑寄生 30g	夜交藤 30g	茯神 30g
炒决明子 30g	丹参 30g		

服药 3 个月后，精神逐渐好转，走路已感脚步轻松，心胸烦热，汗出已瘥，腰膝酸软减而未已，舌红、苔薄黄，脉沉弦。再拟益肾平肝，涤痰化瘀。

【处方】

生地 15g	泽泻 15g	生山楂 15g	茯神 15g
葛根 15g	陈萸肉 12g	丹皮 12g	怀牛膝 12g
车前子(包)12g	炒杜仲 10g	杞子 10g	甘菊 10g
夜交藤 30g	怀山药 30g	丹参 30g	

上方出入加减，加紫河车研粉装胶囊（每粒含生药 0.5g）2 粒/次，2 次/日，调理 1 年，病情稳定，自觉症状显著好转，精神转佳，已能参加爬山活动。至今各项指标复查基本正常。

【按语】

本案乃肝肾阴亏，阴不制阳，加之术后元气大伤，正气日虚，心气不运，以致痰瘀痹阻心脉。故心胸烦热，入夜口苦而干，腰膝酸软，不耐久立。治拟平肝益肾，涤痰化瘀，宽胸舒痹，方以天麻、钩藤、决明子平肝潜阳；牛膝、桑寄生补肝益肾，引火下行；瓜蒌皮、薤白、丹参、郁金、炒枳壳宽胸理气，涤痰化瘀；茯神、夜交藤安神定志；夏枯草、黄芩清泄肝之气火。后以杞菊地黄丸加用紫河车血肉有情之品调补。可见，程志清教授在标本同治的层次上，遣方用药有所侧重，先拟平肝益肾，宽胸舒痹，侧重治标；后以益肾平肝，加血肉有情之品，侧重治本。

案 7：冠状动脉内支架植入术后再狭窄①

邵某，男，50 岁。

初诊日期：2002 年 9 月 24 日。

主诉：冠脉支架术后 1 年，反复胸闷 6 月余。

现病史：患者于 1 年前因胸闷气促 2 年，加重 1 天，于某医院诊断为"冠心病，不稳定型心绞痛，频发室早，心功能Ⅲ级"。予 PTCA + CASI。刻诊：心胸憋闷，有时隐

---

① 周智伟、余昱：《程志清治疗冠状动脉内支架植入术后再狭窄经验》，载《浙江中医杂志》年第 2007 卷，第 6 期，第 311 - 312 页。

痛，头晕，视物不明，乏力，不寐，脘腹胀痛，心情抑郁，精神紧张，多思善虑。舌紫暗、苔黄腻，脉沉细弦。

证候诊断：气阴两虚，肝郁气滞，痰瘀痹阻。

治法：益气养阴，疏肝解郁，涤痰化瘀。

【处方】

太子参 30g	丹参 30g	麦冬 15g	葛根 15g
郁金 12g	赤芍 12g	胆南星 12g	合欢皮 12g
瓜蒌皮 12g	制半夏 12g	川芎 10g	薤白 9g
佛手 9g	炙远志 6g	绿梅花 5g	五味子 5g

7 剂。并予以心理疏导，树立治疗信心。

二诊：心悸早搏，有时胸痛，失眠，食少，舌暗红、苔薄黄腻，脉沉弦。加生山楂 15g 开胃消食、甘松 9g 醒脾解郁，再投 7 剂，心悸早搏消失。

以原法继续调理 1 年，至今各项指标复查基本正常。

【按语】

患者行支架手术后 1 年，因病痛以及经济的双重压力，使其心情抑郁，对治疗失去信心，素体肝肾阴虚，加之肝郁气滞致气机不畅，虚火灼津，痰瘀互结，痹阻心脉，故心胸憋闷隐痛反复不已，头晕，目糊乃肝肾亏损之征；肾水不能上济于心火，故不寐；肝气犯胃，故脘腹胀痛。

治拟益气养阴，涤痰活血，疏肝和胃。方用太子参、麦冬、五味子益气养阴；郁金、丹参、赤芍、川芎、葛根活血化瘀；瓜蒌皮、薤白、制半夏、炙远志、胆南星宽胸豁痰；绿梅花、佛手、合欢皮疏肝解郁，调畅气机。程志清教授在疏肝解郁的同时，更注重心理疏导，鼓励患者积极面对疾病、面对生活，使治疗更有效果。

三、邓铁涛医案六则

案1：冠心病介入术后①

罗某，男，73 岁。

现病史：因"反复胸闷痛 2 年，加重 3 天，持续胸痛 3 小时"入住 ICU。入院时心率 40 次/min，血压 80/54mmHg，查心电图示：Ⅱ、Ⅲ、aVF、V_3、V_4 导联 ST 段弓背向上抬高 0.2mV～0.4mV，拟诊为"急性右室、下壁心肌梗死，心源性休克"，即送介入室行急诊 PCI 术，置临时起搏器，造影见右冠近段 100% 闭塞，右冠行 PCI 术，置入支架 1 枚。术后，患者不能平卧，持续处于低血压状态，不能停用多巴胺和临时起搏器，遂请邓铁涛教授前来会诊。

刻诊：精神萎靡，不能平卧，动则气促，胸闷隐隐，纳呆，食则呕逆，四肢厥冷，舌淡暗、苔薄白见裂纹，舌底脉络迂曲，关脉滑，尺脉沉。

辨证分析：邓铁涛教授认为，尺脉沉主肾阳虚，关脉滑主中焦痰盛，结合舌象，当

---

① 张敏州、王磊：《邓铁涛对冠心病介入术后患者的辨证论治》，载《中医杂志》2006 年第 7 期，第 486－487 页。

属心肾阳虚、痰瘀内阻之证，且以虚证为主。心肾阳虚，胸中阳气不运，故见四肢逆冷，乏力，嗜睡；中焦痰盛，胃气不降，故食则呕逆；心气不足，血行迟滞而为瘀血，痰瘀内阻，心脉不通，故胸闷隐隐；肾主纳气，肾阳不足，肾失摄纳，故见动则气促。

治法：温阳益气，健脾化痰通络。

【处方】

人参^(另炖)15g	党参 30g	熟附子 10g	法半夏 10g
当归 15g	枳壳 6g	橘红 6g	茯苓 15g
白术 15g	炙甘草 6g	竹茹 10g	

遵嘱服上方 2 剂后，患者精神明显好转，无胸闷痛发作，可进食而无呕吐，可坐起而无气促，四肢转温，血压、心电稳定，并撤除多巴胺、临时起搏器。

守方再服 3 剂后，患者精神佳，言语、纳食如常，可下床轻度活动，舌质由淡暗转为淡红，舌底络脉迂曲减轻。

住院 7 日，病愈出院，长期服用通冠胶囊，随访半年无活动后气促和胸闷痛发作。

案 2：冠心病介入术后[①]

侯某，男，65 岁。

现病史：患者因大便时突发压榨性胸闷痛，持续不缓解于 2001 年 2 月 1 日入院。诊见：神疲，气短，面色苍白，胸闷痛，纳差，睡眠差。检查心肌酶谱及动态心电图提示急性广泛前壁心肌梗死。

西医诊断：冠心病，急性心肌梗死。

中医诊断：胸痹，真心痛。

证候诊断：心阳不振。

中医治以益气温阳。西医以抗凝、扩冠、利尿等抗心衰处理。

患者间有神志异常，躁动，应答不切题。镇静剂及对症处理疗效不明显。2 月 22 日请邓铁涛教授会诊：间发胸闷痛，狂躁，发作后不知所言，气促，舌暗红、苔黄浊，脉细略数。

证候诊断：痰火上扰。

治法：急则治标，以礞石滚痰丸清泻痰火，开窍醒神。

【处方】

| 礞石 20g | 沉香 12g | 大黄^(后下)6g | 黄芩 15g |
| 芒硝^(冲)10g | | | |

2 剂，每日 1 剂，水煎服。

2 月 24 日邓铁涛教授二诊：胸闷减，大便溏，每天 1 次。神志异常缓解，咳嗽，面色淡白无华、晦滞，鼻准头无光泽，舌嫩、苔薄，脉左细右弦。证属气阴两虚，治以益气养阴，活血除痰。

【处方】

| 党参 24g | 茯苓 15g | 白术 15g | 橘红 6g |

---

① 郭力恒、张敏州、陈伯钧：《邓铁涛教授调脾护心法治疗冠心病介入术医案 4 则》，载《新中医》2002 年第 7 期，第 14 – 15 页。

枳壳 6g	黄芪 30g	五爪龙 30g	竹茹 10g
胆南星 10g	红枣 10g	紫菀 10g	百部 10g
石斛 20g	三七末^(冲)1.5g		

2 剂。

药后患者神志正常，胸闷除，行冠脉造影术示：前降支近段 99% 狭窄，TIMI 0 级。经 PTCA（经皮冠状动脉成型术）后残余狭窄 45%，TIMI 3 级。精神稳定，无胸闷痛，以原方调理 1 周后出院。门诊仍以邓铁涛教授冠心方加减，随访 10 月一般情况良好。

案 3：冠心病介入术后[①]

罗某，男，74 岁。

初诊日期：2000 年 12 月 4 日。

现病史：患者反复胸闷痛 4 年。诊见：神疲，胸闷，头晕，恶心，呕吐胃内容物 1 次，纳差，睡眠差，皮肤湿冷，小便少，双下肢浮肿，唇紫绀，舌暗，苔薄白，脉结。

查体：血压 9/7kPa，双肺可闻及湿啰音，心界不大，心率 45 次/min，早搏 8 次/min，未闻及杂音。心电图：急性下、后壁、右心室肌梗死。心肌酶、肌红蛋白、肌钙蛋白示急性心梗改变。

西医诊断：①冠心病，急性心肌梗死，心源性休克；②高血压病 3 级　极高危。

中医诊断：胸痹

证候诊断：气虚血瘀。

入院后因病情危重，暂未行紧急 PTCA。即以多巴胺、多巴酚丁胺静滴强心，参麦注射液益气，葛根素注射液活血。

邓铁涛教授会诊：治以益气活血法。

【处方】

党参 18g	麦冬 18g	五味子 9g	陈皮 9g
桃仁 12g	红花 12g	川芎 12g	赤芍 12g
生地黄 12g	当归 12g	丹参 30g	五爪龙 30g

经抢救，生命体征略稳定。下午 4 时冠脉造影示右冠远端 95% 狭窄，明显钙化，PTCA 后残余狭窄约 25%。术后当晚及次日下午各有 1 次心衰发作，经抢救后病情逐步趋于稳定，以原方调理 3 周后出院。随访 10 月一般情况尚可。

案 4：冠心病介入术后[②]

陈某，男，63 岁。

初诊日期：2000 年 10 月 4 日。

现病史：患者反复胸闷痛 2 个月，加重 1 天。诊见：胸闷，乏力，纳差，便秘，舌淡暗、苔白，脉细。心电图：完全性右束支传导阻滞，心肌劳损。

西医诊断：冠心病，不稳定型心绞痛。

---

① 郭力恒、张敏州、陈伯钧：《邓铁涛教授调脾护心法治疗冠心病介入术医案 4 则》，载《新中医》2002 年第 7 期，第 14 - 15 页。

② 郭力恒、张敏州、陈伯钧：《邓铁涛教授调脾护心法治疗冠心病介入术医案 4 则》，载《新中医》2002 年第 7 期，第 14 - 15 页。

中医诊断：胸痹。

证候诊断：气虚痰瘀。

入院后予以中药益气活血化瘀，西药扩冠抗凝。26日行冠状动脉造影，前降支开口处90%、中段75%狭窄。于狭窄处分别行PTCA加STENT（支架植入术），术后狭窄解除，血流恢复正常。术后常规进行抗凝、扩冠等治疗，但仍时有胸闷痛。11月18日第2次冠脉造影，第1对角支开口处75%、钝缘支中段75%狭窄，原前降支植入支架内无狭窄。于狭窄处再次行冠脉成形术，狭窄解除。术后仍时有胸闷。

11月22日邓铁涛教授会诊：胸闷痛时作，纳欠佳，舌淡暗、苔微浊。

证候诊断：脾虚痰浊内阻。

治法：益气健脾，化浊理气。

【处方】

党参15g	白术15g	茯苓15g	枳实15g
炙甘草6g	陈皮6g	薏苡仁20g	香附10g
谷芽30g	麦芽30g		

3剂。

11月25日邓铁涛教授二诊：胸闷间作，纳差，舌暗红、苔白，脉细，证属气阴不足，治以调理脾胃。

【处方】

太子参15g	茯苓15g	木香15g	藿香15g
延胡索15g	海螵蛸15g	法半夏15g	山药18g
丹参18g	秦皮18g	石斛20g	谷芽30g
麦芽30g	炙甘草8g		

3剂。

诸症消失，出院后以邓铁涛教授冠心病方调理。随访11个月心绞痛未发。

案5：冠心病介入术后[①]

陈某，男，43岁。

初诊日期：2000年12月5日。

现病史：患者反复胸闷痛3个月，再发1天。患者于3个月前出现胸闷痛，经我院确诊为冠心病，并成功行PTCA加STENT术，术后症状消失出院。1天前于上楼时再发胸闷，全身乏力，服鲁南欣康无效入院。诊见：神疲气短，心前区闷痛，多梦易醒，舌淡红少津、苔薄白，脉细。

西医诊断：①冠心病心绞痛，②2型糖尿病，③高脂血症。

中医诊断：胸痹。

证候诊断：气阴两虚。

中药以益气养阴，西药扩冠、抗凝、对症治疗。经10余天中西医调理，症状未明

---

① 郭力恒、张敏州、陈伯钧：《邓铁涛教授调脾护心法治疗冠心病介入术医案4则》，载《新中医》2002年第7期，第14-15页。

显缓解。建议冠脉造影检查，患者拒绝。

12月22日邓铁涛教授会诊：胸闷痛，上楼梯气促、气短，纳差，睡眠差，舌淡、苔薄白，脉虚、关脉浮。

证候诊断：气阴两虚，痰瘀阻络。

治法：益气养阴，活血化瘀。

【处方】

党参24g	黄芪30g	玉米须30g	桑寄生30g
山药30g	茯苓15g	白术15g	三七末^(冲)3g
炙甘草3g	枳壳6g	橘红6g	

7剂。

12月30日邓铁涛教授二诊：胸闷痛发作略减，精神改善，舌嫩淡红、苔薄稍黄，脉虚。证属心脾气虚，兼有痰浊，治以健脾调心，化痰通滞。守方加五爪龙50g、竹茹10g，调理1周，症状缓解出院。

门诊以邓铁涛教授冠心方加减，随访10个月一般情况良好，胸闷痛未发。

【按语】

PTCA术后半年内再狭窄率达40%，植入支架再狭窄率仍有近10%，中医学认为，气虚痰瘀是基本病机。临床除常规使用西药抗凝外，联合中医药可缓解症状，减少再狭窄的发生，提高生活质量，与报道一致。

邓铁涛教授在数十年临证中提出了冠心病的"心脾相关"理论。脾为后天之本，气血生化之源。大多数冠心病患者多有心悸气短、胸闷、善太息、精神差、舌胖嫩、舌边见齿印、脉弱或虚大等气虚症候；或同时兼有舌苔浊腻、脉滑或弦及肢体困倦、胸翳痛或有压迫感等痰浊的外候。邓铁涛教授认为，心为阳，心脏病或年老或病久皆有心气亏虚。本病虽为心病，但五脏相关，心阳气不足，心火受挫，火不生土，母病及子，脾土受损，脾不养心，反更加重心气虚。故同时见脾胃功能失调的症状及舌象。脾虚气血生化乏源是冠心病的根本病因。由于岭南土卑地薄，气候潮湿，饮食、体质较北方人不同，致冠心患者气虚痰浊型尤为多见。在此基础上，病情进一步发展，则出现胸痛、唇暗、舌紫瘀斑等血瘀之象。邓铁涛教授认为，痰是瘀的初期阶段，瘀是痰的进一步发展，即"痰瘀相关"理论。

冠心病的治疗上，邓铁涛教授重视调理脾胃功能，提出益气重在健脾，活血不忘化痰，采用益气化痰，健脾养心法。脾为后天之本，气血生化之源，脾胃健运，则痰湿难成。临床观察以温胆汤为基础的冠心方不但缓解能咳痰、胸闷等症状，对脾胃症状亦有效。邓铁涛教授提出，通过PTCA和支架植入术，可以迅速开通狭窄或闭塞的血管，缓和心脉瘀阻之标，但气虚之本仍存在。气有推动血脉运行的作用，推动不利则血行涩滞，脉道易于再次瘀阻，发生胸闷、胸痛，甚至介入后再狭窄。在治则上，急性期及介入治疗前以治标为先，介入治疗后以扶正为主。中药用于PTCA和支架植入术后治疗取得了较好的初步疗效，但仍属较新的探索，临床开展时期较短，有待进一步的病例观察和积累。

案 6：CABG 围手术期[①]

杨某，男，52 岁。

初诊日期：2000 年 2 月 21 日。

主诉：反复胸闷痛、气促 9 月，加重 2 天。

现病史：患者 9 个月前无明显诱因而出现胸闷、气促，活动时加重，无咳嗽、咯痰、恶心、呕吐等症。曾就诊于某医院。予扩冠、营养心肌、抗凝等处理后症状缓解而出院。2 天前，不慎感冒后症状复发。胸闷痛加重伴气促、四肢无力。遂来我院就诊。

刻诊：神清，精神疲倦，胸闷痛，气促、心悸，口苦纳呆，夜寐不佳，二便调，舌质红，苔黄腻，脉弦细数。

查体：面色萎黄，双肺呼吸音清，未闻及干、湿啰音。心率 74 次/min，律不整，心前区可闻及Ⅲ级收缩期吹风样杂音。肝脾肋下未触及，双下肢无水肿。

心电图：偶发房早，电轴左偏，心肌劳累，陈旧性下壁心梗。胸片：心影向两侧增大。B 超：少量腹水。彩超：冠心病，心梗后改变，左心衰。动态 ECT：下壁、后侧壁心梗；心尖、前壁、间壁、后间壁、侧壁心肌缺血。冠状动脉造影：左前降支、回旋支 100% 闭塞，远端血供由侧枝供应，右冠开口处闭塞约 80% 狭窄，整个冠状动脉中、远端纤细、僵硬，多部位不同程度狭窄。

西医诊断：冠心病，三支病变、陈旧性心肌梗死。

中医诊断：胸痹。

证候诊断：气阴两虚，痰瘀阻络。

入院后，拟行 CABG 手术。术前邓铁涛教授查房，患者症见：神清，精神疲倦，时有胸闷不适，呃逆，纳差，二便调。准头晦暗，舌质淡，苔少、剥、浊，左脉寸浮尺弱，总以弦细为主。右脉结，总以虚为本。

邓铁涛教授分析：《黄帝内经》云"年四十，而阴气自半也"。冠心病的患者多以老年人居多，所以"气阴两虚"多为本病发病之本。至于"痰"与"瘀"则是气阴两虚的病理产物。因为气有"气化"及"推动"之功能，气虚运化失常，会致津液停而为痰；从气与血的关系来看，"气为血帅，血为气母"，气虚推动无力，则血行不畅，从而产生瘀；痰与瘀，密切相关，互为因果，共同致病。一方面痰浊内阻，血为之滞，停而为瘀；另一方面瘀血阻脉，则津液不化，变生痰浊，故"痰多兼瘀""瘀多兼痰"。综上所述，冠心病之病机多为"气阴两虚为本，痰瘀阻络为标"。本例患者即为一典型病例。

【处方】

吉林参[(另炖)]12g	太子参 30g	麦冬 10g	五味子 10g
淮山药 18g	石斛 15g	菟丝子 12g	桑椹子 12g
炙草 6g	丹参 20g	橘络 10g	云苓 12g

方中以吉林参、太子参气血双补，共为君药。麦冬、石斛、淮山药滋补脾胃之不足；五味子、菟丝子、桑椹子滋补肾阴不足，皆为臣药。丹参一味，功同四物，以活血

---

① 葛鸿庆、赵梁、郝李敏：《邓铁涛教授调治冠心病人 CABG 围手术期医案 1 则》，载《中医药研究》2002 年第 1 期，第 35 页。

祛瘀；橘络、云苓健脾化痰，共为佐药。炙草用以调和诸药。纵观全方，补虚泻实，标本兼治。

服本方6剂后，患者神情、精神好转，偶有胸闷，纳可，夜寐安，二便调，准头光泽，舌质淡，苔薄白，脉沉细。

患者于2000年3月29日行CABG术。术后于4月1日邓铁涛教授再次查房，患者症见：神清，准头光泽，伤口疼痛，气促，乏力，无头痛、头晕、胸痛、心悸等症。纳差，寐可，小便可，大便烂，舌暗少苔，右脉寸关浮，尺脉沉弱，重按无力，左脉数。

邓铁涛教授分析：通过手术，冠脉再通，痰瘀已消。然手术打击后，患者元气大伤，胃阴不足，兼有肾虚。故前方去丹参、橘络等祛瘀化痰之品，加西洋参以补气而不伤阴，砂仁行气健脾，使补而不滞。

【处方】

西洋参10g	吉林参^(另炖)10g	太子参30g	云苓10g
麦冬12g	淮山药18g	石斛15g	桑椹子12g
菟丝子12g	炙草6g	五味子10g	砂仁^(后下)10g

服上方5剂后，患者伤口无疼痛，无气促、乏力、胸闷等症，纳可，夜寐安，二便调，色质淡，苔薄白，脉沉细。于2000年4月13日痊愈出院。

邓铁涛教授在围手术期的辨证思想，不离中医之本，融中西医于一体，为患者的术前体质准备、术后的早日康复起到了关键的作用。邓铁涛教授的这一经验值得在手术科广泛推广。

四、高克俭医案：冠心病术后[1]

时某，男，48岁，农民。

初诊日期：2011年1月11日。

现病史：劳累后胸闷、憋气，语声无力，舌暗，苔白，脉弱。既往2年前急性下壁、后壁、右室心肌梗死，予溶栓治疗。其后患者行冠脉支架手术。术后规律服药，但患者仍反复出现胸闷、憋气。

既往史：2型糖尿病史5年。

中医诊断：胸痹。

证候诊断：瘀血痹阻。

治法：益气活血。

【处方】

丹参30g	党参30g	元参10g	苦参15g
沙参10g	麦冬15g	川芎12g	赤芍15g
桃红各10g	三七粉^(冲)3g	甘松15g	炙甘草3g
当归15g	生地黄15g		

---

① 李村、高克俭：《高克俭治疗冠心病验案3则》，载《光明中医》2013年第28卷，第6期，第1233-1234页。

水煎服，每日 1 剂。

并嘱其低盐饮食，避免进食生冷油腻之物。

2011 年 1 月 13 日胸闷、憋气较前明显好转，精神好，活动后仍觉乏力，舌脉从前。上方加黄芪 30g，加强益气治疗。

遵此治法治疗 2 周，病情完全缓解，无胸闷、憋气，活动如常。

【按语】

冠心病心绞痛与中医辨证的胸痹密切相关。属本虚标实之证，本虚指脏腑气血阴阳亏虚；标实为痰浊、瘀血、气滞、寒凝等痹阻心脉。高克俭教授认为本患者久病气虚、阳气不足，阳损及阴，气虚血行无力，瘀血痹阻心脉，活动后气虚甚，故胸闷、憋气加重。本虚为气阴两虚及阳气虚衰，标实为血瘀。治宜益气活血。党参、元参益气，沙参、麦冬、生地黄滋阴生阳，丹参、苦参、川芎、赤芍、当归、桃仁、红花、三七粉、甘松活血化瘀通络治标，炙甘草调和各药。

高克俭教授嘱，气为血之帅，血为气之母，临证如遇血瘀证，不能单纯活血化瘀，定加益气、理气之药，以达气行则血行之效临。临证多选党参、元参、丹参、苦参并用，即为此意。如患者气虚明显予黄芪 30g 加强益气治疗；如纳差予砂仁 10g 理气和胃；肝气不舒予柴胡 10g、枳壳 10g、川楝子 10g 以疏肝理气。

五、郭子光医案：冠心病术后①

患者，男，65 岁。

初诊日期：2009 年 7 月 26 日。

主诉：胸痛、心悸反复发作 10 余年，前后安支架 4 根，疼痛复发 1 年半，加重 3 月。

现病史：患者诉 2001 年 5 月初某日下午在伏案工作时突发左胸及胸骨后压榨样闷痛，进行性加重，伴心悸、心累，出冷汗，有濒死感，且觉上腹胀痛不适，放射至左肩、左手臂，经当地医院检查后诊断为"急性前壁心肌梗死"，经住院治疗缓解。但出院后胸痛又反复发作，遂于 2002 年 3 月行冠脉造影，提示左冠状动脉前降支多处狭窄达 70%～80%，1 月后行经皮冠状动脉腔内成形术（PTCA）术，并置入支架 1 根。出院后的 3 年半间，病情轻微，日常生活影响小。但随后的半年，胸闷、胸痛再次频发，遂于 2005 年再次入院，诊断为"冠心病，冠脉支架置入术后再狭窄，陈旧性广泛前壁心肌梗死，不稳定型心绞痛"，再经 PTCA 术置入支架 3 根，同时服用西药、中成药等，病情基本控制。但 2008 年又出现胸痛、心累，冠脉造影提示"左冠状动脉重度狭窄，支架内完全闭塞"，拟行搭桥手术，进一步诊断后认为"前降支已无冠状动脉移植位点，无法行外科手术"。2009 年 6 月患者病情逐渐加重，动则心累气短，以至无法行动，只得长期卧床休养。2009 年患者来郭子光教授处就诊。

刻诊：患者形体清瘦，面色㿠白，口唇紫暗，精神疲乏。自觉心累心慌，短气不

---

① 王辉：《郭子光教授应用芪葛基本方治疗冠心病经验》，载《中国中医急症》2012 年第 21 卷，第 8 期，第 1240－1241 页。

续。上楼困难，动则汗出，每日需吸氧 4～6 次。胸前区闷痛频发，含服硝酸甘油可暂时缓解。其四肢不温，食欲尚可，大便正常。舌质灰暗，苔白润，根部略黄，脉细涩。

证候诊断：郭子光教授辨证后认为其心气大虚，瘀血入络，兼有痰湿。

【处方】芪葛基本方加减。

北黄芪 50g	丹参 30g	葛根 30g	制首乌 30g
川芎 15g	薤白 20g	法半夏 15g	全瓜蒌 15g
红花 10g	血竭 5g	延胡索 20g	当归尾 15g
降香 10g	炙甘草 6g	黄连 6g	

10 剂。

另加服复方丹参滴丸，嘱其胸闷心痛时立即含服 10 粒。

患者复诊时诉服药后诸症有所减轻，尤其胸痛明显缓解，舌根部黄苔已去。继续以前方去黄连、血竭，加桃仁、水蛭。

【处方】

北黄芪 50g	丹参 20g	葛根 30g	制首乌 30g
川芎 15g	薤白 20g	法半夏 15g	全瓜蒌 15g
水蛭 5g	红花 10g	当归尾 15g	延胡索 20g
桃仁 10g	炙甘草 6g	炒稻芽 30g	

10 剂。

服至 2009 年 9 月 6 日，患者病情明显改善，不再卧床，外出已不用拐杖，吸氧基本停止。已不觉心累、气短。胸痛由频发变成偶发，一般 10 天左右发作 1 次，多因劳累诱发。仍以前方，加黄芪至 60g、水蛭至 7g，继续服用。

后一直以芪葛基本方为基础加减治疗 3 年，共服药 270 剂，至 2012 年 1 月 11 日，患者情况良好，无心慌心累等症状，面色红润，神采飞扬，精神面貌与初诊时已判若两人，可从事家务及一般轻体力劳动，生活质量大大提高。

在这个病例中，郭子光教授始终抓住患者气虚血瘀这一核心病机，采取益气通脉、化痰逐瘀的治疗思路，用大剂量黄芪以益气行血，制首乌、丹参、川芎等以养血、活血，葛根升阳发散，助心行血。另用瓜蒌、法半夏等以化痰散结，患者瘀滞太盛，再加水蛭等搜剔络脉，诸药合用，以益气补虚、活血化瘀，终使瘀血祛而新血生，如此重症竟渐获愈，实中医药之功不可没也。

六、何立人医案三则

案 1：冠心病术后[①]

梁某，男，57 岁。

现病史：冠心病病史 10 余年，高脂血症病史 8 年。3 年前因心肌梗塞在外院行球囊扩张，安装支架 1 根（左冠状动脉主支），此后长期服用拜阿司匹林、他汀类药物，近

---

① 何欣、舒勤、何立人：《何立人辨治冠心病支架术后的临床经验》，载《四川中医》2016 年第 34 卷，第 5 期，第 18－21 页。

日时有胸闷胸痛阵作，长时间活动、登楼后出现胸憋气促，日借麝香保心丸以缓解，体形偏胖，面红，脾气急躁易怒，寐短多梦，易惊，纳呆泛酸，大便2日1行，舌胖暗，苔中后黄腻，脉弦滑细。

证候诊断：痰瘀浊互结，气机阻滞化火。

治法：清肝泻火、化痰活血通痹。

【处方】

柴胡9g	郁金10g	黄连3g	吴茱萸6g
当归9g	川芎15g	夏枯草10g	瓜蒌仁15g
郁李仁15g	生地黄15g	薤白10g	竹茹9g
仙茅10g	仙灵脾10g	女贞子10g	墨旱莲10g

每日1剂。

服药7剂后，胸闷痛感明显减轻，再守上方连服15剂，诸症悉除。

【按语】

该患者为痰瘀阻络标实证，何立人教授从肝脾着手，调治湿热，重在开壅塞，调气机。肥人多痰多湿，日久引起痰瘀互结。性情急躁，易肝气郁结，郁而化火，从而引起肝火扰心、肝火犯胃。结合中老年患者的生理特点以及久病肾虚患者的病理特点，以仙茅、仙灵脾配对温补肾阳，女贞子、墨旱莲为伍滋补肝肾阴，一温一凉，一阴一阳，调节阴阳，平衡热寒。

<h3 style="text-align:center">案2：冠心病术后①</h3>

温某，男，67岁。

现病史：患者曾于1月前行冠心病PCI术，胸闷、胸痛反复发作，近1周加重。刻诊：胸痛发憋，动则气喘，面色㿠白，疲倦无力，心烦懒言，声低胆怯，厌食少寐，腰酸膝软，畏寒多汗，口唇发绀，舌暗淡，苔薄，脉沉细涩。

心电图提示：前壁心肌缺血。

既往史：高血压病史10余年。

证候诊断：心肾阳虚、瘀血阻络。

治法：温补心肾、化瘀活血通络。

【处方】

党参12g	黄芪12g	川芎10g	当归15g
鸡血藤15g	瓜蒌皮10g	薤白10g	苦参9g
牡丹皮9g	葛根12g	杜仲15g	煅龙骨15g
煅牡蛎15g	木香6g	延胡索10g	

每日1剂。

服药2周后胸痛憋闷症状减轻，继服2个月后，诸症基本消失。

【按语】

从脉、症分析，本病以心肾阳虚为根本，金刃所伤更耗气伤血，血液运行无力，滞

---

① 何欣、舒勤、何立人：《何立人辨治冠心病支架术后的临床经验》，载《四川中医》2016年第34卷，第5期，第18－21页。

瘀不散，属"本虚标实、因虚致实"之证，故治疗时应分清虚实、标本兼顾、以虚为要。

上方参芪同用，补气作用尤强；葛根、杜仲温补肾阳；川芎、当归、鸡血藤养血活血；瓜蒌皮、薤白祛痰通痹；苦参、牡丹皮凉血解毒；煅龙骨牡蛎收敛浮越之正气；木香、延胡索行气止痛，使心阳振，瘀血化。

案3：冠心病术后①

楼某，男，61岁。

初诊日期：2015年6月8日。

现病史：患者半年前冠状动脉支架置入1枚，术后偶有心慌不适，曾有心功能不全。有高血压病史10余年，胃溃疡病伴出血8年，近1个月来寐艰，近日咯痰色白，咳少，纳可，口无干渴，大便日行，夜尿4～5次。脉细小滑，舌暗，苔薄。

证候诊断：心气亏虚，痰瘀阻滞。

治法：养心化瘀安神。

【处方】

玉米须15g	光桃仁9g	光杏仁9g	炒瓜蒌皮9g
炒瓜蒌子9g	仙鹤草15g	枸骨叶9g	生山楂9g
太子参9g	炒党参9g	炒白术9g	炒白芍9g
炒当归9g	炒川芎6g	生丹参9g	牡丹皮9g
薏苡仁30g	天麻9g	沙苑子9g	白蒺藜9g
覆盆子15g	桑椹15g	炙黄芪9g	苦参6g
白果仁9g	合欢皮9g	远志5g	鱼腥草15g
浙贝母9g	灵芝草9g	景天三七15g	

每日1剂，水煎，早晚温服。

二诊：（6月15日）药后寐艰改善，但多梦扰，夜尿频，咳痰已少，脘腹胀已瘥，大便不实。脉细小弦，苔薄。方加炒莱菔子15g、茯神9g、酸枣仁9g、秫米30g、芡实15g、白扁豆15g。

患者守上法调理2个多月，症安。

【按语】

本案患者年逾六旬，气阴不足，水火不济，致心失濡养，气虚运血无力，气血痹阻于心脉；脾胃素虚，气血生化乏源，又易生痰湿浊邪；术后气阴进一步耗伤，正虚邪阻而成胸痹。故处方健脾养心以扶正，清心化痰逐瘀以祛邪，攻补兼施。

方中苦参、白果仁、丹参清利心火化痰；灵芝草、景天三七、仙鹤草、枸骨叶、太子参、炒党参、炒白术、炒白芍、炒当归、炒川芎益气健脾，滋补营血，正胜则邪怯；玉米须、薏苡仁、桃仁、杏仁、瓜蒌皮、瓜蒌子化痰利水，景天三七、生山楂活血祛瘀；天麻、沙苑子、白蒺藜平肝疏风；合欢皮、远志安神养心；覆盆子、桑椹滋肾阴，

① 张倩、张焱：《何立人治疗冠心病经验方浅析》，载《光明中医》2016年第31卷，第14期，第2026－2027页。

鱼腥草、浙贝母清肺化痰。全方根据辨证论治原则，对复杂之临床症状标本兼顾，俾心脾得补，痰化瘀祛，气血清畅而复常。

七、姜良铎医案：冠心病，急性下壁心肌梗死，PTCA 术后[①]

邓某，男，54 岁。

初诊时间：2007 年 9 月 14 日。

主诉：胸闷气短反复发作 3 月。

现病史：患者于 3 个月前因前胸闷痛入某医院急诊，被诊断为"冠心病，急性下壁心肌梗死"，于冠状动脉放置支架 4 个。患者 3 周前出院后仍间断发作胸部憋闷，并伴有乏力气短，自行服用丹参滴丸、欣康等药物，症状未见明显缓解。

刻诊：胸闷明显，无胸痛；伴头晕，气短，乏力，动则汗出，晨起口干明显，渴不喜饮，咽有痰滞感，咯吐少量黄痰；大便 2 日 1 行，质干；形体偏胖，面色少华，唇暗；舌淡暗，舌下有瘀点，苔黄腻，苔根尤显，脉沉细。

西医诊断：冠心病，急性下壁心肌梗死，PTCA 术后。

中医诊断：胸痹。

证候诊断：胸阳不振，痰瘀内阻。

治法：宽胸涤痰、益气通络。

【处方】

全瓜蒌 30g	姜半夏 10g	薤白头 10g	淡竹茹 10g
川黄连 9g	化橘红 10g	炒远志 6g	黄精 15g
北柴胡 15g	紫丹参 15g	广郁金 10g	三七 6g
旋覆花（包）10g	紫河车 15g	西洋参 6g	苦参 15g
瞿麦 10g	猪苓 30g	茯苓 30g	炒枳实 15g
炒苍术 10g	生白术 10g	浙贝母 10g	

14 剂。

二诊：（9 月 27 日）服药后胸闷明显缓解，劳累后仍有胸闷，乏力已减；动则汗出，咽有黏痰难咯，近日觉目涩，性情急躁；舌淡暗，苔薄黄微腻，脉沉细。

上方去淡竹茹、浙贝母，加赤芍药、白芍药各 12g，苏梗 15g，龙齿（先煎）30g。再服 14 剂。

三诊：（11 月 1 日）服药后诸症平稳，胸闷已不显著；乏力较前明显减轻，咽中仍有少量黏痰，纳食及睡眠均可，大便已不干，性功能差；舌淡红，苔白腻，脉沉弦。近日血压有波动，当日早晨测血压 120/80mmHg。

上方加入鹿茸粉（冲）3g、山萸肉 15g、肉苁蓉 30g、仙灵脾 15g、桑叶 15g、菊花 15g、牛蒡子 15g、潼蒺藜 15g、白蒺藜 15g。

继服 14 剂后，胸闷、乏力已无，晨起咽中少量白痰，易咯出。自觉视力较前改善，

---

① 王建云、姜良铎：《姜良铎运用瓜蒌角药辨治胸痹经验》，载《上海中医药杂志》2008 年第 11 期，第 15 - 16 页。

饮食二便调，血压稳定在 125mmHg ～ 120mmHg/80mmHg ～ 70mmHg 之间。

医嘱继服原方，隔日 1 剂，再服 7 剂收功。

【按语】

患者因胸闷气短反复发作求诊，既有瘀痰内阻之象，亦有气虚之征。证属胸阳不振，痰浊痹阻。治疗时当涤痰通络，宽胸理气，故用角药瓜蒌、半夏、薤白，同时配以竹茹、橘红、贝母加强化痰力度；痰湿蕴久，舌苔已成黄腻之象，加入黄连加大清利之效。又见气短乏力，动则汗出等气虚之象，且其汗出较多，津液聚集成痰，疏布不均，使用大量通利药物后恐伤其阴分，故入西洋参、白术、茯苓、黄精等兼以益气养阴，并用紫河车血肉有情之品以加强其功效。此外，本方中还配合使用了丹参、郁金、三七块一组角药以宽胸理气、活血通络，加强通利之功，亦合于董建华教授治疗此类证型胸痹时化痰通瘀散结之法。

服用 14 剂后诸症均见好转，但新添目涩及性情急躁等症。胸痹主因为胸阳不振，现患者阳气得复，且欲成上亢之势，于上方中加入龙骨重镇潜阳，引阳入下焦，加入芍药加大养血之力，血旺则阳气不得独旺于上。二诊时痰浊较前略有减轻，故去竹茹、贝母，以免过燥伤及阴分。

再服药 14 剂后，三诊时见患者胸闷明显好转，之前诸症几无，加入鹿茸粉、山萸肉、肉苁蓉、仙灵脾以补肾中之水火。患者首诊便见显效，三诊诸症几无，一为药物配伍运用得当，恰如其分，二为合理使用角药。

八、李德新医案：冠心病，PCT 术后[①]

患者，男，57 岁。

初诊日期：2010 年 11 月 23 日。

主诉：心胸憋闷疼痛数月。

现病史：心胸憋闷疼痛，活动尤甚，口服消心痛不能缓解，伴心慌，燥热，口干苦，舌质暗红，脉沉弦。

既往史：PCT 术后。

西医诊断：冠心病。

中医诊断：胸痹。

证候诊断：心阴不足，心血瘀阻。

治法：调理脾胃，滋阴养血。

【处方】

当归 20g	赤芍 15g	柴胡 15g	焦白术 15g
香附 15g	郁金 15g	丹参 20g	延胡索 10g
红花 15g	麦冬 15g	五味子 15g	甘草 10g

14 剂，每日 1 剂，水煎分 3 次口服。

---

① 倪菲、李德新、于睿：《李德新教授从脾论治冠心病经验集萃》，载《世界中医药》2014 年第 9 卷，第 1 期，第 67 - 68 页。

半月后复诊时心绞痛程度明显减轻，发作次数亦减少，夜能安卧。守方再服半月，于前方中加入木香5g、陈皮10g，则心绞痛得以控制，停服消心痛。

【按语】

气虚血瘀或气滞血瘀是冠心病心绞痛发作的主要原因，而脾胃是气血生化之源，李德新教授认为血行不畅，唯调脾胃，方能审证求因，达到良效。此案例中证属心阴不足，方用生脉散益气养阴，又加入红花、郁金、当归、丹参、延胡索活血通络止痛，复诊时再加入木香、陈皮等固本缓缓治疗，方获奇效。

九、李七一医案三则

案1：冠心病 CAG 术后[①]

石某，女，78岁。

初诊日期：2009年9月28日。

现病史：冠心病 CAG 术后3年，胸闷间作3年。发作时心前区隐痛，每周发作5次，持续约10分钟，休息后缓解。平素神疲乏力，纳少，持续叹息则舒，吐较多白黏痰，大便溏，日行2～3次，脉细弦稍数，舌淡暗，苔淡黄腻，口稍苦。

证候诊断：心脾两虚，血脉不和，营卫失调。

治法：健脾养心，调和营卫，活血通脉。

【处方】

生黄芪30g	炙黄芪30g	炒太子参12g	炙黄精30g
炒苍术12g	白术12g	生薏苡仁30g	炒薏苡仁30g
当归9g	龙眼肉12g	苦参30g	炒黄连5g
焦山楂12g	神曲12g		

药7剂后胸部较前缓解，精神转好，便溏改善。

守方续进，原方续治，原方加绞股蓝30g、淫羊藿12g，症状日渐好转。

【按语】

胃经与心经相通，《黄帝内经》云："胃之大络，名曰虚里"。心经与心包经、胃经与脾经都分布在"鸠尾以下至脐上二寸"，同处于胃脘区域，故称心胃感传相通。当脾气虚损，气血化生无源，无以奉心充脉，心失荣养，则表现为心脾两虚、心脉失养。且冠心病乃积渐之病，心气营血亏少，日久易致血脉瘀滞。李七一教授药选补脾养心，佐以活血化瘀之品。

案2：冠心病 PCI 术后[②]

田某，男，42岁。

初诊日期：2011年9月26日。

---

① 李敏、李七一：《李七一教授辨治冠心病经验》，载《吉林中医药》2012年第32卷，第3期，第230－231页。

② 李敏、李七一：《李七一教授辨治冠心病经验》，载《吉林中医药》2012年第32卷，第3期，第230－231页。

现病史：冠心病，PCI 术后 3 个月。每周无明显诱因发生短暂性心绞痛，日发 3 ～ 4 次，持续时间 2 分钟左右，呈闷痛。脉小弦，舌偏红，有浅齿印，舌下青筋显露，苔薄白。

证候诊断：气阴两虚、痰瘀互阻。

治法：活血化瘀，益气养血。

【处方】

炙黄精 30g	太子参 12g	麦冬 12g	玉竹 12g
当归 12g	川芎 12g	失笑散(包)12g	瓜蒌皮 12g
薤白 9g	降香 9g	莘荑 9g	甘松 10g

药 7 剂后短暂性心绞痛发作 1 次。连服 14 剂后，诸症缓解。

【按语】

李七一教授认为，冠心病多系中老年疾病，常在人体衰老，正气渐亏时发病。《黄帝内经》曰："年四十而阴气自半也。"朱丹溪云，"阳常有余，阴常不足"。气阴两虚是本病的病理基础，顽疾必兼痰和瘀。胸痹之病，存在着气阴两虚之病理基础，更有脏腑功能失调，气血运行不畅，痰瘀互阻之病理变化。故在活血化痰基础上宜益气养阴。

案 3：冠心病 PCI 术后[①]

患者，女，71 岁。

现病史：高血压，冠心病 PCI 术后（植入支架 3 枚）。形丰，胸痛时作，伴有胸闷、心慌，神疲乏力，不耐劳累，寐差，腰酸背痛。脉沉细，舌胖，色暗，舌下青筋显露，苔薄白。血压 130/80mmHg，心率 60 次/min，律齐。

证候诊断：气阴两虚，痰瘀痹阻，络脉失和，心神失宁。

治拟：益气滋阴，活血通脉，豁痰宣痹。

【处方】

炙黄芪 30g	黄精 30g	甘松 10g	瓜蒌皮 15g
当归 10g	山萸肉 15g	枸杞子 12g	酸枣仁 30g
合欢皮 30g	潼白蒺藜各 12g	钩藤(后下)12g	葛根 30g
炒杜仲 12g	桑寄生 12g	丹参 15g	石菖蒲 12g

患者服药 14 剂后，心慌、胸闷、气短、寐差诸症均有所减轻，纳谷稍增，仍背痛，神疲乏力，脉舌同前，加生黄芪 30g、姜黄 12g、熟枣仁 30g，增山萸肉为 18g。

连续 3 诊守方续治，诸症续减。

【按语】

李七一教授认为，冠心病多系中老年疾病，常在人体衰老、正气渐亏时发病。冠心病多与高脂血症、痛风、糖尿病及肥胖等病相伴，且多为痰湿偏重之人，痰湿阻于脉络，致气血运行失畅，血液瘀滞，痰瘀痹阻，发为"胸痹"，故宜"痰瘀同治"论治冠心病。本例患者年过七旬，阴气渐亏，肾气不足，心失所养，心气虚则行血无力，瘀阻

---

① 刘园园、李七一：《李七一教授治疗冠心病经验》，载《浙江中医药大学学报》2014 年第 38 卷，第 4 期，第 406 - 407 +410 页。

脉络，而发为本病。朱丹溪云，"阳常有余，阴常不足"。李七一教授认为，气阴两虚是本病的病理基础。而顽疾必兼痰和瘀。胸痹之病，存在着气阴两虚之病理基础，更有脏腑功能失调，气血运行不畅，痰瘀互阻之病理变化。故在活血化痰基础上宜益气养阴，组方貌似平淡，但因能与病机丝丝入扣，竟收全功。

十、李振华医案：冠心病术后①

李某，男，86岁。

初诊日期：2009年7月21日。

主诉：心前区、后背冷1年余。

现病史：患者高血压、冠心病、气管炎病史10余年，冠状动脉支架置入4枚。近2年来，无诱因出现心前区冷，心绞痛发作靠西药消心痛缓解，但仍见胸闷、心悸、胸闷、呼吸困难、后背冷继则汗出、乏力。因怕冷伏天还要穿着棉衣，睡觉也不敢脱掉。舌质淡，舌体稍胖大，苔白滑，脉弦。

西医诊断：冠心病。

中医诊断：胸痹。

证候诊断：心脾阳虚。

治法：温补心脾，振奋心阳。

【处方】苓桂术甘汤瓜蒌薤白汤加减。

白干参10g	白术10g	茯苓15g	泽泻15g
桂枝6g	厚朴10g	附子10g	枣仁15g
节菖蒲10g	远志10g	龙齿15g	麻黄根9g
檀香10g	薤白10g	丹参15g	甘草3g

服药10剂，心前区怕冷、出汗、精神较前明显好转，脱掉棉衣，偶见心悸、胸痛。舌质淡，苔薄白，脉弦。去泽泻，加黄芪20g、砂仁8g，继服20剂，以巩固效果。

半年后随访无复发。

【按语】

患者由于年老久病，气虚渐至阳虚而表现出心前区、后背冷痛不适、心阳不振的症状。方中白干参、白术、茯苓、黄芪、甘草益气健脾；桂枝、附子、薤白、檀香通阳宣痹，行气止痛；丹参活血化瘀；集健脾、益气、化湿、通阳、宣痹、化瘀于一方，以健脾化湿、振奋心阳为核心，而获奇效。

近年来李振华教授治疗多例心脏手术（搭桥、支架等）后患者，手术起到扩张血管的作用，而无法改善心功能，患者术后仍有早搏、心慌、气短、心绞痛、怕冷等症。通过辨证，从心阳不振，气阴亏虚治疗，疗效确切。这些病例举不胜举。治心病重视心阳，促进了患者的康复，挽救了大量的冠心病患者的生命。

总之，李振华教授治疗心病重心阳，如冠心病，既重视活血以通脉，更重视心阳的

---

① 王海军：《国医大师李振华内伤杂病学术思想》，载中华中医药学会主编《第十次中医药防治老年病学术交流会论文集》，中华中医药学会2012版。

强弱。在治疗冠心病时，主张在助心阳的基础上加理气活血之品，以使心脏血行通畅。冠心病特别是心肌梗塞，虽有气阴两虚、痰湿阻滞、气滞血瘀、心肾阴虚等不同辨证，在随证治疗的同时处方用药，更须时刻注意心阳。在这一学术思想指导下，对冠心病在改善胸闷、气短、心绞痛以至心衰方面，常收到非常显著的效果。在温心阳药的同时注意顾心阴，以达"阴中求阳"，阴阳平衡。

十一、栗锦迁医案：冠心病，冠脉搭桥术后①

患者，男。

现病史：自诉 5 年前胸痛，气短，确诊为冠心病，同年经冠脉造影后行搭桥术，术后胸痛、气短缓解。近日胸闷、心悸，动则加重，自汗畏寒，背中觉冷，伴失眠，胃纳不佳，大便溏，下肢轻度水肿。舌淡，中心有裂，边有齿痕，舌苔白，脉沉。

中医诊断：胸痹。

证候诊断：气虚痰瘀。

治法：益气活血，化痰安神。

【处方】苓桂术甘汤加减。

红参 20g	五味子 20g	山茱萸 30g	生黄芪 50g
当归 10g	桔梗 15g	枳壳 10g	茯苓 30g
桂枝 15g	赤芍 20g	炒白术 20g	川芎 20g

14 剂。

复诊自觉胸闷气短减轻，下肢仍有水肿，舌脉同前。原方加酸枣仁 30g，继服 14 剂，先后用药近 1 个月，心悸、胸闷、背寒、便溏均明显减轻，舌淡有裂，苔白，脉沉。以上方加淫羊藿 15g、巴戟天 20g、三七粉（冲服）6g 进行调理。

【按语】

古训有云，"胸痹……总因阳虚，故阴得乘之"。阳气不足、阴乘阳位，是胸痹发作的主因。其病机分虚实两方面：实为寒凝气滞，血瘀痰阻等实邪闭遏胸阳，阻塞心脉；虚为心脾肝肾亏虚，心脉失养。如心阳阻遏，心气不足，则血脉鼓动无力，即可见心动悸，脉结代；若心肾阳虚，水邪泛滥，水饮凌心，可出现"背中寒如掌大"之症。

栗锦迁教授在辨证之时特别强调要以胸痹疼痛的频率、程度、诱因、时限、病程及兼证等方面进行鉴别，如疼痛每于活动时频频发作，亦伴有汗出，尤其是头汗出时，多为心气虚之证；若胸痹遇寒加重，夜间痛重，手足发凉，背寒如掌大，精神萎靡不振，多为心阳不足；若胸痹于忧思恼怒后出现且痛无定处，时间较长，则多与气滞导致心气不利而见痞满不通之证。

方中茯苓淡渗利水，桂枝辛温通阳，两药合用温阳化水；白术健脾燥湿，甘草和中益气，两药相协能补土制水；人参益气生津，协调升降，燮理阴阳，益气化饮，扶正祛邪；山茱萸味酸性温，敛气涩精固精，敛正气而不敛邪气，与桂枝、附子、五味子同用

① 李树茂、何璇、姜金海、栗锦迁：《栗锦迁教授运用苓桂术甘汤心得》，载《天津中医药》2012 年第 29 卷，第 1 期，第 7－9 页。

有温阳防脱之效。药证合拍，标本兼顾，胸痹得除。

痰饮泛指水谷精微在体内代谢失于正常而停于体内的病理产物，多与脾肾阳虚有关，当以温阳化饮为其正治。又因痰饮易于阻遏气机通顺，一身之津液则亦随气而凝。古人云"善治痰者，不治痰而治气"。故通阳理气，使气得通畅、津液周流是治疗痰饮中应当重视的法则。苓桂术甘汤是苓桂剂之首，对脾阳虚而致痰饮内生、出现心下逆满、心悸、头晕、气上冲胸、咳喘诸症均有一定效果。

方中茯苓甘平，利水渗湿，健脾和中，宁心安神，长于利小便；白术甘苦温，其气芳烈，纯阳无阴，安脾胃之妙药，能补脾益气，燥湿和中，健脾化湿，两者合用，健脾燥湿之功更著。对脾胃阳虚，痰饮内停而见目眩、胸满、倦怠乏力、便溏、水肿、水气上冲等症为必用之品，又桂枝辛甘而温，走里能通阳利水，补中下气，与茯苓共用，上补心阳之不足，中能温中降逆，下则温通血脉。

总之，通阳化气，淡渗利水为主，桂枝、甘草共用辛甘合化以温补心阳，通阳降逆。是方温能化气，甘能健脾，燥能胜湿，淡能利水，全方性平和，配伍精当，临床用之甚广。栗锦迁教授认为苓桂术甘汤是张仲景针对中阳不足痰饮内停而设。本案属痰饮为患，故用苓桂术甘汤可取得桴鼓之效，经方临床运用贵在辨证，不可拘泥于一病一证。

十二、刘志明医案：冠心病，支架植入术后[①]

患者，女，58 岁。

初诊日期：2009 年 12 月 5 日。

主诉：胸闷、胸痛反复发作 1 年，加重 1 周。

现病史：患者 1 年前，因觉胸闷、胸痛就诊于某医院，诊断为"冠心病"，并行支架植入术。术后患者症状得到改善，但未消除，时有发作。1 周前，患者突觉胸闷、胸痛，虽历时短暂，无放射感，但程度明显较前加重，服用相关药物，缓解不明显，故前来就诊。

诊查：心电图示：窦性心律，T 波低平。精神可，气短，体温正常，唇无紫绀，心率 73 次/min，律齐，未闻及病理性杂音，肢体稍觉困着，舌淡红，苔薄黄，脉沉细弱。

证候诊断：肾阴亏虚，心阳瘀阻。

治法：滋肾通阳，行气活血。

【处方】

瓜蒌 15g	薤白 12g	首乌 12g	桑椹 15g
杜仲 12g	丹参 9g	太子参 12g	半夏 9g
枳壳 9g	川芎 4.5g	三七粉（冲服）1g	炙甘草 12g

二诊：（2009 年 12 月 21 日）胸闷、胸痛明显减轻，肢体困着亦改善，纳可，睡眠一般，二便调，守原方加减。

---

① 刘如秀、刘宇、徐利亚、刘志明：《刘志明从肾论治胸痹》，载《四川中医》2013 年第 31 卷，第 2 期，第 1 - 3 页。

三诊：（2010 年 1 月 5 日）服上药，胸闷、胸痛进一步减轻，肢体困着消失，纳可，睡眠一般，二便调。

四诊：（2010 年 1 月 19 日）胸闷、胸痛基本消失，纳可，睡眠一般，二便调。

随访半年未复发。

【按语】

胸痹心痛属于本虚标实之证，本虚为肝肾亏虚，标实为痰浊致实，标实由本虚而生。故治宜通阳化浊。《素问·阴阳应象大论》云："年四十，而阴气自半也……年六十，阴痿，气大衰。"《诸病源候论》曰："肾气不足，则厥，……胸内痛，耳鸣耳聋。"

患者中年女性，平素操劳，肾阴不足，运血无力，故而经血瘀滞脉道之中，不通则痛，因而时有胸闷、胸痛也。今次发病患者尚觉肢体困着，乃邪气阻遏胸中阳气所致，胸中之阳气乃一身之阳气也，因此治当以滋肾通阳、行气活血之法治之，故刘志明教授采用滋补肝肾、通阳化浊之法，使患者心痛症状得以控制，心电图恢复正常，体现了中医治病求本、辨证论治、标本兼治的思想。

补肾通阳活血方组成为制首乌、桑椹、瓜蒌、薤白、三七等，主要治疗肾阴亏虚、心阳瘀阻之胸痹心痛患者。《金匮要略·胸痹心痛短气病脉证治》曰："胸痹不得卧，心痛彻背者，栝蒌薤白半夏汤主之""胸痹，胸中气塞、短气，茯苓杏仁甘草汤主之，橘枳姜汤亦主之。"故刘志明教授选择以瓜蒌薤白半夏汤加减以通心阳，合首乌延寿丹以滋肾阴。

方中制首乌、瓜蒌为君药以滋肾通阳，心肾为水火之藏，肾之阴为全身阴液的根本，肾水充盛，则可上滋心阴，使心火不亢；心为火脏，心火旺盛则可下温肾水，使肾水不寒。现代药理研究证实，瓜蒌皮能扩张冠状动脉，对抗垂体后叶素所致的急性心肌缺血有明显保护作用，对冠心病患者具有缓解胸闷和化瘀作用，合枳壳可宽胸行气。何首乌总苷通过降脂主要是抗氧化具有稳定斑块的作用。桑椹、薤白、杜仲为臣药，桑椹助制首乌滋阴，合杜仲以补肾，薤白助瓜蒌通心阳。薤白提取物可促进纤维蛋白溶解，抑制血小板聚集和释放，保护缺血再灌注心肌。半夏、三七、丹参、太子参、川芎为佐药，行气化浊祛瘀，炙甘草为使药，既可以益气补中，又可以调和诸药。全方从心肾着手，共奏"滋肾活血、通阳化浊"之功。

十三、梅国强医案三则

案 1：冠心病，三支病变，不稳定型心绞痛，搭桥术后[①]

高某，女，71 岁。

初诊日期：2012 年 3 月 30 日。

主诉：胸痛 3 年，加重 1 月。

现病史：患者 3 年来胸痛反复发作，近 1 个月症状加重，经住院治疗，诊断为：①冠心病，三支病变，不稳定型心绞痛，搭桥术后，心功能Ⅲ级；②心脏瓣膜病，主动

---

① 周贤：《梅国强教授辨仲景胸痹姊妹方》，载中华中医药学会仲景学说分会主编《全国第二十二次仲景学说学术年会论文集》，中华中医药学会仲景学说分会 2014 年版。

脉瓣置换术后；③肺部感染；④消化道出血。来诊时，症见胸痛、胸闷、气短、心悸不明显，睡眠不安，依赖药物（安定）入睡，饮食尚可，大便干结，依赖药物排便，小便正常，脉弦缓，苔白厚，质绛。

血压：130/80mmHg。

证候诊断：痰热与瘀血互结。

治法：清化痰热，活血化瘀。

【处方】

法夏 10g	全瓜蒌 10g	黄连 10g	枳实 25g
石菖蒲 10g	远志 10g	郁金 10g	当归 10g
川芎 10g	土鳖 10g	红花 10g	生蒲黄 10g
五灵脂 10g	红景天 20g	黄芪 30g	

断续服上方 1 个多月，5 月 4 日复诊时诉：胸痛未发，心悸胸闷不明显，睡眠欠佳，脉缓，苔白略厚。原方加枣仁 30g，续服半月，以巩固疗效。

【按语】

瓜蒌薤白半夏汤与小陷胸汤分见于《金匮要略》与《伤寒论》，二书虽分册而见，但均为仲师学说，不可偏弊。前文中"质淡或正常"与"质红或绛"，乃辨证之眼目，不可小觑；叶天士曰："若白苔（未言厚薄）绛底者，湿遏热伏也。"梅国强教授更申言"苔白薄，舌质鲜红者，仍属湿（痰）热之类"，故上文曰：辨证之奥妙，尽在舌象之中。

案 2：冠心病，三支病变，急性非 ST 段抬高型心梗①

胡某，男，74 岁。

现病史：患者 2011 年元月 4 日出院诊断为：冠心病三支病变，急性非 ST 段抬高型心梗，高血压病，2 型糖尿病，冠状动脉前降支肌桥，行支架术后 8 个月。目前胸闷、胸痛、左肩臂酸痛，胃脘胀，饮食尚可，而食后胀甚，二便正常。脉弦缓，舌苔白而略厚，舌质绛。

证候诊断：痰热阻滞，心胃同病，病涉中上二焦。

治法：清热化痰，活血化瘀。

【处方】

法半夏 10g	全瓜蒌 10g	黄连 10g	枳实 25g
石菖蒲 10g	远志 10g	郁金 10g	当归 10g
川芎 10g	土鳖虫 10g	红花 10g	延胡索 15g
片姜黄 10g	生蒲黄 10g	五灵脂 10g	

7 剂。

复诊胸闷、胸痛明显减轻，胃胀不明显，仅左肩臂酸痛较甚，故于原方加活血通络止痛之品如徐长卿、刘寄奴、蜈蚣、全蝎等，收效良好。

---

① 周贤、梅国强：《浅析梅国强教授活用小陷胸汤的经验》，载《光明中医》2013 年第 28 卷，第 2 期，第 252－253 页。

【按语】

《灵枢·经别》曰："足阳明之正……上通于心，上循咽，出于口……"《黄帝内经素问·平人气象论》曰："胃之大络，名曰虚里，贯膈络肺，出于左乳下，其动应衣，脉宗气也。"可见胃与心有经脉联系，故胃心同病有据可循。

案3：冠心病术后①

杨某，女，63岁。

初诊日期：2011年9月2日。

现病史：患者既往有冠心病史10年，冠心病支架术后1年半。症见：心悸胸闷气短，胸部隐痛，自汗恶风，头晕耳鸣，足底及下肢冷，大便不成形，日行1～3次，舌质红绛苔白厚，脉弦缓。

证候诊断：痰瘀痹阻。

治法：清热涤痰，活血通络。

【处方】小陷胸汤合失笑散加减。

法半夏10g	瓜蒌10g	黄连10g	枳实20g
石菖蒲10g	远志10g	郁金10g	当归10g
川芎10g	土鳖虫10g	红花10g	蒲黄10g
五灵脂10g	延胡索15g		

7剂。

二诊：（9月9日）心悸胸闷胸痛等症大为减轻，气短，自觉咽喉紧束感，舌质红苔白。方证相应，疗效显著，遂守上方加水蛭6g。续服7剂。

【按语】

津聚而为痰，血停而为瘀，津血互渗于络，痰瘀也相互为患。梅国强教授认为，痰瘀互结是冠心病的基本病机之一，化痰活血是冠心病的基本治法。处方中以小陷胸汤加枳实、石菖蒲、远志以开胸理气，清热化痰；以失笑散加当归、川芎、土鳖虫、红花、延胡索以活血通络止痛，全方法度严谨，效专力宏。

朱曾柏曾指出，五脏皆可生痰，痰瘀相互为患，治瘀不治痰，瘀难以根除，治痰不治瘀，难以速效。故此案可以作为痰瘀互结辨治之范例。

十四、聂惠民医案：高血压，冠心病②

韩某，男，73岁。

初诊日期：2002年12月31日。

现病史：患者胸闷、气短，头晕数年，近日加重。西医诊断为高血压，冠心病，冠状动脉内植入过2个支架。因胆结石，胆囊实施摘除术。

---

① 章程鹏、周贤、梅国强：《梅国强教授运用经方辨治痰证验案4则》，载《光明中医》2014年第29卷，第3期，第600－601页。

② 郭华：《聂惠民教授运用经方治疗胸痹的经验》，载中华中医药学会仲景学说分会主编《仲景医学求真（续一）——中华中医药学会第十五届仲景学说学术研讨会论文集》，中华中医药学会仲景学说分会2007年版。

刻诊：胸闷，心悸、头晕、气短，胃脘灼热，反酸，饭后易呕吐，腹部胀满，便略燥。舌红苔淡黄，脉弦有力。

证候诊断：痰热互结，肝热犯胃。

治法：清热化痰，疏肝和胃。

【处方】瓜蒌薤白白酒汤合四逆散加减。

瓜蒌 15g	法半夏 10g	薤白 6g	柴胡 6g
黄芩 12g	川朴 12g	炒枳壳 6g	杭芍 12g
麦冬 15g	菊花 15g	炒杜仲 12g	煅瓦楞 25g
神曲 15g			

7 剂，水煎服。

复诊：（2003 年 1 月 7 日）服上方后胸闷、心悸、头晕减轻，腹部胀缓，便转和，仍时有欲吐。上方加陈皮 10g、竹茹 10g，继服 7 剂，巩固疗效。

三诊：（2003 年 1 月 14 日）服上方后呕恶止。上方去陈皮、竹茹，加赤芍 12g、炙内金 30g、郁金 10g，继续调理，巩固疗效。

【按语】

患者主要临床表现都是高血压、冠心病的胸闷，在中医都属于胸痹，病性有寒热不同，偏实偏虚之异，但其证皆属痰浊闭阻所致，故聂惠民教授皆以瓜蒌薤白白酒汤为基础方加减化裁。

本案除了胸闷之外，尚有胃脘灼热，饭后易呕吐，腹部胀满，便略燥。舌红苔淡黄，脉弦有力。证属痰热互结，肝热犯胃。治以清热化痰，疏肝和胃。用瓜蒌薤白白酒汤合四逆散加减。方中，瓜蒌、法半夏、薤白理气化痰；柴胡、炒枳壳、杭芍、黄芩、川朴疏肝和胃降逆；麦冬养心肺之阴以润燥；菊花、炒杜仲清热平肝；煅瓦楞、神曲和胃消食制酸。服之 7 剂后胸闷、心悸、头晕减轻，腹部胀缓，便转和，仍时有欲吐，故加陈皮、竹茹清热和胃止呕。又 7 剂后，诸症皆减，疗效颇佳。

十五、邱保国医案：冠心病，冠状动脉支架术后[①]

患者，男，68 岁。

初诊日期：2010 年 1 月 5 日。

主诉：胸闷、胸痛、心悸，活动后加重，气短乏力 1 月。

现病史：因冠心病做冠状动脉造影及冠状动脉左前降支和左旋支介入支架 2 处 1 年余，有右侧腔隙性脑梗死病史 5 年。患者近 1 个月来感到胸前时常隐痛，尤以饭后或夜间时作时止，气短心悸，活动后加重，自汗乏力，常服速效救心丸和消心痛。血压正常，心率 75 次/min，舌质暗红，苔白稍厚，脉弦细。

西医诊断：冠心病，冠状动脉支架术后。

中医诊断：胸痹。

---

① 罗继红：《邱保国研究员治疗冠状动脉粥样硬化性心脏病验案 5 则》，载《中医研究》2014 年第 27 卷，第 1 期，第 30－32 页。

证候诊断：气虚血瘀。

治法：益气活血，通脉止痛。

【处方】

党参 30g	黄芪 20g	炒白术 10g	当归 30g
陈皮 30g	丹参 30g	桃仁 10g	红花 12g
赤芍 12g	川芎 12g	五味子 10g	水蛭 10g
没药 10g	益母草 10g	延胡索 15g	

10 剂，水煎，每日 1 剂。

二诊：服上方 10 剂后，胸闷、胸痛明显减轻，活动后仍稍感胸闷，出汗少，纳差，有时口干，舌质暗红，苔白，脉细。治宜扶正益气，滋阴敛汗，活血通脉。

【处方】

黄芪 30g	太子参 15g	黄精 15g	麦冬 10g
五味子 10g	煅牡蛎 20g	红花 10g	川芎 10g
赤芍 10g	没药 10g	水蛭 10g	

续服 10 剂。

三诊：服上方后，患者胸闷、胸痛、气短、乏力、出汗明显改善，按前方加减调治，以求进一步改善心功能，扶正固本祛瘀。

随访 3 年，病情稳定。

【按语】

本例患者装冠状动脉支架 2 年后再度出现胸闷、胸痛、气短，说明再次狭窄，心功能低下，气短乏力，心气不足，而患者又有脑梗死病史，血脉瘀滞，故本方以益气活血、通脉止痛为法，给予补中益气汤和桃红四物汤加减，益气补中升阳，活血化瘀，通脉止痛。患者动则气短汗出，故加大黄芪用量，改党参为太子参，并加用黄精、煅牡蛎以补气、养阴、敛汗。本病重用没药、丹参、赤芍、桃仁、红花、水蛭以达散结化瘀之效。

十六、任仲传医案：冠心病术后，不稳定型心绞痛[①]

张某，男，62 岁。

初诊日期：2010 年 12 月 6 日。

主诉：反复发作性胸闷胸痛憋气 5 年。

现病史：患者高血压病史 10 余年，血压最高曾达 180/100mmHg，目前接受正规抗高血压治疗。5 年前因胸闷胸痛在外院诊断为冠心病、不稳定型心绞痛，已行 PCI 治疗。近 1 个月来诸症有所加重，目前患者胸闷憋气，活动后胸痛，服用速效救心丸后可缓解，时头晕，纳可，寐差，多梦，二便可。舌质暗红，苔薄白，脉细涩。

查体：神清，血压 150/90mmHg，心率 80 次/min，律齐，双肺未闻及干湿性啰音，双下肢水肿 (-)。

---

① 曹云：《任仲传治疗胸痹心痛临床经验》，载《内蒙古中医药》2013 年第 32 卷，第 34 期，第 62 - 63 页。

心电图：窦性心律，$V_3 \sim V_6$ 导联 ST 段下移 0.1mV，T 波倒置。

西医诊断：①冠状动脉粥样硬化性心脏病，不稳定型心绞痛；②高血压病 3 级。

中医诊断：胸痹。

证候诊断：心脉瘀阻。

治法：行气活血，化瘀止痛。

【处方】冠舒汤加味。

丹参 30g	川芎 30g	降香 10g	元胡 20g
钩藤 30g	木香 20g	砂仁 10g	连翘 20g
桔梗 10g	枳壳 10g	远志 10g	三七粉^(冲服)3g

以冠舒汤活血化瘀为主，桔梗枳壳舒畅气机，连翘通行十二经之郁滞。木香砂仁健运中焦，远志宁心安神，三七加强活血止痛功能。

复诊：诉胸痛未发，胸闷明显减轻，仍思虑较多，对发作有恐惧感。继以前方加入酸枣仁 20g、夜交藤 30g、珍珠母 30g、柴胡 10g、郁金 10g 等安神宁心，调畅情志之品。水煎服 7 剂。

胸痛未作，情绪好转，以前方加减治疗 2 个月症状消失，后制成丸剂调理。随访 1 年未发。

十七、阮士怡医案三则

案 1：冠心病，支架植入术后[①]

患者，女，66 岁。

初诊日期：2014 年 4 月 3 日。

主诉：间断心前区疼痛 2 年余，加重 2 月。

现病史：患者 2012 年 2 月 16 日无明显诱因出现心前区疼痛，某医院冠状动脉造影示：左前降支弥漫性狭窄，右冠状动脉弥漫性狭窄，远端完全闭塞，确诊为冠心病，于右冠状动脉置入支架 1 枚。至今心前区间断疼痛，近 2 个月加重，伴有左侧背部疼痛，胸闷憋气，气短喘息，心悸时作，偶有汗出，头晕耳鸣，腰酸腰痛，纳可，寐欠安，多梦，大便每 2 日 1 行。舌暗红苔白，脉弦细。

西医诊断：冠心病，支架植入术后。

中医诊断：胸痹。

证候诊断：气虚血瘀。

治法：益肾健脾，活血化瘀。

【处方】

绞股蓝 10g	炙鳖甲^(先煎)30g	海藻 10g	丹参 20g
当归 10g	女贞子 20g	枸杞子 15g	降香 10g
炙黄芪 20g	淫羊藿 10g	补骨脂 10g	火麻仁 10g

① 王晓景、张军平：《从治病求本浅析阮士怡辨治心血管病经验》，载《中医杂志》2015 年第 56 卷，第 16 期，第 1366 – 1368 页。

炙甘草 10g

7 剂，水煎服。

1 周后患者复诊，心前区及背部疼痛发作频次减少，程度较前明显缓解，见效守方，继服 7 剂。

半年后随访，患者病情平稳，可从事日常家务。

【按语】

《金匮要略》对于胸痹病机有述，曰："阳微阴弦，即胸痹而痛，所以然者，责其极虚故也。今阳虚知在上焦，所以胸痹、心痛者，以其阴弦故也。"脏腑亏虚的根本乃脾肾虚损，肾阳乃一身阳气之源，心阳得之于肾阳，肾阳不足，无以温煦心阳，胸阳不展，气滞血瘀，痰浊由生。

本案患者支架术后本虚为主，证属气虚血瘀，治以益肾健脾为主，活血化瘀为辅。方中淫羊藿、补骨脂、枸杞子、女贞子补肾温脾；绞股蓝、炙鳖甲、海藻软坚散结；炙黄芪、当归、丹参、降香益气活血化瘀，全方补肾温脾不敛邪，散结消瘀不伤正。

案 2：冠心病 PCI 术后[①]

患者，女，70 岁。

初诊日期：2013 年 10 月 31 日。

现病史：患者 2010 年 9 月行经皮冠状动脉介入治疗（PCI），右冠状动脉置入支架 2 枚。现症：活动后气短，伴喘息，时有心前区疼痛，自服硝酸甘油可缓解，神疲乏力，口干口苦，胃胀，腹胀满，四肢逆冷，畏寒，偶痉挛。纳差，夜寐易醒，服艾司唑仑（舒乐安定）每日 2mg 辅助睡眠，小便调，大便困难。舌暗紫苔薄白，脉沉细。

平素服药：苯磺酸氨氯地平片每日 5mg；富马酸比索洛尔片每日 2.5mg；阿司匹林肠溶片每日 0.1mg；单硝酸异山梨酯缓释片（索尼特）每日 60mg。平素血压控制在 130mmHg ～ 140mmHg/80mmHg ～ 90mmHg。

西医诊断：冠心病 PCI 术后。

中医诊断：胸痹。

证候诊断：气虚血瘀。

治法：益肾健脾、滋阴理气。

【处方】

党参 15g	麦冬 10g	知母 15g	白芍 20g
淫羊藿 15g	肉苁蓉 15g	丹参 20g	制何首乌 20g
川芎 10g	木香 10g	番泻叶 3g	火麻仁 15g
合欢花 10g	砂仁 6g		

7 剂，每日 1 剂，水煎服。

二诊：（2013 年 11 月 7 日）口苦、乏力症减，口干，活动后胸闷气喘，腹胀满，畏寒。纳可，寐安，夜尿频，大便无力，便后不爽。舌暗淡苔白润，脉沉细。初诊方去党

---

① 张宁、张军平、李明、阮士怡：《阮士怡基于益肾健脾、软坚散结法辨治胸痹经验》，载《中医杂志》2016 年第 57 卷，第 1 期，第 16 – 18 页。

参、麦冬、白芍、淫羊藿、肉苁蓉、川芎、木香、番泻叶、合欢花、砂仁，易火麻仁为20g，加绞股蓝10g、炙鳖甲（先煎）30g、当归10g、女贞子20g、远志10g、石菖蒲10g。7剂，每日1剂，水煎服。

三诊：（2013年11月14日）胸闷憋气症减，喘息时感背部疼痛，食后胃脘胀满。纳差，夜寐多梦，夜尿频，大便无力。舌暗苔白腻，脉沉细数。二诊方去绞股蓝、远志、石菖蒲，易火麻仁为10g，加瓜蒌30g、麦冬10g、赤芍15g、板蓝根10g、泽泻30g、炙甘草6g。7剂，每日1剂，水煎服。

四诊：（2013年11月21日）背部疼痛症减，活动后喘息，心前区满闷不舒，食后胃脘胀满，偶感胃痛。纳可，夜寐多梦，夜尿频，大便调。舌暗苔白腻，脉沉。三诊方去麦冬、赤芍、板蓝根、女贞子，加天冬10g、荷叶15g、绞股蓝10g、葶苈子10g、吴茱萸5g、枳壳10g、酸枣仁30g。7剂，每日1剂，水煎服。

五诊：（2013年12月19日）诸症均减，偶感胸闷憋气。纳可，寐安。舌红苔薄白，脉沉。四诊方去天冬、荷叶、炙鳖甲、知母、葶苈子、泽泻、枳壳、火麻仁，加桑寄生15g、续断15g、黄连15g、焦三仙各10g。继续服用7剂巩固治疗。

随访2个月，病情再未发作。

【按语】

本案为PCI术后，患者年事已高，久病伤正，脾肾虚衰，水液运化失司，内聚生痰，痹阻心脉，困阻清阳；心气亏虚兼之肾不纳气，气为血之帅，气虚则血运无权，无以濡养脏腑九窍、四肢百骸，瘀阻脉络，痰瘀互结而成胸痹。

一诊方中党参、麦冬、知母益气养阴；白芍养血活血；淫羊藿、肉苁蓉、制何首乌温补肾阳；川芎、合欢花行气活络止痛；木香、砂仁理气健脾，助番泻叶、火麻仁利水通便；结合舌脉症状，患者痰瘀之邪较盛，中焦气机壅滞，加之老年肾气不足，脾失健运，腑气不通，则见口干口苦、胃胀满，故用健运脾气、温补肾阳之品；全方温而不燥，寒热平调，共奏益肾健脾、滋阴理气之功。

二诊阳气不振则发为胸闷憋气，绞股蓝益气健脾、清热解毒，炙鳖甲滋阴潜阳、软坚散结；当归助火麻仁活血通便；石菖蒲、远志合用理气解郁，宁心安神；女贞子滋阴补肾温脾，阴阳双补。

三诊阳气复生，热象毕现，遂减补肾温阳之药，续加瓜蒌清热涤痰、宽胸散结；赤芍清热凉血；板蓝根清心胸之热；泽泻利水渗湿；炙甘草甘温益气，通经脉，利血气，缓急养心。

四诊以枳壳、吴茱萸行滞消胀、理气止痛；重用酸枣仁以宁心安神。

五诊前症均好转，故以桑寄生、续断滋补肝肾，黄连清心火，焦三仙顾护脾胃，寓意"先安未受邪之地"。

案3：冠心病术后[①]

患者，男，56岁。

① 任淑女、张军平、阮士怡：《阮士怡教授临证特色浅析并验案三则》，载《中华中医药杂志》2013年第28卷，第3期，第714－717页。

初诊日期：2011 年 4 月 21 日。

现病史：患者间断胸闷憋气 5 年，时有心前区疼痛，2010 年底无明显诱因突发心前区疼痛，憋闷，就诊于当地医院，查冠脉造影示：狭窄程度为 LAD 50%～80%，RCA 100%，LCX 50%～80%，D1 90%，OM1 70%。诊断为：冠心病，行冠状动脉介入术后疼痛症状缓解。

刻诊：憋气明显，气短喘息，活动后加重，偶有夜间憋醒，舌暗红苔白脉弦缓。心电图示：肢体导联 T 波低平，Ⅲ 导联 q 波，V_4～V_6 导联 ST 段压低 0.1mV，T 波倒置。

西医诊断：冠心病。

中医诊断：胸痹。

证候诊断：气虚血瘀。

治法：活血化瘀，健脾益肾。

【处方】

绞股蓝 20g	炙鳖甲（先煎）30g	丹参 30g	茯苓 15g
川芎 10g	女贞子 20g	补骨脂 10g	刺五加 15g
红花 10g	枸杞子 10g	海藻 15g	麦冬 15g
炙甘草 10g			

每日 1 剂，水煎服。

二诊：（2011 年 5 月 12 日）气短憋气减轻，背部麻木沉重伴有左肩稍疼痛，寐欠安，纳尚可，二便调，舌淡红苔白腻脉缓。前方减川芎、补骨脂、枸杞子、海藻、麦冬，改丹参为 20g，加郁金 10g、香附 10g、制何首乌 30g、生龙齿 30g、紫石英 20g。

三诊：（2011 年 6 月 23 日）因天气热，活动后憋气，夜间偶有憋醒 1 次，舌淡红苔薄黄脉缓。前方减郁金、香附、龙齿、石英、炙甘草、红花、制何首乌，加海藻 15g、厚朴 10g、补骨脂 10g、降香 10g、川芎 10g、细辛 3g、白豆蔻 6g。

四诊：（2011 年 7 月 7 日）天热则发，发作时咽中堵闷感，余无明显不适，自测血压 110/70mmHg，舌淡红苔薄白脉弦缓。前方减厚朴、降香、补骨脂，加制何首乌 30g、夏枯草 10g。继续服用。

【按语】

本案中医诊断为胸痹，其病因病机在《金匮要略》有述："夫脉当取太过不及，阳微阴弦，即胸痹而痛。所以然者，责其极虚故也。今阳虚知在上焦，所以胸痹、心痛者，以其阴弦故也。"上焦阳虚，阴邪上乘，邪正相搏，正虚之处即是容邪之所。于胸痹一说其正虚之本毋庸置疑。

根据阮士怡教授多年经验，脾肾虚损为本病致病之因，阳气发源于阴，阴为阳气发源之物质基础，如张景岳所云："如无阴精之形便无以载阳气。"肾之元气元精为十二脏之化源，心赖之则君火以明，脾为水谷精微之海，心得所养则可以为用，肾之阳气衰微，则脾之运化无权，便生痰浊、气滞、血瘀，致使心失所养并同心脉瘀阻，发为胸痹。基于此阮士怡教授首创"益肾健脾以治本，软坚散结以治标"的治疗胸痹大法。

本例患者初起胸闷憋气，心前区疼痛，经 PCI 治疗后标实证去之大半，但气短胸闷憋气喘息等症常由劳累寒热情志失调诱发，病程日久则阳气日衰，心气亏虚并同肾不纳气发为气短喘息，阳气不振发为胸闷憋气，气为血之帅，气虚则血运无权，不能濡养脏腑九窍肢体百骸，脾阳虚损，更易化生痰湿困阻清阳，若痰湿随精气入血，无形之痰则无处不至阻碍血液运行。

此方健脾益肾，活血化瘀，气血冲和，阴精得续，"阳化气阴成形"，阳气生化有源，方可发挥正常的生理作用。这也是阮士怡教授一直倡导治病必求于本的体现。

方中绞股蓝益气健脾清热解毒；炙鳖甲滋阴潜阳软坚散结；海藻消痰软坚；刺五加益气健脾补肾安神，助茯苓健脾宁心之功；女贞子、枸杞子、补骨脂滋阴补肾温脾，阴阳双补；舌暗红脉弦缓，血瘀之相尚未尽祛，遂加丹参、川芎、红花理气活血化瘀；麦冬养阴生津，顾护阴液，使全方温而不燥，寒热平调，共显健脾益肾软坚散结之功。

二诊中，春三月此为发陈，立夏之际，阳气生发日隆，患者却出现背部麻木沉重感，阳气生发而无力条达，即为阳气生而不能为用。遂减补肾温阳之药，续加制何首乌补益精血，郁金、香附以加强肝的疏泄功能，助血运亦助阳气条达。寐欠安则加生龙齿、紫石英镇心安神。三诊及四诊中，患者遇热反而胸闷，说明腠理闭塞表里不通，外热则阳气更被郁于体内，遂稍佐细辛由表入里芳香透达，为阳气达表疏通道路，夏枯草散在内之痰火郁结。

从西医角度，代谢产物不能及时被排出体外，沉积在血脉中，便成为导致动脉粥样硬化的重要因素。如同痰湿随精气入血化为无形之痰产生各种病理产物，阻碍血液运行及脏腑功能的正常发挥。动脉粥样硬化的本质即为人类随增龄发生的一种不可避免的动脉管壁退行性病理变化，在硬化的动脉管壁细胞内和细胞之间有胆固醇及脂类大量堆积，细胞增生、纤维化，管壁增厚和管腔狭窄。在中医"治病必求其本""正气存内，邪不可干"的理论指导下，研究保护动脉内皮细胞为主的方法，同时限制各种造成动脉粥样硬化的条件，从根本上治疗本症或可以收到一定的效果，保护动脉内膜，使之永远保持光滑，就可推迟老化。这也是对"益肾健脾软坚散结"法的另一种解读。经大量的临床观察和实验室研究，这种方法具有明显地改善冠心病患者临床症状，缓解心绞痛，降低全血黏度和血小板聚集，抗血栓形成，抑制血管内膜的增生，减轻或消除动脉粥样硬化斑块的形成，促进病变区域侧枝循环的建立，达到治疗冠心病的目的。

十八、史载祥医案四则

案1：介入后心绞痛①

患者，男，56岁。

初诊日期：2012年11月26日。

现病史：胸痛，心悸。患者于2006年心肌梗死，有室壁瘤。行冠状动脉支架术，前后一共支架4枚。初诊时患者频繁发作胸骨后绞痛，需服用硝酸甘油。伴乏力，腹胀，大便不成形（1～2次/日），五更泻。欠寐。脉细弦寸弱。舌质紫暗，苔黄厚腻。

史载祥教授初治以瓜蒌薤白半夏汤合升陷祛瘀汤。

---

① 柳翼、史载祥：《史载祥教授经方治疗介入后心绞痛经验》，载《中西医结合心脑血管病杂志》2016年第14卷，第1期，第101-104页。

前 8 诊治疗后，病情缓解明显。但自 2013 年 3 月起，病情反复。胸痛剧烈，胸痛彻背，背痛彻胸。脉细弦而寸弱。苔黄腻根厚，舌质暗。

【处方】乌头赤石脂丸。

制川草乌^(先煎1h)各10g	川椒10g	干姜10g	附子10g
法半夏40g	白芥子10g	薤白40g	全瓜蒌60g
生黄芪60g	三棱20g	莪术30g	苍术30g
全蝎末^(冲)2g	穿山龙60g	蜈蚣末^(冲)2g	红景天30g

7 剂。

患者服药后胸痛立止，后减至 1 剂分 3 日服，症状得到控制。至今随访 2 年有余，可以恢复正常工作，未再发作心绞痛。

【按语】

本患者多支病变多次介入治疗，相对于一般心绞痛患者，其病情复杂，程度更重，虽然经瓜蒌薤白半夏汤治疗后，可使心绞痛发作缓解。然一旦有诱因则随时可诱发心绞痛发作。本患者晨起发作，脉细弦寸弱，伴五更泻。此乃阴寒痼冷，痰结瘀凝所致。为胸痹之重症，一般通阳散结已难胜任，非峻逐阴寒并用温涩调中难以奏效。

方中乌、附、椒、姜，一派大辛大热，别无他顾，峻逐阴邪而已。原文赤石脂味甘涩性温，入脾肾、大肠经，涩肠止血，收敛生肌。本方山萸肉味酸性温，收敛元气，固涩滑脱，《神农本草经》谓共"逐寒通痹"。故上方取其意，易其药也。本案在阳微阴弦虚实错杂，升降失调的基础病机之上，突出阴寒、痰瘀、痹阻，故疗效当巩固。

案 2：介入后心绞痛[①]

患者，男，75 岁。

初诊日期：2013 年 1 月 10 日。

现病史：于 2012 年 9 月因急性心肌梗死在某医院行冠状动脉造影示：三支病变并行支架术。患者阵发性胸闷痛为主要症状，发作时需用硝酸甘油喷雾剂（2 喷/次）、速效救心丸（4～5 粒/次）等才能缓解症状。伴腹部不适、乏力、咳嗽，气短。脉细短，苔薄质淡暗。

【处方】橘枳姜汤合茯苓杏仁甘草汤加减。

橘红10g	炒枳壳10g	炮姜8g	茯苓15g
杏仁10g	炙甘草10g	三七粉3g	

7 剂。

二诊：（2013 年 1 月 17 日）诸症缓解，胸闷症状未发作，未服用硝酸甘油、速效救心丸等。口干涩，夜间加重需饮水缓解。脉沉细短，苔薄质淡暗。效不更方，原方加附子15g。14 剂。

后患者随访至今，病情平稳，未再胸闷发作。

【按语】

本患者冠心病、前壁心肌梗死病史明确。症状表现为胸闷胸痛，脘腹不适，咳嗽、

---

① 柳翼、史载祥：《史载祥教授经方治疗介入后心绞痛经验》，载《中西医结合心脑血管病杂志》2016 年第 14 卷，第 1 期，第 101－104 页。

气短。辨证为胸痹为患，胸阳不振，气机不畅，水饮上逆。

《金匮要略直解》："气塞气短，非辛温之药不足以行之，橘皮、枳实、生姜辛温，同为下气药也。"胸中气塞，短气，且未见上逆抢心之证表明胸痛不甚，故可知为胸痹轻症。茯苓杏仁甘草汤偏于化痰饮；橘枳姜汤偏于行气滞。两方兼顾了"阳微阴弦"的两个方面，又各有侧重，故临床常合用。

二诊患者口干涩，伴咳嗽、气短，是气虚不能布津使然。又有近期上消化道出血病史，故以炮姜易生姜，取炮姜守而不走，也有甘草干姜汤意。气、饮为患要累及血。另加三七止血活血。取效后兼顾气阴，加生脉饮，以阴配阳，巩固疗效。

案3：冠状动脉搭桥术后心绞痛[①]

患者，女，76岁。

现病史：于1999年因"冠状动脉粥样硬化性心脏病，严重三支病变"，行冠状动脉搭桥术。术后患者频繁发作不稳定型心绞痛。2014年6月12日再次发作胸闷、胸痛，以急性非ST段抬高性心肌梗死收入院。入院后每晚发作性心前区憋闷感，隐痛，咽下胸上痞塞，每周仍需含服硝酸甘油量约5片。精神不振，乏力气短。

于2014年6月26日史载祥教授会诊：舌质紫暗，光红无苔，脉细短尺部弱。

证候诊断：气阴两虚，气陷血瘀。

【处方】人参汤合升陷祛瘀汤。

红参15g	生白术60g	炙甘草15g	干姜12g
升麻10g	山茱萸30g	知母15g	生黄芪30g
桔梗10g	柴胡10g	醋三棱12g	醋莪术15g
益母草15g	生地30g	红景天30g	麦冬15g

7剂。

患者服药后1个星期胸闷胸痛未再发作，未服硝酸甘油。效不更方，加白蒺藜15g、天花粉60g。7剂。病情稳定后好转出院。

【按语】

人参汤与理中丸、理中汤同方而异名，以人参为君，首要大补元气，再用干姜温中散寒，这样心脾之阳气都能充足，方能通痹止痛，举陷平逆。其与枳实薤白桂枝汤同治"胸痹心中痞气，气结在胸，胸满，胁下逆抢心"之证，关键在于辨证：枳实薤白桂枝汤治疗的是实证胸痹，人参汤则治疗的是虚寒胸痹。这里体现同病异治的原则。

《灵枢·邪客》篇"五谷入于胃也，其糟粕、津液、宗气分为三隧。故宗气积于胸中，出于喉咙，以贯心脉，而行呼吸焉"。此宗气即"大气"，不但为诸气之纲领，也为周身血脉之纲领。而大气的发生之处在肾，积贮之处在胸中，培养之处在中焦（"培养于后天水谷之气"）。此案入院急救病势稍缓后，气阴两亏，虚陷血瘀渐显见，胸憋闷隐痛仍在，但中焦虚寒突出，故选人参汤合升陷祛瘀，当属合拍，取效亦速。而加用养阴之生地、麦冬，也有"阴中求阳"之意。

---

① 柳翼、史载祥：《史载祥教授经方治疗介入后心绞痛经验》，载《中西医结合心脑血管病杂志》2016年第14卷，第1期，第101－104页。

不可否认，随着冠心病介入治疗技术的发展和完善，其临床实施例数逐渐增多。但PCI虽能重建血运、纠正严重狭窄，却不能改变动脉硬化的生物学过程，更没有消除引起冠脉狭窄的原因。支架内再狭窄、冠状动脉痉挛、冠状动脉分支栓塞、微循环紊乱、无复流、边支栓塞或局部"扩张痛"等多种原因都可以导致介入后心绞痛，因此发病率居高不下，且西医治疗无特殊手段。而且在个别情况下，介入治疗的临床指征有宽泛化的趋势。

<h3 style="text-align:center">案4：冠状动脉支架置入术后再狭窄①</h3>

沈某，男，48岁。

初诊日期：2002年7月18日。

现病史：患者于2002年3月因心绞痛频繁发作而行经皮腔内冠状动脉支架置入术，术中顺利，术后常规服用抗凝血、抗心绞痛药物，症状消失，心电图恢复正常。近1个月来，心绞痛再次发作，且发作次数频繁，服用抗心绞痛药物效果差。

刻诊：胸闷、心前区疼痛，动则加剧，发作时伴胸骨后发痒，心悸，气短，自服速效救心丸后症状减轻。心电图示：ST－T改变，冠状动脉供血不足。考虑为冠状动脉支架置入术后再狭窄。诊见：舌暗、苔薄白，脉沉细。

证候诊断：气阴不足，中气下陷，痰瘀内阻。

【处方】升陷汤为主加减。

生黄芪25g	知母10g	桔梗4g	柴胡10g
升麻4g	西洋参10g	麦冬10g	五味子10g
三棱12g	莪术12g	生牡蛎30g	山茱萸15g
十大功劳30g	北五加皮3g		

水煎服，每日1剂，早晚分服。

用药7剂，症状明显减轻，14剂后停服速效救心丸，30剂后诸症消失。拟用巩固方。

【处方】

生黄芪20g	升麻6g	柴胡10g	桔梗4g
麦冬10g	五味子10g	知母10g	三棱6g
莪术6g	生鸡内金12g	山茱萸15g	生牡蛎30g
北五加皮3g			

水煎服。每2日1剂。

治疗3个月，随访半年，未再发作。

【按语】

经皮腔内冠状动脉成形术、支架置入术等已成为治疗冠心病的有效手段，该技术在临床上的应用，挽救了无数患者的生命。但术后有1/5左右的患者仍可发生冠状动脉术后再狭窄。如何防止冠状动脉术后再狭窄，已成为困扰现代医学的难题。

史载祥教授指出，本病的病位在心，以本虚为主，虚实夹杂。患者之所以发病，责

---

① 董月奎、魏荣友：《史载祥运用升陷汤治疗杂病经验》，载《中医杂志》2009年第50卷，第4期，第298－299页。

之于正气不足，加之手术耗伤，则邪必所凑，气血不能调和，痰浊、瘀血内阻于络脉。冠脉支架术后可有效改善心外膜冠状动脉的血流量，对冠状动脉微循环调节往往疗效不佳，冠状动脉微循环障碍持续存在。故治疗宜扶正为主，方以升陷汤、生脉散益气、养阴、升陷，增强心功能；三棱、莪术、生鸡内金行气活血、祛瘀通络，改善微循环；山茱萸、生牡蛎"收敛气分之耗散，使升者不至复陷更佳"（《医学衷中参西录》）；佐以十大功劳、北五加皮清热养阴。综观全方，寒热并用，补气而不燥，滋阴而不腻，活血化瘀而不伤正，药证相合，故收全功。

十九、沈宝藩医案三则

案1：冠心病介入术后再狭窄[①]

王某，男，60岁。

初诊日期：2007年1月10日。

现病史：患者于2005年10月经冠状动脉造影显示三支冠状动脉病变，故行冠状动脉搭桥手术，术后心痛时作，活动后尤甚。2006年11月再次行冠脉造影示桥血管闭塞，复行冠状动脉支架术，术后2个月来心痛时作，胸闷气短甚，身困乏力，动则尤甚，纳食不香，心悸睡眠不实，苔白厚腻，舌暗，脉弦滑。

证候诊断：血瘀痰浊痹阻心脉。

治法：活血祛痰宁心通络。

【处方】

丹参13g	山楂13g	茯苓13g	当归10g
红花10g	川芎10g	元胡10g	瓜蒌10g
薤白10g	郁金10g	菖蒲10g	法夏10g
厚朴10g	远志10g	陈皮6g	

上方经治月余，心痛未作，胸闷气短明显减轻，纳食转佳，然身困乏，气短动则喘甚，苔转为薄净，舌暗，脉细弱。证属气虚血瘀痹阻心脉，取益气养心通络法治之。

【处方】养心通络汤加减。

黄芪13g	茯苓13g	山楂13g	丹参13g
当归10g	炙甘草10g	红花10g	川芎10g
元胡10g	炒白术10g	郁金10g	陈皮6g

补气脉通片5片/次；3次/日。

经上法加减调治一段时间后，患者精神佳，心前区无明显不适，有时劳累后偶有胸闷气短，于2007年8月15日冠状动脉造影示支架内血流畅通，未见明显再狭窄，嘱长期服用补气脉通片调治。

---

① 吴致安、玛依努尔：《沈宝藩教授防治冠心病介入术后再狭窄经验述要》，载《新疆中医药》2009年第27卷，第6期，第46-48页。

案 2：冠心病介入术后再狭窄[①]

杨某，男，62 岁。

初诊日期：2009 年 12 月 6 日。

现病史：经住院检查诊治，平素血脂高，血黏度高，血压正常，5 年来经常反复发作心绞痛，于上月初做冠脉造影示冠脉左前旋支 70%～80% 狭窄，冠脉左前降支近端至终端置一支架后血流通畅，前向血流 TIMI 三级。

术后 1 周前来就诊，心前区时有隐痛、胸闷、气短、动则喘甚、畏寒肢冷、脉沉细、苔薄、舌质暗淡、舌体胖大。

中医诊断：胸痹。

证候诊断：气阳虚心脉瘀阻络。

治法：益气温阳、宁心通络。

【处方】

黄芪 13g	党参 10g	桂枝 10g	瓜蒌 10g
薤白 10g	当归 10g	丹参 13g	红花 10g
川芎 10g	辛塔花 10g	首乌藤 13g	炙甘草 6g

嘱继续服用原降脂抗血小板凝集等药。

经治 3 个月后已无明显畏寒肢冷，心痛偶有发作，苔脉同前，原方去桂枝加葛根 13g、首乌藤 13g，又经半年坚持中西药调治后诸症悉平。停用汤药，改服沈宝藩教授研制的具有益气温阳的强心通络之补气脉通片（由黄芪、红花、川芎、茯苓、地龙、水蛭等组成），药理药效证实具有抗凝、提高免疫和保护血管内皮的功能。

术后 1 年余，于 2010 年 12 月底住院，冠脉造影检查原置支架处血流通畅，未见明显狭窄，少量增生，其他冠脉右支左回旋支等处均血流通畅。

案 3：冠心病介入术后再狭窄[②]

张某，男，58 岁。

初诊日期：2010 年 7 月。

现病史：高血压病史 10 年，血压波动在 140mmHg～180mmHg/90mmHg～100mmHg 之间，平素头晕、头痛、胸前闷塞、疼痛时有发作。继续服用中西药物治疗，上述症状时轻时重，10 天前下午搬家劳作时，心前区剧烈疼痛，心悸冒冷汗，急诊住院。冠脉造影示左前降支 70%～98% 狭窄，左回旋支近端管壁不光滑，严重狭窄段经支架置入后造影见支架内无残余狭窄，TIMI 三级。术后 1 个月前来要求服中药调治，诉术后已无明显心前区剧痛，但身困、乏力、心悸、胸闷、气短、溏便、纳少、脉细弱、苔薄腻、舌质暗淡。

中医诊断：胸痹。

证候诊断：心脾两虚，心脉瘀阻。

———————

①　玛依努尔·斯买拉洪、房江山、洪军：《养心通络汤防治冠心病介入术后再狭窄》，载《中国中医基础医学杂志》2013 年第 19 卷，第 2 期，第 168–169 页。

②　玛依努尔·斯买拉洪、房江山、洪军：《养心通络汤防治冠心病介入术后再狭窄》，载《中国中医基础医学杂志》2013 年第 19 卷，第 2 期，第 168–169 页。

治法：益气健脾养心通络。

【处方】

黄芪 13g	白术 10g	茯苓 13g	莲子肉 15g
当归 10g	红花 10g	川芎 10g	瓜蒌皮 10g
薤白 10g	辛塔花 10g	枣仁 10g	远志 10g
砂仁 6g	山楂 13g		

嘱继续服用原降压、抗血小板凝集等药。

经调治 3 个月余，仍身困、乏力、心悸、气短、纳少、溏便，劳累时心前区隐痛时作，测血压 140/90mmHg，脉细、舌质暗淡、苔薄。中药原方去远志加丹参 13g、葛根 13g、炒山药 13g，继续调治。

然患者因工作繁忙，服药几个月后经常长期出差外地，不能坚持治疗，西药降压药断续服用。

时隔 1 年余，因途中劳累，回家当晚心前区剧痛，大汗淋漓，于 2011 年 10 月 16 日急诊入院。冠脉造影示左前降支近段至中段可见支架影，支架内血流通畅，未见明显狭窄，而在右冠脉近段血管壁不光滑，远段后三叉前可见 75% 左右狭窄。处置放支架后，支架内血流通畅，TIMI 三级。

术后患者前来服中药调治，辨证仍为心脾两虚心脉瘀阻。

【处方】

黄芪 13g	党参 10g	白术 10g	茯苓 13g
远志 10g	辛塔花 10g	当归 10g	红花 10g
川芎 10g	元胡 10g	瓜蒌皮 10g	薤白 10g
陈皮 6g	首乌藤 13g	山楂 15g	

嘱患者必须今后坚持中西药治疗，并注意生活调摄巩固疗效。

二十、张兰军医案：冠脉支架术后心绞痛复发[①]

卢某，男，56 岁。

初诊日期：2010 年 4 月。

现病史：素患冠心病，6 个月前，因不稳定型心绞痛反复发作，而行冠状动脉造影术，术中发现 RCA 近段 80% 狭窄，LCX 90% 狭窄，下支架 2 个，手术进行顺利。但据患者自诉，尽管术后心绞痛发作的程度和频次均比原来明显减轻，但仍不能根除。劳累及紧张后时有发作，以心前区疼痛为甚，痛处固定不移。患者因此思想负担沉重，转寻中医治疗。

刻诊：该患者身材高大，面色暗沉，唇色紫暗。除胸痛外，患者自觉胸前区有压迫感，同时伴有心悸气短，神疲腰酸，畏寒肢冷，口黏恶心，大便不爽。查舌质暗紫，苔薄白，舌下络脉迂曲，脉沉细。

---

① 孙立飞：《孙兰军治疗冠脉支架术后心绞痛复发 2 例》，载《河南中医》2012 年第 32 卷，第 4 期，第 499－500 页。

心电图示：Ⅱ、Ⅲ、aVF、$V_2 \sim V_6$ 导联 ST - T 压低，T 波低平。

证候诊断：心肾阳气俱虚，气滞血瘀痰浊痹遏胸阳，阻滞心脉。

治法：益气温阳兼补肾，活血化瘀兼疏肝理气及健脾祛痰。

【处方】

黄芪 30g	当归 20g	桂枝 10g	白芍 12g
炙甘草 8g	白术 15g	丹参 20g	降香 12g
砂仁 15g	熟地黄 20g	山萸肉 15g	川芎 12g
红花 12g	延胡索 12g	柴胡 12g	郁金 12g
石菖蒲 12g	白扁豆 15g	酸枣仁 30g	

患者服药 7 剂，自觉胸中畅快，信心大增。孙兰军教授曰："气滞易调，而阳虚和血瘀则只能缓图。"嘱其坚持服用中药。

患者坚持服药至 2010 年 9 月复诊时，心绞痛已完全得到控制，且面色变得红润。

【按语】

孙兰军教授认为，从中医角度来考虑，不管是支架术前还是支架术后所发心绞痛，都可以归于"胸痹""心痛"的范畴，其病变实质皆是"本虚标实"，只是 PCI 术后的辨证论治更侧重于本虚。"本虚"是心气心血不足，胸阳不振；"标实"则是寒凝，气滞，血瘀，痰浊痹遏胸阳，阻滞心脉。PCI 手术，本身对机体来说就是一种损伤，患者经过手术尽管脉道通畅，但并未纠正患者机体本虚的状态，反而虚衰的气血被进一步伤损。另术中的离经之血，化为瘀血，直接阻滞于脉道。患者（尤其是中老年患者）术后机体的自我修复和调整功能不旺，易导致心绞痛复发。

故对此类患者，孙兰军教授常以益气温阳、活血化瘀、健脾祛痰多法合用，综合调理。常以黄芪、党参大补胸中之气以助血行，大气行则血瘀通，此即"大气一转，其结乃散"之谓；以桂枝甘草汤温通心阳，宣通心脉，阳虚甚者加用附子或淫羊藿、仙茅等药来温肾阳以助心阳，此所谓"离照当空，阴霾乃散"之意；以当归活血补血，赤芍、川芎活血化瘀，因"瘀血不祛，新血不生"，故瘀血甚者必加桃仁、红花；丹参饮活血又兼行气化浊，具条畅气机之功；白芍、甘草缓痉止痛，痛甚加延胡索；郁金、石菖蒲、白扁豆化痰祛浊，通利脉道；更加白术、山药健脾，补益中焦气血生化之源。在此基础上再随证加减。此方看似庞杂混乱，实则结构严谨，照顾周全，切合此类患者的病因病机，长期服用有明显改善气虚血瘀痰浊体质的作用。

由于 PCI 术后，患者的危急病情得到缓解，故"缓者治其本"，此正"间者并行"之意。孙兰军教授认为中医药辨证施治的体系，因人、因地、因时制宜。整体治疗的原则在冠脉支架术后心绞痛复发的防治上具有优势。恰当的中药方剂配伍具有抑制血小板聚集、保护内皮细胞、降脂、抗氧化损伤、抑制 VSMC 增殖的作用，从而能对冠脉支架术后的再狭窄实现一个综合的调治，预防心绞痛的复发。

二十一、唐蜀华医案：冠心病（心绞痛），高血压病[①]

莫某，女，77 岁。

初诊日期：2011 年 4 月 21 日。

现病史：患者发作性胸闷 8 年。2003 年行 PCI 术，于左回旋支植入支架 1 枚。2006 年始活动后胸闷，含服硝酸甘油后可缓解。刻诊：患者时有胸闷，咽部不适感，心悸，夜寐欠安，易醒，梦多，纳食一般，大便日行 1～3 次，尚成形，舌质红、苔薄白，脉细弦结。

既往史：有高血压病史，目前服用"氢氯噻嗪片、美托洛尔片、氯沙坦钾片"降压，血压控制在 160mmHg～140/90mmHg，甘油三酯升高，糖耐量减退，心电图：查频发房性期前收缩。

西医诊断：冠心病心绞痛，高血压病。

中医诊断：胸痹心痛。

证候诊断：气阴两虚，痰瘀痹阻。

证候分析：心脾气阴不足，痰瘀内结，心脉不畅。

治法：益气养阴，活血化瘀。

【处方】血府逐瘀汤合黄芪生脉饮加减。

紫丹参15g	川芎10g	红花10g	炒枳壳10g
广郁金10g	甘松10g	生黄芪15g	炙黄精15g
太子参15g	麦门冬10g	五味子6g	葛根10g
炒白术10g			

常法煎服。

2 周后，患者胸闷心慌减轻，活动后稍感不适，轻度气短，夜寐稍有改善，舌苔前半少露质，舌淡红，脉细缓，时有结代。仍从心脾气阴不足，痰瘀内结治之。前方酌加养心安神之品，炒枣仁、炒延胡索。

经调治 2 个月，患者胸闷、心悸基本消除，每日能寐 6 小时左右，血压控制于 140/80mmHg 左右，动态心电图示期前收缩趋于减少。

【按语】

本例患者为气阴两虚，痰瘀内结，心脉不畅之胸痹症。《金匮要略》对胸痹心痛病机进行了高度的总结，着重指出"阳微"是胸中阳气不振，上焦阳虚；"阴弦"是阴寒太盛，浊阴内结，瘀血停着之证。唐蜀华教授认为随时代变迁，疾病亦在发生变化。"阳微阴弦"理解为本虚标实更为恰当。

本案有冠心病、高血压病、高脂血症，活动后胸闷，心悸，夜寐易醒，舌质红、苔薄白，脉细弦结。辨证结合辨病，病机乃气阴两虚，痰瘀内结，心脉不畅。关于胸痹治疗传统主要采用通阳泄浊，行气宣痹。这也是张仲景的学术思想。《金匮要略》设"胸痹心痛短气病"专篇，从其描述之主症及列举之主方，秦伯未认为"胸痹"不限于冠心

病，而"心痛"则包括上腹部胃脘痛等在内。故针对冠心病心绞痛之病机，强调"气滞则血瘀"。

活血化瘀则是近代更为重要的治疗大法，说明冠心病心绞痛的治疗是后人在《金匮要略》的基础上又有"辨病"论治的进步。半个多世纪以来，活血化瘀方药的研制及其机理的深入，明显推动了整个中医学术的发展。本案以血府逐瘀汤合黄芪生脉饮加减，酌加养心安神之品，标本兼顾，故收良效。

二十二、王自立医案：冠状动脉粥样硬化性心脏病[①]

郑某，男，68 岁。

初诊日期：2015 年 1 月。

主诉：间断胸闷、气短 1 年余，加重伴下肢水肿 1 月。

现病史：患者于 3 年前因"冠状动脉粥样硬化性心脏病，急性心肌梗死"行冠状动脉造影及支架植入术，有"高血压病"史 10 余年。现长期服用降血压药、降血脂药及利尿剂。1 个月前因劳累致胸闷、气短加重，双下肢水肿傍晚及夜间明显。欲求中药治疗。

刻诊：胸闷、气短，活动后心慌，腰酸，乏力，双下肢水肿呈中度可凹性，观其面色白，口唇紫暗，舌质淡，舌苔白润，脉沉无力。

中医诊断：胸痹心痛病。

辨证分析：属于肾阳亏虚，水饮上凌于心，使胸阳不运，气机痹阻，血行瘀滞，发为本病。

治法：温肾助阳、化气行水、兼活血通络。

【处方】桂枝去芍药加附子汤。

桂枝 10g	制附片 (先煎30min) 10g	茯苓 15g	炒白术 20g
泽泻 10g	丹参 15g	川芎 15g	大枣 6 枚
生姜 5 片	炙甘草 10g		

7 剂，水煎分服，每日 1 剂。

二诊：患者自诉胸闷、气短减轻，双下肢水肿较前减轻呈轻度可凹性，仍感乏力。药已中的，继前方加黄芪 30g 以补益正气。水煎分服，10 剂，每日 1 剂。并停服利尿剂。

三诊：患者精神转佳，面色较前有光泽，唇色转红润，自诉胸闷减轻，活动后无气短及心慌，双下肢水肿消退，舌质淡红，舌苔薄白，脉沉。上方减泽泻、川芎，调方如下。

【处方】

黄芪 30g	桂枝 10g	制附片 (先煎30min) 10g	茯苓 10g
炒白术 20g	丹参 15g	大枣 6 枚	生姜 3 片

[①] 杨阿妮、柳树英、王煜：《王自立主任医师从阴阳论治胸痹心痛病经验点滴》，载《西部中医药》2015 年第 28 卷，第 7 期，第 38 - 40 页。

炙甘草 5g

水煎分服，每日 1 剂。服用 14 剂以巩固疗效。

【按语】

久患胸痹心痛病而伤及肾阳者，治疗中注重温补肾阳。先贤云："欲温心阳，先助肾阳。"肾阳充沛，自当离照当空，则阴霾自散。王自立教授认为，年老体弱，病程日久，疗程须长，非三五剂药可收全效。同时，久病必耗气伤正，故方中常用黄芪、党参以益气养心、扶助正气。

总之，胸痹心痛病病机复杂，临证之时当分清阴阳、寒热、虚实，以阳虚阴盛，胸阳不振为主要病机，温通心阳为主要治疗原则，谨守病机而随证治之，始终保持阴阳平衡，气血通畅而病愈。

二十三、翁维良医案四则

案 1：冠心病支架术后[①]

李某，男，56 岁。

现病史：陈旧性心梗病史 8 年，因冠心病于某医院做支架术后 3 个月，心绞痛发作频繁，西医建议再置支架，患者拒绝再行手术，求治于中医。

刻诊：心痛如针刺刀割，胸闷憋气，两肩背痛，面胀目赤，头晕而沉，口唇青紫，舌质紫红，舌体有瘀斑点，舌苔薄白，脉弦。

西医诊断：冠心病（支架术后）。

中医诊断：胸痹。

证候诊断：气滞血瘀。

治法：理气止痛、活血化瘀。

【处方】

黄芪 12g	太子参 12g	桃仁 12g	川芎 12g
丹参 15g	赤芍 12g	红花 12g	枣仁 15g
柴胡 10g	郁金 12g	香附 12g	良姜 10g

服药 20 剂，无明显心绞痛发作，硝酸甘油减量，精神可，余症改善，舌脉同前，再进前方理气活血治疗。

经以上方加减，如咳嗽加杏仁、枇杷叶、百部，外感加防风、羌活，便秘加瓜蒌、胖大海，服药治疗 1 年余，心绞痛未发，一般情况好，嘱仍理气活血调理。

【按语】

冠心病心绞痛属于中医胸痹心痛范畴，病机包括本虚和标实两个方面。本虚有气虚、阴虚、阴阳两虚之不同，标实有气滞、痰阻、血瘀、寒凝之异。因此，辨证时应详审病机。本例患者支架术后，心痛如刺，舌紫有瘀斑点，标实血瘀明显，血脉瘀滞是病机关键，治疗重在活血化瘀，翁维良教授以冠心Ⅱ号组方；术后体虚，用黄芪、柴胡、

---

① 李秋艳、张东、董延芬、王辉：《翁维良活血化瘀治疗冠心病临证验案》，载《中国中医基础医学杂志》2011 年第 17 卷，第 6 期，第 698－699 页。

郁金、香附等补气行气之品，活血不忘理气。本方是以活血祛瘀止痛为主而气血兼顾的方剂，寓行气于活血之中，使之疏泄正常，则气分之郁结得散，血分之瘀得除。

案 2：冠心病、陈旧心梗、室壁瘤①

崔某，女，58 岁。

现病史：患者冠心病史 10 年，8 年前因急性心梗在某医院做支架 2 个（左前），术后 5 年心绞痛症状无明显发作，日常活动基本正常。3 年前心脏超声发现室壁瘤，且逐渐增大，自觉症状也逐渐加重。现患者心前区不适间断发作，有时牵引至左上臂内侧，活动后气短，体力下降，无明显心悸，食纳差，夜眠可。舌质淡紫，口唇紫绀，苔微黄，脉弦细。患者有胃下垂、子宫轻度脱垂病史。

西医诊断：冠心病、陈旧心梗、室壁瘤。

中医诊断：胸痹。

证候诊断：气虚血瘀。

治法：益气活血、通脉止痛。

【处方】

升麻 10g	生黄芪 15g	丹参 15g	川芎 12g
党参 15g	红花 12g	赤芍 12g	郁金 12g
姜黄 12g	当归 12g	良姜 10g	白术 12g
神曲 15g	元胡粉 3g		

上方连服 21 剂，心前区疼痛症状减轻，仍感乏力，食纳较前增加。时感头晕，耳鸣，间断发作。舌质暗红，苔薄中黄，脉弦细。前方去白术、神曲，加黄精、葛根各 15g。

患者服药后症状逐渐减轻，翁维良教授根据病情变化加减，睡眠不佳加珍珠母、枣仁；咳嗽痰多加桔梗、杏仁；长夏季节加藿香、荷叶；初冬渐冷时加防风预防感冒以免加重病情。现患者已治疗 1 年，诸症改善，无明显心绞痛发作，复查室壁瘤未增大。

【按语】

随着心外科技术的进步，对冠心病患者采用支架治疗的患者逐渐增多，中医药在对术后并发症的治疗及其再发心绞痛的预防均具有较好的效果。本例患者术后心气不足、乏力，且患者有胃下垂、子宫脱垂病史，气虚症状明显。气虚则推动血液运行之气亏虚，帅血无力，而致血流不畅，阻塞脉道致血瘀证。且患者术后留瘀，室壁瘤形成，说明血瘀明显。患者气虚血瘀并重，属本虚标实，气虚是本，血瘀是标，气虚是因，血瘀是果，应标本兼顾、气血同治。方用补中益气汤合冠心Ⅱ号方加减。选用黄芪、党参等甘温益气之品以扶正培本、温壮元气；脾为气血生化之源，脾旺则气充，故用白术健脾益气；冠心Ⅱ号方活血通脉；加元胡粉活血化瘀、行气、镇痛；复诊加葛根、黄精，不仅缓解良姜、姜黄、白术温燥之性，更体现了翁维良教授益气不忘养阴的治疗特点。综观全方，标本兼治，药证相合，病情好转。

---

① 李秋艳、张东、董延芬、王辉：《翁维良活血化瘀治疗冠心病临证验案》，载《中国中医基础医学杂志》2011 年第 17 卷，第 6 期，第 698－699 页。

案 3：冠心病支架术后①

患者，男，51 岁。

初诊日期：2008 年 7 月 15 日。

现病史：患者 3 年前因冠心病而行冠脉支架术，术后常规西医治疗，病情较平稳，胸闷、心痛等症状缓解。但近 1 个月又觉不适，活动后胸闷，伴心慌气短，易大汗出，口干欲饮水，舌质暗，苔黄腻，脉代无力。

既往史：曾有心房纤颤病史 4 年。

西医诊断：冠心病（支架术后）。

证候诊断：气阴两虚、气滞血瘀，兼湿浊。

治法：①中药汤剂以益气养阴、行气活血，兼清利湿浊。

【处方】

黄芪 15g	丹参 15g	川芎 12g	红花 12g
赤芍 12g	北沙参 12g	车前草 15g	土茯苓 15g
防风 10g	白术 12g	玉竹 12g	决明子 12g
葛根 15g			

每日 1 剂，水煎服。

②散剂以芳香通痹。

【处方】

| 三七 80g | 延胡索 160g | 郁金 160g | 酸枣仁 200g |
| 荜茇 100g | 高良姜 100g | | |

研细末冲服，每次 3g，每日 3 次。

二诊：服上方 14 剂后，患者胸闷、心慌、气短有所好转，仍汗多，因目前正值长夏季节，暑湿为患，汗为心液，夏季汗多，常常会诱发或加重原有心脏病。汤剂守方加荷叶 15g、藿香 10g、佩兰 10g 以解暑祛湿；散剂如前。

继用 14 剂后，该患者定期门诊治疗，但仍以上方加减，并坚持服用散剂。至今已经治疗近 2 年，胸闷、心慌等未再发作。

【按语】

本例患者在益气活血汤剂的基础上，配合使用了芳香温通药物，采用散剂的服法，从而有一定的疗效。散剂具有芳香成分不易丢失、服用方便、取效迅速、患者可长期坚持服用等优点。翁维良教授将芳香温通散剂用于冠心病、心律失常等疾病的治疗时，一般将散剂分为以下几类：活血化瘀散剂（丹参、赤芍等）、益气活血散剂（人参、三七等）、行气活血散剂（三七、延胡索等）、芳香温通散剂（丁香、桂枝等）、温通活血散剂（沉香、高良姜等）、益气温通活血散剂（红参、沉香、延胡索、三七、琥珀、冰片配伍）。本例患者所用的郁金、荜茇、高良姜气味芳香行气；三七、延胡索温通活血。诸药配合，芳香温通、开窍宣痹，与汤剂共同起到益气、行气、活血通痹的作用。

---

① 于大君：《翁维良治疗冠状动脉粥样硬化性心脏病经验》，载《中国中医药信息杂志》2011 年第 18 卷，第 10 期，第 87－88 页。

案4：冠心病（不稳定型心绞痛），PCI支架术后①

丑某，男，79岁。

初诊日期：2008年11月6日。

现病史：患者20年前开始间断胸痛，1990年因心梗入院行冠脉造影，前降支植入2个支架；1991年因心前区不适再行冠造，回旋支植入2个支架。平时规律服用拜阿司匹林100mg qn，波立维75mg qd，欣康20mg bid，此后多次因胸痛住院。

既往史：高血压病史38年，最高血压180/100mmHg，糖尿病史2年，肾功不全病史1年，脑梗塞病史3年，脂代谢异常病史年份不详，吸烟史20年，平均每日5～10支，已戒10年。饮酒史30年，白酒多少不等，已戒10年。

近2个月来频发心前区疼痛，每日发作1～2次，活动后加重，自服硝酸甘油可以好转，每日吸氧2次，伴心慌、乏力、头晕，大便便秘2日1次，舌暗红苔薄黄，脉弦。

心电图示：窦性心律，Ⅰ、Ⅱ、aVF导联P波低平，Ⅰ、V₆导联T波倒置，Ⅱ导联T波消失，V₅导联T波撇向，V₆导联ST段压低0.1mV。

西医诊断：冠状动脉粥样硬化性心脏病（不稳定型心绞痛PCI支架术后）、高血压3级 极高危，2型糖尿病，高脂血症，肾功能不全，陈旧脑梗塞，多发动脉粥样硬化并狭窄。

中医诊断：胸痹。

证候诊断：气虚血瘀。

治法：益气活血，温通心脉。

【处方】

葛根15g	生黄芪15g	太子参15g	川芎12g
红花12g	郁金12g	丹参15g	赤芍12g
当归12g	良姜10g	姜黄12g	

宽胸丸1丸，3次/日。

二诊：（2009年1月19日）白天心绞痛明显好转，但夜间心绞痛发作1～2次，服硝酸甘油可缓解。但纳差，大便干，舌暗苔薄黄，脉弦。治法：益气养阴活血。

【处方】

葛根15g	生黄芪15g	太子参15g	黄精15g
玉竹12g	五味子12g	川芎12g	红花12g
郁金12g	丹参15g	姜黄12g	

三诊：（2009年2月1日）心绞痛好转，大便仍干，纳差，眠可，原方去姜黄，加麻仁12g、决明子15g润肠通便。

【按语】

患者心绞痛频繁发作，随时有发生心肌梗塞的可能，因此要迅速有效地控制心绞痛的发作。翁维良教授在益气活血的基础上汤药加良姜10g、姜黄12g，再加宽胸丸芳香通

---

① 张东、李秋艳：《翁维良治疗冠心病临证经验》，载《中国中医基础医学杂志》2010年第16卷，第11期，第1072－1073页。

络，温通血脉，心绞痛得以迅速控制。二诊患者夜间心绞痛发作频繁，因此加用养阴之黄精、玉竹，但仍用姜黄温通血脉，使心绞痛进一步得到控制，可见温通心阳对于缓急止痛、迅速缓解心绞痛有较好的疗效。

二十四、伍炳彩医案：心脏支架手术后[①]

汪某，男，77 岁。

初诊日期：2011 年 1 月 28 日。

现病史：患者曾行心脏支架手术，近半个月来时感胸闷胸痛，并于 2 天前突发心慌。现诉胸闷胸痛心慌，口干口苦，食纳欠佳，夜寐安，大便干结，小便正常，舌体胖大，舌质红苔黄厚，脉弦寸尺偏旺。

证候诊断：痰瘀互结，胸阳痹阻。

治法：祛痰活血，行气通阳。

【处方】瓜蒌薤白半夏汤合四逆散加味。

瓜蒌壳 10g	瓜蒌仁 10g	薤白 10g	法夏 10g
柴胡 10g	白芍 10g	枳壳 10g	炙甘草 6g
香附 10g	苏梗 10g	红景天 3g	丹参 10g
党参 10g	苏木 10g		

服药 7 剂，胸闷胸痛心慌明显减轻，后以此方为基础加减服用 1 个月，病情稳定。

【按语】

心主血脉，全赖心中阳气推动血脉运行，通达全身。本例患者年老体弱，气机失调，血行不畅，气血津液运行失常，化生痰浊瘀血等病理产物，互结于胸，心中阳气为之痹阻，不得宣通，发为胸痹。药用瓜蒌薤白半夏汤祛痰宽胸，四逆散疏理气机，香附合苏梗行气止痛，丹参合苏木兼顾活血祛瘀，红景天合党参助心中阳气。痰浊得除，瘀血得祛，而心中阳气痹阻得通，故能减轻症状，稳定病情。

二十五、颜德馨医案二则

案 1：冠脉搭桥术后[②]

苑某，男，81 岁，冠脉搭桥术后。

初诊日期：2013 年 8 月 19 日。

主诉：反复胸闷、胸痛 3 年余，加重 2 周。

现病史：3 年前活动后胸闷胸痛，安静休息或含服麝香保心丸后有所缓解，遂至我院查 CAG 示双支病变，并植入支架 2 枚，术后坚持服用拜阿司匹林、波立维等药物，术后 5 月复查冠脉造影时冠脉病变严重，在外院行冠脉搭桥。2009 年 11 月于我院查

① 董进鹏、赖俊宇、伍建光：《伍炳彩治疗胸痹验案 5 则》，载《江西中医药》2012 年第 43 卷，第 3 期，第 14 - 15.

② 孔令越：《颜德馨教授以气血为纲治疗冠心病经验》，载《四川中医》2014 年第 32 卷，第 7 期，第 6 - 7 页。

CAG + IVUS 示"双支病变，LM 远段 50% 狭窄，LAD 支架近段 70% 狭窄。OM 近中段弥漫性狭窄，最重处 80% 狭窄，桥血管弥漫性动脉硬化，最重处 70% 狭窄"。术后坚持服用波立维等药物，此次患者 2 周前胸闷胸痛症状加重，伴疲乏无力，有背后疼痛，故来求治。

2013 年 8 月 21 日复查冠脉 CTA 示：①冠状动脉搭桥术后改变，目前桥血管尚通畅，请结合临床。②左前降支近段、左中间支架植入术后，目前支架尚通畅，请结合临床。③左冠状动脉主干、左前降支近段，第一对角支近段多发性软斑块，混杂斑块，管腔不同程度变窄，其中第一对角支近段管腔闭塞。④左旋支中段多发可疑软斑块形成，请进一步 DSA 检查明确。

刻诊：自诉胸闷胸痛时作，伴有双下肢乏力，夜间时有出冷汗，舌淡红，苔黄厚腻，脉弦。

【处方】

桃红各 9g	赤白芍各 9g	当归 9g	川芎 5g
柴胡 3g	枳实 9g	川牛膝 9g	桔梗 3g
甘草 3g	陈皮 9g	茯苓 9g	半夏 9g
竹茹 9g	黄连 6g	苍术 15g	藿香 9g
佩兰 9g	砂蔻仁各 3g		

7 剂。

二诊：胸闷胸痛发作较前好转，双下肢乏力也明显改善，但仍有夜间出冷汗。原方 7 剂。夜间冷汗未除外，余症未作。

2014 年 3 月随访患者病情稳定，夜间出冷汗也消失。

【按语】

本案患者曾行冠脉支架、冠脉搭桥术，术后胸闷胸痛时作，伴有双下肢乏力，夜间出冷汗，复查冠脉 CTA 示冠状动脉多处多发性软斑块、混杂斑块，管腔不同程度变窄，其中第一对角支近段管腔闭塞，在冠脉支架、搭桥术后的一些患者中也可见到此类症状，《医林改错》中血府逐瘀汤的主治条目下有胸痛、出汗，结合患者舌淡红，苔黄厚腻，患者痰瘀交阻，痰、瘀既是病理产物，也是进一步致病的病理因素，祛瘀、化痰是当务之急，我们运用血府逐瘀汤加黄连温胆汤加减后，取得了一定的疗效，二诊时胸闷胸痛及双下肢乏力改善，余剂继续调理。

案 2：冠心病，冠状动脉球囊扩张术加支架植入术后[①]

罗某，女，55 岁。

初诊日期：2004 年 10 月 13 日。

现病史：胸闷 1 个多月。有冠心病史，曾行冠状动脉球囊扩张术加支架植入术。诊见：胸闷，疲乏无力，上腹胀，纳差，嗳气，恶心，口干，大便结，舌淡暗有瘀斑、苔薄白，脉细缓。

---

① 严夏、李际强、颜德馨：《颜德馨教授益气活血法治疗胸痹经验介绍》，载《新中医》2005 年第 8 期，第 7－8 页。

查体：心率 56 次/min，律齐，心尖部可闻及收缩期杂音。血压 17/10kPa。

西医诊断：冠心病，冠状动脉球囊扩张术加支架植入术后。

中医诊断：胸痹。

证候诊断：气虚血瘀。

治法：益气活血。

【处方】益心汤加减。

黄芪 30g	决明子 30g	麦冬 15g	党参 15g
生地黄 15g	葛根 15g	川芎 9g	当归 9g
降香 9g	苍术 9g	砂仁(后下)6g	甘草 6g
水蛭 4g			

7 剂，每日 1 剂，水煎服。

二诊：（10 月 18 日）服药后胸闷缓解，精神稍好转，腹胀减，仍觉食欲差，嗳气，恶心，疲倦，舌淡，苔白腻，脉细。治宜醒脾化痰。

【处方】

五爪龙 30g	藿香 15g	佩兰 15g	白芍 15g
葛根 15g	苍术 15g	川芎 9g	降香 9g
紫苏梗 12g	砂仁(后下)6g	木香(后下)6g	甘草 6g
胆南星 12g			

7 剂，每日 1 剂，水煎服。

药后诸症均除。

【按语】

患者年老气血不足，脏腑失养，故见脏气虚衰、瘀血内阻之病证。病机为心气不足，瘀阻心脉。故治以益气活血法。方以党参、黄芪补益中气以助心气，气行则血活，善调气机是颜德馨教授用药特色；葛根升清阳；川芎活血行气；降香、决明子降浊气；水蛭、当归活血通脉，水蛭具破瘀血、散积聚、通经脉、利水道之功，散瘀之力尤强，故用于通心脉之瘀痹；患者尚有口干、便结、脉细等阴液不足之征，加生地黄、麦冬滋养阴液，配砂仁醒脾理气，苍术化浊，以制滋润药而不腻。二诊辨证以气虚痰瘀为主，故去麦冬、生地黄、水蛭等滋阴及破血之品，加藿香、佩兰芳香醒脾，胆南星清热化痰。诸药合用，奏益气化痰、活血通络之功，故收效颇佳。

二十六、张炳厚医案二则

案1：冠心病（心绞痛）①

患者，男，72 岁，退休干部。

初诊日期：2009 年 12 月 21 日。

现病史：患者冠心病史 3 年，半年前行冠状动脉旁路移植术，术后仍感胸闷阵作，

① 段昱方、赵文景：《张炳厚教授应用三两三的经验》，载《中华中医药学刊》2011 年第 29 卷，第 7 期，第 1476－1477 页。

痛有定处，劳累及休息时均有发作，伴心悸气短，夜半咽干，手足心热，头晕目眩，动则喘乏，大便秘结。心电图：窦性心律，ST－T 改变。舌淡暗有瘀斑，苔少欠津，脉弦细。

西医诊断：冠心病，心绞痛。

中医诊断：胸痹。

证候诊断：气阴两虚，心脉瘀阻。

治法：益气养阴，活血通脉。

【处方】

生黄芪 30g	潞党参 30g	全当归 30g	大川芎 30g
鸡血藤 30g	三七面(冲)3g	润元参 30g	全瓜蒌 30g
炙甘草 15g	制乳没各 10g	炒川楝 10g	醋元胡 10g
制水蛭 3g	酥土元 3g		

7 剂，水煎服，每日 1 剂。

嘱：注意休息，避免劳累、紧张、激动、饱食。

二诊：（2010 年 1 月 4 日）服上药 2 周后，患者胸闷胸痛未作，乏力气短减轻，夜半咽干好转，气力增加，精神改善，舌淡暗有瘀斑，苔少，脉弦细。继用前方，加紫丹参 30g。

三诊：（2010 年 3 月 18 日）服上方 2 个多月，患者胸闷胸痛未作。心电图：窦性心律 ST－T 改变较前明显改善。嘱上方长期服用。

【按语】

本例患者属恶化劳力加自发性心绞痛，患者患病日久，耗气伤阴，久病入络，气虚血瘀，阻于心脉。症以发作性胸痛，痛有定处当以血瘀为主；其心悸气短，头晕目眩，动则喘乏，为气虚之候；夜半咽干，手足心热，大便秘结为阴虚之象，故辨证为气阴两虚，心脉痹阻。方中三两三活血化瘀，共为君药；黄芪、党参补中益气，配元参、瓜蒌育阴软坚，共奏益气养阴之功；乳香、没药、水蛭、土元活血逐瘀；元胡、川楝合为金铃子散，行气止痛共为佐药。全方益气养阴，活血通脉，瘀血得祛，心脉得通故获临床佳效。

案 2：冠心病（心绞痛）[①]

齐某，男，70 岁，退休。

初诊日期：2009 年 11 月 23 日。

现病史：患者冠心病史 5 年，半年前行冠状动脉旁路移植术，术后仍感胸闷阵作，痛有定处，劳累后发作尤甚，心悸短气，动则喘乏，面色苍白，舌淡暗有瘀斑，苔薄白，脉沉。心电图：窦性心律，ST－T 改变。

西医诊断：冠心病，心绞痛。

中医诊断：胸痹。

---

① 段昱方：《张炳厚学术思想与临床经验总结及应用地龟汤类方治疗慢性肾脏病的经验研究》（学位论文），北京中医药大学 2011 年。

证候诊断：气血两虚，心脉瘀阻。

治法：益气养血，活血通脉。

【处方】

生黄芪 30g	党参 30g	全当归 20g	川芎 30g
赤芍 10g	桃仁 10g	红花 10g	瓜蒌皮 30g
香橼 10g	炒川楝 10g	醋元胡 10g	制乳没各 10g
炙甘草 15g	三七面^(冲)3g		

7 剂，水煎服，日 1 剂。

嘱其注意休息，避免劳累、紧张、激动、饱食。

二诊：药后患者胸闷胸痛未作，乏力气短减轻，精神改善，舌淡暗有瘀斑，苔薄白，脉弦细。继用前方，加丹参 30g。

三诊：服上方 2 个月余，患者胸闷胸痛未作。心电图：窦性心律，ST－T 改变较前明显改善。嘱上方长期服用。

【按语】

本例患者属劳力性心绞痛，患者患病日久，气血亏虚，久病入络，气虚血瘀，阻于心脉。症见发作性胸痛，痛有定处，为血瘀的典型表现；其心悸短气，动则喘乏，遇劳加重，面色苍白，为气血两虚之候，故辨证为气血两虚、心脉痹阻。方中黄芪、党参益气以通阳；当归、川芎养血活血；桃仁、红花、乳香、没药、三七活血逐瘀；元胡、川楝合为金铃子散，行气止痛；瓜蒌皮、香橼理气，兼能化痰。全方益气养血，活血通脉，瘀血得祛，心脉得通，故获临床佳效。

二十七、张云鹏医案：冠状动脉粥样硬化性心脏病置入支架后^①

周某，女，87 岁。

初诊日期：2003 年 9 月 18 日。

现病史：近 30 年来胸闷反复发作。1999 年冠脉造影提示：冠状动脉狭窄，随即置入 2 个支架，术后 1 年又感胸闷不适，情绪紧张，失眠，精神不振。舌质暗红，苔薄白，脉弦细。

检查：心电图提示：心肌损伤。

西医诊断：冠状动脉粥样硬化性心脏病置入支架后。

中医诊断：胸痹心痛。

证候诊断：气虚血瘀，脉络失和。

治法：温通心脉，疏肝解郁。

【处方】

丹参 15g	郁金 10g	枸杞子 10g	黄芪 10g
炒枣仁 30g	茯神 30g	合欢皮 30g	佛手 15g
柏子仁 30g	青龙齿^(先煎)15g	八月札 15g	玫瑰花 5g

---

① 王红仙：《张云鹏治疗冠心病医案赏析》，载《中国中医药报》2007 年 09 月 14 日第 6 版。

每日 1 剂。

服上药近 1 个月，胸闷减轻，夜寐稍安，畏寒，舌质暗红苔薄白，脉弦细。上方加巴戟天 10g。

服上药 2 月诸症减轻，心情尚好，无明显胸闷，病情稳定。

【按语】

此为冠心病置入支架后，又感胸闷不适，再加情绪紧张，失眠，虽有心血瘀阻，但兼肝郁气滞，以致脉络失和，由于情绪紧张影响加重了冠心病的症状，治以疏导，调理气机，疏通心脉，取得明显治疗效果。冠心病是本虚标实之病，气滞血瘀为标，脏腑虚弱为本，即心肾肝脾功能低下为本。丹参、郁金活血化瘀，八月札、玫瑰花、佛手疏肝理气，黄芪、枸杞子、巴戟天益肾养心气。气血并重，通补兼施。

二十八、周宜轩医案：冠心病（心绞痛）[①]

患者，男，65 岁。

初诊日期：2014 年 11 月 5 日。

主诉：反复胸闷、胸痛 18 月，加重 1 月。

现病史：患者于 2013 年 5 月出现快走或上楼时胸骨后闷痛，呈压榨样，伴左侧肩背部放射痛，每次持续数分钟，经休息或含服硝酸甘油后上述症状可缓解。

既往史：有高血压病史 20 年。在某医院行冠状动脉造影术，提示前降支近端狭窄85%，植入药物支架 2 枚。术后给予双联抗血小板、调脂稳定斑块及扩冠、降压等治疗。

1 个月前患者再次出现活动时胸闷、胸痛，心悸，乏力，口干口苦，纳食欠佳，睡眠差，二便调，面色稍暗，口唇稍紫绀，舌质暗红，苔薄腻，脉弦细。

复查冠脉造影示支架内狭窄 70%。

中医诊断：胸痹。

证候诊断：气阴两虚，痰瘀阻络。

治法：益气养阴，清热化痰，活血通络。

【处方】

太子参 15g	黄芪 20g	黄精 15g	山茱萸 15g
瓜蒌皮 12g	石菖蒲 12g	黄连 4g	当归 12g
赤芍 12g	白芍 12g	丹参 15g	郁金 12g
生山楂 20g	水蛭 6g	酸枣仁 20g	佛手 12g

7 剂，水煎取汁 300mL，分早晚 2 次服用，每日 1 剂。

原西医治疗方案不变，继续服用。

二诊：（2014 年 11 月 11 日）胸闷、胸痛症状减轻，睡眠改善，大便次数增多，稀溏。原方去当归、白芍，加炒白术 15g、鸡血藤 15g，又取 14 剂。

---

① 董梅：《周宜轩教授从心肾论治冠心病心绞痛的经验》，载《中西医结合心脑血管病杂志》2015 年第 13 卷，第 12 期，第 1460－1462 页。

三诊：（2014 年 11 月 26 日）上楼时仍有心悸，口干，舌质淡红，苔薄黄，脉弦细。上方加麦冬 12g、五味子 10g，又取 14 剂。

四诊：（2014 年 12 月 10 日）无胸闷、胸痛、心悸，纳食睡眠尚可。效不更方，上方又取 14 剂巩固疗效。

后随访 3 个月病情稳定，心绞痛未再发作。

【按语】

本例为冠脉支架术后 18 个月出现支架内再狭窄，中医辨病为"胸痹"，证属气阴两虚、痰瘀阻络。本方选太子参、黄芪补益心气，黄精、山茱萸肉滋补肾阴，当归、白芍滋阴养血，六药合用以补益心肾、增强气血运行为君药。瓜蒌皮重在利气化痰，石菖蒲化痰湿、开心窍；丹参一味功同四物，赤芍清热凉血、祛瘀止痛；郁金为气中之血药，行气解郁、活血止痛；水蛭为虫类药，以活血祛瘀、疏通心络为著，上药共奏理气解郁、活血通络为臣药。生山楂消食化瘀，黄连清泻心火，酸枣仁养心安神，佛手疏肝理气，和中化痰共为佐使药。诸药配伍，共奏补益心肾、化痰通络之效。

二十九、祝光礼医案：冠心病支架植入术后[①]

刘某，男，62 岁，退休。

初诊日期：2011 年 8 月 17 日。

现病史：该患者因胸痛时发，就诊前 3 个月我院冠脉造影提示三支病变，于左前降支及右冠支分别植入支架 1 枚，术后患者坚持冠心病二级预防方案，就诊时自诉胸痛已无，但仍时感胸闷心悸，痰多泛恶，神疲乏力，纳呆寐差，夜多异梦，大便黏滞不畅，查视患者形体肥胖，舌淡胖、苔白根腻，脉滑。

证候诊断：痰湿中阻，痹遏心胸。

治法：化痰利湿、健脾宽胸。

【处方】 温胆汤化裁。

陈皮 6g	炒枳壳 6g	生甘草 6g	全瓜蒌 6g
姜半夏 12g	茯苓 12g	炒竹茹 12g	炒白术 12g
炒谷芽 12g	薤白 10g	郁金 10g	石菖蒲 10g
生薏苡仁 15g	夜交藤 15g		

上药水煎，每日 1 剂，分 2 次温服。

服药 7 剂后回访，患者胸闷心悸减轻，纳便尚可，无明显泛恶吐痰，夜寐仍欠安，上药去石菖蒲，加远志 9g 宁心安神。

守方治疗 1 个月，诸症悉平。

【按语】

《金匮要略·胸痹心痛短气病脉证治》曰："阳微阴弦，即胸痹而痛。"指出了本病的病机所在，阳微即本虚，阴弦即标实，如寒、痰、气、瘀痹阻心脉。随着人们生活水

---

① 徐娇雅、陈启兰、祝光礼：《祝光礼运用温胆汤治疗冠心病验案》，载《浙江中医杂志》2013 年第 48 卷，第 4 期，第 294 页。

平的提高，饮食结构的改变，使得胸痹心痛的病因及中医证型发生了变化，痰浊证比例日渐增加，随之治法也由"从瘀论治"为主转为"从痰论治"及"痰瘀同治"。

本例患者形体肥胖，平素夜多异梦，为胆气不足之体，胆失疏泄，气郁生痰，痰浊痹阻心胸，心阳不展，则胸闷心悸；胆胃不和，胃失和降，故泛恶时作；胆为清净之府，胆为痰扰，失其宁谧，则夜寐难安；痰湿困遏，脾失健运则纳呆便溏；化源亏乏，气血津液不能输布全身则神疲乏力。方选温胆汤理气化痰和胃为主，胃气和降则胆郁得舒，痰浊得去，诸证自愈。全方多理气之品，从调气解郁着手，推动化痰以祛有形之邪，即"治痰先利气，气顺则痰利"，同时痰祛又有助气机升降。

酌加炒白术、生薏苡仁、炒谷芽健脾化湿，以助茯苓消生痰之源，使得痰化气行；痰浊阻滞明显故加石菖蒲增强化痰之功；患者时有胸闷心悸，故加全瓜蒌、薤白，与半夏、陈皮共用，可加强祛痰宽胸、通阳散结之功，且全瓜蒌兼可润肠通便；另予郁金疏肝理气，条畅气机。全方切中病机，故获良效。

中英医学术语对照表

英文名称	中文名称
ADH	抗利尿激素
ALB	白蛋白
ALP	碱性磷酸酶
ALT	丙氨酸氨基转移酶，旧称谷丙转氨酶
ANP	心钠素/心房利尿钠肽
AST	天门冬氨酸氨基转移酶，旧称谷草转氨酶
BNP	脑钠素
BUN	尿素氮
CHO	胆固醇
CK	磷酸肌酸激酶
CK – MB	磷酸肌酸激酶 MB 同工酶
Cr	肌酐
ET	血浆内皮素
GLB	球蛋白
Hb	血红蛋白，旧称血色素
HbA$_1$c	糖化血红蛋白
HBDH	α – 羟丁酸脱氢酶
HDL – C	高密度脂蛋白
hs – CRP	高敏 C 反应蛋白
L	淋巴细胞百分比
LDH	乳酸脱氢酶
LDL – C	低密度脂蛋白
N	中性粒细胞百分比
NO	一氧化氮
PLT	血小板计数

英文名称	中文名称
RBC	红细胞计数
TBIL	血清总胆红素
TC	总胆固醇
TG	甘油三酯
TP	血清总蛋白
UA	尿酸
VLDL – C	极低密度脂蛋白
WBC	白细胞计数

参考文献

《中国现代名中医医案精粹》选登（46）——张学文医案［J］. 中医杂志，2012，53（22）：1980.

阿娜尔汗，居来提，王晓峰. 沈宝藩心衰证治经验［J］. 中国中医基础医学杂志，2011，17（4）：399 – 400.

安佰海，吉中强，纪文岩，韩晶. 吉中强教授治疗冠心病经验［J］. 中华中医药学刊，2013，31（2）：383 – 384.

本刊编辑部. 乔保钧心绞痛治验［J］. 中国社区医师，2010，26（44）：21 + 28.

本刊编辑部. 袁家玑胸痹治验［J］. 中国社区医师，2010，26（43）：20.

毕颖斐，毛静远，王贤良，赵志强，李彬，侯雅竹. 中医药防治冠心病临床优势及有关疗效评价的思考［J］. 中医杂志. 2015，56（5）：437 – 440.

蔡铁如，袁长津. 袁长津教授祛痰化瘀通心脉治疗冠心病心绞痛经验［J］. 中医药导报，2011，17（9）：6 – 7.

曹田梅. 夏洪生教授治疗胸痹经验［J］. 深圳中西医结合杂志，2005（2）：83 – 85.

曹洋，冀照俊，孟洁，刘玉洁，王清贤. 刘玉洁从痰论治胸痹心痛经验［J］. 江西中医药，2015，46（5）：18 – 19.

曹云. 任仲传治疗胸痹心痛临床经验［J］. 内蒙古中医药，2013，32（34）：62 – 63.

曾祥法，梅琼，刘松林. 化痰活血通络方治疗冠心病心绞痛 80 例［J］. 湖北中医杂志，2013，35（1）：44 – 45.

曾祥法，梅琼，梅国强. 梅国强运用化痰活血法治疗冠心病经验［J］. 中医杂志，2011，52（11）：912 – 913.

常风云，司秋菊. 田乃庚治疗心律失常验案四则［J］. 光明中医，1998（2）：28 – 29.

陈爱萍，余昱. 程志清治疗冠心病验案一则［J］. 浙江中医杂志，2013，48（1）：70.

陈波. 赵化南应用黄连温胆汤举隅［J］. 河南中医，2013，33（10）：1803 – 1804.

陈鸿文. 医话四则［J］. 辽宁中医杂志，1985（12）：41 – 42.

陈建明，周玲凤. 朱良春冠心病证治经验［J］. 中医研究，2007（11）：44 – 47.

陈玲玲. 李士懋辨治冠状动脉粥样硬化性心脏病合并顽固性嗳气验案 1 则［J］. 环球中医药，2012，5（5）：367 – 368.

陈庆平，王诗雅，徐蒙. 名中医印会河教授临床抓主症经验集粹（十六）［J］. 中国乡村医药，2002（1）：35.

陈庆平，徐蒙，王诗雅. 名医印会河教授临床抓主症经验集粹（十八）［J］. 中国乡村医药，2002（3）：32.

陈庆平，徐蒙，王诗雅. 名医印会河教授临床抓主症经验集粹（十九）［J］. 中国乡村医药，2002（4）：31.

陈然，邓鑫. 蓝青强运用真武汤治验举隅［J］. 上海中医药杂志，2014，48（12）：11 – 13.

陈锐. 田乃庚心痛治验［J］. 中国社区医师，2011，27（28）：18.

陈锐. 张志雄心肌梗死治验［J］. 中国社区医师，2011，27（3）：21.

陈瑞春，刘英锋，胡正刚，周建虹. 胸痹论治6法［J］. 中医杂志，2004（4）：304 – 306.

陈阳春. 补肾法在冠心病治疗中的应用［J］. 河南中医学院学报，1979（2）：25 – 27.

陈阳春. 冠心病中医药治疗临床心得［J］. 中医研究，2014，27（4）：41 – 42.

陈云山，杨海玲. 陆家龙教授益气为本辨治冠心病经验探析［J］. 中国中医急症，2014，23（7）：1285 – 1286.

程坚. 余天泰老中医扶阳法治疗冠心病临床经验［J］. 光明中医，2011，26（6）：1109 – 1111.

程志清. 陆芷青教授诊治冠心病的经验介绍［J］. 中医教育，1998（4）：47 – 48 +51.

褚静姿，李慧臻. 李永成治疗胸痹验案1则［J］. 湖南中医杂志，2016，32（4）：104 – 105.

崔春风. 名老中医田令群从痰治疗疑难病证验案析要［J］. 四川中医，2000（10）：2 – 3.

戴国华. 林慧娟治疗冠心病经验［J］. 中医杂志，2003（11）：821 – 822.

戴克敏. 姜春华教授治疗胸痹医案［J］. 江苏中医杂志，1986（10）：35 – 36.

戴克敏. 姜春华运用瓜蒌的经验［J］. 山西中医，2004（4）：3 – 5.

邓昭美，张国伦. 张国伦教授应用益气活血化痰法治疗冠心病心绞痛的经验［J］. 贵阳中医学院学报，2009，31（1）：21 – 22.

董江川，杨涓. 张国伦通补兼施法治疗冠心病经验［J］. 江西中医药，2003（9）：7 – 8.

董进鹏，赖俊宇，伍建光. 伍炳彩治疗胸痹验案5则［J］. 江西中医药，2012，43（3）：14 – 15.

董梅. 周宜轩辨治冠心病的学术思想及临床和实验研究［D］. 南京中医药大学，2016.

董梅. 周宜轩教授从心肾论治冠心病心绞痛的经验［J］. 中西医结合心脑血管病杂志，2015，13（12）：1460 – 1462.

董盛. 沈舒文从痰瘀治疗难治病验案三则［J］. 辽宁中医杂志，2006（2）：233.

董月奎，魏荣友．史载祥运用升陷汤治疗杂病经验［J］．中医杂志，2009，50（4）：298－299．

杜雨茂．《伤寒论》理法方药在临床上的应用（续完）［J］．辽宁中医杂志，1980（12）：11－12．

段昱方，赵文景．张炳厚教授应用三两三的经验［J］．中华中医药学刊，2011，29（7）：1476－1477．

段昱方．张炳厚学术思想与临床经验总结及应用地龟汤类方治疗慢性肾脏病的经验研究［D］．北京中医药大学，2011．

樊冬梅，任宝琦．国医大师任继学救治危急重症验案三则［J］．湖北民族学院学报（医学版），2012，29（2）：54－55＋58．

范虹，雷鹏．雷忠义主任医师运用养心活血汤治疗多种心血管病经验［J］．陕西中医，2005（10）：1075－1076．

范立华．刘永业从脾胃辨治冠心病学术经验述要［J］．光明中医，2015，30（7）：1400－1401．

范群丽．唐蜀华辨治冠心病的临床思路［J］．江苏中医药，2015，47（9）：14－16．

冯学功．邵念方教授临证经验举隅［J］．山东中医学院学报，1994（6）：396－397．

付桃利，余莉萍，张觉人．张觉人教授运用益气固脱法治疗急危重症经验［J］．中国中医急症，2013，22（5）：747－748．

付文旭．田芬兰教授治疗胸痹验案2则［J］．吉林中医药，2013，33（9）：947－948．

高安，马战平，刘华为．刘华为运用调畅气机法治疗冠心病心绞痛［J］．湖北中医杂志，2015，37（4）：22－23．

高慧．王淑玲从肾治疗疑难杂症经验举隅［J］．现代中西医结合杂志，2015，24（18）：2019－2021．

高菁，席宁，于秀辰，李靖，刘美奇，商宪敏．商宪敏论治胸痹心痛经验总结［J］．中国中医药信息杂志，2006（8）：75－76．

高尚社．国医大师路志正教授治疗冠心病心绞痛验案赏析［J］．中国中医药现代远程教育，2011，9（17）：5－7．

高天曙．高体三治疗心系病证验案2则［J］．河南中医，2012，32（7）：924－925．

高望望，沈企华．赵炯恒运用经方治疗心脏疾病经验［J］．浙江中医杂志，2002（6）：8－9．

高阳．万友生运用自拟方治疗内科病经验辑要［J］．江西中医药，2013，44（12）：18－19．

高颖．栗锦迁教授临床经验撷拾——临证妙用苓桂术甘汤［J］．天津中医药，2015，32（11）：645－647．

高政涛，郑刚，王永刚，赵振凯，李欣．国医大师张学文教授治疗胸痹的临床经验［J］．中医药导报，2015，21（13）：6－8．

葛鸿庆，赵梁，郝李敏. 邓铁涛教授调治冠心病人 CABG 围手术期医案 1 则 ［J］. 中医药研究，2002（1）：35.

龚卯君. 梅国强运用加减柴胡陷胸汤辨治疾病经验 ［J］. 湖北中医杂志，2007（1）：23 - 24.

辜大为，龙云. 程丑夫教授从痰治疑难病举隅 ［J］. 中医研究，2005（8）：51 - 52.

郭冰，刘国安，李淑玲. 刘国安主任中医师治疗胸痹经验 ［J］. 中医研究，2015，28（5）：44 - 46.

郭海涛，乔俭. 乔振纲教授临证验案举隅 ［J］. 长春中医药大学学报，2013，29（2）：232 - 233.

郭华. 聂惠民教授运用经方治疗胸痹的经验 ［A］. 中华中医药学会仲景学说分会. 仲景医学求真（续一）——中华中医药学会第十五届仲景学说学术研讨会论文集 ［C］. 2007：3.

郭金隆，王玉球，黄安邦. 名老中医陈一鸣学术经验介绍 ［J］. 新中医，1988（3）：10 - 13.

郭晋梅，李南夷. 赵立诚教授运用温胆汤治疗心脑血管病的经验 ［J］. 新中医，1999（7）：12 - 14.

郭力恒，张敏州，陈伯钧. 邓铁涛教授调脾护心法治疗冠心病介入术医案 4 则 ［J］. 新中医，2002（7）：14 - 15.

郭力恒，张敏州，陈伯钧. 邓铁涛教授治疗冠心病验案 1 则 ［J］. 新中医，2002（9）：17 - 18.

郭美珠，唐梅芳，王春丽，严世芸. 严世芸运用膏方调治冠心病稳定期验案 3 则 ［J］. 上海中医药杂志，2009，43（1）：15 - 17.

郭明冬，翁维良. 翁维良"双心"同调治疗老年冠心病经验 ［J］. 中医药通报，2015，14（2）：18 - 20.

郭绥衡. 郭振球教授辨治心脑血管疾病医案举隅 ［J］. 河南中医，2006（1）：30 - 32.

郭腾飞，冯学武，郭冰. 刘国安教授治疗胸痹经验 ［J］. 中医研究，2016，29（6）：28 - 30.

韩天雄，颜琼枝，刘珺. 颜乾麟教授辨治冠心病心绞痛临证思维特点探析 ［J］. 新中医，2013，45（11）：160 - 161.

韩廷雨. 袁海波教授临床验案举隅 ［J］. 河北中医，2004（9）：650 - 651.

韩旭，刘福明，赵惠. 李七一教授治疗心血管疑难病症举隅 ［J］. 中医学报，2012，27（12）：1587 - 1589.

郝贤，马艳春. 段富津教授应用血府逐瘀汤治验 ［J］. 中医药信息，2010，27（2）：78 - 80.

何华. 李鲤教授保和丸化裁验案举隅 ［J］. 中医研究，2010，23（12）：56 - 57.

何晶，米烈汉. 米烈汉老师异病同治验案举隅 ［J］. 陕西中医，2013，34（1）：88 - 89.

何欣，舒勤，何立人. 何立人辨治冠心病支架术后的临床经验［J］. 四川中医，2016，34（5）：18－21.

何延中，敖祖松. 张磊主任医师应用血府逐瘀汤经验［J］. 河南中医，2010，30（7）：646－647.

洪泉生，刘德桓. 四逆加人参汤临床应用举隅［J］. 福建中医药，1993（6）：30－31＋38.

侯丕华，刘春芳. 梁贻俊运用补阳还五汤治疗疑难杂病的经验［J］. 河南中医，1999（3）：22－24＋71.

胡国俊. 胡翘武老中医临床应用甘遂配伍的经验［J］. 上海中医药杂志，1987（4）：26－28.

胡琪祥，曹振东，韩天雄，颜乾麟. 颜乾麟以"益气养阴、化痰逐瘀"法治疗冠状动脉狭窄验案1则［J］. 上海中医药杂志，2014，48（2）：27－28＋34.

胡世云. 胡翘武教授辨治冠心病经验撷拾［J］. 中医药学刊，2001（1）：11－14.

胡晓贞，颜乾麟. 颜德馨教授论胸痹证病机与治法［J］. 中国中医急症，2012，21（6）：901－902.

胡雪桔. 高辉远治疗老年病的经验［J］. 中医药临床杂志，2004（6）：519－520.

黄合义，袁智宇. 袁海波教授辨治胸痹心水用药经验［J］. 中医研究，2011，24（10）：62－63.

黄华，王辉. 杨学信治疗冠状动脉硬化性心脏病心绞痛的临床经验［J］. 四川中医，2009，27（12）：11－12.

黄燕，李果烈. 李果烈从痰瘀论治冠心病心绞痛的经验［J］. 四川中医，2014，32（1）：18－20.

黄燕，李果烈. 李果烈治疗冠心病心绞痛的经验［J］. 四川中医，2012，30（10）：10－11.

黄纡寰. 黄调钧治痰经验［J］. 江西中医药，2002（3）：3.

霍莉莉. 国医大师周仲瑛诊疗思维拾零［J］. 中华中医药杂志，2014，29（11）：3449－3452.

冀照俊，孟洁，曹洋，王清贤，刘玉洁. 刘玉洁从肝论治冠心病经验［J］. 湖南中医杂志，2015，31（1）：25－26.

冀照俊，孟洁，曹洋，王清贤，刘玉洁. 刘玉洁从肝论治胸痹心痛五法［J］. 江苏中医药，2015，47（2）：69－70.

江尔逊，赵典联. 冠心病验案二则［J］. 四川中医，1987（2）：29.

姜春梅，查杰，尹远平. 查玉明教授五脏一体——论治冠心病学术思想探要［J］. 中医药学刊，2005（4）：597－598.

焦志玲，曲东辉. 曲生教授治疗胸痹心痛临床经验辑要［J］. 中西医结合心血管病电子杂志，2014，2（9）：112－114.

金龙，鲁维德. 裴正学教授从脾胃论治冠心病经验［J］. 甘肃医药，2013，32（7）：527－528.

金先红，陶洁．张磊治疗冠心病的临床经验［J］．中医研究，2008（5）：40-41.

靳琦．发微于理论 体悟于临证——王琦教授辨9种体质类型论治经验［J］．中华中医药杂志，2006（5）：284-288.

琚坚，詹青，李青．詹文涛治疗慢性顽固性心衰心肺同治经验［J］．山东中医杂志，2003（9）：557-558.

康日新．高社光运用经方治验举隅［J］．中医临床研究，2014，6（36）：9-10.

孔繁飞．张铁忠教授防治老年病学术思想及从"六郁"论治忧郁伤神型不寐临床研究［D］．中国中医科学院，2017.

孔令越．颜德馨教授以气血为纲治疗冠心病经验［J］．四川中医，2014，32（7）：6-7.

寇子祥．陈宝贵教授治胸痹心痛［N］．中国中医药报，2014-08-27（005）.

雷小明．任义教授应用大黄治疗冠心病合并便秘临床观察［J］．承德医学院学报，1998（3）：52-53.

黎波，马超英．万友生治疗胸痹经验辑要［J］．江西中医药，2003（7）：5-6.

黎鹏程，卢丽丽．程丑夫从虚、痰、郁、瘀论治疑难病经验［J］．中国中医药信息杂志，2014，21（7）：94-96.

黎鹏程，卢丽丽．程丑夫教授从痰论治疑难病验案三则［J］．湖南中医药大学学报，2014，34（9）：43-45.

李衬，高克俭．高克俭治疗冠心病验案3则［J］．光明中医，2013，28（6）：1233-1234.

李春颖，李光善．姜良铎教授巧用东垣清暑益气汤举隅［J］．北京中医药大学学报（中医临床版），2005（4）：42-43.

李东．王琦教授学术思想和临床经验总结及从"瘀浊"分期论治慢性前列腺炎的临床研究［D］．北京中医药大学，2011.

李方洁，路志正．路志正教授辨治心痹四法［J］．辽宁中医杂志，1989（4）：4-6.

李国昌．沈宝藩运用痰瘀同治法治疗心脑血管疾病经验［J］．新疆中医药，1991（3）：34-36.

李汉文，周继友．陈伯咸临床经验拾萃［J］．山东中医杂志，1993（5）：44-45.

李航，杨少山．杨少山临证诊治经验探析——血栓性疾病临床经验浅谈［J］．中医文献杂志，2007（2）：51-52.

李家庚．李培生辨治冠心病的经验［J］．湖北中医杂志，1999（10）：440-442.

李杰．韩祖虚教授应用温肾之法治疗冠心病临床经验［J］．天津中医药，2016，33（2）：68-70.

李金洋，范金茹，王行宽．名老中医王行宽肝心同治胸痹心痛处方特色［J］．中医药学报，2015，43（1）：93-95.

李进龙，田元祥，于文涛，张素英．杨牧祥教授验案3则［J］．河北中医药学报，2004（4）：33-35.

李京，张明雪，金跟海，刘日．胸痹心痛中医学术源流及特点［J］．时珍国医国药. 2014, 25 (4): 908 - 911.

李靖靖, 刘玉霞, 王倩, 许丞莹, 王文哲, 朱文秀, 陈旸, 王亚红, 郭维琴. 郭维琴治疗冠心病支架术后学术思想初探 [J]. 辽宁中医杂志, 2013, 40 (7): 1316 - 1318.

李娟, 姜秀新, 徐世杰. 孔令诩调和肝胃法临床应用 [J]. 中国中医药图书情报杂志, 2016, 40 (1): 62 - 64.

李珂辉, 卢笑晖. 丁书文治疗冠心病验案 1 例 [J]. 山西中医, 2012, 28 (7): 58.

李俐. 陈镜合辨治心病验案 3 则 [J]. 上海中医药杂志, 2008, 42 (12): 12 - 13.

李敏, 李七一. 李七一教授辨治冠心病经验 [J]. 吉林中医药, 2012, 32 (3): 230 - 231.

李培旭, 杜治宏. 杜雨茂老师运用《千金方》验案选介 [J]. 陕西中医, 1987 (3): 137 - 138.

李鹏. 苏荣扎布教授治疗心脏病的经验 [J]. 上海中医药杂志, 2006 (10): 8 - 9.

李萍, 刘梅举, 刘银鸿, 曹清慧, 路志敏, 王玉栋, 马艳东. 李英杰主任医师治疗冠心病心绞痛经验介绍 [J]. 中国中医急症, 2010, 19 (4): 622 - 623.

李七一, 唐蜀华. 周仲瑛治疗冠心病经验简介 [J]. 南京中医学院学报, 1994 (3): 22 - 23.

李秋艳, 董延芬, 张东, 王辉. 翁维良活血化瘀治疗冠心病辨证思路 [J]. 中国中医基础医学杂志, 2011, 17 (9): 1030 - 1031.

李秋艳, 张东, 董延芬, 王辉. 翁维良活血化瘀治疗冠心病临证验案 [J]. 中国中医基础医学杂志, 2011, 17 (6): 698 - 699.

李瑞敏. 周仲瑛教授辨治冠心病临床经验及学术思想研究 [D]. 南京中医药大学, 2017.

李树茂, 何璇, 姜金海, 栗锦迁. 栗锦迁教授运用苓桂术甘汤心得 [J]. 天津中医药, 2012, 29 (1): 7 - 9.

李武卫, 郭秋红, 刘真, 于慧卿. 邢月朋主任医师应用身痛逐瘀汤治疗冠心病经验 [J]. 河北中医药学报, 2006 (1): 33 - 34 + 47.

李新梅, 张熹煜. 黄春林教授治疗老年冠心病经验 [J]. 中西医结合心脑血管病杂志, 2016, 14 (7): 790 - 791.

李迎红, 戴永生. 临证医案三则 [J]. 辽宁中医药大学学报, 2009, 11 (9): 151 - 152.

李云虎, 魏执真. 魏执真教授辨治冠心病心绞痛临床经验 [J]. 西部中医药, 2015, 28 (9): 27 - 29.

李云委. 陈乔林应用辨证与辨病结合治疗经验举隅 [J]. 云南中医中药杂志, 2000 (4): 6 - 7.

李政. 周文泉主任医师治疗自发性心绞痛经验 [J]. 甘肃中医学院学报, 2005 (3): 1 - 3.

李志，张崇泉．张崇泉教授辨治疑难病验案［J］．中华中医药学刊，2011，29（8）：1747－1749．

梁晋普，王亚红，秦建国．郭维琴教授益气活血法治疗冠心病临证经验［J］．北京中医药大学学报（中医临床版），2013，20（5）：44－46．

廖金标．"心绞痛"脏腑辨证的临床实践体会［J］．江西医药，1981（5）：32－34．

刘彬．陈景河活血化瘀法临床应用研究［D］．黑龙江中医药大学，2015．

刘超峰．雷忠义老师运用活血化瘀法治疗心血管疾病的经验［J］．陕西中医，2000（9）：407－408．

刘丹丽，许李娜，纪娟，马啸，韩辉，张念志．韩明向应用益气逐瘀汤加减治疗胸痹心痛经验［J］．中国中医药信息杂志，2016，23（6）：105－106．

刘德桓．中医药治疗内科急重症验案举隅［J］．新中医，1986（7）：37－38．

刘德荣．俞慎初教授临证治肝经验举要［J］．辽宁中医杂志，1993（5）：9－12．

刘德荣．俞慎初教授治疗胸痹心痛经验举隅［J］．贵阳中医学院学报，1998（4）：7－8．

刘嘉芬．邓铁涛诊治冠心病学术思想及临床经验整理研究［D］．广州中医药大学，2012．

刘静生．刘学勤教授运用"活血归元法"治疗妇女更年期综合征临证经验［J］．新中医，2012，44（10）：163－164．

刘凯，丁海霞．曹玉山主任医师治疗心血管疾病经验举隅［J］．西部中医药，2012，25（1）：48－50．

刘萍，杜文婷．何立人辨治胸痹医案举隅［J］．中医文献杂志，2015，33（4）：54－57．

刘强．程志清教授诊治冠心病心绞痛临证经验述要［J］．浙江中医药大学学报，2014，38（12）：1407－1409＋1413．

刘清心，郑一，张欢，于睿，倪菲，李德新．李德新教授妙用瓜蒌治疗胸痹经验总结［J］．辽宁中医药大学学报，2016，18（9）：162－164．

刘如秀，刘宇，徐利亚，刘志明．刘志明从肾论治胸痹［J］．四川中医，2013，31（2）：1－3．

刘燊仡，于大君．翁维良治疗冠心病支架术后临床经验［J］．辽宁中医杂志，2015，42（11）：2098－2099．

刘士梅．王九一应用大柴胡汤经验举隅［J］．河北中医，2014，36（8）：1129－1131．

刘书奎，周国珍．罗克聪老师门诊医案七例［J］．贵阳中医学院学报，1984（1）：43－46．

刘秀芬，于春英．高濯风治疗心律失常的经验［J］．中医杂志，1993（8）：473－475．

刘绪银，路志正．国医大师路志正教授从脾胃论治胸痹（冠心病）［J］．湖南中医药大学学报，2015，35（7）：1－4．

刘永业，赵安业. 赵清理教授用生脉散加味治心脏疾患验案举例 ［J］. 国医论坛，1994 （2）：22－24.

刘玉洁，赵刃，李桂林，蔡春江，张国江. 王国三治疗心病学术思想初探 ［J］. 江苏中医药，2008 （3）：34－35.

刘园园，李七一. 李七一教授治疗冠心病经验 ［J］. 浙江中医药大学学报，2014，38 （4）：406－407＋410.

刘志明，刘如秀. 辨治胸痹心痛的几点体会 ［J］. 浙江中医药大学学报，2009，33 （5）：709－711＋714.

柳翼，史载祥. 史载祥教授经方治疗介入后心绞痛经验 ［J］. 中西医结合心脑血管病杂志，2016，14 （1）：101－104.

卢笑晖. 丁书文从热毒论治冠心病经验介绍 ［J］. 中国中医急症，2011，20 （10）：1597＋1607.

鲁宪凯，杨宝元. 学经典做临床病例举隅 ［J］. 中国中医药信息杂志，2011，18 （1）：92.

路广林，张秋霞. 聂惠民教授辨治胸痹临床经验探究 ［J］. 北京中医药大学学报，2011，34 （4）：274－276.

罗继红，邱保国. 邱保国论治冠心病经验 ［J］. 四川中医，2013，31 （8）：4－6.

罗继红. 邱保国研究员治疗冠状动脉粥样硬化性心脏病验案5则 ［J］. 中医研究，2014，27 （1）：30－32.

罗陆一，黄梦雨. 从虚劳论治冠心病 ［J］. 中华中医药学刊，2010，28 （12）：2474－2476.

罗陆一. 运用仲景方治疗冠心病的体会 ［J］. 中华中医药学刊，2007 （8）：1543－1547.

马春成，李叶枚，李文峰，袁金声. 袁金声教授应用经方治疗胸痹验案2则 ［J］. 新中医，2008 （2）：119.

马龙，刘如秀. 刘志明教授辨治冠状动脉粥样硬化性心脏病经验 ［J］. 中医学报，2013，28 （11）：1643－1645.

马绍波. 赵振利主任补肾活血法治疗冠心病的经验 ［J］. 中国中医急症，2015，24 （4）：626－627＋652.

马晓昌. 祛浊利湿与活血化瘀并重——陈可冀教授治疗冠心病临床经验举要 ［A］. 中国中西医结合学会. 第四次全国中西医结合中青年学术研讨会论文集 ［C］. 2002：3.

马英莉，苏文革. 林慧娟辨治冠心病经验 ［J］. 湖南中医杂志，2014，30 （10）：19－20.

玛依努尔，吴志安. 沈宝藩运用天麻钩藤饮治疗心脑血管疾病经验 ［J］. 中西医结合心脑血管病杂志，2010，8 （7）：863－864.

玛依努尔·斯买拉洪，房江山，洪军. 养心通络汤防治冠心病介入术后再狭窄 ［J］. 中国中医基础医学杂志，2013，19 （2）：168－169.

毛丹，杨世勇. 杨世勇教授治疗老年心脏病临证经验 ［J］. 辽宁中医药大学学报，

2016，18（6）：107-109.

孟庆平. 孟铭三以调肝为主治胸痹 [J]. 山东中医杂志，1993（3）：52-53.

孟宪民. 医门外谈——以中医辨证施治论述冠心病的有关问题（四）[J]. 辽宁中医杂志，1985（4）：35-36.

穆恒，曾升海. 曾升海教授应用枳实经验举隅 [J]. 广西中医药，2011，34（5）：47-48.

倪诚. 王琦教授主病主方学术思想和临床经验总结及治疗变异性鼻炎的临床研究 [D]. 北京中医药大学，2011.

倪菲，李德新，于睿. 李德新教授从脾论治冠心病经验集萃 [J]. 世界中医药，2014，9（1）：67-68.

彭立萍，陈民，吴文胜. 谭毅教授膏方治疗老年冠心病 [J]. 吉林中医药，2016，36（1）：28-31.

戚宏. 华明珍用补肾活血法治疗冠心病心律失常的经验 [J]. 山东中医杂志，1997（6）：34-35.

乔保钧，许建功. 胸痹（冠心病二则）[J]. 中原医刊，1982（5）：239-240.

乔黎焱，王辉，范彩文. 姚树锦应用沉苏四逆饮临床经验 [J]. 陕西中医，2015，36（5）：595-598.

秦恩甲. 王清任逐瘀法在心系疾病中的应用 [N]. 中国中医药报，2005-04-21.

卿俊，雍苏南，张稳，王顺民，谭元生，王行宽. 王行宽依据"损其心者，调其营卫"理论治疗心系疾病验案举隅 [J]. 中国中医基础医学杂志，2016，22（1）：131+143.

邱萍. 王今觉临床验案浅析 [J]. 现代中西医结合杂志，2012，21（36）：4059-4061.

裘端常. 裘沛然临证验案举隅 [J]. 上海中医药杂志，2008（3）：4-5.

任尔济. 郑孙谋老中医治疗冠心病的经验 [J]. 福建中医药，1994（2）：1-2.

任何. 陈可望老中医医案二则 [J]. 安徽医学，1984（2）：35-36.

任淑女，张军平，阮士怡. 阮士怡教授临证特色浅析并验案三则 [J]. 中华中医药杂志，2013，28（3）：714-717.

任喜尧，任喜洁. 任继学教授治疗急症验案四则 [J]. 中国中医急症，2005（10）：979-980.

荣辉. 杜家经治疗冠心病的经验 [J]. 时珍国医国药，2006（1）：127.

阮宗武. 曾学文辨治冠心病经验撷拾 [J]. 江苏中医，1998（9）：20-21.

邵淑娟，高克俭. 高克俭教授温胆汤加减临床应用经验 [J]. 天津中医药，2015，32（8）：452-454.

邵淑娟. 高克俭治疗胸痹经验探析 [J]. 世界中西医结合杂志，2014，9（8）：818-821.

沈璐，路波. 米烈汉主任医师运用补气活血法临床经验 [J]. 现代中医药，2005（5）：59-60.

石占利. 程志清"疏肝气通胸阳"辨治冠心病经验探析［J］. 浙江中医药大学学报，2017，41（1）：38－41.

史常维，白能. 史方奇治疗冠心病经验［J］. 中国中医急症，2001（5）：287.

司徒宝珍，罗陆一. 罗陆一教授运用真武汤的临证经验［J］. 内蒙古中医药，2008，27（21）：1－2.

司徒宝珍. 罗陆一教授经方治疗冠心病经验［J］. 中国中医药现代远程教育，2009，7（11）：18－20.

司徒宝珍. 罗陆一教授望诊辨治冠心病经验［J］. 亚太传统医药，2010，6（2）：38－40.

司徒宝珍. 罗陆一治疗冠心病心绞痛经验［J］. 江西中医药，2009，40（8）：14－15.

宋歌，段富津. 段富津教授运用养心汤经验举例［J］. 中医药信息，2007（4）：27－28.

宋婷婷，王春林. 论从痰与瘀论治冠心病［J］. 辽宁中医药大学学报，2014，16（10）：141－142.

宋婷婷，王春林. 王春林教授治疗冠心病临证经验总结［J］. 中西医结合心脑血管病杂志，2015，13（4）：555－556.

苏琳，沈兆峰. 谭毅主任医师应用麻黄附子细辛汤治疗心血管病验案3则［J］. 新中医，2007（11）：61－62.

苏明，韩阳，关怿，徐金珠，栗锦迁. 栗锦迁教授辨治2型糖尿病经验举隅［J］. 天津中医药，2016，33（3）：132－134.

孙浩. 冠心病从肺论治验案4则［J］. 江苏中医药，2011，43（3）：56－57.

孙建伟，孙天福. 袁海波教授采用治本3则治疗胸痹心痛经验［J］. 中医研究，2011，24（12）：56－57.

孙立飞. 孙兰军治疗冠脉支架术后心绞痛复发2例［J］. 河南中医，2012，32（4）：499－500.

孙元莹，吴深涛，王暴魁. 张琪教授治疗水肿的经验［J］. 吉林中医药，2006（12）：14－16.

孙元莹，张海峰，王暴魁. 张琪从痰瘀交阻治疗疑难病经验［J］. 辽宁中医杂志，2007（1）：13－14.

汤抗美. 张云鹏教授治冠心病验案［J］. 江苏中医，1993（9）：24.

唐虹. 吴新欲主任医师调理肝脾治疗冠心病经验［J］. 中医研究，2010，23（12）：54－55.

唐林，尹小星. 保元汤临证应用三则举隅［J］. 实用中医内科杂志，2010，24（7）：91－92.

陶克文. 胸痹心痛证治体会［J］. 实用中医药杂志，1994（3）：3.

田德禄. 中医内科学［M］. 北京：人民卫生出版社，2002.

汪艳. 吴炳忠治疗痰浊瘀阻型胸痹经验［J］. 湖南中医杂志，2015，31（8）：

19 – 20.

王超. 毛德西教授运用小陷胸汤加味治疗冠心病举偶 [J]. 临床医药文献电子杂志, 2014, 1 (10): 1733.

王丹茜, 徐伟建. 张晓星教授治疗冠心病心绞痛临床经验介绍 [J]. 现代中西医结合杂志, 2007 (34): 5096 – 5097.

王道成, 李七一. 李七一教授从脾胃论治冠心病经验介绍 [J]. 中医药导报, 2010, 16 (4): 11 – 13.

王东海, 洪治平. 洪治平教授治疗胸痹心痛痰瘀互阻型经验 [J]. 中西医结合心脑血管病杂志, 2015, 13 (10): 1243 – 1244.

王发渭, 于有山. 高辉远论治冠心病经验撷菁 [J]. 河南中医, 1994 (4): 227 – 228.

王发渭, 于有山. 高辉远拯危急难病症经验鳞爪 [J]. 湖北中医杂志, 1993 (6): 2 – 4.

王发渭. 高辉远巧用附子救治急危重症案 [J]. 中医杂志, 2010, 51 (S1): 94.

王凤雷, 张炜宁, 张崇泉. 张崇泉教授论治老年高血压病的经验撷拾 [J]. 中医药学刊, 2005 (5): 793 – 796.

王改仙, 丁凤, 陈旭梅. 王敏淑运用生黄芪经验举隅 [J]. 中医杂志, 2005 (3): 176 – 177.

王戈, 李军. 李军教授治疗气虚痰瘀交结型胸痹的经验 [J]. 陕西中医学院学报, 2009, 32 (1): 14 – 15.

王海军. 国医大师李振华内伤杂病学术思想 [A]. 中华中医药学会. 第十次中医药防治老年病学术交流会论文集 [C]. 2012: 4.

王红仙. 张云鹏治疗冠心病医案赏析 [N]. 中国中医药报, 2007 – 09 – 14 (006).

王洪武, 倪青, 林兰. 林兰治疗糖尿病合并冠心病的辨治思路 [J]. 中华中医药杂志, 2009, 24 (3): 334 – 337.

王欢. 米烈汉活用补中益气汤经验 [J]. 中国中医药信息杂志, 2011, 18 (5): 88 – 89.

王辉. 郭子光教授应用芪葛基本方治疗冠心病经验 [J]. 中国中医急症, 2012, 21 (8): 1240 – 1241.

王建云, 姜良铎. 姜良铎运用瓜蒌角药辨治胸痹经验 [J]. 上海中医药杂志, 2008 (11): 15 – 16.

王丽丽, 刘印, 苏文革. 林慧娟运用清热法治疗心血管疾病验案举隅 [J]. 山西中医, 2015, 31 (8): 6 – 7.

王庆其, 李孝刚, 邹纯朴, 梁尚华, 王少墨, 裘世轲. 国医大师裘沛然之诊籍 (二) [J]. 浙江中医杂志, 2011, 46 (2): 82 – 83.

王彤, 李亚天, 高雅, 李自艳, 周刚, 刘慧兰. 尉中民教授运用运转大气治疗胸痹三法临床经验 [J]. 现代中医临床, 2015, 22 (2): 56 – 58.

王晓景, 张军平. 从治病求本浅析阮士怡辨治心血管病经验 [J]. 中医杂志,

2015，56（16）：1366－1368.

王亚丽. 张学文教授活血化瘀临床经验举隅［J］. 陕西中医函授，1997（3）：15－16.

王永刚，李军，尤金枝，郑刚. 张学文治疗稳定性心绞痛经验［J］. 中医杂志，2012，53（22）：1909－1910.

王永霞. 何立人教授辨治疑难病症的经验［J］. 四川中医，2003（10）：1－3.

魏铁力. 颜德馨教授辨治冠心病的独特经验［J］. 实用中医内科杂志，1996（1）：1－3.

吴广平，吴晓新. 邓铁涛治疗冠心病临证经验［J］. 中国中医急症，2009，18（7）：1112－1113.

吴嘉瑞，张冰. 国医大师颜正华胸痹诊疗经验举隅［J］. 新中医，2010，42（3）：108－109.

吴若霞，黄政德，谢雪姣，李鑫辉，谭琦，任婷. 黄政德教授治疗冠心病心绞痛临床经验［J］. 湖南中医药大学学报，2015，35（4）：33－35.

吴文松，王振兴. 唐蜀华教授滋阴清热活血法治疗冠心病的经验［J］. 浙江中医药大学学报，2018，42（1）：60－63.

吴毅彪. 王乐陶教授诊治胸痹证的临床经验［J］. 安徽中医学院学报，1995（3）：15－16.

吴致安，玛依努尔. 沈宝藩教授防治冠心病介入术后再狭窄经验述要［J］. 新疆中医药，2009，27（6）：46－48.

伍小红，张国伦. 张国伦教授从脾胃论治心血管疾病经验［J］. 四川中医，2008（2）：3－4.

肖凤英，崔金涛. 崔金涛教授治疗胸痹经验［J］. 中医药通报，2013，12（5）：25＋27.

肖珉，刘玉庆，郝锦红，戴雁彦，王亚红，胡珍，郭维琴. 中医治疗心力衰竭认识及验案分析［J］. 世界中医药，2011，6（6）：495－496.

谢健，黄明霞，赵淳. 赵淳从中医络病理论论治急性冠脉综合征的临床经验和学术思想浅探［J］. 云南中医中药杂志，2003（5）：4－6.

谢伟，康立源，王硕，张硕，孟庆华，张伯礼. 张伯礼治疗冠心病经验［J］. 中医杂志，2011，52（18）：1539－1541.

谢文涛，郭茂松，高旭阳. 郭文勤教授运用养心汤临床治验［J］. 黑龙江中医药，2012，41（6）：22.

谢席胜. 冯志荣治疗疑难杂症治验案析［J］. 中西医结合心脑血管病杂志，2005（7）：656－657.

谢盈彧，张军平，李明，王爱迪，阮士怡. 阮士怡从脾肾立论治疗冠心病经验［J］. 中医杂志，2016，57（3）：193－195.

辛凡永，谢文涛. 蒋海亭治疗胸痹心痛经验［J］. 中医临床研究，2015，7（23）：66－67.

辛颖，张军平，李明，阮士怡. 国医大师阮士怡辨治心病临证经验撷萃［J］. 中华中医药杂志，2016，31（4）：1269－1271.

徐惠梅. 郭文勤教授诊治心系疾病学术思想及验案举例［A］. 中华中医药学会心病分会. 中华中医药学会心病分会第十一届学术年会论文精选［C］. 2009：6.

徐惠梅. 国医大师张琪教授诊疗冠心病遣方用药思路及验案举例［A］. 中华中医药学会心病分会. 中华中医药学会心病分会第十一届学术年会论文精选［C］. 2009：7.

徐娇雅，陈启兰，祝光礼. 祝光礼运用温胆汤治疗冠心病验案［J］. 浙江中医杂志，2013，48（4）：294.

徐伟伟，孙刚. 张国伦教授运用生脉散加减治疗胸痹临证经验［J］. 贵阳中医学院学报，2014，36（5）：106－107.

徐燕，张玮，严世芸. 严世芸医案三则［J］. 中医文献杂志，2004（4）：33－34.

徐云生. 邓铁涛教授甘温健脾法治疗疑难病［J］. 四川中医，2002（3）：1－2.

许国振. 梅国强运用柴胡加龙骨牡蛎汤临床治验5则［J］. 湖南中医杂志，2014，30（7）：111－113.

许启蒙. 熊继柏运用温胆汤治疗心脑病证经验［J］. 中医杂志，2003（3）：177－178.

许仕纳，俞宜年. 俞长荣教授治疗冠心病经验［J］. 福建中医药，1993（6）：4－5.

续海卿，李彦杰. 张磊用普济消毒饮治验选析［J］. 中国社区医师（医学专业半月刊），2009，11（1）：65.

薛丽辉. 曹林治疗痹证经验辑要［J］. 上海中医药杂志，2010，44（12）：3－4.

薛梅红. 朱良春临床应用汉防己经验举隅［J］. 现代中西医结合杂志，2012，21（15）：1626－1627.

闫文婷，刘玉霞，李靖靖，王倩，许丞莹，朱文秀，王亚红. 郭维琴治疗心绞痛临床经验［J］. 辽宁中医杂志，2014，41（6）：1119－1120.

严吉峰. 孙兰军应用六味地黄丸经验举隅［J］. 中医药临床杂志，2012，24（9）：836－837.

严夏，李际强，颜德馨. 颜德馨教授益气活血法治疗胸痹经验介绍［J］. 新中医，2005（8）：7－8.

严夏，颜德馨. 颜德馨教授膏方治疗冠心病经验撷拾［J］. 实用中医内科杂志，2004（1）：27－29.

颜德馨，魏铁力，屠丽萍. 医案三则［J］. 江苏中医杂志，1986（10）：37.

杨阿妮，柳树英，王煜. 王自立主任医师从阴阳论治胸痹心痛病经验点滴［J］. 西部中医药，2015，28（7）：38－40.

杨光宁. 刘学文辨证与辨病结合治疗冠状动脉粥样硬化性心脏病［J］. 实用中医内科杂志，2015，29（10）：20－22.

杨国栋. 刘东汉教授辨证论治经验［J］. 西部中医药，2011，24（8）：33－36.

杨磊，樊省安，任耀龙，曹媛. 杨培君教授治疗舒张性心衰经验撷菁［J］. 中医研究，2015，28（11）：37－38.

杨磊，任耀龙，樊省安，曹媛. 杨培君教授治疗心绞痛［J］. 长春中医药大学学报，2015，31（3）：481－483.

杨丽苏. 路志正从肾论治心痛的经验［J］. 安徽中医临床杂志，1998（5）：299－300.

杨利. 任继学从他脏治心经验采菁［J］. 中国医药学报，2003（1）：38－39.

杨宁，刘明元，胡勤辉. 汤益明用补气强心汤治心舒张功能不全的经验［J］. 江西中医药，2001（6）：3－4.

杨万胜，陈凯，杜红瑶. 杨宝元教授治疗冠状动脉粥样硬化性心脏病经验［J］. 河北中医，2008（5）：459－460.

杨霞，陈学忠. 陈学忠教授以补肾活血法治疗冠心病心绞痛经验［J］. 广西中医药，2012，35（5）：47－48.

杨雨民，周佳. 程志清从瘀防治冠状动脉术后再狭窄经验［J］. 中医杂志，2006（3）：180－181.

杨悦娅，陈理书. 张云鹏应用桂枝举要［J］. 中医文献杂志，1998（4）：28－30.

杨作平. 王自立医案5则［J］. 中国中医药信息杂志，2010，17（7）：90－91.

叶盈. 林求诚老师治疗心力衰竭经验［J］. 光明中医，2006（7）：29－30.

叶盈. 林求诚治疗危难重症经验举隅［J］. 福建中医药，1995（4）：1－2.

尹琳琳，刘如秀. 刘志明教授从心肾治疗冠心病经验［J］. 中西医结合心脑血管病杂志，2015，13（3）：391－392.

尹倚艰. 路志正治疗心血管病验案4则［J］. 中国中医药信息杂志，2010，17（11）：83－85.

尤金枝，王永刚，李军，郑刚. 张学文教授治疗冠心病的临床经验［J］. 陕西中医学院学报，2012，35（2）：21－22.

于大君. 翁维良治疗冠状动脉粥样硬化性心脏病经验［J］. 中国中医药信息杂志，2011，18（10）：87－88.

于慧卿，晏青. 邢月朋分型辨治冠心病的临床经验举隅［J］. 河北中医药学报，2013，28（1）：30－31.

于年福，张佩清. 著名老中医张琪治疗冠心病的经验［J］. 黑龙江中医药，1987（6）：1－3.

于淑静，黄宇虹. 孙兰军教授治疗围绝经期胸痹验案举隅［J］. 长春中医药大学学报，2012，28（6）：1014－1015.

于为民，丰广魁. 张学文教授运用补阳还五汤治疗冠心病的经验［J］. 中医药研究，1994（3）：31－32.

于小勇，武学萍，范虹，刘超峰，雷鹏. 名老中医雷忠义养心活血汤治疗急性冠脉综合征经验［J］. 陕西中医，2011，32（4）：463－464.

余臣祖. 曹玉山教授学术思想与辨治冠心病的临床经验研究［D］. 中国中医科学院，2016.

余锋，陈镜合. 陈镜合教授论治冠心病学术思想简析［J］. 新中医，2009，41

（2）：9－11.

余龙龙. 钟坚应用活血化瘀法治验举隅［J］. 浙江中医杂志，2010，45（5）：316－317.

余天泰. 扶阳学派理论在杂病中的应用［J］. 中医药通报，2009，8（4）：52－56.

袁灿宇，袁晓宇，袁智宇. 袁海波教授治疗胸痹经验研究［J］. 中医学报，2010，25（4）：654－656.

袁灿宇，袁智宇，袁晓宇. 袁海波教授治疗冠心病心律失常经验探讨［J］. 中医学报，2010，25（5）：874－875.

袁园，过伟峰. 周仲瑛教授从五脏辨治胸痹的经验［J］. 云南中医学院学报，2009，32（3）：47－49.

袁智宇，祝珍珍，袁晓宇. 袁海波教授治疗胸痹心痛病用药规律探讨［J］. 中医研究，2014，27（12）：30－32.

翟颖，刘淑荣. 于作盈教授应用丹参饮治疗冠心病心绞痛经验［J］. 中国中医急症，2013，22（10）：1709－1710.

詹文涛. 辨证论治40例冠心病临床总结［J］. 铁道医学，1976（5）：16－21.

张宝文，陈晓云，姜松鹤. 姜松鹤临床治验3则［J］. 辽宁中医杂志，2012，39（2）：345－346.

张保亭. 颜德馨教授治疗冠心病经验介绍［J］. 新中医，2002（7）：8－9.

张存钧，王松坡，张镜人. 张镜人痰瘀同治临床经验［J］. 山东中医杂志，2008（6）：418－419.

张东，李秋艳. 翁维良治疗冠心病临证经验［J］. 中国中医基础医学杂志，2010，16（11）：1072－1073.

张恩树. 任达然治疗老年性疾病验案举隅［J］. 时珍国医国药，2000（5）：464.

张国江，李桂林，刘玉洁. 王国三治疗心病的临床经验［J］. 河北中医，2009，31（4）：488－489.

张江华. 许占民临证医案4例［J］. 河北中医，2001（11）：814－816.

张晋，郭全，周文泉. 周文泉运用生脉散合丹参饮合瓜蒌薤白半夏汤治疗冠心病心绞痛经验［J］. 中医杂志，2011，52（S1）：48－50.

张晋，姚怡，刘方，周文泉. 周文泉运用柴胡龙骨牡蛎汤合甘麦大枣汤治疗冠心病心绞痛经验［J］. 光明中医，2012，27（2）：353－355.

张京春. 陈可冀院士治疗冠心病心绞痛学术思想与经验［A］. 中国中西医结合学会活血化瘀专业委员会. 第六次全国中西医结合血瘀证及活血化瘀研究学术大会论文汇编［C］. 2005：7.

张京春. 陈可冀院士治疗冠心病心绞痛学术思想与经验（续完）［J］. 中西医结合心脑血管病杂志，2005（8）：712－713.

张京春. 陈可冀院士治疗冠心病心绞痛学术思想与经验［J］. 中西医结合心脑血管病杂志，2005（7）：634－636.

张晶. 宋一亭学术思想继承总结及治疗冠心病慢性充血性心衰（气虚血瘀型）临床

研究［D］. 北京中医药大学，2016.

张军文. 张学文教授疑难病治验举隅［J］. 山西中医学院学报，2007（1）：41－42.

张兰英. 秦家泰教授活用经方验案3则［A］. 中华中医药学会仲景学说分会. 仲景医学求真（续一）——中华中医药学会第十五届仲景学说学术研讨会论文集［C］. 2007：3.

张梅红，谷万里. 谷越涛从湿热论治冠心病临床经验［J］. 辽宁中医杂志，2007（2）：139－140.

张敏州，王磊. 邓铁涛对冠心病介入术后患者的辨证论治［J］. 中医杂志，2006（7）：486－487.

张敏州，王磊. 邓铁涛教授论治冠心病介入术后病证的学术思想探析［J］. 中医药管理杂志，2006（1）：32－33.

张宁，张军平，李明，阮士怡. 阮士怡基于益肾健脾、软坚散结法辨治胸痹经验［J］. 中医杂志，2016，57（1）：16－18.

张倩，张焱. 何立人治疗冠心病经验方浅析［J］. 光明中医，2016，31（14）：2026－2027.

张秋霞，张沁园. 聂惠民用经方治疗冠心病经验［J］. 山东中医杂志，2004（12）：751－752.

张少泉，黄政德，谢雪姣. 郭振球论治冠心病经验［J］. 湖南中医杂志，2015，31（4）：20－21.

张守林. 路志正教授疑难病治疗经验集萃［J］. 光明中医，2009，24（7）：1234－1235.

张淑英，杨桂森，高鸿翼，田雨，杨桂柱. 王德光老师治疗休克的经验［J］. 中医药学报，1995（5）：30－31.

张炜宁，王风雷，郑闽. 张崇泉主任医师治疗冠心病经验［J］. 湖南中医杂志，2007（2）：34－35.

张耀. 李孔定主任医师疑难病治验举隅［J］. 中国农村医学，1996（10）：56－57.

张玉洁，范广岩. 董秀芝治疗胸痹经验［J］. 山东中医杂志，1998（4）：31－32.

张跃双，李明玉. 中医大师孙光荣教授中和医派诊疗老年病学术经验点滴［J］. 光明中医，2014，29（3）：461－464.

张云安，郭其来. 高辉远医案选［J］. 武警医学，1993（6）：364－365.

张云鹏，徐瑛，余恒先. 冠心病中医辨治述要［J］. 上海中医药大学学报，2009，23（3）：1－2.

张蕴慧. 周次清教授"急则治本"论治急性心肌梗死经验［J］. 山东中医药大学学报，2006（3）：215－217.

张泽，依秋霞，王东，李敬林，陈海铭. 李敬林教授从心、肺、胃论治冠心病的经验探析［J］. 中华中医药学刊，2017，35（6）：1385－1387.

张志雄. 心主血脉的中医理论及胸痹心痛的治疗体会［J］. 第二军医大学学报，

1981 (2): 99 – 102.

章程鹏，周贤，梅国强. 梅国强教授运用经方辨治痰证验案 4 则 [J]. 光明中医，2014，29 (3): 600 – 601.

章赛月. 程志清教授心系疾病合并失眠治验拾萃 [J]. 中医药学报，2012，40 (6): 62 – 64.

赵安业，罗华云，赵体浩. 赵清理临证心得选 [J]. 河南中医，1982 (2): 25 – 28.

赵国岑，陈静. 胸痹二则治验 [J]. 中原医刊，1984 (5): 21.

赵明芬. 周铭心教授创用"排闷宗阳法"治疗胸痹心痛（冠心病）的学术思想与经验 [J]. 时珍国医国药，2016，27 (4): 982 – 983.

赵卫. 刘玉洁教授运用升陷汤的经验 [J]. 四川中医，2010，28 (5): 8 – 9.

赵益业，任宝琦. 任继学教授诊治真心痛（心肌梗塞）经验 [J]. 湖北民族学院学报（医学版），2010，27 (4): 49 – 50.

郑丰杰. 刘景源教授辨治胸痹经验 [J]. 环球中医药，2015，8 (1): 75 – 76.

郑兰江. 范振域治疗心血管病经验 [J]. 河北中医，1997 (3): 24 – 25.

郑立升，陈霖，唐晓宏，丁东翔，程珠琴. 唐江山主任善用经方举隅 [J]. 光明中医，2015，30 (4): 691 – 694.

郑丽君，李敬林. 李敬林从气论治冠心病经验 [J]. 湖南中医杂志，2015，31 (4): 21 – 22.

周次清. 急性心肌梗塞的中医治疗 [J]. 山东中医学院学报，1983 (2): 1 – 7.

周刚，马利荣，郜嫩平. 尉中民教授运用葛根的临床经验 [J]. 现代中医临床，2014，21 (2): 16 – 17.

周鸣岐. 活血化瘀法在临床应用上的体会 [J]. 辽宁中医，1978 (2): 13 – 18.

周琦. 张国伦温通法治疗阳虚寒凝型胸痹心痛 [J]. 实用中医内科杂志，2015，29 (10): 10 – 11.

周伟，刘秀蓉. 周次清教授治疗胸痹六法 [J]. 山东中医杂志，1989 (2): 32 – 33.

周贤，梅国强. 浅析梅国强教授活用小陷胸汤的经验 [J]. 光明中医，2013，28 (2): 252 – 253.

周贤. 梅国强教授辨仲景胸痹姊妹方 [A]. 中华中医药学会仲景学说分会. 全国第二十二次仲景学说学术年会论文集 [C]. 2014: 3.

周岩，孙兰军. 孙兰军主任辨治虚实夹杂型冠心病心绞痛经验撷英 [J]. 辽宁中医药大学学报，2014，16 (2): 194 – 196.

周毅，金春慧，周耀群. 周耀群医案精粹（1）——心痛 [J]. 辽宁中医杂志，2008 (4): 605 – 606.

周智伟，余昱. 程志清治疗冠状动脉内支架植入术后再狭窄经验 [J]. 浙江中医杂志，2007 (6): 311 – 312.

朱良春. 虫类药的临床应用（续）[J]. 中医杂志，1982 (8): 17 – 19.

朱良春. 内科急症应用六神丸的探讨 [J]. 湖北中医杂志，1982 (1): 37 – 40.

朱良春. 太子参配合欢皮功擅调畅心脉、益气和阴 ［J］. 上海中医药杂志，1984
（8）：34.

朱琳，郑梅生. 郑梅生治疗胸痹心痛学术经验 ［J］. 中医药临床杂志，2015，27
（11）：1518 – 1521.

庄贺，侯王君，赵艳青，屠小莹，陈泽涛，王华，庄慧魁. 邵念方教授益气活血法
治疗冠心病医案 2 则 ［J］. 中医药导报，2014，20（7）：150.

卓秀琴. 蔡友敬治疗心血管疾病经验举隅 ［J］. 辽宁中医杂志，2000（4）：151.

后 记

　　因为中医临床灵活性、个体化的特点，使中医医案成为总结和传承中医临床经验的一种重要形式。好的医案蕴含着辨证思想的规律与法则，是体现理论和实践结合的最佳载体，能给读者以引导，是医者学习的良好教材。

　　我们编撰《全国名中医医案集粹》系列丛书，初衷是冰释各医家学术藩篱，探索不同疾病的证治规律，以期弘兴中医，丰富繁荣当代中医药学术发展。本丛书由多名医学工作人员共同参与编写，所选医案均为1949年以来国医大师及全国名老中医力作，囊括各家的学术思想、治疗经验、用药心得及典型案例，内容精益求精，是广大中医名家的临床经验精华，便于读者洞悉名家经验。我们在编写中力求突破一般医案编撰常规，把疾病的中医认识、西医认识、目前常用的治疗方法、中西医比较等进行梳理，方便读者了解疾病的治疗现状；对疾病的辨证分型、遣方用药、名家思想心得、常用药物进行归纳，形成体系，力求博采众长，兼容并取，使读者有绪可循，便于临床学习与借鉴。此外，为了便于阅读，我们在不改变作者原意的基础上，对部分重复的内容进行了删减，对部分检验指标的名称及单位进行了统一。另，书中各医案往往有"至今患者生存状态良好"之类说法，其中所说的"今"乃是指本书所选医案成文之时（参见各医案相关脚注所标发表时间），而非本书出版之日，这是需要注意的。

　　筚路蓝缕，以启山林。医案整理是一项细致而又枯燥的工作，只有怀着一腔热诚，真正投入其中，才能体尝医者的艰辛，所有同仁辛勤工作，无私付出，正是大家的努力，使本书顺利完成。让我们非常欣慰的是，我们的工作得到多名国医大师及名中医认可，为我们慨然作序，这是对我们莫大的鼓励。此外，我们要感谢所有书中选用医案的作者及原发表杂志，他们的经验结晶及前期工作，是我们工作的基石。另外，感谢中山大学出版社为本书的顺利出版提供极大的帮助。但因为我们学识所限，书中必然存在很多错误与不足之处，请广大读者谅解并提出宝贵意见，我们会在再版时进行修改。

　　希望本书成为医者与患者的良师益友。